内镜超声学
Endosonography

第 4 版

内镜超声学
Endosonography

第 4 版

原著者　Robert H. Hawes

Paul Fockens

Shyam Varadarajulu

主　译　李　文　金震东

副主译　张庆瑜　周德俊　张敏敏

北京大学医学出版社

NEIJING CHAOSHENGXUE（DI 4 BAN）

图书在版编目（CIP）数据

内镜超声学：第4版 /（美）罗伯特 H. 霍伊斯
（Robert H. Hawes），（美）保罗・根斯（Paul Fockens），
（美）希亚姆・瓦拉哒拉尤鲁（Shyam Varadarajulu）著；
李文，金震东译. —北京：北京大学医学出版社，2019. 10
　书名原文：Endosonography，4th Edition
　ISBN 978-7-5659-2032-5

　Ⅰ．①内…　Ⅱ．①罗…②保…③希…④李…⑤金…
Ⅲ．①内窥镜检 - 超声波诊断　Ⅳ．① R455. 1

中国版本图书馆 CIP 数据核字（2019）第 180450 号

北京市版权局著作权合同登记号：图字：01-2019-5764

Elsevier (Singapore) Pte Ltd.
3 Killiney Road, #08-01 Winsland House I, Singapore 239519
Tel: (65) 6349-0200; Fax: (65) 6733-1817

ELSEVIER

内镜超声学（第4版）

主　　译：李　文　金震东
出版发行：北京大学医学出版社
地　　址：（100191）北京市海淀区学院路38号　北京大学医学部院内
电　　话：发行部 010-82802230；图书邮购 010-82802495
网　　址：http://www.pumpress.com.cn
E-m a i l：booksale@bjmu.edu.cn
印　　刷：北京圣彩虹制版印刷技术有限公司
经　　销：新华书店
责任编辑：陈　奋　　责任校对：靳新强　　责任印制：李　啸
开　　本：889 mm×1194 mm　1/16　印张：27　字数：836千字
版　　次：2019年10月第1版　2019年10月第1次印刷
书　　号：ISBN 978-7-5659-2032-5
定　　价：298.00元

版权所有，违者必究

（凡属质量问题请与本社发行部联系退换）

主译简介

李文，主任医师，教授，天津市人民医院消化二科及内镜诊疗中心主任，研究生导师，享受国务院特殊津贴专家。中华医学会消化内镜学分会常委委员、ERCP学组副主任委员，超声内镜学组委员；国家消化内镜质量控制专家组委员；中国医师协会内镜医师分会常务委员；天津医师协会内镜医师分会会长；天津市卫健委内镜质量控制中心副主任委员兼消化内镜质控组组长；天津医学会消化内镜学分会副主任委员、ERCP学组主任委员。曾以高级访问学者身份于美国加利福尼亚大学戴维斯医疗中心、日本北里大学东病院研修消化内镜学及EUS诊疗。

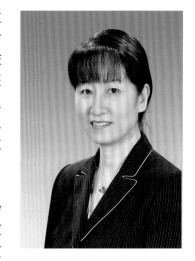

精于消化道内镜及内镜超声的诊治技术，尤其擅长消化内镜对肝、胆、胰系统及消化道疾病的治疗。多年来致力于内镜技术的普及和推广工作，为全国26个省、市、自治区培训了数百名专业医生，并前往多个东南亚国家进行内镜技术培训。曾多次在国际学术大会上进行治疗性内镜技术操作演示。在国内外杂志发表学术论文数十篇，参与多部专著编写，主译超声内镜相关译著两部，并获得多项省市级科研成果及科学进步奖。

金震东，海军军医大学附属长海医院消化内科执行主任、主任医师、教授、博士生导师。主要从事超声内镜在消化系疾病的应用研究、胰腺癌的早期诊断及微创治疗研究。担任第十七届国际超声内镜大会执行主席、亚太超声内镜联盟执行委员、国家消化内镜质量控制中心专家委员会委员、中华医学会消化内镜学分会候任主任委员、中华医学会消化内镜学分会超声内镜学组组长、上海市医学会消化内镜专业委员会主任委员、中国医师协会介入医师分会副会长兼消化内镜介入专业委员会主任委员、中国医师协会消化内镜专业委员会副主任委员、中国医师协会消化医师分会常委、*Endoscopic Ultrasound* 杂志副主编、《中华消化内镜》杂志副主编、《中华胃肠内镜》电子杂志副主编等。

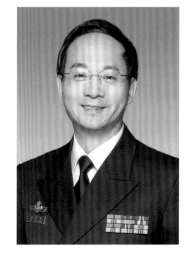

获国家科技进步二等奖、国家教学成果二等奖、上海市教学成果一等奖、上海市科技进步一等奖和军队科技进步二等奖等多个奖项。以第一申请人承担国家自然基金、上海市科委基金、军队基金等科研项目多项。2017年获首届国之名医·卓越建树奖。主编《消化超声内镜学》等十余部专著。

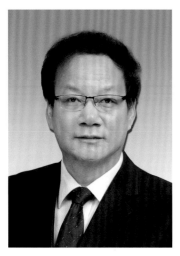

张庆瑜，教授，博士研究生导师。天津医科大学总医院学科建设管理处处长，中华医学会消化内镜学分会 ERCP 学组委员，中国医药生物技术协会委员，生物医学工程学会青年工作委员会副主任委员，中国生物医学工程学会纳米医学与工程分会常委。任《中华临床医师杂志》《世界胃肠病杂志》《中国生物医学工程》等杂志编委。1985 年毕业于天津医科大学，擅长内镜诊断、内镜下食管静脉曲张硬化和套扎治疗、食管狭窄的支架扩撑、黏膜下肿物切除术等，同时在肝、肾囊肿介入治疗中进行了开拓性工作和研究。其中"恶性脑胶质瘤靶向治疗新技术研究与临床应用"获天津市科技进步一等奖；"急性脑创伤后迟发性神经元死亡分子机制的研究及其治疗方法"等两项研究获得天津市科技进步二等奖。已发表国内外学术论文 88 篇，SCI 论文 16 篇。

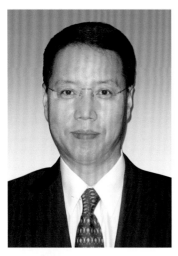

周德俊，主任医师，外科学博士，天津医科大学肿瘤医院内镜诊疗科科主任。1986 年毕业于天津医科大学，1999 年获天津医科大学医学博士学位，1999—2009 年在加拿大西安大略大学、多伦多大学进行博士后研究及学习，从事器官移植及显微外科研究工作。具有普外科工作的丰富经验。2009 年至今任天津医科大学附属肿瘤医院内镜诊疗科主任。中国抗癌协会肿瘤内镜学专业委员会副主任委员，天津市消化内镜学会委员，美国显微外科学会会员。熟练掌握消化道、呼吸道病变的内镜诊断、治疗以及显微外科技术，擅长消化道及呼吸道早期肿瘤的诊断和治疗、中晚期肿瘤的姑息治疗（扩张、支架治疗等），特别是早期上、下消化道早癌、黏膜下肿物的内镜下微创治疗。发表医学论文 20 余篇，其中 SCI 论文 6 篇，中华系列论文 10 余篇，参与《腹部肿瘤学》专著的编写工作。

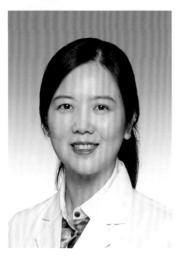

张敏敏，海军军医大学附属长海医院消化内科副主任医师、副教授，医学博士。长期从事内镜超声诊疗、早癌筛查与内镜下治疗、胆胰疾病内镜微创及综合治疗等临床与科研工作，兼任国家消化道早癌防治中心联盟理事，上海市医师协会消化内科分会委员、中国医师协会消化内镜分会健康管理专委会委员、中国抗癌协会肿瘤内镜专委会青年委员会委员。2000 年毕业于第二军医大学临床医学系，2006 年博士毕业于第二军医大学长海医院消化内科。2012—2013 年在美国约翰·霍普金斯大学附属医院任访问学者，2017 年接受国家卫生健康委员会与日中交流中心资助至日本顺天堂大学附属医院访问深造，2018 年获亚洲青年内镜医师奖励（AYEA）资助，赴韩国釜山国立大学附属医院任访问学者。

译校者名单

主　　　译　李　文　金震东

副　主　译　张庆瑜　周德俊　张敏敏

译校者名单（按姓名汉语拼音排序）

陈天音	复旦大学附属中山医院	孙力祺	海军军医大学附属长海医院
高　杰	海军军医大学附属长海医院	田正刚	天津市人民医院
郭杰芳	海军军医大学附属长海医院	王树森	天津市第一中心医院
蒋　斐	海军军医大学附属长海医院	王雨薇	天津市人民医院
金震东	海军军医大学附属长海医院	王长亮	天津医科大学总医院
李　程	天津医科大学总医院	杨　潇	天津市人民医院
李红洲	天津市人民医院	张　浩	天津市人民医院
李会晨	天津市人民医院	张敏敏	海军军医大学附属长海医院
李丽伟	天津医科大学总医院	张庆怀	天津市人民医院
李　熤	天津医科大学第二医院	张庆瑜	天津医科大学总医院
李诗钰	海军军医大学附属长海医院	张姝翌	天津市人民医院
李　文	天津市人民医院	张锡朋	天津市人民医院
李彦茹	天津市人民医院	张轶群	复旦大学附属中山医院
李盈盈	天津市人民医院	张志广	天津医科大学第二医院
刘　青	天津医科大学总医院	赵晓倩	天津医科大学总医院
鲁　明	天津医科大学总医院	赵元顺	天津市人民医院
潘　雪	海军军医大学附属长海医院	周德俊	天津医科大学附属肿瘤医院
钱晶瑶	天津市人民医院	周　杨	天津市第一中心医院
施　丹	天津医科大学	朱　海	天津市第一中心医院
孙　波	上海中医药大学附属龙华医院	朱文文	天津医科大学总医院
孙嘉艺	天津市人民医院	邹家琪	天津市第一中心医院

统　　　筹　王云亭

策　　　划　黄大海

译者前言

进入 21 世纪以来，消化内镜学在中国得到突破性的进展和普及，内镜技术的发展使我们对消化系统疾病的认识、诊断及治疗都发生了革命性的改变。内镜学已经从简单的诊断学方法，发展为精细诊断和微创治疗的综合性学科体系。

近年来，内镜超声学的发展使其在消化内镜学中的地位日益凸显，在消化系统疾病的诊断和治疗中的作用引发了广泛关注，对于多种临床疾病，内镜超声诊疗具有明显的优势。毋庸置疑，内镜超声学的发展为许多疾病提供了更好的诊疗方案，大力推动了微创医学的发展。

在我们日常的内镜超声诊疗工作中，世界著名内镜学专家 Robert H. Hawes 等教授主编的《内镜超声学》，已成为必不可少的参考书。2013 年及 2016 年，我们有幸组织全国内镜学领域的多位专家学者将该书第 2 版及第 3 版译成中文，获得热烈反响及广泛好评，并得到李兆申院士、张澍田教授等多位内镜专家的支持和肯定。

如今，再次推出《内镜超声学（第 4 版）》，增加了许多内镜超声诊疗的新内容和进展，并新增了由国际知名专家编写的相关领域的新章节，同时更新了视频应用程序，为读者提供最好、最全面的内镜超声教材。基于以上原因，我们决定翻译此书，将第 4 版介绍给国内同行。

在翻译过程中，我们不仅学习到非常丰富的内镜超声学知识，而且被原书主编和编写人员的严谨、科学和务实的精神所感动，怀着对原著者的敬重之心，我们在翻译及校对过程中力求译文忠实原著，文字翻译精炼、准确，希望此书中文译本《内镜超声学（第 4 版）》能成为中国内镜超声学从业医生的经典参考书。

由于译者的经验和水平所限，虽然我们尽己所能对所有稿件进行了反复的审校，但挂一漏万之处在所难免，恳请广大读者不吝赐教，提出您的宝贵意见和建议，以便再版时得以修正。

在新版的翻译过程中，天津市人民医院内镜诊疗中心及上海海军军医大学附属长海医院消化科全体工作人员全力给予了帮助和配合；各位编辑老师为本书付出了艰苦的努力并做了大量的工作。在此一并表示最诚挚的感谢！

最后，我们对本书原作者 Robert H. Hawes、Paul Fockens、Shyam Varadarajulu 等教授，以及全国内镜学领域的多位专家学者组成的翻译团队的辛勤工作表达深深的敬意！同时希望广大临床内镜医生能从书中获益，努力提高自身的技术水平，通过掌握新技术，更好地为患者服务。

李文　金震东

2019 年 9 月

原著前言

我们非常高兴地向大家介绍《内镜超声学》第4版。2006年本书第1版出版时，内镜超声（endoscopic ultrasonography，EUS）检查主要是一种成像技术，在日本、西欧和美国以外的地区也开始掌握这项技术并进行相应的培训。我们致力于开发一种资源，将最新的EUS临床应用信息与视频结合起来，所采用的视频集中展示了工作站获得相应图片与图解的采集方法。《内镜超声学》第1版很受欢迎，我们非常感谢Elsevier和最初的一批作者为我们提供了如此出色的教育资源。

内镜学是一门不断发展的学科。到了2009年，在亚洲（特别是中国和印度）、东欧和中东，人们对EUS的兴趣激增。显然，本书是时候推出第2版了。当时的出版环境发生了变化，越来越多的人（无论老少）开始"数字化"，所以我们需要分析当前这代EUS学员的需求。我们还需要这个版本能在更长的时间里保持其实用性。我们新添加了在线内容，其中有来自作者的电子邮件更新，将视频从DVD切换到在线观看，另外，我们更多地将重点放在线性EUS引导下的细针穿刺活检（FNA）和介入技术上。其中一些新特点是成功的，有些则不成功。尽管将视频放到网上后不再需要携带DVD，但读者仍不能无缝衔接获取视频。

我们在印度钦奈举行的2014 EUS研讨会上推出了第3版《内镜超声学》。这个版本增加了关于组织获取和先进的成像及治疗技术的新章节。我们提供来自各位作者的电子邮件更新，以使我们的读者了解处于EUS最前沿的知识。我们继续保留"操作方法"部分，因为这些内容对学习者而言十分受用。最后，我们强调了介入EUS是一门发展中学科。第3版仍然非常受欢迎，并继续占据全球超过95%的EUS教科书市场。

在第4版中，我们继续对内容进行完善。随着EUS的进展，一些章节变得不再那么重要，需要进行删减并突出重点。总之，EUS与腔内肿瘤分期的相关性已经减弱，对组织获取的需求也已经改变，而介入EUS正在迅速发展和成熟。第4版致力于朝着相同的方向发展，并实现这些目标。我们精简了现有的章节，增加了新的作者，并更加关注于干预措施的选择和应用。最重要的是，我们非常努力地大幅度更新视频。为此，我们特别感谢Ji Young Bang博士，他在非常忙碌的高级内镜年度培训期间，与我们一起花费了很多个夜晚和周末的时间，为第4版书稿进行编辑以及为无数视频进行配音。虽然第4版的修改旨在让我们的读者了解处于EUS最前沿的知识，但我们同时致力于保持了针对学员的某些特定内容，例如"操作方法"章节和强调工作站图像采集方法的视频。我们的目标是提供最好、最全面的内镜超声学教材。

在某种程度上，为了改善对视频的访问，我们开发了"EUS"应用程序，可以免费下载到iPhone、Android手机和iPad。来自118个国家/地区的超过16 000名独立用户已经下载了该应用程序，现在可以作为一个随时可用的工具来帮助你掌握EUS。

我们坚定不移地致力于通过教育和培训推进EUS发展。我们认为，第4版《内镜超声学》可以在培训学员熟练操作EUS方面发挥重要作用，而更广泛的高质量的内镜超声检查将最终改善全球的健康保健水平。我们真诚地希望，《内镜超声学》在使您掌握EUS技术上发挥关键作用。

Robert H. Hawes
Paul Fockens
Shyam Varadarajulu

致　谢

2006 年，我们推出了第 1 版《内镜超声学》，很高兴现在能给大家介绍第 4 版。内镜超声（EUS）技术已经从成像发展到组织采集，现在已经发展到治疗，因此我们一直努力保持这本教科书的前沿适用性。我的 EUS 之旅始于 1985 年，当时我在伦敦 Middlesex 医院接受了高级内镜检查的培训。在 Glen Lehman 的鼓励和支持下，我们成为印第安纳大学（IU）里 EUS 的早期使用者，并于 1987 年建立了临床 EUS 计划，随后于 1990 年开展培训计划。我们的项目吸引了诸如 Mike Kochman、Amitabh Chak、Yang Chen、Tom Savides 和 Frank Gress 这样的青年才俊，我永远感激他们将 IU 建立为最初学习 EUS 的圣地之一。 1994 年，我重新加入 Peter Cotton 的团队，帮助南卡罗来纳医科大学（MUSC）建立一个新的消化疾病中心。非常幸运，Brenda Hoffman 在我到达之前已经建立了一个 EUS 计划。这开启了我与 Brenda 长达 17 年的合作关系，我们一起见证了 MUSC EUS 项目的成长，以及来自国内和国际上的认可，并吸引了来自世界各地的最优秀和最聪明的学员延续着高级 EUS 培训的传承。 Manoop Bhutani、Lars Aabakken、Ian Penman、David Williams、Anand Sahai、Mohammad Eloubeidi、Rhys Vaughan 和 Mike Wallace 仅是少数几个以高级 EUS 研究员身份在 MUSC 开始其 EUS 职业生涯的人。MUSC 的 2 年高级培训期间（ERCP 及 EUS），我遇到了 Shyam Varadarajulu。在阿拉巴马大学伯明翰分校任职的 9 年里，Shyam 进一步成为 EUS 界最耀眼的明星之一。我现在有两件值得庆祝的事：第一，让 Shyam 加入我和 Paul 的团队，作为《内镜超声学》的第三位主编；第二，使他成为我们佛罗里达州奥兰多医院介入内镜中心的合作伙伴。我们的目标和期望是继续在向全世界推广 EUS 方面发挥重要作用。我希望最新版的《内镜超声学》能成为帮助读者掌握 EUS 技术的有用资源。我非常感谢所有护士、消化中心（胃肠）研究员、高级研究员和教师同事，他们为传授 EUS 做出了巨大贡献。我真的很幸运能有机会在我的职业生涯中与如此有献身精神和才华的人共事。第 4 版《内镜超声学》兑现了许多人对推动内镜超声所做出的郑重承诺。

Robert H. Hawes

本书第 4 版再次献给我在阿姆斯特丹大学学术医学中心的 EUS 合作伙伴：Jeanin van Hooft、Sheila Krishnadath、Barbara Bastiaansen、Manon van der Vlugt 和 Jacques Bergman。我们共同为三级护理的患者提供了非常开放的 EUS 服务，开展 EUS 的相关研究，并培训了先进的内镜研究人员，他们越来越重视 EUS 与 ERCP 的联合对于三级护理的胰胆管患者的价值。通过这种广泛的培训，EUS 现已遍布全国各地，我们为在荷兰拥有一个优秀的 EUS 网络感到自豪。很高兴能接待来自世界各地的访问学者，他们在学术医学中心观察 EUS 的操作流程，时间从 2 小时到 2 个月不等。在过去的 20 年里，每年的 6 月份我们会在阿姆斯特丹举办 EUS 年会，每年都能吸引 150 ～ 200 名参会者，其中一些人还是我们这本教科书的忠实读者。今年的 20 周年纪念会议吸引了超过 250 名参会者，并且仍然拥有开放的氛围，每个人都可以就所呈现的案例发表评论。

我很感谢我们的护理人员为我们所有操作提供了专业的技术支持。我们的护理团队由 Marjon de Pater 领导，她将高质量的护理与良好的团队精神结合起来，这是不可替代的。我们的麻醉团队也非常支持我们，他们为许多 EUS 患者提供深度镇静，特别是进行介入手术时。最后，我非常感谢我生命中的三大支柱：我的妻子 Marischka，以及我的两个孩子 Matthijs 和 Kiki，他们其中一个现在是医学博士，另一个也将很快跟进。未来仍然光明，我很想知道它将把我们带向何方。

Paul Fockens

我要感谢佛罗里达医院介入内镜中心的合作伙伴 Robert Hawes、Muhammad Hasan、Udhay Navaneethan 和 Ji Young Bang，感谢他们对这个项目的坚定支持和热情。我感谢我的护士长 Maria Madrideo 和内镜中心工作人员的支持和无限的耐心，这让我们不仅能够建立一个成功的学术"混合"中心，而且还是美国最大的 EUS 项目。我们目前进行了 3600 例 EUS，并负责了 14 项随机试验。

我要特别感谢阿拉巴马大学伯明翰分校（UAB）的前同事 Mel Wilcox 和 Shajan Peter，感谢他们长期以来对我学术和个人工作上的鼓励和支持。我在伯明翰分校见到的各种病理表现和复杂病例成就了今天的我。我特别感谢我的前 UAB 护士长 Jeanetta Blakely，她花了无数时间帮助我设计 EUS 介入的几个关键步骤。

许多来自世界各地的访问学者，尤其是来自我的祖国印度的访问学者，都曾到佛罗里达医院学习 EUS。他们在我们中心的出现是我灵感的源泉，我希望在不久的将来能有幸在我们科室看到《内镜超声学》的读者。

我要特别感谢 Rob 和 Paul，他们是我真正的良师益友，并且总是在我需要时伸出援助之手。我也很感谢我的众多同事，多年来我们已经成为亲密的朋友。

我的父母和家人是我一切成功的动力——感谢妈妈、爸爸、Deepa、Archith 和 Raksha。

Shyam Varadarajulu

献给我的妻子 Chris，我的儿子 Grant，我的女儿 Taylor Hawes Kay，她的丈夫 Andrew，以及我的外孙 Grayson。
RH

第 4 版献给 Marischka，Matthijs，Kiki，以及我的梦幻团队。
PF

献给 Deepa，Archith，Raksha，以及全球内镜超声届同仁。
SV

原著者名单

Mohammad Al-Haddad, MBBS, MSc, FASGE, FACG, AGAF
Associate Professor of Medicine
Division of Gastroenterology and Hepatology
Indiana University School of Medicine
Indianapolis, Indiana
United States

Jouke T. Annema, MD, PhD
Pulmonologist
Professor of Pulmonary Endoscopy
Department of Respiratory Medicine
Academic Medical Center
University of Amsterdam
Amsterdam
The Netherlands

Ji Young Bang, MD, MPH
Center for Interventional Endoscopy
Florida Hospital
Orlando, Florida
United States

Omer Basar, MD
Pancreas Biliary Center
Gastrointestinal Unit
Massachusetts General Hospital
Boston, Massachusetts
United States

William R. Brugge, MD
Professor of Medicine, HMS
Director
Pancreas Biliary Center
Medicine and Gastrointestinal Unit
Massachusetts General Hospital
Boston, Massachusetts
United States

Suresh T. Chari, MD
Division of Gastroenterology and Hepatology
Mayo Clinic
Rochester, Minnesota
United States

Laurence MMJ Crombag, MD
Pulmonologist
Department of Respiratory Medicine
University of Amsterdam
Amsterdam
The Netherlands

Paul Fockens, MD, PhD
Professor and Chairman
Department of Gastroenterology and Hepatology
Academic Medical Center
University of Amsterdam
The Netherlands

Larissa L. Fujii-Lau, MD
Division of Gastroenterology
Queens Medical Center
Honolulu, Hawaii
United States

Ferga C. Gleeson, MD, MMedSc
Professor of Medicine
Division of Gastroenterology and Hepatology
Mayo Clinic
Rochester, Minnesota
United States

Steve Halligan, MB, BS, MD, PhD, FRCP, FRCR, FMedSci
Professor of Gastrointestinal Radiology
University College London
London
Great Britain

Kazuo Hara, MD
Director
Department of Gastroenterology
Aichi Cancer Center Hospital
Nagoya
Japan

Robert H. Hawes, MD
Medical Director
Florida Hospital Institute for Minimally Invasive Therapy
Professor of Internal Medicine
University of Central Florida College of Medicine
Orlando, Florida
United States

Bronte Holt, MBBS (Hons), BMedSc, PhD, FRACP
Department of Gastroenterology
St. Vincent's Hospital
Melbourne
Australia

Joo Ha Hwang, MD, PhD
Professor of Medicine
Division of Gastroenterology and Hepatology
Stanford University
Stanford, California
United States

Takao Itoi, MD, PhD, FASGE
Division of Gastroenterology-Hepatology
Tokyo Medical University
Tokyo
Japan

Darshana Jhala, MD, B MUS
Chief of Pathology and Laboratory Medicine Services
Department of Pathology and Laboratory Services
Philadelphia VA Medical Center
Professor of Pathology
Department of Pathology and Laboratory Medicine
Hospital of the University of Pennsylvania
Philadelphia, Pennsylvania
United States

Nirag Jhala, MD, MIAC
Professor of Pathology and Laboratory Medicine
Director of Anatomic Pathology and Cytology
Pathology and Laboratory Medicine
Temple University Hospital
Medical Director
Laboratory Services
North Eastern and Episcopal Hospital
Temple University Health System
Philadelphia, Pennsylvania
United States

Abdurrahman Kadayifci, MD
Pancreas Biliary Center
Medicine and Gastrointestinal Unit
Massachusetts General Hospital
Boston, Massachusetts
United States
Professor of Medicine
Unit of Gastroenterology and Endoscopy
Istanbul Reyap Hospital
Turkey

Mouen Khashab, MD
Director
Division of Gastroenterology and Hepatology
John Hopkins Medicine
Baltimore, Maryland
United States

Eun Young (Ann) Kim
Professor
Department of Internal Medicine
Catholic University of Daegu
Daegu
Korea

Wilson T. Kwong, MD, MS
Assistant Professor
Gastroenterology
University of California San Diego
La Jolla, California
United States

Alberto Larghi, MD, PhD
Digestive Endoscopy Unit
Catholic University
Rome
Italy

Anne Marie Lennon, MD, PhD, FRCPI, FASGE
Associate Professor of Medicine and Surgery
Benjamin Baker Scholar
Director of the Multidisciplinary Pancreatic Cyst Clinic
The Johns Hopkins Hospital
Baltimore, Maryland
United States

Michael J. Levy, MD
Division of Gastroenterology and Hepatology
Mayo Clinic
Rochester, Minnesota
United States

Girish Mishra, MD, MS, FASGE, FACG, FACP
Wake Forest School of Medicine
Winston-Salem, North Carolina
United States

Robert Moran, MD, MRCPI
Advanced Endoscopy Fellow
The Johns Hopkins Hospital
Baltimore, Maryland
United States

Dongwook Oh, MD
Division of Gastroenterology
Department of Internal Medicine
Eulji University College of Medicine
Eulji Nowon Hospital
Seoul
Korea

Sarto C. Paquin, MD, FRCPC
Assistant Professor of Medicine
Division of Gastroenterology
Centre Hospitalier de l'Université de Montréal
Montréal, Quebec
Canada

Do Hyun Park, MD, PhD
Associate Professor
Division of Gastroenterology
Department of Internal Medicine
University of Ulsan College of Medicine
Asan Medical Center
Seoul
South Korea

Mihai Rimbaş, MD, PhD
Digestive Endoscopy Unit
Catholic University
Rome
Italy
Gastroenterology Department
Colentina Clinical Hospital
Bucharest
Romania

Thomas Rösch, MD
Department of Interdisciplinary Endoscopy
University Hospital Hamburg-Eppendorf
Hamburg
Germany

Adrian Săftoiu, MD, PhD, MSc, FASGE
Visiting Clinical Professor
Department of Endoscopy
Copenhagen University Hospital Herlev
Herlev
Denmark
Professor of Diagnostic and Therapeutic Techniques in
    Gastroenterology
Department of Gastroenterology
University of Medicine and Pharmacy Craiova
Craiova
Romania

Anand V. Sahai, MD, MSc (Epid), FRCPC
Professor of Medicine
Chief
Division of Gastroenterology
Centre Hospitalier de l'Université de Montréal
Montréal, Quebec
Canada

Thomas J. Savides, MD
Professor of Clinical Medicine
Division of Gastroenterology
University of California San Diego
La Jolla, California
United States

Thomas Smyrk, MD
Division of Pathology
Mayo Clinic
Rochester, Minnesota
United States

Anthony Yuen Bun Teoh, FRCSEd (Gen)
Associate Professor
Department of Surgery
Prince of Wales Hospital
The Chinese University of Hong Kong
Hong Kong

Mark Topazian, MD
Mayo Clinic
Rochester, Minnesota
United States

Shyam Varadarajulu, MD
Medical Director
Florida Hospital Center for Interventional Endoscopy
Professor of Internal Medicine
University of Central Florida College of Medicine
Orlando, Florida
United States

Peter Vilmann, MD, DSc, HC, FASGE
Professor of Endoscopy at Faculty of Health Sciences
Copenhagen University
GastroUnit
Herlev Hospital
Herlev
Denmark

Sachin Wani, MD
Division of Gastroenterology and Hepatology
University of Colorado Anschutz Medical Campus
Aurora, Colorado
United States

目 录

视频目录

第一部分

内镜超声基础

第1章

超声的原理

JOO HA HWANG

（刘 青 鲁 明 译 张庆瑜 李 文 审校）

内 容 要 点

- 超声是以振动形式通过介质（如组织）传播的机械能。
- 超声通过吸收、反射、折射和散射与组织相互作用，产生一个代表组织结构的图像。
- 基于超声原理分析并认识成像。

超声的基本物理特性

声波是一种以振动的形式在空气、水、组织等介质中传播的机械能[1]。人耳可听见的声音频率介于 20 ~ 20 000 Hz（每秒循环数）。超声的频谱在 20 000 Hz 以上。医学诊断用超声频率介于 1 000 000 ~ 50 000 000 Hz（1 ~ 50 MHz）。超声的传播是由分子在其平衡位置的位移和振荡，及随后沿超声波传播方向产生的位移和振动引起的。

可以用声波的共同属性来描述超声波。图 1.1 是正弦曲线。X 轴代表时间或距离，Y 轴代表压力振幅。以下部分参照图 1.1 来阐述波的基本性质。

波长、频率和波速

波长是在传播介质中振动一个周期所传播的距离（见图 1.1）。波长（λ）依赖于在介质传播中振荡的频率（f）和速度（c）。波长、频率、波速的关系见公式 1.1：

$$c = f\lambda \qquad (1.1)$$

波频是指单位时间内质点振动的次数。通常在超声中以每秒循环数或 Hz 表示（1 循环周期 / 秒 = 1 Hz）。周期（τ）是频率的倒数，代表一个完整的循环波所需的时间。周期与时间的关系见公式 1.2：

$$c = \frac{1}{\tau} \qquad (1.2)$$

波的传播速度是由弹性介质的特性决定的，主要与介质的密度和压缩系数有关。

密度、压缩系数和体积弹性模量

介质单位体积的质量为该介质密度（ρ）（单位用 kg/m^3 表示）。压缩系数（K）是介质的一种属性，反映介质体积的减少与压强之间的关系。例如空气有很高的压缩系数（很小的压强变化就会导致体积的大部分变化），然而骨的压缩系数相对较低（很大的压强变化引起较少的体积变化）。最后，体积弹性模量（β）是压缩系数的倒数，代表作用于介质的压强与介质体积变化成反比，反映了介质的刚性程度。

介质的声波速度（c）可用密度（ρ）和压缩系数（K），或体积弹性模量（β）表示。公式 1.3 表明三个物理属性间的关系。

密度、压缩系数、体积弹性模量三者之间是相互联系的。通常情况下，随着密度的增加，压缩系

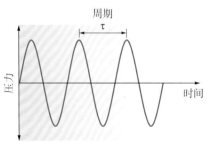

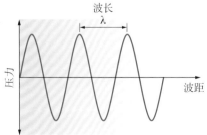

● 图 1.1 以时间和距离为坐标轴的正弦曲线。完成一个周期的时间用周期（τ）表示。完成一个周期的距离用波长（λ）表示

2

数减少而体积弹性模量增加。然而，与密度相比，压缩系数和体积弹性模量的变化更快，在公式 1.3 中起主导性作用。

$$C = \frac{1}{\sqrt{K_\rho}} = \frac{\sqrt{\beta}}{\sqrt{\rho}} \qquad (1.3)$$

可以通过方程求得不同介质中的声速。例如，水在 30℃ 时，其密度为 996 kg/m³，体积弹性模量为 2.27×10^9 N/m²[2]。将这些值代入公式 1.3 得到声波在水中的传播速度为 1 509 m/s。已有大量文献报道了密度和体积弹性模量值 [2]。相关组织特性概要见表 1.1。声速与发散的频率无关（例如，在同一介质中不同频率的声波具有相同的波速）[3]。

超声在组织中的作用

通过发送短脉冲，超声能量进入组织并接收组织反射信号形成组织的超声图像。反射信号被换能器接收形成代表组织的图像。超声波遇到组织界面时会发生*反射、折射、散射和吸收*。

反射

在声阻抗不同的两种介质的界面上，当界面的直径大于一个波长时，超声波发生镜面反射。在这里重点介绍声阻抗的概念。声阻抗（*Z*）是指声音在介质中传播的阻力，用介质密度（*ρ*）和声速（*c*）的乘积表示：

$$Z = \rho c \qquad (1.4)$$

除非遇到与声音传播介质的声阻抗不同的界面，否则声音将继续在同种介质中传播。当遇到声阻抗不同的界面时，一部分超声波返回换能器，另一部分超声波穿过界面进入第二种介质，继续向前传播。最简单的反射和透射发生在超声波垂直（90°）入射界面时（见图 1.2）。在这种情况下，被反射的入射波百分比如下：

$$反射波百分比 = \left(\frac{Z_2 - Z_1}{Z_2 + Z_1} \right)^2 \times 100 \qquad (1.5)$$

透射的入射波的百分比：

$$透射波百分比 = 100 - 反射波百分比 \qquad (1.6)$$

折射

当入射波非垂直入射界面时，因发生折射，使透射波的传播方向偏离入射波方向（图 1.3）。透射波的角度可由斯涅尔（Snell）定律求得：

$$\frac{\sin\varphi_1}{\sin\varphi_2} = \frac{c_1}{c_2} \qquad (1.7)$$

折射波的角度由入射波的波速 c_1 和透射波的波速 c_2 决定。根据在两种介质中声波的速度不同有三种可能：（1）如果 $c_1 > c_2$，折射角大于入射角（$\varphi_1 > \varphi_2$）；（2）如果 $c_1 = c_2$，折射角与入射角角度相同，波将继续沿原方向传播；（3）如果 $c_1 < c_2$，折射角小于入射角（$\varphi_1 < \varphi_2$）。本章稍后将讨论因折射所形成的超声成像。

散射

*散射*也称为*非镜像反射*，是在声波遇到组织中远小于波长的成分和阻抗值不同的传播介质并相互作用后形成的[4]。人体内的散射源包括单个细胞、脂肪小滴、胶原蛋白。当超声波碰到体内的散射源时仅小部分发生散射，信号由换能器接收（图 1.4）。换能器所接收的信号通常是一个散射源经过多次散射形成的。散射常发生在非均匀介质，如

表 1.1　组织的物理特性

组织或流体	密度（kg/m³）	体积弹性模量（ ×10⁹ N/m²）	声速（m/s）
水（30℃）	996	2.27	1 509
血液	1 050 ~ 1 075	2.65	1 590
胰（猪）	1 040 ~ 1 050	2.63	1 591
肝	1 050 ~ 1 070	2.62	1 578
骨皮质	1 063 ~ 2 017	28.13	3 760

Adapted from：Duck FA. *Physical Properties of Tissue*. London：Academic Press；1990.

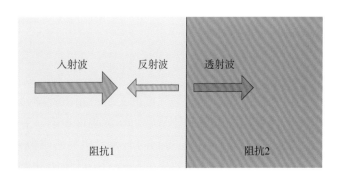

● **图 1.2**　超声波垂直入射入两种声阻抗不同的界面（*Z*）

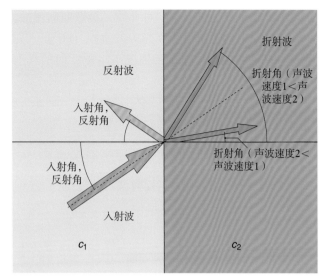

• **图 1.3** 在不同介质中的入射波声速不同时，折射和反射是不同的（*c*）。反射波的角度与入射波的角度是相同的；折射波的角度与在两种介质中波的传播速度有关，可通过斯涅尔定律求得（见正文）

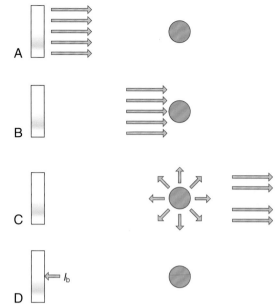

• **图 1.4** 单次散射传播的超声波信号遇到界面小于波长的粒子发生散射。由换能器负责发送和接收的信号。I_b 是返回到换能器的反向散射强度。（A）换能器发送的超声波信号向散射体传播；（B）脉冲到达散射体；（C）入射波声强向不同方向发生散射；（D）换能器仅接收到一小部分入射波散射的能量

肝、胰和脾等各种组织。含脂肪或胶原蛋白多的组织散射程度相对较高。这就是脂肪瘤和胃肠道（gastrointestinal，GI）的黏膜下层在超声成像中出现高回声（亮度较高）的原因[4]。

在组织内发生多次非镜面反射在换能器上形成该组织的光斑图像或特征性回声[4]。因为斑点来源于多次反射，并不能代表一个结构的实际位置，随着换能器位置的改变，斑点也将随之移动。此外，随着深度增加，声学斑点中的杂音增多，这是由于更多信号在返回换能器的过程中经历了非镜像反射体的多次反射。

吸收

通过介质传播的超声能量可被吸收而产热。超声能量的吸收取决于组织特性并与频率高度相关。高频会引起更多的组织振动，吸收更多的超声能量，从而产生更多的热量。

声强

*声强*是描述超声信号强度的参数。超声波穿过组织时因声波的散射和能量吸收导致强度减弱。衰减系数（*a*）是通过实验得到的与频率相关的函数，它随频率增加而增加。超声的脉冲频率既影响脉冲的穿透深度也影响分辨率[1]。一般情况下，随着频

率的增加和超声波强度的衰减，会使得脉冲穿透深度减少，轴向分辨率提高。有关分辨率的部分将在本章稍后介绍。

声强降低与深度的关系可用指数函数表示，公式如下：

$$I_x = I_0 e^{-2ax} \tag{1.8}$$

I_0 指超声脉冲的初始强度，I_x 是在衰减系数为 *a*（Np/cm）的组织中传播 *x* 距离后的超声脉冲的强度。衰减系数随着频率增加而增加，而强度随着频率的增加呈指数下降。超声脉冲回波必须达到足够的强度才能被超声波换能器检测到，因此本公式可部分解释为何成像深度受到限制。

超声装置的基本构成

换能器是超声装置的关键组件，是一种能量转换装置。超声换能器将电能转换为机械能，从而产生能够传输的超声波脉冲。反射回来的超声能量又通过换能器将机械信号转换成电信号，然后通过实时图像处理器的数字化处理形成组织的声像

图（图 1.5）。

换能器

超声波换能器通常由压电晶片制成，主要用来产生和接收声波信号。压电晶片由按一定方向排列的极性晶体组成，将晶体置于电场中其形状会发生变化[3]。因此，如果对晶体施加特定频率的交变电场，晶体将类似于音频扬声器随此频率发生机械振动。当压电晶片受压而变形（例如反射的超声波），检测电压将显示与所施加的压力相符的振幅比例。电压的大小又可以通过 B 型成像的亮度表示出来（B 型成像将在后面部分讲解）。

处理器

图 1.5 中方框图表示超声成像各元件，其中主要部件包括超声换能器、处理器和显示器。处理器中电子元器件主要用来控制换能器激发、放大接收信号、时间增益补偿（time gain compensation，TGC）以及将输出信号传递到显示器。

传输 / 接收

前面我们已经讲到，超声波换能器能发送并接收脉冲信号。在脉冲传输和检测到脉冲信号之间通常有一段时间间隔，它表示反射发生的界面或非镜像发射器与换能器的距离。从换能器到界面的距离（或深度）见公式 1.9：

$$D = \frac{v \times t}{1} \tag{1.9}$$

其中 D 表示到换能器的距离，v 表示超声在组织的传播速度（假设大多数处理器均接收速度为 1 540 m/s 的超声波），t 是传输和接收脉冲之间的

时间。脉冲之间的距离用 v 和 t 的乘积除以 2 表示（因为从到达反射体再返回到接收器，脉冲传播了实际距离的 2 倍）。此外，接收到的信号强度提供了关于反射发生界面处阻抗不匹配的相关信息。

系统增益补偿和时间增益补偿

操作者通过两种方式调整输出的放大信号。一种是均匀地增加换能器所接收回波的总振幅来提高该系统的总增益，这种方法可以改善对弱回声的检测，然而却是以牺牲整体分辨率为前提的。

时间增益补偿主要用于对随路程增加而减弱的回声强度进行补偿。从公式 1.8 可知，随距离的增加超声波的强度呈指数降低，因此从远离换能器的界面反射的回波强度显著降低。超声处理器的时间增益补偿功能可以选择性地扩增深层结构的回声。现在的内镜超声（endoscopic ultrasonography，EUS）处理器允许操作者根据深度改变增益。

信号处理器

经过时间增益补偿后对信号进行其他处理。信号处理器具有同超声处理器不同的信号处理算法并保持其专有信息。在一般情况下，采用多种射频（radiofrequency，RF）信号的解调形式来产生射频包络信号，进而产生 B 型图像。此外，处理还包括阈抑制以去除操作者指定的阈值下的信号。处理器可应用边缘检测、峰值检测、差异等其他方法提高图像质量[1]。

成像原理

到目前为止我们已经介绍了超声的基本物理原理和超声装置，接下来将介绍超声成像。

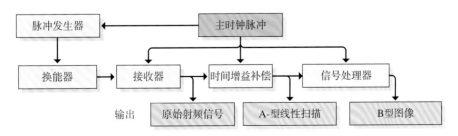

● **图 1.5** 超声装置的原理。整个系统是一个主时钟脉冲同步装置。脉冲发生器向换能器发送电信号产生超声波脉冲。换能器接收脉冲产生的反射信号。主接收器接收并放大反射信号。接收器输出原始射频（raw radiofrequency，RF）信号。信号经过时间增益补偿（TGC），随后输出 A 模式扫描图像。TGC 后信号进一步解调和配准，产生 B 型图像

分辨率

在超声成像中要考虑三个不同方面的分辨率：轴向、横向、仰角或方位角。

轴向分辨率

轴向分辨率是指沿超声波束轴方向上可被超声成像系统区别的两个目标点的最小分辨距离。轴向分辨率由超声频率和空间脉冲宽度（spatial pulse length，SPL）决定[5]。空间脉冲宽度可由公式（1.10）求得：

$$SPL = \frac{c}{f} \times n \qquad (1.10)$$

其中，c 表示在组织中传播的声波速度，f 代表所发送超声波脉冲的中心频率，n 为每次脉冲的周期数（通常为 4 ～ 7 个周期）。轴向分辨率的最大值为 SPL/2，由公式可知，在假设脉冲循环周期数一定的情况下，增加频率可以提高轴向分辨率。为进一步解释轴向分辨率，在图 1.6 中显示两个中心频率和空间脉冲宽度不同的超声脉冲。轴向分辨率是胃肠壁分层结构成像的最重要特性。

横向分辨率

成像系统的横向分辨率是指与超声束垂直的平面上两个点能被分辨的最小间距。横向分辨率与超声束的宽度有关。超声束的宽度与换能器的大小、形状、频率及焦点成函数关系。对横向分辨率的解释见图 1.7。

仰角分辨率

仰角分辨率或方位角分辨率显示与实际深度有关的二维图像。影响横向分辨率的因素同样影响仰角分辨率。对于聚焦的圆盘换能器（奥林巴斯 GF-UM 系列），因其是圆形对称结构，所以横向分辨率与仰角分辨率是一致的。相对来说，线阵换能器仰角分辨率是由沿平面成像的波束宽度特点决定的。

A 型超声扫描

A 型模式扫描或振幅模式扫描是经过先前讲过的发送 / 接收过程，即超声波发送脉冲之后回波的射频线沿着一个固定的轴线返回形成的。接收的信号经换能器放大产生 A 型模式信号（图 1.8）。临床医生已很少用 A 型扫描模式，但它却是其他所有扫描模式包括 B 型扫描模式的基础。此外射频信号分析已成为先进的成像技术领域的一个重要研究方面。

B 型成像

B 型模式扫描也叫做灰度模式扫描，通过换能器机械或电子运动实现信号的附加处理。A、B 型图像都是由 A 型信号经过一定处理得到的（图 1.8）。

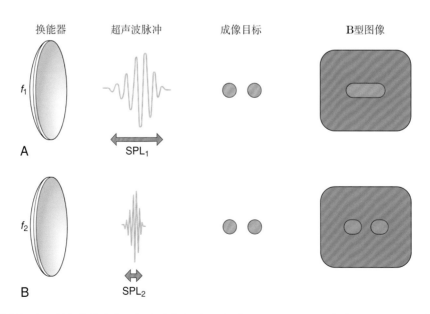

● **图 1.6** 轴向分辨率的概念。轴向分辨率由空间脉冲宽度（SPL）决定。图中比较了脉冲长度相同而频率不同（$f_1 < f_2$）的两种超声脉冲的轴向分辨率，因此 $SPL_1 > SPL_2$。在图 A 中成像目标之间的距离小于空间脉冲长度的一半，因不能被分辨为两个离散的目标而生成 B 型图像。在图 B 中成像目标之间的距离大于空间脉冲长度的一半，可以被分辨为两个离散目标

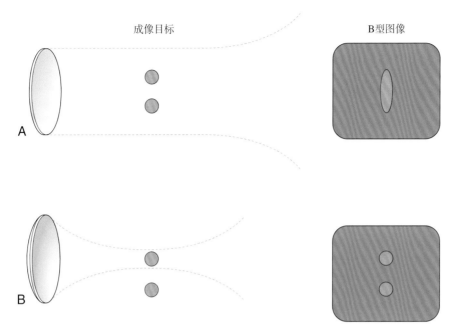

成像目标　　　　　　　　　　　　　　　　B 型图像

● **图 1.7**　横向分辨率的概念。横向分辨率与超声宽度有关。此图对具有相同孔径的非聚焦换能器（A）与聚焦换能器（B）的横向分辨率进行了比较。（A）中非聚焦换能器不能区分两个成像目标，结果两个目标被当做一个目标在 B 型图像中显示。（B）中聚焦换能器的波束宽度很窄并能够分辨两个目标。如果成像目标在焦点之外，加宽的光束宽度将无法识别这两个目标，结果形成与（A）中相似的 B 型图像

B 型图像中的线阵（相当于单纯 A 型线阵扫描）都是经数字化射频信号解调产生射频信号的包络线。在 B 型图像中，用解调信号的振幅形成的亮点表示组织的相应位置。沿换能器输出的轴向信号经机械或电子的转换形成 A 型图像，随后 A 型图像经过处理得到复合的 B 型图像（图 1.8）。超声内镜成像系统产生的就是 B 型图像。

多普勒效应

在超声装置中应用多普勒效应以检测与换能器之间存在相对运动的物体。在生物学应用中所反映的物体是血管中运动的红细胞。超声内镜中应用多普勒超声来确定血管中的血流量。超声多普勒效应的基本原理，即与换能器呈相对运动的物体反射回来与换能器所发射频率不同的超声波，称为多普勒频移。发射频率与移频之间的差异取决于运动物体相对于换能器的运动速度（v）。多普勒频移公式如下：

$$f_{\mathrm{D}} = \frac{2vf_{\mathrm{t}}\cos\theta}{c} \qquad (1.11)$$

式中 f_{D} 表示多普勒效应造成的发射与反射频率之差，即多普勒频移；v 表示振动源（红细胞）的运动速度。f_{t} 表示发射频率。θ 表示物体与源声束方向相对运动的角度（图 1.9）。c 表示在介质中的传播速度（1540 m/s）。从公式可知，当血管与换能器垂直，即 θ 角为 90° 时，将检测不到多普勒频移。这是因为当 θ 角为 90° 时，cos90° 等于 0，代入公式 1.11 可得 f_{D} 为 0。因此用换能器检测血管的血流运动时不能与之垂直，相反当声束与血流方向平行时将得到最大的频移（cos0° = 1，cos180° = -1）。

多普勒诊断仪可分为连续波多普勒、脉冲频谱多普勒、彩色多普勒、能量多普勒。

连续波多普勒

连续波多普勒是配置最简单的一种，其探头内有两个换能器，一个发射超声，一个接收回声信号。发射换能器以固定频率连续发出超声，接收换能器则连续地接收反射信号。发送和接收的信号叠加，得到一个含有相当于多普勒频移的差频波形。连续波多普勒无法辨别形成多普勒频移的运动信号的深度信息。

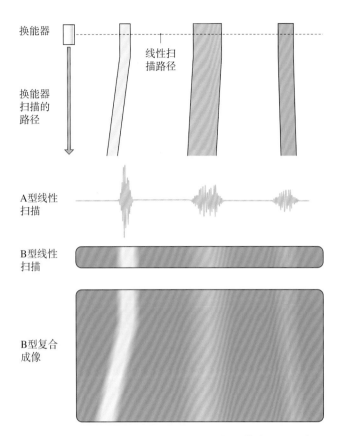

换能器

线性扫描路径

换能器扫描的路径

A型线性扫描

B型线性扫描

B型复合成像

● **图 1.8** A 型线性扫描模式、B 型线性扫描模式和所形成的图像。换能器输出信号进入组织,确定线性扫描路径。换能器接收的信号放大后得到 A 型线性扫描。A 型信号经解调和附加信号处理后得到 B 型线性扫描。多次线性扫描和多个转换路径形成 B 型图像。此过程既可以通过换能器的机械扫描完成,也可以经由线性阵列换能器的电子转换

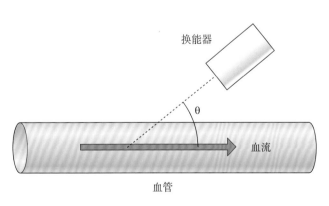

换能器

θ

血流

血管

● **图 1.9** 多普勒测量示意图。θ 角决定多普勒的信号强度。当 θ 为 90° 时将检测不到多普勒信号

脉冲波多普勒

　　脉冲波多普勒可以得到产生多普勒频移的运动物体位置的深度信息。脉冲波多普勒只有一个发射和接收超声信号的换能器,其所用的波长要长于成像波长。运用电子门控计算发射与接受脉冲之间的时间间隔,使操作者可以在超声传播轴线的任意位置找出一个特定位点。脉冲波多普勒通常以音频信号形式输出。脉冲波多普勒与 B 型成像结合称为双重扫描,可使操作者在 B 型图像上确定特殊位点。

彩色多普勒

　　彩色多普勒能直观显示运动或血流并以彩色形式将其组合,叠加显示在 B 型灰阶图像上。彩色多普勒的原理与脉冲波多普勒类似,但彩色多普勒的检测范围更大。通常,红色表示迎向探头的血流方向,蓝色表示离开探头的血流方向。在检测区域中,在所检测的运动中的任意一点来估算频移,从而得到运动方向和速度信息。红色或蓝色影反映血流的相对速度。与在 B 型图像中相同,所有的静止物体用灰阶表示。彩色多普勒的好处在于能够获得血流的流向和流速信息。其局限在于血流与换能器要有一定的角度。

能量多普勒

　　在所有多普勒中能量多普勒是检测血流最敏感的方法。同样,能量多普勒的原理与脉冲波多普勒和彩色多普勒相似,只是在处理多普勒信号时不像彩色多普勒那样使用频移描述多普勒信号,而是使用功率频谱积分。能量多普勒主要检测多普勒信号的强度,不涉及运动物体的速度和方向。该方法是检测血流最敏感的方法,在不需要测定流动方向和流速时,该方法亦可用于辨识血管。

伪像

　　超声图像中不能准确地显示实际组织的部分即为伪像。超声波的原理可以用来解释伪像。辨别和了解伪像的成像基础对于正确解释超声影像是非常重要的。下面我们介绍几种常见的超声伪像。

混响

　　单发射脉冲在所经过的路径上遇到强回声界面时发生多次反射,从而形成混响反射。发射的脉冲首先由反射器反射回换能器,随后反射脉冲再从换能器回到反射器上。如此反复,且每次返回换能器时会都产生一个信号,直至该信号衰减至换能器无法探测或线阵扫描已完成(图 1.10)。线阵扫描的成

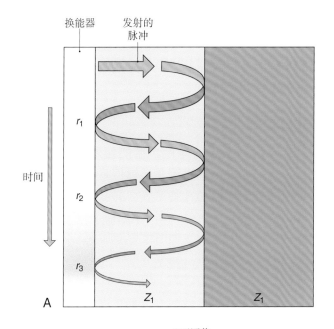

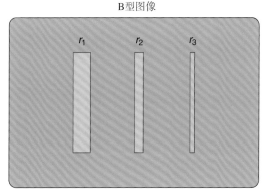

• **图 1.10** 在两种声阻抗相差很大的界面，超声脉冲发生强反射产生混响伪像（例如水气界面）。（A）解释脉冲波怎样在两种声阻抗相差很大的界面发生反射。反射信号被换能器接收后又被重新反射回介质。根据成像深度此过程将重复数次，此后信号逐渐减弱。（B）与 A 图中描述的混响相对应的 B 型图像，其反射信号距离相等（r_1，r_2 和 r_3）

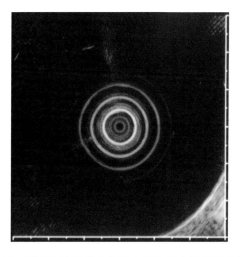

• **图 1.11** 超声内镜图像中的混响伪像是由换能器本身多次反射信号形成的。同心环间间隔相等，随着与换能器距离的增加，同心环的强度减小

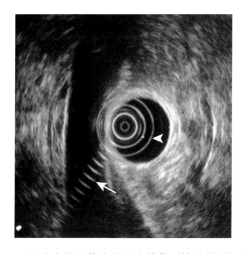

• **图 1.12** 超声内镜图像中的混响伪像（箭号所示）由水中的气泡经过多次反射形成。这种伪像强度减小的幅度小于换能器本身产生的伪像（箭头所示），这是因为水 - 气界面的阻抗不匹配要远大于换能器本身，因此产生更强的反射信号

像时间取决于成像的深度。混响伪影的形态呈多条等间距的高回声带，回声强度依距离递减。机械放射状扫描的超声探头所形成的伪像（图 1.11）是一种特殊的类型，称为**环形伪像**[6]。反射通常来自换能器的外壳。混响伪像也常发生于水 - 气界面，例如气泡（图 1.12）。

反射（镜面伪影）

声束遇到积水肠管内的水 - 气界面会发生全反射，或**镜面伪影**[7]。因声阻抗严重不匹配，发射的超声波脉冲将反射出水 - 气界面，这些反射波被换能器接收形成与水 - 气界面相反的虚实两种图像（图 1.13 和图 1.14）。这种伪像容易识别，若减少气体量或增加肠腔中的水量，均可消除这种镜面伪像。

声影

声影是反射伪影中的一种，产生于较大的阻抗不匹配。当阻抗不匹配较大时，绝大多数超声波将被反射，较小部分继续传输。这导致了界面处呈高回声，而在其后方呈无回声，即阴影效应，这有助于诊断胰腺钙化（图 1.15）和胆囊结石（图 1.16）。

在两种声速不同的组织边界因折射关系也出

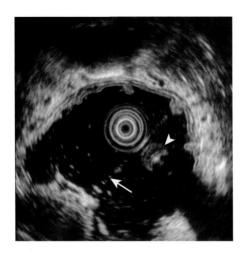

● 图 1.13 反射或镜面伪影。换能器产生的镜面伪影（箭头所示）和由胃腔内水 - 气界面的超声信号（箭号所示）反射产生的胃壁的镜面伪影

现声影，特别是在弯曲的界面。如前所述，当超声波到达两种声速不同的组织界面且入射角不垂直于界面时，超声声束将发生折射，导致声束弯曲。因为超声声束在界面处变向，一些区域未被超声声束探查到，因此产生了声影（图 1.17）[8]。

透射传输

　　*透射传输*是指超声束通过充满液体的结构，如

囊肿，在其后方的回声强度大于邻近组织的回声。这是因为超声在经由这些病变时声波衰减很小，换能器接收到较强的反射信号，由此可用来检测囊肿和血管病变（图 1.18）。

切线扫描

　　若要检测断层的厚度，换能器要垂直于断层进行扫描，如果不垂直测量，数值将偏大[9]。在胃肠道壁的分层成像和胃肠道肿瘤的分期评估中，厚度的正确测量非常重要。用径向扫描的方法可以识别这种伪像，因为在整个图像中壁层的厚度不均匀（图 1.19）。当应用于胃肠壁肿瘤的分期时，切线扫描可能导致分期评估过高。内镜检查时操纵探头的方向，使成像平面与目标组织垂直可避免伪像的干扰。

旁瓣伪像

　　旁瓣是由偏离轴线的超声波的二次反射形成的（图 1.20）[3]。虽然旁瓣的超声波强度较主轴传播的超声波强度略有减小，但却可以形成旁瓣伪像。通常情况下，主轴反射的强度大于旁瓣反射强度，旁瓣反射被掩盖而不易识别。但在低回声结构成像时，旁瓣反射强度足以被换能器接收而产生检测信号，

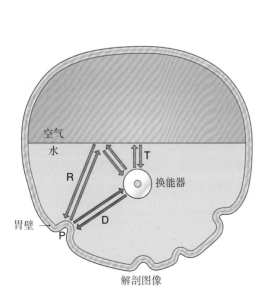

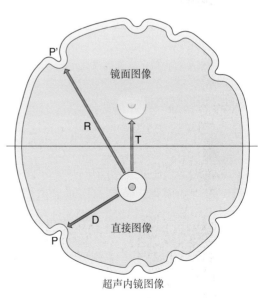

● 图 1.14 水 - 气界面反射产生的镜面伪影。水和气体的声阻抗相差很大，超声波遇到水 - 气界面时将发生全反射。左图描述了水 - 气界面胃壁的超声成像。超声波沿 *D* 途径得到胃壁 *P* 点的直接图像，由于水 - 气界面反射的存在，*P* 点的超声束沿 *R* 途径传播，再经 *T* 途径形成换能器的图像。右图是超声图像产生的示意图。超声处理器根据发射超声波的方向和接收反射波的时间记录图像的位置。处理器准确地记录了经 *D* 途径反射的 *P* 点信息，然而经 *R* 途径的信号被错误地记录为 *P'* 点，结果产生镜面伪影。此外，经由 *T* 途径的反射信号在镜面伪影中形成阴影

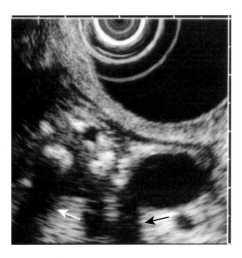

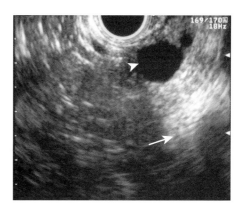

● 图 1.18 无回声的囊性病变（箭头所示），囊性结构后方组织的回声强度大于与换能器距离相近的其他组织（箭号所示），这种伪影即为透射传输

● 图 1.15 胰腺钙化产生的声影（箭头所示）

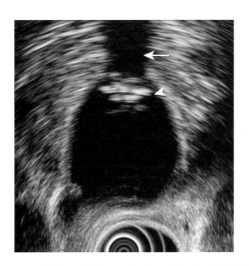

● 图 1.16 胆囊结石（箭头所示）产生的声影（箭号所示）

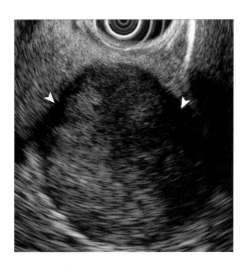

● 图 1.17 在正常组织和肿瘤界面发生折射产生的声影（箭头所示）

然后经过处理形成旁瓣伪像[10]。当高回声信号偏离周围的低回声区域时（如囊肿或胆囊），才能够识别旁瓣信号，否则有可能将其误认为胆囊内的泥沙样物或胆囊内的实体物[6]。图 1.21 为胆囊旁瓣伪像的示意图，改变换能器的位置可以消除旁瓣伪像。

内镜超声弹性成像

弹性成像是一种评估组织"硬度"，即施加外力后组织形态改变（应变）的超声诊断方法。这个概念与触诊密切相关，多个世纪以来内科医生应用触诊来检查组织硬度较高的相关病理状态。多个参数可用来描述组织弹性特性，其中体积弹性模量（公式 1.3，见表 1.1）描述了施加外力后物体的体积变化。如表 1.1 所示，体积弹性模量在不同组织类型中的变化不超过 15%。存在不同的弹性参数：杨氏模量和（或）剪切模量，代表了施加外力后在特定方向（纵向或横向）上组织位移（应变）与应力的比值。正常软组织的弹性模量变化有四个数量级，病理状态（如纤维化）下弹性模量会升高两个数量级，而良性肿瘤通常较恶性肿瘤质地柔软[11]。

在弹性成像中，压力可来源于体外（如振动、手法压迫、腔内球囊扩张）或体内（如血管脉动、呼吸运动）。利用超声波测量其所产生的应变，如图 1.22 所示，即施加应力前后的 B 型图像。利用互相关技术对压迫前后所记录的各个 B 型线性扫描进行分析，并探求深部的应变分布。这些应变线性扫描组合成二维弹性成像，颜色半透明地叠加到 B 型

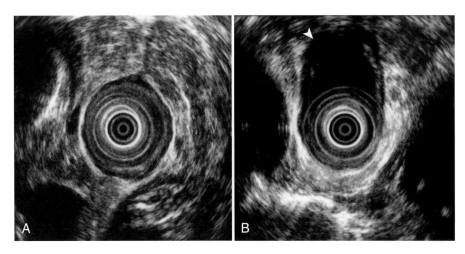

● 图 1.19 切线成像的伪像。（A）贲门失迟缓患者肥厚的食管下括约肌的正常成像。（B）食管下括约肌的切线成像（注意在图像采集过程中球囊未充盈）。胃肠道（GI）管壁结构变形，呈环状不匀均增厚，表明 GI 壁层结构异常。在成像过程中注意到异常增厚的区域，并显示出 GI 壁层肿瘤的异常外观（箭头所示）

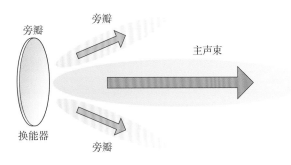

● 图 1.20 旁瓣伪像由偏离轴线的主波的二次反射形成。虽然旁瓣的超声波强度很小，但换能器仍可以检测到足够强度的反射信号并形成旁瓣伪像。但是换能器认定所有的回波均来自主瓣，因此旁瓣投影产生了伪像

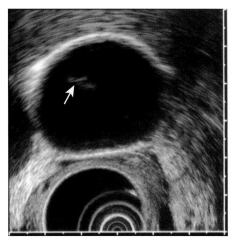

● 图 1.21 胆囊旁瓣伪像（箭头所示），变换换能器的位置可以消除旁瓣伪像

图像上。为了表示组织的柔软程度，使用彩色色调图（值域为 1 ~ 255），最硬的组织表现为深蓝色，最柔软的组织表现为红色。手动选取包括靶病变以及其周边组织在内的感兴趣区域（region of interest，ROI）来计算弹性信息。值得注意的是，这里显示出的弹性图严格地说并不是直接代表组织弹性模量分布的绝对单位，而是感兴趣区域中的相对组织位移分布（因为压力是未知的）。此外，诊断完全基于色彩会存在巨大的偏差（蓝色意味着恶性），同时也依赖于操作者的经验。因此这种方法叫做定性弹性成像[12]。第二代内镜超声弹性成像可对组织硬度进行定量分析[13]。选取感兴趣区域中的两个不同的区域（A 和 B）进行定量弹性分析，区域 A 包括了大量病灶区，区域 B 则涉及肿瘤外柔软的胰周参考区域。可将参数 B/A（应变率比值）作为弹性成像评估的量度。

超声造影增强谐波成像

超声成像中的造影增强建立于静脉注射造影剂（ultrasound contrast agents，UCA）后超声波背向散射的基础上。超声造影剂通常是包裹着外壳的气体或者直径为 2 ~ 6 mm 的气泡，在循环中稳定存在并局限于血管内部，直至随呼出气排出体外。超声造影剂作用并散射入射频率为 f 的超声波的方式主要取决于超声压力振幅，如图 1.23 所示。在低超声

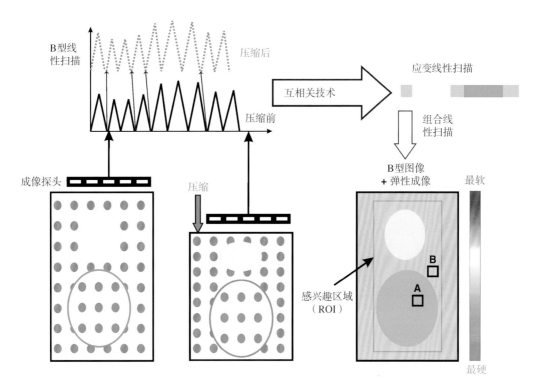

● **图 1.22**　超声弹性成像示意图。组织压缩前后分别获取一个 B 型图像。硬度高的病灶（蓝）中的组织位移程度要小于周围软组织（灰）以及硬度低的病灶（黄）。对组织压缩前后各个 B 型线性扫描通过互相关技术进行对比，来重建深层组织的位移分布。线性扫描组合成二维彩色图像，代表组织的柔软度，色调图的阈值为 1 ~ 225。只计算操作者选定的、包含病灶以及一些周围软组织的图像信息。即使这种定性信息通常有一定的价值，但组织弹性的定量测定方法更加可靠。例如下面所述，在弹性图像上选取两个区域（A 和 B），分别为待测病灶和脂肪或结缔组织，测量这些区域内平均应变的比值

压力水平，气泡与入射压力波同步膨胀和收缩，其振动小于气泡半径。在这种情况下，散射超声波频率仍为 f，气泡仅起到反射体的作用。当超声波振幅较大时，气泡振动出现不稳定，包括缓慢膨胀期及急剧坍塌期。这些坍塌引起了二次超声波或谐波的产生，其频率整倍于基波频率：$2f$、$3f$ 等。因此，如果成像换能器调整为发射频率为 f 的超声波、接收频率为 $2f$ 的超声波，那么只有在存在气泡的区域即血管内才能够成像。

上述过程通常被称为超声造影谐波成像，在过去的几年里被越来越多地应用于微血管以及病灶内血流灌注特征的描述，以此来提高诊断能力；亦可应用于纵向监测晚期消化道肿瘤化疗和（或）抗血管生成治疗的疗效。可以通过谐波成像实时监测超声造影剂在循环中的运动，提供一些与微血管血流相关的有价值的定量参数，如流入和流出时间、平均通过时间 [13]。

高强度聚焦超声

高强度聚焦超声（high-intensity focused ultrasound，HIFU）是一种新兴的技术，它能够实现将超声能量直接用于治疗，包括消融和增强药物传递等 [14-16]。HIFU 通过聚焦换能器向目标提供高强度超声能量（图 1.24），然后根据超声能量的强度和暴露时间的长短对病灶进行加热和消融。这类似于使用消光玻璃将阳光聚焦在放大镜的焦点处以加热物体。通常固定焦点 HIFU 所消融的是一粒米的形状，但可以使用多元件超声换能器和电子控制焦点来创建更大的消融体积。如果在超声换能器和治疗目标之间为声波路径（路径中不存在骨头和空气），则可以在体内对组织进行加热和消融。

除了消融术外，高强度聚焦超声还可以通过两种不同的方法来增强药物的传递。一种方法是实时系统运输温度敏感性脂质体运载药物 [17]，在特定温度下释放运载药物，温度范围一般为 40℃ ~ 43℃。

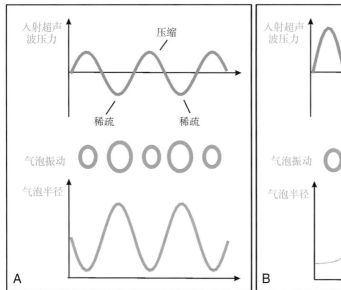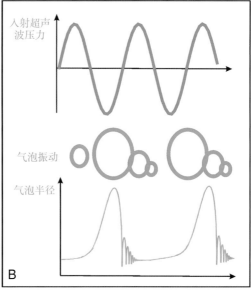

● **图 1.23**　超声造影剂（覆盖一层薄外壳的 2 ~ 6 μm 气泡）对入射超声波的反应情况。（A）低振幅超声波。气泡振动呈球形对称，且小于气泡的初始半径。气泡的收缩和膨胀分别与超声波的压缩和稀疏同步。（B）高振幅超声波。气泡振动不稳定，在缓慢膨胀之后出现急剧收缩并数次反弹。气泡坍塌频率高于入射超声波频率

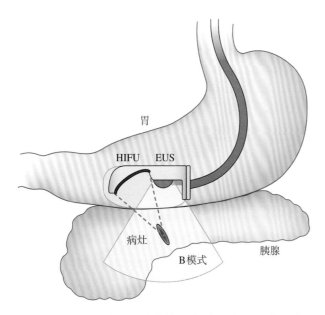

● **图 1.24**　图示描绘了一种内镜超声（EUS）——高强度聚焦超声装置（HIFU）。该装置在胃内工作以检查胰腺。该设备通过膨胀的小囊贴近胃壁。对准 HIFU 损能器和 EUS 成像探头，使得 HIFU 焦点位于 B 型成像的窗口内，从而实时显示病变的构成（Reproduced with permission from Li T, Khokhlova T, Maloney E, et al. Endoscopic high-intensity focused US：technical aspects and studies in an in vivo porcine model（with video）. Gastrointest Endosc. 2015；81；1243-1250.）

通过靶向药物的释放，可以将更高浓度的药物运送到特定的靶点，从而减少患者给药的总剂量并可以限制药物的全身毒性。另一种方法是通过高振幅超声脉冲机械地刺激肿瘤基质内的空化，从而破坏其基质[18]。已证明该方法可以在具有致密纤维间质（抑制药物渗透）的胰腺癌动物模型中增加药物渗透。

　　研制的新型超声内镜 - 高强度聚焦超声装置（EUS-HIFU）样机已经在大型动物模型（猪）上进行了试验[19]。与体外 HIFU 系统相比，超声内镜 - 高强度聚焦超声设备的优点是能够将高强度聚焦超声传感器定位得离目标更近。例如，对于胰腺和肝的肿瘤，由于肋骨和肠道内的气体，从体外途径到肝和胰腺的声波路径受到限制，此时使用 EUS-HIFU 更为理想。此外，可以通过将 HIFU 换能器放置得离目标更近来减少所需的超声能量，从而降低了损伤组织结构的风险。

小结

　　本章我们综合阐述了超声波的基本物理原理和超声仪器的结构，并依据超声波的基本原理展示并分析了各种常见的超声伪像。这些原理使我们对超声波的实用范围、局限性及超声图像的形成有了进

一步的了解。了解这些原理也有助于内镜工作者获取准确、高品质的图像。超声技术的进步将提高内镜超声诊断和治疗的能力。

主要参考文献

1. Hedrick WR, Hykes DL, Starchman DE. *Ultrasound Physics and Instrumentation*. 3rd ed. St. Louis: Mosby; 1995.
2. Duck FA. *Physical Properties of Tissue*. London: Academic Press; 1990.
3. Christensen DA. *Ultrasonic Bioinstrumentation*. New York: John Wiley; 1988.
4. Shung KK, Thieme GA. *Ultrasonic Scattering in Biological Tissues*. Boca Raton, FL: CRC Press; 2000.
6. Hwang JH, Kimmey MB. Basic principles and fundamentals of endoscopic ultrasound imaging. In: Gress FG, Savides TJ, eds. *Endoscopic Ultrasonography*. 3rd ed. West Sussex: Wiley Blackwell; 2016:5–14.

参考文献

1. Hedrick WR, Hykes DL, Starchman DE. *Ultrasound Physics and Instrumentation*. 3rd ed. St. Louis: Mosby; 1995.
2. Duck FA. *Physical Properties of Tissue*. London: Academic Press; 1990.
3. Christensen DA. *Ultrasonic Bioinstrumentation*. New York: John Wiley; 1988.
4. Shung KK, Thieme GA. *Ultrasonic Scattering in Biological Tissues*. Boca Raton, FL: CRC Press; 2000.
5. Harris RA, Follett DH, Halliwell M, Wells PN. Ultimate limits in ultrasonic imaging resolution. *Ultrasound Med Biol*. 1991;17:547–558.
6. Hwang JH, Kimmey MB. Basic principles and fundamentals of endoscopic ultrasound imaging. In: Gress FG, Savides TJ, eds. *Endoscopic Ultrasonography*. 3rd ed. West Sussex: Wiley Blackwell; 2016:5–14.
7. Grech P. Mirror-image artifact with endoscopic ultrasonography and reappraisal of the fluid-air interface. *Gastrointest Endosc*. 1993;39:700–703.
8. Steel R, Poepping TL, Thompson RS, Macaskill C. Origins of the edge shadowing artifact in medical ultrasound imaging. *Ultrasound Med Biol*. 2004;30:1153–1162.
9. Kimmey MB, Martin RW. Fundamentals of endosonography. *Gastrointest Endosc Clin N Am*. 1992;2:557–573.
10. Laing FC, Kurtz AB. The importance of ultrasonic side-lobe artifacts. *Radiology*. 1982;145:763–768.
11. Greenleaf JF, Fatemi M, Insana M. Selected methods for imaging elastic properties of biological tissues. *Annu Rev Biomed Eng*. 2003;5:57–78.
12. Iglesias-Garcia J, Dominguez-Munos JE. Endoscopic ultrasound image enhancement elastography. *Clin N Am*. 2012;22:333–348.
13. Gheonea D-I, Saftoiu A. Beyond conventional endoscopic ultrasound: elastography, contrast enhancement and hybrid techniques. *Curr Opin Gastroenterol*. 2011;27:423–429.
14. Dubinsky TJ, Cuevas C, Dighe MK, et al. High-intensity focused ultrasound: current and potential oncologic applications. *AJR Am J Roentgenol*. 2008;190:191–199.
15. Jang HJ, Lee JY, Lee DH, et al. Current and future applications of high-intensity focused ultrasound (HIFU) for pancreas cancer. *Gut Liver*. 2010;4:S57–S61.
16. Maloney E, Hwang JH. Emerging HIFU applications in cancer therapy. *Int J Hyperthermia*. 2015;31:302–309.
17. Chen H, Hwang JH. Ultrasound-targeted microbubble destruction for chemotherapeutic drug delivery to solid tumors. *J Ther Ultrasound*. 2013;1:10.
18. Li T, Wang YN, Khokhlova TD, et al. Pulsed high intensity focused ultrasound (pHIFU) enhances delivery of doxorubicin in a preclinical model of pancreatic cancer. *Cancer Res*. 2015;75:3738–3746.
19. Li T, Khokhlova T, Maloney E, et al. Endoscopic high-intensity focused US: technical aspects and studies in an in vivo porcine model (with video). *Gastrointest Endosc*. 2015;81:1243–1250.

第 2 章

设 备

GIRISH MISHRA

（朱文文 李丽伟 译 张庆瑜 李 文 审校）

内 容 要 点

- 完整的内镜超声（EUS）设备需要全面配置超声内镜（环扫和线阵）和探头（微型探头和直肠探头）。
- 随着穿刺针的设计和供应，细针活检技术有了飞速的发展。
- 穿刺针可用于囊性病变和神经内分泌肿瘤的显微活检和非手术治疗。
- 在 EUS 引导下腔内支架的直接使用，预示着内镜治疗假性囊肿、胆道引流和腔内通路的新时代的来临。

引言

自 2010 年以来，超声内镜的基本设计没有发生太大的变化。内镜的手感、先端的可弯曲部以及相应的超声影像是内镜的主要区别。目前的超声内镜已经克服了其前身在可操作性和内镜视图方面的技术限制。每个超声内镜处理器控制台的设计略有不同，但它们都达到了一个共同的最终结果——在不同频率下获得详细的超声图像。无论处理器和内镜生产工艺如何，都可以用基本的超声和物理学术语进行描述。自 2015 年以来，通过设计不同的穿刺针（包括核心针活检术），组织活检技术得到迅速发展，预示着一个新时代的到来。事实上，许多人创造了"光学活组织检查"这个词来描述通过内镜超声（endoscopic ultrasound，EUS）针状探头获得的图像。基于针状探头诊断能力的一个必然结果是，对于囊肿和小型神经内分泌肿瘤而言，穿刺针射频消融术（radiofrequency ablation，RFA）成为了一种新的治疗方式。最后，本章将对在 EUS 内镜下应用腔内支架进行假性囊肿引流、胆道引流和肝胃吻合术等令人振奋的技术进行总结。

设备

内镜超声（endoscopic ultrasound，EUS）技术的出现使得制造业同行之间的竞争变得激烈，内镜设计的改进集中于环扫和线阵扫描技术，最新改进的 EUS 设备涉及一些附件相关技术，如穿刺针技术的精简和能够获取核心活检的能力。受反复思考"开箱即用"的内镜医师的启发，制造商们已经开始合作开发针状探头，这种探头可以进行光学活检，从而完全省去了获取任何组织的必要。在精湛的诊断能力和沉着的治疗之间保持平衡一直是内镜检查的核心。从诊断性的内镜逆行性胰胆管造影（endoscopic retrograde cholangiopancreatography，ERCP）发展到治疗阶段的历史演变，为其姊妹技术 EUS 提供了一个样板。在过去的几年里，EUS 的发展方向及治疗应用已引起了人们的关注，其使用过程中所必需的附件吸引了内镜医师和制造业的关心、关注和经济动力。

环扫 EUS

主要的三大生产厂家（奥林巴斯，森特瓦利，宾夕法尼亚州；宾得，蒙特韦尔，新泽西州；富士，韦恩，新泽西州）均生产带有 360° 电子环扫阵列超声传感器的前视胃镜，这种超声传感器可生成高分辨率超声图像。表 2.1 概述了镜头设计和处理器功能。当前一代的超声环扫内镜采用高分辨率视频芯片技术进行高分辨率成像。几乎所有当前一代的环扫内镜都是电子的，其中压电式晶体沿垂直于仪器长轴的内镜轴呈带状排列，产生 360° 的横断面图像。以下是这三种仪器在镜头设计上的细微差别。在奥林巴斯的设计中，将吸引通道和光学传感器移到了靠近传感器的位置（图 2.1A）。在宾得超声内镜的头端设有吸引通道和光学传感器（图 2.1B）。富士的 EUS 具有类似的吸引通道和光学传感器设计，同时配备了超小型 Super CCD（电荷耦合装置）

芯片图像（图 2.1C）。三个镜头的设计都包含一个围绕传感器的水囊，以实现声学耦合。在 EUS 技术诞生之初，当认为有必要进行细针抽吸活检（fine-needle aspiration，FNA）时，大多数内镜医师首选环扫 EUS，然后是线阵 EUS。随着时间的推移，这种做法基本已经过时，以至于现在大多数内镜医师几乎在每个病例中都直接使用线阵 EUS。这种做法的例外情况为进行食管癌、胃癌或直肠癌的初步分期，以及进一步显示和评估黏膜下病变。

线阵 EUS

主要的三大生产厂家（奥林巴斯、宾得和富士）均生产线阵 EUS，其在 EUS 的手感、先端的可弯曲部、换能器的形状等方面存在的细微差异可影响所产生的超声图像（表 2.1）。对于大多数 EUS 医师来说，因为上述 EUS 兼具诊断和治疗的能力，因此代表了内镜设备的"主力"。虽然 EUS 的选择取决于个人喜好，但从技术上讲，EUS 在设计和产生的图像之间存在着明显的差异（图 2.2）。一般来说，奥林巴斯换能器有一个波状轮廓和圆形的头端，可增强镜头前组织的成像；宾得线阵 EUS 结合了高复合特征，其频率和空间复合可从多个角度扫描图像；富士 EUS 在治疗时更容易操作。目前，只有这一种线阵 EUS 选择有独特的处理器平台，并具有一个抬钳器，允许操作者改变穿刺针进入组织的角度。若不使用抬钳器，穿刺针刺入组织/病灶的角度则是不同的。治疗性线阵内镜（通常用 T 标记）有一个更大的工作通道（富士和宾得的通道为 3.8 mm），可进行如假性囊肿引流和胆道减压的支架置入等治疗。

宾得医疗开发了一种新的细长线阵 EUS（EG-3270UK），它有一个更小的 2.8 mm 的操作通道和一个新的抬钳器，有利于对穿刺针的控制（图 2.3）。

表 2.1　EUS 的处理器和说明

生产商	模型	频率（MHz）	视野范围	扫描的扫描角（角度）的类型	插入管 OD（mm）通道 ID（mm）	兼容处理器
奥林巴斯	GF-UE160-AL5	5，6，7.5，10	100°（55° 前斜）	360° 环扫	11.8/2.2	EU-ME1/2 Premier Plus，SSD-a5/10，ProSound F75
	GF-UC140P-AL5	5，6，7.5，10	100°（55° 前斜）	180° 曲线线阵	11.8/2.8	EU-ME1/2 Premier Plus，SSD-a5/10，ProSound F75
	GF-UCT140-AL5	5，6，7.5，10	100°（55° 前斜）	180° 曲线线阵	12.6/3.7	EU-ME1/2 Premier Plus，SSD-a5/10，ProSound F75
	GF-UCT180	5，6，7.5，10	100°（55° 前斜）	180° 曲线线阵	12.6/3.7	EU-ME1/2 Premier Plus，SSD-a5/10，ProSound F75
	TGF-UC180J	5，7.5，10，12	120°（正视）	90° 曲线线阵	12.6/3.7	EU-ME1/2 Premier Plus，SSD-a5/10，ProSound F75
宾得	EG-3670URK	5，6，7.5，9，10	140°（正视）	360° 环扫	12.1/2.4	Hitachi HI VISION Preirus，Hitachi Noblus
	EG-3870UTK	5，6，7.5，9，10	120°（前斜）	120° 曲线线阵	12.8/3.8	Hitachi HI VISION Preirus，Hitachi Noblus
	EG-3270UK	5，6，7.5，9，10	120°（前斜）	120° 曲线线阵	10.8/2.8	Hitachi HI VISION Preirus，Hitachi Noblus
富士	EG-530UR2	5，7.5，10，12	140°（正视）	360° 环扫	11.4/2.2	EPX-4440HD，EPX-4400HD，EPX-4400，SU-1
	EG-530UT2	5，7.5，10，12	140°（前斜）	124 度曲线线阵	13.9/3.8	EPX-4440HD，EPX-4400HD，EPX-4400，SU-1

ID：内径；OD：外径

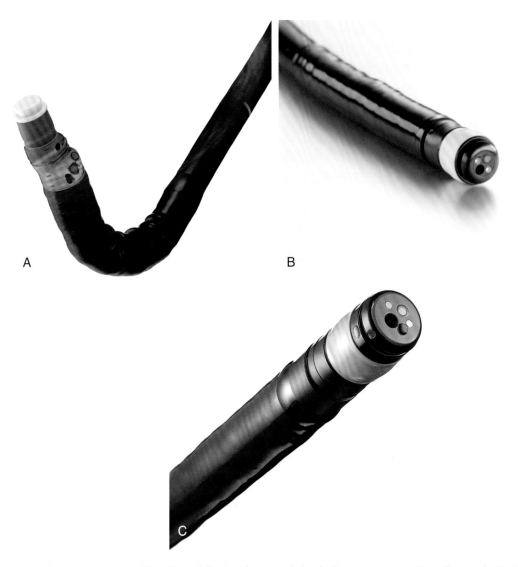

● **图 2.1** （A）GF-UE160-AL5 是一种 360° 电子环扫 EUS；（B）宾得 EG-3670URK 是一种 360° 电子环扫 EUS；（C）富士 EG-530UR2 是一种 360° 电子环扫 EUS。（[A] Image courtesy of Olympus America，Center Valley，Pennsylvania；[B] Image courtesy of Pentax Medical，Montvale，New Jersey；[C] Image courtesy of Fujiilm，Wayne，New Jersey.）

插入部分的口径也较小（10.8 mm）。该设备最近获得了美国食品和药物管理局（US Food and Drug Administration，FDA）的批准，并可在美国使用。

奥林巴斯推出了一种前视曲线线阵 EUS（TGF-UC 180 J），具有一个用于介入治疗的零度工作通道（图 2.4），该内镜的设计特点包括一个短的远端探头、直的工作通道、广泛的视野角度和一个辅助注水通道，并且省去了水囊。

处理器

每个 EUS 都需要一个独特的超声处理器来成像；这对成本的影响是不言而喻的。表 2.1 总结了每个 EUS 的兼容处理器。值得强调的是，对处理器的设计有一些独特的功能和增强功能。富士推出第二代 EUS，采用了可以产生明亮、生动、高分辨率的内镜图像的小型超级 CCD 芯片技术，并结合 ZONE 超声检查和声速校正技术来产生超声图像。新型简洁的 Sonart Su-1 处理器可用于环扫和线阵 EUS（图 2.5）。在 5 MHz、7.5 MHz、10 MHz 和 12 MHz 获得基础成像，在 8 MHz 和 10 MHz 获得组织谐波成像。该 EUS 增加了复合谐波成像、声速成像和弹性成像等功能。

宾得使用基本成像频率分别为 5 MHz、6 MHz、

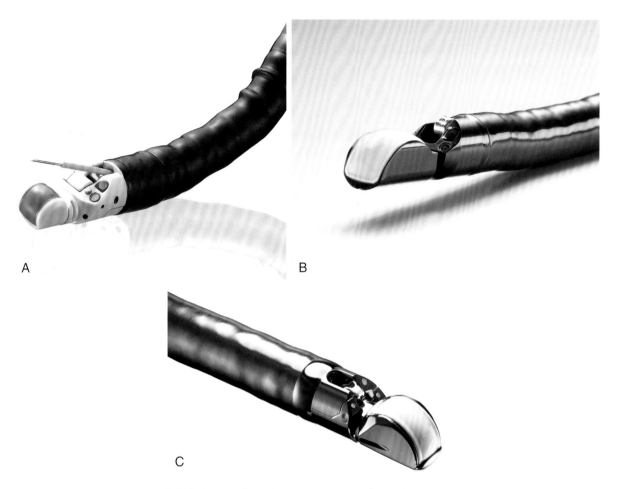

- **图 2.2** （A）奥林巴斯 GF-UCT 曲线线阵 EUS；（B）宾得 EG-3870UTK 曲线线阵 EUS；（C）富士 EG-530UT2 超声凸面扫描内镜（[A] Image courtesy of Olympus America，Center Valley，Pennsylvania；[B] Image courtesy of Pentax Medical，Montvale，New Jersey；[C] Image courtesy of Fujiilm，Wayne，New Jersey.）

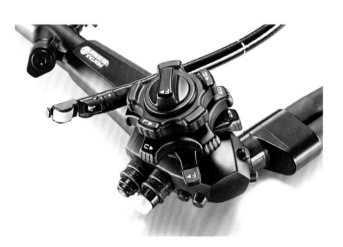

- **图 2.3** 宾得 EG-3270UK 线阵超声胃镜（Image courtesy of Pentax Medical，Mississauga，Ontario，Canada.）

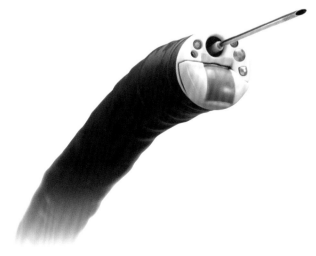

- **图 2.4** TGF-UC180J 前视弯曲线性阵列超声胃镜，用于具有零度工作通道的介入治疗（Image courtesy of Olympus America，Center Valley，Pennsylvania.）

7.5 MHz、9 MHz 和 10 MHz 的 Hitachi 超声平台。Noblus 为简洁的处理器，号称比笔记本电脑更小巧（图 2.6A）。HI VISION Preirus 超声平台结合了高复合成像和高分辨率成像（图 2.6B）。这些技术增强了器官边界可视化并减少了角度相关的伪影。

奥林巴斯提供了两种不同的超声波平台，日立 - 阿洛卡 ProSound F75 和 EU-ME2（以及 Premier Plus）（图 2.7A 和 B）。ProSound 的与众不同之处在于，

为它设计了一款光滑、符合人体工程学的控制台和屏幕，可以根据内镜医生的要求对其进行水平和垂直方向的调节。ProSound 的成像频率为 5 MHz、6 MHz、7.5 MHz 和 10 MHz，EU-ME2 和 Premier Plus 的成像频率高达 12 MHz。使用该设备的对比回声特性能够将血管显微放大至毛细血管水平。在许多增强的超声物理功能中，eFlow 特性能够增加对低流速血管和小血管中血流的灵敏度，该技术不仅引人注目而且具有临床意义，特别是在评估穿刺针的理想路径时。EU-ME2 Premier Plus 是世界上唯一同时用于 EUS 和支气管镜的超声处理器。如果胸科医生和胃肠科医生分别进行支气管镜和 EUS 操作时需要共享一个处理器，那么它的多功能性和通用性是很有吸引力的。此外，该处理器是向后兼容的，这意味着可以与以前的 / 当前的奥林巴斯超声内镜一起使用，而随着新（未来 / 向前的）EUS 的引入，该处理器可以向前兼容。该处理器提供的图像质量相当于一个更大的放射学处理器，并且保持其简洁的设计。

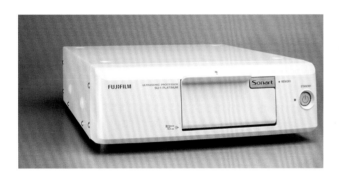

● **图 2.5** 富士 SU-1 用于环扫和线阵 EUS 的处理器（Image courtesy of Fujiilm，Wayne，New Jersey.）

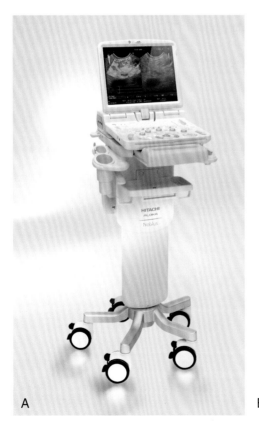

A

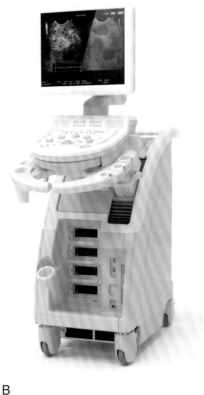

B

● **图 2.6** （A）Noblus 处理器；（B）HI VISION Preirus 超声处理器（Images courtesy of Pentax Medical，Montvale，New Jersey.）

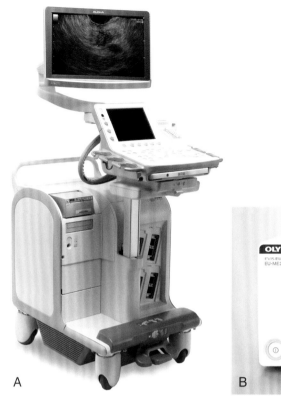

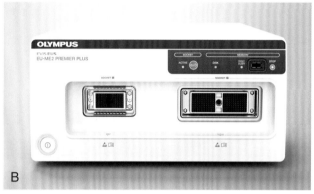

● 图 2.7 台（A）日立 - 阿洛卡 ProSound F75 超声处理器；（B）EU-ME2 和 Premier Plus 超声处理器（Image courtesy of Olympus America，Center Valley，Pennsylvania.）

弹性成像 EUS

　　尽管有了穿刺针设计的进步和内镜医师经验的提升，EUS FNA 在胰腺恶性肿瘤的诊断仍有 20% ～ 40% 的假阴性结果，这是由于技术难度大或同时合并慢性胰腺炎。研发 EUS 弹性成像（EUS elastography，EUS- E）的目的是在不需要活检的情况下区分胰腺实体肿块的良恶性。EUS- E 的工作原理是在实时 EUS 检查时对肿块施加压力以评估病变相对于邻近正常组织的相对硬度，肿瘤或非炎症性病变的可压缩性较低。压缩后的组织应变程度产生一个色彩编码的弹性成像图像，然后叠加在传统的 B 型图像上，如红色代表软组织，蓝色代表硬组织，中间硬度的组织呈现黄色 / 绿色（图 2.8）。前面讨论的三种处理器都具有弹性成像功能。增加成本可将弹性成像添加到奥林巴斯 Aloka ProSound 平台中。宾得 HiVision Preirus 具有最强大、可控和复杂的弹性成像能力。

微型探头

　　目前，只有奥林巴斯生产的导管探头是国际认可的，并经 FDA 批准可以在美国使用。富士也生产了在国际上可用的探头设备。表 2.2 提供了不同频率（12 ～ 30 MHz）的超声探头系列。我们在临床上主要使用 12 MHz 和 20 MHz（UM-2R 和 UM-3R）的超声探头（图 2.9）。这些小口径微型探头的尺寸为 2.0 ～ 2.5 mm，可适用于任何诊断或治疗型的、工作通道大于 2.8 mm 的标准 EUS 或结肠镜。气囊鞘可用于增强声耦合；双通道 EUS 能够在经第二通道注入或抽吸水的同时进行超声成像，而通过向结肠腔内灌注水可以避免这种需求。超声图像是机械的、环扫式的，并可提供 360° 的视野。需要一个附加的电机驱动单元连接到导管探头和超声波处理器中。临床应用高频探头通常是为了更好地显示食管、胃或胃肠道其他部位上小于 1.0 cm 的表浅病变。对于可能"被压扁"，因而很难用标准的 EUS 进行探查的壁内或上皮下的小病变，上述探头较为理想。使用微型探头结肠镜检查能够使我们更好地描述某

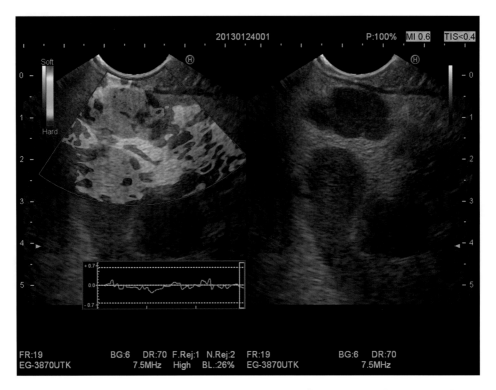

● **图 2.8** 使用实时多普勒技术的超声弹性成像提供了可疑组织相对硬度的信息。硬组织（恶性）用蓝色表示（Image courtesy of Pentax Medical，Montvale，New Jersey.）

表 2.2 微型探头

生产商	型号	兼容探头 驱动装置	频率 （MHz）	工作长度 （cm）	最小工作 通道（mm）
奥林巴斯	UM-2R-3	MAJ-1720	12	205	2.8
ª 富士	UM-3R-3	SP-702	20	205	2.8
	UM-G20-29R-3	适合 DBE	20	205	3.2
	UM-DP12-25R		12	205	2.8
	UM-DP20-25R		20	205	2.8
	UM-DG20-31R		20	205	3.7
	P2625-M		25	220	2.6
	P2620-M		20	220	2.6
	P2615-M		15	220	2.6
	P2612-M		12	220	2.6
	P2620-L		20	270	2.8
	P2615-L		15	270	2.8
	P2612-L		12	270	2.8

ª 在美国不提供
DBE（double balloon enteroscope）：双气囊肠镜

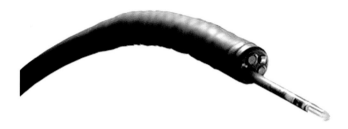

● 图 2.9　奥林巴斯 UM-2R-3 12 MHz 超声探头（Image courtesy of Olympus America，Center Valley，Pennsylvania.）

些特殊病变，例如回肠末端显微且不易探查的病灶和标准环扫超声内镜无法到达的部位。这些信息对我们的患者和临床医生而言都是非常可靠的。

对这些探头的在使用有些技术难点。只有当在镜头外能清楚看到探头的尖端时，才能转动运动装置。在探针接近检查的病灶时，需要通过精细调整以达到获得理想图像所需的角度。列出的导管探头的使用次数（50～100次）与维护和操作次数成正比。不能盘绕超声探头；要把它们放置在一个靠墙的长圆柱形管子内。导丝引导型探头可通过 ERCP 进入胆道或胰腺导管系统，以获得腔内超声影像。

直肠探头

奥林巴斯生产了两种 360° 机械环扫的直肠探头（RU-75M-R1 和 RU-12M-R1），其探查深度可分别与常规的 7.5 MHz 和 12 MHz 的环扫 EUS 相媲美。当评估大便失禁时，外径 12 mm 的硬质、轻巧纤细的插入探头可以很好地对肛门括约肌进行成像。该设备还可以对直肠肿瘤和息肉进行进一步评估；然而，这些探头没有可视内镜。

附件

过去的十年，对 EUS 和处理器的新颖设计持续涌现，而对穿刺针设计上的改进和核心活检针等新附件的出现亦呈现出巨大的突破。专为腹腔神经丛神经阻滞术而设计的特殊穿刺针以及基准点定位，进一步凸显了 EUS 治疗上的广阔领域和市场。过去几年中，对针状探头和 RFA 设备的研究和应用取得了令人兴奋的进展，经常将它们作为辅助设备用以帮助诊断和治疗胰腺病变。最后，对假性囊肿、胆道和胆囊直接在 EUS 引导下进行引流等技术为治疗

提供了更多选择，而在几年前，这些还只是一个想法而已。

细针穿刺活检针

细针穿刺（fine-needle aspiratien，FNA）穿刺针制造商的发展证明了这一快速扩张的市场。实际上，所有的穿刺针在设计上都包含针尖、针芯，其在构成和结构上有专属的细微差别，以及不同的外鞘材料、长度和连接至 FNA 通道。通过独特的手柄设计和手感也可以区分不同的活检针。在 19 G、22 G 和 25 G 活检针中有很多是一次性使用的。表 2.3 总结了目前可用的 FNA 活检针，并强调了一些细微的差别——如激光雕刻、机械冲窝或对引导尖端的喷砂处理，用以提高设备在超声视野内的可见性。活检针和鞘的成分可为铝、不锈钢、钴铬和镍钛合金。图 2.10 给出了市场上大部分可用的 FNA 活检针。Beacon 活检针（美敦力，森尼韦尔，加利福尼亚）和其他活检针不同，因为该活检针是预置于输送鞘内的，在同一过程中能够容纳不同型号的活检针。可以将同一活检针或不同规格的活检针通过输送针鞘重新插入，进行多次活检。

细针活检针

遗憾的是，尽管活检针的设计有了进步，但要获得足够的样本进行分析常常需要多次穿刺，而且在没有细胞病理学家在场的情况下，对组织的诊断准确性并不理想。此外，肿瘤学同事常常叹息，在当前的精准医学时代，核心组织样本至关重要——对于诊断分化良好的胰腺癌、转移性病变和淋巴瘤，仅得到细胞学诊断是不够的，因为它们的组织形态学对于精确的组织学评估以及优化治疗计划是必要的。在缺乏实时细胞学检查的医学中心，细针穿刺活检（fine-needle biopsy，FNB）现在已经成为一种附加手段，且有时也是必须的。表 2.4 总结了当前的 FNB，图 2.11 展示了不同的 FNB 选择。从工程学的角度，使用了诸如倒角针的设计、三个对称的切面、六个远端切刃以及可通过标准 19 G 活检针的镊子等设计。Moray（美国超声，门托，俄亥俄州）微型镊子活检针专为获取胰腺囊肿组织而设计，可以通过 19 G 穿刺针的管腔推进——最初的性能看起来很有希望。

表 2.3 细针抽吸活检术

公司	产品名称（s）	规格	活检针设计	设计特点和预期益处
库克医疗	EchoTip Ultra	19 Ga 22 Ga 25 Ga	Lancet	• Echogenic 活检针有更好的定位和能见度 • 自然的波状外形把手 • 可兼容多个超声内镜的外鞘调整器 • 螺旋形外鞘使活检针更灵活（仅ECHO-3-22）
波士顿科学	Expect Expect Slimline	19 Ga 19 Ga 可弯曲的（镍钛） 22 Ga 25 Ga	Lancet	• 锋利的针头经过研磨，尖端具有回声，用于精确定位和取样 • 钴铬材料比不锈钢合金具有更高的硬度和拉伸性能，从而易于穿刺 • 增加活检针的抗损能力 • 带有一体化夹子的针芯帽
奥林巴斯	EZ Shot 3 Plus	19 Ga + 19 Ga（侧孔） 22 Ga +（侧孔） 25 Ga	Menghini	• 可使用更小的力气扭转内镜 • Menghini 的针尖更锋利，即使是斜角也可以顺利穿刺 • 在扇形穿刺或多次穿刺后，穿刺针仍保持直挺 • 多层金属线圈外鞘允许传送更大的力量
美敦力	Beacon EUS 传送 系统	19-Ga（镍钛） 22-Ga 25-Ga（均为不锈钢）	Lancet	• 旨在优化临床工作流程，在无需移除传送系统的前提下，使多个活检针通过单一传送系统 • FDA 唯一批准使用的带有自动安全防护罩的 EUS 安全活检针 • 四个切刃以帮助提高细胞学组织标本量
德国环球医疗	SonoTip Pro Control	19 Ga 22 Ga 25 Ga	无特殊面逆切的标准切割	• 用于调整穿刺针长度和鞘长度的扭锁技术（TLT） • 超大斜面的活检针具有较大的针孔，用于非创伤性穿刺和获得细胞学检测的最佳样本量 • 更轻的针芯使其有更快的插入速度并更容易卷绕 • 活检针经特殊处理以增加清晰度
Con-Med	ClearView	19 Ga 22 Ga 25 Ga（圆形、加长斜面或加长斜面的带鞘稳定器）	Lancet	• TLT 允许单人操作来锁定和解锁穿刺针和鞘的位置 • 用于增加超声下可见度的激光蚀刻活检针 • 带锁帽的镍钛合金针芯 • 增强 Luer-Lock 设计

EUS：内镜超声

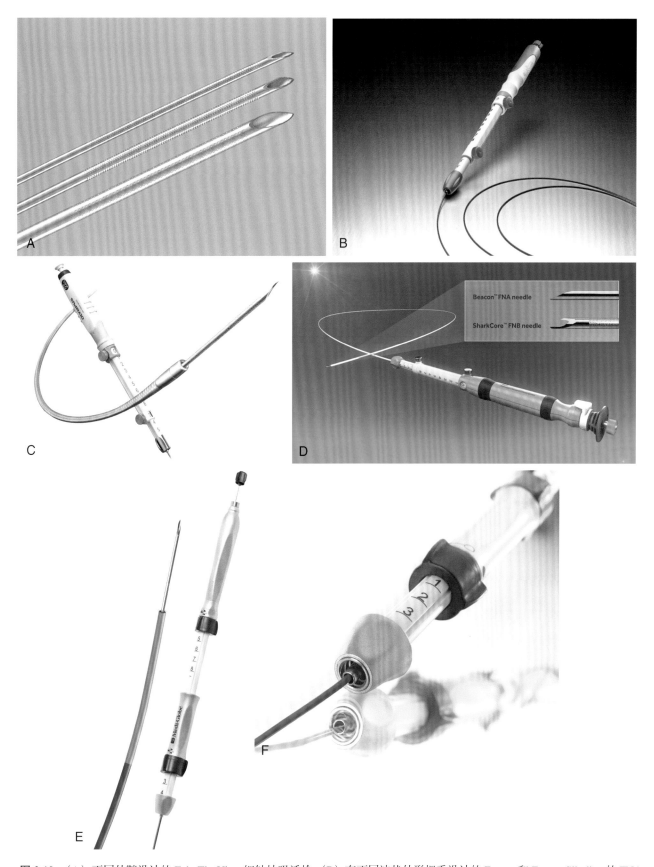

● **图 2.10** （A）不同外鞘设计的 EchoTip Ultra 细针抽吸活检；（B）有不同波状外形把手设计的 Expect 和 Expect Slimline 的 FNA 活检针；（C）有更强穿刺能力的 EZ Shot 3 Plus FNA 活检针；（D）Beacon 超声内镜传送系统；（E）SonoTip Pro Control FNA 活检针；（F）ClearView FNA 活检针（[A] Permission for use granted by Cook Medical，Bloomington，Indiana；[B] Permission for use granted by Boston Scientiic，Marlborough，Massachusetts；[C] Permission for use granted by Olympus America，Center Valley，Pennsylvania；[D] All rights reserved.Used with permission of Medtronic；[F] Image courtesy of Medi-Globe GmbH，Achenmühle，Germany.）

表 2.4　细针穿刺活检术

公司	产品名称	规格和设计	设计特点和预期益处
库克医疗	EchoTip ProCore	19-C（Lancet） 20-C（Menghini） 22-C（Lancet） 25-C（Lancet）	• 专为接收样本进入细针而设计的核心捕获技术 • Nitinoil ReCoil 针芯提供安全的管理，最大限度地降低污染风险 • 螺旋鞘有利于不锈钢针的灵活性
波士顿科学	Acquire	19-Ga 22-Ga（All Franseen） 25-Ga	• 带有完全成形的足跟设计的三个对称的切面，旨在最大限度地获取组织并减少碎片 • 钴铬针具有更大的拉伸性能、穿透性更强、扭结更少，多次穿刺后变形更小 • 控制区和润滑材料聚合物符合人体工程学，旨在优化操作开始时的动作控制
美敦力	SharkCore	19-Ga 22-Ga 25-Ga	• 六个远端切刃是专门为获得具有完整细胞结构的整体单位而设计的 • 通过最小化组织的选取和断裂，这种活检针可以提供更好的核心样本
US Endoscopy	Moray	Micro Forceps	• 锯齿状口能有效地抓取组织 • 可与大多数 19 G FNA 活检针兼容的 0.8 mm 不锈钢弹簧鞘 • 从胰腺囊性病变的壁中提取组织样本，该设计具有挑战性

有些穿刺针只设计用于注射或输送物质，而不是组织采集。Echo TipUltra 腹腔神经丛神经松解针（图 2.12，库克医疗，布卢明顿，印第安纳州）是一种 20-G 规格的锥形尖端针头，其侧孔被专门设计用于将神经松解剂径向喷射到神经丛中。

EUS 引导下的基准点定位

立体定向放射治疗（stereotactic body radiotherapy，SBRT）是一种更好地定位局部侵袭性疾病和使邻近器官辐射最小化的方法。SBRT 通过在靶区植入非活性放射性标记物来实现这一目的。这些标记物（圆柱形金色颗粒）是 SBRT 过程中定位和跟踪肿瘤的参考点。传统上，在计算机断层扫描（computed tomography，CT）的指导下，通过介入方法在术中或经皮植入进行基准点定位。在过去的几年里，EUS 已经越来越多地应用于无法手术的胰腺癌患者的基准点定位，市场上专门设计了两种不同的基准点定位活检针。这两种活检针的设计都避免了手工加载金色标记。Beacon 细针基准点（fine-needle fiducial，FNF）活检针（22-G 和 19-G）预先装载了两种纯金基准点标记物，可以更方便地显示目标

（图 2.13）。每种基准点标记的特点是一个滚花状（脊凸）的外观设计，有助于减少移动。标记物产生清晰的回声信号，可以在不同的成像模式中清晰地显示出来。Echo TipUltra 基准针（图 2.14，库克医疗）可在远端预载四个纯金基准点。螺旋鞘便于放置于较难操作的区域，而针环便于标记物的放置。

共聚焦激光显微内镜

共聚焦激光显微内镜（confocal laser endomicroscopy，CLE）是一项激动人心的新技术，它可以对胆道系统和胰腺病变进行高分辨率成像。CLE 可以以大约 10 000 倍放大率对胃肠道进行实时成像，其内镜图像与分辨率大约与 1 μm 的光学显微镜类似。随后，荧光通过光圈从选定的组织反射回来，这样就排除了所有以不聚焦到镜头的反射角度回来的光线。本质上，EUS 的这一辅助功能通过提供实时组织病理学数据，起到了光学活检的作用。目前，CLE 有两种主要模式：一种由 Pentax 和 Optiscan（Pentax and Optiscan，诺丁山，维多利亚，澳大利亚）研制的以 EUS 为基础的共聚焦激光显微内镜（endoscope-based confocal laser endomicroscopy，

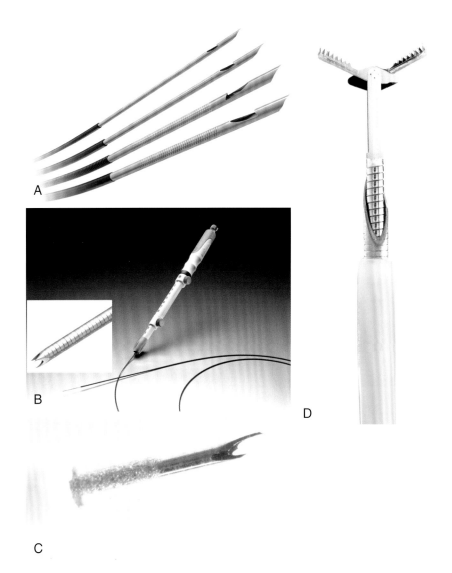

● **图 2.11**　（A）EchoTip ProCore 细针穿刺活检；（B）细针穿刺活检的特写；（C）SharkCore 细针穿刺活检；（D）Moray 微型镊子通过 19-G 细针穿刺活检针插入（[A] Permission for use granted by Cook Medical，Bloomington，Indiana；[B] Permission for use granted by Boston Scientiic，Marlborough，Massachusetts；[C] All rights reserved. Used with permission of Medtronic；[D] Image courtesy of US Endoscopy，Mentor，Ohio.）

eCLE），该设备将共聚焦扫描仪整合到传统内镜的远端；另一种为可以缩小至 250 ～ 300 μm 的探针式共焦激光显微内镜（probe-based confocal laser endomicroscopy，pCLE），探针可以通过内镜辅助通道引入（Cellvizio，Mauna Kea Technologies，巴黎，法国）。最新开发了一种柔性度更好的微型探针，可以通过 19-G 或 22-G FNA 活检针插入，称为基于穿刺针的 CLE（needle-based CLE，nCLE）（图 2.15）。nCLE 可作为 EUS 的辅助手段，可提高诊断胰腺肿瘤性囊肿的准确性。

射频消融术

　　RFA 已被研发并应用于食管癌、直肠癌和肝癌的治疗中。到目前为止，传统的方法为经皮或在术中应用。RFA 通过在接触部位传递热量，诱导局部肿瘤凝固性坏死。Habib（EndoHPB，EMcision UK，London，UK）EUS RFA 是一种新型的单极导管，最初用于胰腺囊肿和神经内分泌肿瘤的烧灼和凝固（图 2.16）。该设备可以通过 EUS 和 FNA 活检针进入腹部器官的深层实质病变。Habib EUS RFA 是一根 1 Fr 的导线（0.33 mm，0.013 in.），工作长度为 220 cm，可与工作通道为 2.4 mm 或更大且长

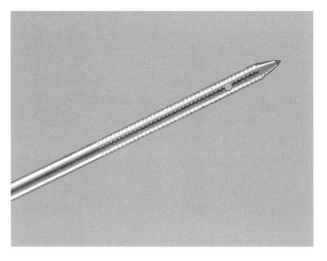

● **图 2.12** Echo TipUltra 腹腔神经丛神经松解针 ECHO-20-CPN（Permission for use granted by Cook Medical，Bloomington，Indiana.）

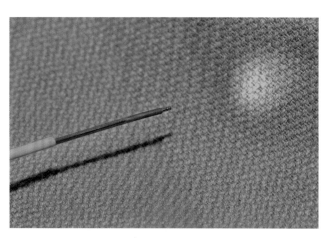

● **图 2.15** 基于穿刺针的共聚焦激光显微内镜。Mauna Kea Technologies，巴黎，法国（Image courtesy of Dr. Michael Wallace.）

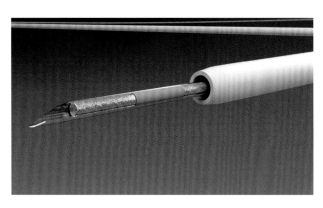

● **图 2.13** Beacon FNF 基准点穿刺针（All rights reserved. Used with permission of Medtronic.）

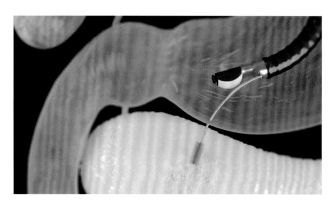

● **图 2.16** 经 EUS 弹性成像细针穿刺活检针的 Habib 射频导管（Image courtesy of EMcision UK，London，UK.）

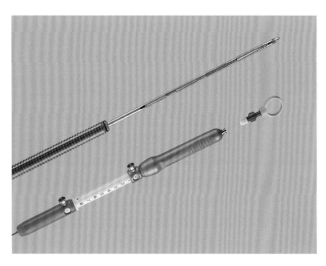

● **图 2.14** EchoTipUltra 基准点穿刺针 ECHO-22-F（Permission for use granted by Cook Medical，Bloomington，Indiana.）

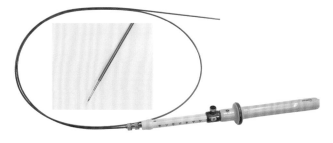

● **图 2.17** EUS 引导射频消融电极及其特写（Image courtesy of TaeWoong Medical，Geyonggi-do，Korea.）

度小于 200 cm 的内镜兼容。将射频电源接入导线末端的电极，利用常用的射频发生器烧灼或凝固组织。TaeWoong Medical（京畿道，韩国）最近开发了一种 EUS 引导的 RFA 电极，用于切除不可切除的晚期局部胰腺癌、神经内分泌肿瘤和囊性肿瘤（图

2.17）。该单极设备是有回声的，并包含一个内部冷却系统，可以在不烧焦组织的情况下切除大量肿瘤。推荐 VIVA Combo 发生器与 18-G 或 19-G 的 RFA 穿刺针一起使用。

EUS 引导下腔内支架置入术

早期，由于缺乏 EUS 特有的附件，不能直接通过 EUS 内镜置入支架，阻碍了介入性 EUS 的发展。

经过多年的改进并结合了 ERCP 技术，可将支架置入假性囊肿和其他需要的邻近结构（如导管），现在有几种支架可以实现 EUS 引导下假性囊肿、胆管和胆囊的支架置入术。AXIOS 支架（波士顿科学）是一种在 EUS 引导下放置的腔内金属支架（图 2.18）。TaeWoong Medical（京畿道，韩国）为 EUS 引导的引流术增加了几个自扩张支架（图 2.19）。最后，Standard Sci-Tech（首尔，韩国）推出了一种用于

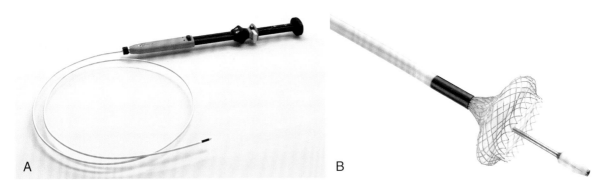

● **图 2.18**　（A）Axios 引导输送系统；（B）Axios 支架（Permission for use granted by Boston Scientiic，Marlborough，Massachusetts.）

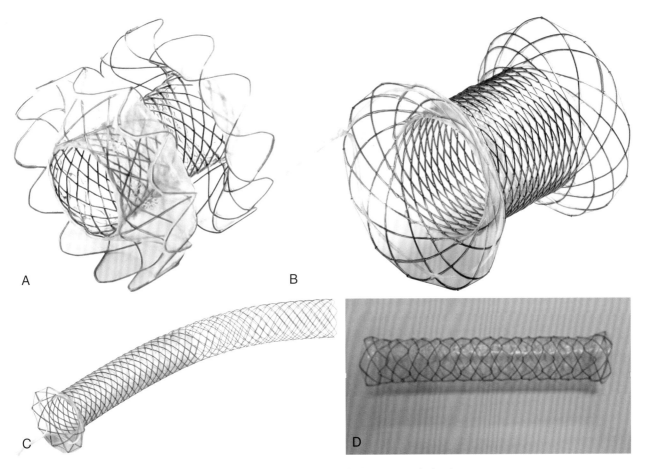

● **图 2.19**　（A）Spaxus 支架；（B）Nagi 支架；（C）Giobor 支架；（D）Supremo 支架（Image courtesy of TaeWoong Medical，Geyonggi-do，Korea.）

EUS 下胆囊引流的特殊支架（图 2.20）。所有腔内支架见表 2.5。

过去几年中，介入超声成像的领域不断扩大，为各方提供了机遇。由于内镜医师和业内同行的共同努力，他们在实现这些梦想的过程中进行了合作和投资，虽然他们非常清楚，投资的回报会被推迟。将现有的 EUS、处理器和附件的范围浓缩到这几页中是远远不够的。

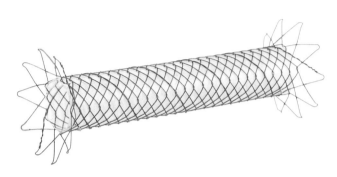

● 图 2.20 覆膜支架（Image courtesy of Standard Sci-Tech，Seoul，Korea.）

表 2.5	内镜超声引导下引流和支架		
公司	支架名称	适用证	设计特点
波士顿科学	Axios	内镜装置，在消化道和假性囊肿之间放置一个跨肠支架	• 联合透热环和切割线提供进入目标组织的通道 • MRI 条件下，全覆膜自膨胀金属支架预装在输送导管内 • 垂直的边缘保护组织层，有助于防止移位 • 大直径管腔（10 ~ 15 mm），置入支架可快速有效引流，允许内镜通过支架进行膀胱镜检查、冲洗和清创术
TaeWoong 医疗	Spaxus Nagi Giobor Supremo （只被日本认可）	胰腺假性囊肿或胆囊的引流 胰腺假性囊肿引流 胆道引流，特别适用于 EUS 引导下肝胃吻合术 胆道引流	• 防止移位的腔内设计 • 全硅涂层，防止泄漏和原位生长 • 无论壁厚如何，弹性的设计都能适应相应的位置 • 可选直径（8 mm、10 mm、16 mm），支架长 20 mm • 较宽和光滑的喇叭形边缘，以防止移位和支架引起的管腔损伤 • 长度 1 ~ 3 cm，直径可选（10 mm、12 mm、14 mm 和 16 mm） • 9 和 10 Fr 输送系统 • 放置在胃和肝导管之间的半覆膜设计 • 覆膜部分：从胃到肝管的桥接，防止渗漏 • 无覆膜部分：进入肝管，防止支架移位，堵塞侧支 • 硅树脂覆膜两端喇口设计
Standard Sci-Tech	Bonastent	胆囊穿刺引流	• 两端有两个凸起边缘，防止支架移位 • 最薄的传送系统（直径 8 Fr），便于胆囊引流 • 可选支架直径（10 mm、16 mm）和长度（30 mm、100 mm） • 有效性和安全性经过长期临床验证

EUS：内镜超声；MRI：磁共振成像

第 3 章

培训和模拟器

SACHIN WANI

（郭杰芳　李诗珏　周　杨 译　金震东　张敏敏 审校）

内 容 要 点

- 内镜超声（EUS）检查是一种先进的内镜检查手段，其检查结果高度依赖于操作者，因此操作者不仅需要掌握标准内镜检查操作技能，还需要接受结构化培训以培养认知、技术和综合技能。

- 关于理想的 EUS 培训模式目前已达成共识，即学员在培训教员的指导下在患者身上进行系统化的实际操作以积攒实践经验。不鼓励通过自我教育、依赖动物模型练习、网络课程学习或短期培训课程的单一模式来进行培训。

- 学员需要了解有关 EUS 技术性、认知性和综合性方面的关键点。培训中心和教学环境在整个培训过程中起着至关重要的作用。

- 对 EUS 的培训一直以来都是采用学徒制教学，学员的 EUS 水平是由培训教员对学员的总体表现进行主观评价和（或）通过学员完成既定的操作数量来衡量的。

- EUS 技能评估指南主要依据专家意见和共识制订。

- 最近的数据清楚地表明，学员的 EUS 学习曲线存在很大的变异性。因此，培训期间完成特定的最低操作培训例数并不能确保所有学员均获得良好的 EUS 操作技能。

- 鉴于培训期间的技能评估方法正在转变，且以胜任力为基础的医学教学（CBME, competency-based medical education）越来越受到重视，因此，EUS 技能评估需要从完成的 EUS 操作例数，转变为是否具备较好的 EUS 基本操作水平。

- 使用有效的系统性评价工具，如 TEESAT，对标准化评估 EUS 操作水平至关重要。

- 因为质量监测是胃肠病学中的"新常规"，因此需要在培训期间尽早灌输 EUS 质量监测的重要性。

引言

自问世以来，内镜超声（endoscopic ultrasonography, EUS）已发展成为胰胆系统及胃肠道恶性肿瘤诊断与分期的重要内镜检查方法。EUS 引导下细针抽吸术（EUS-guided fine-needle aspiration，EUS FNA）和 EUS 引导下细针穿刺活检术（EUS-guided fine-needle biopsy，EUS FNB）是 EUS 引导下组织采集（EUS-guided tissue acquisition，EUS TA）的标准操作，可用于诊断胰腺占位、淋巴结、纵隔及上皮下病变以及上、下消化道的其他病变[1-2]。目前对胃肠道癌症的诊断、分期和治疗已发展为一种多学科综合诊疗，EUS 则是其诊断与分期的主要手段[3-4]。EUS 是检查胰腺占位最敏感的成像方式，特别是当其他横断面成像手段的结果不确定时，EUS 极其有价值[5-6]。此外，多项针对胰腺癌与其他胃肠道恶性肿瘤患者的研究评估了 EUS FNA 的准确性[7-8]。近来，已经将 EUS 的作用从诊断手段拓展到指导介入性治疗的领域（介入性 EUS，interventional EUS）。介入性 EUS 已经取得了巨大进步，其中一些临床应用包括胰周积液的引流、胰胆管引流、静脉曲张的血管介入治疗以及对癌前病变、恶性病变包括胰腺囊性病变的治疗、金标记物植入、腹腔神经丛消融、阻滞及胃肠吻合等[9]。

EUS 与 EUS TA 的临床应用效果取决于这些技术的谨慎使用和 EUS 医师的操作能力。目前 EUS 介入治疗的操作难度越来越高，且某些 EUS 引导下的介入治疗具有很高的风险。此外，当操作失败或 EUS 无法明确诊断时，往往还需要进行进一步干预或重复操作，这些都强调了充分进行 EUS 培训的重要性[10-11]。EUS 的临床应用越来越被人们所认可，因此，对训练有素的 EUS 医师的需求也在逐渐增加，目前已有很明确的证据显示，技能娴熟的 EUS 医师供不应求已经成为 EUS 发展受限的主要原因。EUS 操作的完成度与质量取决于操作者的水平，而且操作者除了需要掌握标准内镜检查操作所需的技能外，还需要参加结构化培训以培养专业、认知及综合技能[11]。目前已有一些 EUS 培训的指南问世。这些指南主要是根据专家意见及目前已发表的有限的文献来制订的[12-14]。本章着重介绍 EUS 培训的现状和培训方法，并提出关于培训计划的建议。本章还将回顾在 EUS 培训过程中进行 EUS 操作能力评估的现状，并讨论 EUS 技能评价标准的转变模式，即评价标准从"完成的操作数量"转变为"具备有效的基本操作水平"。此外，还将回顾目前有关培训、资格认证和权限设置等方面的指南。最后还将强调说明 EUS 培训各项质量指标的重要意义。

EUS 的培训

内镜操作培训包括认知和操作技术这两方面内容。只有具备这两方面的能力才能安全、熟练地完成内镜操作。在过去的十年里，EUS 的培训已经从自主培训模式演变为一种正式的指导培训模式。对理想的 EUS 培训模式目前已达成共识，即由培训教员指导学员在患者身上进行系统性实际操作以积攒实践经验[12-14]。培训期的时间长短可以有所不同，但是不鼓励通过自我教育、依赖动物模型练习、网络课程学习或短期课程培训等单一培训模式进行培训。美国消化内镜协会（American Society for Gastrointestinal Endoscopy，ASGE）已经建立了一套 EUS 培训的核心课程[15]。在开始学习内镜检查之前，学员需要具备标准胃镜和肠镜检查的能力。学员应至少完成 18 个月的标准胃肠镜操作训练，并具备基础的内镜检查专业知识，包括胃肠道的完整显像、最大限度地减少患者的不适、正确识别正常和异常发现以及熟练掌握基本的治疗技术。虽然一些学员在学习胃肠镜期间可能会接触到 EUS，但观摩过 EUS 操作不应等同于具备 EUS 操作能力。

EUS 的培训应侧重于对操作的认知和技术方面的培训。理解操作的适应证、禁忌证、风险和局限性，以及学习如何解读 EUS 结果（正常和异常发现）并将其纳入后续的治疗方案中，是整个培训过程中必不可少的一部分。认知训练是通过阅读材料、观看视频和图例、参加讲座和学术会议以及在有经验的内镜医师的指导下进行实际操作来完成的[16]。培训的第一步通常是观摩资深内镜医师的 EUS 操作并熟悉 EUS 特殊的内镜视野及超声扫描视野。学员

应了解包括处理器在内的相关设备的工作原理，并且最终能熟练使用环扫式及线阵式 EUS。与学习普通内镜一样，最初会遇到的挑战之一就是如何将 EUS 插入食管。应学员能安全进镜并穿过食管、胃食管连接部、插管、穿过十二指肠环。学员应能熟练评价在各个不同部位进行 EUS 扫查时所显示出来的结构（表 3.1）。学员应对肿瘤的 TNM 分期非常熟悉（肿瘤、淋巴结和远处转移）。在培训结束时，学员应能熟练使用 EUS FNA 及 EUS FNB 穿刺针进行 EUS 引导下的组织采集。学员还应了解不同的 EUS 引导下组织采集技术的优势和局限性[17]。学员还应懂得基本的标本处理方法，并理解现场细胞病理学评估的作用，这非常重要[5,17]。学员应该保留一份操作日志来记录他们亲手完成的实际操作。操作日志的记录内容应包括培训教员给予学员的指示及学员最终所获得的培训成果。这不仅有助于获得资格认证，还可用于 EUS 操作能力的评估。表 3.1 列出了 EUS 培训中的主要终点。

此外，EUS 培训应在一个配备有 EUS 操作所必需的所有基本设备的内镜中心进行，并应配备足够数量的、经验丰富的培训教员。这些培训教员应有足够多的病例操作例数及良好的内镜教学能力。一个理想的教学环境还应能提供与包括外科、肿瘤科、肿瘤放疗科、病理科和放射科医学在内的多学科团队的互动交流。培训项目应教授学员如何书写一份综合检查报告。检查报告的内容应包括重要的正常和异常发现、这些发现之间的联系及最终诊断结果。经过培训的 EUS 医师应该能够清晰、全面地向患者及家属传达不好的检查结果。最近的一项调查研究表明，由经验丰富（有 5 年以上实践经验）、操作数量多的 EUS 医师告知患者其患有胰腺癌的事实，会减轻患者心理上的不适感。尽管绝大多数 EUS 医师都认为有义务告知患者患有癌症的诊断结果，但缺乏适当的培训和 EUS 医师时间有限使他们无法这样做[18]。这就凸显了在消化内镜培训期间进行正规的沟通技能培训的必要性。不幸的是，美国大部分 EUS 项目都限制了校外资金资助（如果有的话），因此可能需要学员承担额外的临床工作来帮助支付他们的工资。虽然大多数机构都存在这种财务限制，但培训项目在设置核心课程时应努力减少学员所需承担的与 EUS 无关的临床工作。理想情况下，培训项目应提供不受干扰的研究时间，并鼓励学术探索，如设计研究蓝图、起草研究手稿、撰写基金资助提

技术方面

1. 食管进镜
2. 幽门进镜和十二指肠环扫
3. 以下部位相关结构的显像：
   a. 主肺动脉窗和气管隆突下
   b. 胰腺体尾部
   c. 胰腺头颈部
   d. 胰腺钩突
   e. 壶腹部
   f. 胆总管、肝总管和胆囊
   g. 门静脉脾静脉汇合部
   h. 腔动脉
   i. 肝左叶
4. EUS 引导下组织采集（EUS FNA 和 EUS FNB）
5. EUS 引导下腹腔神经丛消融和阻滞
6. 不良事件（出血、穿孔、胰腺炎、感染、心肺意外、住院治疗和死亡率）的识别与处理

认知方面

1. 非常了解知情同意书与手术适应证、禁忌证和替代方案
2. 识别可疑病变或适当排除正常组织
3. 恰当的肿瘤 TNM 分期
4. 明确上皮下病变的特征
5. 提供适当的鉴别诊断
6. 制订适当的治疗方案（包括随访、EUS TA 和手术转诊治疗）
7. 非常了解抗生素的使用和有关抗凝剂的知识

EUS FNA：EUS 引导下细针抽吸术；EUS FNB：EUS 引导下细针穿刺活检术；TNM：肿瘤、淋巴结和远处转移

案和参加 EUS 培训课程。创造一个注重内镜研究和临床调研的氛围应该是每个培训项目的基本目标。接触内镜中心的管理，包括日程安排、人员配备、设备维护和管理技能，对所有培训项目来说也是一个非常有用的培训内容。许多 EUS 学员未来可能会追求学术职位，而这些是学术生涯早期所能获得的宝贵技能。虽然大多数培训项目的共同目标是培养未来的学术型 EUS 医师，但一些学员可能会有不同的、与培训目标相矛盾的职业规划。知晓培训项目的预期及学员的职业规划对获得一个愉快并成功的培训体验至关重要。

EUS 培训现状

在美国，已经为 EUS 培训设立了专门的高级内镜协会，在进行了标准胃肠镜协会培训之后的第四

年进行培训[19]。高级内镜协会项目（通常是一个为期一年的 EUS 及内镜逆行胰胆管造影（endoscopic retrograde cholangiopancreatograph，ERCP）联合培训项目的数量出现了大幅增加。共有 62 项 EUS 培训项目通过 ASGE 被列入 2016—2017 年高级内镜协会比赛项目中（http://www.asgematch.com），其中一些项目每年培训一名以上的学员。这些项目通常面向于已完成普通胃肠镜协会培训的医师。这个统计的项目数量可能被低估，因为有些项目和申请人没有参加比赛。必须注意的是，这些项目没有得到研究生医学教育认证委员会（Accreditation Council for Graduate Medical Education，ACGME）的认可。由于缺乏固定的必修课程，目前有关 EUS 培训内容组成以及已完成这些高级内镜培训项目的学员的培训结果的资料还很有限。最近一项前瞻性多中心研究评估了高级内镜培训学员的能力，结果显示每个学员平均完成 300 例 EUS 检查例数（范围 155 ～ 650 例）。就适应证而言，疑似胰腺占位的病例占分级操作的 24.5%，胰腺囊肿（17.8%）、上皮下病变（7%）和胃肠道恶性肿瘤（6.9%）代表了其他主要适应证。大多数分级 EUS 检查是使用线阵式 EUS（67.5%）完成的，并且是在非住院的情况下（82.6%）进行的。在训练结束时，几乎所有学员都能自信地独立完成 EUS、EUS FNA、EUS 引导下腹腔神经丛阻滞和消融术及 EUS 引导下假性囊肿引流术。然而，50% 的学员对完成金标植入和介入性 EUS 手术如胆道和胰管引流等仍感到困难。近一半的学员计划在学术中心接受实际操作培训，并期待他们的大部分练习是学习高级内镜[20]。

操作能力评估指南

传统上，EUS 是通过学徒制来教授的，在学徒制中，学员需要通过实践经验来提高技能和积累专业知识。学员的 EUS 水平以往是通过培训教员对学员总体表现的主观评价和（或）学员完成既定的操作数量来衡量的[21]。消化内镜协会发布了几个评估 EUS 操作能力的指南（表 3.2）[12-14,22]。这些指南主要是依据专家意见和共识而制订的，并继续以完成一定操作量来衡量学员的 EUS 水平。不同指南提出的培训数量阈值各不相同。关于如何评估学员腹腔神经丛消融和阻滞、金标植入、囊肿引流、胆胰管引流等治疗性操作水平的资料目前还很有限。目前

表 3.2 EUS 能力评估指南

	ASGE（美国）	FOCUS（加拿大）	ESGE（欧洲）	BSG（英国）
发布年份	2017	2016	2012	2011
操作总例数	225	250	NR	250
胰胆管疾病	NR	100	NR	150（75 例胰腺癌）
胃肠道疾病（黏膜）	NR	25 例直肠 EUS	NR	80（10 例直肠 EUS）
上皮下病变	NR	NR	NR	20
EUS FNA	NR	50（10 CPB，CPN）	50（30 例胰腺癌）	75（45 例胰腺癌）

ASGE：美国消化内镜学会；BSG：英国胃肠病学学会；CPB：腹腔神经丛阻滞；CPN：腹腔神经丛消融术；ESGE：欧洲消化内镜学会；EUS FNA：内镜超声引导下细针抽吸术；FOCUS：加拿大 EUS 论坛；NR：未报告

指南尚缺乏关于培训的能力及可行性的验证。此外，这些指南没有说明学员之间在学习和提高内镜技术的速度方面存在很大差异。现有的资料和专家意见表明，大多数学员在完成先前既定的培训数量阈值后还是不能很好地操作 EUS，而需要既定量 2 倍的练习才能获得较好的 EUS 操作能力。因此培训期间完成的操作数量并不能确保操作水平。它只是一个 EUS 操作能力的次优评价指标。

EUS 的学习曲线和操作能力

能力的定义为，通过培训和经验积累获得的可以安全、熟练地完成一个任务或操作所必需的最低水平的技能、知识和（或）专长[12]。现已发表的有关 EUS 学习曲线的报道很少[10-11,23-31]。认识到这一目标及三年制课程的局限性是设立四年制 EUS 培训项目的主要推动力。

最近的研究均聚焦于高级内镜培训期间对 EUS 操作能力的综合评估[10-11]。一项在三个三级转诊中心进行的前瞻性研究通过对 5 名高级内镜学员的学习情况进行分析，确定了 EUS 的学习曲线。在这项研究中，学员每完成 10 例 EUS 操作，就用标准化评估工具（稍后讨论）和累积总和分析（cumulative sum analysis，CUSUM）对他们进行评分。两名学员在第 255 次和第 295 次操作后，其操作能力超过了所要求达到的最低水平，而其他学员则仍需要对他们继续观察。这项研究强调了不同学员在获得 EUS 操作能力方面存在巨大差异，因此有必要对所有学员进行更长时间的观察[10]。此后，一项更大的多中心验证研究纳入了 15 个培训中心，共 17 名高级内镜学员。该研究使用 CUSUM 的学习曲线进行分析，验证了学员间显著的差异，只有两名学员分别在完成第 225 和 245 次操作后其操作能力超过了最低要求水平（图 3.1）。作者由此得出结论，培训期间完成某个特定的操作例数阈值并不能确保所有学员获得 EUS 操作能力，而 225 例操作应作为培训所应完成的最低操作量，因为本研究中没有学员在完成 225 例操作之前达到最低要求操作水平[11]。

一项回顾性研究表明，经过正规督导式胰胆疾病 EUS 培训的 EUS 医师其应用 EUS FNA 诊断胰腺恶性肿瘤的敏感性明显高于没有接受过正规 FNA 培训的学员[26]。任何 EUS 培训项目的一个重要部分就是胃肠道肿瘤的分期。关于食管癌 EUS 下分期的研究表明，要想达到可接受的诊断准确度的水平，EUS 医师至少需要完成 75 ～ 100 次练习[24-25]。理想情况下，EUS 分期的准确性应与"金标准"进行比较，如外科组织病理学；然而，并不是均能获得的所有患者手术标本，而且有的患者可能在术前已进行了放疗和化疗，这将影响分期的结果。在这种情况下，将会对学员的分期结果与有经验的 EUS 医师的结论进行比较。

目前关于 EUS TA 学习曲线的资料还很有限，并且尚不清楚学员在培训过程中何时可以开始进行 EUS FNA 操作（是在积累一定 EUS 操作次数后或是在培训刚开始时）。一项单中心研究表明，在 EUS 培训开始时就参加教员指导的 EUS FNA 是安全的，而且学员 EUS FNA 的操作表现与指导老师相当[28]。从胰腺实性病变 EUS FNA 的学习曲线来看，学员行 EUS FNA 所获得的组织细胞，诊断胰腺癌的敏感性增加了，而且得到足够多的可供诊断的组织

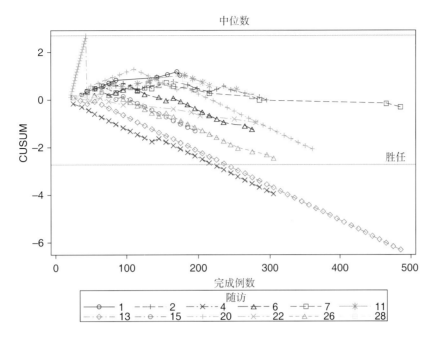

● **图 3.1**　所有学员学习曲线汇总图（通过 CUSUM 进行分析）。超过最低操作水平阈值提示学员在 EUS 操作中其发生错误的概率在可接受范围内，其操作能力已达到要求（Reproduced with permission from Wani S，Hall M，Keswani RN，et al. Variation in aptitude of trainees in endoscopic ultrasonography, based on cumulative sum analysis. *Clin Gastroenterol Hepatol*. 2015；13：1318-1325.e2.）

标本所需要的穿刺次数减少了[32-34]。

　　同样，关于介入性 EUS 的学习曲线和能力标准的资料也很有限。介入性 EUS 操作与诊断性 EUS（有或无 EUS TA）及常规 ERCP 相比，在技术上更具挑战性。想要熟练掌握介入性 EUS 的内镜医师需要同时具备娴熟的 EUS TA 和 ERCP 操作技术。学员需要清楚，许多介入性 EUS 操作都不可能在高级内镜研究期间就被熟练掌握，通常需要在以后的工作中，在资深同事或导师的指导下通过临床实践来学会这些操作。专家建议，在进行介入性 EUS 操作前要满足以下先决条件：完成大量的 EUS TA 和 ERCP 病例数（＞ 200 ～ 300 个 EUS 和 ERCP/ 年），普通 ERCP 手术成功率高，并需在有胰胆外科和介入放射科支持的临床中心进行实践[9]。另有专家建议，在尝试进行 EUS 引导下胰胆管引流之前至少应完成 10 次以上的 EUS 引导下的假性囊肿引流手术，并应从相对简单的 EUS 引导下胆管引流术（EUS 引导下会师法）开始[35]。

走向以能力为导向的医学教育

　　由于缺乏对 EUS 能力的明确定义，且各指南

持续将完成操作数量作为内镜技术水平和能力的评判标准，这使得 EUS 的培训现状受到限制。如前所述，目前有关最低操作例数的资料是有限的，而且对学员的总体评估仍然非常主观。随着美国医学培训从学徒模式向以能力为导向的医学教学（competency-based medical education，CBME） 模式的转变，教育越来越强调能力评估的标准化及具备独立操作的条件。CBME 是一种"以结果为导向的使用能力的组织框架来设计、实施、评估和评价医学教育项目的方法"——这是一个亚学科培训中从理论迅速转变为现实的概念[36-37]。ACGME 已将其报告系统替换为"下一代认证系统（Next Accreditation System，NAS）"。这是一个持续进行的评估报告系统，其重点是确保在整个培训过程中每一个重要的目标都可达成，所有学员都能获得 EUS 操作能力，以及这些评估被培训项目记录下来。因此，内镜培训项目和项目负责人有责任根据新的 ACGME/NAS 要求实施，并评估和记录所有学员的能力[38-40]。在一项对美国 ACGME 认证的胃肠病学培训项目的学员和项目负责人的全国性调查中，94 个参与项目中有 23 % 缺乏正规的内镜培训课程。在大多数项目中，项目负责人将完成操作数量和参加

书面评估作为评价操作能力的主要衡量指标。不到1/3的项目使用技能评估工具或特定的质量标准来评估能力[21]。

对消化内镜检查（包括EUS）能力的客观评估可分为三个领域：认知（例如，临床知识／对疾病的掌握；掌握操作过程／风险／益处／替代治疗方案）、技术／动作技能（如控镜能力、EUS TA 技能）和综合／非技术技能（如沟通、团队合作）[41]。能力评估对确定学员是否达到这些客观衡量标准、是否具备独立操作能力至关重要。有两种可以使用的评估方法：①形成性评估——用于监测学员的进展，并为学员提供学习目标以及有助于进一步提高的反馈；②总结性评估——在培训结束时进行，以确定学员是否达到培训所要求的最低水平及目标[41]。后者经常用于资质审核与鉴定，但显然在实际培训过程中是没有作用的。

使用一种有效的、结构化的评估工具对标准化EUS培训的认知、技术和综合方面的评估，以及更加明确内镜操作的定义至关重要。一个理想的评估工具需要具备以下特征：可靠（不变且具有可重复性）、有效（能够评估所需评估的内容）、对教育有积极作用，且为所有利益相关者所接受[42]。在美国，EUS 和 ERCP 技能评估方法（the EUS and ERCP Skills Assessment Tool，TEESAT）已被用于评估已发表的和正在进行的有关高级内镜培训的研究中[10-11,40,43]。就 EUS 而言，该方法可以用以记录操作的适应证及所用的 EUS 的类型，并能使用良好定位的四点评分系统对学员进行技术与认知方面的评分（图3.2）。最近，我们报道了一个新颖而全面的数据收集及报告系统，该系统能按需生成学习曲线，并创建一个集中式数据库，使项目负责人、培训教员和学员能够识别培训中出现的特别的技能缺陷，并帮助制订个性化的补救措施。使用这个程序可以高效地进行数据收集、对接和分析，以及在全国范围内进行同行表面的比较（设立基准）[40,43]。一项大型的前瞻性多中心研究使用这一综合数据收集及报告系统以及有效的评估工具（TEESAT），评估了22名高级内镜学员在 EUS 及 ERCP 方面的学习曲线和操作能力，结果证实不同学员在获得 EUS 能力方面存在巨大差异。在培训结束时，分别有82%和76%的学员获得了 EUS 的总体技术能力和认知能力[43]。

我们希望这项工作将帮助高级内镜培训项目按

ACGME/NAS 评估系统的要求发展，并建立可靠、通用的学习曲线（里程碑）和能力标杆，以供国家内镜学会及培训项目制订资格认证指南。为了使CBME 能够在医学专科培训中实施，需要对内镜培训的评估及能力定义的形式进行转换。很显然，由于不同学员的 EUS 学习曲线及所需完成的操作量存在很大差异，因此不能再继续将操作数量阈值作为衡量能力的标准。为了确保学员在培训结束时能够安全、高效、独立地操作 EUS，在培训过程中需要不断进行客观评估，以确保学员能达到预设的技术、认知和综合方面的要求。

EUS 的资格认证、再认证和操作资质的重审

认证是评估和确认有执照的、独立的医师具有为患者提供医疗服务资格的过程[12]。资格认定是对个人当前所有的执医资格证、知识基础、培训和（或）经验、现有能力以及独立操作或为患者提供医疗服务的能力的评估。ASGE 提供了认证和授予医院进行常规消化内镜（包括 EUS）操作的指南[12]。EUS 的资格认证应与乙状结肠镜、结肠镜、上消化道内镜、ERCP 或任何其他的内镜操作的资格认证分开。因为每个受过 EUS 培训的医师拥有不同程度的 EUS 操作技能与局限性，所以确定他们的能力与资格评定有些困难。然而，可以确定的一个客观标准是，在评估能力之前必须完成最低数量的操作（225个 EUS 操作）。与普通消化内镜的资格认证相同，能力评估最终是由项目负责人或其他独立监督者完成的。我们往往根据各种不同的适应证，在各个不同的解剖部位进行 EUS 操作[44-45]。可以单独考虑授予学员一个或多个部位的 EUS 操作资质，但在授予操作资质的这些部位，学员必须经过充分的训练。

随着培训的进展，获得适当的 EUS 操作资质的医师可能会改变自己的临床实践范围，并减少一种或多种 EUS 操作的次数。有人提出，为了能够安全、很好地完成这些有技术挑战性的操作，内镜医师必须不断实践，积累高级内镜操作的经验以维持良好的操作技能。重新认证的目标是确保内镜医师持续具有临床实践能力，同时促进医疗服务质量的不断提高及保障患者的安全。如果内镜医师的经验不能持续维持在某个客观水平以上，那么他提供给

EUS和ERCP技能评估方法（TEESAT）

手术日期：＿＿＿＿＿＿＿＿＿＿＿＿ 检查号：＿＿＿＿＿＿＿＿＿＿＿＿

EUS

分配代码：＿＿＿＿＿＿＿

EUS适应证（标记所有符合的）：

☐ 环扫 ☐ 纵扫

☐ 胰腺肿瘤	☐ 胆道扩张	☐ 腹部/纵隔淋巴结肿大	☐ 可疑黏膜层病变
☐ 胰腺囊肿	☐ 胰管扩张	☐ 胃肠道肿瘤	☐ 纵隔肿瘤
☐ 腹痛	☐ 其他：＿＿＿＿＿＿＿＿＿＿＿		

EUS：技术方面

1(最优) = 独立完成 **2(优秀)** = 借助最少的口头指令完成
3(中等) = 通过多次口头指导或动手帮助来完成
4 (新手) = 无法完成，需要导师接手
N/T = 非学员技术问题无法完成 **N/A** = 不适用

插入镜头	1	2	3	4	N/T	N/A
显示超声视频	1	2	3	4	N/T	N/A
胰腺体部	1	2	3	4	N/T	N/A
胰腺尾部	1	2	3	4	N/T	N/A
胰腺头颈部	1	2	3	4	N/T	N/A
胰腺钩突部	1	2	3	4	N/T	N/A
十二指肠壶腹部	1	2	3	4	N/T	N/A
胆囊	1	2	3	4	N/T	N/A
胆总管/肝总管	1	2	3	4	N/T	N/A
脾门部血管	1	2	3	4	N/T	N/A
腹主动脉	1	2	3	4	N/T	N/A
完成 EUS FNA	1	2	3	4	N/T	N/A
完成腹腔神经丛松解与阻滞	1	2	3	4	N/T	N/A

EUS：认知方面

识别可疑病变或排除正常组织	1	2	3	4	N/T	N/A
恰当的肿瘤TNM分期	1	2	3	4	N/T	N/A
识别上皮下病变（胃肠壁）	1	2	3	4	N/T	N/A
提供正确的鉴别诊断	1	2	3	4	N/T	N/A
制订适当的治疗方案（包括随访、EUS TA和手术转诊治疗）	1	2	3	4	N/T	N/A

● **图 3.2** EUS 操作能力的标准化评分工具

EUS和ERCP技能评估方法（TEESAT）

手术日期：_____ 检查号：_____

总体评估：

总体评估（主观）				
1	2	3	4	5
培训水平低于平均水平 经常需要帮助		平均培训水平 需要适当程度的监督或帮助		优秀的培训水平，可 独立实践

术后即刻并发症：

在人员流动的环境中完成操作? ☐ 是 ☐ 否

在人员流动的环境中完成操作? ☐ 是 ☐ 否

若是，
☐ 需要住院治疗的疼痛
☐ 胰腺炎
    ☐ 轻微   ☐ 中度   ☐ 重症
☐ 出血
    ☐ 立即   ☐ 延后
☐ 穿孔
☐ 心肺并发症
☐ 死亡
☐ 其他：_____

● **图 3.2** EUS 操作能力的标准化评分工具（续）

患者的医疗服务质量可能会下降，从而可能导致不良事件发生。ASGE 为操作资质的重审与确认是否具有持续的 EUS 操作能力提供了非常有用的指南[12]。然而，每个机构都有责任制定和践行本机构的授予及重审操作资质的个性化准则。不同机构界定的资格再认证所需的操作数量阈值可能不同。然而，这一门槛必须与 EUS 等高级内镜操作所需的技术与认知能力相称。每个机构必须确立再次资格认证的频率，并制订应急计划以应对无法达到认证所需的最低操作能力的情况。联合委员会要求重审内镜操作资质的期限不得超过 2 年。需要延续操作资质的内镜医师必须要有在一个特定的时间内完成可以维持 EUS 操作能力的足够多的操作例数的记录。这项记录要包括操作日志或患者记录，并应侧重于完成病例数、成功率及不良事件等客观指标。正在进行的质量改进工作可作为资格重审的一部分来进行评估，并可包括现有指南提出的特定质量指标的检测[1-2]。通过参与教学活动和（或）质量改进活动继续进行认知培训，也应该是操作资格更新的先决条件。各机构应建立相应机制以应对培训中无法获得认证所需的最低能力的情况。如有 EUS 医师无法达到国家和机构公认的能力要求，可能需要取消其 EUS 操作资格[12]。

使用模拟器的 EUS 培训

在过去十年中，内镜模拟器的发展取得了相当大的技术进步。柔性内镜的模拟器包括活体动物、离体器官、计算机模拟和机械模型等模式。已有几项研究对模拟器在内镜培训中的作用进行了评估。这些研究仅限于上消化道内镜、乙状结肠镜、结肠镜及 ERCP[30]。最近一篇关于胃肠镜培训和能力评估的系统综述提出，在胃肠镜培训课程中，采用模拟器对上述几项内镜操作进行培训，有可能会使早期的学习曲线得到加速[30]。有关以模拟器来进行 EUS 培训的报道极少，相关的验证性研究更是未见报道。因此考虑到研究证据有限，本文没有提出任何 EUS 相关的建议。

目前有各种各样的模拟器可供选择，从基于动物的模拟器（Erlangen Endo-Trainer；Erlangen，Germany）到由 CAE Healthcare（Endo VR Simulator；Montreal，Quebec，Canada）和 Simbionix 公司（GI-Mentor Ⅱ；Cleveland，Ohio）制造的基于计算机的模拟器。Simbionix 公司开发了第一个基于计算机的 EUS 模拟器，为 EUS 操作的培训和实践提供了一个平台[46-47]。基于计算机的模拟器能从三维解剖模型中实时生成超声图像，而这个三维解剖模型是由真实患者的 CT 和 MRI 图像构建而成的。学员将定制的 EUS 插入到特制的 GI-Mentor 人体模型中，同时接收来自显示器的视觉及内镜操控过程中的触觉反馈。高度灵敏的跟踪系统将摄像机所拍摄到的位置和方向转变成现实的电脑中的图像。EUS 模块允许学员从内镜图像实时切换到超声图像，并提供超声环扫和纵扫培训。分屏功能可提供超声图像和 3D 解剖图，有助于进一步解释和理解所产生的 EUS 图像。模块还允许学员练习键盘功能，如标记器官、放大图像、改变频率和测量尺寸。检查完成后，计算机软件还可检查所有已保存的图像（每次操作最多留图 50 张），并指出被错误识别的解剖结构和标记，从而对学员的操作表现进行评估。Simbionix 公司的 GI-Mentor Ⅱ EUS 训练模块提供了一种可用于 EUS 训练的非常好的方法，但遗憾的是，目前还没有有关 EUS 模拟器的验证性研究或临床研究的报道。有研究报道使用新型 EASIE-R 模拟器（Erlangen Active Simulator for Interventional Endoscopy）（ENDOSIM，LLC，Nahant，Massachusetts）进行 EUS 学习。另有一项研究表明，在活体猪模型中进行 EUS 训练可提升学员的操作表现，同时反复练习也可产生良好的学习效果[48]。已有多个训练模型被用于介入性 EUS 的教学，包括活体猪模型[9]。有文献报道了一种用于 EUS 引导下胆道引流训练的体外模型，该模型是一个由 3D 打印机打印而成的聚碳酸酯材质的胆道模型，猪的肝组织覆盖在胆道模型外面[9,49]。此外，也有文献报道了类似的模型，是一些用于 EUS 引导下胰腺囊肿和液体积聚引流训练的离体模型[50]。

在我们能够高效、完全地将模拟器的使用整合入 EUS 培训项目之前，还需要解决几个问题。虽然模拟器是一种有用的教学工具，但是在 EUS 培训中使用模拟器能否在帮助学员达到一定的技术和认知能力的同时减少所需的操作训练次数，目前尚不得而知。也就是说，模拟器在 EUS 培训中的有效性仍需前瞻性研究（最好是随机对照试验）来验证。我们需要有效的、基于模拟器的评估工具，用于准确再现内镜检查的关键环节[51]。在广泛采用模拟器进行内镜培训之前，ASGE 发布的"有价值的内镜创新的保护与合并声明"（Preservation and Incorporation of Valuable Endoscopic Innovation，PIVI）提出了两个必须首先回答的问题[52]。有关阈值的推荐如下：①若要将内镜模拟器纳入到标准操作说明中，必须证明模拟器能够在帮助学员达到内镜操作最低能力指标的同时，将所需操作的临床病例数中位值减少 25% 或以上；②基于模拟器的评估工具必须是内镜操作的特定评估工具，并能从实际操作中预测出独立定义的最低能力参数，对于高风险评估而言，其 Kappa 值至少为 0.70。

EUS 的质量指标

鉴于当前医保形势的变化，尤其是在美国，需要在培训期间尽早灌输 EUS 质量检测和监控的重要性。随着国家质量论坛对几种胃肠病学质量检测方法的认可，质量检测成为胃肠病学的"新常规"[53]。不过遗憾的是，现有的数据表明受训学员对质量检测的了解很有限[54]。培训项目在学员中形成了一种持续改进质量的文化，并采用正规的方法教授学员如何确定和衡量医疗质量，这是非常重要的。ASGE/ACG 内镜质量工作组概述了 EUS 的质量检测（表 3.3）[1-2]。EUS 质量的优先检测指标包括：①采用美国癌症联合委员会（American Joint

表 3.3	EUS 拟议质量指标总览		
质量指标		检测类型	绩效目标（%）
术前			
1. 因某一适应证而行 EUS 检查的频率，相关适应证应包含在已发布的适当适应证标准列表之中，同时将该适应证记录在案		过程	> 80
2. 获得知情同意的频率，包括与 EUS 相关风险的具体讨论，并有完整记录		过程	> 98
3. 对囊性病变行 FNA 的情况中适当使用抗生素的频率		过程	N/A
4. 由训练有素的内镜专家进行 EUS 检查的频率		过程	> 98
术中			
5. 与特定 EUS 适应证相关的结构出现的频率，同时有记录		过程	> 98
6a. 所有胃肠恶性肿瘤都采用 AJCC/ UICC 的 TNM 分期系统进行分期的频率（优先指标）		过程	> 98
6b. 记录胰腺肿块的测量以及血管受累、淋巴和远处转移的评估的频率		过程	> 98
6c. 记录上皮下肿块所累及的 EUS 壁层的频率		过程	> 98
7a. 存在远处转移、腹水和淋巴病变的患者行 EUS FNA 同时对原发性肿瘤和原发病灶之外的病灶进行组织取样，最终使得治疗方案改变的患者百分比		过程	> 98
7b. 所有实性囊性病变中，行 EUS FNA 并取得充足样本后的诊断率（充足样本的定义为：疑诊病例中，从具有代表性的病变中获得细胞或组织）		结果	≥ 85
7c. 因胰腺肿块行 EUS FNA 的患者中恶性肿瘤的诊断率和敏感性（优先指标）		结果	诊断率 ≥ 70 敏感度 ≥ 85
术后			
8. 记录 EUS FNA 术后不良事件（急性胰腺炎、出血、穿孔和感染）的频率		过程	> 98
9. EUS FNA 术后不良事件的发生率（急性胰腺炎、出血、穿孔和感染）（优先指标）		过程	**急性胰腺炎：< 2%；穿孔：< 0.5%；具有临床意义的出血：< 1%**

[a]：所列的潜在质量指标清单是一份可度量终点指标的综合清单。工作组的目的并不是要在每次实践中将所有的终点指标都进行测量。大多数情况下，可能需要在某个给定的终点指标被普遍采用前对其进行验证。

AJCC：美国癌症联合委员会；EUS FNA：EUS 引导下细针穿刺；N/A：无；TNM：肿瘤，淋巴，转移；UICC：国际癌症控制联盟

Adapted from Wani S，Wallace MB，Cohen J，et al. Quality indicators for EUS. Am J Gastroenterol. 2015；110：102-113；and Wani S，Wallace MB，Cohen J，et al. Quality indicators for EUS. Gastrointest Endosc. 2015；81：67-80.

Committee on Cancer，AJCC）/ 国际抗癌联盟（Union for international Cancer Control，UICC）TNM 分期系统对所有胃肠道肿瘤进行分期的频率；②胰腺肿块患者行 EUS FNA 所检出的恶性肿瘤诊断率和敏感性；③EUS FNA 术后不良事件的发生率（急性胰腺炎、出血、穿孔和感染）。

未来方向

有关学员在 EUS 临床实践最初几年中表现的研究数据很有限。为了更好地反映学员的培训是否充分，我们尚需更多的研究来评估学员在刚开始进行独立操作时的表现。这些数据将有助于对当前训练方案进行必要的修改，以确保学员在完成正式培训后达到一定的能力。未来研究的重点是，一旦学员开展独立临床实践，便对其熟练操作内镜的持久性进行确认，同时确认学员在 EUS 操作中所能达到的相关质量指标的阈值（能力评估的确切终点）[1-2]。由于培训中的大多数 EUS 检查都是为了诊断和获得组织标本，因此有必要采取一些策略使学员能更多

地接触高级内镜及介入性 EUS。介入性 EUS 操作的能力标准还有待于进一步确定。有关 EUS 训练模拟器的有效性以及它们是否能够减少达到技术和认知能力所需的临床操作数量，尚需进一步研究以明确。最后，我们还需要研发出能够跟踪 EUS 结果的系统。

小结

EUS 培训已经从自主培训模式演变为正式的、督导式的培训模式，并且通常受高级内镜培训项目的赞助。EUS 传统上采用学徒制教学，培训教员通过对学徒总体能力的主观评估和（或）以学徒完成一定数量的操作来评估其 EUS 操作能力。而最近的研究数据清楚地表明，EUS 的学习曲线在不同学员之间存在很大差异性，培训期间完成特定数量（阈值）的操作并不能保证学员能够胜任 EUS 操作。鉴于内镜培训中评估学员能力的方法正在转变，并且人们越来越重视 CBME，评估的重点将从现行的操作数量转变为定义明确、经验证的能力阈值上。为了使 EUS 认知、技术和综合方面的评估标准化并明确界定能力，使用经验证的结构化评估工具（如 TEESAT）至关重要。由于质量检测是"新常规"，因此需要在培训期间尽早灌输 EUS 质量检测和监控的重要性。最后，确保所有学员都达到这些阈值，并获得安全、高效地开展独立实践的技能，将最终提高对患者的医疗服务质量。

主要参考文献

1. Wani S, Wallace MB, Cohen J, et al. Quality indicators for EUS. *Am J Gastroenterol.* 2015;110:102–113.
9. Committee AT, Maple JT, Pannala R, et al. Interventional EUS (with videos). *Gastrointest Endosc.* 2017;85:465–481.
10. Wani S, Cote GA, Keswani R, et al. Learning curves for EUS by using cumulative sum analysis: implications for American Society for Gastrointestinal Endoscopy recommendations for training. *Gastrointest Endosc.* 2013;77:558–565.
11. Wani S, Hall M, Keswani RN, et al. Variation in aptitude of trainees in endoscopic ultrasonography, based on cumulative sum analysis. *Clin Gastroenterol Hepatol.* 2015;13:1318–1325.e2.
12. Committee ASoP, Faulx AL, Lightdale JR, et al. Guidelines for privileging, credentialing, and proctoring to perform GI endoscopy. *Gastrointest Endosc.* 2017;85:273–281.

参考文献

1. Wani S, Wallace MB, Cohen J, et al. Quality indicators for EUS. *Am J Gastroenterol.* 2015;110:102–113.
2. Wani S, Wallace MB, Cohen J, et al. Quality indicators for EUS. *Gastrointest Endosc.* 2015;81:67–80.
3. Boniface MM, Wani SB, Schefter TE, et al. Multidisciplinary management for esophageal and gastric cancer. *Cancer Manag Res.* 2016;8:39–44.
4. Meguid C, Schulick RD, Schefter TE, et al. The multidisciplinary approach to GI cancer results in change of diagnosis and management of patients. Multidisciplinary care impacts diagnosis and management of patients. *Ann Surg Oncol.* 2016;23:3986–3990.
5. Wani S, Mullady D, Early DS, et al. The clinical impact of immediate on-site cytopathology evaluation during endoscopic ultrasound-guided fine needle aspiration of pancreatic masses: a prospective multicenter randomized controlled trial. *Am J Gastroenterol.* 2015;110:1429–1439.
6. DeWitt J, Devereaux B, Chriswell M, et al. Comparison of endoscopic ultrasonography and multidetector computed tomography for detecting and staging pancreatic cancer. *Ann Intern Med.* 2004;141:753–763.
7. Hewitt MJ, McPhail MJ, Possamai L, et al. EUS-guided FNA for diagnosis of solid pancreatic neoplasms: a meta-analysis. *Gastrointest Endosc.* 2012;75:319–331.
8. Madhoun MF, Wani SB, Rastogi A, et al. The diagnostic accuracy of 22-gauge and 25-gauge needles in endoscopic ultrasound-guided fine needle aspiration of solid pancreatic lesions: a meta-analysis. *Endoscopy.* 2013;45:86–92.
9. Committee AT, Maple JT, Pannala R, et al. Interventional EUS (with videos). *Gastrointest Endosc.* 2017;85:465–481.
10. Wani S, Cote GA, Keswani R, et al. Learning curves for EUS by using cumulative sum analysis: implications for American Society for Gastrointestinal Endoscopy recommendations for training. *Gastrointest Endosc.* 2013;77:558–565.
11. Wani S, Hall M, Keswani RN, et al. Variation in aptitude of trainees in endoscopic ultrasonography, based on cumulative sum analysis. *Clin Gastroenterol Hepatol.* 2015;13:1318–1325.e2.
12. Committee ASoP, Faulx AL, Lightdale JR, et al. Guidelines for privileging, credentialing, and proctoring to perform GI endoscopy. *Gastrointest Endosc.* 2017;85:273–281.
13. Polkowski M, Larghi A, Weynand B, et al. Learning, techniques, and complications of endoscopic ultrasound (EUS)-guided sampling in gastroenterology: European Society of Gastrointestinal Endoscopy (ESGE) Technical Guideline. *Endoscopy.* 2012;44:190–206.
14. Arya N, Sahai AV, Paquin SC. Credentialing for endoscopic ultrasound: a proposal for Canadian guidelines. *Endosc Ultrasound.* 2016;5:4–7.
15. Committee AT, DiMaio CJ, Mishra G, et al. EUS core curriculum. *Gastrointest Endosc.* 2012;76:476–481.
16. Committee AT, Adler DG, Bakis G, et al. Principles of training in GI endoscopy. *Gastrointest Endosc.* 2012;75:231–235.
17. Wani S, Muthusamy VR, Komanduri S. EUS-guided tissue acquisition: an evidence-based approach (with videos). *Gastrointest Endosc.* 2014;80:939–959. e7.
18. Komanduri S, Quinton S, Srivastava A, et al. Endosonographers' approach to delivering a diagnosis of pancreatic cancer: obligated but undertrained. *Endosc Int Open.* 2016;4:E242–E248.
19. Elta GH, Jorgensen J, Coyle WJ. Training in interventional endoscopy: current and future state. *Gastroenterology.* 2015;148:488–490.
20. Wilson R, Keswani R, Hall M, et al. Composition and trainee perception of EUS training in advanced endoscopy training programs (AETPs) in the US: results from a prospective multicenter study evaluating competence among advanced endoscopy trainees (AETs). *Gastroenterology.* 2016;150:S38–S39.

21. Patel SG, Keswani R, Elta G, et al. Status of competency-based medical education in endoscopy training: a nationwide survey of US ACGME-accredited gastroenterology training programs. *Am J Gastroenterol*. 2015;110:956–962.

22. Meenan J, Harris K, Oppong K, et al. Service provision and training for endoscopic ultrasound in the UK. *Frontline Gastroenterology*. 2011;2:188–194.

23. Hoffman B, Wallace MB, Eloubeidi MA, et al. How many supervised procedures does it take to become competent in EUS? Results of a multicenter three year study. *Gastrointest Endosc*. 2000;51:AB139.

24. Fockens P, Van den Brande JH, van Dullemen HM, et al. Endosonographic T-staging of esophageal carcinoma: a learning curve. *Gastrointest Endosc*. 1996;44:58–62.

25. Schlick T, Heintz A, Junginger T. The examiner's learning effect and its influence on the quality of endoscopic ultrasonography in carcinoma of the esophagus and gastric cardia. *Surg Endosc*. 1999;13:894–898.

26. Nayar M, Joy D, Wadehra V, et al. Effect of dedicated and supervised training on achieving competence in EUS-FNA of solid pancreatic lesions. *Scand J Gastroenterol*. 2011;46:997–1003.

27. Fritscher-Ravens A, Cuming T, Dhar S, et al. Endoscopic ultrasound-guided fine needle aspiration training: evaluation of a new porcine lymphadenopathy model for in vivo hands-on teaching and training, and review of the literature. *Endoscopy*. 2013;45:114–120.

28. Cote GA, Hovis CE, Kohlmeier C, et al. Training in EUS-guided fine needle aspiration: safety and diagnostic yield of attending supervised, trainee-directed FNA from the onset of training. *Diagn Ther Endosc*. 2011;2011:378540.

29. Konge L, Vilmann P, Clementsen P, et al. Reliable and valid assessment of competence in endoscopic ultrasonography and fine-needle aspiration for mediastinal staging of non-small cell lung cancer. *Endoscopy*. 2012;44:928–933.

30. Ekkelenkamp VE, Koch AD, de Man RA, et al. Training and competence assessment in GI endoscopy: a systematic review. *Gut*. 2016;65:607–615.

31. James PD, Antonova L, Martel M, et al. Measures of trainee performance in advanced endoscopy: a systematic review. *Best Pract Res Clin Gastroenterol*. 2016;30:421–452.

32. Eloubeidi MA, Tamhane A. EUS-guided FNA of solid pancreatic masses: a learning curve with 300 consecutive procedures. *Gastrointest Endosc*. 2005;61:700–708.

33. Mertz H, Gautam S. The learning curve for EUS-guided FNA of pancreatic cancer. *Gastrointest Endosc*. 2004;59:33–37.

34. Harewood GC, Wiersema LM, Halling AC, et al. Influence of EUS training and pathology interpretation on accuracy of EUS-guided fine needle aspiration of pancreatic masses. *Gastrointest Endosc*. 2002;55:669–673.

35. Kahaleh M. Training the next generation of advanced endoscopists in EUS-guided biliary and pancreatic drainage: learning from master endoscopists. *Gastrointest Endosc*. 2013;78:638–641.

36. Frank JR, Mungroo R, Ahmad Y, et al. Toward a definition of competency-based education in medicine: a systematic review of published definitions. *Med Teach*. 2010;32:631–637.

37. Frank JR, Snell LS, Cate OT, et al. Competency-based medical education: theory to practice. *Med Teach*. 2010;32:638–645.

38. Keswani RN, Wani S. Competency in upper endoscopy: the "End of the Road" is just the beginning? *Gastroenterology*. 2016; 151:763–765.

39. Rex DK, Schoenfeld PS, Cohen J, et al. Quality indicators for colonoscopy. *Am J Gastroenterol*. 2015;110:72–90.

40. Wani S, Hall M, Wang AY, et al. Variation in learning curves and competence for ERCP among advanced endoscopy trainees by using cumulative sum analysis. *Gastrointest Endosc*. 2016;83:711–719.e11.

41. Epstein RM. Assessment in medical education. *N Engl J Med*. 2007;356:387–396.

42. van der Vleuten CP, Schuwirth LW. Assessing professional competence: from methods to programmes. *Med Educ*. 2005;39:309–317.

43. Wani S, Keswani R, Hall M, et al. A prospective multicenter study evaluating learning curves and competence in EUS and ERCP among advanced endoscopy trainees: the Rapid Assessment of Trainee Endoscopy Skills (RATES) Study. *Gastrointest Endosc*. 2016;83:AB113.

44. Committee ASoP, Early DS, Ben-Menachem T, et al. Appropriate use of GI endoscopy. *Gastrointest Endosc*. 2012;75:1127–1131.

45. Dumonceau JM, Polkowski M, Larghi A, et al. Indications, results, and clinical impact of endoscopic ultrasound (EUS)-guided sampling in gastroenterology: European Society of Gastrointestinal Endoscopy (ESGE) Clinical Guideline. *Endoscopy*. 2011;43:897–912.

46. Gerson LB. Evidence-based assessment of endoscopic simulators for training. *Gastrointest Endosc Clin N Am*. 2006;16:489–509, vii-viii.

47. Desilets DJ, Banerjee S, Barth BA, et al. Endoscopic simulators. *Gastrointest Endosc*. 2011;73:861–867.

48. Barthet M, Gasmi M, Boustiere C, et al. EUS training in a live pig model: does it improve echo endoscope hands-on and trainee competence? *Endoscopy*. 2007;39:535–539.

49. Dhir V, Itoi T, Fockens P, et al. Novel ex vivo model for hands-on teaching of and training in EUS-guided biliary drainage: creation of "Mumbai EUS" stereolithography/3D printing bile duct prototype (with videos). *Gastrointest Endosc*. 2015;81:440–446.

50. Baron TH, DeSimio TM. New ex-vivo porcine model for endoscopic ultrasound-guided training in transmural puncture and drainage of pancreatic cysts and fluid collections (with videos). *Endosc Ultrasound*. 2015;4:34–39.

51. Cohen J, Thompson CC. The next generation of endoscopic simulation. *Am J Gastroenterol*. 2013;108:1036–1039.

52. Cohen J, Bosworth BP, Chak A, et al. Preservation and Incorporation of Valuable Endoscopic Innovations (PIVI) on the use of endoscopy simulators for training and assessing skill. *Gastrointest Endosc*. 2012;76:471–475.

53. Saini SD, Waljee AK, Schoenfeld P, et al. The increasing importance of quality measures for trainees. *Gastroenterology*. 2014;147:725–729.

54. Thompson JS, Lebwohl B, Syngal S, et al. Knowledge of quality performance measures associated with endoscopy among gastroenterology trainees and the impact of a web-based intervention. *Gastrointest Endosc*. 2012;76:100–106.e1–e4.

第 4 章

适应证、术前准备和不良反应

MARK TOPAZIAN

（周德俊 译 李 文 审校）

内 容 要 点

- 内镜超声（EUS）的主要适应证是肿瘤的诊断与分期、淋巴结的评估（通常与 EUS 引导下细针穿刺术 FNA 相结合），以及对胰腺疾病和胃肠道上皮下病变的评估。通常是在非侵入性检查后，EUS 对疾病具有潜在辅助价值时适用。

- 当对囊性病变进行 EUS FNA 时，推荐预防性应用抗生素。

- 指南建议在 EUS FNA 操作前停用抗血栓药物。但是，当血栓形成或血栓栓塞风险高且 EUS FNA 的感知出血风险低时，继续使用这些药物可能是合理的。在这种情况下，使用小口径穿刺针以及实时现场细胞病理学可能是有益的。

- EUS 的穿孔风险可能高于标准内镜检查。在内镜插入时、穿过肿瘤狭窄部位以及通过十二指肠球部顶端时应谨慎操作，因为 EUS 长而坚硬的头端增加了在这些情况下内镜通过的难度。

- 本章总结了 EUS 的常规适应证，讨论了对患者的评估和 EUS 操作前准备，并回顾了 EUS 的风险和不良反应，EUS 引导下组织采集以及精选的 EUS 引导下治疗干预措施。

适应证

自 1980 年内镜超声（endoscopic ultrasound，EUS）问世以来，其在临床中发挥的作用不断扩大。当 EUS 检查可能影响到对患者的治疗时，例如在需要明确诊断、获得肿瘤分期或实施治疗干预时，应当进行该项检查。本章对 EUS 的适应证和风险进行了概述。在本书的相关章节中，我们将对 EUS 的具体适应证进行详细讨论。

影像诊断

EUS 图像可以对某些病变做出诊断，包括肠双层囊肿、脂肪瘤、胆管结石及某些分支胰管内乳头状黏液瘤。然而，在一些情况下，单凭 EUS 图像并不能提供可靠的诊断，需要在 EUS 引导下的细针抽吸活检（fine-needle aspiration，FNA）或者组织芯活检（FNB）来提供细胞学或组织学诊断。当 EUS 显示为良性病变时，尚需要对其进行随访，以便识别出病变间断生长或其他恶变征象。

肿瘤分期

对胃肠道恶性肿瘤患者的初步评估包括手术风险评估和对肿瘤分期的判定。准确的分期可判断预后，并指导治疗策略。进行肿瘤分期通常首选非侵入性检查，例如计算机断层扫描（computed tomography，CT）、磁共振成像（magnetic resonance imaging，MRI）或正电子发射断层扫描（positron emission tomography，PET），这些检查在排除肿瘤远处转移方面优于 EUS。EUS 通常用于肿瘤（T）和淋巴结（N）分期，其对胃肠道腔内肿瘤局部区域分期的准确率为 85%[1-5]。恶性淋巴结数目等因素可能与分期和预后具有相关性[6]，并且在某些情况下，EUS 和 CT 或 MRI 的发现是互补的，例如胰腺癌血管受累的分期[7]。放射治疗后 EUS 对肿瘤 T 分期的准确性显著降低[8]。

EUS 为肺癌、食管癌及直肠癌患者提供重要的淋巴结分期信息。恶性淋巴结的典型 EUS 特征是低回声，圆形，边界清晰，短径大于 1cm；然而，与 EUS FNA 结果或手术组织学对比，这些特征对于预测恶性淋巴结的准确率最高为 75%[9]。良性与恶性淋巴结超声表现的重叠导致 EUS 对淋巴结的分期存在问题，并且上述标准对肺癌、直肠癌及胆管癌的帮助不大[3,10-11]。仅根据 EUS 表现就认为反应性肿大淋巴结是恶性淋巴结，从而导致分期过高。对淋巴结进行 FNA 可以提高淋巴结分期的准确性，但也可能导致假阳性结果，尤其是当存在腔内肿瘤或 Barrett 食管时[12]。因此，在进行淋巴结活检时，应避免穿过原发肿瘤，以尽量减少假阳性细胞学结果和肿瘤播散的风险。

EUS 在确定是否存在远处转移（M 分期）方面的作用有限。有时，通过 EUS 对可疑病灶（例如肺癌患者的左肾上腺肿块）进行组织取样是最好的方法，或者在通过 EUS 对病变进行局部分期时，对先前未确定转移的病灶进行诊断（例如胰腺癌患者肝左叶病灶）。在对肝和肾上腺进行取样时，EUS FNA 是相当安全的[13-15]。

在食管癌的分期中，我们将 EUS 与 PET 进行了比较。与 EUS 和 CT 相比，PET 能够更准确地识别远处转移性疾病，先前被认为是局限性疾病的患者，在 PET 检查中提示为更高期别的患者，并排除了 R0 切除的可能性。然而，PET 对局部和区域性疾病分期的准确性有限，而 EUS 在这方面优于 PET 和 CT。看来，PET 和 EUS 在肿瘤分期中的作用是互补的[16-17]。

在 CT 能够显示胰腺肿瘤的患者中，EUS 和 CT 在评估血管浸润和淋巴结受累方面的准确性相当[2]。但是，基于以下两个原因，EUS 对可疑胰腺肿瘤的评估仍发挥着关键作用：其一，EUS 可以发现 CT 遗漏的病变，并可在检查期间获得组织标本；其二，EUS 可以识别 CT 中未发现的小的转移病灶，包括肝左叶转移灶、肿瘤引起的血管周围损伤及腹腔神经节浸润[18-20]。能够从这些部位或胰腺原发灶获得组织标本对于诊断和分期非常重要。胰腺肿瘤可能是腺癌，或其他肿瘤如神经内分泌瘤或转移瘤，或者是良性疾病如自身免疫性胰腺炎，而这些病变通常不能通过临床表现、影像学和实验室检查进行鉴别。EUS FNA 和 FNB 在大多情况下可以有效地诊断这些疾病。EUS 在发现较小的胰腺癌方面优于 CT，如果临床或 CT 检查结果显示胰腺肿瘤无法通过 CT 显示时，应当进行 EUS 检查。

EUS 在非小细胞肺癌（non-small cell lung cancer，NSCLC）的分期中发挥着重要作用，因为 CT 和 PET 对纵隔淋巴结转移评估的准确性较差。CT 检查中没有发现可疑纵隔淋巴结病灶的肺癌患者中，高达 35% 的患者存在恶性纵隔淋巴结[21]。为了控制淋巴结分期的假阳性和假阴性诊断，建议在改变治疗策略时，对淋巴结进行组织取样（通常是当肿大淋巴结位于原发肿瘤对侧时）。对所有相关淋巴结活检需要进行传统的外科纵隔镜检查；然而，联合 EUS 和 EBUS 对 NSCLC 纵隔淋巴结分期的阴性预测值为 97%[22]。EUS 和经食管 EUS 引导下细针穿刺是互补的，因为这两种方法均不能对所有相关纵隔淋巴结位点进行全面扫查。EUS 还可用于对先前未发现的左肾上腺转移患者进行评估。

组织活检

20 世纪 90 年代早期线阵 EUS 的发展使得对胃肠道内外的病变进行 EUS FNA 和 FNB 得以实现。FNA 的常见适应证包括胰腺肿瘤，食管癌、胰腺癌、胆管癌和直肠癌的淋巴结分期。EUS FNA 是一种创伤最小且成功率很高的获取组织标本的方法。在 EUS 检查中获得病变组织的分子表征与临床治疗密切相关，因为它可以预测预后并指导个体化治疗[23]。

获得组织病理诊断的微创方法包括经腹部超声或 CT 引导的活检。这些方法在某些情况下比 EUS 更为完善且更具成本效益（例如，胰腺肿块和可疑肝病变的患者，可进行经皮活组织检查）。然而，这些方法可能因其对较小病变的诊断敏感性差或导致穿刺针道潜在的肿瘤播散风险，而受到限制。在这些情况下，EUS 可能会受到青睐；此外，当需要对肿瘤进行局部分期或进行腹腔神经丛 / 神经节溶解时也适合选择 EUS。尽管 EUS FNA 对肝和淋巴结转移的诊断准确率通常大于 85%，但在其他情况下其诊断准确性却不高，如胰腺囊性病变、间质瘤、放疗后的病变及自身免疫性胰腺炎。EUS FNB 在某些情况下提高了 EUS 诊断的准确性，并且是安全的[24]。

治疗

EUS 有助于进入治疗干预的目标结构。EUS 穿刺针本质上是一种导管，允许导丝通过或放置具有治疗目的的材料。最早发展的这类治疗技术是在 EUS 引导下腹腔神经丛 / 神经节溶解或阻滞[25,26] 和 EUS 引导下假性囊肿引流[27]。EUS 还用于其他方法无法触及的胰胆管引流[28]、胃肠道出血血管治疗[29]、放射性粒子植入[30]、移位支架复位及经十二指肠胆囊引流[31]。EUS 引导下细针注射（EUS fine-needle injection，EUS FNI）是一种将治疗药物注入实体瘤和囊性肿瘤内的治疗方法。将在其他章节中对这些技术的安全性、有效性及临床作用进行详细讨论。

禁忌证

EUS 的绝对禁忌证很少，包括不可接受的镇静风险。EUS FNA 的相对禁忌证包括凝血功能障碍[国际标准化比值（international normalized ration，INR）> 1.5]和血小板减少症（血小板计数 < 50 000）。在凝血障碍或血小板减少纠正前，应尽可能推迟检查。其他相对禁忌证包括：未经过适当评估的初诊癌症患者、解剖结构改变无法进行 EUS、在 EUS FNA 的计划进针路径中存在重要的解剖结构。

患者的准备

一般方法

EUS 在门诊和住院都可进行，开放式转诊越来越被允许。因此，操作前评估的设定及范围可能有所不同。初步评估应包括病史、体格检查及相关医疗记录和影像学检查的回顾，以确定 EUS 检查的必要性、风险、益处、替代检查以及时间，并签署知情同意书（框 4.1）。由于急诊 EUS 并不常见，所以一般应有足够的时间对患者进行充分评估，并对患者和家属的问题给予讨论回答。专业的、从容不迫的态度，有利于沟通交流，并能帮助患者和家属做好检查的准备。

检查前，应指导门诊患者做好准备工作、正确使用其他药物以及避免饮酒和使用其他镇静药物。患者应了解他们将接受镇静或麻醉，因而需避免检查后活动并需要交通援助。告知患者术后相关并发症可能出现的症状和体征，并留下联系人的姓名和电话号码。检查后要再次向患者及其成年陪护人交代这些注意事项。

与普通内镜检查相比，EUS 检查可能需要更深入的镇静，因为检查时间更长，需要尽量减少患者的运动。对于所有行镇静内镜检查的患者，在检查过程中及恢复期都要仔细监护患者的生命体征。建议对所有接受麻醉的患者给予吸氧。尽管清醒镇静或麻醉监护常规用于上消化道 EUS 检查，但也可选择性地用于直肠 EUS 检查。

最好禁食一夜后进行上消化道 EUS 检查。患者至少应在检查前 6 小时内避免进食固体食物，2 小时内避免喝透明液体（除喝水服药外）。如果担心运动功能障碍或梗阻导致胃排空不完全，建议延长流质饮食并在检查期间注意气道保护。胃内容物潴留

| 框 4.1 | 可能影响 EUS 检查的因素 |

重症及急症患者的 EUS 检查
先前的内镜检查（发现及并发症）
其他影像学检查（包括影像回顾）
先前的组织取样结果
放化疗（相对 EUS 的时间）
并存疾病
- 心肺疾病
- 糖尿病
- 高血压
- 肝病
- 血液病
- 出血体质

手术史（包括胃肠道解剖结构改变）
药物治疗史
- 抗高血压药
- 抗栓剂
- 抗癫痫剂
- 阿司匹林及其他非甾体类抗炎药
- 心脏药物
- 降糖药
- 单胺氧化酶（MAO）抑制剂
- 口服避孕药
- 肺部相关治疗药物

精神疾病
药物过敏史
签署知情同意书
使用的交通工具

会增加误吸的风险，并导致伪像，从而影响整个检查的质量。

虽然有些内镜医生只单独给予灌肠后便进行直肠 EUS 检查，但是为了优化图像质量，并减少 FNA 相关的感染性并发症，优选全结肠清洁制剂。

实验室检查

多数手术一致证明常规术前检查，如血常规、交叉配血、常规化学检查、凝血参数、尿液分析、胸片和心电图等，对于没有相关潜在疾病的患者缺乏实用性[32]。健康患者的常规术前检查很少有异常结果，也不能预测患者预后，或证实与预后相关。因此，不鼓励对无症状的患者进行常规筛查。相反，建议内镜医师应根据对患者初始评估产生的临床怀疑，有选择地进行术前检查，包括出血病史等。这种更有针对性的方法大大提高了术前检查的获益，同时又不影响患者的治疗效果[33]。

对于可能妊娠的育龄期妇女患者是一个例外。尽管妊娠并不是内镜检查或清醒镇静的禁忌证，但是在某些情况下了解患者是否怀孕非常重要（例如，确定是否需要气道保护以及在使用荧光镜检查之前）。在可能的情况下，建议对这类患者避免行EUS检查，或延迟到分娩后再进行EUS检查。当检查不能延迟时，应采取适当的措施以降低对胎儿产生影响的风险。

药物

日常药物

指导患者继续服用心脏治疗药、抗高血压药、肺部疾病治疗药、抗癫痫药、精神病治疗药以及避孕药。这些药物需在检查当天晨起后用少量水送服。建议糖尿病患者早晨的胰岛素用量减至平时的一半，剩余部分在检查后进食时使用。口服降糖药的患者，检查当天早晨停服，直到恢复正常饮食后再继续服用。

抗血栓药

对接受 EUS FNA 或 EUS 引导下治疗的患者使用抗血栓药物的建议见表4.1。这些指南基于美国胃肠内镜学会（American Society for Gastrointestinal Endoscopy，ASGE）和英国胃肠病学会（British Society of Gastroenterology，BSG）最近发表的共识声明，为内镜检查前后抗血栓药物的应用提供指导[34,35]。内镜检查前后抗血栓药物的使用应根据患者情况以及检查因素制订个体化方案，并与患者及其专科医师协商确定。

对抗血栓药物的围术期应用管理需要评估手术导致出血的可能性和患者血栓栓塞的潜在风险。不同内镜手术诱发出血的风险高低不同。一般认为没有 FNA 的 EUS 由是类似于诊断性上消化道内镜检查或结肠镜检查的低风险手术。一般而言，由于 EUS 是一种低风险的手术，只要抗凝血治疗不超过正常治疗范围，那么在没有 FNA 的情况下，接受诊断性 EUS 的患者不需要中断抗血栓治疗。

指南将 EUS FNA 归类为诱发出血的高风险手术。在使用各种抗血栓药物的患者中，EUS FNA 后出血的发生率在很大程度上是未知的。6名接受低分子肝素治疗的患者中有2名在 FNA 后发生出血[36]，而10名接受氯吡格雷治疗的患者中无一人

发生 FNA 后出血[37]。尽管与内镜息肉切除术或括约肌切开术等其他高风险手术相比，EUS FNA 可能具有较低的临床显著出血的总风险，但仍被认为是一种高风险手术，因为出血发生后，单纯依靠内镜可能难以控制和处理。尽管在使用抗血栓药物治疗的患者中进行 EUS FNB 的经验有限，但进行 FNB 的出血风险可能高于 FNA，并且可能因为 FNB 穿刺针的设计以及解剖结构和患者因素而有所不同。一些 EUS 引导的治疗干预也存在诱发出血的风险，其风险甚至超过了单独进行 EUS FNA。

必须对表4.1中所示的指南经过深思熟虑后才能应用于个体患者情况。尽管 EUS FNA 被归类为高风险手术，但很少有经验数据支持这一分类，并且停止抗血栓治疗可能会产生严重的后果，特别是在发生血栓栓塞事件高风险的患者中，例如近期放置冠状动脉支架、有机械心脏瓣膜或静脉血栓栓塞病史的患者（表4.2）。某些情况下，在接受 EUS FNA 或特定的 EUS 引导下治疗的患者中继续使用抗血栓药物可能是合理的。对这些患者在进行 EUS FNA 操作中可能获得血性抽吸物，从而影响细胞学分析。因而在 FNA 操作过程中，要选择合适的负压抽吸力度并控制操作持续时间，以减少出血对细胞学分析的影响。在服用抗血栓药物的患者中，使用小口径（22 或 25 号）FNA 针并应用实时细胞病理学评估来限制所需的 FNA 操作次数可能是明智的。

恢复抗血栓治疗

一旦出血风险降低，则可以恢复抗血栓药物的使用。现有证据表明，大多数与 FNA 相关的出血是直接的，延迟出血较为罕见。我们的处理是，在 FNA 术后 4 ~ 6 小时恢复使用抗血栓药物，除非出现出血并发症，在这种情况下，推迟恢复抗血栓治疗可能更为谨慎。

恢复华法林治疗的患者在数天内不能达到完全抗凝，可能需要进行桥接治疗（表4.1）。而直接口服抗凝剂的患者不需要桥接治疗，因为他们将在首次口服后的几个小时内达到完全抗凝。

预防性抗生素的使用

4% ~ 25% 的常规内镜手术后会发生菌血症，包括诊断性 EUS；然而，在诊断性内镜检查后，发生临床上显著的感染是罕见的[38]。有报道显示，对上消化道囊性或实性病变进行 EUS FNA 后，有 4% ~

表 4.1　EUS 检查前的抗血栓药物治疗

药物	操作	治疗	最后剂量和手术间隔	备注
华法林	EUS	继续		确保 INR 不超过正常治疗范围
华法林	EUS FNA，EUS 引导下治疗	停药[a]	3-7 天（通常为 5 天），手术的 INR 应 ≤ 1.5	考虑肝素桥接治疗 b；通常在当天或第二天恢复使用华法林是安全的
达比加群、利伐沙班、阿哌沙班、依度沙班	EUS	继续		
达比加群	EUS FNA，EUS 引导下治疗	停药[a]	若 GFR ≥ 50 ml/min，则 2～3 天；若 GFR 为 30～49 ml/min，则 3～4 天	不建议桥接治疗；出血风险低时恢复用药
利伐沙班、阿哌沙班、依度沙班	EUS FNA，EUS 引导下治疗	停药[a]	若 GFR ≥ 60ml/min，则为 2 天；若 GFR 为 30～59 ml/min，则为 3 天；若 GFR < 30 ml/min，则为 4 天	不建议桥接治疗；出血风险低时恢复用药
肝素	EUS	继续		
肝素	EUS FNA，EUS 引导下治疗	停药[a]	普通肝素 4～6 小时	如果使用低分子肝素，则减少一次用量
阿司匹林	所有 EUS 操作	继续	N/A	低剂量阿司匹林不会显著增加内镜手术的风险
阿司匹林联合双嘧达莫	EUS	继续		
阿司匹林联合双嘧达莫	EUS FNA，EUS 引导下治疗	停药[a]	2～7 天	考虑继续服用阿司匹林单药治疗
P2Y12 受体拮抗剂（氯吡格雷、普拉格雷、噻氯匹定、替卡格雷、坎格雷洛）	EUS	继续		
P2Y12 受体拮抗剂（氯吡格雷、普拉格雷、噻氯匹定、替卡格雷、坎格雷洛）	EUS FNA，EUS 引导下治疗	有冠状动脉支架：与心脏病专家讨论；无冠状动脉支架：停药[a]，考虑用阿司匹林替代	5 天（氯吡格雷或替卡格雷），7 天（普拉格雷），10～14 天（噻氯匹定）	冠状动脉药物洗脱支架置入后至少 12 个月或裸金属冠状脉支架置入后至少 1 个月内支架血栓形成的风险高

[a]：在血栓栓塞风险较高（表 4.2）而出血风险相对较低，或很容易通过内镜控制出血的情况下，可继续使用抗血栓药物。见章节文字

[b]：对于停用华法林的血栓栓塞高风险患者，应考虑低分子肝素桥接治疗。包括：①心房颤动且 CHA2DS2-VASc 评分 ≥ 2；②机械二尖瓣；③机械主动脉瓣伴有其他血栓栓塞危险因素或旧一代机械主动脉瓣；④过去 3 个月内静脉血栓栓塞；⑤已知的严重血栓形成倾向（蛋白 C 或 S，或抗凝血酶缺乏，抗磷脂抗体）。$CHA_2DS_2-VAS_c$ 评分：充血性心力衰竭（1 分），高血压（1 分），年龄 ≥ 75 岁（2 分），糖尿病（1 分），卒中（2 分），血管疾病（1 分），年龄 65～74 岁（1 分），女性（1 分）。

EUS：超声内镜；EUS FNA：超声引导下细针穿刺术；GFR：肾小球滤过率；INR：国际标准化比值

Adapted from Acosta RD，Abraham NS，Chandrasekhara V，et al. The management of antithrombotic agents for patients undergoing GI endoscopy. *Gastrointest Endosc.* 2016；83：3-16；and Veitch AM，Vanbiervliet G，Gershlick AH，et al. Endoscopy in patients on antiplatelet or anticoagulant therapy，including direct oral anticoagulants：British Society of Gastroenterology（BSG）and European Society of Gastrointestinal Endoscopy（ESGE）guidelines. *Gut.* 2016；65：374-389.

表 4.2 中断抗凝治疗的患者发生血栓栓塞事件的风险

抗凝指征	血栓栓塞的风险		
	低风险	中风险	高风险
机械心脏瓣膜	无其他卒中危险因素的双瓣主动脉瓣假体	双瓣主动脉瓣，且有下列 1 种或 1 种以上情况：房颤、既往脑血管意外或短暂性脑缺血发作、高血压、糖尿病、充血性心力衰竭、年龄 ≥ 75 岁	任何二尖瓣假体；任何球笼或斜盘主动脉瓣假体；近期（6 个月内）脑血管意外或短暂性脑缺血发作
静脉血栓栓塞	静脉血栓栓塞 > 12 个月，无其他风险因素	过去 3 ～ 12 个月内的静脉血栓栓塞；非严重性血栓（异质因子 V Leiden 或凝血酶原基因突变），复发性静脉血栓栓塞，癌症活跃期	最近（3 个月内）静脉血栓栓塞；严重性血栓（蛋白 C 或 S，或抗凝血酶缺乏，抗磷脂抗体）

Adapted from Acosta RD, Abraham NS, Chandrasekhara V, et al. The management of antithrombotic agents for patients undergoing GI endoscopy. *Gastrointest Endosc*. 2016；83：3-16.

6% 的患者出现菌血症；对下消化道实性病变进行 EUS FNA 后，有 2% 的患者出现菌血症[39-43]。在食管硬化治疗、食管狭窄扩张、内镜下营养管置入、对胆道梗阻患者行经内镜逆行胰胆管造影（endoscopic retrograde cholangio pancreatography，ERCP）检查、胰液收集内镜引流和 EUS 引导下胆道引流术后，报告了极高的菌血症和（或）术后感染率[44]。

在某些情况下，建议在行 EUS 和 EUS FNA 之前使用预防性抗生素（表 4.3）。接受下消化道内镜手术的肝硬化患者、急性胃肠道出血患者以及接受腹膜透析的患者应接受抗生素治疗以降低发生细菌性腹膜炎的风险。美国心脏协会（the American Heart Association，AHA）不建议预防性抗生素仅用于预防消化道内镜检查患者的感染性心内膜炎[45]。不过，对于正在接受抗生素治疗已知或疑似感染（如胆管炎或感染的胰液收集）的感染性心内膜炎高风险患者，AHA 建议在抗生素治疗方案中加入一种对肠球菌有活性的药物。这是因为肠球菌在肠道微生物中最容易引起感染性心内膜炎。严重中性粒细胞减少症患者（中性粒细胞绝对计数 < 500/μl）也可从内镜检查前的抗生素预防中获益[38]。

在进行消化道实性病变的 EUS FNA 操作前不建议使用预防性抗生素，因为发生感染的风险似乎很低（< 1%）[46]。但是，对于消化道囊性病变，在进行 EUS FNA 前建议使用抗生素，许多内镜医师在囊肿抽吸前使用青霉素或喹诺酮类抗生素，并在术后继续用药 3 ～ 5 天。对广泛使用预防性抗生素治疗囊性病变的研究显示，在 EUS FNA 后胰腺囊肿感染的风险为 14%[47]；尽管后续的研究尚未证实预防性抗生素在胰腺囊肿 EUS FNA 中具有令人信服的益处[48-49]，但仍然建议使用抗生素治疗。纵隔囊性病变的 FNA 似乎具有较高的感染风险[50]，尽管应用了预防性抗生素，但仍有纵隔囊肿的感染以及真菌性纵隔炎的发生。

预防性抗生素通常用于接受 EUS 引导下治疗干预的患者，包括 EUS 引导下腹腔神经丛阻滞、胰液收集引流和 EUS 引导下的导管疏通。

风险和并发症

EUS 与其他的内镜操作有相同的风险和并发症，包括心血管事件、清醒镇静的不良反应以及药物过敏反应。本章集中讨论与 EUS、EUS FNA 或 FNB 以及 EUS 引导的治疗干预相关的不良反应。

穿孔

在超过 300 例患者的前瞻性研究中，EUS 相关胃肠穿孔的发生率为 0 ～ 0.4%[47-51]。虽然现有数据有限，但上消化道 EUS 较胃镜更易发生穿孔[52]。增加的风险应归因于 EUS 设计本身：将斜视或侧视光学器件与相对较长的刚性前端相结合。EUS 尖端在插入时可能引起消化道穿孔，特别是在成角（口咽或十二指肠球部尖端）、狭窄（食管癌）或者盲腔的部位（咽或食管憩室）。有数据指出，通常在 EUS 初学者中穿孔发生率较高[53]，或是有经验的 EUS 操作者，在使用不同尖端设计、长度和方向偏转的新

表 4.3	EUS 的抗生素预防		
患者情况	计划的操作	预防的目的	围术期抗生素预防
需要 EUS 检查的病变	无 FNA 的诊断性 EUS	预防感染	不推荐 [a]
上消化道实性病变	EUS FNA	预防局部感染	不推荐 [a]
下消化道实性病变	EUS FNA	预防局部感染	不推荐 [a]
消化道囊性病变（包括纵隔）	EUS FNA	预防囊肿感染	推荐
无菌胰液收集	透壁引流	预防局部感染	推荐
胆管或胰管梗阻	EUS 引导下胆管或胰管引流	预防局部感染或胆管炎	推荐；手术后可继续使用抗生素
腹痛	EUS 引导腹腔神经丛阻滞	预防局部感染	推荐
肝硬化伴急性消化道道出血	任何内镜手术	预防感染性并发症和降低死亡率	推荐，入院时 [b]
持续腹膜透析	下消化道内镜检查	预防细菌性腹膜炎	推荐
严重中性粒细胞减少（< 500 / μl）	任何内镜手术	预防局部和全身感染	数据不足，考虑预防
所有心脏病	任何内镜手术	预防感染性心内膜炎	不推荐 [c]
人工血管移植和其他非瓣膜性心血管装置	任何内镜手术	预防移植物和设备感染	不推荐 [c]
假体关节	任何内镜手术	预防化脓性关节炎	不推荐 [c]

[a]：菌血症和局部感染率较低，但见本表所列其他患者情况

[b]：已经确定与肝硬化和消化道出血相关的细菌感染风险；推荐使用头孢曲松或喹诺酮类抗生素

[c]：感染风险极低

Adapted from Khashab MA，Chithadi KV，Acosta RD，et al. Antibiotic prophylaxis for GI endoscopy. *Gastrointest Endosc*. 2015；81：81-89.

设备时穿孔的发生率也会增加。

EUS 在插入食管时仍然有部分盲插的操作。在一项前瞻性研究中，4894 名患者接受上消化道 EUS，只有 3 名患者发生了颈段食管穿孔 [54]。了解可能的风险因素（年龄 > 65 岁、吞咽困难史、已知的颈椎骨赘、脊柱后凸畸形或者颈部过度伸展）可以帮助识别高风险的患者。

15% ～ 40% 的食管癌患者具有不可逆的阻塞性食管肿瘤。一些研究者在这种情况下考虑到进展期疾病的风险及趋向（T3 或 T4 期疾病的可能性为 85% ～ 90%），不鼓励对阻塞性肿瘤进行常规扩张治疗，而另一些研究者发现，在 10% ～ 40% 需要扩张的患者中诊断有远处淋巴结肿大 [55-56]。

尽管最初的研究报道食管扩张后即刻进行 EUS 的穿孔率高达 24%，但最近的研究发现该项操作是安全的 [55-56]。随着时间的推移，在安全性方面的明显改善有几种可能的解释。在 20 世纪 90 年代中期引进的线阵 EUS 较以前有了更细的直径，因此通常扩张至 14 ～ 15 mm 即可，而不需要扩张至以前的 16 ～ 18 mm。此外，对这种潜在并发症的更多认识，或许导致减少了许多侵入性扩张治疗。

对于伴有食管环周狭窄的患者，应该审慎地逐级扩张至最大 15 mm。两项关于扩张安全性的大宗研究遵循 "三原则"（在扩张遇到阻力时，以此为基点，再逐级扩张 3 次，每次扩张直径增加 1mm）和避免使用 "不可接受的力" 的方式进行扩张 [55-56]。75% ～ 85% 的患者扩张后允许 EUS 即刻通过狭窄段。但对于浸润半周的食管癌患者需非常谨慎，因为在这种情况下，正常的食管壁变得更薄，在插入 EUS 时会增加撕裂的风险。

微型探头 EUS 可以通过狭窄的恶性食管肿瘤，从而提高了 T 和 N 分期的准确性，但是受限于超声探测的深度，检查并不全面，特别是对腹腔干淋巴结。另一种替代方案是使用 EBUS 进行探查。

EBUS 的直径约为 6.9 mm，可以提供分期信息，并且具有通过 FNA 进行腹腔淋巴结和肝病变穿刺取材的能力[57]。

出血

FNA 操作是导致 EUS 出血风险的主要因素。在超过 300 例患者的两项前瞻性研究中，出血的发生率为 0 ~ 0.4%，而在另一项回顾性研究中出血的发生率为 1.3%[58]。胰腺囊性病变 FNA 所致自限性出血的发生率为 6%[59]。

FNA 穿刺部位的少量腔内出血在内镜操作中是常见的，通常不会出现后遗症。在抽吸操作过程中，还可能出现肠壁、毗邻组织或靶结构的出血。这些出血可以通过超声内镜进行诊断，影像表现为软组织的低回声隆起或肿大的淋巴结或肿块[58]。其他可选择的诊断方法包括在先前无回声的囊性组织或管腔内出现低回声物质，或者通过腹水穿刺诊断。由于血凝块的回声增强，因此不太明显。当出血进入大的潜在间隙（如腹膜腔）时，由于超出了 EUS 的成像范围，因此可能很难评估出血的程度。

EUS 所致的腔外出血是很少见的，这些出血常伴发临床上重要的后遗症，如需要输血、血管造影术或外科干预。大部分超声内镜医生在选择 FNA 穿刺针道时会避开超声下可见血管，因此出血常来源于小血管。由于出血点通常位于肠外，因此不适合采用内镜止血法。在一些病例中，利用超声内镜末端压迫肠壁，通过压力传导对出血点进行压迫止血，动脉出血可在 EUS 监视下注射肾上腺素进行止血。但是这些干预措施的效果尚不明确。

感染

EUS FNA 相关感染较罕见，包括 EUS 本身相关的并发症（吸入性肺炎），也包括 FNA 相关的并发症（脓肿或者胆管炎）。

虽然实性病灶的 EUS FNA 后感染罕见[60]，但感染可继发于胰腺囊性病变、纵隔及其他部位的穿刺抽吸[1]。尽管最近的回顾性研究未显示对预防感染有明确的益处[48-49]，但推荐在 EUS FNA 术前应用抗生素。有报道在行 EUS FNA 治疗纵隔囊肿后发生纵隔炎和败血症，在这种情况下，预防性应用抗生素是必要的，尽管给予预防性治疗也可能发生感染[50]。穿刺技术也可以影响囊肿穿刺的感染风险率。穿刺囊肿时如果产生的针道很多，或者如果没有抽

吸干净囊液，都会增加感染的风险。

胰腺炎

对实性或囊性胰腺病变行 EUS FNA 后，胰腺炎的发生率为 2%[46,61-63]。一项大数据汇总分析指出，胰腺实性肿物的 EUS FNA 后胰腺炎的发病率为 0.3% ~ 0.6%[46,61-62]。EUS FNA 后胰腺炎通常是轻微的，但是也有报道重症胰腺炎及致命性并发症的发生[44]。

通过限制穿刺针道的数目、最大限度地减少穿刺损伤"正常"胰腺实质以及避免穿刺胰管，可以减少 EUS FNA 后胰腺炎的发生。然而在小样本系列研究中，12 例伴有胰管扩张的患者在经历有计划的 EUS 胰管穿刺后并未出现并发症[64]。穿刺抽吸胰液的细胞学诊断率为 75%。

其他风险和并发症

在进行 EUS FNA 操作时，有发生肿瘤沿针道种植的风险。尽管仅有少数病例报告记录了该事件，但实际发生率未知，因为跟踪接种可能无法检测到。在一项针对接受手术的胆管癌患者的研究中，83% 既往接受过经腹膜 FNA 的患者存在腹膜转移，而 8% 没有接受过经腹膜 FNA 的患者存在腹膜转移[65]。建议当可选择治愈性治疗（如肝移植）时，应避免胆管癌患者经腹腔 FNA。而对于穿刺胰头病变则不用担心，因为之后实施的胰十二指肠切除术的切除范围包括了穿刺针道。

胆汁性腹膜炎是由于穿刺胆管或是胆囊引起，尤其是发生在胆道梗阻的情况下[66]。对通过正常胆囊壁抽吸胆汁后的患者可能需要胆囊切除术，但胆囊壁肿块的 FNA 在小样本中尚安全[67-68]。如果误穿胆道，应给予抗生素治疗，有胆道梗阻者应建立胆道引流。诊断性 EUS 的不良影响就是漏诊或者错误的肿瘤分期。尽管它不会在操作过程中立即产生对患者的损害，但远期后果还没有被充分地研究。通过对患者病史和影像学资料的认真研究，以及参与正规的 EUS 培训，可以降低实际操作中漏诊的数量。

治疗性 EUS

EUS 引导下的干预治疗除了有上述风险外，还存在其他风险。腹腔神经丛阻滞或神经松解术可并发脓肿、横贯性脊髓炎伴下肢瘫痪[69]，或因腹腔动

脉和主动脉血栓形成或坏死而死亡^[70]。EUS 引导下的胰液引流可能会引起出血、内脏穿孔、支架移位和感染。在引流部位放置管腔对合金属支架（lumen-apposing metal stent，LAMS）时，出血较少。但是，也有报告称 LAMS 会导致晚期出血，原因是引流液体收集后侵蚀了邻近血管。尽管尚不清楚该并发症的真实发生率，但提倡在完全坏死切除术后和采集消退前使用塑料猪尾支架取出或更换 LAMS^[70]。EUS 引导下胆道引流手术的不良事件发生率超过20%，包括胆汁性腹膜炎、出血、气腹、败血症和穿孔。在一项研究中，使用针刀建立透壁胆道引流通道与不良事件风险较高相关。有报道，接受胰腺囊肿内乙醇灌洗和紫杉醇注射的患者发生门静脉血栓。

主要参考文献

1. Crabtree TD, Yacoub WN, Puri V, et al. Endoscopic ultrasound for early stage esophageal adenocarcinoma: implications for staging and survival. *Ann Thorac Surg.* 2011;91:1509–1515; discussion 1515–1516.
38. Khashab MA, Chithadi KV, Acosta RD, et al. Antibiotic prophylaxis for GI endoscopy. *Gastrointest Endosc.* 2015;81:81–89.
44. Wang K, Zhu J, Xing L, et al. Assessment of efficacy and safety of EUS-guided biliary drainage: a systematic review. *Gastrointest Endosc.* 2016;83:1218–1227.
55. Pfau PR, Ginsberg GG, Lew RJ, et al. Esophageal dilation for endosonographic evaluation of malignant esophageal strictures is safe and effective. *Am J Gastroenter.* 2000;95:2813–2815.
56. Wallace MB, Hawes RH, Sahai AV, et al. Dilation of malignant esophageal stenosis to allow EUS guided fine-needle aspiration: safety and effect on patient management. *Gastrointest Endosc.* 2000;51:309–313.

参考文献

1. Crabtree TD, Yacoub WN, Puri V, et al. Endoscopic ultrasound for early stage esophageal adenocarcinoma: implications for staging and survival. *Ann Thorac Surg.* 2011;91:1509–1515; discussion 1515–1516.
2. Dewitt J, Devereaux BM, Lehman GA, et al. Comparison of endoscopic ultrasound and computed tomography for the preoperative evaluation of pancreatic cancer: a systematic review. *Clin Gastroenterol Hepatol.* 2006;4:717–725; quiz 664.
3. Gleeson FC, Rajan E, Levy MJ, et al. EUS-guided FNA of regional lymph nodes in patients with unresectable hilar cholangiocarcinoma. *Gastrointest Endosc.* 2008;67:438–443.
4. Talebian M, von Bartheld MB, Braun J, et al. EUS-FNA in the preoperative staging of non-small cell lung cancer. *Lung Cancer.* 2010;69:60–65.
5. Zeppa P, Barra E, Napolitano V, et al. Impact of endoscopic ultrasound-guided fine needle aspiration (EUS-FNA) in lymph nodal and mediastinal lesions: a multicenter experience. *Diagn Cytopathol.* 2011;39:723–729.
6. Chen J, Xu R, Hunt GC, et al. Influence of the number of malignant regional lymph nodes detected by endoscopic ultrasonography on survival stratification in esophageal adenocarcinoma. *Clin Gastroenterol Hepatol.* 2006;4:573–579.
7. Glazer ES, Rashid OM, Klapman JB, et al. Endoscopic ultrasonography complements computed tomography in predicting portal or superior mesenteric vein resection in patients with borderline resectable pancreatic carcinoma. *Pancreatology.* 2017;17:130–134.
8. Zhao YL, Cao DM, Zhou QC, et al. Accuracy of endorectal endoscopic ultrasound (EUS) for locally advanced rectal cancer (LARC) restaging after neoadjuvant chemoradiotherapy (NAT): a meta-analysis. *Hepatogastroenterology.* 2014;61:978–983.
9. de Melo Jr SW, Panjala C, Crespo S, et al. Interobserver agreement on the endosonographic features of lymph nodes in aerodigestive malignancies. *Dig Dis Sci.* 2011;56:3204–3208.
10. Gleeson FC, Clain JE, Rajan E, et al. EUS-FNA assessment of extramesenteric lymph node status in primary rectal cancer. *Gastrointest Endosc.* 2011;74:897–905.
11. Gill KR, Ghabril MS, Jamil LH, et al. Endosonographic features predictive of malignancy in mediastinal lymph nodes in patients with lung cancer. *Gastrointest Endosc.* 2010;72:265–271.
12. Gleeson FC, Kipp BR, Caudill JL, et al. False positive endoscopic ultrasound fine needle aspiration cytology: incidence and risk factors. *Gut.* 2010;59:586–593.
13. Jhala NC, Jhala D, Eloubeidi MA, et al. Endoscopic ultrasound-guided fine-needle aspiration biopsy of the adrenal glands: analysis of 24 patients. *Cancer.* 2004;102:308–314.
14. Pineda JJ, Diehl DL, Miao CL, et al. EUS-guided liver biopsy provides diagnostic samples comparable with those via the percutaneous or transjugular route. *Gastrointest Endosc.* 2016;83:360–365.
15. Puri R, Thandassery RB, Choudhary NS, et al. Endoscopic ultrasound-guided fine-needle aspiration of the adrenal glands: analysis of 21 patients. *Clin Endosc.* 2015;48:165–170.
16. McDonough PB, Jones DR, Shen KR, et al. Does FDG-PET add information to EUS and CT in the initial management of esophageal cancer? A prospective single center study. *Am J Gastroenterol.* 2008;103:570–574.
17. Stigt JA, Oostdijk AH, Timmer PR, et al. Comparison of EUS-guided fine needle aspiration and integrated PET-CT in restaging after treatment for locally advanced non-small cell lung cancer. *Lung Cancer.* 2009;66:198–204.
18. Levy MJ, Gleeson FC, Zhang L. Endoscopic ultrasound fine-needle aspiration detection of extravascular migratory metastasis from a remotely located pancreatic cancer. *Clin Gastroenterol Hepatol.* 2009;7:246–248.
19. Levy MJ, Topazian M, Keeney G, et al. Preoperative diagnosis of extrapancreatic neural invasion in pancreatic cancer. *Clin Gastroenterol Hepatol.* 2006;4:1479–1482.
20. Singh P, Mukhopadhyay P, Bhatt B, et al. Endoscopic ultrasound versus CT scan for detection of the metastases to the liver: results of a prospective comparative study. *J Clin Gastroenterol.* 2009;43:367–373.
21. Micames CG, McCrory DC, Pavey DA, et al. Endoscopic ultrasound-guided fine-needle aspiration for non-small cell lung cancer staging: a systematic review and metaanalysis. *Chest.* 2007;131:539–548.
22. Wallace MB, Woodward TA, Raimondo M. Endoscopic ultrasound and staging of non-small cell lung cancer. *Gastrointest Endosc Clin N Am.* 2005;15:157–167, x.
23. Diaz Del Arco C, Esteban Lopez-Jamar JM, Ortega Medina L, et al. Fine-needle aspiration biopsy of pancreatic neuroendocrine tumors: correlation between Ki-67 index in cytological samples and clinical behavior. *Diagn Cytopathol.* 2017;45:29–35.
24. Levy MJ, Reddy RP, Wiersema MJ, et al. EUS-guided trucut biopsy in establishing autoimmune pancreatitis as the cause of obstructive jaundice. *Gastrointest Endosc.* 2005;61:467–473.
25. Gress F, Schmitt C, Sherman S, et al. Endoscopic ultrasound-guided celiac plexus block for managing abdominal pain associated with chronic pancreatitis: a prospective single center experience. *Am J Gastroenter.* 2001;96:409–416.
26. Schmulewitz N, Hawes R. EUS-guided celiac plexus neurolysis—technique and indication. *Endoscopy.* 2003;35:S49–S53.

27. Seifert H, Dietrich C, Schmitt T, et al. Endoscopic ultrasound-guided one-step transmural drainage of cystic abdominal lesions with a large-channel echo endoscope. *Endoscopy*. 2000;32:255–259.

28. Chen YI, Levy MJ, Moreels TG, et al. An international multi-center study comparing EUS-guided pancreatic duct drainage with enteroscopy-assisted endoscopic retrograde pancreatography after Whipple surgery. *Gastrointest Endosc*. 2017;85:170–177.

29. Levy MJ, Wong Kee Song LM, Farnell MB, et al. Endoscopic ultrasound (EUS)-guided angiotherapy of refractory gastrointestinal bleeding. *Am J Gastroenterol*. 2008;103:352–359.

30. Chavalitdhamrong D, DiMaio CJ, Siersema PD, et al. Technical advances in endoscopic ultrasound-guided fiducial placement for the treatment of pancreatic cancer. *Endosc Int Open*. 2015;3:E373–E377.

31. Choi JH, Kim HW, Lee JC, et al. Percutaneous transhepatic versus EUS-guided gallbladder drainage for malignant cystic duct obstruction. *Gastrointest Endosc*. 2017;85:357–364.

32. Benarroch-Gampel J, Sheffield KM, Duncan CB, et al. Preoperative laboratory testing in patients undergoing elective, low-risk ambulatory surgery. *Ann Surg*. 2012;256:518–528.

33. Levy MJ, Anderson MA, Baron TH, et al. Position statement on routine laboratory testing before endoscopic procedures. *Gastrointest Endosc*. 2008;68:827–832.

34. Acosta RD, Abraham NS, Chandrasekhara V, et al. The management of antithrombotic agents for patients undergoing GI endoscopy. *Gastrointest Endosc*. 2016;83:3–16.

35. Veitch AM, Vanbiervliet G, Gershlick AH, et al. Endoscopy in patients on antiplatelet or anticoagulant therapy, including direct oral anticoagulants: british society of gastroenterology (BSG) and european society of gastrointestinal endoscopy (ESGE) guidelines. *Gut*. 2016;65:374–389.

36. Kien-Fong Vu C, Chang F, Doig L, et al. A prospective control study of the safety and cellular yield of EUS-guided FNA or Trucut biopsy in patients taking aspirin, nonsteroidal anti-inflammatory drugs, or prophylactic low molecular weight heparin. *Gastrointest Endosc*. 2006;63:808–813.

37. Trindade AJ, Hirten R, Slattery E, et al. Endoscopic ultrasound-guided fine-needle aspiration of solid lesions on clopidogrel may not be a high-risk procedure for bleeding: a case series. *Dig Endosc*. 2016;28:216–219.

38. Khashab MA, Chithadi KV, Acosta RD, et al. Antibiotic prophylaxis for GI endoscopy. *Gastrointest Endosc*. 2015;81:81–89.

39. Barawi M, Gottlieb K, Cunha B, et al. A prospective evaluation of the incidence of bacteremia associated with EUS-guided fine-needle aspiration. *Gastrointest Endosc*. 2001;53:189–192.

40. Early DS, Acosta RD, Chandrasekhara V, et al. Adverse events associated with EUS and EUS with FNA. *Gastrointest Endosc*. 2013;77:839–843.

41. Janssen J, Konig K, Knop-Hammad V, et al. Frequency of bacteremia after linear EUS of the upper GI tract with and without FNA. *Gastrointest Endosc*. 2004;59:339–344.

42. Levy MJ, Norton ID, Clain JE, et al. Prospective study of bacteremia and complications with EUS FNA of rectal and perirectal lesions. *Clin Gastroenterol Hepatol*. 2007;5:684–689.

43. Levy MJ, Norton ID, Wiersema MJ, et al. Prospective risk assessment of bacteremia and other infectious complications in patients undergoing EUS-guided FNA. *Gastrointest Endosc*. 2003;57:672–678.

44. Wang K, Zhu J, Xing L, et al. Assessment of efficacy and safety of EUS-guided biliary drainage: a systematic review. *Gastrointest Endosc*. 2016;83:1218–1227.

45. Wilson W, Taubert KA, Gewitz M, et al. Prevention of infective endocarditis: guidelines from the American Heart Association: a guideline from the American Heart Association Rheumatic Fever, Endocarditis, and Kawasaki Disease Committee, Council on Cardiovascular Disease in the Young, and the Council on Clinical Cardiology, Council on Cardiovascular Surgery and Anesthesia, and the Quality of Care and Outcomes Research Interdisciplinary Working Group. *Circulation*. 2007;116:1736–1754.

46. Eloubeidi MA, Tamhane A, Varadarajulu S, et al. Frequency of major complications after EUS-guided FNA of solid pancreatic masses: a prospective evaluation. *Gastrointest Endosc*. 2006;63:622–629.

47. Wiersema MJ, Vilmann P, Giovannini M, et al. Endosonography-guided fine-needle aspiration biopsy: diagnostic accuracy and complication assessment. *Gastroenterology*. 1997;112:1087–1095.

48. Guarner-Argente C, Shah P, Buchner A, et al. Use of antimicrobials for EUS-guided FNA of pancreatic cysts: a retrospective, comparative analysis. *Gastrointest Endosc*. 2011;74:81–86.

49. Lee LS, Saltzman JR, Bounds BC, et al. EUS-guided fine needle aspiration of pancreatic cysts: a retrospective analysis of complications and their predictors. *Clin Gastroenterol Hepatol*. 2005;3:231–236.

50. Diehl DL, Cheruvattath R, Facktor MA, et al. Infection after endoscopic ultrasound-guided aspiration of mediastinal cysts. *Interact Cardiovasc Thorac Surg*. 2010;10:338–340.

51. O'Toole D, Palazzo L, Arotcarena R, et al. Assessment of complications of EUS-guided fine-needle aspiration. *Gastrointest Endosc*. 2001;53:470–474.

52. Cotton PB, Eisen GM, Aabakken L, et al. A lexicon for endoscopic adverse events: report of an ASGE workshop. *Gastrointest Endosc*. 2010;71:446–454.

53. Das A, Sivak Jr MV, Chak A. Cervical esophageal perforation during EUS: a national survey. *Gastrointest Endosc*. 2001;53:599–602.

54. Eloubeidi MA, Tamhane A, Lopes TL, et al. Cervical esophageal perforations at the time of endoscopic ultrasound: a prospective evaluation of frequency, outcomes, and patient management. *Am J Gastroenterol*. 2009;104:53–56.

55. Pfau PR, Ginsberg GG, Lew RJ, et al. Esophageal dilation for endosonographic evaluation of malignant esophageal strictures is safe and effective. *Am J Gastroenter*. 2000;95:2813–2815.

56. Wallace MB, Hawes RH, Sahai AV, et al. Dilation of malignant esophageal stenosis to allow EUS guided fine-needle aspiration: safety and effect on patient management. *Gastrointest Endosc*. 2000;51:309–313.

57. Liberman M, Hanna N, Duranceau A, et al. Endobronchial ultrasonography added to endoscopic ultrasonography improves staging in esophageal cancer. *Ann Thorac Surg*. 2013;96:232–236; discussion 236–238.

58. Affi A, Vazquez-Sequeiros E, Norton ID, et al. Acute extraluminal hemorrhage associated with EUS-guided fine needle aspiration: frequency and clinical significance. *Gastrointest Endosc*. 2001;53:221–225.

59. Varadarajulu S, Eloubeidi MA. Frequency and significance of acute intracystic hemorrhage during EUS-FNA of cystic lesions of the pancreas. *Gastrointest Endosc*. 2004;60:631–635.

60. Williams DB, Sahai AV, Aabakken L, et al. Endoscopic ultrasound guided fine needle aspiration biopsy: a large single centre experience. *Gut*. 1999;44:720–726.

61. Eloubeidi MA, Chen VK, Eltoum IA, et al. Endoscopic ultrasound-guided fine needle aspiration biopsy of patients with suspected pancreatic cancer: diagnostic accuracy and acute and 30-day complications. *Am J Gastroenter*. 2003;98:2663–2668.

62. Eloubeidi MA, Gress FG, Savides TJ, et al. Acute pancreatitis after EUS-guided FNA of solid pancreatic masses: a pooled analysis from EUS centers in the United States. *Gastrointest Endosc*. 2004;60:385–389.

63. Gress F, Michael H, Gelrud D, et al. EUS-guided fine-needle aspiration of the pancreas: evaluation of pancreatitis as a complication. *Gastrointest Endosc*. 2002;56:864–867.

64. Lai R, Stanley MW, Bardales R, et al. Endoscopic ultrasound-guided pancreatic duct aspiration: diagnostic yield and safety. *Endoscopy*. 2002;34:715–720.

65. Heimbach JK, Sanchez W, Rosen CB, et al. Trans-peritoneal fine needle aspiration biopsy of hilar cholangiocarcinoma is associated with disease dissemination. *HPB (Oxford)*. 2011;13:356–360.

66. Jacobson BC, Waxman I, Parmar K, et al. Endoscopic ultrasound-guided gallbladder bile aspiration in idiopathic pancreatitis carries a significant risk of bile peritonitis. *Pancreatology*. 2002;2:26–29.

67. Jacobson BC, Pitman MB, Brugge WR. EUS-guided FNA for the diagnosis of gallbladder masses. *Gastrointest Endosc*. 2003;57:251–254.

68. Meara RS, Jhala D, Eloubeidi MA, et al. Endoscopic ultrasound-guided FNA biopsy of bile duct and gallbladder: analysis of 53 cases. *Cytopathology*. 2006;17:42–49.

69. Fujii L, Clain JE, Morris JM, et al. Anterior spinal cord infarction with permanent paralysis following endoscopic ultrasound celiac plexus neurolysis. *Endoscopy*. 2012;44(suppl 2 UCTN):E265–E266.

70. Loeve US, Mortensen MB. Lethal necrosis and perforation of the stomach and the aorta after multiple EUS-guided celiac plexus neurolysis procedures in a patient with chronic pancreatitis. *Gastrointest Endosc*. 2013;77:151–152.

71. Bang JY, Hasan M, Navaneethan U, et al. Lumen-apposing metal stents (LAMS) for pancreatic fluid collection (PFC) drainage: may not be business as usual. *Gut*. 2017;66:2054–2056.

72. Park DH, Jang JW, Lee SS, et al. EUS-guided biliary drainage with transluminal stenting after failed ERCP: predictors of adverse events and long-term results. *Gastrointest Endosc*. 2011;74:1276–1284.

73. Oh HC, Seo DW, Kim SC. Portal vein thrombosis after EUS-guided pancreatic cyst ablation. *Dig Dis Sci*. 2012;57:1965–1967.

第 5 章

内镜超声新技术：实时弹性成像，内镜超声造影术，融合成像

ADRIAN SĂFTOIU, PETER VILMANN

杨　潇　李盈盈　李彦茹译　李　文审校）

内容要点

- 在过去几年中，实时弹性成像、内镜超声（EUS）造影术、融合成像的发展使 EUS 检查技术有了极大的提高。
- 实时超声弹性成像能够提供组织硬度的定性与半定量数据，可用于区分良恶性肿瘤。
- 使用特定软件的增强谐波 EUS（具有较低的机械指数水平）可用于局灶性胰腺包块的鉴别诊断。
- 正在研发中的超声融合成像是超声和计算机断层扫描 / 磁共振成像（CT/MRI）的结合，其目标是优化超声的学习曲线、提高诊断的可靠性，以及更好地定位多目标病变。

内镜超声（endoscopic ultrasound，EUS）是一项高分辨率成像技术，主要用于胃肠道及其周围的消化系统肿瘤的诊断和分期。由于对临床有着重要影响，在全世界的医疗中心，该技术被越来越多地应用，特别是结合 EUS 引导下细针穿刺技术（EUS-guided fine-needle aspiration，EUS FNA）后可以在组织学上诊断病变的良恶性。由于 EUS 的分辨率增加显著，甚至可以同其他断层成像方法 [如计算机断层扫描（computed tomography，CT）及磁共振成像（magnetic resonance imaging，MRI）] 相比，而多项技术的发展，包括实时超声弹性成像、EUS 造影、融合成像，进一步延伸了 EUS 的功能 [1-2]。

实时超声弹性成像

基于组织硬度上固有的差异，已证实弹性成像有助于良恶性组织的区别和界定。恶性肿瘤的质地通常比良性肿块更为坚硬，因此，可以记录和实时显示微小的组织改变所引起的信号变化。最初弹性成

像在临床上主要用于检测乳腺癌 [3-6]、前列腺癌 [6-10]、淋巴结节 [11-15]、甲状腺肿块 [16-19] 和肝局灶性病变 [20]。近期，已将实时超声弹性成像延展性地应用于慢性乙型、丙型肝炎以及肝硬化等慢性肝病患者肝纤维化的测定 [21-24]。由于该技术可以在多种超声探头上使用的这种明显优势，因此几乎可以将该技术扩展应用到所有器官。这项技术已经成功地应用于术中 [25-26] 或腔内 [27] 探头以及 EUS 小探头。

技术细节

实时超声弹性成像代表着灰阶超声（B 超）的一种特定的技术进步，在由探头或心脏 / 血管的微小活动引发出轻微的压缩时，该技术可以对组织的应变性进行评估 [28]。实时的工作方式同彩色多普勒相似，应变信息形象化地转化成一个彩色的色谱，然后显示为叠加的可透视的灰阶超声信息 [29-30]。实时超声弹性成像的原理包括测量轻微压缩引发的组织位移，这种压缩引发的压力通常在较坚硬的组织比柔软的组织更小（图 5.1）。一种名为组合自相关法的复杂算法可以计算沿着超声波轴向的应变性，这也对应于压缩方向 [28]。因此，柔软的组织容易被压缩从而显示为绿色的低色调值，反之，坚硬的组织难以被压缩从而显示为蓝色的高色调值。数字化色调值的参考范围为 0 ~ 255，基于色调值所得信息可以被进一步量化。欧盟超声医学和生物学协会（the European Federation Societies in Ultrasound in Medicine and Biology，EFSUMB）发布了两篇综合性指南和建议，认真总结了超声弹性成像的相关基本原理以及临床应用 [31-32]。

EUS 弹性成像的设备包括一个带有实时超声弹性成像能力的最先进的超声系统，以及传统的放射式或线式的 EUS 探头。通常显示为一个双相的 EUS 影像，右侧是传统的灰阶（B 型）影像，左侧是弹

性成像的影像（图 5.2）。弹性成像的显示区域是梯形的，并且可以自由选择显示至少一半的待测目标病变以及周围的组织，组织弹性用 0 ～ 255 的色调值来反映。因此，颜色信息可以被半量化为平均值，所有必要的统计数据（平均压力的直方图和标准差）都可以使用最新版本的软件轻松地计算出来（图 5.3 ～图 5.5）。该系统还包括计算应变率的可能性（即判断两个用户确定的感兴趣区域间的模量比），代表不同区域间压力差值的半定量评估[33]。然而应该考虑到，将参考区间改变到更深的位置会显著影

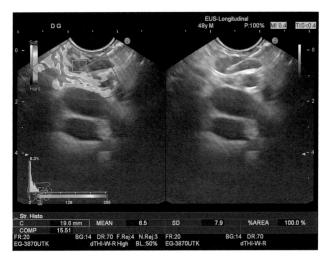

● **图 5.3**　恶性纵隔淋巴结。EUS 弹性成像与 EUS 引导下细针穿刺显示相对较硬的（蓝色）均匀的淋巴结（左）。在淋巴结水平选择一个较小的矩形目标区域，所显示的色调直方图提示低于平均弹性（应变）值

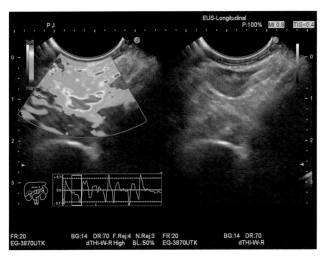

● **图 5.1**　良性纵隔淋巴结。EUS 弹性成像显示相对均匀的绿黄色混合影，提示该结构比周围组织软（左）

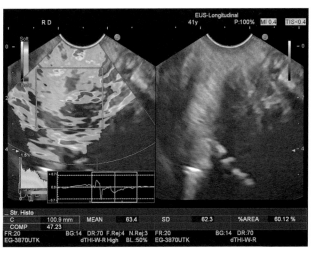

● **图 5.4**　慢性假瘤性胰腺炎。EUS 弹性成像显示相对均匀的蓝色、绿色和红色混合影，提示该结构同周围组织相比呈中等弹性（左）。色调直方图分析获得局灶肿块的弹性半定量值（平均 63.4，SD 62.3）

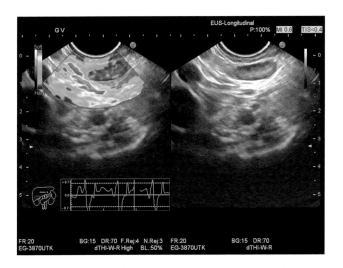

● **图 5.2**　恶性纵隔淋巴结。EUS 弹性成像显示相对均匀的蓝色混合影，提示该结构比周围组织硬（左）

响应变率的测量，所得应变率同病灶大小和其他独立参数（例如弹性成像的动态范围）没有关联。目前尚不清楚是应选择病变比或是压力柱状图，因此需要在进一步的研究中找到各种方法之间的优劣。

临床应用

　　在一项实验性研究中首次报道了实时弹性 EUS

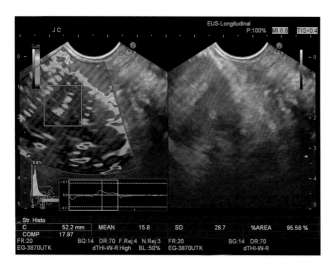

● 图 5.5 胰腺癌。EUS 弹性成像显示相对均匀的硬（蓝色）肿块，提示该结构比周围组织弹性硬（左）。色调直方图分析获得局灶肿块的弹性半定量值（平均 15.8，SD 28.7）

表 5.1	EUS 弹性成像诊断淋巴结节的敏感性和特异性		
引用	淋巴结数量	敏感性（%）	特异性（%）
Giovannini 等[35]	25	100	50
Săftoiu 等[38]	42	91.7	94.4
Janssen 等[39]	66	87.9	86.4
Săftoiu 等[42]	78	85.4	91.9
Giovannini 等[36]	101	91.8	82.5
Larsen 等[37]	56	55	82
Okasha 等[40]	88	79.3	100
Sazuka 等[41]	115	91.2	94.5

表 5.2	EUS 弹性成像诊断局灶性胰腺肿块的敏感性和特异性		
引用	淋巴结数量	敏感性（%）	特异性（%）
Giovannini 等[35]	24	100	67
Hirche 等[46]	70	41	53
Săftoiu 等[47]	43	93.8	63.6
Giovannini 等[36]	121	92.3	80.0
Iglesias-Garcia 等[48]	130	100	85.5
Iglesias-Garcia 等[49]	86	100	92.9
Săftoiu 等[52]	54	84.8	76.2
Schrader 等[51]	86	100	100
Săftoiu 等[52]	258	93.4	66.0
Dawwas 等[53]	111	100	16.7
Kongkam 等[54]	38	86.2	66.7
Kim 等[55]	157	95.6	96.3

具有临床价值。该实验纳入了小样本的局灶性胰腺肿物（*n* = 24）和淋巴结节（*n* = 25）的患者[35]，研究结果显示，对胰腺肿物和淋巴结节患者的敏感性高达 100%，但是特异性较低，分别为 67% 和 50%，这表明在同组患者中的定性模式的评价和诊断标准的确立方面研究不足。一项多中心研究进一步分析了 222 例胰腺肿块（*n* = 121）和淋巴结节（*n* = 101）的患者，附有观察者变异性数据，数据表明 κ 系数良好，胰腺肿块患者为 0.785，淋巴结节患者为 0.657[36]。弹性超声同传统灰阶超声相比具有更高的敏感性和特异性，在诊断局灶性胰腺肿块上分别达到 92.3% 和 80.0%，在诊断淋巴结节上分别达到 91.8% 和 82.5%。因此，认为弹性超声成像优于传统 B 型（灰阶）影像，可以用于胰腺肿块、EUS FNA 结果阴性的患者，还能够增加多发性淋巴结节患者行 EUS FNA 所获得的样本量[37]。此外，随后发表的数个大样本多中心前瞻性研究使用定性或定量标准分析结果，认可了 EUS 弹性成像的价值（表 5.1 及表 5.2）。

淋巴结节

一项初步可行性研究旨在确立 EUS 弹性成像诊断淋巴结节的价值，研究基于定性分析 42 枚颈部、纵隔以及腹部淋巴结，参考既往描述乳腺病变的五个特征模式，可以确立区分良性（图 5.1，视频 5.1）或恶性（图 5.2，视频 5.2）的初步诊断[38]。定性

图样分析的敏感性、特异性、精确度分别为 91.7%、94.4%、92.86%，受试者工作特征曲线下面积（area under receiver operating characteristic，AUROC）为 0.949。众所周知这个方法有一定的局限性，包括理想的 EUS 图像选择的偏好以及检查者在较长的弹性超声视频中选择的随意性。另一组研究基于相同的彩色图样定性分析，测量了 66 枚纵隔淋巴结，也获得了相似的结果[39]。精确度在 3 名检查者之间属于可变量，在良性淋巴结节中为 81.8% ~ 87.9%，恶

性淋巴结节中为 84.6% 至 86.4%，观察者间具有良好的验定结果（κ=0.84）。

最近一项定性研究同样分析了弹性成像在预测淋巴结恶性度中的作用。因此，考虑到鉴别诊断中不同的弹性分类，得到的敏感性为 79.3%，特异性为 100%[40]。仅对于食管癌患者，EUS 弹性成像的敏感性和特异性分别为 91.2% 和 94.5%，显著高于传统 B 式 EUS 检查[41]。

另一项前瞻性研究旨在测量计算机增强动态分析的 EUS 弹性成像影像的准确率，以鉴别良恶性淋巴结节[42]。研究共纳入了 78 枚淋巴结节，计算每个超声弹性成像视频的平均色调直方图，以便根据基于超声系统的色调比例的计算，更好地描述每个淋巴结的弹性。对淋巴结节内的平均色调直方图值的受试者工作特征曲线（receiver operating characteristic，ROC）的分析得出鉴别诊断的 AUROC 为 0.928，敏感性、特异性、准确性分别为 85.4%、91.9%、88.5%，基于蓝绿色带中间水平。该研究还报道了高达 92.1% 的阳性预测值以及高达 85% 的阴性预测值，这意味着最有可能为恶性的淋巴结可被 EUS FNA 靶向锁定（图 5.3），同时使 EUS FNA 避开最可能为良性的淋巴结。

另一组研究评估了超声弹性成像在观察者自身和不同观察者之间的一致性（包括应变率），用于良恶性淋巴结节的鉴别诊断[43]。弹性成像和弹性成像应变率都可以用来评估淋巴结，并且观察者间的一致性良好，分别达到 0.58 及 0.59（基于应变率临界值 3.81）。基于淋巴结行 EUS FNA 后的组织学结果，对同一实验组进一步研究 EUS 弹性成像和弹性成像应变率[37]，结果显示 EUS 的敏感性高于弹性成像，但是特异性低于弹性成像和应变率。

一项已发表的 meta 分析纳入了 368 名患者，总计 431 枚淋巴结，得出 EUS 弹性成像鉴别诊断良恶性淋巴结的敏感性为 88%、特异性为 85%[44]。在排除异常值的亚群分析中，得到的敏感性和特异性分别为 85% 和 91%。因此作者认为 EUS 弹性成像是一种鉴别良恶性淋巴结非常有价值的非侵入性方法。

胰腺肿块

一项前瞻性研究使用类似的定性图样分析，用于胰腺病变的检测和鉴别。研究纳入了 73 位患者，其中 20 例为正常胰腺，20 例为慢性胰腺炎，33 例为局灶胰腺病变[45]。虽然认为 EUS 弹性视频是可重复的，并且在所有纳入的患者中都可以获取，但是在慢性胰腺炎和胰腺癌患者之间没有见到明显的区别。另一项研究纳入了 70 例行 EUS 弹性超声定性评估局灶性胰腺肿块的患者[46]，只有 56% 的患有实性胰腺病变的患者获得了可重复的弹性成像图样，这可能是由于大病变（直径 > 35 mm）显示不全或是探头的距离太远。

基于 EUS 弹性成像视频的平均色调直方图的半定量分析显示，弹性成像对于正常胰腺、慢性胰腺炎（图 5.4，视频 5.3）以及胰腺癌（图 5.5，视频 5.4）的鉴别诊断十分可靠[47]。对于局灶性胰腺肿块（假瘤性慢性胰腺炎和胰腺癌）的亚组分析取得了 0.847 的 AUROC，以及良好的敏感性、特异性和准确率，分别达到 93.8%、63.6% 和 86.1%，阳性预测值和阴性预测值分别为 88.2% 和 77.8%。为了提高准确率，进一步应用了人工神经网络（artificial neural network，ANN）模型，测试阶段显示出平均准确率达 90% 的良好性能，同时 ANN 具有良好的稳定性，得到的 AUROC 为 0.965，结果说明该技术鉴别能力良好。在传统灰阶成像的基础上，EUS 弹性成像提供了补充信息。

除此之外，多项使用不同方法的研究也探讨了实时 EUS 弹性成像在临床实践中的价值。一个大型单中心研究纳入 130 例患者，使用四种定性图样分析（均匀或不均匀、以绿色或蓝色为主的图样），得到的敏感性、特异性以及准确率分别为 100%、85.5% 和 94%[48]。由于该方法有较大的主观性，该团队发表了进一步的研究，研究使用了基于应变率的半定量 EUS 弹性成像，计算代表性参照区域和局灶肿块这两个关注区域之间的商（regions of interest，ROIs）[49]，连续纳入 86 例局灶实性胰腺肿块患者，其 AUROC 为 0.983，敏感性和特异性分别高达 100% 和 92.9%，说明该诊断方法有效。最近，另一个研究团队纳入 109 例胰腺病变患者（正常胰腺、慢性胰腺炎、胰腺癌、神经内分泌瘤），使用应变率进行测量[50]，对红、绿、蓝通道单独进行分析，在正常胰腺和恶性胰腺病变的组间实现了有效的区分，得到的敏感性和特异性均高达 100%。另一个研究团队基于胰腺纤维化的定量形态学测定，试图找到其与胰腺硬度之间的关系，但是没有阳性发现[51]，重点是该研究缺少一组慢性胰腺炎的患者，因此缺少最有标志性以及最困难的病例作为鉴别诊断。虽然弹性成像敏感性、特异性和准确率较低，分别为

84.8%、76.2% 和 81.5%，但增强多普勒造影与实时超声弹性成像相结合也可以很好地区分局灶性胰腺肿块[52]。最近的一项前瞻性研究纳入了 104 例实性胰腺肿块患者，共行 111 例半定量 EUS 弹性成像检查（基于应变率测量），并以细胞学或组织学检查结果作为最终诊断[53]，结果显示，基于应变率和肿块弹性，诊断胰腺恶性肿瘤的 ROC 曲线下面积分别为 0.69 和 0.72，整体准确率分别为 86.5% 和 83.8%[应变率（strain ratio，SR）临界值为 4.65，肿块弹性为 0.27%]，与之前的研究结论一致，作者认为 EUS 弹性成像作为二线诊断方法，可以对 EUS FNA 起到补充作用，但是并不能代替组织活检。事实上，最近一项研究表明，在 EUS FNA 和 EUS 弹性成像都得出阴性结果的情况下，更有可能排除恶性局灶性胰腺肿块的风险[54]。另一种方案是使用两个独立的临界值，更可靠地诊断慢性胰腺炎和胰腺癌，但在临界值之间存在灰色地带，因此还是需要依靠其他影像学检查或 EUS FNA 做出诊断[55]。

虽然在传统 EUS 成像基础上，EUS 弹性成像能带来显著的补充信息，但是相关的方法学尚未巩固，且未明确应该选择定性或半定量的方法以评估 EUS 弹性成像的图像或视频[34]。这解释了在已发布的研究（见表 5.2）之间的异质性、敏感性、特异性和准确率显著的不稳定性。尽管如此，欧洲 EUS 弹性成像研究小组进行了一项大型多中心前瞻性实验，纳入了 13 个中心以及 258 例患者[56,57]，由两名医生进行定性评估，并通过三个独立视频的平均色调直方图进行半定量评价，上述操作都以盲法的方式进行，以测试观察者本身及观察者之间的变异性；在观察者间的分析中，对所记录的视频影像进行定性诊断，得到 κ 值为 0.72，而对于观察者本身的分析，单项测量的组内系数介于 0.86 ~ 0.94。基于临界值 175 的平均色调直方图，敏感性、特异性和准确率分别为 94.4%、66.0%、85.4%，相对应的 AUROC 为 0.894；阳性预测值为 92.5%，而阴性预测值为 68.9%，这意味着 EUS 弹性成像可以用于强烈怀疑胰腺癌而 EUS FNA 检查阴性的病例（占局灶性胰腺肿块的 25%）。因此，对于 EUS FNA 检查阴性并且高色调直方图值（> 185）的患者，可能需要重复 EUS FNA 检查（图 5.6），甚至需要直接进行外科手术，而对 EUS FNA 检查阴性且高色调直方图值相对较低（< 170）的患者可以选择随访。

目前已有 4 篇关于 EUS 弹性成像鉴别局灶性胰

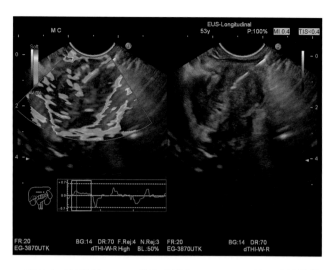

● **图 5.6** 胰腺癌。EUS 弹性成像与 EUS FNA 所显示的影像相似，同周围组织（左）相比，呈相对均匀的硬质（蓝色）局灶性胰腺肿块

腺肿块的良恶性的 meta 分析[58-61]。这些 meta 分析都是基于同样的原始研究，除此之外，合并效应量后，上述研究均得到了高敏感性（85% ~ 90%）和低特异性（64% ~ 76%）。虽然在方法之间没有明显差异，但不同的 AUROC 值（0.8695 ~ 0.9624）取决于选择定性分析或半定量分析（基于应变率或应变直方图）。因此，所有作者都一致认为，在局灶性胰腺肿块的鉴别诊断中，EUS 弹性成像可以为 EUS FNA 带来更多的信息，但是在确诊恶性肿瘤时依然不能缺少 EUS FNA。

最近一些研究旨在探讨 EUS 弹性成像在评估慢性胰腺炎中的应用。基于 EUS 诊断慢性胰腺炎的标准数值同 EUS 弹性成像计算出的应变率存在的线性关系，慢性胰腺炎的总体诊断率为 91.1%[62]。将胰体的 EUS 弹性成像结果绘制成直方图后得到了相似的数值，对于 60 岁以上的人群，若该数值大于 50，则区分慢性胰腺炎和健康的胰腺组织有高达 99.3% 的准确率[63]。此外，胰腺外分泌不足的概率（通过混合 ^{13}C- 甘油三酯呼气试验测定）和基于 EUS 弹性成像的应变率存在直接关系，当应变率高于 5.5 时，一致率可达 92.8%[64]。

其他应用

只有少量文献及病例报道介绍了使用 EUS 弹性成像描述局灶性肝病变[65-70]。使用 EUS 对胃肠道肿瘤进行分期时可以检查到肝左叶和部分肝右叶，在恶性肝肿物中（尤其是已经转移的肿瘤）显示为被周围"软"组织环绕的固定的"硬"图形。

　　因为大多数实性肿瘤都有"硬质"表现，所以推荐其他适应证使用 EUS 弹性成像，包括食管肿瘤、胃肿瘤（图 5.7）[71]、胃肠道间质瘤（gastrointestinal stromal tumors，GIST）（图 5.8）[72] 及肾上腺肿瘤。然而这些研究结果的临床应用还有待进一步研究。

技术展望

　　三维 EUS 弹性成像是一种可行的技术，通过使用普通或高质量的探头，实现手动或自动的重建技术 [73]。目前已经可以通过使用专用探头将此技术应用于经腹实时超声（四维实时弹性成像），因此该技术有望尽早用于 EUS。在对射频消融（radiofrequency ablation，RFA）患者的随访期间，该技术可能会有着常规超声难以想象的显著优势。

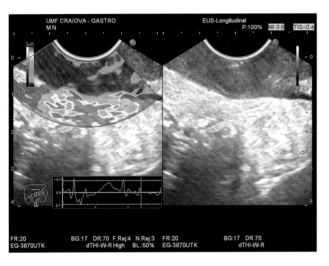

● 图 5.7　胃癌。EUS 弹性成像在肿瘤进展并侵入胃壁的情况下显示相对均匀的硬质（蓝色）肿块，表明比周围组织（左）相对硬质的弹性结构

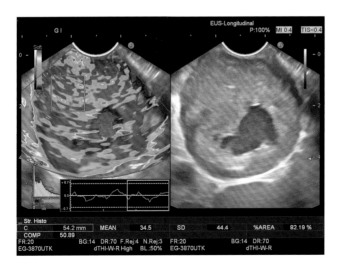

● 图 5.8　恶性胃肠道间质瘤。EUS 弹性成像显示相对不均匀的硬质（以蓝色为主）肿块，对比周围组织（左），表现相对硬质的弹性结构。在弹性成像软件上未显示坏死区域

EUS 造影

　　这项技术的最初建立是联合了普通多普勒技术（彩色或能量多普勒血流成像）与作为多普勒信号增强剂的第二代超声微泡造影剂（ultrasound contrast agents，UCA）。借由 EUS 系统的发展，目前可将第二代经静脉超声造影剂与低机械指数（mechanical index，MI）技术相结合以优化对组织灌注的观察，区分良恶性的局灶性病变并指导治疗方案 [74-75]。EUS 造影术（contrast-enhanced EUS，CE-EUS）已成为判定局灶性胰腺肿块性质的较为常用的检查手段（尤其在对比低强化的胰腺癌与高信号或其他等增强表现的组织，包括纤维包块型慢性胰腺炎或神经内分泌肿瘤），并可以从胰腺囊性肿瘤中鉴别出假性囊肿。此外，依靠安装在超声系统或可离线使用的各种软件程序、时间 - 强度曲线（time-intensity curves，TIC 分析）的可视化以及各种定量变量的计算，可以很容易地观察微血管和组织的动态灌注量 [76]。

技术参数

　　CE-EUS 检查应与常规灰阶检查的仔细评估相结合。基于第二代超声微泡造影剂，目前有若干项技术应用于 EUS 检查。最初，尽管使用这些高机械指数的方法易受到闪光（由组织运动引起）和晕状伪影（由信号饱和引起）的影响，但可以增强彩色和（或）能量多普勒的信号。近期，已经研发了同在经腹超声（ultrasound，US）上所使用的相同的特定对比谐波成像技术，用于环形和线性超声换能器 [77]。特定对比 EUS 模式是基于分离由组织诱导的线性超声信号和利用微泡产生的非线性反应，从而获得更好的信噪比（与组织形成对比）[78-79]。

　　在欧洲最常用的造影剂是含有磷脂稳定微泡的六氟化硫（SonoVue），它可以被注入较粗的外周静脉，通过肺循环而不被破坏。此种造影剂被归类为血池造影剂，限制于血管内，直到通过呼气排

出。由于使用的是高频率超声换能器，EUS检查所使用的造影剂剂量应高于经腹部超声，通常使用的SonoVue的剂量为4.8 ml[79]。对于胰腺和其他消化道器官（除了肝，因其具有双重血液供应），最初呈早期动脉相（通常为对比注射后10～30秒），随后是晚期静脉相，通常持续约30～120秒[80]。

对该检查技术的更多细节将在本书其他章节中进行详细描述，本章不再赘述[72-80]。CE-EUS采用低MI（通常低于0.3），定义为声功率的标准量度，即在原位估计的负压峰值的超声波振幅（peak negative pressure，PNP）除以超声波中心频率的平方根（frequency，Fc）。检查是基于无损的低MI非线性成像技术，而MI可以设置为0.08～0.12之间的值。相对较高的值可以为大多数研究所使用（通常是0.1～0.2），虽然能更好地显示增强影像，但有些微泡将被破坏。将低MI超声检查的常用方法称为动态对比谐波成像（dynamic contrast harmonic imaging，dCHI），它采用宽带脉冲反转技术，包括双脉冲相位，可收到脉冲的频谱信息，从而消除来自组织的线性信息，呈现出由微泡产生的谐波信息。

临床应用

最初的可行性研究使用与经腹超声造影术相似的设备，初步证实了CE-EUS的临床应用价值。第一个试点研究采用线性EUS的原型和低MI（0.09～0.25），结合第二代微泡造影剂（SonoVue或Sonazoid），使胰腺的动脉相和静脉相得以划分[81]。选择稍高的MI（0.4）和相同的二代造影剂（SonoVue），使用不同的径向EUS系统得到了相同的结果，都显示出胰腺血管细分支的实时连续图像[82]。

虽然一些造影剂仍被视为超说明书使用，但这开启了CE-EUS在临床上的应用。因此，SonoVue在欧盟被注册为可以在肝、乳腺、血管应用，而在胰腺的成像却没有被特殊提及。因此，在当前的欧洲生物医学超声学会联盟（European Federation of Societies for Ultrasound in Medicine and Biology，EFSUMB）的指南中提到，在患者进行胰腺和胃肠道的CE-EUS检查前，应签署关于使用第二代造影剂的知情同意书，检查医生应对患者检查过程中的安全负责[76]。2016年美国食品药品监督管理局（US Food and Drug Administration，FDA）批准LUMASON（A型云氟化硫脂微球，即SonoVue）用于肝检查（可用于儿童），同时为CE-EUS检查铺

平了道路。然而，个别研究仍需要得到特定机构审查委员会（institutional review board，IRB）的批准。

胰腺疾病

目前已有数篇文献报道了CE-EUS在局灶性胰腺肿物中的检查、描述，以及对分期和切除率的评估，将该技术用作完整评估肿瘤的"一站式"检查[12]。上述研究是基于在90%以上的胰腺癌患者中已证实的血管特性，增强CT或血管造影可以可靠而稳定地显示该特性。然而各种横截面检查方法（包括动态增强CT或MRI）都不能达到EUS的精准程度，因为EUS通常是通过EUS FNA得到最终的细胞学或者细微组织学结果以确认肿物的性质。

最初的研究使用了彩色或能量多普勒、第二代造影剂以及会迅速地破坏微泡的高MI值的传统设备[83-89]，此外，也有一些由运动换能器或者饱和换能器引起的伪影（闪光或晕状伪影）。一项初步可行性研究使用能量多普勒EUS造影术，对23例炎性假性肿瘤（图5.9，视频5.5）和胰腺癌（图5.10，视频5.6）患者进行灌注评估，得到的敏感性和特异性分别为94%和100%[83]。这个研究结果随后也被其他研究人员使用相同的定性研究方法所证实（表5.3）。另一项研究显示，在大多数胰腺癌中发现了相同的低血管性表现，而等血管性和高血管性的表现则大多存在于其他肿瘤中（如神经内分泌肿瘤、浆液性微囊性腺瘤，甚至畸胎瘤）。低血管性被认为是恶性胰腺肿瘤的一个标志，其敏感性为92%，特

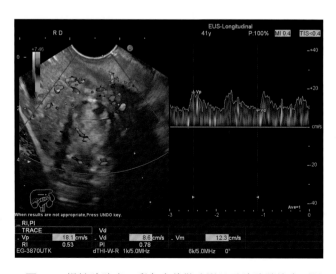

● **图5.9** 慢性胰腺炎。彩色多普勒造影显示胰腺肿块内可见多个多普勒信号（左），脉冲多普勒显示其中部分信号具有动脉样信号（右）

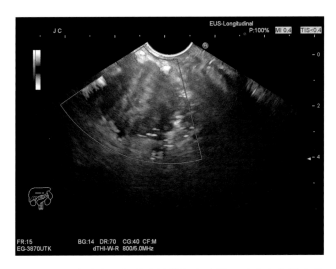

● **图 5.10**　胰腺癌。能量多普勒超声造影显示多发能量多普勒信号（collaterals）环绕在低血管性的胰腺肿块周围

表 5.3	EUS 造影术诊断局灶性胰腺肿块的敏感性和特异性		
参考文献	患者数量	敏感性（%）	特异性（%）
高机械指数			
Becker 等[83]	23	94	100
Hocke 等[86]	86	91.1	93.3
Dietrich 等[84]	93	92	100
Sakamoto 等[85]	156	83.3	100
Săftoiu 等[87]	54	90.9	71.4
低机械指数			
Fusaroli 等[90]	90	96	98
Napoleon 等[91]	35	89	88
Seicean 等[92]	30	80	91.7
Romagnuolo 等[93]	24	100	72.7
Matsubara 等[94]	91	95.8	92.6
Gheonea 等[95]	51	93.8	89.5
Gincul 等[100]	100	96	94
Park 等[101]	90	92	68
Săftoiu 等[102]	167	87.5	92.7
Yamashita 等[104]	147	94	71
Dietrich 等[103]	219	67	86

异性为 100%[84]。该方法鉴别微小胰腺癌（< 2 cm）的敏感性为 83.3%，显著高于增强 CT（敏感性只有 50%）[85]。

　　此外，初期由注入对比剂引起的晕状效果消失后，增强后期得到的血管指标（例如显示为阳性结果的多普勒面积占总局灶肿块面积的百分比）有助于鉴别胰腺癌和慢性胰腺炎相关的假性肿瘤[86,87]。上述定量技术似乎更适于临床应用，尽管在彩色及能量多普勒 EUS 中会出现由造影增强引起的伪影。也可将血管指数与在胰腺肿块内不同血管中进行取样的脉冲多普勒相结合，包括计算电阻率指数（resistivity index，RI）和搏动指数（pulsatility index，PI），RI 值超过 0.7 提示恶性的可能性较大。

　　再者，在 CE-EUS 中行脉冲多普勒取样可以发现大多数胰腺癌中的血管为小动脉，而慢性胰腺炎形成的肿块中既有小动脉又有小静脉，应用这种方法鉴别胰腺癌与慢性炎症肿块，敏感性可提高到 91.1%，特异性高达 93.3%[86]。随后的研究选择血管指数的临界值为 20%，得到了较低的敏感性和特异性，分别为 90.9% 和 71.4%[87]，然而，该研究还将增强能量多普勒同实时 EUS 弹性成像相结合，得出诊断局灶性胰腺肿物的敏感性为 75.8%，特异性为 95.2%。约 10% 的胰腺癌患者具有高血管性肿瘤，这是由于肿瘤的神经内分泌样分化或分化不良且处于晚期，因此诊断比较复杂。在 CE-EUS 中可见到神经内分泌肿瘤表现为高血管性病变（图 5.11，视频 5.7），CE-EUS 的敏感性为 95.1%，优于 CT 及超声，在评估肿瘤内部的坏死或出血区域时，CE-EUS

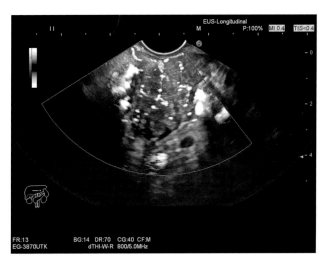

● **图 5.11**　恶性神经内分泌肿瘤。能量多普勒超声造影显示高血管性的胰腺肿块内出现多个能量多普勒信号

很有帮助[88]。可以将自身免疫性胰腺炎与胰腺癌相鉴别，因为在 CE-EUS 中局灶与弥漫性形态均显示为高强化表现[89]。

　　尽管目前发表的数据依然有限，但低 MI（谐波）

CE-EUS 似乎还是更具优势（见表 5.3）。CE-EUS 明显优于经腹部超声技术，经腹超声常因肠内积气或肥胖而出现伪影并阻碍胰腺的成像，而这种情况下使用 CE-EUS 依然能够评估微血管结构 [76]。经过最初的试点研究 [90,91] 以及带有低 MI（谐波）CE-EUS 的超声系统出现后，部分研究对该技术以及它在局灶性胰腺肿块中的应用进行了描述，包括慢性胰腺炎（图 5.12，视频 5.8）、胰腺癌（图 5.13，视频 5.9）和神经内分泌肿瘤（图 5.14，视频 5.10）。初步的研究在方法学上不尽相同（例如：设置 0.08～0.4 不同的 MI，以及各种处理信号的定性或定量的方法）。由于低增强团块的存在，诊断胰腺癌的敏感性和特异性分别达到 96% 和 98%，CE-EUS 可发现微小病变，而常规 EUS 则由于胆管支架或慢性胰腺炎而检测不到病灶 [90]。另一项研究纳入了 35 名患者，对胰腺微循环进行定性分析，得到了较低的敏感性和特异性，分别为 89% 和 88%[91]。尽管定量分析无法改进研究结果，但通过直方图和对比摄取指数来报告 CE-EUS 结果可能是一种更加客观的方法，这样得到的敏感性和特异性分别为 80% 和 91.7%[92]。一项小型研究还测试了另一种第二代全氟丙烷脂质微球造影剂的作用，得到良好的敏感性和特异性（100% 和 72.7%），尽管该研究的患者数量有限 [93]。近期，另一组研究探讨了 CE-EUS 的动态定量分析对胰腺疾病的诊断价值，通过对 91 例局灶性胰腺肿块患者的相关数据进行 TIC 分析（包括 48 例胰腺癌、14 例自身免疫性胰腺炎、13 例肿块型胰腺炎和

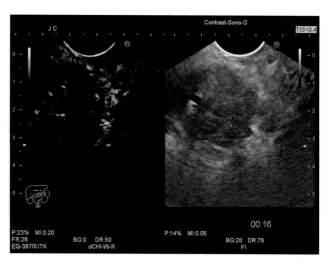

● **图 5.13** 胰腺癌。低机械指数 CE-EUS 显示，与邻近的胰腺实质相比，动脉期在低血管性胰腺肿块水平的断续摄取（左）

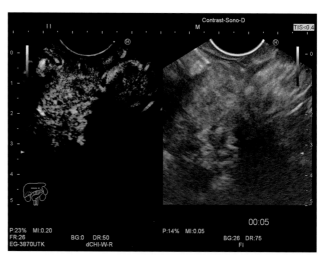

● **图 5.14** 恶性神经内分泌肿瘤。低机械指数 CE-EUS 显示动脉期在局灶胰腺肿物水平的高摄入表现（左）

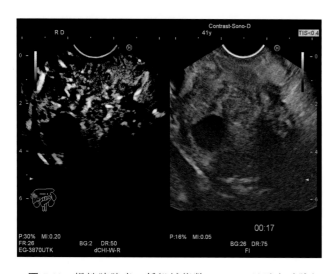

● **图 5.12** 慢性胰腺炎。低机械指数 CE-EUS 显示在动脉相出现了高摄取表现，以及在胰腺肿块水平的一个微小（无血管）假性囊肿（左）

16 例胰腺神经内分泌肿瘤），得到的敏感性和特异性分别为 95.8% 和 92.6%[94]。我们的研究团队发表了一项类似的研究，使用定量性低 MI CE-EUS 鉴别慢性假瘤性胰腺炎与胰腺癌，结果显示敏感性和特异性分别为 93.75% 和 89.47%。

通过强化计算机算法拟合曲线以分析造影剂注入后的流入和流出时间，使局灶性肿块内部灌注的定量化（基于 TIC 分析）所需的软件在选择上已有明显的改善 [76]。可以确定一些与组织血流成比例的参数（如峰值强度、曲线下面积、达峰值强度的时间、流入斜率以及平均通过时间），这可能显著优

化所得到的图像并有助于对患者的随访[96]。此外，独立于超声系统和用户变量的新型软件具有自动运动补偿功能，通过在 CE-EUS 的剪辑视频的离线分析中，对医学数字影像与通讯（Digital Imaging and Communications in Medicine，DICOM）剪辑视频进行线性化处理，可以得到一个更加标准化的量化过程[97]。

基于之前的研究，最近的一项包括 12 项研究、1139 例患者的 meta 分析清楚地表明，CE-EUS 诊断胰腺癌的敏感性为 0.94，特异性为 0.89[98]。此外其 ROC 曲线下面积为 0.9732。基于增强彩色 / 能量多普勒以及谐波超声的研究均显示，低回声的胰腺病灶高度提示胰腺癌。近期，另一项 meta 分析纳入了 23 项使用对比增强超声和 4 项使用 CE-EUS 的研究，结果显示总敏感性为 0.89，特异性为 0.84[99]。

一项前瞻性多中心研究使用 CEH-EUS 以定性评估实性胰腺肿块，结果显示诊断局灶性胰腺肿块的敏感性和特异性高达 96% 和 94%，其中 CEH-EUS 正确区分了所有 EUS FNA 阴性的病例[100]。除了可显示动脉期和静脉期均存在低血管性，该方法似乎还可以用于评估 EUS FNA 结果阴性或样本不足的患者[100-101]。一项更大型的前瞻性多中心研究通过连续纳入 167 名慢性胰腺炎或胰腺癌患者，证实了初期研究的结果。研究人员使用基于 TIC 分析的动态增强造影谐波 EUS，得到的敏感性和特异性分别为 87.5% 和 92.7%。对于鉴别诊断最有意义的参数是峰值增强。此外，使用自动 ANN 分析进一步将敏感性和特异性提升到 94.6% 和 94.4%[102]。同样，在较小的胰腺实性病变中（< 15 mm），增强造影超声或 EUS 可以鉴别胰管腺癌[103]。

此外，动脉期早期对比增强成像所显示的低血管性，同纤维化和坏死的程度以及血管数量的减少存在明显的相关性[104]。根据这个发现，引出了基于对比增强检查的靶向超声穿刺的概念[105]。因此同 EUS 组相比，对比谐波 EUS 组活检组织充足的概率更高[106]。还有一种方法也在应用中，即先行 EUS 穿刺，随后行谐波造影增强 EUS，之后再行造影引导下的 EUS FNA。这种方法可使 EUS FNA 的准确率从 78.4% 提高到 94%，说明对病变内部造影剂摄取的定性评估对于 EUS FNA 结果假阴性的患者有重要意义[107]。一项回顾性研究同样表明，谐波造影增强 EUS FNA 减少了确诊所需的穿刺次数。在 60% 的病例中通过一次穿刺便获得了足够的样本，相

比之下传统 EUS FNA 为 25%[108]。此外，依次进行 EUS 弹性成像和 CE-EUS 对于 EUS FNA 结果阴性的患者十分重要，因为该方法对于区分良恶性的局灶性胰腺肿块具有 100% 的特异性，分别显示为质软的高血管性肿块和质硬的低血管性肿块[109]。

CE-EUS 目前已经应用于囊性胰腺肿块，用于评估附壁结节，同时也应用于胰腺囊性病变良恶性的鉴别。血栓和附壁结节的鉴别在于见到内部血流减少，由此引出若干分型（低乳头结节、息肉样结节、乳头状结节和侵入性结节）。其中第 3 种和第 4 种附壁结节同恶性导管内乳头状黏液性肿瘤（intraductal papillay mucinous neoplasms，IPMN）相关，其敏感性和特异性分别为 60% 和 92.9%[110]。一项小型研究同样证实，经 CE-EUS 显示，血栓没有血管分布，而附壁结节存在血管，其敏感性和特异性分别为 100% 和 80%[111]。CEH-EUS 通过测量附壁结节的高度，可以鉴别良恶性分支导管型 IPMN，其准确率可明显提高至 98%[112]。基于 TIC 定量化分析，与胰腺实质组织相比，附壁结节的相对强度水平更高，对于具有重度异型增生 / 浸润性癌的结节，对比强度和微血管密度呈线性相关[113]。尽管目前还需要进一步的研究来证实 CE-EUS 在诊断胰腺囊性病变中的作用，但该方法在引导 EUS FNA 方面是有显著作用的，CE-EUS 可以引导 EUS FNA 在高强化区域，而不是在由碎片或黏液组成的非强化区域完成活检[114]。

其他应用

虽然 EUS 可用于消化道大部分癌症的分期（食管、胃和结直肠），但 CE-EUS 在上述患者中的临床应用尚未完全建立。初步研究已经证实，CE-EUS 可提高评估胃肠道肿瘤浸润深度的整体准确率[115]，并且有助于对微血管结构的观察和治疗期间的随访（图 5.15，视频 5.11）。最近一项研究纳入胃腺癌患者，评估造影增强能量多普勒 EUS 和血管增生的标记值之间的相关性，结果表明血管指数的增强值与血管内皮生长因子（vascular endothelial growth factor，VEGF）及肿瘤内微血管密度密切相关，其中肿瘤内部的微血管密度通过 CD34 免疫组化分析来评估，VEGF 由实时聚合酶链反应（real-time polyrnerase chain reaction，RT-PCR）进行检测[116]。

一项小型研究表明，基于 GIST 在 CE-EUS 中呈现高强化的特点，可将 CE-EUS 用于鉴别 GIST

与其他良性肿瘤（脂肪瘤、平滑肌瘤）[117]。CE-EUS 最近被用于评估肿瘤的血管分布，通过识别肿瘤内的不规则血管，来预测术前 GIST 的恶性程度（图 5.16，视频 5.12）[118]。通过 CE-EUS 识别不规则血管从而预测肿瘤恶性程度的敏感性、特异性及准确率分别为 100%、63% 和 83%，EUS FNA 的精度与之类似，其敏感性、特异性和准确率分别为 63%、92% 和 81%。另一项研究还证实了 CE-EUS 下可见肿瘤内血管同高水平的血管生成度之间的相关性，其中通过免疫组织化学分析检测 VEGF 以评估血管生成度[119]。一项研究纳入了由 GIST 和平滑肌瘤组成的 62 处上皮下病变，证实 CE-EUS 动脉期所见的高强化影对 GIST 的诊断具有 98% 的敏感性和 100% 的特异性，与平滑肌瘤不同，88% 的 GIST 患者显示出坏死性无血管区域。

CE-EUS 可以清晰识别腹腔内病变的微血管结构，因此该技术可用于诊断腹腔内的良恶性病变[121]。为了测试上述结论，使用 CE-EUS 对 43 例腹部病变性质不明确的患者进行检查，其观察者间一致性高达 0.953。且诊断良恶性病变的敏感性、特异性和准确率非常高，分别为 96.3%，100% 和 97.6%。彩色多普勒与 CEH-EUS 相结合的技术可以安全地应用于内脏血管疾病，用于评估内脏血管[122]。

技术展望

三维 EUS 在之前的章节已有讲述，该技术可以更好地评估肿瘤与邻近结构的关系[73]，在能量多普勒 EUS 增强造影的检查过程中，三维 EUS 可以完成对器官血管等结构的自动重建。近期低 MI 谐波增强造影三维 EUS 被证明具有可行性，它可以很好地显示肿瘤病灶的血管分布以及肿瘤的外围边界[123]。然而，为了更好地定义这种技术的临床作用，自动采集和使用定量软件的实时四维技术还是必要的。

经腹超声增强造影已经被推荐应用于纵向监测抗血管生成治疗的疗效，尤其是在联合了能够评估灌注的量化软件[75]。目前的建议是推荐将动态超声增强造影应用于生物治疗在一些高血管性肿瘤（例如肝细胞癌、转移性 GIST 或转移性肾细胞癌）中的疗效评价[76]。近期 CEH-EUS 被用于晚期胃癌患者的化疗疗效评估，可以显示肿瘤的大小和血管生成的变化，对预后的评估具有显著作用[124]。类似的方法被应用于接受化疗的晚期胰腺癌患者，结果显

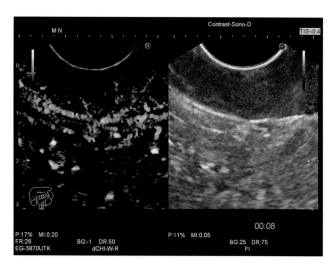

● **图 5.15**　胃腺癌。低机械指数 CE-EUS 显示动脉期胃肿瘤外围的摄取影（左）

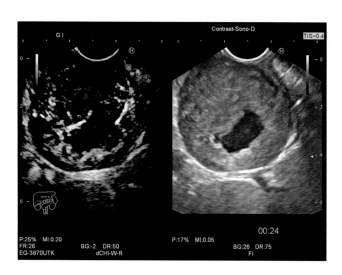

● **图 5.16**　胃肠道间质瘤。低机械指数 CE-EUS 显示动脉期摄取的增加，并伴有中心坏死区域（左）

示 CE-EUS 下可见血管的患者，其无进展生存期和总生存期显著延长[125]。

通过使用与微泡超声造影剂的表面相结合的特异性配体，可将靶向造影剂导向生物体内特定的内皮细胞表面受体[126]。最常用的一种靶向造影剂与同 VEGF2 受体相结合的单克隆抗体相连接，可以量化 VEGFR2 在肿瘤内部血管的表达并监测治疗反应[127]。基于 CE-US 下的摄取增强，通过结合化疗或运输至细胞层面的基因载体，这种微泡载体也可用于靶向治疗，这种机制称为声孔效应[128]。然而，这些新技术目前均没有在患者身上进行临床应用，仍在等待着临床方面的转化应用。

融合成像

基于超声系统的融合成像代表着超声与 CT/MR 的结合，该技术基于超声换能器的电磁定位追踪，以及相关 CT/MR 图像的图像融合（这种图像融合技术基于之前得到的三维立方数据集）[129]。目前已经有许多新的应用正在逐渐被报道，包括经腹超声（transabdominal ultrasound，TUS）[130]、EUS[131]、腹腔镜超声（laparos copic ultrasound，LUS）[132] 以及经自然腔道内镜手术（natural orifice translumiral endoscopic surgery，NOTES）[133]，目的都是提高定位病变的精准性、增加内镜医师对介入操作的自信、完善内镜医生的操作。同样在患者中对该技术进行了测试，结果证实该技术可使基于多种成像模式的阅片更加简单，使穿刺活检或其他介入性治疗能够更好地靶向定位病变，并且尽可能地缩短了学习曲线[134]。最近的一篇综述细致描述了基于超声及 EUS 的融合成像的现有技术，并介绍了一些在加强诊断、分期以及肿瘤患者随访等领域的新应用[135]。一种新型 EUS 融合成像系统已进入临床测试阶段，该技术基于 EUS 和 CT 图像的实时配准，使用放置在内镜活检孔道内的电磁探头进行图像配准[136]。尽管该系统尚需进一步的测试和软件改进，但它可以代表一种综合评估肿瘤患者的新方法。基于当前成像系统的快速发展，其他技术可以很容易地与之融合，例如弹性成像、低 MI CE-EUS 与 CT 或 MRI，或正电子发射断层扫描（positron emission tornography，PET）-CT 或 MR。

主要参考文献

103. Dietrich CF, Sahai AV, D'Onofrio M, et al. Differential diagnosis of small solid pancreatic lesions. *Gastrointest Endosc*. 2016;84(6): 933–940.

105. Seicean A, Jinga M. Harmonic contrast-enhanced endoscopic ultrasound fine-needle aspiration: fact or fiction? *Endosc Ultrasound*. 2017;6(1):31–36.

109. Iordache S, Costache MI, Popescu CF, et al. Clinical impact of EUS elastography followed by contrast-enhanced EUS in patients with focal pancreatic masses and negative EUS-guided FNA. *Med Ultrason*. 2016;18(1):18–24.

114. Fusaroli P, Serrani M, De Giorgio R, et al. Contrast harmonic-endoscopic ultrasound is useful to identify neoplastic features of pancreatic cysts (with videos). *Pancreas*. 2016;45(2):265–268.

120. Ignee A, Jenssen C, Hocke M, et al. Contrast-enhanced (endoscopic) ultrasound and endoscopic ultrasound elastography in gastrointestinal stromal tumors. *Endosc Ultrasound*. 2017;6(1):55–60.

参考文献

1. Săftoiu A. State-of-the-art imaging techniques in endoscopic ultrasound. *World J Gastroenterol*. 2011;17:691–696.

2. Gheonea DI, Săftoiu A. Beyond conventional endoscopic ultrasound: elastography, contrast enhancement and hybrid techniques. *Curr Opin Gastroenterol*. 2011;27:423–429.

3. Céspedes I, Ophir J, Ponnekanti H, Maklad N. Elastography: elasticity imaging using ultrasound with application to muscle and breast in vivo. *Ultrason Imaging*. 1993;15:73–88.

4. Hiltawsky KM, Krüger M, Starke C, et al. Freehand ultrasound elastography of breast lesions: clinical results. *Ultrasound Med Biol*. 2001;27(11):1461–1469.

5. Itoh A, Ueno E, Tohno E, et al. Breast disease: clinical application of US elastography for diagnosis. *Radiology*. 2006;239:341–350.

6. Ginat DT, Destounis SV, Barr RG, et al. US elastography of breast and prostate lesions. *Radiographics*. 2009;29:2007–2016.

7. Cochlin DL, Ganatra RH, Griffiths DF. Elastography in the detection of prostatic cancer. *Clin Radiol*. 2002;57:1014–1020.

8. König K, Scheipers U, Pesavento A, et al. Initial experiences with real-time elastography guided biopsies of the prostate. *J Urol*. 2005;174:115–117.

9. Pallwein L, Aigner F, Faschingbauer R, et al. Prostate cancer diagnosis: value of real-time elastography. *Abdom Imaging*. 2008;33:729–735.

10. Kapoor A, Kapoor A, Mahajan G, Sidhu BS. Real-time elastography in the detection of prostate cancer in patients with raised PSA level. *Ultrasound Med Biol*. 2011;37:1374–1381.

11. Alam F, Naito K, Horiguchi J, et al. Accuracy of sonographic elastography in the differential diagnosis of enlarged cervical lymph nodes: comparison with conventional B-mode sonography. *AJR Am J Roentgenol*. 2008;191:604–610.

12. Tan R, Xiao Y, He Q. Ultrasound elastography: its potential role in assessment of cervical lymphadenopathy. *Acad Radiol*. 2010;17:849–855.

13. Bhatia KS, Cho CC, Yuen YH, et al. Real-time qualitative ultrasound elastography of cervical lymph nodes in routine clinical practice: interobserver agreement and correlation with malignancy. *Ultrasound Med Biol*. 2010;36:1990–1997.

14. Choi JJ, Kang BJ, Kim SH, et al. Role of sonographic elastography in the differential diagnosis of axillary lymph nodes in breast cancer. *J Ultrasound Med*. 2011;30:429–436.

15. Taylor K, O'Keeffe S, Britton PD, et al. Ultrasound elastography as an adjuvant to conventional ultrasound in the preoperative assessment of axillary lymph nodes in suspected breast cancer: a pilot study. *Clin Radiol*. 2011;66(11):1064–1071.

16. Park SH, Kim SJ, Kim EK, et al. Interobserver agreement in assessing the sonographic and elastographic features of malignant thyroid nodules. *AJR Am J Roentgenol*. 2009;193(5): W416–W423.

17. Bojunga J, Herrmann E, Meyer G, et al. Real-time elastography for the differentiation of benign and malignant thyroid nodules: a meta-analysis. *Thyroid*. 2010;20:1145–1150.

18. Ding J, Cheng HD, Huang J, et al. An improved quantitative measurement for thyroid cancer detection based on elastography. *Eur J Radiol*. 2011;81(4):800–805.

19. Xing P, Wu L, Zhang C, et al. Differentiation of benign from malignant thyroid lesions: calculation of the strain ratio on thyroid sonoelastography. *J Ultrasound Med*. 2011;30:663–669.

20. Kapoor A, Kapoor A, Mahajan G, et al. Real-time elastography in differentiating metastatic from nonmetastatic liver nodules. *Ultrasound Med Biol*. 2011;37:207–213.

21. Gheonea DI, Săftoiu A, Ciurea T, et al. Real-time sono-elastography in the diagnosis of diffuse liver diseases. *World J Gastroenterol*. 2010;16:1720–1726.

22. Wang J, Guo L, Shi X, et al. Real-time elastography with a novel quantitative technology for assessment of liver fibrosis in chronic hepatitis B. *Eur J Radiol*. 2012;81:e31–e36.

23. Koizumi Y, Hirooka M, Kisaka Y, et al. Liver fibrosis in patients with chronic hepatitis C: noninvasive diagnosis by means of real-time tissue elastography—establishment of the method for measurement. *Radiology*. 2011;258:610–617.

24. Hirooka M, Koizumi Y, Hiasa Y, et al. Hepatic elasticity in patients with ascites: evaluation with real-time tissue elastography. *AJR Am J Roentgenol*. 2011;196:W766–W771.

25. Inoue Y, Takahashi M, Arita J, et al. Intra-operative freehand real-time elastography for small focal liver lesions: "visual palpation" for non-palpable tumors. *Surgery*. 2010;148:1000–1011.

26. Kato K, Sugimoto H, Kanazumi N, et al. Intra-operative application of real-time tissue elastography for the diagnosis of liver tumours. *Liver Int*. 2008;28(9):1264–1271.

27. Waage JE, Havre RF, Odegaard S, et al. Endorectal elastography in the evaluation of rectal tumours. *Colorectal Dis*. 2010;13(10):1130–1137.

28. Frey H. [Realtime elastography. A new ultrasound procedure for the reconstruction of tissue elasticity]. *Radiologe*. 2003;43:850–855.

29. Săftoiu A, Vilmann P. Endoscopic ultrasound elastography—a new imaging technique for the visualization of tissue elasticity distribution. *Journal Gastrointest Liv Dis*. 2006;15:161–165.

30. Dietrich CF, Săftoiu A, Jenssen C. Real time elastography endoscopic ultrasound (RTE-EUS), a comprehensive review. *Eur J Radiol*. 2014;83(3):405–414.

31. Bamber J, Cosgrove D, Dietrich CF, et al. EFSUMB guidelines and recommendations on the clinical use of ultrasound elastography. Part 1: basic principles and technology. *Ultraschall Med*. 2013;34:169–184.

32. Cosgrove D, Piscaglia F, Bamber J, et al. EFSUMB guidelines and recommendations on the clinical use of ultrasound elastography. Part 2: clinical applications. *Ultraschall Med*. 2013;34:238–253.

33. Havre RF, Waage JR, Gilja OH, et al. Real-time elastography: strain ratio measurements are influenced by the position of the reference area. *Ultraschall Med*. 2011. [Epub ahead of print].

34. Săftoiu A, Vilmann P. Differential diagnosis of focal pancreatic masses by semiquantitative EUS elastography: between strain ratios and strain histograms. *Gastrointest Endosc*. 2013;78:188–189.

35. Giovannini M, Hookey LC, Bories E, et al. Endoscopic ultrasound elastography: the first step towards virtual biopsy? Preliminary results in 49 patients. *Endoscopy*. 2006;38:344–348.

36. Giovannini M, Thomas B, Erwan B, et al. Endoscopic ultrasound elastography for evaluation of lymph nodes and pancreatic masses: a multicenter study. *World J Gastroenterol*. 2009;15:1587–1593.

37. Larsen MH, Fristrup C, Hansen TP, et al. Endoscopic ultrasound, endoscopic sonoelastography, and strain ratio evaluation of lymph nodes with histology as gold standard. *Endoscopy*. 2012;44:759–766.

38. Săftoiu A, Vilmann P, Hassan H, Gorunescu F. Analysis of endoscopic ultrasound elastography used for characterisation and differentiation of benign and malignant lymph nodes. *Ultraschall Med*. 2006;27:535–542.

39. Janssen J, Dietrich CF, Will U, Greiner L. Endosonographic elastography in the diagnosis of mediastinal lymph nodes. *Endoscopy*. 2007;39:952–957.

40. Okasha HH, Mansour M, Attia KA, et al. Role of high resolution ultrasound/endosonography and elastography in predicting lymph node malignancy. *Endosc Ultrasound*. 2014;3(1):58–62.

41. Sazuka T, Akai T, Uesato M, et al. Assessment for diagnosis of lymph node metastasis in esophageal cancer using endoscopic ultrasound elastography. *Esophagus*. 2016;13:254–263.

42. Săftoiu A, Vilmann P, Ciurea T, et al. Dynamic analysis of EUS used for the differentiation of benign and malignant lymph nodes. *Gastrointest Endosc*. 2007;66:291–300.

43. Larsen MH, Fristrup CW, Mortensen MB. Intra- and interobserver agreement of endoscopic sonoelastography in the evaluation of lymph nodes. *Ultraschall Med*. 2011;32(suppl 2):E45–E50.

44. Xu W, Shi J, Zeng X, et al. EUS elastography for the differentiation of benign and malignant lymph nodes: a meta-analysis. *Gastrointest Endosc*. 2011;74(5):1001–1009.

45. Janssen J, Schlörer E, Greiner L. EUS elastography of the pancreas: feasibility and pattern description of the normal pancreas, chronic pancreatitis, and focal pancreatic lesions. *Gastrointest Endosc*. 2007;65:971–978.

46. Hirche TO, Ignee A, Barreiros AP, et al. Indications and limitations of endoscopic ultrasound elastography for evaluation of focal pancreatic lesions. *Endoscopy*. 2008;40:910–917.

47. Săftoiu A, Vilmann P, Gorunescu F, et al. Neural network analysis of dynamic sequences of EUS elastography used for the differential diagnosis of chronic pancreatitis and pancreatic cancer. *Gastrointest Endosc*. 2008;68:1086–1094.

48. Iglesias-Garcia J, Larino-Noia J, Abdulkader I, et al. EUS elastography for the characterization of solid pancreatic masses. *Gastrointest Endosc*. 2009;70:1101–1108.

49. Iglesias-Garcia J, Larino-Noia J, Abdulkader I, et al. Quantitative endoscopic ultrasound elastography: an accurate method for the differentiation of solid pancreatic masses. *Gastroenterology*. 2010;139:1172–1180.

50. Itokawa F, Itoi T, Sofuni A, et al. EUS elastography combined with the strain ratio of tissue elasticity for diagnosis of solid pancreatic masses. *J Gastroenterol*. 2011;46:843–853.

51. Schrader H, Wiese M, Ellrichmann M, et al. Diagnostic value of quantitative EUS elastography for malignant pancreatic tumors: relationship with pancreatic fibrosis. *Ultraschall Med*. 2011;33(7):E196–E201.

52. Săftoiu A, Iordache SA, Gheonea DI, et al. Combined contrast-enhanced power Doppler and real-time sonoelastography performed during EUS, used in the differential diagnosis of focal pancreatic masses (with videos). *Gastrointest Endosc*. 2010;72:739–747.

53. Dawwas MF, Taha H, Leeds JS, et al. Diagnostic accuracy of quantitative EUS elastography for discriminating malignant from benign solid pancreatic masses: a prospective, single-center study. *Gastrointest Endosc*. 2012;76:953–961.

54. Kongkam P, Lakananurak N, Navicharern P, et al. Combination of EUS-FNA and elastography (strain ratio) to exclude malignant solid pancreatic lesions: a prospective single-blinded study. *J Gastroenterol Hepatol*. 2015;30(11):1683–1689.

55. Kim SY, Cho JH, Kim YJ, et al. Diagnostic efficacy of quantitative endoscopic ultrasound elastography for differentiating pancreatic disease. *J Gastroenterol Hepatol*. 2017;32:1115–1122.

56. Săftoiu A, Vilmann P, Gorunescu F, et al. Accuracy of endoscopic ultrasound elastography used for differential diagnosis of focal pancreatic masses: a multicenter study. *Endoscopy*. 2011;43:596–603.

57. Săftoiu A, Vilmann P, Gorunescu F, et al. European EUS Elastography Multicentric Study Group. Efficacy of an artificial neural network-based approach to endoscopic ultrasound elastography in diagnosis of focal pancreatic masses. *Clin Gastroenterol Hepatol*. 2012;10(1):84–90.e1.

58. Pei Q, Zou X, Zhang X, et al. Diagnostic value of EUS elastography in differentiation of benign and malignant solid pancreatic masses: a meta-analysis. *Pancreatology*. 2012;12:402–E408.

59. Xu W, Shi J, Li X, et al. Endoscopic ultrasound elastography for differentiation of benign and malignant pancreatic masses: a systemic review and meta-analysis. *Eur J Gastroenterol Hepatol*. 2013;25:218–224.

60. Hu DM, Gong TT, Zhu Q. Endoscopic ultrasound elastography for differential diagnosis of pancreatic masses: a meta-analysis. *Dig Dis Sci*. 2013;58:1125–1131.

61. Ying L, Lin X, Xie ZL, et al. Clinical utility of endoscopic ultrasound elastography for identification of malignant pancreatic masses: a meta-analysis. *J Gastroenterol Hepatol*. 2013;28:1434–1443.

62. Iglesias-Garcia J, Domínguez-Muñoz JE, Castiñeira-Alvariño M, et al. Quantitative elastography associated with endoscopic ultrasound for the diagnosis of chronic pancreatitis. *Endoscopy*. 2013;45(10):781–788.

63. Janssen J, Papavassiliou I. Effect of aging and diffuse chronic pancreatitis on pancreas elasticity evaluated using semiquantitative EUS elastography. *Ultraschall Med*. 2014;35(3):253–258.

64. Dominguez-Muñoz JE, Iglesias-Garcia J, Castiñeira Alvariño M, et al. EUS elastography to predict pancreatic exocrine insufficiency in patients with chronic pancreatitis. *Gastrointest Endosc*. 2015;81(1):136–142.

65. Rustemovic N, Hrstic I, Opacic M, et al. EUS elastography in the diagnosis of focal liver lesions. *Gastrointest Endosc*. 2007;66:823–824.

66. Iglesias García J, Lariño Noia J, Souto R, et al. Endoscopic ultrasound (EUS) elastography of the liver. *Rev Esp Enferm Dig*. 2009;101:717–719.

67. Gheorghe L, Gheorghe C, Cotruta B, Carabela A. CT aspects of gastrointestinal stromal tumors: adding EUS and EUS elastography to the diagnostic tools. *J Gastrointestin Liver Dis*. 2007;16:346–347.

68. Kato K, Sugimoto H, Kanazumi N, et al. Intra-operative application of real-time tissue elastography for the diagnosis of liver tumours. *Liver Int*. 2008;28:1264–1271.

69. Gheorghe L, Iacob S, Iacob R, et al. Real time elastography—a non-invasive diagnostic method of small hepatocellular carcinoma in cirrhosis. *J Gastrointestin Liver Dis*. 2009;18:439–446.

70. Kapoor A, Kapoor A, Mahajan G, et al. Real-time elastography in differentiating metastatic from nonmetastatic liver nodules. *Ultrasound Med Biol*. 2011;37:207–213.

71. Carrara S, Doglioni C, Arcidiacono PG, Testoni PA. Gastric metastasis from ovarian carcinoma diagnosed by EUS-FNA biopsy and elastography. *Gastrointest Endosc*. 2011;74:223–225.

72. Gheorghe L, Gheorghe C, Cotruta B, Carabela A. CT aspects of gastrointestinal stromal tumors: adding EUS and EUS elastography to the diagnostic tools. *J Gastrointestin Liver Dis*. 2007;16:346–347.

73. Săftoiu A, Gheonea DI. Tridimensional (3D) endoscopic ultrasound—a pictorial review. *J Gastrointestin Liver Dis*. 2009;18:501–505.

74. Reddy NK, Ioncică AM, Săftoiu A, et al. Contrast-enhanced endoscopic ultrasonography. *World J Gastroenterol*. 2011;17:42–48.

75. Săftoiu A, Dietrich CF, Vilmann P. Contrast-enhanced harmonic endoscopic ultrasound. *Endoscopy*. 2012;44:612–617.

76. Piscaglia F, Nolsoe C, Dietrich CF, et al. The EFSUMB guidelines and recommendations on the clinical practice of contrast-enhanced ultrasound (CEUS): update 2011 on non-hepatic applications. *Ultraschall Med*. 2012;33:33–59.

77. Greis C, Dietrich CF. Ultrasound contrast agents and contrast enhanced sonography. In: Dietrich CF, ed. *Endoscopic Ultrasound, an Introductory Manual and Atlas*. 2nd ed. Thieme Verlag; 2011.

78. Dietrich CF. Contrast-enhanced low mechanical index endoscopic ultrasound (CELMI-EUS). *Endoscopy*. 2009;41(suppl 2):E43–E44.

79. Sanchez MVA, Varadarajulu S, Napoleon B. EUS contrast agents: what is available, how do they work, and are they effective? *Gastrointest Endosc*. 2009;69:S71–S77.

80. Claudon M, Cosgrove D, Albrecht T, et al. Guidelines and good clinical practice recommendations for contrast enhanced ultrasound (CEUS)—update 2008. *Ultraschall Med*. 2008;29:28–44.

81. Dietrich CF, Ignee A, Frey H. Contrast-enhanced endoscopic ultrasound with low mechanical index: a new technique. *Z Gastroenterol*. 2005;43:1219–1223.

82. Kitano M, Takagi T, Sakamoto H, et al. Dynamic imaging of pancreatic tumors by contrast-enhanced harmonic EUS with long-lasting contrast. *Gastrointest Endosc*. 2009;67:141–150.

83. Becker D, Strobel D, Bernatik T, Hahn EG. Echo-enhanced color- and power-Doppler EUS for the discrimination between focal pancreatitis and pancreatic carcinoma. *Gastrointest Endosc*. 2001;53:784–789.

84. Dietrich CF, Ignee A, Braden B, et al. Improved differentiation of pancreatic tumors using contrast-enhanced endoscopic ultrasound. *Clin Gastroenterol Hepatol*. 2008;6:590–597, e1.

85. Sakamoto H, Kitano M, Suetomi Y, et al. Utility of contrast-enhanced endoscopic ultrasonography for diagnosis of small pancreatic carcinomas. *Ultrasound Med Biol*. 2008;34:525–532.

86. Hocke M, Schulze E, Gottschalk P, et al. Contrast-enhanced endoscopic ultrasound in discrimination between focal pancreatitis and pancreatic cancer. *World J Gastroenterol*. 2006;12:246–250.

87. Săftoiu A, Iordache SA, Gheonea DI, et al. Combined contrast-enhanced power Doppler and real-time sonoelastography performed during EUS, used in the differential diagnosis of focal pancreatic masses (with videos). *Gastrointest Endosc*. 2010;72:739–747.

88. Ishikawa T, Itoh A, Kawashima H, et al. Usefulness of EUS combined with contrast-enhancement in the differential diagnosis of malignant versus benign and preoperative localization of pancreatic endocrine tumors. *Gastrointest Endosc*. 2010;71:951–959.

89. Hocke M, Ignee A, Dietrich CF. Contrast-enhanced endoscopic ultrasound in the diagnosis of autoimmune pancreatitis. *Endoscopy*. 2011;43(2):163–165.

90. Fusaroli P, Spada A, Mancino MG, Caletti G. Contrast harmonic echo-endoscopic ultrasound improves accuracy in diagnosis of solid pancreatic masses. *Clin Gastroenterol Hepatol*. 2010;8:629–634.

91. Napoleon B, Alvarez-Sanchez MV, Gincoul R, et al. Contrast-enhanced harmonic endoscopic ultrasound in solid lesions of the pancreas: results of a pilot study. *Endoscopy*. 2010;42:564–570.

92. Seicean A, Badea R, Stan-Iuga R, et al. Quantitative contrast-enhanced harmonic endoscopic ultrasonography for the discrimination of solid pancreatic masses. *Ultraschall Med*. 2010;31:571–576.

93. Romagnuolo J, Hoffman B, Vela S, et al. Accuracy of contrast-enhanced harmonic EUS with a second-generation perflutren lipid microsphere contrast agent (with video). *Gastrointest Endosc*. 2011;73:52–63.

94. Matsubara H, Itoh A, Kawashima H, et al. Dynamic quantitative evaluation of contrast-enhanced endoscopic ultrasonography in the diagnosis of pancreatic diseases. *Pancreas*. 2011;40:1073–1079.

95. Gheonea DI, Streba CT, Ciurea T, Săftoiu A. Quantitative low mechanical index contrast-enhanced endoscopic ultrasound for the differential diagnosis of chronic pseudotumoral pancreatitis and pancreatic cancer. *BMC Gastroenterol*. 2013;13:2.

96. Gauthier TP, Averkiou MA, Leen EL. Perfusion quantification using dynamic contrast-enhanced ultrasound: the impact of dynamic range and gain on time-intensity curves. *Ultrasonics*. 2011;51:102–106.

97. Peronneau P, Lassau N, Leguerney I, et al. Contrast ultrasonography: necessity of linear data processing for the quantification of tumor vascularization. *Ultraschall Med*. 2010;31:370–378.

98. Gong TT, Hu DM, Zhu Q. Contrast-enhanced EUS for differential diagnosis of pancreatic mass lesions: a meta-analysis. *Gastrointest Endosc*. 2012;76:301–309.

99. D'Onofrio M, Biagioli E, Gerardi C, et al. Diagnostic performance of contrast-enhanced ultrasound (CEUS) and contrast-enhanced endoscopic ultrasound (ECEUS) for the differentiation of pancreatic lesions: a systematic review and meta-analysis. *Ultraschall Med*. 2014;35(6):515–521.

100. Gincul R, Palazzo M, Pujol B, et al. Contrast-harmonic endoscopic ultrasound for the diagnosis of pancreatic adenocarcinoma: a prospective multicenter trial. *Endoscopy*. 2014;46(5):373–379.

101. Park JS, Kim HK, Bang BW, et al. Effectiveness of contrast-enhanced harmonic endoscopic ultrasound for the evaluation of solid pancreatic masses. *World J Gastroenterol*. 2014;20(2):518–524.

102. Săftoiu A, Vilmann P, Dietrich CF, et al. Quantitative contrast-enhanced harmonic EUS in differential diagnosis of focal pancreatic masses (with videos). *Gastrointest Endosc*. 2015;82(1):59–69.

103. Dietrich CF, Sahai AV, D'Onofrio M, et al. Differential diagnosis of small solid pancreatic lesions. *Gastrointest Endosc*. 2016;84(6):933–940.

104. Yamashita Y, Kato J, Ueda K, et al. Contrast-enhanced endoscopic ultrasonography for pancreatic tumors. *Biomed Res Int*. 2015;2015:491782.

105. Seicean A, Jinga M. Harmonic contrast-enhanced endoscopic ultrasound fine-needle aspiration: fact or fiction? *Endosc Ultrasound*. 2017;6(1):31–36.

106. Hou X, Jin Z, Xu C, et al. Contrast-enhanced harmonic endoscopic ultrasound-guided fine-needle aspiration in the diagnosis of solid pancreatic lesions: a retrospective study. *PLoS One*. 2015;10(3). e0121236.

107. Seicean A, Badea R, Moldovan-Pop A, et al. Harmonic contrast-enhanced endoscopic ultrasonography for the guidance of fine-needle aspiration in solid pancreatic masses. *Ultraschall Med*. 2017;38:174–182.

108. Sugimoto M, Takagi T, Hikichi T, et al. Conventional versus contrast-enhanced harmonic endoscopic ultrasonography-guided fine-needle aspiration for diagnosis of solid pancreatic lesions: a prospective randomized trial. *Pancreatology*. 2015;15(5):538–541.

109. Iordache S, Costache MI, Popescu CF, et al. Clinical impact of EUS elastography followed by contrast-enhanced EUS in patients with focal pancreatic masses and negative EUS-guided FNA. *Med Ultrason*. 2016;18(1):18–24.

110. Ohno E, Hirooka Y, Itoh A, et al. Intraductal papillary mucinous neoplasms of the pancreas: differentiation of malignant and benign tumors by endoscopic ultrasound findings of mural nodules. *Ann Surg*. 2009;249(4):628–634.

111. Yamashita Y, Ueda K, Itonaga M, et al. Usefulness of contrast-enhanced endoscopic sonography for discriminating mural nodules from mucous clots in intraductal papillary mucinous neoplasms: a single-center prospective study. *J Ultrasound Med*. 2013;32(1):61–68.

112. Harima H, Kaino S, Shinoda S, et al. Differential diagnosis of benign and malignant branch duct intraductal papillary mucinous neoplasm using contrast-enhanced endoscopic ultrasonography. *World J Gastroenterol*. 2015;21(20):6252–6260.

113. Yamamoto N, Kato H, Tomoda T, et al. Contrast-enhanced harmonic endoscopic ultrasonography with time-intensity curve analysis for intraductal papillary mucinous neoplasms of the pancreas. *Endoscopy*. 2016;48(1):26–34.

114. Fusaroli P, Serrani M, De Giorgio R, et al. Contrast harmonic-endoscopic ultrasound is useful to identify neoplastic features of pancreatic cysts (with videos). *Pancreas*. 2016;45(2):265–268.

115. Nomura N, Goto H, Niwa Y, et al. Usefulness of contrast-enhanced EUS in the diagnosis of upper GI tract diseases. *Gastrointest Endosc*. 1999;50:555–560.

116. Iordache S, Filip MM, Georgescu CV, et al. Contrast-enhanced power Doppler endosonography and pathological assessment of vascularization in advanced gastric carcinomas—a feasibility study. *Med Ultrason*. 2012;14:101–107.

117. Kannengiesser K, Mahlke R, Petersen F, et al. Contrast-enhanced harmonic endoscopic ultrasound is able to discriminate benign submucosal lesions from gastrointestinal stromal tumors. *Scand J Gastroenterol*. 2012;47:1515–1520.

118. Sakamoto H, Kitano M, Matsui S, et al. Estimation of malignant potential of GI stromal tumors by contrast-enhanced harmonic EUS (with videos). *Gastrointest Endosc*. 2011;73:227–237.

119. Yamashita Y, Kato J, Ueda K, et al. Contrast-enhanced endoscopic ultrasonography can predict a higher malignant potential of gastrointestinal stromal tumors by visualizing large newly formed vessels. *J Clin Ultrasound*. 2015;43(2):89–97.

120. Ignee A, Jenssen C, Hocke M, et al. Contrast-enhanced (endoscopic) ultrasound and endoscopic ultrasound elastography in gastrointestinal stromal tumors. *Endosc Ultrasound*. 2017;6(1):55–60.

121. Xia Y, Kitano M, Kudo M, et al. Characterization of intra-abdominal lesions of undetermined origin by contrast-enhanced harmonic EUS (with videos). *Gastrointest Endosc*. 2010;72:637–642.

122. Paik WH, Choi JH, Seo DW, et al. Clinical usefulness with the combination of color Doppler and contrast-enhanced harmonic EUS for the assessment of visceral vascular diseases. *J Clin Gastroenterol*. 2014;48(10):845–850.

123. Hocke M, Dietrich CF. New technology—combined use of 3D contrast enhanced endoscopic ultrasound techniques. *Ultraschall Med*. 2011;32:317–318.

124. Matsui S, Kudo M, Kitano M, Asakuma Y. Evaluation of the response to chemotherapy in advanced gastric cancer by contrast-enhanced harmonic EUS. *Hepatogastroenterology*. 2015;62(139):595–598.

125. Yamashita Y, Ueda K, Itonaga M, et al. Tumor vessel depiction with contrast-enhanced endoscopic ultrasonography predicts efficacy of chemotherapy in pancreatic cancer. *Pancreas*. 2013;42(6):990–995.

126. Kruskal JB. Can contrast-enhanced US with targeted microbubbles monitor the response to antiangiogenic therapies? *Radiology*. 2008;246:339–340.

127. Willmann JK, Paulmurugan R, Chen K, et al. US imaging of tumor angiogenesis with microbubbles targeted to vascular endothelial growth factor receptor type 2 in mice. *Radiology*. 2008;246:508–518.

128. Postema M, Gilja OH. Ultrasound-directed drug delivery. *Curr Pharm Biotechnol*. 2007;8:355–361.

129. Estépar RS, Stylopoulos N, Ellis R, et al. Towards scarless surgery: an endoscopic ultrasound navigation system for transgastric access procedures. *Comput Aided Surg*. 2007;12:311–324.

130. Ewertsen C, Henriksen BM, Torp-Pedersen S, Bachmann Nielsen M. Characterization by biopsy or CEUS of liver lesions guided by image fusion between ultrasonography and CT, PET/CT or MRI. *Ultraschall Med*. 2011;32:191–197.

131. Vosburgh KG, Stylopoulos N, Estepar RS, et al. EUS with CT improves efficiency and structure identification over conventional EUS. *Gastrointest Endosc*. 2007;65:866–870.

132. Estépar RS, Westin CF, Vosburgh KG. Towards real time 2D to 3D registration for ultrasound-guided endoscopic and laparoscopic procedures. *Int J Comput Assist Radiol Surg*. 2009;4:549–560.

133. Fernández-Esparrach G, Estépar SR, Guarner-Argente C, et al. The role of a computed tomography-based image registered navigation system for natural orifice transluminal endoscopic surgery: a comparative study in a porcine model. *Endoscopy*. 2010;42:1096–1103.

134. Obstein KL, Estépar RS, Jayender J, et al. Image registered gastroscopic ultrasound (IRGUS) in human subjects: a pilot study to assess feasibility. *Endoscopy*. 2011;43:394–399.

135. Ewertsen C, Săftoiu A, Gruionu LG, et al. Real-time image fusion involving diagnostic ultrasound. *AJR Am J Roentgenol*. 2013;200(3):W249–W255.

136. Gruionu LG, Saftoiu A, Gruionu G. A novel fusion imaging system for endoscopic ultrasound. *Endosc Ultrasound*. 2016;5(1):35–42.

第二部分

纵 隔

第 6 章

内镜超声在食管及纵隔部位的应用

ROBERT H.HAWES, SHYAM VARADARAJULU, PAUL FOCKENS

（周德俊译 李 文审校）

食管

　　获得高质量的食管壁图像是内镜超声操作医师将会遇到的较为困难的挑战之一。我们必须通过使超声信号与食管壁充分耦合，防止食管壁收缩来处理这种进退两难的情况。食管壁的收缩导致对早期食管癌患者浸润深度的不精确评估，或者遗漏食管静脉曲张病变。目前能应用很多技术来解决这些问题。

　　就食管相对晚期的肿块而言，轻微地充盈或者无需充盈球囊就足以使超声信号耦合到食管壁上，不会造成因压迫而对分期的准确性产生不利影响。在这种情况下，电子环扫仪器比机械环扫有优势，因为它不存在余振伪差，并且电子阵列技术的近场图形分辨率较高。食管周边结构（如淋巴结）不受球囊充盈程度的影响。

　　可以采用几种不同的技术避免食管壁收缩。最简单的方法是通过按压关气/水按钮注水。这种操作法是通过内镜镜头出水。显然这是一种很好地将内腔注满水的同时又减少吸入风险的措施。这种技术能被应用在标准内径的超声内镜上，或者应用在高频率导管探头联合一个单钳道或双钳道直视内镜上。因为灌注水的流动性和易变性，这种图像的生成经常是转瞬即逝的。因此，操作台的图像功能变得重要，它可以冻结图像，然后从存储图像中滚动筛选出最好的图像。只有当食管处于松弛状态时，才可以获得高分辨率食管图像，且食管的松弛是呈周期性的。通常用来松弛胃、十二指肠和结肠的药物对于食管的收缩几乎没有作用。

　　第二种方法用于环扫超声内镜，即通过内镜活检孔道注入水。如果应用这种技术，推荐缓慢地将水虹吸入食管，而不是通过注射器将水快速泵入食管。如果短时间内被灌注大量液体，特别当同时应用局部的咽喉麻醉时，患者误吸的风险很大。

　　在电子环扫内镜超声出现前，首选装置是高频超声探头，其可获得食管壁高质量的图像。然而，新的电子环扫内镜超声无需显著的球囊膨胀就可以有高的近场分辨率，可提供清晰的图像。尽管如此，如果医师希望定位早期（T1m，sm）食管肿瘤（判断浸润是否穿过黏膜肌层），仍可选用高频超声探头（20 ~ 30 MHz）。

　　当超声探头用于食管扫查时，可以使用以下几种方法。一种方法是应用单纯的超声探头，通过气/水通道灌注水。第二种方法是应用一种附有球囊的超声探头。这种技术仍有通过球囊扩张压迫食管壁层的风险。然而，因为这种导管的长度非常短，仅有少量的球囊膨胀，因此减少了这种风险。

　　另一种技术是在双通道内镜末端添加透明的、低顺应性的透明套（图 6.1）。这个透明套被置于内镜末端约 2 ~ 3 cm 处，超过内镜末端。当内镜通过食管时，将透明套多余的部分折叠以通过镜头。在插镜过程中，避免注入空气（内镜医师的一个习惯动作）是非常重要的。因为注入空气会使透明套膨胀，以致损伤患者的呼吸道。在进入食管之后，内镜进入胃腔，使空气从透明套的顶端排出（灌注水-吸引、再灌注、再吸引、反复重复直到排出所有的空气）。当透明套里注满水后，将内镜退回到病变的水平。因为透明套的低顺应性，它倾向于延伸而不是压迫食管壁层，然后将超声探头推进透明套的管腔，进行扫查取图（视频 6.1）。应用这种技术，可使超声波非常好地耦合到食管壁上，同时能在内镜下观察到病变，因此要确保导管探头的正确放置。因为水被完全包含在透明套内，就不会存在误吸的风险。

　　无论应用哪种技术，使超声波很好地耦合至食管壁，不压迫食管，将会使吸入的风险降至最低。这些技术被用于早期食管癌患者、无论是否存在结节的 Barrett 食管患者和小的黏膜下病变患者。

　　食管超声内镜（endoscopic ultrasonography，EUS）的其他主要问题是切向图像。食管经常被认为是直的管道，但是在大多数情况下，它存在一些弯曲。

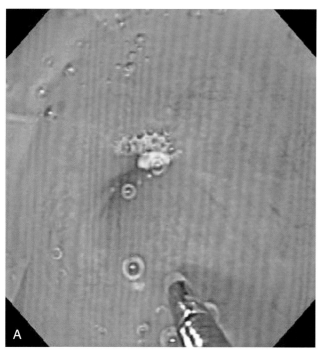

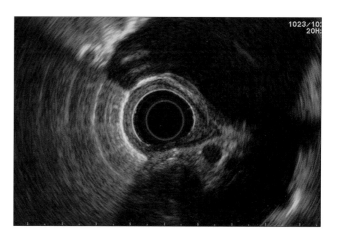

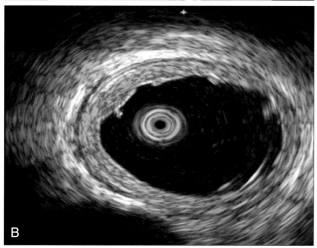

● **图 6.1**　食管腔内镜图像。透过一个充满水的透明套观察（A）。食管壁层如图所示，使用被透明套包裹的高频率导管探头进行观察（B）

● **图 6.2**　食管壁的肌层。食管壁肌层显示模糊、局部增厚，为切向图像

光滑、锐利，切向图像已经得到了纠正。

纵隔

环扫 EUS

　　应用环扫 EUS 对纵隔进行检查相对直接，学习时间短（与胰腺 EUS 检查相比），因为 EUS 图像与胸部计算机断层扫描（computed tornography，CT）扫描有相关性。对于所有的 EUS 检查，推荐应用一种系统的方法，即标准定位显示图像。这种方法可以保持纵隔成像的真实性。开始进行纵隔检查时，将 EUS 的头端置于食管远端，接近胃食管连接处。主动脉是圆的无回声结构，在整个检查中，直到 EUS 的头端退出到主动脉弓的近端，它是一个恒定的解剖结构。EUS 图像出现在屏幕上，其定位相当于一个 CT 层面。当将 EUS 置于胃食管连接处时，应将主动脉旋转（使用仪器面板上的旋转功能，而不是通过扭转内窥镜轴）到 5 点位置，此时脊柱将出现在 7 点位置上（图 6.3），心脏和支气管树出现在 12 点位置。

　　将传感器放置在远端食管上，主动脉出现在 5 点位置，检查开始（视频 6.2）。球囊充分充盈以排出管腔内气体，应该将传感器放置在球囊的中央（使用右/左和上/下角度控制钮，不要通过转动镜轴来实现）。放置在开始位置后，慢慢回撤超声内镜。

　　远端食管周围的解剖并不复杂。随着检查的开始，主动脉、脊柱、左右肺叶分支部分是唯一可被识别的解剖部位。肺叶仅是一条非常明亮的白

超声内镜的成像部分以及超声探头，是直和坚硬的。应用一个直的仪器观察一个弯曲的管道会产生相切的图像。必须培训 EUS 操作技师来认识这种相切的图像，必须要使他们意识到这种操作方法并加以改正。未意识到这种切向图像的后果是对恶性病变过度分期或者错过黏膜下病变的起源层次。切向图像的特征是食管壁的局部变厚、模糊（图 6.2）。如果识别出切向图像，纠正的方法通常是应用 4 个角度控制钮调节（不要转动镜轴），在可以看到切向图像的方向上移动传感器。当固有肌层的深层边缘变得

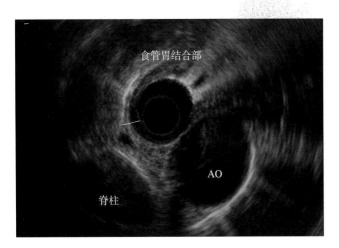

● **图6.3** 将环扫EUS置于胃食管连接处时的EUS图像。主动脉位于5点位置，脊柱位于7点位置。AO：主动脉

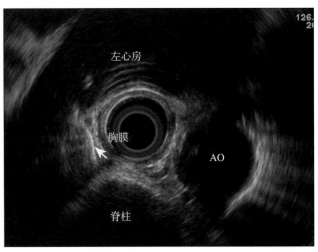

● **图6.4** 左心房图像。从胃食管连接处逐渐后退环扫EUS，左心房（L心房）出现在EUS屏幕的上半部分，为一种搏动的结构。AO：主动脉；箭头：胸膜

线。环绕远端食管的纵隔区域对应于美国胸科协会（American thoracic Society，ATS）分区的8区[1]。

随着EUS的缓慢后退，通常在距门齿约35 cm处，在大约12点位置开始出现无回声结构（可以出现在10～12点的任何区域内），此个结构是左心房（图6.4）。随着EUS继续后退，左心房逐渐消失。隆突下间隙位于10～12点，从左心房消失处延伸至左右主支气管汇合至气管形成处（图6.5）。

隆突下间隙长3～4 cm，相当于美国胸科协会定义的7区。对隆突下间隙的检查应以1 cm为单位逐步后退EUS，同时观察10～12点区域的淋巴结。典型的淋巴结是边界清楚的相对低回声区域，可以是三角形、细长形或者圆形，邻近食管（图6.5C）。内部回声结构从几乎无回声到有一个非常明亮的中心回声逐步变化。EUS后退，左心房消失之后，最终右或左主支气管出现。显然，左主支气管出现在屏幕上主动脉的同侧。在屏幕上，空气注满的结构在EUS上显示为非常明亮的"肋骨"（图6.5B）。

当进一步后退EUS时，可以看见超过2～3 cm跨度上的3个独特的结构：气管、细长的奇静脉、主动脉弓（图6.6）。首先，左右主支气管汇合后形成气管，表现为在12点位置上的一种典型的空气注满结构（"回声肋骨"）。第二个解剖标志是奇静脉，目前被看做是一个接近脊柱的、圆的、无回声的结构，或偶尔在脊柱和主动脉之间，向前延伸与上腔静脉相连接。第三个解剖标志是主动脉的延伸，代表主动脉弓。

在3点区域，主动脉弓远端是肺主动脉窗（4L/5区）（图6.7）。在主动脉弓之后，EUS继续后退代表着从主动脉弓延伸出的大血管。然而，除了气管和脊柱，这个区域缺少显著的解剖学标志。尽管如此，此区域对于寻找食管周围和气管旁淋巴结（2区）的图像十分重要。任何被证实的在主动脉弓之上的转移淋巴结都与上部胃肠道肿瘤相关，基本上代表着这是不可手术切除的疾病。

线阵EUS

与环扫仪器的检查相比，应用线阵EUS进行纵隔检查更加费时和繁琐。因为视野狭窄，采用系统方法进行检查是关键。当检查到远端食管的周围区域（8区），起点是主动脉，表现为满视野的线性、无回声结构。从这里开始，要有目的地顺时针旋转EUS 180°，再回到中立位（主动脉），然后逆时针方向旋转180°，在后退1～2 cm后重复这样的操作。有效地旋转线阵EUS是一项基本技能。确定旋转技术是否正确的一个简单方法是在镜轴上观察距离数。在旋转过程中，如果环绕镜轴从1到1旋转，那么这种操作手法是正确的（视频6.3）。

在纵隔中的2个最重要区域中是寻找隆突下间隙（7区）和肺主动脉窗（4L/5）的淋巴结。可以应用线阵EUS采用系统方法来对这两个区域进行定位和取图。下面介绍两种定位隆突下间隙的方法。第

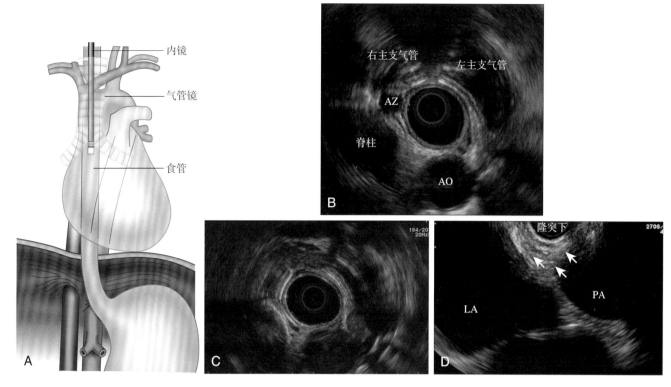

● **图 6.5**　隆突下区域。(A) 隆突下区域范围定位；(B) 右侧和左侧主支气管（分别为右主支气管和左主支气管）合并形成气管；(C) 可见特征性的淋巴结；(D) 在线阵图像上，隆突下区域（箭头所示）：左侧是左心房（LA），右侧是肺动脉（PA）。AO：主动脉；AZ：奇静脉

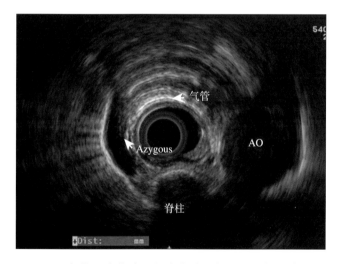

● **图 6.6**　气管、奇静脉和主动脉（AO）弓。环扫超声内镜从隆突下向上退回 2 ~ 3 cm，可见气管、奇静脉和主动脉弓

一个是从远端食管开始检查（35 ~ 40 cm），顺时针或者逆时针旋转 EUS 直到找到主动脉。主动脉定位后，应将内镜扭转 180°（顺时针或逆时针，取较舒适者），然后缓慢后退内镜。定位主动脉后，操作者再定位先前的图像。

当后退 EUS 时，通常在距离门齿 35 cm 处可以看到较大的无回声区域，这代表着左心房，应该顺时针或者逆时针对 EUS 进行细微的调整，直到左心房位于中央位置。继续后退 EUS，直到左心房位于超声图像的左侧。当左心房位于超声图像的左侧时，微微向上偏移，将会在屏幕的右侧出现圆形、无回声结构，此代表着肺动脉。在左心房与肺动脉之间的区域代表着隆突下间隙（图 6.5D）。仔细地顺时针或者逆时针旋转 EUS 以完成对隆突下间隙的整个观察。

寻找隆突下空间的第二种方法是将主动脉定位于食管中央。当主动脉占据了屏幕，缓慢后退 EUS 直到主动脉消失，这代表主动脉弓。此时，需要顺时针旋转 180°，当操作者看到典型的"回声肋骨"，即代表气管。一旦气管被定位，进镜 1 ~ 2 cm。当气管消失后，这代表着都左右主支气管的分岔。操作者即可观察隆突下空间。如应用第一种操作手法，在屏幕左侧可以看到左心房，肺动脉在右侧。

纵隔上的另一个解剖位置是主肺动脉窗（4L/5

区）。基本上是在主动脉弓下方区域，通过在食管中央的主动脉的定位可以很容易找到该区域，然后后退内镜直到主动脉消失。从这个区域，在主动脉弓下方水平进镜 1 ～ 2 cm,，顺时针扭转 60°，应用上下角度控制钮细微"向上"调整。在应用线阵 EUS 时，肺主动脉窗出现在主动脉（屏幕右侧圆的无回声区域）与肺动脉（屏幕左侧圆的无回声区域）之间的区域（图 6.7C）。

在主动脉弓区域上方，从距离气管每 2 cm 处（2 区）顺时针或者逆时针旋转 EUS 观察左右气管旁区域。对于远端食管癌患者而言这是一个关键区域，因为这个区域的恶性淋巴结代表着转移疾病。

进行纵隔检查的另一个方法是应用线阵 EUS 检查，识别处于食管与胃连接处的主动脉。将 EUS 顺时针或者逆时针扭转 360°，以再次确定主动脉，然后后退 3cm 至食管处。这种 360° 扭转的操作方法须每隔 3 cm 进行一次，直至出现上端食管括约肌。此技术能够接近整个后纵隔位置，便于淋巴结取样（视频 6.4）。

如何检查肾上腺

左肾上腺是肺癌分期的重要标志。95% 以上的病例通过应用上面描述的两种 EUS 操作技术可以检测到肾上腺。与环扫 EUS 相比，线阵 EUS 更容易定位肾上腺，但两者定位肾上腺的技术是一样的。最直接的方法是在胃食管连接处定位主动脉，然后向前推进 EUS 到腹腔动脉起始处。顺着腹腔动脉向前，然后微微顺时针旋转 EUS。左侧肾上腺被看做是中央"身体"与 2 个"翅膀"的结构（视频 6.5），这经常被描述成飞翔的海鸥，线阵回声波常常就出现在翅膀中间（图 6.8）。

第二种技术是将 EUS 推进到胃近端，腹主动脉位于胃食管连接处下方。通过向前推进探头并顺时针旋转即可看见脾静脉。脾门即位于脾静脉后侧，从脾门继续推进可看到左肾。左肾横切面显示，中央为肾盂肾盏系统的强回声区，周围为肾皮质的均匀弱回声区。左侧肾上腺位于脾静脉下方，在左肾与腹主动脉之间。

EUS 一般不能很好地显示右侧肾上腺，因为它

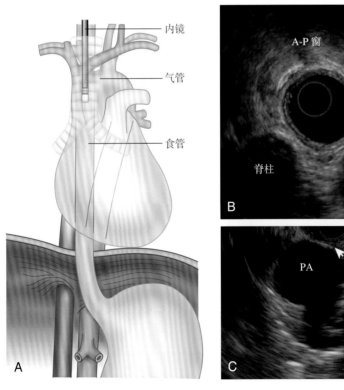
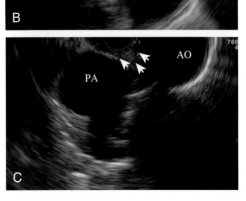

● **图 6.7** 肺主动脉窗。A. 超声内镜看见肺主动脉（AP）窗的位置。B. 环扫图像上，3 点位置，肺动脉（PA）位于主动脉（AO）弓上方。C. 线阵图像上，屏幕左侧的无回声结构是肺动脉（PA），右侧无回声区域是主动脉（AO）。箭头指向左侧气管旁间隙

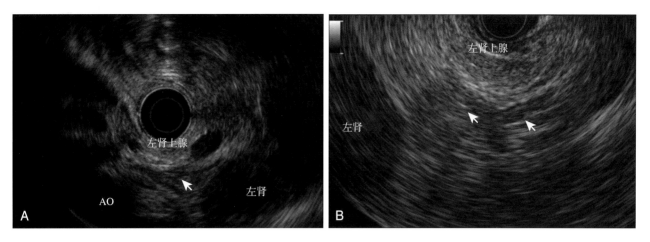

● **图 6.8** 左肾上腺。左侧肾上腺（箭头所示）特征性海鸥图像：环扫 EUS（A）和线阵 EUS（B）。AO：主动脉

位于胃的远端，在十二指肠之上。在 20% 病例里，超声内镜深入到十二指肠肠腔，越过十二指肠壶腹可以看到右侧肾上腺，与左侧肾上腺形态相似。当用 EUS 观察时，右侧肾上腺通常位置较深或者与下腔静脉相邻，因此使 EUS 引导下的细针穿刺变得困难，但并非不可能。

小结

应用 EUS 对纵隔进行评估是相对直接的。环扫扫描仪器获得的图像与 CT 扫描获得的图像具有相关性。线阵图像更难以解释，应用线阵 EUS 对纵隔进行成功检查是需要一种系统方法的。

主要参考文献

1. Mountain CF, Dresler CM. Regional lymph node classification for lung cancer staging. *Chest*. 1997;111:1718–1723.

第 7 章

内镜超声及经食管内镜超声引导下细针穿刺在非小细胞肺癌的应用

JOUKE T. ANNEMA

（周德俊 译 李 文 审校）

内容要点

- 经食管内镜超声引导下细针穿刺（EUS FNA）及经气管内镜超声引导下细针穿刺（EBUS TBNA）均可对纵隔淋巴结进行活检，因而被用于肺癌的诊断与分期。

- 较单独使用其中一种，联合 EUS 及 EBUS 可以提高纵隔淋巴结分期的准确性。

- 联合 EUS FAN 对非小细胞肺癌进行分期，可以减少纵隔镜检查及不必要的开胸手术次数，同时节约成本。

- 用 EBUS（EUS-B）进行 EUS 检查对纵隔淋巴结分期的结合与常规 EUS 的结合类似。

- EUS 及 EBUS 可分别对临近食管或气管的肺内病变行穿刺活检。

引言

经食管内镜超声（endoscopic ultrasonography，EUS）引导下细针穿刺（fine-needle aspiration，FNA）及经气管内镜超声引导下细针穿刺（endobronchial ultrasound-guided transbronchial needle aspiration，EBUS TBNA）是肺癌诊断与分期的维持技术。每年全世界大于 100 万的患者被诊断为肺癌，并且有 1/3 伴有纵隔转移。疾病的分期决定预后及治疗。如果肺癌局限于肺内及肺门淋巴结 [Ⅰ期或Ⅱ期，（N0/N1）]，则可以选择手术或立体定位放疗（surgery or stereotactic radiotherapy，SABR）[1]。而当纵隔淋巴结受累时 [Ⅲ期，（N2/N3）] 建议联合放化疗[2]。伴有远处转移（Ⅳ期）的患者将接受化疗或靶向治疗。因而，准确的纵隔分期对病变的最佳分期及治疗至关重要。胸部计算机断层扫描（computed tomography，CT）及正电子发射断层扫描（positron emission tomography，PET）是评估肺部肿瘤及发现转移的常用技术，但是它们对肺癌纵隔分期的准确性是不够的[3,4]。对于纵隔肿大的淋巴结（短径 > 10 mm）和（或）FPG 异常的淋巴结，以及纵隔正常单有纵隔淋巴结转移风险的患者（中心型肺癌或原发肿瘤 > 3 cm），建议应获得组织学确认[4-6]。内镜下纵隔淋巴结组织学分期要优于外科分期[7]。指南推荐内镜下纵隔淋巴结分期为首选的纵隔淋巴结分期技术[4,6,8]。本章将对 EUS FNA 及 EBUS TBNA 在肺癌诊断与分期中的作用进行评估。如何操作 EUS 及 EBUS 对纵隔进行扫查，并重点介绍纵隔的解剖结构。

这两种技术的适应证如表 7.1 所示，同时提出了联合经食管和经气管对纵隔分期的概念。重点讨论的是，仅运用超声支气管镜（EBUS scope，

表 7.1 EUS 对肺癌诊断及分期的适应证

纵隔淋巴结	EUDSB FNA	EBUS TBNA
左气管旁	++	++
右气管旁	−	++
主 - 肺动脉窗	+	−
隆突下	++	++
下纵隔	++	−
肺门	−	++
纵隔再分期	+	+
在可及区域 FDG PET 浓聚淋巴结	++	++
邻近食管的肺癌	++	−
邻近气管或主支气管的肺癌	−	++
可疑左肾上腺转移	++	−

++：强证据；+：中等证据；−：无证据；FDG：氟脱氧葡萄糖；FNA：细针穿刺；PET：正电子成像术；TBNA：经气管穿刺

EUS-B），先对食管进行检查，之后进行 EBUS 检查，由一位检查者一次性完成全部检查。将讨论内镜在肺癌分期中的重要地位。此外，介绍培训及建立 EBUS EUS 服务的技巧和流程。

EUS FNA 对肺癌的诊断及分期

过程

常规线阵 EUS 的纵隔检查方法如前所述（见第 6 章），患者取左侧卧位，术前需要用咪达唑仑或异丙酚麻醉。除了扫查纵隔淋巴结，还可以对左肾上腺（远处转移部位）及原发肺肿瘤（一旦病变为临近食管）进行扫查。建议进行系统扫查。淋巴结或病变与一些特定（血管）解剖标志的关系，如主动脉、肺动脉、左心房和肝（图 7.1 EUS 的肺癌分期）。

肺内肿瘤（T）与 EUS

EUS 可以扫查到位于食管周围的肺内肿瘤（图 7.2）[9]，一旦 EUS 扫查到原发病灶，就可以对肺内肿瘤进行实时 EUS 引导下活检（见图 7.2）。一项 meta 分析显示 EUS FNA 诊断肺内恶性肿瘤的平均敏感性为 92%[10]。发生气胸的风险几乎可以忽略不计。

确定原发肿瘤以后，可以对纵隔浸润（T4）（定义为累及纵隔、包绕大小血管、累及脊椎）进行评估（图 7.3 和图 7.4）。CT 对肺癌纵隔浸润的敏感性及特异性较低（< 75%）[11]；PET 因其有限的解剖分辨率，对 T4 期肿瘤的诊断几乎没有价值[12]。一项大样本的研究对 EUS 评估非小细胞肺癌（non-small cell lung cancer，NSCLC）纵隔或血管肿瘤浸润（T4）的价值进行研究，结果发现 EUS 诊断纵隔及大血管浸润的敏感性、特异性、阴性预测值（negative predictive value，NPV）、阳性预测值（positive predictive value，PPV）分别为 42%、95%、83%、73%。而 CT 评价 T4 的敏感性、特异性、NPV、PPV 分别为 76%、61%、88%、41%。重要的是，EUS 联合 CT 有很好的特异性及 PPV 和 NPV[13]。

总之，EUS FNA 可以很好地评估位于食管旁的肺内肿瘤，并能安全地获得病变组织。除了获得组织诊断，EUS 还能发现纵隔浸润，尤其是大血管浸润。

纵隔淋巴结分期（N）与 EUS

用 EUS 评估纵隔淋巴结必须按照标准的方式进

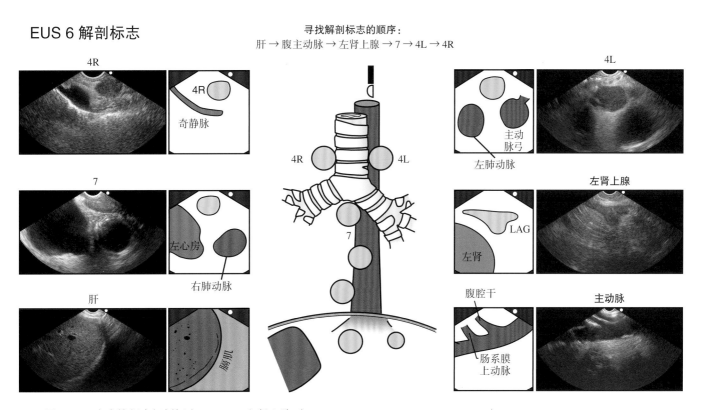

● 图 7.1　6 个内镜超声解剖标志。LAG：左肾上腺（Courtesy of P.Clementsen，MD，PhD.）

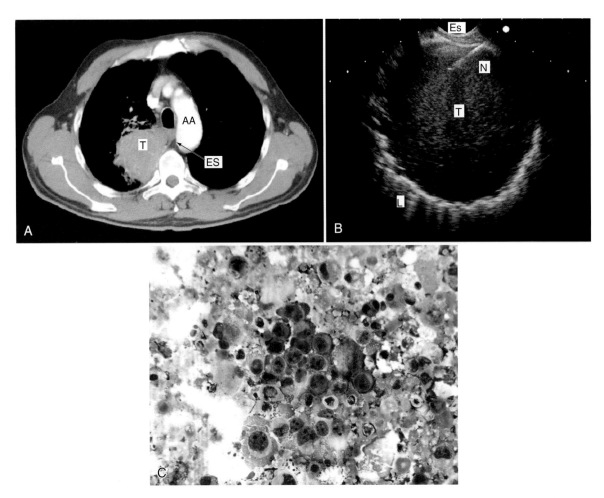

● **图7.2** A. 53 岁吸烟患者，可疑肺癌，气管镜检查未能明确诊断。A 胸部 CT 示左上肺邻近食管的肺内肿物（T）。AA：主动脉弓。B. EUS FNA 图像。可以看到穿刺针（N）位于肿瘤（T）内。Es：食管；L：压缩的肺组织。C. 细针穿刺细胞学显示为鳞状细胞癌

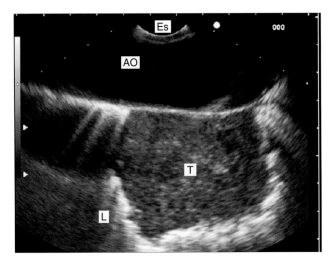

● **图7.3** 位于主动脉（AO）旁的左上肺肿物（T）。图像显示主动脉受累（T4）。Es：食管；L：压缩的肺组织

行（见第 6 章），以便从食管可以扫查到所有纵隔淋巴结（图 7.1）。我们强烈支持这种方法，而不是所谓的打了就跑的方法，即仅扫查 PET 显示高代谢或肿大的淋巴结。EUS 评估工具（EUS Assessment Tool，EUSAT）对于结构评估是有帮助的[14]。这种评估工具从以下几个方面进行评估：扫查范围，淋巴结位置，安全性及组织取样。要显示淋巴结和解剖（血管）标志的关系，并根据肿大的 TNM 分期给出淋巴结的数量[15]。初步检查之后，对肿大的（短径＞ 10 mm）或超声表现可疑的淋巴结，应进行活检，首先应从病变对侧（M3）淋巴结开始，然后是同侧（N2）淋巴结，以免导致分期升级。

EUS 的诊断范围

　　只有邻近食管或位于血管旁的淋巴结可以被 EUS 探查到。EUS 可以探查到下列区域的淋

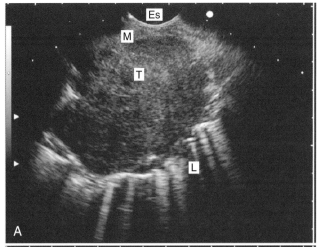

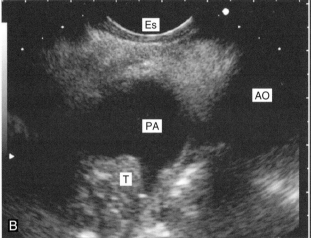

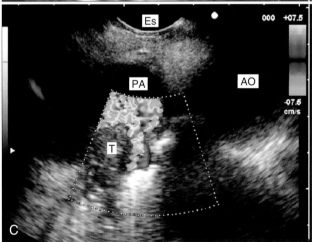

● **图 7.4**　大细胞腺癌。A. 中心型大细胞腺癌（T）累及纵隔（M）。Es：食管；L：压缩的肺组织。B 和 C. 左中心型肿物（T）累及肺动脉，有（C）及无（B）多普勒。AO：主动脉；PA：肺动脉

图 7.9）、下段食管周围（8 区）及肺韧带周围（9 区；图 7.10）。EUS 可以扫查到位于 A-P 窗的淋巴结，但是考虑到肺动脉的干扰，并不是总能对这一区域的淋巴结进行穿刺获取标本。主动脉旁淋巴结位于主动脉的另一侧，EUS 可以很好地扫查到（见图 7.7）。可以有选择地经主动脉进行对这一区域的淋巴结穿刺获得组织诊断[16]，或通过较长距离（7 ~ 8 cm）自食管上段获得组织诊断[17]。否则，只有通过纵隔切开或电子胸腔镜（video-assisted thoracoscopy，VATS）才能到达这一区域的淋巴结。由于受气管及主支气管内气体的影响，EUS 不能显示上气管旁（2R 区）及右下气管旁淋巴结（4R 区）。

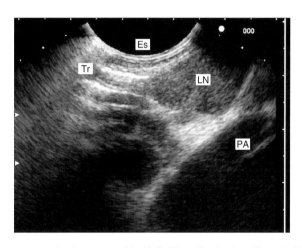

● **图 7.5**　左（4L 区）下气管旁淋巴结（LN），位于食管（Es）、气管（Tr）和肺动脉（PA）之间

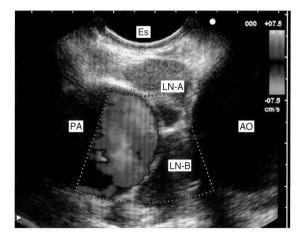

● **图 7.6**　左气管旁淋巴结（4L 区，LN-A），位于主动脉（AO）、肺动脉（PA）和食管（Es）之间。主肺动脉窗淋巴结（5 区，LN-B）

巴结：左下气管旁（4L 区；图 7.5），主肺动脉（aortopulmonary，A-P）窗（4L 区和 5 区；图 7.6）、主动脉旁（6 区；图 7.7）、隆突下（7 区；图 7.8 及

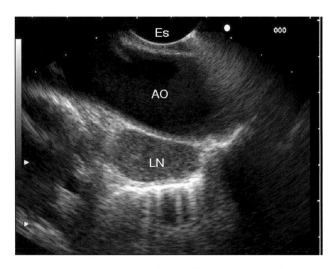

● **图 7.7** 位于主动脉弓（AO）周围的淋巴结（LN）（6区）。Es：食管

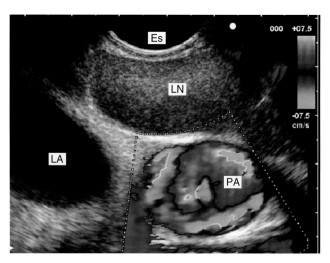

● **图 7.8** 位于食管（Es）、肺动脉（PA）和左心房（LA）之间的隆突下淋巴结（LN），多普勒显示肺动脉

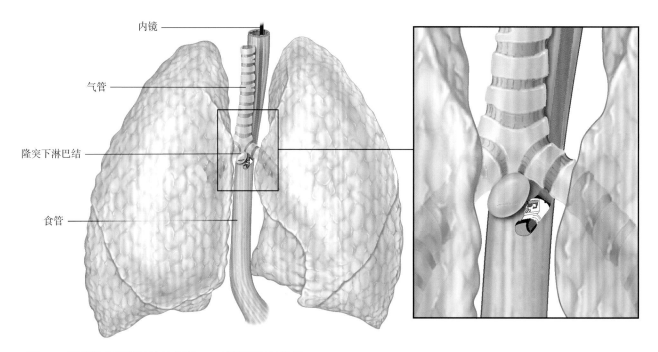

内镜

气管

隆突下淋巴结

食管

● **图 7.9** 图示隆突下淋巴结经食管 EUS 引导下细针穿刺

EUS 与 EUS FNA 的比较

纵隔淋巴结特异性的超声图像特点如大小（短径＞ 10 mm）、圆形、均匀的低回声、边界清晰与肿瘤浸润有关 [18-21]。EUS FNA 的准确性较单独 EUS 影像检查的准确性要高 [22-23]。因此，在确定淋巴结为恶性前需要对其进行 FNA（图 7.11 及图 7.12，视频 7.1）[24]。因而，对 NSCLC 进行分期时需要使用线阵 EUS，而不是环扫超声探头。行淋巴结分期有几种不同类型的穿刺针（19 G、22 G 及 25 G），22 G 被认为是标准类型。弹性成像是一种新技术，在 EUS 检查时可以用来预测组织机械特性。文献报道，弹性成像区分纵隔淋巴结良恶性的准确性为 85% [25]。对于非创伤性检查，此结果已经很好，但是准确率仍低于 EUS FNA。对弹性成像的临床价值仍在进一步研究中，它能够帮助选择适合的淋巴结进行穿刺。

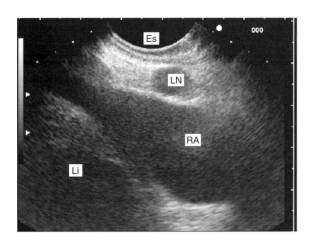

● 图 7.10　肺韧带（9 区）淋巴结（LN）。Es：食管；Li：肝；RA：左心房

　　为获得最佳穿刺结果，推荐每个淋巴结穿刺 3 ~ 5 针[26-27]。穿刺淋巴结的部位（中心或边缘）及是否使用负压与穿刺结果没有相关性[27]。除常规

细胞学检查外，EUS FAN 还可以获取细胞块，行免疫组织化学检查。对纵隔淋巴结行 EUS FNA 是安全的，并发症如纵隔炎发生率很低[28]。

EUS 纵隔分期的准确性

　　一项对 EUS FNA 对肺癌纵隔淋巴结的分期的 meta 分析，共纳入 18 项研究，结果显示敏感性为 83%（95% 可信区间，78% ~ 87%），特异性为 97%（95% 可信区间，96% ~ 98%）[29]。在淋巴结肿大的患者中 CT 的敏感性为 90%（95% 可信区间，84% ~ 94%）。尽管大多数研究都提到了阳性预测值，但仅有一项研究的阳性结果通过手术病理的证实[30]。虽然，有关 EUS FNA 的假阳性结果报道很少，但是当原发肿瘤紧邻淋巴结时可能出现假阳性结果[30]。很多研究都选择用 CT 显示纵隔有较大淋巴结（> 1 cm）的患者，因而这个结果只适用于这类患者。较少研究专门针对较小淋巴结（短径

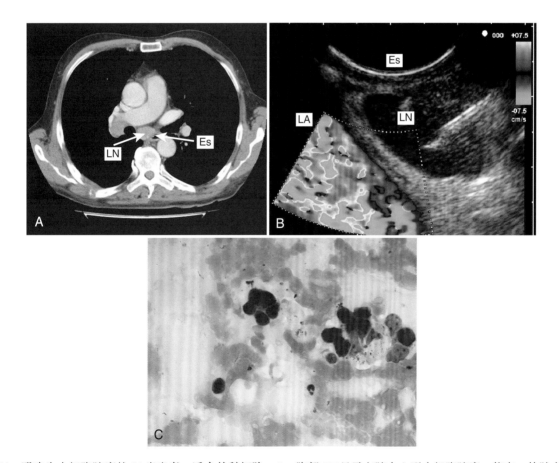

● 图 7.11　明确为小细胞肺癌的 54 岁患者，适合外科切除。A. 胸部 CT 显示左肺中心型小细胞肺癌，伴有一枚肿大的隆突下淋巴结（LN）。B. 对食管（Es）和左心房（LA）之间的隆突下淋巴结（LN）进行实时超声内镜引导下细针穿刺（EUS FAN）。C. 细胞学显示为淋巴结转移

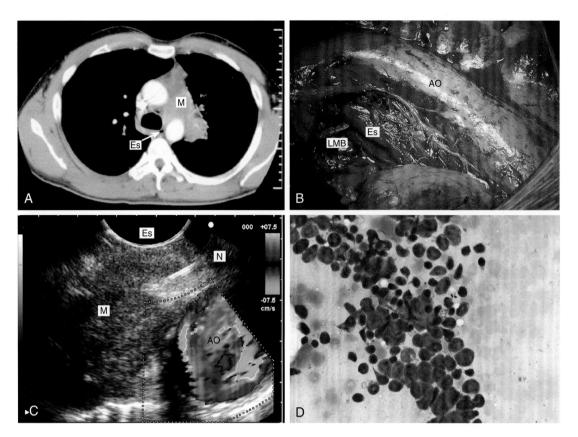

● 图 7.12 66 岁老年男性患者，大量吸烟史，可疑肺癌，气管镜检查未能明确诊断。A. 胸部 CT 显示主肺动脉窗见一肿物。
B. 另一名刚刚行左肺切除的患者，显示食管（Es）与主肺动脉窗关系非常密切。AO：主动脉；LMB：左主支气管。C. 超
声内镜引导下对位于食管和主动脉（多普勒显示）之间的肿物（M）进行细针穿刺。N：穿刺针。D. 细胞学显示为小细胞癌

≤ 10 mm），其敏感性在 35% ~ 93%[31,32]。有关较小
淋巴结的 meta 分析显示，总的敏感性为 58%（95%
可信区间，39% ~ 75%）[29]。

EUS 与远处转移（M1）

在肺癌最常见的转移部位中，EUS 可扫查到位
于肝左叶及左肾上腺的转移灶（图 7.13 和图 7.14），
并可以通过 EUS-B 行穿刺活检（视频 7.2）。对影像
学检测怀疑有左侧肾上腺转移的患者，建议行 EUS
FNA，以获得病理诊断[6]，因为肺癌的患者常可以
伴有良性肿大。肾上腺肿瘤通常经皮穿刺活检。经
皮肾上腺活检的敏感性及 NPV 分别为 73% 和 60%，
并发症是相当多的[33-34]。对影像学怀疑有左肾上腺转
移的肺癌患者，EUS FNA 的敏感性在 86% 以上[35]。
尽管技术难度较大，但是 EUS-B 可以获得与常规
EUS 类似的结果（87% 对 86%）[36]。播散性肺癌患
者常常伴有肝转移。经腹部超声是检查肝转移的标
准方法。也有学者报道经食管 EUS FNA 对肝转移进

行评估[37-38]。

使用 EUS-B 进行 EUS

EUS-B 也可以进行 EUS 检查。通常情况下，在
保持仰卧位完成 EBUS 检查后，由同一位操作者直
接完成 EUS 检查[39-40]。在完成支气管内检查之后，
将 EUS-B 退出气道，直接进入食管。和常规 EUS
操作一样，运用 EUSAT 可以系统评估临近食管的
纵隔淋巴结、肝及左肾上腺（视频 7.4）[14]。尽管常
规 EUS 操作更稳定、扫查角度更大（120° ~ 180°
对 EBUS 60°），但是二者对纵隔淋巴结分期的结果
无明显差别（图 7.15）[41]。此外，EUS-B 也可扫查
到左肾上腺并可对其进行穿刺[36,42]。仅使用 EUS-B
时可以由一位操作者一次性完成对纵隔、肝和左肾
上线的分期。这种由一位操作者一次性完成的分期
方法可以减少患者的负担，似乎是划算的。

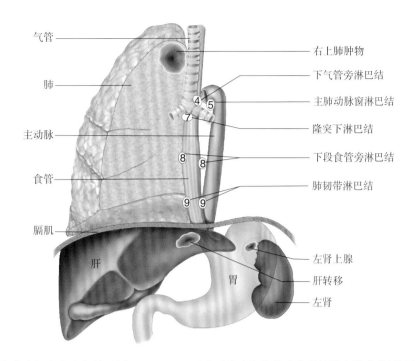

- **图 7.13**　EUS FNA 在非小细胞肺癌中的运用。EUS FAN 可以对非小细胞肺癌患者的肺内肿瘤进行活检，并且能够探测纵隔肿瘤转移（T4），评估纵隔淋巴结，发现位于肝左叶及左肾上腺的远处转移灶

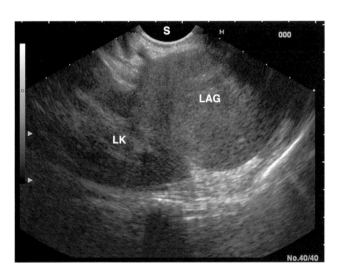

- **图 7.14**　经胃 EUS 显示左肾及左肾上腺转移灶（LAG）。S：胃

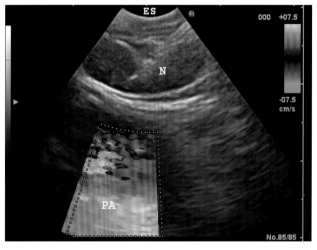

- **图 7.15**　超声气管镜引导下对隆突下（7 区）淋巴结穿刺。从图像上可见 EBUS 超声扫查范围较常规 EUS 扫查范围（见图 6.7）要小。Es：食管；N：穿刺针；PA：肺动脉

EBUS 经气管细针穿刺对肺癌的诊断与分期

　　EBUS 可显示肺内病变、纵隔及肺门淋巴结和位于主气道周围的纵隔肿物（图 7.16）。与经消化道 EUS 一样，EBUS 也是始于研发环扫探头。通过环扫 EBUS，可以探查病变，但是不能够在实时超声引导下取标本。环扫 EBUS 主要由于探查外周型肺病变，这类病变可以在 X 线下或通过引导鞘获取标本。2004 年才上市的线阵 EBUS，可以像 EUS FNA 一样，在实时超声监视下对纵隔或肺门淋巴结及中心型肺肿瘤进行穿刺活检。本章只谈论线阵 EBUS 在肺癌诊断与分期中的运用。

EBUS 6 个定位标志

按下列顺序寻找定位标志：
4L → 7 → 10L → 10R → 奇静脉 → 4R

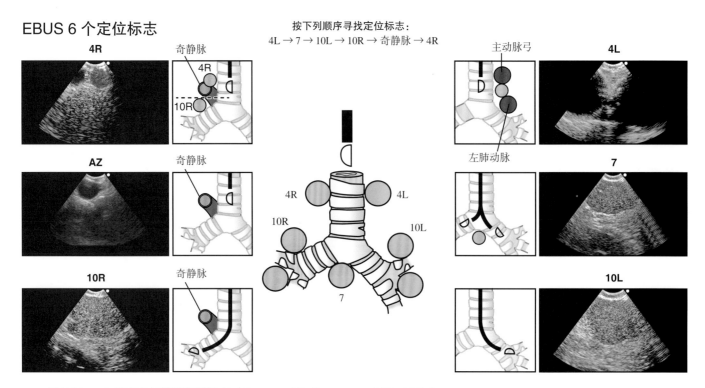

- **图 7.16** 6 个超声支气管镜解剖标志（Courtesy of P. Clementsen，MD，PhD.）

EBUS 检查过程

线阵超声气管镜（Olympus XBF UC 160F，Fujinon EB-530 US，Pentax EB 1970 UK；图 7.17）是将电子线阵超声探头（扫查频率范围 5 ~ 12 MHz）安装在气管镜的前端，对气管镜进行改进而成的。也可用内镜光源，将其置于一个呈 30° 角的位置。可在清醒镇静状态下进行 EBUS 检查。检查大约耗时 15 ~ 20 分钟。检查前，先在患者咽喉部喷利多卡因，检查中还要多次给予可待因镇咳。检查时患者取仰卧位，将镜子经口插入气管。在 EBUS 检查中，可以同时获得白光视野和超声图像。在内镜视野下，EBUS 在气管支气管树的位置一目了然（图 7.18）。当超声探头直接接触气道黏膜时，就可以显示邻近气道的淋巴结（图 7.19）。或者，将注水的球囊套在探头上，增加探头与气道壁之间的接触。检查淋巴结的过程中，因光源距离气道壁太近，内镜下视野有限（见图 7.19）。在放置好内镜钳道保护套后，可以对淋巴结进行实时超声引导下穿刺（见图 7.19，视频 7.5）。并没有证据显示使用负压能获得更好的标本，提高诊断[43]。为了获得最好的结果，建议每个部位穿 3 针[44]。22 G 针是标准的穿刺针，也可选用 19 G 及 25 G 针。EBUS 的并发症很少[45]。

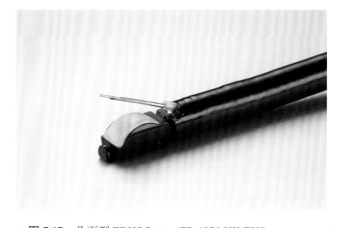

- **图 7.17** 凸面型 EBUS Pentax EB 1970 UK EUS

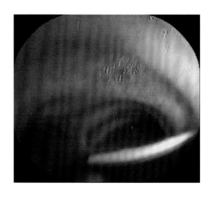

- **图 7.18** EBUS 光学视野下显示内镜达到气管末端。内镜视野下可见隆突及左右主支气管开口。图像下方看到的白线即为内镜的超声探头

EBUS 诊断肺内肿瘤（T）

对于中心性肺癌，气管镜往往不能获得病理诊断的患者，CT 引导下穿刺通常也是不行的，因为这些病变临近大血管，气胸及出血的风险较大。紧邻气管及主支气管的肺内肿瘤可被 EBUS 探查到并可通过 EBUS FAN 获取标本（图 7.20）。对这类病变，EBUS 的诊断率还是很高的[46-47]，并且气胸的并发症几乎可以忽略不计。

EBUS 淋巴结分期（N）

纵隔淋巴结活检是 EBUS FBNA 的主要适应证（视频 7.3）。EBUS 可扫查到位于气管旁（主动脉弓水平以上，2L 区及 2R 区；主动脉弓水平以下，4L 区及 4R 区；图 7.21 和图 7.22）或主支气管旁（7 区，通过左右主支气管均能看到）的纵隔淋巴结。通过还在试验阶段的弹性成像技术，可以评估淋巴结的硬度（图 7.23）。对于弹性成像技术对活检及诊断结果是否有影响有待进一步观察。按修订的第八版 TNM 分期，给出通过 EBUS 扫查到的淋巴结的准确个数也非常重要，可以避免分区偏低或偏高[15]。

系统的淋巴结评估（视频 7.5）优于依靠 FDG 升高或淋巴结肿大而选择性穿刺。EBUS 评级系统（EBUS Assessment TooL，EBUSAT）有助于结构判断[48]。这种评价系统依靠淋巴结解剖以及诸如内镜插入、穿刺针的选择及组织活检等内镜技术。meta

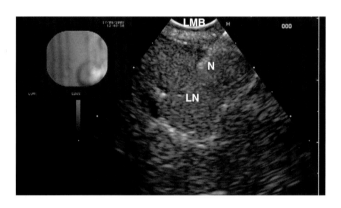

● 图 7.19　隆突下（7 区）淋巴结实时 EBUS 引导下经气管细针穿刺。当超声探头接触到气道黏膜时，内镜下视野即消失（左上角）。LMB：内镜在左主支气管的位置；LN：淋巴结；N：穿刺针

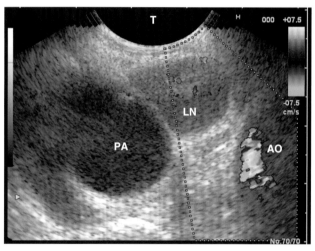

● 图 7.21　EBUS 通过气管显示左气管旁淋巴结（LN）（4L 区）图像。AO：主动脉；PA：肺动脉

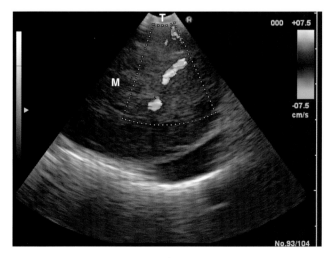

● 图 7.20　EBUS 通过气管显示右肺上叶腺癌（M）。可看到血管在肿瘤中穿过

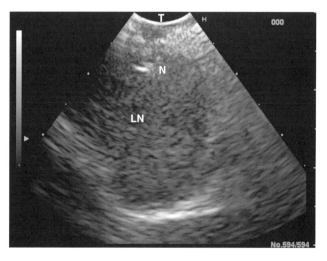

● 图 7.22　右气管周围淋巴结（LN）（4R 区）EBUS TBNA 图像。N：穿刺针；T：内镜在气管的位置

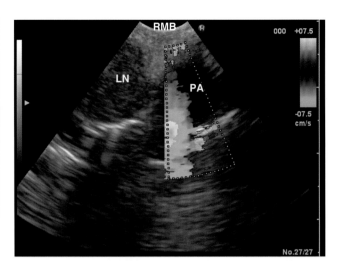

• 图 7.23 肿大的右下气管旁淋巴结（LN）。EBUS 图像（B）显示右下气管旁淋巴结（4R 区）。弹性成像蓝色（A）显示较硬淋巴结组织

• 图 7.24 EBUS 在右肺上叶脊部（11R 区）显示的右肺内淋巴结（LN）图像。多普勒信号显示肺动脉（PA）分支。RMB：内镜在右主支气管的位置

分析显示 EBUS 发现淋巴结转移（N2/N3）的敏感性在 70%～93%[4,49-51]。这种差异有可能是因为患者不同及研究特性造成的（例如纵隔淋巴结转移的发生率）。

EBUS 也可对肺门淋巴结进行活检（外科及纵隔镜是无法到达的），对淋巴结肿大或 FDG PET 高代谢的淋巴结肺门淋巴结，EBUS 的敏感性为 91%（图 7.24，视频 7.6）[52]。通常将 EBUS TBNA 既作为一种诊断方法，也作为一种分期方法，为此需要获得足够的标本，因标本不仅用于诊断恶性肿瘤，

还要用于分型及分子检测[53]。

联合淋巴结分期（EUS+EBUS）

EUS 和 EBUS 在诊断领域是相互补充的（图7.25）。EUS FNA 联合 EBUS TBNA，能扫查到纵隔内所有淋巴结位点[54-57]。EBUS 可对气管周围区域（2R、4L、2R、4L 区）淋巴结进行评估，EUS 可以

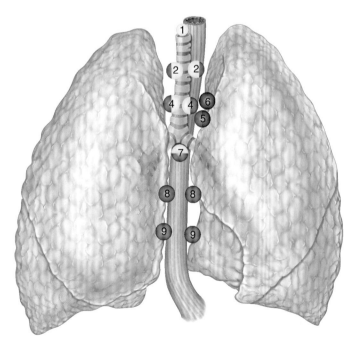

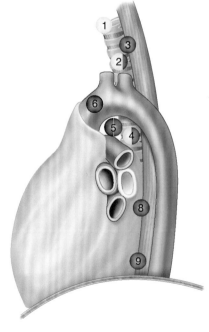

• 图 7.25 纵隔分期方法及诊断范围。黄色球表示 EBUS 和纵隔镜可到达的范围；红色球表示 EUS 可到达的范围；黑色球表示纵隔镜或电视辅助胸腔镜可以到达的范围

对下纵隔（8 区和 9 区；见图 7.1）淋巴结进行评估。两种方法均可对隆突下（7 区）及左气管旁（4L 区）淋巴结进行评估。也可以单独通过 EUS-B 完成[39,58]纵隔淋巴结联合分期。

关于联合 EBUS 及 EUS-B 在诊断纵隔淋巴结转移（N2/N3）的增加值及诊断准确性的系统评述显示，两者联合较单独使用其中一种，敏感性或淋巴结检测率大大增加[51]。EBUS 之后再行 EUS-B 可将检测纵隔淋巴结的敏感性提高 12%，EUS-B 之后再行 EBUS 可将检测纵隔淋巴结的敏感性提高 22%[51]。因而最近的肺癌分期指南（2016）中的"联合经支气管及经食管内镜检查作为肺癌诊断与分期"得到欧洲胃肠内镜学会、欧洲呼吸学会及欧洲胸外科学会的认可，推荐联合 EBUS TBNA 和 EUSB FNA，而非其中一种[6]。

EBUS 对 EUS 对外科分期

目前可用于选择的活检技术都有不同的诊断范围，但不幸的是，没有一种方法可对所有部位的 N2/N3 淋巴结进行活检。对于不同的活检技术，其敏感性和特异性通常基于该项技术能够到达的具体淋巴结区域，而不是整个纵隔。EUS 和 EBUS 的诊断范围是相互补充的（见图 7.25），在 4L 区及 7 区有重叠。当联合 EUS 和 EBUS 时，事实上可检测到所有纵隔淋巴结。内镜的优点是可以微创地确定纵隔淋巴结转移或肿瘤纵隔浸润。假如 EBUS 及 EUS 均能检测到淋巴结，与 EBUS TBNA 相比，EUS FNA 具有更易耐受、需要的麻药更少、时间更短、更低的血氧饱和度下降等优点[59]。

外科分期、纵隔镜及 VATS 可以获得大块活检，但与内镜相关的创伤更大。纵隔镜与 EBUS 诊断范围类似：上下气管旁（2L、4L、2R、4R 区）和隆突下（7 区），其纵隔淋巴结分期的敏感性为 79%[7]。VATS 对于 5 区及 6 区的淋巴结诊断的准确性高于 EUS FNA（表 7.2）[60]。

EUS 及 EBUS 在肺癌分期中的重要性

指南建议将细针活检技术作为肺癌分期的初步的、无创的淋巴结分期方法[4,6,8]。一旦细针穿刺技术获得阴性结果但临床高度怀疑纵隔浸润，应考虑外科分期[4,6]。也应考虑到淋巴结转移高风险的因素（EBUS 淋巴结特点、FDG 高代谢等）[61]。研究显示，对内镜下结果阴性而纵隔淋巴结异常的患者，外科分期会使患者获益，而纵隔正常的患者没有明显获益[62]。在哪种情况下对内镜阴性的患者不再进行外科确诊仍然是值得研究的。

显然实施局灶肺癌的内镜下分期由内镜能够达到的范围及 EUS 和 EBUS 的专家及其助手、影像学检测例如 PET-CT 及外科专家决定。在 NSCLS 的诊断和分期中应尽早进行 EUS 及 EBUS，尤其是对初步检测高度怀疑纵隔淋巴结异常者。

住院患者在进行内镜及 PET-CT 检测之后，对于患有（怀疑）肺癌的患者，哪些应该接受外科手术，推荐下面的策略：PET-CT 之后进行支气管镜检测，对中心型肺癌患者或者淋巴结肿大的（> 1 cm）或者淋巴结 PET 阳性的患者要进行 EBUS 联合 EUS-B。如果 EUS 或者 EBUS 没有提供纵隔转移或者肿瘤浸润的患者应该进行纵隔镜检测。理想的情况是，一次性完成气管镜及 EBUS/EUS（B），并有现场细胞学评估（图 7.26）。

周围型肺癌患者，没有发现肿大淋巴结或 PET 阳性淋巴结，在气管镜检查之后直接开胸手术，因

表 7.2　内镜、纵隔镜、外科手术的对纵隔淋巴结分期的性能的比较的 RCTs

RCT	患者数	敏感性内镜 [EUS 和（或）EBUS]纵隔镜	敏感性 MS / 手术	NPV 内镜	NPV 手术	并发症 内镜	并发症 手术
Tournoy 等，2008[69]	40	93%（95%CI：66% ～ 99%）	73%（95%CI：39% ～ 93%）	83%（95%CI：35% ～ 99%）	73%（95%CI：39% ～ 93%）	0	5%
Annema 等，2010[7]	40	85%（95%CI：74% ～ 92%）	79%（95%CI：66% ～ 88%）	85%（95%CI：75% ～ 92%）	86%（95%CI：76% ～ 92%）	1%	6%

CI：可信区间；EBUS：超声支气管镜；EUS：内镜超声；MS：纵隔镜；VPN：阴性预测值；RCT：随机对照研究

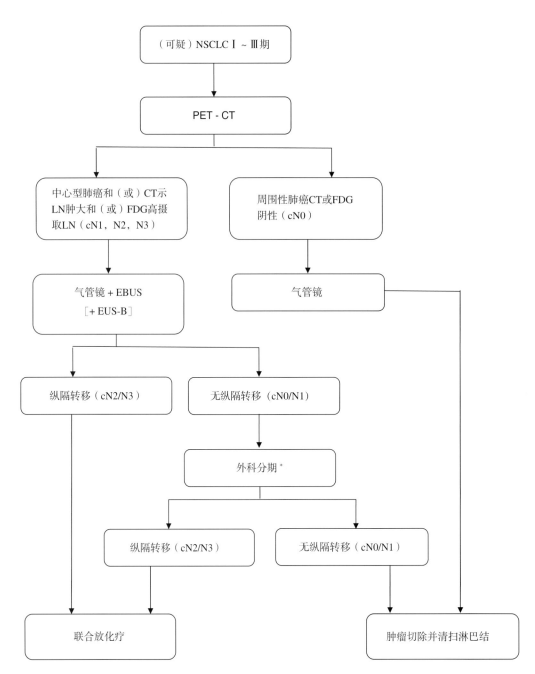

* 对于有些特定的病例，激进的证实性的外科分期，是不必要的（另见原文）

● **图 7.26**　EUS FNA 及 EBUS TNBA 在非小细胞肺癌纵隔分期中的作用。PET：正电子发射体层摄影；CT：计算机断层扫描；FDG：氟脱氧葡萄糖；LN：淋巴结

为纵隔淋巴结转移的概率极低[63]。

没有 PET 的中心，推荐基因 CT 基础上进行 EBUS 和（或）EUS 检测。

培训和能力

内镜检查的质量及安全性取决于内镜技术及检查者和内镜团队的经验。与病理医生的很好合作对诊断结果至关重要。大量练习能够提高诊断结果，而大多数并发症与操作者的经验有关[64]。在随机对照研究中，虚拟现实模拟 EBUS 培训比传统的学徒式 EBUS 培训更有效[48]。因而推荐内镜初学者，首先接受包括理论及模拟为基础的结构训练课程，然后进行指导下的人体练习。运用有效的设备对能力进行评估也是培训的一部分[6]。ERS 已经研发出了一个结构模拟项目，以便培训出能够独立成功完成 EBUS 的合格医生。培训项目包括 3 部分（Ⅰ：理论；Ⅱ：临床及模拟训练；Ⅲ：监督训练），以确保参与者获得必须的知识及技术，以便获得 ERS 给予的 EBUS 资格证[65]。

实际上，胃肠病变学家对肺癌的分期并不熟悉，而胸外科并不进行 EUS-B 检查，这就造成联合运用 EBUS 及 EUS-B 的障碍。然而，经过专门的培训及 EUS 实施策略，胸科医生也能获得与专家一样的结果[66]。尽管内镜检查是比较安全的，但仍推荐在检查过程中检测并发症。假阴性率是任何内镜的质量指标，应该定期进行评估。

成功的内镜服务离不开设备的更新、穿刺针、培训及细胞病理医生的经验。培训和（基于模拟）学习将越来越重要。进一步学习要着眼于更的针的操作及标本处理。智能等的发展，包括共聚焦显微内镜（needle-based confocal laser endomicroscopy，nCLE），有助于降低假阴性率[67-68]。目前的挑战是在全球范围内开展 EBUS/EUS-B。

主要参考文献

4. Silvestri GA, Gonzalez AV, Jantz MA, et al. Methods for staging non-small cell lung cancer: diagnosis and management of lung cancer. 3rd ed: American College of Chest Physicians evidence-based clinical practice guidelines. *Chest.* 2013;143:e211S–e250S.
6. Vilmann P, Clementsen PF, Colella S, et al. Combined endobronchial and esophageal endosonography for the diagnosis and staging of lung cancer: european society of gastrointestinal endoscopy (ESGE) guideline, in cooperation with the european respiratory society (ERS) and the european society of thoracic surgeons (ESTS). *Endoscopy.* 2015;47:c1.
7. Annema JT, van Meerbeeck JP, Rintoul RC, et al. Mediastinoscopy vs endosonography for mediastinal nodal staging of lung cancer: a randomized trial. *JAMA.* 2010;304:2245–2252.
36. Crombag LMMJ. EUS-B-FNA vs conventional EUS-FNA for left adrenal gland analysis inlung cancer patients. In: Artur Szlubowski JAS, Schuurbiers O, Korevaar DA, Bonta PI, Annema JT, eds. *Lung Cancer.* 2017.
51. Korevaar DA, Crombag LM, Cohen JF, et al. Added value of combined endobronchial and oesophageal endosonography for mediastinal nodal staging in lung cancer: a systematic review and meta-analysis. *Lancet Respir Med.* 2016;4:960–968.

参考文献

1. Howington JA, Blum MG, Chang AC, et al. Treatment of stage I and II non-small cell lung cancer: diagnosis and management of lung cancer, 3rd ed: American College of Chest Physicians evidence-based clinical practice guidelines. *Chest.* 2013;143:e278S–e313S.
2. Ramnath N, Dilling TJ, Harris LJ, et al. Treatment of stage III non-small cell lung cancer: diagnosis and management of lung cancer, 3rd ed: American College of Chest Physicians evidence-based clinical practice guidelines. *Chest.* 2013;143: e314S–e340S.
3. Schmidt-Hansen M, Baldwin DR, Hasler E, et al. PET-CT for assessing mediastinal lymph node involvement in patients with suspected resectable non-small cell lung cancer. *Cochrane Database Syst Rev.* 2014:Cd009519.
4. Silvestri GA, Gonzalez AV, Jantz MA, et al. Methods for staging non-small cell lung cancer: diagnosis and management of lung cancer, 3rd ed: American College of Chest Physicians evidence-based clinical practice guidelines. *Chest.* 2013;143:e211S–e250S.
5. De LP, Dooms C, Kuzdzal J, et al. Revised ESTS guidelines for preoperative mediastinal lymph node staging for non-small-cell lung cancer. *Eur J Cardiothorac Surg.* 2014;45:787–798.
6. Vilmann P, Clementsen PF, Colella S, et al. Combined endobronchial and esophageal endosonography for the diagnosis and staging of lung cancer: european society of gastrointestinal endoscopy (ESGE) guideline, in cooperation with the european respiratory society (ERS) and the european society of thoracic surgeons (ESTS). *Endoscopy.* 2015;47:c1.
7. Annema JT, van Meerbeeck JP, Rintoul RC, et al. Mediastinoscopy vs endosonography for mediastinal nodal staging of lung cancer: a randomized trial. *JAMA.* 2010;304:2245–2252.
8. Vansteenkiste J, De RD, Eberhardt WE, et al. Early and locally advanced non-small-cell lung cancer (NSCLC): ESMO Clinical Practice Guidelines for diagnosis, treatment and follow-up. *Ann Oncol.* 2013;24(suppl 6):vi89–vi98.
9. Annema JT, Veselic M, Rabe KF. EUS-guided FNA of centrally located lung tumours following a non-diagnostic bronchoscopy. *Lung Cancer.* 2005;48:357–361; discussion 63–64.
10. Korevaar DA, Colella S, Spijker R, et al. Esophageal endosonography for the diagnosis of intrapulmonary tumors: a systematic review and meta-analysis. *Respiration.* 2017;93:126–137.
11. Venuta F, Rendina EA, Ciriaco P, et al. Computed tomography for preoperative assessment of T3 and T4 bronchogenic carcinoma. *Eur J Cardiothorac Surg.* 1992;6:238–241.
12. Pieterman RM, van Putten JW, Meuzelaar JJ, et al. Preoperative staging of non-small-cell lung cancer with positron-emission tomography. *N Engl J Med.* 2000;343:254–261.
13. Kuijvenhoven JC, Crombag L, Breen DP, et al. Esophageal ultrasound (EUS) assessment of T4 status in NSCLC patients. *Lung Cancer.* 2017;114:50–55.
14. Konge L, Vilmann P, Clementsen P, et al. Reliable and valid assessment of competence in endoscopic ultrasonography and fine-needle aspiration for mediastinal staging of non-small cell lung cancer. *Endoscopy.* 2012;44: 928–933.
15. Goldstraw P, Chansky K, Crowley J, et al. The IASLC lung cancer staging project: proposals for revision of the TNM stage groupings in the Forthcoming (Eighth) Edition of the TNM classification for lung cancer. *J Thorac Oncol.* 2016;11:39–51.
16. von Bartheld MB, Rabe KF, Annema JT. Transaortic EUS-guided FNA in the diagnosis of lung tumors and lymph nodes. *Gastrointest Endosc.* 2009;69:345–349.
17. Liberman M, Duranceau A, Grunenwald E, et al. New technique performed by using EUS access for biopsy of para-aortic (station 6) mediastinal lymph nodes without traversing the aorta (with video). *Gastrointest Endosc.* 2011;73:1048–1051.
18. Catalano MF, Sivak Jr MV, Rice T, et al. Endosonographic features predictive of lymph node metastasis. *Gastrointest Endosc.* 1994;40:442–446.
19. Fujiwara T, Yasufuku K, Nakajima T, et al. The utility of sonographic features during endobronchial ultrasound-guided transbronchial needle aspiration for lymph node staging in patients with lung cancer: a standard endobronchial ultrasound image classification system. *Chest.* 2010;138:641–647.
20. Gill KR, Ghabril MS, Jamil LH, et al. Endosonographic features predictive of malignancy in mediastinal lymph nodes in patients with lung cancer. *Gastrointest Endosc.* 2010;72:265–271.
21. Memoli JS, El-Bayoumi E, Pastis NJ, et al. Using endobronchial

ultrasound features to predict lymph node metastasis in patients with lung cancer. *Chest.* 2011;140:1550–1556.

22. Saftoiu A, Vilmann P, Ciurea T, et al. Dynamic analysis of EUS used for the differentiation of benign and malignant lymph nodes. *Gastrointest Endosc.* 2007;66:291–300.

23. Toloza EM, Harpole L, Detterbeck F, McCrory DC. Invasive staging of non-small cell lung cancer: a review of the current evidence. *Chest.* 2003;123:157s–166s.

24. Schmulewitz N, Wildi SM, Varadarajulu S, et al. Accuracy of EUS criteria and primary tumor site for identification of mediastinal lymph node metastasis from non-small-cell lung cancer. *Gastrointest Endosc.* 2004;59:205–212.

25. Janssen J, Dietrich CF, Will U, Greiner L. Endosonographic elastography in the diagnosis of mediastinal lymph nodes. *Endoscopy.* 2007;39:952–957.

26. LeBlanc JK, Ciaccia D, Al-Assi MT, et al. Optimal number of EUS-guided fine needle passes needed to obtain a correct diagnosis. *Gastrointest Endosc.* 2004;59:475–481.

27. Wallace MB, Kennedy T, Durkalski V, et al. Randomized controlled trial of EUS-guided fine needle aspiration techniques for the detection of malignant lymphadenopathy. *Gastrointest Endosc.* 2001;54:441–447.

28. Aerts JG, Kloover J, Los J, et al. EUS-FNA of enlarged necrotic lymph nodes may cause infectious mediastinitis. *J Thorac Oncol.* 2008;3:1191–1193.

29. Micames CG, McCrory DC, Pavey DA, et al. Endoscopic ultrasound-guided fine-needle aspiration for non-small cell lung cancer staging: a systematic review and metaanalysis. *Chest.* 2007;131:539–548.

30. Annema JT, Versteegh MI, Veselic M, et al. Endoscopic ultrasound added to mediastinoscopy for preoperative staging of patients with lung cancer. *JAMA.* 2005;294:931–936.

31. LeBlanc JK, Devereaux BM, Imperiale TF, et al. Endoscopic ultrasound in non-small cell lung cancer and negative mediastinum on computed tomography. *Am J Respir Crit Care Med.* 2005;171:177–182.

32. Wallace MB, Ravenel J, Block MI, et al. Endoscopic ultrasound in lung cancer patients with a normal mediastinum on computed tomography. *Ann Thorac Surg.* 2004;77:1763–1768.

33. Mody MK, Kazerooni EA, Korobkin M. Percutaneous CT-guided biopsy of adrenal masses: immediate and delayed complications. *J Comput Assist Tomogr.* 1995;19:434–439.

34. Osman Y, El-Mekresh M, Gomha AM, et al. Percutaneous adrenal biopsy for indeterminate adrenal lesion: complications and diagnostic accuracy. *Urol Int.* 2010;84:315–318.

35. Schuurbiers OC, Tournoy KG, Schoppers HJ, et al. EUS-FNA for the detection of left adrenal metastasis in patients with lung cancer. *Lung Cancer.* 2011;73:310–315.

36. Crombag LMMJ. EUS-B-FNA vs conventional EUS-FNA for left adrenal gland analysis inlung cancer patients. In: Artur Szlubowski JAS, Schuurbiers O, Korevaar DA, Bonta PI, Annema JT, eds. *Lung Cancer;* 2017.

37. Hollerbach S, Willert J, Topalidis T, et al. Endoscopic ultrasound-guided fine-needle aspiration biopsy of liver lesions: histological and cytological assessment. *Endoscopy.* 2003;35:743–749.

38. Prasad P, Schmulewitz N, Patel A, et al. Detection of occult liver metastases during EUS for staging of malignancies. *Gastrointest Endosc.* 2004;59:49–53.

39. Herth FJ, Krasnik M, Kahn N, et al. Combined endoscopic-endobronchial ultrasound-guided fine-needle aspiration of mediastinal lymph nodes through a single bronchoscope in 150 patients with suspected lung cancer. *Chest.* 2010;138:790–794.

40. Kang HJ, Hwangbo B, Lee GK, et al. EBUS-centred versus EUS-centred mediastinal staging in lung cancer: a randomised controlled trial. *Thorax.* 2014;69:261–268.

41. Szlubowski A, Soja J, Kocon P, et al. A comparison of the combined ultrasound of the mediastinum by use of a single ultrasound bronchoscope versus ultrasound bronchoscope plus ultrasound gastroscope in lung cancer staging: a prospective trial. *Interact Cardiovasc Thorac Surg.* 2012;15:442–446; discussion 6.

42. Crombag LM, Annema JT. Left adrenal gland analysis in lung cancer patients using the endobronchial ultrasound scope: a feasibility trial. *Respiration.* 2016;91:235–240.

43. Casal RF, Staerkel GA, Ost D, et al. Randomized clinical trial of endobronchial ultrasound needle biopsy with and without aspiration. *Chest.* 2012;142:568–573.

44. Lee HS, Lee GK, Lee HS, et al. Real-time endobronchial ultrasound-guided transbronchial needle aspiration in mediastinal staging of non-small cell lung cancer: how many aspirations per target lymph node station? *Chest.* 2008;134:368–374.

45. von Bartheld MB, van BA, Annema JT. Complication rate of endosonography (endobronchial and endoscopic ultrasound): a systematic review. *Respiration.* 2014;87:343–351.

46. Nakajima T, Yasufuku K, Fujiwara T, et al. Endobronchial ultrasound-guided transbronchial needle aspiration for the diagnosis of intrapulmonary lesions. *J Thorac Oncol.* 2008;3:985–988.

47. Tournoy KG, Rintoul RC, van Meerbeeck JP, et al. EBUS-TBNA for the diagnosis of central parenchymal lung lesions not visible at routine bronchoscopy. *Lung Cancer.* 2009;63:45–49.

48. Konge L, Clementsen PF, Ringsted C, et al. Simulator training for endobronchial ultrasound: a randomised controlled trial. *Eur Respir J.* 2015;46:1140–1149.

49. Adams K, Shah PL, Edmonds L, Lim E. Test performance of endobronchial ultrasound and transbronchial needle aspiration biopsy for mediastinal staging in patients with lung cancer: systematic review and meta-analysis. *Thorax.* 2009;64:757–762.

50. Gu P, Zhao YZ, Jiang LY, et al. Endobronchial ultrasound-guided transbronchial needle aspiration for staging of lung cancer: a systematic review and meta-analysis. *Eur J Cancer.* 2009;45:1389–1396.

51. Korevaar DA, Crombag LM, Cohen JF, et al. Added value of combined endobronchial and oesophageal endosonography for mediastinal nodal staging in lung cancer: a systematic review and meta-analysis. *Lancet Respir Med.* 2016;4:960–968.

52. Ernst A, Eberhardt R, Krasnik M, Herth FJ. Efficacy of endobronchial ultrasound-guided transbronchial needle aspiration of hilar lymph nodes for diagnosing and staging cancer. *J Thorac Oncol.* 2009;4:947–950.

53. van der Heijden EH, Casal RF, Trisolini R, et al. Guideline for the acquisition and preparation of conventional and endobronchial ultrasound-guided transbronchial needle aspiration specimens for the diagnosis and molecular testing of patients with known or suspected lung cancer. *Respiration.* 2014;88:500–517.

54. Rintoul RC, Skwarski KM, Murchison JT, et al. Endobronchial and endoscopic ultrasound-guided real-time fine-needle aspiration for mediastinal staging. *Eur Respir J.* 2005;25:416–421.

55. Szlubowski A, Zielinski M, Soja J, et al. A combined approach of endobronchial and endoscopic ultrasound-guided needle aspiration in the radiologically normal mediastinum in non-small-cell lung cancer staging—a prospective trial. *Eur J Cardiothorac Surg.* 2010;37:1175–1179.

56. Vilmann P, Krasnik M, Larsen SS, et al. Transesophageal endoscopic ultrasound-guided fine-needle aspiration (EUS-FNA) and endobronchial ultrasound-guided transbronchial needle aspiration (EBUS-TBNA) biopsy: a combined approach in the evaluation of mediastinal lesions. *Endoscopy.* 2005;37:833–839.

57. Wallace MB, Pascual JM, Raimondo M, et al. Minimally invasive endoscopic staging of suspected lung cancer. *JAMA.* 2008;299:540–546.

58. Hwangbo B, Lee GK, Lee HS, et al. Transbronchial and transesophageal fine-needle aspiration using an ultrasound bronchoscope in mediastinal staging of potentially operable lung cancer. *Chest.* 2010;138:795–802.

59. Oki M, Saka H, Ando M, et al. Transbronchial vs transesophageal needle aspiration using an ultrasound bronchoscope for

the diagnosis of mediastinal lesions: a randomized study. *Chest.* 2015;147:1259–1266.

60. Cerfolio RJ, Bryant AS, Eloubeidi MA. Accessing the aortopulmonary window (#5) and the paraaortic (#6) lymph nodes in patients with non-small cell lung cancer. *Ann Thorac Surg.* 2007;84: 940–945.

61. Kinsey CM, Arenberg DA. Endobronchial ultrasound-guided transbronchial needle aspiration for non-small cell lung cancer staging. *Am J Respir Crit Care Med.* 2014;189:640–649.

62. Tournoy KG, Keller SM, Annema JT. Mediastinal staging of lung cancer: novel concepts. *Lancet Oncol.* 2012;13:e221–e229.

63. De Wever W, Stroobants S, Coolen J, Verschakelen JA. Integrated PET/CT in the staging of nonsmall cell lung cancer: technical aspects and clinical integration. *Eur Respir J.* 2009;33:201–212.

64. Stather DR, Maceachern P, Chee A, et al. Trainee impact on advanced diagnostic bronchoscopy: an analysis of 607 consecutive procedures in an interventional pulmonary practice. *Respirology (Carlton, Vic).* 2013;18:179–184.

65. Farr A, Clementsen P, Herth F, et al. Endobronchial ultrasound: launch of an ERS structured training programme. *Breathe (Sheffield, England).* 2016;12:217–220.

66. Annema JT, Bohoslavsky R, Burgers S, et al. Implementation of endoscopic ultrasound for lung cancer staging. *Gastrointest Endosc.* 2010;71:64–70, e1.

67. Wijmans L, de Bruin DM, Meijer SL, Annema JT. Real-time optical biopsy of lung cancer. *Am J Respir Crit Care Med.* 2016;194:e10–e11.

68. Wijmans L, d'Hooghe JN, Bonta PI, Annema JT. Optical coherence tomography and confocal laser endomicroscopy in pulmonary diseases. *Curr Opin Pulm Med.* 2017;23:275–283.

69. Tournoy KG, De Ryck F, Vanwalleghem LR, et al. Endoscopic ultrasound reduces surgical mediastinal staging in lung cancer: a randomized trial. *Am J Respir Crit Care Med.* 2008;177:531–535.

第8章

内镜超声在食管癌和胃癌中的应用

BRONTE HOLT

（蒋 斐 高 杰 译 金震东 张敏敏 审校）

内 容 要 点

- 环扫和线阵内镜超声（EUS）都可用于食管癌和胃癌的评估和分期。

- 对于早期食管癌和胃癌，EUS 除了排除淋巴结转移外，作用有限。

- EUS 细针穿刺（EUS FNA）局部或区域淋巴结，对于判断 T1 或 T2 期食管癌患者行新辅助化疗或是直接手术有着重要的价值。

- EUS FNA 可确定是否为转移性癌，可以帮助判断是否行手术或姑息性治疗。

- 对于因食管本身压迫或局部浸润而胃镜无法通过的病灶（T3 或更晚期），超声内镜也可对局部进行评估。

- EUS 可判断胃癌患者因腹膜转移产生的少量腹水（CT 无法检出）。

- 对于胃 MALT 淋巴瘤，EUS 不仅可以评估肿瘤分期，更重要的是可以判断疗效。

- 对于普通胃镜易漏诊的皮革胃或增厚的胃黏膜皱襞，EUS 细针穿刺可直接进行活检，确定组织学诊断。

食管癌

引言

食管癌的经济负担很高，在全球范围内，食管癌在男性常见死亡相关肿瘤中排名第 5 位，在女性中排名第 8 位[1]。2012 年，估计有 455 800 例新发病例被确诊，该疾病导致 400 200 人死亡[2]。就诊时，几乎一半的患者处于局部晚期或已经有远处转移。由于转移快，出现症状时间晚，食管癌预后差，患者 5 年生存率约为 18.4%[3]。尽管鳞癌（squamous cell carcinoma，SCC）是食管癌中最常见的肿瘤类型，但在过去的几十年中，西方国家鳞癌的发病率减少，而腺癌发病率增高[4-5]。

食管癌分期

食管癌分期由美国癌症联合委员会（the American Joint Committee on Cancer，AJCC）分期系统决定，该系统根据原发性肿瘤（T）、淋巴结受累（N）和转移性疾病程度（M）建立了肿瘤 - 淋巴结 - 转移（TNM）分期。AJCC 肿瘤分期第 8 版于 2017 年出版 6（表 8.1）[6]，将于 2018 年开始应用于临床[7]。食管腺癌和鳞癌的 TNM 分期是相同的，但是，由于鳞癌和腺癌的死亡率的差异，AJCC 对于这两种肿瘤有着不同的解剖学分期。

食管壁主要有四层：黏膜、黏膜下层、固有肌层和外膜。黏膜层包括上皮层、固有层和黏膜肌层，并通过基底膜与黏膜下层分离。T1a 期肿瘤局限于黏膜层内，通常称为黏膜内癌，可侵犯固有层，或深达黏膜肌层；T2 期肿瘤侵犯固有肌层；T3 期肿瘤侵犯浆膜；T4 期肿瘤侵犯周围脏器。食管癌的治疗取决于肿瘤分期，因此准确的术前分期是为每个患者选择合适的治疗方案的关键。治疗方式主要包括内镜切除术（endoscopic resection，ER）、外科手术、情绪疗法、放射治疗或姑息治疗。

食管癌的治疗方法

T1 期的食管黏膜内或黏膜下癌内镜或外科手术治愈率高[8]。高级别上皮内瘤变（high grade dysplasia，HGD）和 T1a 期肿瘤类似，内镜下分期和切除效果好[9]。内镜治疗的目标在于完整切除早期癌。黏膜内癌（Tis 期）和侵及黏膜固有肌层的癌（T1a）可通过内镜切除，此类肿瘤淋巴结转移率低（0 ~ 30%）[10-14]。对于 T1b 期患者，临床治疗的选择取决于内镜活检的病例类型和患者的一般状况。如果内镜下黏膜切除标本提示病灶黏膜下浸润小于 500 μm、肿瘤分化程度为良好或中等、没有淋巴血管浸润且病灶切缘阴性，内镜下切除可能是一种有

表 8.1　美国癌症分期联合委员会食管癌 TNM 分期，第 8 版

解剖分期 / 预后，腺癌

0 期	Tis	N0	M0
Ⅰ期	T1	N0	M0
Ⅱ A 期	T1	N1	M0
Ⅱ B 期	T2	N0	M0
Ⅲ期	T2	N1	M0
Ⅲ期	T3	N0 或 N1	M0
Ⅲ期	T4a	N0 或 N1	M0
Ⅳ A 期	T1-4a	N2	M0
Ⅳ A 期	T4b	N0，N1 或 N2	M0
Ⅳ A 期	任何 T	N3	M0
Ⅳ B 期	任何 T	任何 N	M1

解剖分期 / 预后，鳞癌

0 期	Tis	N0	M0
Ⅰ期	T1	N0 或 N1	M0
Ⅱ期	T2	N0 或 N1	M0
Ⅱ期	T3	N0	M0
Ⅲ期	T3	N1	M0
Ⅲ期	T1，T2 或 T3	N2	M0
Ⅳ A 期	T4	N0，N1 或 N2	M0
Ⅳ A 期	任何 T	N3	M0
Ⅳ B 期	任何 T	任何 N	M1

原发肿瘤

TX	原发肿瘤不能评估
T0	无原发肿瘤证据
Tis	高级别上皮内瘤变，局限于基底膜之内的恶性上皮细胞
T1	肿瘤侵犯黏膜固有层、黏膜肌层和黏膜下层
T1a	肿瘤侵犯黏膜固有层或黏膜肌层
T1b	肿瘤侵犯黏膜下层
T2	肿瘤侵犯固有肌层
T3	肿瘤侵犯外膜
T4	肿瘤侵犯周围结构
T4a	肿瘤侵犯胸膜、心包、奇静脉、膈或腹膜
T4b	邻近的结构，如主动脉、椎体或气道

区域淋巴结

NX	无法评估区域淋巴结
N0	无淋巴转移
N1	1～2 区域淋巴转移
N2	3～6 区域淋巴转移
N3	7 个或 7 个以上区域淋巴结转移

远处转移

M0	无远处转移
M1	远处转移

Amin MB，Edge SB，Greene FL，et al.，eds. *AJCC Cancer Staging Manual*. 8th ed. New York：Springer；2017.

效的替代手术的方法[15-16]。这些被认为是低风险的 T1b 期肿瘤，淋巴结转移的风险为 2%[17-18]。然而，在肿瘤较大或浸润较深的情况下，需要考虑食管切除术与潜在淋巴结转移之间的相对风险[19]。

在早期腺癌和鳞癌患者中，预测淋巴结转移最重要危险因素是病变的浸润深度[20-21]。一旦食管癌突破黏膜下层[22]并有淋巴血管侵犯[23]，存活率明显下降。这在很大程度上与早期淋巴结转移有关，在 T1b 肿瘤中高达 35%，在 T3 肿瘤中高达 78% ~ 85%[24-25]。食管的淋巴引流在胃肠道系统中是比较独特的，在食管的黏膜和黏膜下层有一个相互融合的淋巴循环系统，并间隔性地穿入固有肌层，引流到局部淋巴结或直接引流至胸导管。食管上 1/3 引流至气管旁和颈内淋巴结，中 1/3 引流至纵隔淋巴结，下 1/3 引流至主动脉和腹腔干周围淋巴结。食管癌复杂的淋巴循环系统使得肿瘤可通过胸导管双向扩散，累及腹部和纵隔的局部和全身淋巴结，并发展为"跳跃式转移"[26-29]。

对有潜在手术机会的局部进展期患者，可先行术前新辅助放化疗，进而提高生存率[30-33]。术后放化疗是 Ⅱ、Ⅲ 和 Ⅳa 期患者的标准治疗手段[34]。新辅助化疗与化疗相比，更能观察治疗效果并可提高疗效[35]。对于早期肿瘤，对术前放化疗的作用仍有争议。包含 195 例早期食管癌患者（Ⅰ期或Ⅱ期）的随机对照试验表明，接受新辅助化疗随后接受手术和只接受手术的两组患者之间，前者没有生存优势[36]。

对于不能手术或不能切除的肿瘤患者来说，放化疗的疗效是明确的[37-38]。食管鳞癌患者，术前和术后放化疗有着等同的疗效[39-40]。

依靠肿瘤分期制订治疗策略，需要尽可能完整和准确的肿瘤分期，不仅要对选择接受或不接受新辅助放化疗的患者进行筛选，还需要最大限度地减少因转移而不必行手术的那部分患者。

食管癌的最新诊断分期

食管腺癌的术前评估包括详细的内镜评估和（或）计算机断层扫描（computed tomography，CT）、正电子发射断层扫描（positron emission tomography，PET）/CT 和内镜超声（endoscopic ultrasonography，EUS）。上述这些检查方法对于判断表浅的食管癌（Tis、T1 期）作用有限，内镜切除是判断肿瘤浸润深度的最佳方法，EUS 对早期食管癌（T1、T2 期）

判断的准确性较进展期癌低[22,41-43]。相比之下，通过多种检查手段对进展期食管癌进行术前分期有助于治疗方案的选择，这也可以减少不必要的手术并提高生存率[45]。

初始采用上消化道内镜和组织活检确诊，国家综合癌症网络（the National Comprehensive Cancer Network，NCCN）指南[46]推荐胸部、腹部、盆腔增强 CT 协助肿瘤分期（表 8.2）。术前行 CT 和 PET 检查的目的在于发现远处转移的病灶，排除不适合手术的那部分患者[47-48]。CT 在判断食管癌的局部范围和淋巴结受累方面的作用有限，但在明确是否有转移时非常有用。对于已经有转移的患者来说，需要行组织活检明确病理，但无需做进一步检查判断 T 和 N 分期。如果 CT 没有发现转移灶，通常需行 PET/CT 检查，因为在未检出远处移的食管癌患者中，PET/CT 仍可检出 15% ~ 20%[49-51]的远处转移，并且可以帮助评估 CT 检出的恶性淋巴结转移[52]。

一项包含 42 例患者的前瞻性研究表明，行 PET 检查的食管癌患者发现淋巴结转移的概率要比行 CT 和 EUS 检查的概率高（86% vs. 62%，$P = 0.0094$）[53]。然而，在局部淋巴结分期方面，PET 并不如 EUS 联合 CT 诊断准确。一项包含 148 名食管癌患者的回顾性研究发现，在判断淋巴结转移方面，PET 不如 EUS 引导下的穿刺抽吸（fine-needle aspiration，FNA）准确，PET 可识别 EUS 无法判断或 EUS 已检测到的淋巴结的转移灶[54]。对于远处转移和局部转移，PET CT 较 CT 具有更高的准确度，但对于局

表 8.2　食管癌和食管胃底交界癌的检查

- 上消化道内镜和活检
- 胸部或上腹部增强 CT
- 盆腔 CT
- 如果没有 M1，行 PET/CT 评估
- 全血计数和综合生化检查
- 如果没有 M1，行 EUS 评估
- 对于早癌，精准分期后可行 ER（T1a 或 T1b）
- 转移灶活检
- 如有或疑似有转移性腺癌病史，行 HER2 检测
- 如果肿瘤在隆突或隆突以上且无 M1，行气管镜检查
- Siewert 分类
- 营养评估
- 戒烟建议、咨询和药物治疗
- 筛查病史

CT：计算机断层扫描；ER：内镜切除；EUS：内镜超声；GI：胃肠道；IV：静脉注射；PET：正电子发射断层扫描

部分期，其准确度低于 EUS[55-57]。一项 meta 分析表明，PET 对于食管癌局部转移的敏感性和特异性分别为 0.51（95% 可信区间，0.34 ~ 0.69）和 0.84（95% 可信区间，0.76 ~ 0.91）。PET 对于远处转移，敏感性和特异性分别为 0.67（95% 可信区间，0.58 ~ 0.76）和 0.97（95% 可信区间，0.90 ~ 1.0）[53]。

如果 CT 和 FDG PET/CT 没有显示远处转移，应在开始治疗前行 EUS 检查并分期，以确定局部病灶的浸润程度[35,58-59]。EUS 是目前公认的局灶性食管癌分期最准确的检查手段[60-65]。Sihvo 及其同事研究发现，与 PET 和 CT 相比，EUS 在发现局部淋巴结转移方面准确性更高（三者的准确性分别为 72%、60% 和 58%）[66]。CT 或 PET 结合 EUS 检查，可使淋巴结分期的准确率从 70% 提高到 91%（$P = 0.008$）。Pfau 及其同事使用 EUS、CT 和 PET 评估食管癌分期，发现有 34.8% 的患者通过 EUS 评估后改变了治疗的策略，需先行新辅助治疗[67]。EUS 主要对局部晚期患者的治疗计划有影响：与 CT（26.8%，$P = 0.0006$）或 PET（37.5%，$P = 0.02$）相比，EUS 发现局部淋巴结的比例（58.9%）显著增加。一项回顾性研究表明，29 名经 CT 和 PET 检查无转移的食管癌患者后又行了 EUS 检查，11 名经 CT 检查的患者有 6 名发现淋巴结转移（54.5%）、11 名经 PET 检查的患者有 4 名发现淋巴结转移（36.4%），而 11 名经 EUS 检查的患者有 10 名（90.9%）发现有淋巴结转移，且淋巴结转移均经病理确诊[63]。CT、PET 和 EUS 对 N 分期的总体准确率分别为 69%、56% 和 81%。EUS 检测局部淋巴结转移的敏感性、特异性、阳性预测值（positive predictive value，PPV）、阴性预测值（negative predictive value，NPV）和总体准确度分别为 91%、60%、83%、75% 和 81%。

在一项包含 75 例诊断为食管癌患者的前瞻性研究中，这些患者均接受了 PET、CT 和 EUS 检查，并将组织病理或 FNA 作为疾病的"黄金标准"[69]。研究发现，接受 CT 和 PET 检查的患者中，42% 达到了准确的 T 分期，接受 EUS 检查的患者中，71% 的患者达到了准确的 T 分期（$P = 0.14$）。CT、EUS 和 PET 在淋巴结分期中的作用较一致：CT 的敏感性和特异性分别为 84% 和 67%，EUS 的敏感性和特异性分别为 86% 和 67%，PET 的敏感性和特异性分别为 82% 和 60%（$P = 0.38$）。对远处转移判断的敏感性和特异性，CT 分别为 81% 和 82%，EUS 分别为 73% 和 86%，PET 分别为 81% 和 91%（$P = 0.25$）。

另一项前瞻性研究表明，如果进行了完整的 EUS 检查，对于已行 EUS 和 CT 检查，加做 PET 检查并不会改变治疗方法，但是对于因肿瘤狭窄而无法行完整 EUS 检查的患者，PET 检查确实能协助诊断[70]。

EUS 检查技术

内镜的选择

食管癌可用环扫、线阵或是带有高频探头的超声内镜检查。这些内镜的操作特性在本书的其他章节进行描述。内镜的选择取决于操作者本身及个人喜好、发现可疑或转移淋巴结是否会进行 FNA，以及是否存在恶性狭窄。环扫的优点在于垂直于超声内镜长轴的横向平面，具有 360° 的超声视野。将内镜维持在腔道中央，将脊柱置于 6 点位置，可以相对快速地成像和分期，并可以减少 T 分期时切向成像的风险。而环扫的主要缺点在于缺乏 FNA 的能力，这一方面可使用纵轴扫描镜完成。

线阵超声内镜的探头视野相对窄，检查时需要动态观察肿瘤，确保每层消化道管壁不会因切线的原因而未被观察到，以及确保所有潜在转移和扩散的点都可以被评估。线阵和环扫两种内镜都能达到类似的 TNM 分级精度[71]；然而考虑到线阵内镜在细胞诊断和转移播散方面的优势，其使用率越来越高。

微探头超声内镜使用更高频率的超声波（20 ~ 30 MHz）。探头可通过上消化道内镜的孔道，可直接利用内镜对感兴趣的病变进行观察。高频超声探头可提供更多食管管壁的细节图像，可以区分食管管壁的九层结构。第一层和第二层对应于食管黏膜表层（分别为高回声和低回声），第三层是黏膜固有层（强回声），第四层是黏膜肌层（低回声），第五层为黏膜下层（高回声），第六、第七和第八层（低回声、高回声和低回声）分别是固有肌的内环肌层、肌间结缔组织和外纵肌层，第九层为外膜（高回声）。高频探头最适合用于 T 分期，因其能在近探头处产生高频图像。然而，高频探头的穿透深度降低至 5 ~ 6 cm，并且高频探头在淋巴结和转移瘤中的应用有限。

患者准备

在行 EUS 检查前，一般根据内镜、病史、影像学检查等已确诊食管癌。EUS 检查前，需先行上消化道内镜检查，明确肿瘤位置、长度和形态、与上下食管括约肌和贲门的关系、管腔狭窄程度，清除病变处管腔内的食物和液体，以降低误吸风险。Barrett 相关肿瘤和鳞癌可以是多灶性的，因此也应仔细检查食管的其他部位。无论是否有色素内镜，检查时可以通过使用高亮度白光和窄带成像以及双焦点技术来增加检出率[72-73]。

阻塞性肿瘤

对于有食管狭窄和梗阻的食管癌患者，内镜超声的诊断价值有限。内镜超声因恶性狭窄导致内镜无法通过，因而不能达到完整的分期。可以通过扩张食管，允许内镜通过狭窄的食管段，对病变食管及邻近的食管段进行检查。为了通过线阵或环扫内镜，狭窄段直径需要扩张到 13 ~ 15 mm。狭窄的食管扩张至此直径会大大增加穿孔的风险，穿孔率高达 24%[74]。逐步扩张会降低这种穿孔的风险[75]；然而，对患者和内镜中心来说，完成多个步骤实现完整的 EUS 分期可能具有挑战性。食管狭窄导致内镜无法通过，这可能意味着肿瘤已处于晚期，可能需要新辅助治疗或直接化、放疗（图 8.1）。最新的一项多中心回顾性队列研究表明，对 100 例新诊断为非转移性食管癌的患者通过 EUS 检查进行分期，其中有 46 例因恶性狭窄内镜无法通过。狭窄导致内镜无法通过主要与食管癌处于局部晚期（T3、T4 期）有关[76]。

TNM 分期

EUS 检查一般在胃镜检查后开始。在 EUS 通过肿瘤的过程中，最初的通过过程是缓慢、仔细的，大体上是"凭感觉"进镜，而不是直视进镜。分期的顺序一般是确定有无转移，然后是淋巴结受累，最后是肿瘤分期。这有利于早期识别可能已处于晚期的肿瘤。

EUS 是食管癌精确局部分期的检查手段，T 分期和 N 分期的整体敏感性分别为 81% ~ 90% 和 84.7% ~ 96.7%[57]。在伴有高级别上皮内瘤变和早期腺癌的 Barrett 食管中，EUS 对 N 分期的敏感性和特异性分别为 71%（95% 可信区间，49% ~ 87%）和 94%（95% 可信区间，89% ~ 97%），NPV 为 96%（95% 可信区间，93% ~ 99%）[77]。表 8.3 和表 8.4 分别显示了与其他检查手段相比，EUS 对 T 分期和 N 分期的准确性的比较。

T 分期 T 分期可以通过改进声学耦合提高管壁识别度的技术来达到。这包括在 EUS 的顶端使用一个气球，或向位于肿瘤上方的食管进行少量注水来达到。使用后种方法时，要使注水量尽量少、抬高床头、定期吸引胃腔内的水等这些方法，将误吸的风险降到最低。很重要的一点是避免切向成像，因为可能导致肿瘤分期过高。

食管壁有五层（表 8.5），利用 5 ~ 10 MHz 的频率在环扫和线阵 EUS 下成像（图 8.2）。第一层高回声层对应于黏膜上层，第二层低回声层对应于深层黏膜，第三层高回声层对应于黏膜下层，第四层低回声层对应于固有肌层，第五层高回声层对应于外膜。肿瘤表现为低回声，肿瘤对食管壁层的浸润程度决定了肿瘤的分期。病灶侵犯第一层至第三层，对应于黏膜和黏膜下层的浸润，即 T1 期。病灶浸润第一层到第四层意味着侵犯固有肌层，即 T2 期。病灶侵犯超出固有肌层至外膜时，即 T3 期。肿瘤侵犯周围结构（如胸膜、横膈膜和心包），即 T4a 期，肿瘤侵犯周围结构（如气管、主动脉、肺或心脏）即 T4b 期（图 8.3）。

N 分期 食管癌患者的生存期很大程度上取决于淋巴结是否受累[78-79]。在接受手术的患者中，较少淋巴结切除的患者，术后存活率更差。这种生存差异可能是由于 N 分期误差引起，因为识别阳性淋巴结的概率与淋巴结切除的充分性直接相关[80]。

EUS 在识别恶性淋巴结、协助选择治疗方案和预测预后方面具有重要作用[81]。恶性淋巴结的特征：直径大于 5 ~ 10 mm，圆形，边界锐利，低回声[82]。这种诊断的准确性与现有的 EUS 的诊断标准有关[83]。以上四个特征的存在对转移性淋巴结诊断的敏感性为 89%，特异性为 92%[57,84]。

Vazquez-Sequeiros 及其同事提出了改良的转移性淋巴结诊断标准，并增加了三个 EUS 特征：腹腔淋巴结，≥ 5 个淋巴结以及 T3-T4 疾病[85]。改进后的 EUS 标准更准确。与常规的诊断标准相比，使用 7 个改进的 EUS 标准中的 3 个标准时，科室诊断精确度达到 86%。多变量 logistic 回归分析发现，EUS 下淋巴结大小（≥ 5 mm）、边界形状、≥ 5 个淋巴结、肿瘤分期 T3 ~ T4 这几个指标最能预测恶性淋巴结。

在细胞学评估中，EUS FNA 也证实了恶性病变[54]。对于可疑淋巴结行 FNA 时，穿刺应避开原发肿瘤和大血管，因为这可能导致假阳性、出血和潜在的肿瘤播散风险。此外，只有当 FNA 会影响治

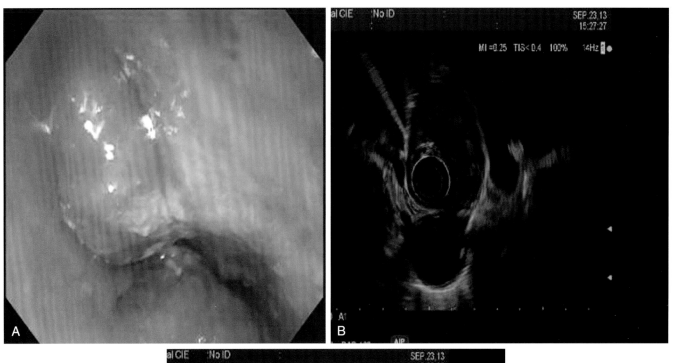

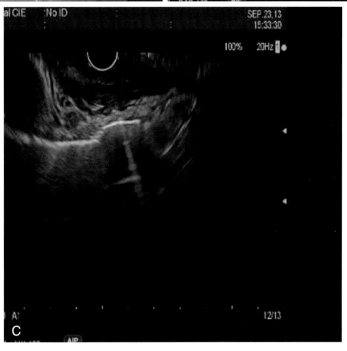

● **图 8.1**　A. 胃镜下可见食管癌引起远端食管狭窄。B. 环扫可见肿瘤侵犯肌层，与 T3 病变一致（T3N0）。C. 通过在肿瘤部位"楔入"线性 EUS 探头，在同一患者身上发现额外的疾病负担，如淋巴结受累（T3N1）

疗决定时，才应进行 FNA。

　　由于转移性淋巴结可能超出 EUS 观察范围、狭窄段的肿瘤内镜无法通过或累及远端淋巴结而无局部淋巴结转移，因此仅用 EUS 不能很好地进行 N 分期[51,86]。联合 EUS、CT 和 FDG PET/CT 的检查常用以降低肿瘤过低分期的风险。EUS 与 CT 或 PET 相比，可检测到更多的局部淋巴结转移[65]，其特异

性为 70%（95%CI，65% ～ 75%），敏感性为 80%（95%CI，75% ～ 84%）[50]。EUS FNA 联合 CT 进一步提高了转移淋巴结诊断准确性[87]。

　　M 级分期　从十二指肠和胃窦开始，检查肝、门静脉和胰周淋巴结。扫查胃底和膈肌周围的区域以寻找胃周、胰周和腹腔干周围淋巴结。其他转移部位包括左肾上腺、腹膜，腹腔少量腹水通常提示

表 8.3 EUS 在食管癌分期中的准确性

	设计	病例数	准确性（%）	
			T 分期	N 分期
Nesje（2000）[a]	前瞻性	54	70	90
Heidemann（2000）[b]	连续性	68	79	79
Vazquez-Sequeiros（2001）[c]	连续性	64	未指明	70
Kienle（2002）[d]	前瞻性	117	69	79
Chang（2003）[e]	前瞻性	60	83	89
Wu（2003）[f]	前瞻性	31	84	71
Vazquez-Sequeiros 等 [90]	前瞻性	125	86	87
DeWitt 等 [43]	前瞻性	102	72	75
Lowe 等 [69]	前瞻性	75	71	81
Zhang（2005）[g]	回顾性	34	79	74
Moorjani（2007）[h]	前瞻性	50	64	72
Shimpi（2007）[i]	前瞻性	42	76	89
Kutup 等 [41]	前瞻性	214	66	64
Sandha 等 [63]	前瞻性	16	80	81
Mennigen（2008）[j]	前瞻性	97	73	74
Omloo（2008）[k]	前瞻性	125	76	70
Takizawa（2009）[l]	前瞻性	159	未指明	64
Smith（2010）[m]	回顾性	95	72	76

[a] Nesje LB, Svanes K, Viste A, et al. Comparison of a linear miniature ultrasound probe and a radial-scanning echoendoscope in TN staging of esophageal cancer. Scand J Gastroenterol. 2000;35:997-1002.

[b] Heidemann J, Schilling MK, Schmassmann A, et al. Accuracy of endoscopic ultrasonography in preoperative staging of esophageal carcinoma. Dig Surg. 2000;17:219-224.

[c] Vazquez-Sequeiros E, Norton ID, Clain JE, et al. Impact of EUS-guided ine-needle aspiration on lymph node staging in patients with esophageal carcinoma. Gastrointest Endosc. 2001;53:751-757.

[d] Kienle P, Buhl K, Kuntz C, et al. Prospective comparison of endoscopy, endosonography and computed tomography for staging of tumours of the oesophagus and gastric cardia. Digestion. 2002; 66:230-236.

[e] Chang KJ, Soetikno RM, Bastas D, et al. Impact of endoscopic ultrasound combined with ine-needle aspiration biopsy in the management of esophageal cancer. Endoscopy. 2003;35:962-966.

[f] Wu LF, Wang BZ, Feng JL, et al. Preoperative TN staging of esophageal cancer: comparison of miniprobe ultrasonography, spiral CT and MRI. World J Gastroenterol. 2003;9:219-224.

[g] Zhang X, Watson DI, Lally C, Bessell JR. Endoscopic ultrasound for preoperative staging of esophageal carcinoma. Surg Endosc. 2005;19(12):1618-1621.

[h] Moorjani N, Junemann-Ramirez M, Judd O, et al. Endoscopic ultrasound in esophageal carcinoma: comparison with multislice computed tomography and importance in the clinical decision making process. Minerva Chir. 2007;62:217-223.

[i] Shimpi RA, George J, Jowell P, Gress FG. Staging of esophageal cancer by EUS: staging accuracy revisited. Gastrointest Endosc. 2007;66:475-482.

[j] Mennigen R, Tuebergen D, Koehler G, et al. Endoscopic ultrasound with conventional probe and miniprobe in preoperative staging of esophageal cancer. J Gastrointest Surg. 2008;12: 256-262.

[k] Omloo JM, Sloof GW, Boellaard R, et al. Importance of luorodeoxyglucose-positron emission tomography (FDG-PET) and endoscopic ultrasonography parameters in predicting survival following surgery for esophageal cancer. Endoscopy. 2008;40:464-471.

[l] Takizawa K, Matsuda T, Kozu T, et al. Lymph node staging in esophageal squamous cell carcinoma: a comparative study of endoscopic ultrasonography versus computed tomography. J Gastroenterol Hepatol. 2009;24:1687-1691.

[m] Smith BR, Chang KJ, Lee JG, Nguyen NT. Staging accuracy of endoscopic ultrasound based on pathologic analysis after minimally invasive esophagectomy. Am Surg. 2010;76(11):1228-1231.

表 8.4 食管癌影像学分期的准确性

研究	病例数	分期	EUS（%）	CT（%）	MRI（%）	PET（%）
Kienle（2002）[a]	117	T	69	33		
		N	79	67		
Wu（2003）[b]	31	T	84	68	60	
		N	71	78	64	
Sihvo 等 [66]	55	N	72	58		60
Vazquez-Sequeiros 等 [90]	125	T	86	72		
		N	87	51		
Lowe 等 [69]	69	T	71	42		42
		N	81	80		76
Sandha 等 [63]	16	T	80			
		N	81	69		56
Omloo（2008）[c]	125	T	76	97		
		N	70	61		
Keswani 等 [54]	245	N	86			44

CT：计算机断层扫描；EUS：内镜超声；MRI：磁共振成像；PET：正电子发射断层摄影

[a] Kienle P，Buhl K，Kuntz C，et al. Prospective comparison of endoscopy，endosonography and computed tomography for staging of tumours of the oesophagus and gastric cardia. *Digestion*. 2002；66：230-236.

[b] Wu LF，Wang BZ，Feng JL，et al. Preoperative TN staging of esophageal cancer：comparison of miniprobe ultrasonography，spiral CT and MRI. *World J Gastroenterol*. 2003；9：219-224.

[c] Omloo JM，Sloof GW，Boellaard R，et al. Importance of luorodeoxyglucose-positron emission tomography（FDG-PET）and endoscopic ultrasonography parameters in predicting survival following surgery for esophageal cancer. *Endoscopy*. 2008；40：464-471.

表 8.5 环扫线阵 EUS 结构层次

EUS 层次	食管管壁	回声
1	腔与黏膜之间的回声界面	高回声
2	深层黏膜，包括黏膜肌层	低回声
3	黏膜下层	高回声
4	固有肌层	低回声
5	外膜	高回声

EUS：内镜超声

腹膜转移。包含 207 名患者的一项前瞻性和回顾性研究显示，有 3% ~ 5% 的患者通过 EUS FNA 明确了病理诊断，这部分患者通过 EUS 检查发现左肝叶（中位数，5 mm）转移或未被 CT 发现的恶性胸腔积液 [88-89]。

细针穿刺在分期中的作用

明确转移淋巴结或转移灶的病理对于选择合适的治疗方案十分重要（图 8.4）。T1-T2 期的食管癌患者，淋巴结的转移决定了患者是接受新辅助化疗还是直接进行手术，转移灶的确定决定是否行根除性治疗或姑息性治疗 [44]。

与单纯 EUS 检查相比，EUS FNA 可提高转移性淋巴结的识别率。在一项对 125 例患者进行的前瞻性盲性对照研究中，将 EUS、EUS FNA 和 CT 结果与切除淋巴结的病理评价进行比较 [90]。EUS FNA 对淋巴结分期的准确率（87%）高于单纯 EUS（74%，$P = 0.01$）或 CT（51%，$P < 0.001$）。此外，EUS FNA 明显改变了 38% 通过 CT 确诊的食管癌患者的分期，EUS FNA 后通常分期更高。对可疑淋巴结进行 FNA 也会影响临床治疗计划。在一项对 109 名接受 EUS 检查的患者的前瞻性队列研究显示，13% 的患者接受了 FNA 检查，所有患者的细胞学结果影响了治疗计划 [86]。

早期食管癌

如果食管癌侵及黏膜（T1a）或黏膜下（T1b）

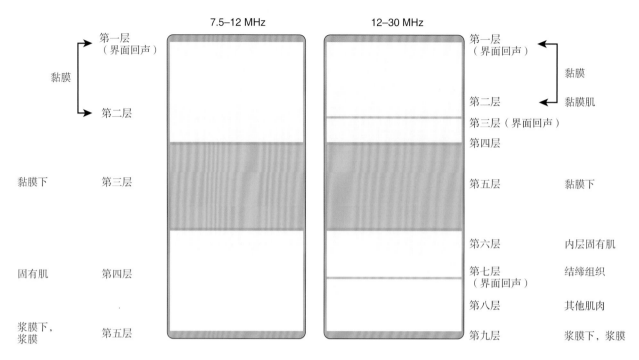

• **图 8.2** 用环扫 EUS 和高频微型探头检查正常食管和胃壁的示意图

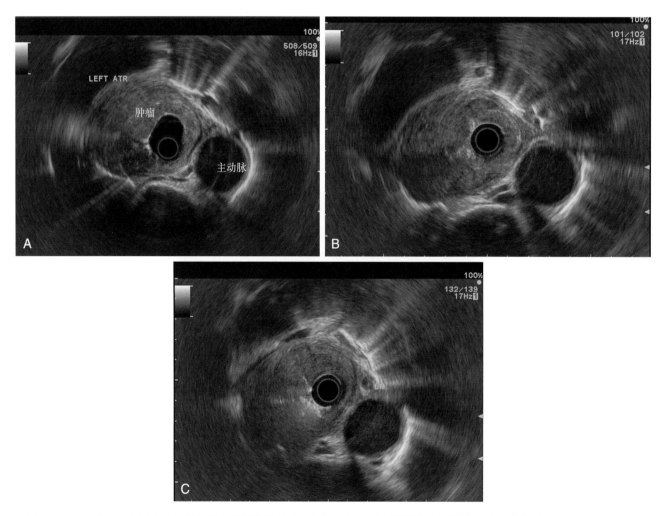

• **图 8.3** EUS 发现一个巨大的食管肿瘤，侵犯胸膜（A）和左心房（B），周围淋巴结转移（C），分期为 T4bN1

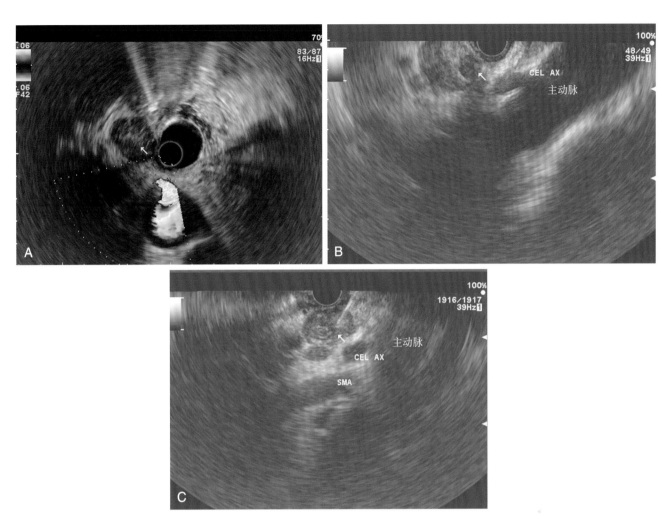

● **图 8.4**　A. 食管癌患者经环扫 EUS 发现腹腔淋巴结。B、C. 线阵 EUS 行细针穿刺细胞学检查

层，并且不侵犯固有肌层（T2 病），则称为"早期"。食管黏膜有三层不同的结构：上皮（M1）、固有层（M2）和黏膜肌层（M3）。在 Barrett 食管中，由于 Barrett 上皮下存在新形成的黏膜，黏膜层被分为四层[91]。在手术标本中，黏膜层被分为三个等厚的层，称为 sm1、sm2 和 sm3。内镜切除的标本中不存在固有肌层，因此，使用从黏膜肌层开始的显微量表描述黏膜下浸润。

侵犯上层黏膜（m1 和 m2）可以通过内镜切除治疗[14,92]，而侵入深层黏膜下层（sm2 和 sm3）通常需要手术切除。中层浸润（m3 和上黏膜下层）需要平衡临床一般情况和手术风险的因素，内镜切除可能适合选择"低风险"黏膜下浸润的患者[18]。对早期食管癌浸润深度的评估的关键在于区分 T1a 和 T1b 病变。

早期黏膜上皮癌（T1a）的淋巴结转移风险在 0 ～ 3%，当病变侵犯黏膜下层（T1b）时，淋巴结转移风险高达 30%[13,26,93,94]。早期食管腺癌的侵袭性较鳞癌低，食管鳞癌淋巴结转移的风险随着肌层的侵袭开始增加（m3）[95]，如果发现任何黏膜下侵犯，一般建议进行手术[96-97]。EUS 在早期食管癌分期中的主要作用是排除"高危"病变中的可疑淋巴结转移，如有必要，常规行 EUS FNA（图 8.5）。对 EUS 在早期食管癌内镜切除或外科治疗前的分期中的作用是有争议的[98,99]。EUS 可能很难观察到单纯的黏膜层增厚，导致 EUS 对浅表疾病诊断的敏感性降低。同样，标准的 EUS（频率 7.5 ～ 12 MHz）具有更高的穿透率，这对淋巴结分期很重要，但低分辨率限制了其准确区分肿瘤是否穿透黏膜下层或穿透黏膜下层的深度[100-101]。EUS 最主要的风险在于早癌的过度分期。一项对 109 例 Barrett 食管瘤变患者的单中心回顾性研究显示，19 例患者经 EUS 诊断为病

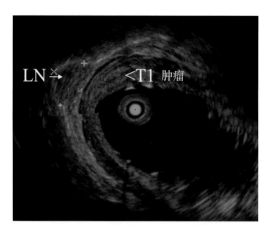

• **图8.5** 肿瘤浸润至食管黏膜下层，周围可见肿大、圆形、低回声淋巴结（T1N1）

表8.6	内镜下浅表肿瘤的巴黎分型

T0 消化道肿瘤病变		
息肉性	突出，有蒂	0-Ip
	突出，无蒂	0-Is
非息肉性	轻度隆起	0-IIa
	扁平	0-IIb
	轻度凹陷	0-IIc
	深凹（溃疡）	0-III

灶可疑浸润，但84%的患者最终无病理学浸润证据[102]。

高频探头

一项前瞻性随机交叉研究比较了高频探头和传统环扫EUS在区分Barrett黏膜和黏膜下腺癌方面的准确性，研究显示高频探头EUS的准确性明显高于环扫EUS。然而，两种方法的T分期总准确度均较低：高频探头EUS组为64%，环扫EUS组为49%[40]。另一项研究发现，高频探头EUS检测黏膜下浸润的准确性有限：区分T1a和T1b期肿瘤的总体准确性、敏感性和特异性分别为73.5%、62%和76.5%[103]。经EUS检查后26.5%的食管癌分期不准确（其中过度分期达18.6%，过低分期达7.8%），被评估为侵犯黏膜下的癌最终经切除病理标本证实，仅有70%的病例侵及黏膜下。另一项研究表明，高频探头EUS对黏膜下浸润的整体敏感性只有48%，而对胃食管交界处的肿瘤黏膜下浸润的准确性则低到14.3%[104]。低敏感性主要是由于很难判断早期黏膜下浸润肿瘤。然而，对大部分浸润至黏膜下深层的肿瘤诊断是正确的。

内镜评估

早期肿瘤的宏观类型按巴黎分型（表8.6）[13]，巴黎分型有助于预测肿瘤侵袭的深度，从而预测淋巴结转移的风险以及是否应可行内镜治疗[13,102,105-106]。高分辨率内镜和高频EUS对早期食管癌分期的准确性相同（82.9% vs. 79.6%）[102,104]。巴黎分类系统将浅表型肿瘤分为0型，肿瘤病变为0型，可分为

以下几组：息肉样或突出型（0-I型）、非息肉样和非突出型（0-II型）以及伴有弗兰克溃疡的非息肉样（III型）。0-I型进一步分为有蒂（0-Ip）和无蒂（0-Is）两组，0-II型分为三种亚型：浅表隆起（0-IIa）、完全平坦（0-IIb）和轻度凹陷无溃疡（0-IIc）。混合类型包含两种或两种以上不同类型的形态，如浅表隆起伴凹陷的病变，分类为0-IIa+IIc。Barrett食管早期高级别上皮内瘤变约85%为0-II型病变。巴黎分型为0-IIb型的肿瘤（浅表隆起，平坦）很少有黏膜下侵犯，约96%的肿瘤局限于黏膜层[103]。与巴黎0-I型和0-IIa+c型病变相比，后者具有较高的黏膜下浸润风险。

鉴于影像学检查和EUS在食管癌分期中的局限性，内镜下切除已成为一种有用的诊断工具，应考虑作为与可见病变和T1a期腺癌的首选治疗方法。对于≤2 cm的局灶性病变，内镜切除比EUS更能精确判断侵犯深度[99]。决定是否继续进一步治疗，如手术切除或消融，应依据内镜切除后标本的病理学分析。目前尚不清楚侵犯黏膜下层小于500 μm的T1b癌是否能接受内镜治疗。尽管一系列的研究表明，此类肿瘤淋巴结转移的风险很低[8,16,18]，但并非所有文献都支持这点[98,107]。对于手术风险较高的患者，内镜切除可被认为是治疗"预后良好"的T1b腺癌（包括黏膜膜下癌）的手术之外的替代疗法，适用于侵袭深度小于500 μm、内镜切除后标本上有清晰的深部切除边缘（R0）、分级和分化良好、无淋巴血管侵犯的肿瘤[15-16]。

根据内镜下有结节或溃疡性表现以及考虑内镜治疗的T1b期（sm1）的患者，需评估和排除淋巴结受累时，应考虑EUS±FNA[108]。

新辅助治疗后的再分期

对于大多数局部晚期疾病患者，推荐使用新辅

助疗法[44]。新辅助治疗的目的是减少肿瘤负担，使更多的患者接受可能有疗效的手术切除，并降低复发的风险。患者在完成新辅助治疗后，需要进行重新评估，以确定其是否适合切除，或是否应转诊进行联合治疗。化疗或放疗后进行的内镜活检可能会导致活检阴性[109]，内镜检查需要仔细检查黏膜表面的变化，对任何可见的异常和狭窄进行多次活检。

虽然 EUS 对食管癌早期诊断有益，但在对新辅助治疗后的再评估方面并不可靠[110]。这是由于化疗和放疗致局部炎症和纤维化的反应，导致 EUS 上低回声壁增厚。这可能导致对肿瘤浸润深度的过度评估，并可能将合适的患者排除在手术切除之外。

EUS FNA 对新辅助治疗后 N 的重新分期的准确性低于 FDG PET/CT，但在区分 T1-3 期和 T4 期肿瘤方面的准确性无差异。一项包含 48 例连续接受新辅助化疗的患者的前瞻性试验研究显示，CT、EUS FNA 和 FDG PET/CT 对转移淋巴结诊断的准确性分别为 78%、78% 和 93%（$P = 0.4$）[111]。CT、EUS-FNA 和 FDG PET/CT 对于区分 T4 期和 T1-T3 期食管癌的准确率分别为 76%、80% 和 80%。研究显示有 15 例（31%）患者达到完全缓解，FDG PET/CT 准确预测完全缓解率为 89%，而 EUS FNA 为 67%（$P = 0.045$），CT 为 71%（$P = 0.05$）。如果经 FDG PET/CT 或 CT 发现可疑的淋巴结或壁增厚，对是否应进行 EUS FNA 的明确细胞学诊断尚不清楚。

影像学特征可能可以预测新辅助化疗后病理反应。一项针对 103 名患者的回顾性研究显示，EUS 检查体积减小（0.7 cm vs. 1.7 cm，$P = 0.01$）、CT 食管壁厚度减小（13.3 mm vs. 15.3 mm，$P = 0.04$）、PET 标准化摄取值降低（standardized uptake value，SUV）（3.1 vs. 5.8，$P = 0.01$）都与病理学反应相关，该反应对应活细胞 ≤ 10%[112]。

EUS 对患者管理的影响

使用 EUS 对食管进行分期，改变了 38% 的患者的治疗方法。治疗的改变通常是因为肿瘤的分期升级、检测到了恶性淋巴结或发现了转移病灶[86-88,113-115]。

一项前瞻性研究采用 EUS FNA 来决定食管远端可切除癌伴纵隔淋巴结肿大患者的手术方式。研究显示 EUS FNA 的应用，改变了 48 例（23%）患者的手术方式，即将淋巴结阳性的患者分配到开胸食管切除组，而将无淋巴结转移的患者分配到无法行淋巴结清扫的经食管切除组[116]。

EUS 在食管癌诊治中的成本效益

多项研究表明，EUS 是经济合算的。术前 EUS 检查可识别 Ⅰ 期和 Ⅳ 期的食管癌，正确识别这两期肿瘤分别可以防止不必要的新辅助化疗或手术，这能为每位患者平均节省 3443 美元[117]。对于进展期食管癌，CT 或 EUS 哪个花费更少？研究显示大部分食管癌患者使用 CT 协助分期，但较 CT 而言，EUS 更能区分晚期食管癌 [T4 期和（或）M1]（44% vs. 13%，$P < 0.0001$），且 EUS 花费更少[118]。有研究显示，对于无远处转移的患者，EUS 检查是成本效益最低的检查方法，平均每位患者花费 13 811 美元，EUS FNA 则需花费 14 350 美元，而手术花费 13 992 美元[119]。另一项相对节省的方法就是对于有可疑淋巴结转移的患者，选择性地行 EUS FNA，而不是常规行 EUS FNA[83]。

EUS 对生存率的影响

常规使用 EUS 对食管癌进行分期是否有益处，一项包含 223 例无远处转移的食管癌患者的随机研究显示[120]，EUS 能显著延长受试者的生存期，风险比为 0.706（95%CI，0.501 ~ 0.996），EUS 组平均中位生存期增加 121 天，行 EUS 检查组中位生存期 1.96 年，未行 EUS 检查组中位生存期 1.63 年。EUS 检查组质量调整生存期显著延长（66 天），而且研究显示每位受试者可节省 2800 英镑，虽然无统计学差异，但这仍然是很大一笔费用。考虑到每位患者的生存期和经济效益，有 96.6% 的患者达到了国家卫生与保健研究所（National Institute for Health and Care Excellence，NICE）的标准。使用 EUS 增加了完全切除肿瘤的比例，即从 80%（44/55）增加到了 91%（48/53）（$P = NS$）。两项回顾性研究检查了 EUS 分期对患者生存率的影响。第一项研究显示，由于改进了患者手术和新辅助治疗方案的选择，患者存活率显著提高，复发率降低[121]。第二项研究发现 EUS 分期并没有带来生存优势，但是报道了适合手术的那部分患者[43]。

学习曲线和步骤

EUS 对肿瘤分期的准确性在一定程度上依赖于 EUS 内镜医生的学习曲线，研究建议至少需要 100 例的操作才能准确进行食管癌 T 分期[122]。此外，行 EUS 的检查部位可能影响术前分期。对比研究 EUS

检查量较少和较多的医院显示，对肿瘤分期的敏感性和特异性 EUS 检查量较多的医院高于检查量较少的医院[123]。

小结

对于新诊断的食管癌且 CT 扫描无转移的患者，不论是否行 FDG PET/CT，EUS 都是初始分期的重要检查手段。因为 EUS 提高了局部分期的准确性，可以在少量但非常重要的一部分患者中发现隐匿的转移灶。随着 EUS FNA 使用的增加，对恶性淋巴结或转移性灶的识别准确率显著提高。将 EUS 纳入食管癌分期，可改变患者治疗方案，并能显著提高患者生存率，且成本低廉。EUS 在早期食管癌中的作用有限，最大的益处在于发现病灶浸润至黏膜下（T1b 期）的患者，对这部分患者在排除淋巴结或转移后可以考虑内镜治疗。EUS 不常规用于新辅助治疗后的重新分期，因为其准确性相对低，而且非常易于过度分期。

胃癌

背景

2017 年，美国癌症协会估计在美国有 28 000 人新诊断为胃癌，10 960 人因胃癌而死亡[124]。目前全球胃癌的发病率排名第四，死亡率排名第二[125]。在美国，过去的 40 年胃癌的生存率已经有显著提高，但是 5 年生存率仍然低于 30%[3,126]。疾病预防的潜在目标包括幽门螺杆菌感染、饮食、吸烟和饮酒[127]以及在高发病率国家通过人口筛查进行早期肿瘤检测[128]。

EUS 在胃癌诊断中的作用

CT 等无创检查方法已广泛应用于胃癌的诊断，但对于评估肿瘤浸润深度或淋巴结受累程度缺乏准确性[129-130]。除了外科手术以外，EUS 是评价原发性胃癌浸润深度最可靠的方法[131-132]，其风险相对较低，对 T 和 N 分期的预测比 CT 成像更准确[133-135]。此外，在超声引导下，对局部和远处淋巴结的 FNA 增加了淋巴结分期的准确性[136-137]。对肝左叶小的转移灶或少量的恶性腹腔积液，可通过 EUS 引导下细针穿刺活检进行诊断，该种非手术诊断方法可避免

腹腔镜检查。对于经 CT 检查确诊的转移性胃癌患者，不推荐 EUS 检查作为常规检查，并且 EUS 在放化疗后患者的重新分期中的价值暂不明确。

胃癌的诊断（图 8.6）

大多数胃癌是通过胃镜进行诊断的，胃镜可进行活检取得组织标本、判断肿瘤部位以及肿瘤与食管胃连接部的关系。此外，内镜检查可以诊断术后并发症，如管腔狭窄或出血。内镜下黏膜切除术（endoscopic mucosal resection，EMR）或内镜下黏膜下切除术（endoscopic submucosal dissection，ESD）可提供更大的标本，用于组织学诊断、评估分化程度、淋巴管和脉管侵犯程度以及肿瘤浸润深度[138]。EMR 和 ESD 都为早期胃癌提供了精确的 T 分期，并且可以治疗早期胃癌，将在稍后进行讨论。

胸腹部和盆腔的增强 CT 检查用于评估肿瘤的整体情况，如果没有发现远处转移，之后可以用超声胃镜进行随访。在考虑进行手术切除而不进行新辅助治疗的患者中，一些 T3 期或者有淋巴结转移的患者可能存在放射学检查难以发现的隐匿转移病灶，这时腹腔镜探查有重要的价值。对于计划进行新辅助治疗的患者，可进行经腹腔镜的腹腔灌洗[139-140]。

胃癌的分期

胃癌分期由 AJCC 分期系统决定，如图 8.7 所示[6]。第 8 版包括食管和胃之间解剖边界的改变，根据所涉及的节数对 N3 疾病进行细分，将 T4aN2 和 T4bN0 肿瘤重新分类为ⅢA 疾病，并将临床和病理分期的预后分期分组，包括新辅助治疗术后的病理分期。

环扫 EUS 是胃癌分期的首选，因为它易于操作，并可评估病变与邻近器官的关系。对于较小的病灶小探头超声更为有效，因为小探头超声既有内镜图像又有超声图像，可以全面观察病灶（图 8.7）。对于可疑淋巴结转移的患者需要进行细胞学检查，可使用线阵超声胃镜。超声胃镜可评估肿瘤浸润深度（T 分期）、周围淋巴结情况（N 分期）、周围器官或腹腔积液有转移性情况[141]，有助于制订患者的治疗计划（EMR 或者 ESD）[142]。

T 分期

患者体位需要根据病灶的位置而定。检查时要在胃内充分注水，使病变完全浸入水中，并且吸气

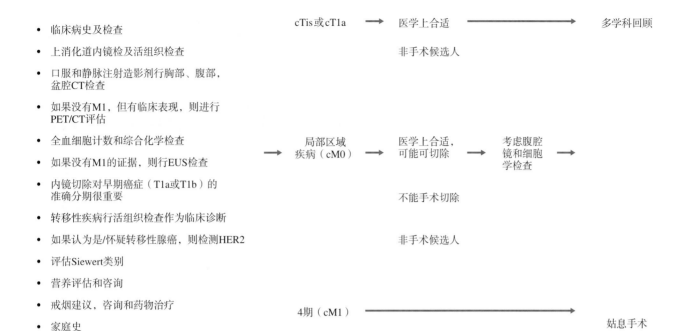

- 临床病史及检查
- 上消化道内镜检及活组织检查
- 口服和静脉注射造影剂行胸部、腹部，盆腔CT检查
- 如果没有M1，但有临床表现，则进行PET/CT评估
- 全血细胞计数和综合化学检查
- 如果没有M1的证据，则行EUS检查
- 内镜切除对早期癌症（T1a或T1b）的准确分期很重要
- 转移性疾病行活组织检查作为临床诊断
- 如果认为是/怀疑转移性腺癌，则检测HER2
- 评估Siewert类别
- 营养评估和咨询
- 戒烟建议，咨询和药物治疗
- 家庭史

cTis或cT1a　→　医学上合适　————→　多学科回顾

非手术候选人

局部区域疾病（cM0）　→　医学上合适，可能可切除　→　考虑腹腔镜和细胞学检查　→

不能手术切除

非手术候选人

4期（cM1）　————————→　姑息手术

- **图 8.6**　国家癌症综合网络胃癌工作指南。CT：计算机断层扫描；GI：胃肠道；PET：正电子发射断层扫描（Adapted from the National Comprehensive Cancer Network Guidelines V 1.2017，Gastric Cancer.）

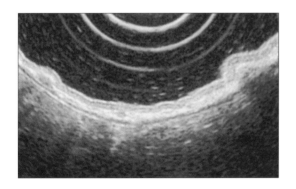

- **图 8.7**　用 20 MHz 高频超声内镜微探头观察食管壁和胃壁的九层结构

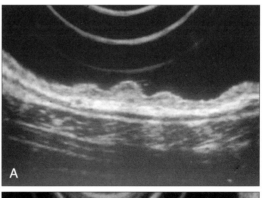

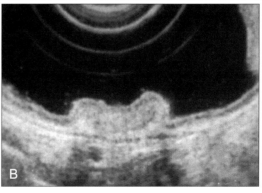

- **图 8.8**　早期胃癌。（A）早期胃癌局限于黏膜层；（B）早期胃癌侵犯黏膜下层

避免干扰，病灶尽量不与探头接触，病灶一旦受压，T 分期的准确性将会受到影响。超声探头需保持垂直于病变，以避免切向成像。在环扫和线阵超声下均可见胃壁的 5 层结构，3 层为强回声，2 层为低回声，呈交替排列。前两层为黏膜层和黏膜肌层，第三层为黏膜下层，第四层为固有肌层，第五层为浆膜层。胃癌在 EUS 下表现为胃壁黏膜增厚，呈低回声改变，如果出现正常胃壁黏膜结构层次消失，那么在进行分期时需要提高分期（图 8.8）。病变浸润至第三层即黏膜下层，分期为 T1 期；浸润至第四层即固有肌层，分期为 T2 期；病灶超过固有肌层，

表 8.7　胃癌 TNM 分期，美国癌症分期系统联合委员会，第 8 版

解剖阶段 / 预后组

0 期	Tis	N0　M0
Ⅰ期	T1 或 T2	N0　M0
Ⅱ A 期	T1 或 T2	N1、N2 或 N3　M0
Ⅱ B 期	T3 或 T4a	N0　M0
Ⅲ期	T3 或 T4a	N1、N2 或 N3　M0
Ⅳ A 期	T4b	任何 N　M0
Ⅳ B 期	任何 T	任何 N　M1

原发性肿瘤（T）

TX	无法评估原发性肿瘤
T0	无原发性肿瘤的证据
Tis	原位癌，上皮内肿瘤，不侵犯固有层
T1	肿瘤侵犯固有层、黏膜肌层或黏膜下层
T1a	肿瘤侵犯固有层、黏膜肌层
T1b	肿瘤侵犯黏膜下层
T2	肿瘤侵犯固有肌层
T3	肿瘤穿透浆膜下结缔组织而不侵犯内脏腹膜或邻近结构
T4	肿瘤侵犯浆膜（内脏腹膜）或邻近结构
T4a	肿瘤侵犯浆膜（内脏腹膜）
T4b	肿瘤侵犯邻近结构

局部淋巴结（N）

NX	无法评估区域淋巴结
N0	无局部淋巴结转移
N1	1～2 区淋巴结转移
N2	3～6 个区域淋巴结的转移
N3	7 个或更多区域淋巴结的转移
N3a	7～15 个区域淋巴结的转移
N3b	16 个或更多区域淋巴结的转移

远处转移（M）

M0	无远处转移
M1	远处转移

From Amin MB，Edge SB，Greene FL，et al.，eds. AJCC Cancer Staging Manual. 8th ed. New York：Springer；2017.

并且出现不规则的边界线表示已侵犯浆膜层，为 T3 期。如果清晰的浆膜层结构消失，那么病灶分期为 T4a 期；出现邻近脏器的转移，例如肝、胰腺、脾等，则为 T4b 期。

N 分期

对胃周和区域淋巴结站进行扫查，并记录可疑征象（低回声，边界清晰，圆形，大小＞ 10 mm）。

如果 FNA 可以指导治疗计划的制订并且可以在不使针穿过原发肿瘤的情况下进行，则可以进行细胞学诊断。

M 分期

超声胃镜可以从胃窦开始退镜扫查，仔细观察肝左叶、腹膜、胸膜、肺及纵隔，评估胃周脏器的转移情况。CT 评估可能遗漏转移性包块、恶性腹腔

积液、恶性胸腔积液以及远处转移淋巴结，但一旦经超声胃镜发现这些转移灶，无论是否做 FNA，都可以改变患者的治疗策略（图 8.9）[143-145]。

胃癌的治疗策略

浅表的胃癌淋巴结和远处转移的风险很低[146]，用电子色素内镜加放大观察评估肿瘤的浸润深度准确性很高[147-148]。由于有近 20% 的淋巴结转移风险，黏膜下受累通常需要手术[149]。建议对这些病变进行精查胃镜评估，以判断是否可行内镜下切除，超声胃镜检查仅针对某些特殊病例，不作为常规检查。由于可行内镜下切除的早期胃癌转移风险低，因此通常不需要进行 CT 检查[141,150-151]。对 EMR 与 ESD 治疗早期胃癌的疗效比较显示[152-154]，ESD 获得更高的整块切除率（92% vs. 52%；OR 值为 9.69，95% 可信区间为 7.74 ~ 12.13），组织学完全切除率（82% vs. 42%；OR 值为 5.66，95% 可信区间为 2.92 ~ 10.96），ESD 复发率较低（1% vs. 6%；OR 值为 0.10，95% 可信区间为 0.06 ~ 0.18）。然而，ESD 手术时间较长（平均 59.4 分钟，95% 可信区间 16.8 ~ 102），穿孔风险较高（4% vs. 1%；OR 值为 4.67，95% 可信区间 2.77 ~ 7.87）（表 8.8）。欧洲胃肠内镜学会（European Society Gastrointestinal Endoscopy，ESGE）指南建议，对于淋巴结转移可能性极低的胃黏膜病变，应考虑行 ESD 切除[155]。根据日本胃癌指南和国家癌症中心标准，ESD 手术适应证如下：

- 任何大小的胃黏膜异型增生；
- 黏膜内分化型腺癌，无溃疡（大小 ≤ 2 cm 为绝对适应证，> 2 cm 为扩大适应证）；

- 黏膜内分化型腺癌，伴溃疡，大小 ≤ 3 cm（扩大适应证）；
- 黏膜内未分化型腺癌，大小 ≤ 2 cm（扩大适应证）；
- 分化型的腺癌，黏膜下浸润（sm1，≤ 500 μm），大小 ≤ 3 cm（扩大适应证）。

以下情况需追加外科手术：组织学病理评估 ESD 切除标本显示有脉管侵犯，黏膜下浸润大于 500 μm，垂直边缘呈阳性，溃疡范围大于 30 mm 或有黏膜下浸润[150]。

有胃黏膜病变伴有淋巴结转移（T1N1 或更高）或没有远处转移的 T2 期病变的患者需考虑接受新辅助治疗和手术[157-158]。术前治疗后无转移的患者可进行手术切除，通常随后进行辅助化疗或放化疗[159]。有远处转移、大血管侵犯或远处淋巴结转移的患者通常不能进行手术切除，治疗基于症状缓解和延长生存期。

EUS 诊断胃癌分期的准确性

内镜检查后，EUS 是对胃癌进行局部分期的最重要的检查方法（表 8.9）。EUS 被认为是胃癌局部分期的内镜检查方法，T 分期的准确率在 65% ~ 92.1%[160]，N 分期的准确率在 66% ~ 90% 之间[161-162]。在最近一项对原发性胃癌术前局部分期的 EUS 诊断准确性的 meta 分析中，确定了 1988 年至 2012 年发表的 66 项研究，以组织学为参考，涉及 7 747 名患者[163]。在鉴别 T1 ~ T2 期胃癌（浅表癌）和 T3 ~ T4 期胃癌（进展期）方面，EUS 的综合准确率为 88%；在鉴别 T1（早期胃癌）和 T2（固有肌浸润）胃癌方面，EUS 的综合准确率为 86.5%；在鉴别 T1a 和 T1b 胃癌方面，EUS 的综合准确率为 83.4%。EUS 判断淋巴结分期（阳性对阴性）的准确率为 75%。具体结果的总结见表 8.10。另一项 meta 分析显示，T 分期的综合准确率为 75%，Kappa 值适中（0.52）。EUS 对 T3 胃癌判断最为准确（85%），其次是 T4（79%）、T1（77%）和 T2（65%）。研究进一步指出，EUS 对 N 分期（N0 对 N+）的敏感性和特异性分别为 64%、74% 和 80%[164]。

EUS 在判断早期胃癌的浸润深度方面作用有限，T 分期准确率为 41.4% ~ 87%（表 8.11）。Pei 及其同事的一项 meta 分析证实，EUS 对黏膜疾病分期的整体敏感性和特异性分别为 76%（95% 可信区间 74% ~ 78%）和 72%（95% 可信区间 69% ~

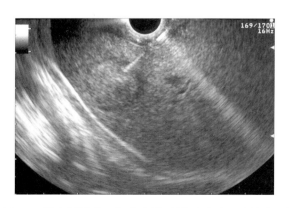

● 图 8.9　胃癌肝转移，超声内镜引导下对肝左叶转移灶行 FNA

表 8.8　内镜下黏膜下剥离术治疗胃黏膜上病变的疗效（meta 分析）

作者（年）	病变数量	完整切除病变 n/N（%）	病变完整切除率 n/N（%）	治愈性切除率 n/N（%）	局部复发率 n/N（%）	术后出血发生率 n/N（%）	术后穿孔发生率 n/N（%）	平均手术时间（min）
Park 及其同事[153]（2011）	1734	1 055/1 150（92%）	1 287/1 401（92%）	774/973（80%）	13/1 592（< 1%）	116/1642（7%）	80/1 762（5%）	33 ~ 84
Lian 及其同事[152]（2012）	1495	1 328/1 437（92%）	1 227/1 495（82%）		11/1 438（< 1%）	82/876（9%）	62/1 438（4%）	34 ~ 116
Facciorusso 及其同事[154]（2014）	1916	1 328/1 437（92%）	1 227/1 495（82%）		12/1 859（< 1%）	62/1 438（4%）	62/1438（4%）	34 ~ 116

表 8.9　EUS 在胃癌 T 分期中的准确性

作者（年）	频率（MHz）	病例数（n）	T 分期准确性（%）
Tseng（2000）[a]	7.5 ~ 12	74	85
Willis（2000）[b]	7.5 ~ 12	116	78
Habermann 及其同事[161]（2004）	7.5 ~ 12	51	86
Tsendsuren（2006）[c]	5 ~ 7.5	41	69
Ganpathi 及其同事[134]（2006）	7.5 ~ 20	126	80
Bentrem 及其同事[141]（2007）	7.5 ~ 12	225	57
Lok（2008）[d]	5 ~ 20	123	64
Repiso（2010）[e]	7.5 ~ 20	46	70

[a] Tseng L，Mo L，Tio T，et al. Video-endoscopic ultrasonography in staging gastric carcinoma. *Hepatogastroenterology*. 2000；47：897-900.

[b] Willis S，Truong S，Gribnitz S，et al. Endoscopic ultrasonography in the preoperative staging of gastric cancer：accuracy and impact on surgical therapy. *Surg Endosc*. 2000；14：951-954.

[c] Tsendsuren T，Jun S，Mian X. Usefulness of endoscopic ultrasonography in preoperative TNM staging of gastric cancer. *World J Gastroenterol*. 2006；12：43-47.

[d] Lok K，Lee C，Yiu H，et al. Current utilization and performance status of endoscopic ultrasound in a community hospital. *J Dig Dis*. 2008；9：41-47.

[e] Repiso A，Gomez-Rodriguez R，Lopez-Pardo R，et al. Usefulness of endoscopic ultrasonography in preoperative gastric cancer staging：diagnostic yield and therapeutic impact. *Rev Esp Enferm Dig*. 2010；102：413-420.

75%）。EUS 判断早期胃癌黏膜下浸润的敏感性和特异性分别为 62%（95% 可信区间 59% ~ 66%）和 78%（95% 可信区间 76% ~ 80%）[165]。

M 分期

　　EUS 在诊断转移性疾病方面的作用有限，如腹腔积液、腹膜和肝转移，总敏感性为 73.2%[166]。在一项涉及 234 名患者的研究中，42% 的患者用 EUS 定位远处转移病灶并行 FNA 后穿刺结果阳性[167]。其中，大部分是穿刺目标为纵隔淋巴结。而超声引导下的 FNA 使 15% 的患者避免手术，从而改变了随后的治疗计划。腹或胸腔积液的超声检查和 FNA 也可改善肿瘤分期[168]。在诊断腹膜转移方面，EUS 的敏感性为 87.1%，与 CT 联合 B 超（16.1%）以及腹腔镜或者剖腹探查（40.9%）相比，其敏感性明显增高[169]。

表 8.10　EUS 对胃癌疾病分期的诊断价值

分期分组	敏感性	特异性	阳性预测值	阴性预测值	诊断 OR 值	临床应用	1 000 例胃癌患者的假设队列研究
T1-2（浅表）对 T3-4（进展）	0.86 95% CI: 0.81 ~ 0.90	0.90 95% CI: 0.87 ~ 0.93	8.9 95% CI: 6.8 ~ 11.6	0.16 95% CI: 0.12 ~ 0.22	56 95% CI: 37 ~ 85	与 T1 ~ T2 相比，EUS 在正确识别 T3 ~ T4 病例方面可能更可靠	正确分期 880 例，高于实际分期 70 例，低于实际分期 50 例
T1（早期胃癌）与 T2（固有肌层）浸润	0.85 95% CI: 0.78 ~ 0.91	0.90 95% CI: 0.85 ~ 0.93	8.5 95% CI: 5.9 ~ 12.3	0.17 95% CI: 0.12 ~ 0.24	50 95% CI: 32 ~ 79	将被归类为 T1 的概率从 70%（T1 病例的平均概率）增加到 94%（阳性）；将同样的概率降低到 26%（阴性）。无论是对疾病深度的确认还是排除，EUS 的准确性都不是最佳的	正确分期 865 例，高于实际分期 105 例，低于实际分期 30 例
T1a 对 T1b	0.87 95% CI: 0.81 ~ 0.92	0.75 95% CI: 0.62 ~ 0.84	3.4 95% CI: 2.3 ~ 5.0	0.17 95% CI: 0.12 ~ 0.24	20 95% CI: 12 ~ 33	将被归类为 T1 的概率从 70%（T1a 病例的平均概率）增加到 88%（阳性）；将同样的概率降低到 30%（阴性）。无论是对疾病深度的确认还是排除，EUS 的准确性都不是最佳的	正确分期 834 例，高于实际分期 91 例，低于实际分期 75 例
N0 对 N+	0.83 95% CI: 0.79 ~ 0.87	0.67 95% CI: 0.61 ~ 0.72	2.5 95% CI: 2.1 ~ 2.9	0.25 95% CI: 0.20 ~ 0.31	10 95% CI: 7 ~ 13	将被归类为 N+ 的概率从 50%（N+ 病例的平均概率）增加到 62%（阳性）；将相同的概率降低到 14%（阴性）。无论是确认淋巴结转移还是排除淋巴转移，EUS 的准确性都不理想	正确分期 750 例，高于实际分期 85 例，低于实际分期 165 例

Adapted Mocellin S., Pasquali S. Diagnostic accuracy of endoscopic ultrasonography (EUS) for the preoperative locoregional staging of primary gastric cancer. Cochrane Database of Syst Rev. 2015（2）: CD009944

表 8.11 EUS 对早期胃癌 T 分期的准确性

作者（年）	研究类型	病变数量	T 分期准确性（%）
Yanai（1999）[a]	前瞻性	52	71
Hizawa（2002）[b]	回顾性	234	78
Kim 及其同事 [172]（2007）	回顾性	206	58.3 ~ 64.4
Choi 及其同事 [147]（2010）	前瞻性	955	67
Kim（2010）[c]	前瞻性	176	80.7
Choi（2010）[d]	前瞻性	388	78.9
Okada 及其同事 [142]（2011）	回顾性	542	43.5 ~ 87.5
Tsuzuki（2011）[e]	回顾性	105	86
Park（2011）[f]	回顾性	152	41.4
Yamamoto（2012）[g]	回顾性	75	82.7
Kim（2014）[h]	回顾性	393	71.5
Lee（2016）[i]	回顾性	393	71.5

[a] Yanai H，Noguchi T，Mizumachi S，et al. A blind comparison of the effectiveness of endoscopic ultrasonography and endoscopy in staging early gastric cancer. *Gut*. 1999；44：361-365.

[b] Hizawa K，Iwai K，Esaki M，et al. Is endoscopic ultrasonography indispensable in assessing the appropriateness of endoscopic resection for gastric cancer? *Endoscopy*. 2002；34：973-978.

[c] Kim GH，Park do Y，Kida M，et al. Accuracy of high-frequency catheter-based endoscopic ultrasonography according to the indications for endoscopic treatment of early gastric cancer. *J Gastroenterol Hepatol*. 2010；25：506-511.

[d] Choi J，Kim SG，Im JP，et al. Is endoscopic ultrasonography indispensable in patients with early gastric cancer prior to endoscopic resection? *Surg Endosc*. 2010；24：3177-3185.

[e] Tsuzuki T，Okada H，Kawahara Y，et al. Usefulness and problems of endoscopic ultrasonography in prediction of the depth of tumor invasion in early gastric cancer. *Acta Med Okayama*. 2011；65：105-112.

[f] Park JM，Ahn CW，Yi X，et al. Eficacy of endoscopic ultrasonography for prediction of tumor depth in gastric cancer. *J Gastric Cancer*. 2011；11：109-115.

[g] Yamamoto S，Nishida T，Kato M，et al. Evaluation of endoscopic ultrasound image quality is necessary in endosonographic assessment of early gastric cancer invasion depth. *Gastroenterol Res Pract*. 2012；194530.

[h] Kim SJ，Choi CW，Kang DH，et al. Eficacy of endoscopic ultrasonography compared to conventional endoscopy in decision making of early gastric cancer treatment. *Gastrointest Endosc*. 2014；79（suppl 5）：AB404.

[i] Lee JY，Choi IJ，Kim CG，et al. Therapeutic decision-making using endoscopic ultrasonography in endoscopic treatment of early gastric cancer. *Gut Liver*. 2016；10：42-50.

EUS 在分期中的局限性

- EUS 检查结果的说明：一篇综述包括了 33 项 EUS 视频研究，结果显示，了解临床病史的内镜检查者的 T 分期准确率高于不了解临床病史的内镜检查者（66.7% vs. 45.5%）[170]。
- EUS 检查者对 EUS 诊断的解释有差异[171]。
- 肿瘤大小和组织学类型：组织学类型未分化时 T 分期不准确的可能性增加（更多可能被低估），范围较大的肿瘤分期可能会比实际的分期高[172]。
- 肿瘤位置（贲门、胃底、胃窦小弯侧、幽门管）、血管搏动、呼吸运动、气泡和黏液可降低分期的准确性。
- 显微镜下才可发现的浸润是导致低估的最常见原因，过度分期可由肿瘤周围的纤维增生、溃疡和炎症引起[173]。
- 难以区分恶性和良性炎症淋巴结。
- 无法看到远处的淋巴结和转移灶。

EUS 与其他成像方式的比较

螺旋 CT（Multidetector CT，MDCT）是胃癌分期的最常见的放射学检查。其优势就是能够很好地判断远处转移。对于胃癌的分期，它是对 EUS 的补充[174-178]。T 分期的准确率为 69% ~ 89%[171-172,179]，N 分期的准确率为 69% ~ 92%[180-181]。一项 meta 分析显示，CT 对淋巴结性质识别的敏感性和特异性分别为 77% ~ 78%[182]。CT 在鉴别适合原发性胃切除术和需要诊断性腹腔镜检查的患者中的 NPV 很低，尤其是排除淋巴结转移。近期对 116 家机构诊断的 2 414 例胃癌患者进行回顾性队列研究，比较术前腹部 CT 报告与手术病理报告[183]；570 例患者行胃切除术，其中 536 例患者 CT 无局部浸润，70 例患者手术时局部浸润。CT 检查局部浸润的 NPV 为 86.9%，淋巴结转移的 NPV 为 43.4%。剖腹探查术前 CT 评估无淋巴结转移的患者，NPV 为 52.3%。磁共振成像（magnetic resonance imaging，MRI）和 PET 的诊断准确性与 CT 相似[177,184-185]。磁共振研究报告，T 期的准确率为 73.5% 至 87.5%，N 期的准确率为 55.2% ~ 65%[186-187]。

EUS 和螺旋 CT 对局部病变的分期相似[162]。一项对 52 例胃癌患者的前瞻性比较研究表明，与 MDCT 和 MRI 相比，EUS 对 T 和 N 分期的敏感性显著提高；然而，MDCT 的特异性高于 EUS 和 MRI[188]。系统回顾性分析表明，EUS、CT 和 MRI 对 T 分期的诊断准确率分别为 65% 和 92.1%、77.1% 和 88.9%、71.4% 和 82.6%。评估 EUS、CT 和 MRI 中 T4（浆膜）受累的敏感性分别为 77.8% 和 100%、82.8% 和 100%、89.5% 和 93.1%。评估 EUS、CT 和 MRI 中 T4（浆膜）受累的特异性分别为 67.9% 和 100%、80% 和 96.8%、91.4% 和 100%[160]。另一项研究表明，EUS 对淋巴结分期的敏感性和特异性分别为 71% 和 49%；MDCT 的敏感性和特异性分别为 80% 和 78%；MRI 的敏感性和特异性分别为 68% 和 75%[189]。

CT 是评价远处转移的主要方法。一项系统综述比较了不同成像方式检测远处转移的能力。EUS 检查腹膜转移的敏感性和特异性分别为 34% 和 96%，CT 检查为 33% 和 99%，18FDG PET 检查为 28% 和 97%，常规超声检查为 9% 和 99%[190]。

腹腔镜分期的患者选择

对于 CT 和 EUS 上有明显局限性胃癌的患者，建议使用腹腔镜进行分期[191-192]。一项前瞻性研究纳入 94 例局部胃癌患者，他们都经腹腔镜检查确定有转移病灶，然后用 EUS 进行分期，结果显示 T1 或 T2、N0 病患者中 4% 出现转移性疾病，而 T3 或 T4 或 N+ 患者中 25% 出现转移性疾病[193]。经 EUS 分期为 T1 或者 T2、N0 期转移性疾病的 NPV 为 96%。该

研究表明，腹腔镜分期可以选择性地用于那些有 T3 或 T4 或 N+ 疾病的患者，如 EUS 分期。

新辅助化疗后生存期的预测

EUS 在新辅助化疗后再分期中的作用有限。在一项对 145 名接受根治性手术的患者进行的回顾性队列研究中，69 名患者同时接受了 EUS 分期和手术组织学检验[194]。EUS T 期和 N 期评估的准确率分别为 44.9% 和 56.5%。在一项对 40 例局部晚期胃癌患者的前瞻性研究中，患者在新辅助化疗前后进行了 CT 和 EUS 检查，随后进行了手术切除[195]。在化疗后，CT 和 EUS 的 T 分期准确率分别为 57% 和 47%。CT 和 EUS N 分期的准确率分别为 37% 和 39%。EUS 评分较低的患者 3 年总生存率更高（69% 对 41%）。相对于 EUS 分期较高的患者，EUS 分期较低的患者 2 年无复发生存率也较高（77% 对 47%）。相反，CT 评估进行分期的患者无复发生存率没有差异。

胃癌：EUS 观察要点

- 原发性肿瘤：浸润深度。
- 局部淋巴结：心包旁、胃周、腹膜周围，腹腔，左胃动脉，肝十二指肠动脉，肝动脉，脾动脉，脾门。
- 转移淋巴结：胰十二指肠，胰腺后，胰周，肠系膜上，主动脉旁，腹膜后。
- 肝左叶：转移性沉积物。
- 腹膜：小体积恶性腹腔积液。
- 胸膜腔：恶性渗出。
- 纵隔淋巴结：转移性扩散。

原发性胃非霍奇金淋巴瘤

胃是非霍奇金淋巴瘤（non-Hodgkin lymphoma，NHL）最常见的淋巴结外好发部位，占所有胃肠道淋巴瘤的 70%[196-197]。原发性 NHL 和弥漫性淋巴结疾病都可以发生在胃中。大多数原发性胃淋巴瘤要么是黏膜相关淋巴组织（mucosa-associated lymphoid tissue，MALT）型的淋巴结外边缘区 B 细胞淋巴瘤，要么是弥漫大 B 细胞淋巴瘤（diffuse large B-cell lymphoma，DLBCL）。其他罕见类型包括套细胞淋巴瘤、滤泡性淋巴瘤和外周 T 细胞淋巴瘤。EUS 是最准确的胃淋巴瘤局部分期方法[198-202]。继发性胃

NHL 是弥漫性疾病，需要全面的诊断和系统的治疗策略。

弥漫性大 B 细胞淋巴瘤

DLBCL 通常发展较快，可伴随全身症状，如腹痛、胃流出道梗阻、出血或穿孔[203]。DLBCL 病变范围较大，在内镜下通常是多发性溃疡或突出的外生肿块。组织学显示类似中心细胞或免疫母细胞的大细胞簇或连接片。从细胞遗传学、生物学和临床上来说，DLBCL 不同于 MALT 淋巴瘤，预后较差[204]。尽管 EUS 有助于确定肿瘤的浸润深度，但这种疾病往往需要综合治疗，仅进行局部分期是不够的。

黏膜相关淋巴组织淋巴瘤

MALT 淋巴瘤恶性程度不高，可发生在胃肠道的任何部位，但最常见于胃，约占原发性胃淋巴瘤的 35%（视频 8.1）[205-206]。MALT 淋巴瘤常与幽门螺杆菌有关[207]，根除治疗后疾病可消退[208]。

大多数早期 MALT 淋巴瘤患者无症状或出现非特异症状，如上腹部疼痛或不适、厌食、体重减轻、恶心或呕吐、隐匿性胃肠道出血和早饱[209]。其诊断通常是通过胃镜发现黏膜红斑，肿块或息肉样病变伴或不伴溃疡，与良性胃溃疡相似的溃疡和结节，或胃皱襞的增厚，活检病理可证实。标准活检可能是阴性，因此应从胃、十二指肠和胃食管交界处获得多个活检标本，包括正常和异常的胃黏膜，尽可能使用大块活检标本。胃部淋巴瘤可通过正常的黏膜覆盖浸润黏膜下层，进行黏膜下活检（"隧道活检"），FNA 可提高诊断率[210]。经内镜诊断后，需进行 EUS 检查进行局部分期以及胸部、腹部和骨盆的 CT 检查。

一般来说，早期（黏膜或黏膜下疾病，无淋巴结累及）幽门螺杆菌阳性的淋巴瘤的患者最初是通过根除幽门螺杆菌来治疗的。对无幽门螺杆菌感染和 t(11；18) 易位肿瘤的患者通常采用局部放射治疗。对于晚期（> T2，N+）疾病的患者，如果幽门螺杆菌阳性，则采用根除幽门螺杆菌治疗，然后观察直至症状发展，或给予更积极的化疗或免疫治疗。如果出现穿孔或者梗阻等并发症，可进行胃切除手术[211-212]。

EUS 在 MALT 淋巴瘤中的作用

EUS 在 MALT 淋巴瘤治疗中的作用可以分类如下：

- 疾病的局部分期：评估浸润深度以及胃周淋巴结情况。对可疑淋巴结由 FNA 取样进行组织学和细胞学诊断[213]。
- 组织诊断：对于内镜活检阴性的患者，可在 EUS 引导下对深层胃壁进行 FNA 或核心组织取样[214]。
- 预测对治疗的效果：这里有一个直接的关联，即 EUS 肿瘤分期与肿瘤的治疗效果密切相关[215]。黏膜层及黏膜下病变患者的临床疗效优于深层浸润患者。
- 治疗后随访：成功治疗后，EUS 显示胃壁层恢复正常或壁层厚度明显减少[216]。即使内镜活检结果为阴性，胃壁持续厚的患者更容易出现肿瘤组织的残留。

分期

NHL 采用世界卫生组织分类法[217] 和卢加诺分类法[218]。卢加诺分类法将原发性淋巴结淋巴瘤分为局限性（Ⅰ期和Ⅱ期）或晚期（Ⅲ期和Ⅳ期），主要分期根据是基于横膈膜一侧或两侧的淋巴结受累情况而定。根据胃癌的 TNM 分类，评价淋巴瘤的浸润深度。

EUS 在 MALT 淋巴瘤分期中的准确性

不同于胃癌，MATL 的 EUS 特征包括：①特异性胃癌通常通过胃壁垂直（跨壁）生长，而淋巴瘤呈水平生长；②淋巴瘤的胃壁增厚通常比胃癌更为弥漫和均匀；③淋巴瘤很少导致管腔狭窄和梗阻，最常累及胃的远端，并且常在胃内有多个病灶；④在早期，淋巴瘤可表现为第二层胃壁或者第二、三层胃壁的增厚，但保留层次结构；在晚期，淋巴瘤表现为弥漫性增厚，壁层融合；⑤弥漫性和浅表型病灶更常显示为低度恶性 MALT 淋巴瘤，而肿块的出现更常与侵袭性较高的淋巴瘤相关[219]。

EUS 是评价和分期胃淋巴瘤最准确的成像方式。在一项前瞻性多中心研究中，超声心动图 T 分期的准确率为 59%[220]。另一项研究表明，EUS 对 T 分期的敏感性和特异性分别为 89% 和 97%[221]。EUS 对淋巴结的检测准确率为 71%[197]，可疑淋巴结的 FNA 可提高检测准确率[222]。结合细胞学检测和免疫组织化学，EUS 引导下的 FNA 对淋巴瘤诊断的总体敏感性、特异性和准确性分别为 74%、93% 和 81%[223]。

EUS 在预测疗效和随访中的作用

EUS 可以预测局部淋巴瘤患者对治疗的反应 [197-224]。在一项 22 例患者的初步研究中，14 例淋巴瘤中有 12 例在 EUS 下表现为局限于第二层或第三层（黏膜或黏膜下层），而 10 例浸润较深的患者中没有 1 例完全缓解 [225]。因此，EUS 有助于区分哪些患者适合单独使用抗生素治疗，哪些患者应该接受额外的抗肿瘤治疗。幽门螺杆菌治疗后 MALT 淋巴瘤消退的预测因素包括局限于黏膜内、无淋巴结受累或高级别成分 [226-228]。EUS 在预测应答率方面比内镜特征或组织学分级更准确 [229]。

EUS 可以评估残留的疾病，并预测单用行幽门螺杆菌根除治疗哪些患者会获得缓解 [197]。早期病变（T1）可能在单用幽门螺杆菌治疗后复发，而更晚期病变（T2 ~ T4）可能需要更积极的治疗方案，包括联合化疗、放射治疗和手术。评估对治疗的反应需要长期随访，并结合内镜检查和活组织检查。当活检结果仍为淋巴瘤阳性，但 EUS 显示没有结构壁改变时，可能需要 "等待和观察"，因为幽门螺杆菌治疗可能需要长达 18 个月才能完全缓解 [230]。此外，再次出现胃壁增厚或破裂可能表明以前认为缓解的患者复发。尽管有足够的抗生素治疗，即使内镜活检为阴性，对 EUS 提示有持续性胃壁增厚的患者应考虑采用其他治疗方式，因为其持续不缓解或者复发的概率很高。

尚未明确 EUS 的监测间隔。此外，用于定义缓解的主要 EUS 特征之一是胃壁厚度正常化至 ≤ 4 mm、保留 5 层结构、没有可疑淋巴结。在一项对 33 例原发性胃淋巴瘤患者进行的中位数为 15 个月的随访研究中，5 例患者中只有 1 例发现了组织学复发，82% 的患者获得了组织学缓解，而 EUS 评估却只有 64% 的患者获得组织学缓解 [231]。

另一项研究发现根除幽门螺杆菌后胃壁增厚的减少预示着完全缓解：12 个月时为 40%，24 个月结束时为 84% [232]。一半的研究对象在没有内镜病变的情况下有持续的 EUS 改变。这可能是由于对残留肿瘤的过度分期，持续性淋巴瘤常侵犯黏膜下层或更深层，或者从组织学上难以辨认残留肿瘤组织。与 "高级别" 胃淋巴瘤不同，具有阴性组织学的持续异常 EUS 表现可能与治疗 [233] 后的所有 MALT 患者不具有临床相关性，并且常在长期随访后消退，并与组织学缓解相关 [234]。

EUS 分期的局限性

在一项涉及 96 名患者的多中心研究中，评价了 EUS 观察者对 MALT 淋巴瘤分期的评估的一致性 [235]。总体而言，观察者间的一致性在治疗前后是相等的（分别为 κ = 0.38 和 κ = 0.37）。观察者之间对 N 期的一致性在治疗前是有差别的，但在治疗后是相等的（分别是 κ = 0.63 和 κ = 0.34）。观察者之间的一致性与操作者的经验水平有关。

胃黏膜皱襞增粗的评价

正常的五层胃壁厚度在 EUS 上为 0.8 ~ 3.6 mm，超过 4 mm 被认为是增厚的 [236]。在胃镜检查中观察到胃皱褶增厚有多种可能原因（表 8.12），临床实践中常见的是黏膜内炎性肉芽肿、Ménétrier 病和淋巴瘤。

皮革胃

皮革胃也被称为弥漫型胃癌，其特点是内镜下胃皱褶增厚，胃绝缘层膨胀不良（视频 8.2）。组织病理学上，皮革胃的特点是恶性细胞的分化生长，具有印戒特征，通常与明显的黏膜下纤维增生和胃壁增厚有关 [237]。由于缺乏明显突出的病变，且通过标准活检难以获得更深层次的组织进行诊断，因此诊断通常具有挑战性。在高达 30% 的病例中呈阴性，特别是在没有可见黏膜病变的情况下。在 EUS 下，皮革胃的特征是所有胃壁层弥漫性增厚 [238]，并主要呈圆锥状增厚到胃壁的第二层、第三层和第四层 [239]。第四层（固有肌层）的增厚很少是良性的，应警惕以胃皱襞粗大为主要表现的皮革胃。如果在阴性内镜活检后进行超声引导下的 FNA 检查，细胞学检查显示恶性上皮细胞含有带有泡沫状胞浆的偏心核（类似于退化的组织细胞）以及罕见的带有胞浆内空泡和新月形、核深染的细胞，这是印戒细胞的特征 [240]。

Ménétrier 病

Ménétrier 病以上皮增生为特征。累及表面和小凹黏膜细胞。Ménétrier 病的发病机制尚不完全清楚，但可能涉及转化生长因子 α（transforming growth factor-alpha，TGF-α）。TGF-α 增加 Ménétrier 病患者的胃黏液分泌并抑制胃酸分泌 [241]，且 TGF-α 水

表 8.12	内镜下胃黏膜皱襞增粗的相关疾病的病因分类
分类	**疾病**
恶性疾病	腺癌，皮革胃，淋巴瘤，转移
感染性疾病	继发梅毒，结核病，巨细胞病毒感染，单纯疱疹病毒感染，组织胞浆菌病，隐球菌病，曲霉病，幽门螺杆菌感染，异尖线虫病
浸润性疾病	克罗恩病，结节病，淀粉样变，胃炎（嗜酸性粒细胞性、肉芽肿性和淋巴细胞）
血管疾病	门脉高压性胃病，胃静脉曲张
其他疾病	Ménétrier 病，Zollinger-Ellison 综合征，充血性胃炎，深在囊性胃炎

平通常在胃黏液细胞中升高。患者通常表现为上腹部疼痛、乏力、厌食、体重减轻、水肿和呕吐。扩大的皱褶通常局限于胃体和胃底。皱褶通常对称扩大，但也可能出现不对称扩大和息肉样外观。诊断通常需要圈套切除或全厚度活检，然后通过显示极端凹陷性增生伴腺体萎缩而建立的[242-243]。在 EUS 下，Ménétrier 病表现为局部增厚，且为高回声而非低回声，主要累及第二层胃壁[244]。

胃黏膜皱襞增粗

EUS 上的胃壁增厚层和 EUS 下活检取样有助于诊断胃皱襞增粗的原因。在一项对 21 例胃壁增厚患者的研究中，活检对诊断恶性肿瘤的敏感性、特异性和阳性及阴性预测值分别为 85%、100%、100% 和 74%[245]。

在一项对 28 例患者的研究中，评估了 EUS 在评估胃皱襞增粗中的作用，其中大多数患者的内镜活检不能确定是否患有恶性肿瘤[246]。4 例患者未进行活检，因为 EUS 显示胃静脉曲张。3 例活检阴性的患者的胃壁增厚涉及 EUS 图像的第三层和第四层，并在开腹手术中诊断为原发性胃癌。其余 21 例患者中，内镜活检显示急性或慢性炎症 16 例（67%），恶性肿瘤 4 例（17%），Ménétrier 病 1 例（4%）。在平均随访 35 个月期间，所有患者均未出现恶性肿瘤，胃壁增厚仅限于第二层。研究者得出结论，当 EUS 提示胃壁增厚仅局限于第二层时，内镜活检便可进行诊断。在没有溃疡的情况下，与固

有肌层有关的异常表现强烈提示恶性肿瘤，如果内镜活检呈阴性，则应进一步检查。EUS 也可用于诊断胃静脉曲张，应避免活检。

在一项对 61 名患者的前瞻性研究中，Gines 等认为，黏膜下增厚伴或不伴固有肌增厚是恶性肿瘤最重要的预测因素，其概率为 95%；而仅涉及上皮层的恶性肿瘤概率为 5%[247]。另一项研究分析了 35 例胃皱襞粗大患者的 EUS 特征：仅第二层增厚时怀疑为 Ménétrier 病，仅第三层增厚时考虑为异尖线虫感染。皮革胃的第三层和第四层通常异常增厚。虽然单纯健康受试者中第二层和第三层可以增厚，但这些改变也可在胃淋巴瘤患者中出现。第四层增厚仅见于恶性情况。

深在囊性胃炎是胃皱襞增厚的一个罕见原因，主要累及黏膜和黏膜下层[248]。诊断通常通过 EUS 和黏膜切除术来确定。EUS 应与内镜活检结合使用，有助于确定活检的最佳位置，以减少假阴性结果。

EUS 检查注意事项

当 EUS 模式正常且胃镜表现不明显时，应进行多个标准胃镜活检，并考虑使用大钳活检或圈套活检。当异常涉及第二层（黏膜）时，内镜活检可诊断。当异常涉及第二层和第三层（黏膜、黏膜下层）时，大钳活检是合适的。当异常涉及第四层（固有肌层）时，即使标准活检结果为阴性，也应强烈怀疑恶性肿瘤，并应进行超声引导下的 FNA 或核心部位活检。

主要参考文献

13. The Paris endoscopic classification of superficial neoplastic lesions: esophagus, stomach, and colon. *Gastrointest Endosc*. 2003;58(suppl): S3–S43.

44. Boniface MM, Wani SB, Schefter TE, et al. Multidisciplinary management for esophageal and gastric cancer. *Cancer Manag Res*. 2016;8:39–44.

57. Crabtree TD, Yacoub WN, Puri V, et al. Endoscopic ultrasound for early stage esophageal adenocarcinoma: implications for staging and survival. *Ann Thorac Surg*. 2011;91:1509–1515.

102. Fernández-Sordo JO, Konda VJA, Chennat J, et al. Is endoscopic ultrasound (EUS) necessary in the pre-therapeutic assessment of Barrett's esophagus with early neoplasia. *J Gastrointest Oncol*. 2012;3(4):314–321.

197. Koch P, del Valle F, Berdel W, et al. Primary gastrointestinal non-Hodgkin's lymphoma: I. Anatomic and histologic distribution, clinical features, and survival data of 371 patients registered in the German multicenter study GIT NHL 01/92. *J Clin Oncol*. 2001;19:3861–3873.

参考文献

1. Jemal A, Bray F, Center MM, et al. Global cancer statistics. *CA Cancer J Clin.* 2011;61(2):69–90.

2. American Cancer Society. *Global Cancer Facts & Figures.* 3rd ed. Atlanta: American Cancer Society; 2015.

3. Howlader N, Noone AM, Krapcho M, et al (eds). *SEER Cancer Statistics Review, 1975-2013.* Bethesda, MD: National Cancer Institute, http://seer.cancer.gov/csr/1975_2013/, based on November 2015 SEER data submission, posted to the SEER web site; April 2016.

4. Edgren G, Adami HO, Weiderpass E, et al. A global assessment of the oesophageal adenocarcinoma epidemic. *Gut.* 2013;62(10):1406–1414.

5. Hur C, Miller M, Kong CY, et al. Trends in esophageal adenocarcinoma incidence and mortality. *Cancer.* 2013;119(6):1149–1158.

6. Amin MB, Edge SB, Greene FL, et al., eds. *AJCC Cancer Staging Manual.* 8th ed. New York: Springer; 2017.

7. American Joint Committee on Cancer, accessed https://cancerstaging.org/About/news/Pages/Implementation-of-AJCC-8th-Edition-Cancer-Staging-System.aspx, accessed April 2017.

8. Westerterp M, Koppert LB, Buskens CJ, et al. Outcome of surgical treatment for early adenocarcinoma of the esophagus or gastro-esophageal junction. *Virchows Arch.* 2005;446:497–504.

9. Manner H, Pech O, Heldmann Y, et al. Efficacy, safety, and long-term results of endoscopic treatment for early stage adenocarcinoma of the esophagus with low-risk sm1 invasion. *Clin Gastro Hepatol.* 2013;11:630–635.

10. Nentwich MF, von Loga K, Reeh M, et al. Depth of submucosal tumor infiltration and its relevance in lymphatic metastasis formation for T1b squamous cell and adenocarcinomas of the esophagus. *J Gastrointest Surg.* 2014;18:242–249.

11. Leggett CL, Lewis JT, Wu TT, et al. Clinical and histological determinants of mortality for patients with Barrett's esophagus-related T1 esophageal adenocarcinoma. *Clin Gastroenterol Hepatol.* 2014;13(4):658–664.

12. Lee L, Ronellenfitsch U, Hofstetter WL, et al. Predicting lymph node metastases in early esophageal adenocarcinoma using a simple scoring system. *J Am Coll Surg.* 2013;217:191–199.

13. The Paris endoscopic classification of superficial neoplastic lesions: esophagus, stomach, and colon. *Gastrointest Endosc.* 2003;58(suppl):S3–S43.

14. Pech O, May A, Manner H, et al. Long-term efficacy and safety of endoscopic resection for patients with mucosal adenocarcinoma of the esophagus. *Gastroenterology.* 2014;146:652–660.

15. Weusten B, Bisschops R, Coron E, et al. Endoscopic management of Barrett's esophagus: european society of gastrointestinal endoscopy (ESGE) position statement. *Endoscopy.* 2017;49:e1–e4.

16. Alvarez Herrero L, Pouw RE, van Vilsteren FG, et al. Risk of lymph node metastasis associated with deeper invasion by early adenocarcinoma of the esophagus and cardia: study based on endoscopic resection specimens. *Endoscopy.* 2010;42:1030–1036.

17. Manner H, Pech O, Heldmann Y, et al. The frequency of lymph node metastasis in early-stage adenocarcinoma of the esophagus with incipient submucosal invasion (pT1b sm1) depending on histological risk patterns. *Surg Endosc.* 2015;29:1888–1896.

18. Manner H, May A, Pech O, et al. Early Barrett's carcinoma with "low-risk" submucosal invasion: long-term results of endoscopic resection with a curative intent. *Am J Gastroenterol.* 2008;103:2589–2597.

19. Dubecz A, Kern M, Solymosi N, et al. Predictors of lymph node metastasis in surgically resected T1 Esophageal Cancer. *Ann Thorac Surg.* 2015;99:1879–1886.

20. Buskens CJ, Westerterp M, Lagarde SM, et al. Prediction of appropriateness of local endoscopic treatment for high-grade dysplasia and early adenocarcinoma by EUS and histopathologic features. *Gastrointest Endosc.* 2004;60:703–710.

21. Pennathur A, Farkas A, Krasinskas AM, et al. Esophagectomy for T1 esophageal cancer: outcomes in 100 patients and implications for endoscopic therapy. *Ann Thorac Surg.* 2009;87:1048–1054.

22. Rice TW, Mason DP, Murthy SC, et al. T2N0M0 esophageal cancer. *J Thorac Cardiovasc Surg.* 2007;133:317–324.

23. Raja S, Rice TW, Goldblum JR, et al. Esophageal submucosa: the watershed for esophageal cancer. *J Thorac Cardiovasc Surg.* 2011;142:1403–1411.

24. Hagen JA, DeMeester SR, Peters JH, et al. Curative resection for esophageal adenocarcinoma: analysis of 100 en bloc esophagectomies. *Ann Surg.* 2001;234:520–530.

25. Lerut T, Nafteux P, Moons J, et al. Three-field lymphadenectomy for carcinoma of the esophagus and gastroesophageal junction in 174 Ro resections: impact on staging, disease-free survival, and outcome. A plea for adaptation of TNM classification in upper-half esophageal carcinoma. *Ann Surg.* 2004;240:962–974.

26. Nigro JJ, Hagen JA, DeMeester TR, et al. Prevalence and location of nodal metastases in distal esophageal adenocarcinoma confined to the wall: implications for therapy. *J Thorac Cardiovasc Surg.* 1999;117:16–23.

27. Schroder W, Monig SP, Baldus SE, et al. Frequency of nodal metastases to the upper mediastinum in Barrett's cancer. *Ann Surg Oncol.* 2002;9:807–811.

28. Lagarde SM, ten Kate Fiebo JW, Reitsma Johannes B, et al. Prognostic factors in adenocarcinoma of the esophagus or gastroesophageal junction. *J Clin Oncol.* 2006;24:4347–4355.

29. D'Journo XB, Doddoli C, Michelet P, et al. Transthoracic esophagectomy for adenocarcinoma of the oesophagus: standard versus extended two field mediastinal lymphadenectomy? *Eur J Cardiothorac Surg.* 2005;27:697–704.

30. Kidane B, Coughlin S, Vogt K, Malthaner R. Preoperative chemotherapy for resectable thoracic esophageal cancer. *Cochrane Database Syst Rev.* 2015;(5):CD001556.

31. Fiorica F, Di Bona D, Schepis F, et al. Preoperative chemoradiotherapy for oesophageal cancer: a systematic review and meta-analysis. *Gut.* 2004;53(7):925–930.

32. Bancewicz J, Clark PI, Smith DB, et al. Surgical resection with or without preoperative chemotherapy in oesophageal cancer: a randomised controlled trial. *Lancet.* 2002;359:1727–1733.

33. Walsh TN, Noonan N, Hollywood D, et al. A comparison of multimodal therapy and surgery for esophageal adenocarcinoma. *N Engl J Med.* 1996;335(7):462–467.

34. van Hagen P, Hulshof MC, van Lanschot JJ, et al. Preoperative chemoradiotherapy for esophageal or junctional cancer. *N Engl J Med.* 2012;366(22):2074–2084.

35. Stahl M, Budach W, Meyer H-J, et al. Esophageal cancer: clinical practice guidelines for diagnosis, treatment and follow-up. *Ann Oncol.* 2010;21(suppl 5):v46–v49.

36. Mariette C, Dahan L, Mornex F, et al. Surgery alone versus chemoradiotherapy followed by surgery for stage I and II esophageal cancer: final analysis of randomized controlled phase III trial FFCD 9901. *J Clin Oncol.* 2014;32(23):2416–2422.

37. Cooper JS, Guo MD, Herskovic A, et al. Chemoradiotherapy of locally advanced esophageal cancer: long-term follow-up of a prospective randomized trial (RTOG 85-01). Radiation Therapy Oncology Group. *JAMA.* 1999;281(17):1623–1627.

38. Minsky BD, Pajak TF, Ginsberg RJ, et al. INT 0123 (Radiation Therapy Oncology Group 94-05) phase III trial of combined-modality therapy for esophageal cancer: high-dose versus standard-dose radiation therapy. *J Clin Oncol.* 2002;20(5):1167–1174.

39. Stahl M, Stuschke M, Lehmann N, et al. Chemoradiation with and without surgery in patients with locally advanced squamous cell carcinoma of the esophagus. *J Clin Oncol.* 2005;23(10):2310–2317.

40. Bedenne L, Michel P, Bouche O, et al. Chemoradiation followed by surgery compared with chemoradiation alone in squamous cancer of the esophagus: FFCD 9102. *J Clin Oncol.* 2007;25(1):1160–1168.

41. Kutup A, Link BC, Schurr PG, et al. Quality control of endoscopic ultrasound in preoperative staging of esophageal cancer. *Endoscopy.* 2007;39:715–719.

42. Pech O, Gunter E, Dusemund F, Ell C. Value of high-frequency miniprobes and conventional radial endoscopic ultrasound in the staging of early Barrett's carcinoma. *Endoscopy.* 2010;42:98–103.

43. DeWitt J, Kesler K, Brooks JA, et al. Endoscopic ultrasound for esophageal and gastroesophageal junction cancer: impact of increased use of primary neoadjuvant therapy on preoperative locoregional staging accuracy. *Dis Esophagus.* 2005;18:21–27.

44. Boniface MM, Wani SB, Schefter TE, et al. Multidisciplinary management for esophageal and gastric cancer. *Cancer Manag Res.* 2016;8:39–44.

45. van Westreenen HL, Heeren PA, van Dullemen HN, et al. Positron emission tomography with F-18-fluorodeoxyglucose in a combined staging strategy of esophageal cancer prevents unnecessary surgical explorations. *J Gastrointest Surg.* 2005;9:54–61.

46. National comprehensive cancer network (NCCN) clinical practice guidelines in oncology: esophageal and esophagogastric junction cancers. Version 1.2017. Accessed April 2017: https://www.nccn.org/professionals/physician_gls/pdf/esophageal.pdf.

47. Akdamar M, Eloubeidi MA. A prospective comparison of computerized tomography (CT), 18 fluoro-deoxyglucose positron emission tomography (FDG-PET) and endoscopic ultrasonography (EUS) in the preoperative evaluation of potentially operable esophageal cancer (ECA) patients. *Am J Gastroenterol.* 2005;98:s5.

48. van Westreenen HL, Heeren PA, Jager PL, et al. Pitfalls of positive findings in staging esophageal cancer with F-18-fluorodeoxyglucose positron emission tomography. *Ann Surg Oncol.* 2003;10(9):1100–1105.

49. Downey RJ, Akhurst T, Ilson D, et al. Whole body 18FDG-PET and the response of esophageal cancer to induction therapy: results of a prospective trial. *J Clin Oncol.* 2003;21:428–432.

50. Luketich JD, Schauer PR, Meltzer CC, et al. Role of positron emission tomography in staging esophageal cancer. *Ann Thorac Surg.* 1997;64:765–769.

51. Liberale G, Van Laethem JL, Gay F, et al. The role of PET scan in the preoperative management of oesophageal cancer. *Eur J Surg Oncol.* 2004;30:942–947.

52. Van Vliet EP, Heijenbrok-Kal MH, Hunink MG, et al. Staging investigations for oesophageal cancer: a meta-analysis. *Br J Cancer.* 2008;98(3):547–557.

53. Lerut T, Flamen P, Ectors N, et al. Histopathologic validation of lymph node staging with FDG-PET scan in cancer of the esophagus and gastroesophageal junction: a prospective study based on primary surgery with extensive lymphadenectomy. *Ann Surg.* 2000;232:743–752.

54. Keswani RN, Early DS, Edmundowicz SA, et al. Routine positron emission tomography does not alter nodal staging in patients undergoing EUS-guided FNA for esophageal cancer. *Gastrointest Endosc.* 2009;69:1210–1217.

55. van Westreenen HL, Westerterp M, Bossuyt PM, et al. Systematic review of the staging performance of 18F-fluorodeoxyglucose positron emission tomography in esophageal cancer. *J Clin Oncol.* 2004;22:3805–3812.

56. Westerterp M, Van Westreenen HL, Sloof GW, et al. Role of positron emission tomography in the (re-)staging of oesophageal cancer. *Scand J Gastroenterol Suppl.* 2006;41:116–122.

57. Crabtree TD, Yacoub WN, Puri V, et al. Endoscopic ultrasound for early stage esophageal adenocarcinoma: implications for staging and survival. *Ann Thorac Surg.* 2011;91:1509–1515.

58. Ajani JA, D'Amico JA, Almhanna K, et al. Esophageal and esophagogastric junction cancers, version 1.2015. *J Natl Compr Canc Netw.* 2015;13:194–227.

59. Puli SR, Reddy JB, Bechtold ML, et al. Staging accuracy of esophageal cancer by endoscopic ultrasound: a meta-analysis and systematic review. *World J Gastroenterol.* 2008;14:1479–1490.

60. Polkowski M. Endosonographic staging of upper intestinal malignancy. *Best Pract Res Clin Gastroenterol.* 2009;23:649–661.

61. Kelly S, Harris KM, Berry E, et al. A systematic review of the staging performance of endoscopic ultrasound in gastro-oesophageal carcinoma. *Gut.* 2001;49:534–539.

62. Pech O, May A, Gunter E, et al. The impact of endoscopic ultrasound and computed tomography on the TNM staging of early cancer in Barrett's esophagus. *Am J Gastroenterol.* 2006;101:2223–2229.

63. Sandha GS, Severin D, Postema E, et al. Is positron emission tomography useful in locoregional staging of esophageal cancer? Results of a multidisciplinary initiative comparing CT, positron emission tomography and EUS. *Gastrointest Endosc.* 2008;67:402–409.

64. Rice TW. Clinical staging of esophageal carcinoma. CT, EUS, and PET. *Chest Surg Clin N Am.* 2000;10:471–485.

65. Choi J, Kim SG, Kim JS, et al. Comparison of endoscopic ultrasonography (EUS), positron emission tomography (PET), and computed tomography (CT) in the preoperative locoregional staging of resectable esophageal cancer. *Surg Endosc.* 2010;24:1380–1386.

66. Sihvo EI, Rasanen JV, Knuuti MJ, et al. Adenocarcinoma of the esophagus and the esophagogastric junction: positron emission tomography improves staging and prediction of survival in distant but not locoregional disease. *J Gastrointest Surg.* 2004;8:988–996.

67. Pfau PR, Perlman SB, Stanko P, et al. The role and clinical value of EUS in a multimodality esophageal carcinoma staging program with CT and positron emission tomography. *Gastrointest Endosc.* 2007;65(3):377–384.

68. Deleted in review.

69. Lowe VJ, Booya F, Fletcher JG, et al. Comparison of positron emission tomography, computed tomography, and endoscopic ultrasound in the initial staging of patients with esophageal cancer. *Mol Imaging Biol.* 2005;7:422–430.

70. McDonough PB, Jones DR, Shen KR, et al. Does FDG-PET add information to EUS and CT in the initial management of esophageal cancer? A prospective single center study. *Am J Gastroenterol.* 2008;103:570–574.

71. Siemsen M, Svendsen LB, Knigge U, et al. A prospective randomized comparison of curved array and radial echoendoscopy in patients with esophageal cancer. *Gastrointest Endosc.* 2003;58:671–676.

72. Takahashi M, Shimizu Y, Ono M, et al. Endoscopic diagnosis of early neoplasia of the esophagus with narrow band imaging: correlations among background coloration and iodine staining findings. *J Gastroenterol Hepatol.* 2014;29:762–768.

73. Chedgy FJQ, Subramaniam S, Kandiah K, et al. Acetic acid chromoendoscopy: improving neoplasia detection in Barrett's esophagus. *World J Gastroenterol.* 2016;22(25):5753–5760.

74. Van Dam J, Rice TW, Catalano MF, et al. High-grade malignant stricture is predictive of esophageal tumor stage. Risks of endosonographic evaluation. *Cancer.* 1993;71:2910–2917.

75. Pfau PR, Ginsberg GG, Lew RJ, et al. Esophageal dilation for endosonographic evaluation of malignant esophageal strictures is safe and effective. *Am J Gastroenterol.* 2000;95:2813–2815.

76. Bang JY, Ramesh J, Hasan M, et al. Endoscopic ultrasonography is no required for staging malignant esophageal strictures that preclude the passage of a diagnostic gastroscope. *Dig Endosc*. 2016;28:650–656.

77. Qumseya BJ, Brown J, Abraham M, et al. Diagnostic performance of EUS in predicting advanced cancer among patients with Barrett's esophagus and high-grade dysplasia/early adenocarcinoma: systematic review and meta-analysis. *Gastrointest Endosc*. 2015;81:865–874.

78. Lerut TE, de Leyn P, Coosemans W, et al. Advanced esophageal carcinoma. *World J Surg*. 1994;18:379–387.

79. Waterman TA, Hagen JA, Peters JH, et al. The prognostic importance of immunohistochemically detected node metastases in resected esophageal adenocarcinoma. *Ann Thorac Surg*. 2004;78:1161–1169.

80. Rizk N, Venkatraman E, Park B, et al. The prognostic importance of the number of involved lymph nodes in esophageal cancer: Implications for revisions of the American Joint Committee on Cancer staging system. *J Thorac Cardiovasc Surg*. 2006;132:1374–1381.

81. Natsugoe S, Yoshinaka H, Shimada M, et al. Number of lymph node metastases determined by presurgical ultrasound and endoscopic ultrasound is related to prognosis in patients with esophageal carcinoma. *Ann Surg*. 2001;234(5):613–618.

82. Catalano MF, Sivak MVJ, Rice T, et al. Endosonographic features predictive of lymph node metastasis. *Gastrointest Endosc*. 1994;40:442–446.

83. Chen VK, Eloubeidi MA. Endoscopic ultrasound-guided fine needle aspiration is superior to lymph node echofeatures: a prospective evaluation of mediastinal and peri-intestinal lymphadenopathy. *Am J Gastroenterol*. 2004;99:628–633.

84. Bhutani MS, Hawes RH, Ho man BJ. A comparison of the accuracy of echo features during endoscopic ultrasound (EUS) and EUS-guided needle aspiration for diagnosis of malignant lymph node invasion. *Gastrointest Endosc*. 1997;45:474–479.

85. Vazquez-Sequeiros E, Levy MJ, Clain JE, et al. Routine vs. selective EUS-guided FNA approach for preoperative nodal staging of esophageal cancer. *Gastrointest Endosc*. 2006;63(2):204–211.

86. Prenzel KL, Bollschweiler E, Schröder W, et al. Prognostic relevance of skip metastases in esophageal cancer. *Ann Thorac Surg*. 2010;90(5):1662–1667.

87. Sgourakis G, Gockel I, Lyros O, et al. Detection of lymph node metastases in esophageal cancer. *Expert Rev Anticancer Ther*. 2011;11(4):601–612.

88. Mortensen MB, Pless T, Durup J, et al. Clinical impact of endoscopic ultrasound-guided fine needle aspiration biopsy in patients with upper gastrointestinal tract malignancies. A prospective study. *Endoscopy*. 2001;33:478–483.

89. McGrath K, Brody D, Luketich J, et al. Detection of unsuspected left hepatic lobe metastases during EUS staging of cancer of the esophagus and cardia. *Am J Gastroenterol*. 2006;101:1742–1746.

90. Vazquez-Sequeiros E, Wiersema MJ, Clain JE, et al. Impact of lymph node staging on therapy of esophageal carcinoma. *Gastroenterology*. 2003;125:1626–1635.

91. Takubo K, Sasajima K, Yamashita K, et al. Double muscularis mucosae in Barrett's esophagus. *Hum Pathol*. 1991;22:1158–1161.

92. Pimentel-Nunes P, Dinis-Ribeiro M, Ponchon T, et al. Endoscopic submucosal dissection: european society of gastrointestinal endoscopy (ESGE) guideline. *Endoscopy*. 2015;47:829–854.

93. Rice TW, Zuccaro Jr G, Adelstein DJ, et al. Esophageal carcinoma: depth of tumor invasion is predictive of regional lymph node status. *Ann Thorac Surg*. 1998;65:787–792.

94. Stein HJ, Feith M, Mueller J, et al. Limited resection for early adenocarcinoma in Barrett's esophagus. *Ann Surg*. 2000;232:733–742.

95. Pech O, Gunter E, Ell C. Endosonography of high-grade intraepithelial neoplasia/early cancer. *Best Pract Res Clin Gastroenterol*. 2009;23:639–647.

96. Watanabe H, Komukai S, Ajioka Y, et al. Histopathology of m3 and sm1 invasive squamous cell carcinoma of the esophagus with special reference to endoscopic resection. *Stomach and Intestine*. 1998;33:1001–1009.

97. Kashimura H, Watanabe H, Yoichi Ajioka Y, et al. The risk factors for nodal micrometastasis of submucosal invasive gastric carcinoma with special reference to assessment of the indication for endoscopic treatment. *Gastric Cancer*. 1999;2:33–39.

98. Pouw RE, Heldoorn N, Herrero LA, et al. Do we still need EUS in the workup of patients with early esophageal neoplasia? A retrospective analysis of 131 cases. *Gastrointest Endosc*. 2011;73:662–668.

99. Young PE, Gentry AB, Acosta RD, et al. Endoscopic ultrasound does not accurately stage early adenocarcinoma or high-grade dysplasia of the esophagus. *Clin Gastroenterol Hepatol*. 2010;8:1037–1041.

100. Barbour AP, Jones M, Brown I, et al. Risk stratification for early esophageal adenocarcinoma: analysis of lymphatic spread and prognostic factors. *Ann Surg Oncol*. 2010;17:2494–2502.

101. Thosani N, Singh H, Kapadia A, et al. Diagnostic accuracy of EUS in differentiating mucosal versus submucosal invasion of superficial esophageal cancers: a systematic review and meta-analysis. *Gastrointest Endosc*. 2012;75:242–253.

102. Fernández-Sordo JO, Konda VJA, Chennat J, et al. Is endoscopic ultrasound (EUS) necessary in the pre-therapeutic assessment of Barrett's esophagus with early neoplasia. *J Gastrointest Oncol*. 2012;3(4):314–321.

103. Chemaly M, Scalone O, Durivage G, et al. Miniprobe EUS in the pretherapeutic assessment of early esophageal neoplasia. *Endoscopy*. 2008;40(1):2–6.

104. May A, Guenter E, Roth F, et al. Accuracy of staging in oesophageal cancer using high resolution endoscopy and high resolution endosonography: a comparative, prospective, and blinded trial. *Gut*. 2004;53:634–640.

105. Pech O, Gossner L, Manner H, et al. Prospective evaluation of the macroscopic types and location of early Barrett's neoplasia in 380 lesions. *Endoscopy*. 2007;39:588–593.

106. Peters FP, Brakenhoff KP, Curvers WL, et al. Histologic evaluation of resection specimens obtained at 293 endoscopic resections in Barrett's esophagus. *Gastrointest Endosc*. 2008;67:604–609.

107. Dunbar KB, Spechler SJ. The risk of lymph-node metastases in patients with high-grade dysplasia or intramucosal carcinoma in Barrett's esophagus: a systematic review. *Am J Gastroenterol*. 2012;107:850–862.

108. Fitzgerald RC, di Pietro M, Ragunath K, et al. British Society of Gastroenterology guidelines on the diagnosis and management of Barrett's oesophagus. *Gut*. 2014;63:7–42.

109. Sarkaria IS, Rizk NP, Bains MS, et al. Post-treatment endoscopic biopsy is a poor-predictor of pathologic response in patients undergoing chemoradiation therapy for esophageal cancer. *Ann Surg*. 2009;249:764–767.

110. Ribeiro A, Franceschi D, Parra J, et al. Endoscopic ultrasound restaging after neoadjuvant chemotherapy in esophageal cancer. *Am J Gastroenterol*. 2006;101(6):1216–1221.

111. Cerfolio RJ, Bryant AS, Ohja B, et al. The accuracy of endoscopic ultra-sonography with fine-needle aspiration, integrated positron emission tomography with computed tomography, and computed tomography in restaging patients with esophageal cancer after neoadjuvant chemoradiotherapy. *J Thorac Cardiovasc Surg*. 2005;129:1232–1241.

112. Swisher SG, Maish M, Erasmus JJ, et al. Utility of PET, CT, and EUS to identify pathologic responders in esophageal cancer. *Ann Thorac Surg*. 2004;78(4):1152–1160.

113. Chong AK, Caddy GR, Desmond PV, Chen RY. Prospective study of the clinical impact of EUS. *Gastrointest Endosc.* 2005;62:399–405.

114. Mortensen MB, Edwin B, Hünerbein M, et al. Impact of endoscopic ultrasonography (EUS) on surgical decision-making in upper gastrointestinal tract cancer: an international ulticentre study. *Surg Endosc.* 2007;21:431–438.

115. Giovannini M, Monges G, Seitz JF, et al. Distant lymph node metastases in esophageal cancer: impact of endoscopic ultrasound-guided biopsy. *Endoscopy.* 1999;31:536–540.

116. Marsman WA, Brink MA, Bergman JJ, et al. Potential impact of EUS-FNA staging of proximal lymph nodes in patients with distal esophageal carcinoma. *Endoscopy.* 2006;38:825–829.

117. Shumaker DA, de Garmo P, Faigel DO. Potential impact of preoperative EUS on esophageal cancer management and cost. *Gastrointest Endosc.* 2002;56:391–396.

118. Hadzijahic N, Wallace MB, Hawes RH, et al. CT or EUS for the initial staging of esophageal cancer? A cost minimization analysis. *Gastrointest Endosc.* 2000;52:715–720.

119. Harewood GC, Wiersema MJ. A cost analysis of endoscopic ultrasound in the evaluation of esophageal cancer. *Am J Gastroenterol.* 2002;97:452–458.

120. Russell IT, Edwards RT, Gliddon AE, et al. Cancer of oesophagus or gastricus—new assessment of technology of endosonography (COGNATE): report of pragmatic randomised trial. *Health Technol Assess.* 2013;17(39).

121. Harewood GC, Kumar KS. Assessment of clinical impact of endoscopic ultrasound on esophageal cancer. *J Gastroenterol Hepatol.* 2004;19(4):433–439.

122. Fockens P, van den Brande JH, van Dullemen MH, et al. Endosonographic T-staging of esophageal carcinoma: a learning curve. *Gastrointest Endosc.* 1996;44:58–62.

123. van Vliet EP, Eijkemans MJ, Poley JW, et al. Staging of esophageal carcinoma in a low-volume EUS center compared with reported results from high-volume centers. *Gastrointest Endosc.* 2006;63(7):938–947.

124. Siegel RL, Miller KD, Jemal A. Cancer statistics. *CA Cancer J Clin.* 2017;67:7–30.

125. Ferlay J, Soerjomataram, Dikshit R, et al. Cancer incidence and mortality worldwide: sources, methods and major patterns in GLOBOCAN 2012. *Int J Cancer.* 2015;136:E359–E386.

126. Siegel RL, Miller KD, Jemal A. Cancer statistics, 2015. *CA Cancer J Clin.* 2015;65(1):5–29.

127. Den Hoed CM, Kuipers EJ. Gastric cancer: how can we reduce the incidence of this disease? *Curr Gastroenterol Rep.* 2016;18:34.

128. Hamashima C, Shabana M, Okada K, et al. Mortality reduction from gastric cancer by endoscopic and radiographic screening. *Cancer Sci.* 2015;106:1744–1749.

129. Botet J, Lightdale C, Zauber A, et al. Preoperative staging of gastric cancer: comparison of endoscopic US and dynamic CT. *Radiology.* 1991;181:426–432.

130. Sussman S, Halvorsen RJ, Illescas F, et al. Gastric adenocarcinoma: CT versus surgical staging. *Radiology.* 1988;167:335–340.

131. Power D, Schattner M, Gerdes H, et al. Endoscopic ultrasound can improve the selection for laparoscopy in patients with localized gastric cancer. *J Am Coll Surg.* 2009;208:173–178.

132. Mouri R, Yoshida S, Tanaka S, et al. Usefulness of endoscopic ultrasonography in determining the depth of invasion and indication for endoscopic treatment of early gastric cancer. *J Clin Gastroenterol.* 2009;43:318–322.

133. Blackshaw G, Lewis W, Hopper A, et al. Prospective comparison of endosonography, computed tomography, and histopathological stage of junctional oesophagogastric cancer. *Clin Radiol.* 2008;63:1092–1098.

134. Ganpathi I, So J, Ho K. Endoscopic ultrasonography for gastric cancer: does it influence treatment? *Surg Endosc.* 2006;20:559–562.

135. Polkowski M, Palucki J, Wronska E, et al. Endosonography versus helical computed tomography for locoregional staging of gastric cancer. *Endoscopy.* 2004;36:617–623.

136. Sultan J, Robinson S, Hayes N, et al. Endoscopic ultrasonography-detected low-volume ascites as a predictor of inoperability for oesophagogastric cancer. *Br J Surg.* 2008;95:1127–1130.

137. Singh P, Mukhopadhyay P, Bhatt B, et al. Endoscopic ultrasound versus CT scan for detection of the metastases to the liver: results of a prospective comparative study. *J Clin Gastroenterol.* 2009;43:367–373.

138. Japanese Gastric Cancer Association. Japanese gastric cancer treatment guidelines 2010 (ver. 3). *Gastric Cancer.* 2011;14:113–123.

139. Sarela AI, Lefkowitz R, Brennan MF, Karpeh MS. Selection of patients with gastric adenocarcinoma for laparoscopic staging. *Am J Surg.* 2006;191:134–138.

140. Mezhir JJ, Shah MA, Jacks LM, et al. Positive peritoneal cytology in patients with gastric cancer: natural history and outcome of 291 patients. *Ann Surg Oncol.* 2010;17:3173–3180.

141. Bentrem D, Gerdes H, Tang L, et al. Clinical correlation of endoscopic ultrasonography with pathologic stage and outcome in patients undergoing curative resection for gastric cancer. *Ann Surg Oncol.* 2007;14(6):1853–1859.

142. Okada K, Fujisaki J, Kasuga A, et al. Endoscopic ultrasonography is valuable for identifying early gastric cancers meeting expanded-indication criteria for endoscopic submucosal dissection. *Surg Endosc.* 2011;25(3):841–848.

143. Wang J, Hsieh J, Huang Y, et al. Endoscopic ultrasonography for preoperative locoregional staging and assessment of resectability in gastric cancer. *Clin Imaging.* 1998;22:355–359.

144. Prasad P, Schmulewitz N, Patel A, et al. Detection of occult liver metastases during EUS for staging of malignancies. *Gastrointest Endosc.* 2004;59:49–53.

145. Yoshida S, Tanaka S, Kunihiro K, et al. Diagnostic ability of high-frequency ultrasound probe sonography in staging early gastric cancer, especially for submucosal invasion. *Abdom Imaging.* 2005;30:518–523.

146. Gotoda T, Yanagisawa A, Sasako M, et al. Incidence of lymph node metastasis from early gastric cancer: estimation with a large number of cases at two large centers. *Gastric Cancer.* 2000;3:219–225.

147. Choi J, Kim SG, Im JP, et al. Comparison of endoscopic ultrasonography and conventional endoscopy for prediction of depth of tumor invasion in early gastric cancer. *Endoscopy.* 2010;42:705–713.

148. Choi J, Kim SG, Im JP, et al. Endoscopic prediction of tumor invasion depth in early gastric cancer. *Gastrointest Endosc.* 2011;73:917–927.

149. Hölscher A, Drebber U, Mönig S, et al. Early gastric cancer: lymph node metastasis starts with deep mucosal infiltration. *Ann Surg.* 2009;250:791–797.

150. Folli S, Morgagni P, Roviello F, et al. Risk factors for lymph node metastases and their prognostic significance in early gastric cancer (EGC) for the italian research group for gastric cancer (IRGGC). *Jpn J Clin Oncol.* 2001;31:495–499.

151. Son SY, Park JY, Ryu KW, et al. The risk factors for lymph node metastasis in early gastric cancer patients who underwent endoscopic resection: is the minimal lymph node dissection applicable? A retrospective study. *Surg Endosc.* 2013;27:3247–3253.

152. Lian J, Chen S, Zhang Y, et al. A meta-analysis of endoscopic submucosal dissection and EMR for early gastric cancer. *Gastrointest Endosc.* 2012;76:763–770.

153. Park YM, Cho E, Kang HY, et al. The effectiveness and safety of endoscopic submucosal dissection compared with endoscopic mucosal resection for early gastric cancer: a systematic review and metaanalysis. *Surg Endosc.* 2011;25:2666–2677.

154. Facciorusso A, Antonino M, Di Maso M, et al. Endoscopic submucosal dissection vs endoscopic mucosal resection for early gastric cancer: a meta-analysis. *World J Gastrointest Endosc.* 2014;6:555–563.

155. Pimentel-Nunes P, Dinis-Ribeiro M, Ponchon T, et al. Endoscopic submucosal dissection: european society of gastrointestinal endoscopy (ESGE) guideline. *Endoscopy*. 2015;47:829–854.

156. Gotoda T, Iwasaki M, Kusano C, et al. Endoscopic resection of early gastric cancer treated by guideline and expanded National Cancer Centre criteria. *Br J Surg*. 2010;97:868–871.

157. Min YW, Min BH, Lee JH, Kim JJ. Endoscopic treatment for early gastric cancer. *World J Gastroenterol*. 2014;20(16):4566–4573.

158. Cunningham D, Allum W, Stenning S, et al. Perioperative chemotherapy versus surgery alone for resectable gastroesophageal cancer. *N Engl J Med*. 2006;355:11–20.

159. Macdonald J, Smalley S, Benedetti J, et al. Chemoradiotherapy after surgery compared with surgery alone for adenocarcinoma of the stomach or gastroesophageal junction. *N Engl J Med*. 2001;345:725–730.

160. Kwee R, Kwee T. Imaging in local staging of gastric cancer: a systematic review. *J Clin Oncol*. 2007;25:2107–2116.

161. Habermann C, Weiss F, Riecken R, et al. Preoperative staging of gastric adenocarcinoma: comparison of helical CT and endoscopic US. *Radiology*. 2004;230:465–471.

162. Hwang SW, Lee DH, Lee SH, et al. Preoperative staging of gastric cancer by endoscopic ultrasonography and multidetector-row computed tomography. *J Gastroenterol Hepatol*. 2010;25:512–518.

163. Mocellin S, Pasquali S. Diagnostic accuracy of endoscopic ultrasonography (EUS) for the preoperative locoregional staging of primary gastric cancer. *Cochrane Database Syst Rev*. 2015;(2): CD009944.

164. Cardoso R, Coburn N, Seevaratnam R, et al. A systematic review and meta-analysis of the utility of EUS for preoperative staging for gastric cancer. *Gastric Cancer*. 2012;15(suppl 1):S19–S26.

165. Pei Q, Wang L, Pan J, et al. Endoscopic ultrasonography for staging depth of invasion in early gastric cancer: a meta-analysis. *J Gastroenterol Hepatol*. 2015;30:1566–1573.

166. Puli S, Batapati Krishna Reddy J, Bechtold M, et al. How good is endoscopic ultrasound for TNM staging of gastric cancers? A meta-analysis and systematic review. *World J Gastroenterol*. 2008;14:4011–4019.

167. Hassan H, Vilmann P, Sharma V. Impact of EUS-guided FNA on management of gastric carcinoma. *Gastrointest Endosc*. 2010;71:500–504.

168. Chang K, Albers C, Nguyen P. Endoscopic ultrasound-guided fine needle aspiration of pleural and ascitic fluid. *Am J Gastroenterol*. 1995;90:148–150.

169. Lee Y, Ng E, Hung L, et al. Accuracy of endoscopic ultrasonography in diagnosing ascites and predicting peritoneal metastases in gastric cancer patients. *Gut*. 2005;54:1541–1545.

170. Meining A, Dittler H, Wolf A, et al. You get what you expect? A critical appraisal of imaging methodology in endosonographic cancer staging. *Gut*. 2002;50:599–603.

171. Meining A, Rösch T, Wolf A, et al. High interobserver variability in endosonographic staging of upper gastrointestinal cancers. *Z Gastroenterol*. 2003;41:391–394.

172. Kim J, Song K, Youn Y, et al. Clinicopathologic factors influence accurate endosonographic assessment for early gastric cancer. *Gastrointest Endosc*. 2007;66:901–908.

173. Meyer L, Meyer F, Schmidt U, et al. Endoscopic ultrasonography (EUS) in preoperative staging of gastric cancer—demand and reality. *Pol Przegl Chir*. 2012;84:152–157.

174. Hur J, Park MS, Lee JH, et al. Diagnostic accuracy of multidetector row computed tomography in T- and N staging of gastric cancer with histopathologic correlation. *J Comp Assist Tomogr*. 2006;30(3):372–377.

175. Kawaguchi T, Ichikawa D, Komatsu S, et al. Clinical evaluation of JCGC and TNM staging on multidetector-row computed tomography in preoperative nodal staging of gastric cancer. *Hepatogastroenterology*. 2011;58(3):838–841.

176. Kim AY, Kim HJ, Ha HK. Gastric cancer by multidetector row CT: preoperative staging. *Abdom Imaging*. 2005;30(4):465–472.

177. Kumano S, Murakami T, Kim T, et al. T staging of gastric cancer: role of multi-detector row CT. *Radiology*. 2005;237(3):961–966.

178. Stell DA, Carter CR, Stewart I, Anderson JR. Prospective comparison of laparoscopy, ultrasonography and computed tomography in the staging of gastric cancer. *Br J Surg*. 1996;83(9):1260–1262.

179. Chen CY, Wu DC, Kang WY, Hsu JS. Staging of gastric cancer with 16-channel MDCT. *Abdom Imaging*. 2006;31(5):514–520.

180. Chen CY, Hsu JS, Wu DC, et al. Gastric cancer: preoperative local staging with 3D multi-detector row CT—correlation with surgical and histopathologic results. *Radiology*. 2007;242:472–482.

181. Yang DM, Kim HC, Jin W, et al. 64 Multidetector-row computed tomography for preoperative evaluation of gastric cancer: histological correlation. *J Comp Assist Tomogr*. 2007;31(1):98–103.

182. Seevaratnam R, Cardoso R, McGregor C, et al. How useful is preoperative imaging for tumor, node, metastasis (TNM) staging of gastric cancer? A meta-analysis. *Gastric Cancer*. 2012;15(suppl 1):S3–S18.

183. Kagedan DJ, Frankul F, El-Sedfy A, et al. Negative predictive value of preoperative computed tomography in determining pathologic local invasion, nodal disease, and abdominal metastases in gastric cancer. *Curr Oncol*. 2016;23(4):273–279.

184. Ha TK, Choi YY, Song SY, Kwon SJ. F18-fluorodeoxyglucose-positron emission tomography and computed tomography is not accurate in preoperative staging of gastric cancer. *J Korean Surg Soc*. 2011;81(2):104–110.

185. Kim EY, Lee WJ, Choi D, et al. The value of PET/CT for preoperative staging of advanced gastric cancer: comparison with contrast-enhanced CT. *Eur J Radiol*. 2011;79(2):183–188.

186. Kang BC, Kim JH, Lee DY, et al. Value of the dynamic and delayed MR sequence with Gd-DTPA in the T-staging of stomach cancer: correlation with the histopathology. *Abdom Imaging*. 2000;25(1):14–24.

187. Sohn KM, Lee JM, Lee SY, et al. Comparing MR imaging and CT in the staging of gastric carcinoma. *AJR Am J Roentgenol*. 2000;174(6):1551–1557.

188. Giganti F, Orsenigo E, Arcidiacono PG, et al. Preoperative locoregional staging of gastric cancer: is there a place for magnetic resonance imaging? Prospective comparison with EUS and multidetector computed tomography. *Gastric Cancer*. 2016;19(1):216–225.

189. Kwee R, Kwee T. Imaging in assessing lymph node status in gastric cancer. *Gastric Cancer*. 2009;12:6–22.

190. Wang Z, Chen JQ. Imaging in assessing hepatic and peritoneal metastases of gastric cancer: a systematic review. *BMC Gastroenterol*. 2011;11:19.

191. Kayaalp C, Arda K, Orug T, Ozcay N. Value of computed tomography in addition to ultrasound for preoperative staging of gastric cancer. *Eur J Surg Oncol*. 2002;28:540–543.

192. Burke E, Karpeh M, Conlon K, Brennan M. Laparoscopy in the management of gastric adenocarcinoma. *Ann Surg*. 1997;225:262–267.

193. Power D, Schattner M, Gerdes H, et al. Endoscopic ultrasound can improve the selection for laparoscopy in patients with localized gastric cancer. *J Am Coll Surg*. 2009;208:173–178.

194. Serrano OK, Huang K, Ng N, et al. Correlation between preoperative endoscopic ultrasound and surgical pathology staging of gastric adenocarcinoma: a single institution retrospective review. *J Surg Oncol*. 2016;113(1):42–45.

195. Park S, Lee J, Kim C, et al. Endoscopic ultrasound and computed tomography in restaging and predicting prognosis after neoadjuvant chemotherapy in patients with locally advanced gastric cancer. *Cancer*. 2008;112:2368–2376.

196. Papaxoinis G, Papageorgiou S, Rontogianni D, et al. Primary gastrointestinal non-Hodgkin's lymphoma: a clinicopathologic study of 128 cases in Greece. A Hellenic Cooperative Oncology Group study (HeCOG). *Leuk Lymphoma*. 2006;47:2140–2146.

197. Koch P, del Valle F, Berdel W, et al. Primary gastrointestinal non-Hodgkin's lymphoma: I. Anatomic and histologic distribution, clinical features, and survival data of 371 patients registered in the German multicenter study GIT NHL 01/92. *J Clin Oncol*. 2001;19:3861–3873.

198. Suekane H, Iida M, Yao T, et al. Endoscopic ultrasonography in primary gastric lymphoma: correlation with endoscopic and histologic findings. *Gastrointest Endosc*. 1993;39:139–145.

199. Palazzo L, Roseau G, Ruskone-Fourmestraux A, et al. Endoscopic ultrasonography in the local staging of primary gastric lymphoma. *Endoscopy*. 1993;25:502–508.

200. Van Dam J. The role of endoscopic ultrasonography in monitoring treatment: response to chemotherapy in lymphoma. *Endoscopy*. 1994;26:772–773.

201. Hordijk M. Restaging after radiotherapy and chemotherapy: value of endoscopic ultrasonography. *Gastrointest Endosc Clin N Am*. 1995;5:601–608.

202. Caletti G, Fusaroli P, Togliani T, et al. Endosonography in gastric lymphoma and large gastric folds. *Eur J Ultrasound*. 2000;11:31–40.

203. Zullo A, Hassan C, Andriani A, et al. Primary low-grade and high-grade gastric MALT-lymphoma presentation. *J Clin Gastroenterol*. 2010;44(5):340–344.

204. De Paepe P, Achten R, Verhoef G, et al. Large cleaved and immunoblastic lymphoma may represent two distinct clinicopathologic entities within the group of diffuse large B-cell lymphomas. *J Clin Oncol*. 2005;23:7060–7068.

205. Radaszkiewicz T, Dragosics B, Bauer P. Gastrointestinal malignant lymphomas of the mucosa-associated lymphoid tissue: factors relevant to prognosis. *Gastroenterology*. 1992;102:1628–1638.

206. Cogliatti S, Schmid U, Schumacher U, et al. Primary B-cell gastric lymphoma: a clinicopathological study of 145 patients. *Gastroenterology*. 1991;101:1159–1170.

207. Parsonnet J, Hansen S, Rodriguez L, et al. Helicobacter pylori infection and gastric lymphoma. *N Engl J Med*. 1994;330:1267–1271.

208. Fischbach W, Goebeler-Kolve M, Dragosics B, et al. Long term outcome of patients with gastric marginal zone B cell lymphoma of mucosa associated lymphoid tissue (MALT) following exclusive Helicobacter pylori eradication therapy: experience from a large prospective series. *Gut*. 2004;53:34–37.

209. Koch P, del Valle F, Berdel W, et al. Primary gastrointestinal non-Hodgkin's lymphoma: I. Anatomic and histologic distribution, clinical features, and survival data of 371 patients registered in the German Multicenter Study GIT NHL 01/92. *J Clin Oncol*. 2001;19:3861–3873.

210. Komorowski R, Caya J, Geenen J. The morphologic spectrum of large gastric folds: utility of the snare biopsy. *Gastrointest Endosc*. 1986;32:190–192.

211. Ikoma N, Badgwell BD, Mansfield PF. Multimodality treatment of gastric lymphoma. *Surg Clin North Am*. 2017;97(2):405–420.

212. Kuldau JG, Holman PR, Savides TJ. Diagnosis and management of gastrointestinal lymphoma. In: Faigel DO, Kochman ML, eds. *Endoscopic Oncology: Gastrointestinal Endoscopy and Cancer Management*. 1st ed. Toronto, NJ: Humana Press; 2006:139–149. [Chapter 13].

213. Wiersema M, Gatzimos K, Nisi R, Wiersema L. Staging of non-Hodgkin's gastric lymphoma with endosonography-guided fine-needle aspiration biopsy and flow cytometry. *Gastrointest Endosc*. 1996;44:734–736.

214. Vander Noot MR, Eloubeidi MA, Chen VK, et al. Diagnosis of gastrointestinal tract lesions by endoscopic ultrasound-guided fine-needle aspiration biopsy. *Cancer*. 2004;102:157–163.

215. Caletti G, Ferrari A, Bocus P, et al. Endoscopic ultrasonography in gastric lymphoma. *Schweiz Med Wochenschr*. 1996;126:819–825.

216. Yeh H, Chen G, Chang W, et al. Long-term follow up of gastric low-grade mucosa-associated lymphoid tissue lymphoma by endosonography emphasizing the application of a miniature ultrasound probe. *J Gastroenterol Hepatol*. 2003;18:162–167.

217. Swerdlow SH, Campo E, Pileri SA, et al. The 2016 revision of the World Health Organization classification of lymphoid neoplasms. *Blood*. 2016;127:2375–2390.

218. Cheson BD, Fisher RI, Barrington SF, et al. Recommendations for initial evaluation, staging and response assessment of Hodgkin and non-Hodgkin lymphoma—the lugano classification. *J Clin Oncol*. 2014;32(27):3059–3067.

219. Taal B, Boot H, van Heerde P, et al. Primary non-Hodgkin lymphoma of the stomach: endoscopic pattern and prognosis in low versus high grade malignancy in relation to the MALT concept. *Gut*. 1996;39:556–561.

220. Fischbach W, Goebeler-Kolve ME, Greiner A. Diagnostic accuracy of EUS in the local staging of primary gastric lymphoma: results of a prospective, multicenter study comparing EUS with histopathologic stage. *Gastrointest Endosc*. 2002;56:696–700.

221. Caletti G, Ferrari A, Brocchi E, Barbara L. Accuracy of endoscopic ultrasonography in the diagnosis and staging of gastric cancer and lymphoma. *Surgery*. 1993;113:14–27.

222. Yasuda I, Tsurumi H, Omar S, et al. Endoscopic ultrasound-guided fine-needle aspiration biopsy for lymphadenopathy of unknown origin. *Endoscopy*. 2006;38:919–924.

223. Wiersema M, Gatzimos K, Nisi R, Wiersema L. Staging of non-Hodgkin's gastric lymphoma with endosonography-guided fine-needle aspiration biopsy and flow cytometry. *Gastrointest Endosc*. 1996;44:734–736.

224. Pavlick A, Gerdes H, Portlock C. Endoscopic ultrasound in the evaluation of gastric small lymphocytic mucosa-associated lymphoid tumors. *J Clin Oncol*. 1997;15:1761–1766.

225. Sackmann M, Morgner A, Rudolph B, et al. Regression of gastric MALT lymphoma after eradication of Helicobacter pylori is predicted by endosonographic staging. MALT Lymphoma Study Group. *Gastroenterology*. 1997;113:1087–1090.

226. Ruskoné-Fourmestraux A, Lavergne A, Aegerter P, et al. Predictive factors for regression of gastric MALT lymphoma after anti-Helicobacter pylori treatment. *Gut*. 2001;48:297–303.

227. Nakamura S, Matsumoto T, Suekane H, et al. Predictive value of endoscopic ultrasonography for regression of gastric low grade and high grade MALT lymphomas after eradication of Helicobacter pylori. *Gut*. 2001;48:454–460.

228. Caletti G, Zinzani P, Fusaroli P, et al. The importance of endoscopic ultrasonography in the management of low-grade gastric mucosa-associated lymphoid tissue lymphoma. *Aliment Pharmacol Ther*. 2002;16:1715–1722.

229. Levy M, Copie-Bergman C, Traulle C, et al. Conservative treatment of primary gastric low-grade B-cell lymphoma of mucosa-associated lymphoid tissue: predictive factors of response and outcome. *Am J Gastroenterol*. 2002;97:292–297.

230. Zucca E, Cavalli F. Are antibiotics the treatment of choice for gastric lymphoma? *Curr Hematol Rep*. 2004;3:11–16.

231. Püspök A, Raderer M, Chott A, et al. Endoscopic ultrasound in the follow up and response assessment of patients with primary gastric lymphoma. *Gut*. 2002;51:691–694.

232. Yeh H, Chen G, Chang W, et al. Long-term follow up of gastric low-grade mucosa-associated lymphoid tissue lymphoma by endosonography emphasizing the application of a miniature ultrasound probe. *J Gastroenterol Hepatol*. 2003;18:162–167.

233. Di Raimondo F, Caruso L, Bonanno G, et al. Is endoscopic ultrasound clinically useful for follow-up of gastric lymphoma? *Ann Oncol*. 2007;18:351–356.

234. Vetro C, Romano A, Chiarenza A, et al. Endoscopic ultrasonography in gastric lymphomas: appraisal on reliability in long-term follow-up. *Hematol Oncol.* 2012;30:180–185.

235. Fusaroli P, Buscarini E, Peyre S, et al. Interobserver agreement in staging gastric malt lymphoma by EUS. *Gastrointest Endosc.* 2002;55:662–668.

236. Kimmey M, Martin R, Haggitt R, et al. Histologic correlates of gastrointestinal ultrasound images. *Gastroenterology.* 1989;96:433–441.

237. Feng J, Al-Abbadi M, Kodali U, Dhar R. Cytologic diagnosis of gastric linitis plastica by endoscopic ultrasound guided fine-needle aspiration. *Diagn Cytopathol.* 2006;34:177–179.

238. Levine M, Kong V, Rubesin S, et al. Scirrhous carcinoma of the stomach: radiologic and endoscopic diagnosis. *Radiology.* 1990;175:151–154.

239. Fujishima H, Misawa T, Chijiwa Y, et al. Scirrhous carcinoma of the stomach versus hypertrophic gastritis: findings at endoscopic US. *Radiology.* 1991;181:197–200.

240. Feng J, Al-Abbadi M, Kodali U, Dhar R. Cytologic diagnosis of gastric linitis plastica by endoscopic ultrasound guided fine-needle aspiration. *Diagn Cytopathol.* 2006;34:177–179.

241. Dempsey P, Goldenring J, Soroka C, et al. Possible role of transforming growth factor alpha in the pathogenesis of Ménétrier's disease: supportive evidence form humans and transgenic mice. *Gastroenterology.* 1992;103:1950–1963.

242. Wolfsen H, Carpenter H, Talley N. Menetrier's disease: a form of hypertrophic gastropathy or gastritis? *Gastroenterology.* 1993;104:1310–1319.

243. Sundt TR, Compton C, Malt R. Ménétrier's disease. A trivalent gastropathy. *Ann Surg.* 1988;208:694–701.

244. Hizawa K, Kawasaki M, Yao T, et al. Endoscopic ultrasound features of protein-losing gastropathy with hypertrophic gastric folds. *Endoscopy.* 2000;32:394–397.

245. Thomas T, Kaye PV, Ragunath K, Aithal GP. Endoscopic-ultrasound-guided mural trucut biopsy in the investigation of unexplained thickening of esophagogastric wall. *Endoscopy.* 2009;41:335–339.

246. Mendis R, Gerdes H, Lightdale C, Botet J. Large gastric folds: a diagnostic approach using endoscopic ultrasonography. *Gastrointest Endosc.* 1994;40:437–441.

247. Gines A, Pellise M, Fernandez-Esparrach G, et al. Endoscopic ultrasonography in patients with large gastric folds at endoscopy and biopsies negative for malignancy: predictors of malignant disease and clinical impact. *Am J Gastroenterol.* 2006;101:64–69.

248. Okada M, Iizuka Y, Oh K, et al. Gastritis cystica profunda presenting as giant gastric mucosal folds: the role of endoscopic ultrasonography and mucosectomy in the diagnostic work-up. *Gastrointest Endosc.* 1994;40:640–644.

第 9 章

内镜超声在后纵隔病变评估中的应用

WILSON T. KWONG, THOMAS J. SAVIDES

（周德俊 译 李 文 审校）

内 容 要 点

- 目前，已经形成用于区分良性和恶性后纵隔淋巴结的标准，但是仅依靠这些标准是不够的。我们需要运用内镜超声引导下细针抽吸活检来做出准确的临床决策。

- 采用食管 EUS FNA 诊断后纵隔恶性病变的总体准确率超过 90%。

- 通过对后纵隔 EUS FNA 样本的细胞学和流式细胞学分析来诊断淋巴瘤。

- EUS FNA 在纵隔肉芽肿病的诊断中也有重要价值，包括结节病、组织胞浆菌病和肺结核。

- 大部分纵隔囊肿是良性的，同时由于感染的风险较高，不能应用 EUS FNA。如果高度怀疑存在恶性病变，应该对囊肿进行穿刺，排净内容物并注射抗生素。

经食管内镜超声（endoscopic ultrasonography，EUS）结合细针抽吸活检（fine-needle aspiration，FNA）用于后纵隔病变的评估和活检[1]。这些病变通常经 CT 检查首次发现，但是偶尔也会在胃肠和胰腺疾病的 EUS 检查过程中被发现。经食管 EUS 非常适合后纵隔的影像学检查，但无法进入或显示大部分前纵隔。在中纵隔的心脏结构显示良好，有少数关于心房和心包病变的 EUS FNA 的报告。本章重点论述 EUS 用于诊断后纵隔肿块、淋巴结和囊肿。在第 7 章中已讨论了 EUS FNA 在肺癌分期中的应用。

EUS 用于评估后纵隔淋巴结肿大

后纵隔良性淋巴结的 EUS 表现

EUS 在检查非胸腔病变时经常发现纵隔淋巴结。这些良性淋巴结最常见的 EUS 表现为三角形或月牙形，可能伴有回声中心（图 9.1）。这个回声中心代表淋巴结的髓质及与之相延续的淋巴门。结内血管也提示良性淋巴结[2-3]。

一项来自英国和瑞典的前瞻性调查显示，只有 62% 的患者有后纵隔淋巴结，平均每位患者有 1.4 个淋巴结。几乎所有的淋巴结短轴直径为 5 mm 或更小[4]。

恶性后纵隔淋巴结的 EUS 表现

EUS 所见的恶性淋巴结特征包括圆形、短轴直径超过 10 mm、高回声和边界清晰（图 9.2，视频 9.1）[5]。只有 50% ~ 60% 的恶性淋巴结同时出现这 4 个特征[5]。因此，对于肿大的纵隔淋巴结的病理诊断来说，组织取样非常重要。

有报道称，弹性成像技术可以用于评估纵隔淋巴结和肿物[6]。但是，这项技术的灵敏度和特异性（80% ~ 90%）低于食管或支气管 EUS 引导下的 FNA（> 90%）。因此，在广泛推荐使用弹性诊断技术前，需要对其进行进一步评估和改进。

纵隔淋巴结的经食管 EUS FNA

表 9.1 显示了经食管 EUS FNA 细胞学检测可以诊断的病理类型。

后纵隔病变的 EUS FNA 技术

通过横断面成像研究，包括胸部和腹部的计算机断层扫描（computed tornography，CT）、磁共振成像（magnetic resonance imaging，MRI）和正电子发射断层扫描（positron emission tomography，PET）检查，以确定病变的位置及其与周围结构的相对位置。这将确定 EUS FNA 是否可通过经食管进入病变，并辅助使用线阵超声内镜定位病变。如果进行 EUS 是为了评价纵隔或食管周围肿大的淋巴结，建议进行食管胃十二指肠镜检查（esophagogastroduodenoscopy，EGD），同时进行前

表 9.1	EUS FNA 诊断的后纵隔病变
恶性	**良性**
肺癌	反应性病变
原发性或转移性	肉芽肿性疾病
非小细胞肺癌	组织胞浆菌病
小细胞肺癌	结节病
间皮瘤	肺结核
淋巴瘤	重复囊肿
非肺癌原发转移	平滑肌瘤
胃肠间质瘤	纵隔炎 / 脓肿
梭形细胞瘤	胸腔积液

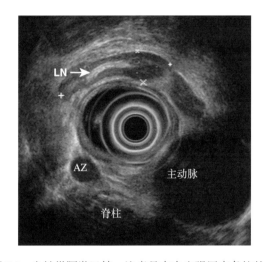

● **图 9.1**　良性纵隔淋巴结。注意具有中央强回声条纹的三角形外观。AZ：奇静脉；LN：淋巴结

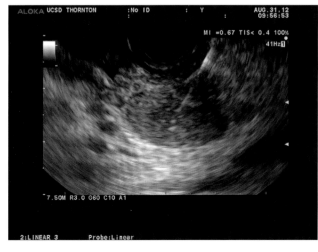

● **图 9.2**　EUS 引导下纵隔恶性淋巴结穿刺针吸活检

视内镜检查，以评估可能解释淋巴结病的任何食管或胃病变。确定可进行活检的腔内肿块可排除 EUS FNA 的需要。线性超声内镜进入食管和胃，然后进行超声成像，因为内镜以顺时针和逆时针的方式以扫视运动退出，从而使用线性超声内镜可获得 360° 视图。评估肝、腹腔干、左肾上腺和后纵隔的其他淋巴结区域淋巴结肿大、腹腔积液、肝肿块以及晚期恶性肿瘤或淋巴瘤的其他线索。

在对肿大的纵隔淋巴结进行 EUS 检查时，通常会发现一些肿大的淋巴结。在恶性肿瘤中常常是分散的、单独的淋巴结，或者是在肉芽肿性疾病中的席纹状淋巴结聚集。通过探头与门齿或解剖位点（如隆突、左食管旁、右气管旁、后主动脉肺动脉窗）之间的距离来记录病变的位置，测量单位采用厘米（cm）。对于每个病变，要测量短轴和长轴尺寸，描述边界情况（边界清楚或边界不清）。描述病变形状采用圆形、椭圆形、三角形或悬垂形。描述回声反射类型采用低回声、高回声、非均质或无回声。

经食管 EUS FNA 采用线阵内镜和 22 G 或 25 G 穿刺针。考虑到纵隔 FNA 的食管位置，内镜通常是直的，与内镜角度更大的经十二指肠 FNA 相比，更易于移动和操作。如果有一个以上的病变需要进行活检取样，则选择恶性可能最大的病变（即圆的、大的、更大边界的，图 9.3）作为穿刺部位[7]。然而，也应考虑到存在的中间血管和与食管的距离，因为这可能使某些淋巴结的 FNA 更容易和更安全。在活检过程中，如果出现任何难以判断组织是否为血管的情况时，可以应用彩色多普勒成像来评估血流。如果入针路径靠近血管，可以采用内镜前端移动食管来选择一个新的路径。但是，在一些报道的案例中，当大血管位于病变和食管之间时，采用 22 或 25 G 穿刺针，行经主动脉 EUS FNA 穿刺纵隔病变是安全、成功的。主动脉位于病变和食管之间的纵隔病变[8-10]。一旦病灶出现在视野中，在超声不断显影下，使针头穿过食管壁进入淋巴结。然后拔出穿刺针的内芯，做间歇性抽吸，在病变部位前后移动穿刺针，以对病变中心和边缘取样（视频 9.2）。

然后从内镜中拔出穿刺针，将内芯缓慢插入针道，使穿刺针内抽吸的组织缓慢流出至显微镜玻片和培养基，再进行细胞块切片检查或流式细胞学检测。即时行细胞学评估，以确定抽吸到的组织是否能满足诊断需求。这种即时细胞学评估能力将提高诊断率。如果即时细胞学评估提示淋巴瘤，则要附加流式细胞学检查[11-12]。如果即时细胞学评估提示感染，则要附加微生物检测。在细胞病理学家对所有样本玻片和组织细胞块进行评估后，才能做出最终诊断。一般来说，对于后纵隔病变，获得诊断所需的病理组织的 EUS FNA 穿刺次数较少，平均每个

病例穿刺 2 ～ 5 次，而对于胰腺肿块，获得诊断所需的病理组织通常需要 EUS FNA 穿刺 1 ～ 2 次[13-16]。

支气管内超声

支气管内超声（endobronchial ultrasound，EBUS）引导的 FNA 得到了越来越广泛的应用，特别是对于胸腔介入科医生和胸外科医生[17-18]。EBUS 为气管旁以及隆突下和肺门周围区的淋巴结和肿物活检提供了唯一的途径。经食管 EUS 和经支气管 EUS 的联合应用几乎可以实现完整的纵隔评估[19-21]，并避免了纵隔镜检查或其他更具侵入性的手术获得组织的风险。

EUS FNA 诊断后纵隔病变的准确性

应用经食管 EUS FNA 诊断后纵隔恶性病变的总体准确率接近 93%[7]。由 76 项研究（n = 9 310 例患者）构成的 meta 分析结果显示，累积敏感性为 88%，累积特异性为 96%[22]。表 9.2 显示了 EUS FNA 诊断后纵隔恶性病变的准确率。许多研究表明，EUS FNA 细胞学检查诊断恶性后纵隔淋巴结的准确率要高于单纯 EUS 检查[22-24]。

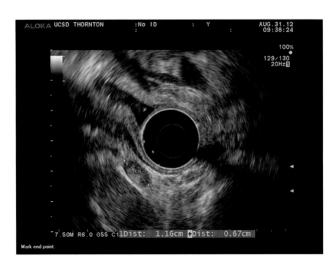

● **图 9.3** 恶性纵隔淋巴结的表现：低回声、圆形、边界清楚、直径大于 10 mm

表 9.2	EUS FNA 在诊断恶性后纵隔病变中的作用的研究综述					
作者（年）	*n*	敏感性（%）	特异性（%）	准确性（%）	PPV（%）	NPV（%）
Giovannini 等[103]（1995）	24	81	100	83	–	–
Silvestri 等[104]（1996）	27	89	100	–	–	–
Gress 等[105]（1997）	52	95	81	96	–	–
Hünerbein 等[106]（1998）	23	89	83	87	–	–
Serna 等[107]（1998）	21	86	100	–	–	–
Vazquez-Sequeiros 等[108]（2001）	82	96	100	98	94	100
Fritscher-Ravens 等[58]（2000）	153	92	100	95	–	–
Wallace 等[15]（2001）	121	87	100	–	–	–
Devereaux 等[91]（2002）	49	–	–	94	–	–
Larsen 等[109]（2002）	79	92	100	94	100	80
Hernandez 等[110]（2004）	59	–	–	84	–	–
Savides 等[72]（2004）	59	96	100	98	100	97
Eloubeidi 等[111]（2005）	104	93	100	97	100	97
合计	91	97	100	97	99	94

PPV：阳性预测值；NPV：阴性预测值

EUS FNA 检测后纵隔病变的风险

EUS FNA 诊断后纵隔病变是非常安全的，在回顾性和前瞻性试验的数千例患者中，极少有并发症的报道。一项前瞻性研究的 meta 分析指出，纵隔 EUS FNA 的并发症发生率为 0.43%，主要是胸痛、出血和穿孔 [25]。但是，有报道显示有些患者在接受经食管 EUS FNA 后出现纵隔炎 [26-37]。在 FNA 背景中还报告了 1 例纵隔炎伴骨髓炎 [32]。虽然上述病例中的大多数病例患有纵隔囊肿，但某些病例是实体病灶（结节或肿块），仍然出现了 EUS FNA 后纵隔炎。

有个案报道，在后纵隔恶性病变行 EUS FNA 后发现食管壁出现来源于胃癌的种植肿瘤 [38]。该操作过程使用 19 G 针进行了数次穿刺，这可能是导致肿瘤细胞种植的原因。另有一个案报道，患者在 EUS FNA 穿刺结核性后纵隔淋巴结后出现食管后纵隔瘘 [39]。2 例在 FNA 背景下发生的食管壁破裂，需要开胸术 [40]。尽管罕有严重并发症的报道，但 EUS FNA 和 EBUS FNA 对纵隔病变是非常安全的。对 16 181 例和 16 750 例 EUS 和 EBUS 行纵隔 FNA 的大型回顾性研究显示，死亡率为 0 ～ 0.04%，不良事件发生率为 0.22% [41-42]。

EUS FNA 与其他诊断方法在评价和活检后纵隔淋巴结或肿块方面的比较

普遍用于评估后纵隔肿大淋巴结的无创成像方式是 CT 扫描和 PET 扫描。在疑似肺癌的诊断方面，经常用上述两种方式与 EUS FNA 进行比较。在诊断恶性后纵隔淋巴结（短轴淋巴结直径 > 10 mm）方面，不论是单独应用 EUS，还是采用 EUS FNA 检查，诊断的正确率都比单独应用 CT 检查要高 [43]。

PET 扫描检测葡萄糖类似物 ^{18}F-2- 脱氧 -D 葡萄糖的摄入增加。摄入增加可以出现在恶性病变区域和炎症区域。一项关于比较 CT 和 PET 扫描用于评估肺癌患者纵隔淋巴结肿大的 meta 分析显示，与 CT 扫描未见淋巴结增大（PET 的敏感性为 82%，特异性为 93%）相比较，当 CT 扫描显示淋巴结增大时，PET 的敏感性为 100%，但是特异性只有 78% [44]。这个 PET 扫描较低的特异性意味着有 22% PET 阳性纵隔淋巴结增大的患者其实并没有恶性病变（假阳性 PET 扫描）。因此，如果这些 PET 阳性淋巴结对于诊断恶性病变具有决定性作用，则应该对其进行活检 [45-46]。一项大型研究发现，EUS FNA 对于恶性病变的阳性预测值为 100%，而 PET 为 40% [24]。近期一项比较 EUS FNA 和 PET CT 的研究证实了 EUS FNA 在评价纵隔和上腹部淋巴结肿大方面的优越性能 [46]。在敏感性、特异性、阳性预测值、阴性预测值和总体准确性上 EUS FNA，分别为 91.3%、100%、100%、92.5 % 和 95.8%，而 PET CT 分别为 75%、25%、50%、50% 和 50%。与单独 PET 相比，PET 和 EUS FNA 的结合使特异性和总体准确性 [47-48] 均有提高。

其他从后纵隔病变获取组织样本的方式包括 CT 引导下经皮经胸 FNA，支气管镜检查联合经支气管活检，EBUS 联合经支气管 FNA，以及纵隔镜检查联合活检。由于存在气胸或穿透大血管的风险，经皮经胸 FNA 通常不用于后纵隔病变的活检。不联合 EBUS 的经支气管 FNA 的诊断率低于 EUS FNA，但是当肿大淋巴结位于经食管 EUS 和 EBUS 都能观察到的位置时，EBUS 的活检诊断率与经食管 EUS 相似 [20]。对于通过经食管 EUS FNA 很容易观察和活检的淋巴结（隆突下、后主动脉肺动脉窗和食管旁）来说，采用纵隔镜检查非常困难（并且潜在风险增加）。因此，在大多数转诊中心，较小侵入性的 EUS FNA 和 EBUS FNA 越来越多地替代了纵隔镜检查。

后纵隔肿大淋巴结的鉴别诊断

直径为 10 mm 或更大的纵隔肿大淋巴结经常经 CT 检查发现，在发现周围型肺肿块和纵隔淋巴结时，主要考虑原发性肺癌伴有转移性病灶。大量后纵隔和肺门淋巴结的发现提出了新的问题：即诊断是良性（结节病、组织胞浆菌病、肺结核、反应性增生）还是恶性（特别是淋巴瘤）。临床病史经常可以帮助确定病因。

恶性后纵隔淋巴结

当患者未明确癌症诊断时，通过后纵隔淋巴结 EUS FNA 检测诊断为恶性肿瘤的比率会随着前期气管镜评估的结果和地方转诊模式的不同而变化；然而，诊断率大约是 50%，大部分肿瘤是肺源性 [23,49]。表 9.2 显示了报道的 EUS FNA 诊断恶性后纵隔淋巴结肿大的操作特性。总体敏感性、特异性和准确性均超过 90%。

源于胸部肿瘤的转移性疾病

肺癌

大部分的胸部肿瘤源于肺癌。这类疾病一般分为小细胞肺癌和非小细胞肺癌（non-small-cell lung cancer，NSCLC）两种病理类型，80% 的肺癌是NSCLC。EUS FNA 对纵隔淋巴结的细胞学检查能够对小细胞或非小细胞性转移性肺癌进行诊断和分期[7]。除淋巴结外，肺癌可表现为转移扩散所致的纵隔肿块。关于 EUS FNA 用于肺癌分期的进一步讨论将在第 7 章详细论述。

间皮瘤

间皮瘤是一种非常少见的与石棉暴露相关的胸膜肿瘤。可表现为以胸膜为基础的肿瘤和融合（图9.4）。EUS FNA 能够诊断后纵隔间皮瘤转移的淋巴结[50-52]。联合应用经支气管 EBUS FNA 和经食管 EUS FNA 可以提高转移间皮瘤诊断的敏感性，特别是当间皮瘤转移或直接扩散到横膈膜以下进入腹腔时，EUS FNA 能够检测到转移灶[53]。

源于胸外恶性肿瘤的转移性疾病

各种肿瘤导致后纵隔转移，表现为淋巴结或肿块（图 9.5）。来源于乳腺、结肠、肾、睾丸、喉、胰腺和食管肿瘤的转移淋巴结可以通过经胸 EUS FNA 进行诊断[54-56]。

淋巴瘤

通过对取样组织的细胞学检测、流式细胞检查和免疫组化分析，EUS FNA 能够诊断累犯后纵隔淋巴结的淋巴瘤。在一项研究中，由于增加了流式细胞检查和免疫组化分析，使淋巴瘤诊断的敏感性从44% 提高到86%[57]。淋巴结结构往往是区分淋巴瘤亚型所必需的，因此建议当怀疑淋巴瘤时，根据最初的细胞学结果或临床图片使用组织芯活检针，以避免对组织重复 EUS 操作。

良性后纵隔淋巴结

反应性淋巴结

反应性淋巴结经常由先前的肺部感染所致。细胞学表现为各种淋巴样成分的混合，具有反应性和

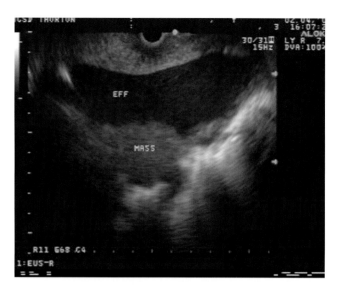

● **图 9.4** 间皮瘤的胸膜肿块和胸腔积液

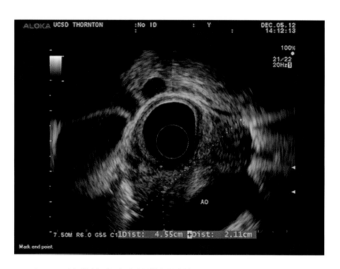

● **图 9.5** 转移性肺腺癌的纵隔肿块

增生性的特点。

淋巴结肉芽肿

EUS FNA 细胞学能够正确诊断淋巴结肉芽肿性病变。细胞学表现为组织细胞呈螺旋状排列。通常需要与结节病、组织胞浆菌病、肺结核和球孢子菌病进行鉴别诊断。是否存在干酪样肉芽肿对于诊断没有指导意义，因为上述病变均可出现干酪样改变。通过对 EUS FNA 活检组织进行真菌染色和培养、抗酸杆菌染色和分枝杆菌培养，能够帮助判断病因是否为感染性疾病。淋巴瘤也很少伴发肉芽肿。

结节病

结节病是一种来源不明的多系统肉芽肿性疾病，

通常累及纵隔淋巴结。确诊主要依靠临床标准，并排除其他原因的肉芽肿性疾病。目前还没有针对这类疾病的特异性实验室和病理学诊断依据。血清血管紧张素转换酶的升高可以作为诊断结节病的指标。纵隔淋巴结的非干酪样肉芽肿病变可以作为诊断结节病的依据。

后纵隔结节病的超声内镜扫描通常表现为众多肿大的淋巴结（图 9.6）。通过 EUS FNA 取得的肉芽肿组织作为结节病诊断依据的准确率很高（表 9.3）[58-61]。一项回顾性研究发现，EUS FNA 在疑似结节病的肉芽肿诊断中的敏感性和特异性分别为 89% 和 96%[62]。另一项研究发现在 50 例临床诊断为结节病的患者中，EUS FNA 发现其中 41 例有非干酪性肉芽肿（82%）[59]。有研究显示，采用 19G 针 EUS FNA 对双侧肺门淋巴结肿大患者进行组织抽吸活检，然后进行细胞学检查和组织病理学检查，结果显示非干酪性肉芽肿在组织病理学标本中占 94%，而在细胞学标本中占 79%（$P = 0.04$）[34]。近来有

研究显示，与 EBUS FNA 相比采用经食管入路穿刺结节病性淋巴结，具有更高发生纵隔炎的风险[36,37]。在诊断结节病方面，EBUS FNA 优于经支气管 FNA 盲穿[63-64]。

组织胞浆菌病

组织胞浆菌病是由荚膜组织胞浆菌感染所致。在位于俄亥俄和密西西比河流域的美国中西部地区，这种感染非常普遍。通常通过组织病理学检查、血清学或抗原检测来明确诊断。以下两种情况通常不能排除组织胞浆菌病：一是根据肺部的症状，二是在进行纵隔肿大淋巴结 CT 扫描时无意中发现。

EUS FNA 可以用于疑似组织胞浆菌病患者的肉芽肿样病变的诊断[65]。患者出现后纵隔淋巴结肿大，且 EUS FNA 检测为肉芽肿样病变时应考虑组织胞浆菌病，特别是对那些在组织胞浆菌感染地区有居留史的患者。组织胞浆菌病还会由于肿大、纤维化的淋巴结压迫食管而导致吞咽困难。导致吞咽困难的纵隔组织胞浆菌病的 EUS 表现为毗邻局部增厚的食管壁的大块融合的钙化淋巴结。

肺结核

肺结核分枝杆菌可以导致纵隔淋巴结肿大和淋巴结结核瘤（图 9.7）。纵隔淋巴结结核的 EUS 表现为片状无回声 / 低回声区或者强回声灶[66]。EUS FNA 可以获得用于结核分枝杆菌培养的标本[67-68]。对 EUS FNA 检查发现伴有肉芽肿的患者应进行活检组织的分枝杆菌培养。有报道显示，对于疑似肺结

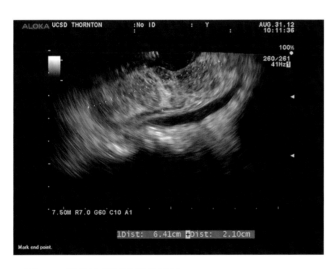

● 图 9.6　结节病纵隔多发淋巴结

表 9.3	结节病的 EUS FNA 诊断准确性		
作者（年）	n	敏感性（%）	特异性（%）
Fritscher-Ravens 等 [58]（2000）	19	100	94
Wildi 等 [62]（2004）	28	89	96
Annema 等 [59]（2005）	50	82	–
合计	97	90	95

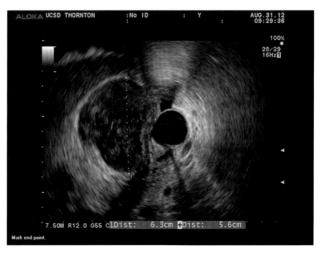

● 图 9.7　后纵隔结核瘤

核患者的 EUS FNA 活检样本，与进行结核分枝杆菌的细胞学检查和微生物培养相比，进行额外的聚合酶链反应检测可以提高诊断率。EUS FNA 在结核病诊断中的准确性（表9.4）。

其他感染性疾病

有报道指出，EUS FNA 还可以诊断由球孢子菌、分枝杆菌和诺卡菌所致的感染性疾病[69-71]。

EUS FNA 检测纵隔淋巴结对于后续开胸手术率的影响

有研究发现，在59例准备进行外科纵隔镜检查的纵隔淋巴结肿大患者中，如果先用 EUS FNA 替代纵隔镜进行检查，只有22%的患者最终需要开胸手术[23]。基于最初的 CT 扫描结果，同时有肺部肿块和纵隔淋巴结的患者有42%需要手术，与此相比，只有纵隔淋巴结而不伴肺部肿块的患者只有6%需要手术。产生这个差异的原因是肺部肿块伴淋巴结阴性的患者需要进行外科手术切除原发癌，但是那些只有纵隔淋巴结肿大的患者不需要外科手术，因为他们可能患有良性疾病（例如结节病或反应性淋巴结肿大）或不能进行手术切除的疾病（例如淋巴瘤）。只有4% EUS FNA 阳性的患者需要外科手术。这个结果与丹麦一项研究的结果相似，即进行 EUS FNA 检查的患者只有38% ~ 41%需要进行后续的开胸手术[72-73]。

纵隔肿块

区别后纵隔肿块与淋巴结是很难的，因为有些淋巴结非常大，而一些肿块又非常小。另外，大量淋巴结融合在一起会形成"淋巴结团"（图9.8）。通常，肿块要大于肿大的淋巴结（例如，直径是几厘米），但不存在标准化术语。一般来说，当应用"肿块"这个术语时，是指一个单独的病变，或明显大于相邻淋巴结的一个病变。根据本章的目标，这里只讨论分离的、非淋巴结肿块。

后纵隔肿块的鉴别诊断包括原发性肺癌（视频9.3）累及后纵隔、转移癌（不论是源发于肺癌还是胸外肿瘤）（视频9.4）、神经源性肿瘤、囊肿和感染性疾病。可以容易地经食管 EUS FNA 对巨大的后纵隔肿块进行取样并作活检。

恶性后纵隔肿物

经 EUS-FNA 检测，大约50%伴发纵隔淋巴结的纵隔肿物是恶性病变[54,74-75]。紧邻食管的原发性肺癌肿块通过经食管 EUS-FNA 进行活检并不困难而且安全[76-77]。经食管 EUS-FNA 可用于诊断源发于肺、乳腺、直肠（视频9.5）、肾、睾丸、宫颈、喉和食管肿瘤的纵隔转移[54-76]。有报道显示，EUS-FNA 还能用于原发性纵隔浆细胞瘤和纵隔粒细胞瘤的诊断[78-79]。

表9.4		EUS 引导下细针抽吸结核的诊断准确性				
作者（年）	*n*	敏感性（%）	特异性（%）	准确性（%）	PPV（%）	NPV（%）
Dhir 等[112] (2011)	66	97	100	–	100	97
Puri 等[113] (2012)	32	84	–	–	–	–
Puri 等[114] (2010)	60	71	100	93	100	–
Fritscher-Ravens 等[115] (2011)	28	86	100	–	100	91
Song 等[116] (2010)	24	83	–	90	–	–
合计	210	85	100	92	100	95

NPV：阴性预测率；PPV：阳性预测率

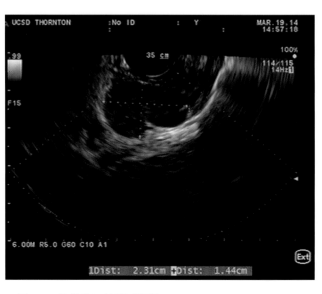

● **图9.8**　垫状淋巴结形成团块

神经源性肿瘤

后纵隔的原发肿瘤非常少见。神经源性肿瘤约占这些后纵隔原发肿瘤的 75%[80]。神经源性肿瘤可能来源于周围神经（施万细胞瘤、神经膜纤维瘤、纤维神经瘤、神经鞘瘤）、交感神经节（神经节细胞瘤、成神经节细胞瘤、成神经细胞瘤）或副交感神经节（副神经节瘤）[44]。这些通常是良性肿瘤，但是其中 10% ~ 20% 为恶性[81-82]。EUS FNA 细胞学检测可以诊断纵隔神经鞘瘤[83-84]。

平滑肌瘤和胃肠道间质瘤

胃肠道梭形细胞瘤来源于食管的固有肌层，主要延伸到后纵隔，而不是食管腔（图 9.9）。这类肿瘤的 CT 和内镜表现更类似后纵隔肿块，而不是食管壁肿块[85-87]。胃肠道梭形细胞瘤通常为 c-kit 阴性的平滑肌瘤，虽然它们偶尔表现为 c-kit 阳性的胃肠道间质瘤（gastrointestinal stromal tumors，GIST）[85-86]。这些肿瘤的 EUS 表现为低回声团块伴有一些内部回声信号，偶尔表现为回声增强[86]。因为 GIST 具有高代谢活性，常常可以通过 PET 扫描进行诊断和随访[88]。虽然平滑肌瘤一般为 PET 阴性肿瘤，但是也有关于 PET 阳性食管或后纵隔平滑肌瘤的报道[87]。EUS FNA 可以用于诊断后纵隔平滑肌瘤和 GIST，还可以用于囊肿和 GIST 的鉴别诊断。

间皮瘤

间皮瘤是一种少见的与石棉接触相关的恶性肿瘤。这类肿瘤在 CT 扫描中常表现为胸膜增厚，但有时其初始表现为纵隔肿块。如果出现转移性淋巴结病，则建议进行手术切除。可以通过 EUS FNA 穿刺纵隔肿块和淋巴结来诊断间皮瘤[89-90]。

良性后纵隔肿物

通过 EUS FNA 能够诊断的良性纵隔"包块"，包括组织胞浆菌病、结节病、平滑肌瘤、重复囊肿和畸胎瘤[91]。肺结核也可能以结核瘤的形式呈现（图 9.7）。淋巴管血管瘤是一种罕见的淋巴管系统畸形，曾有个案将其作为通过 EUS 检查发现的后纵隔肿物进行报道[92]。

纵隔囊肿

先天性前肠囊肿是最常见的良性纵隔囊肿，占纵隔肿物的 10% ~ 15%[93]。前肠囊肿可能是原始前肠异常发育的结果。基于胚胎起源的不同，前肠囊肿分为支气管源性和神经管原肠性（食管重复囊肿和神经管原肠囊肿）两类。食管双层囊肿附着于食管，而那些远离食管壁者考虑为支气管源性囊肿。病理学检查提示双层囊肿主要是内衬柱状上皮。因为往往很难区分囊肿是来源于气管还是食管，所以通常将这类病变被称为双层囊肿。

大部分患有后纵隔囊肿的患者没有症状，只是在其他影像学检查时偶然发现。如果产生症状的话，通常包括胸痛、咳嗽、呼吸困难和吞咽困难。CT 扫描所见为境界清楚、大小为 2 ~ 10 cm 的均质病变。这些囊肿在静脉注射造影剂增强时没有强化。仅仅凭 CT 检查发现有时会误诊为肿物。对于有症状的患者外科切除是手术指征。鉴于罕有囊肿恶变，对于偶然发现的囊肿通常临床上采取随访观察。

纵隔囊肿的 EUS 表现（视频 9.6）通常是圆形或管状无回声结构伴有回声增强（图 9.10），这有助于将囊肿与不具有声学增强的实质性病变相鉴别（见图 9.9）。此外，囊壁可能显示可见的壁层模式，也可以帮助区分它源于平滑肌瘤或 GIST。有些囊肿病变表现为低回声（而不是无回声）团块，并且有轻微的声像增强。这时 EUS 很难鉴别是纵隔囊肿还是食管平滑肌瘤或间质瘤，这类病变有时需要 EUS FNA 穿刺活检才能鉴别。肿块样囊肿通常由厚的胶状囊肿物质构成[28,30]。

EUS FNA 可以很容易地吸出纵隔囊肿的囊液，但是通常仅对 EUS 下的表现不符合囊肿而像肿物的病变进行 EUS FNA[26,30,94]。细胞学检查可见良性的无定形碎片、退化细胞、巨噬细胞、针状结晶、黏液物质或者分离睫状丛[92]。

有报道指出，对于囊性纵隔病变采用 EUS FNA 抽吸，患者有发生纵隔炎的风险[27-28,30]。对于这些患者可采取抗生素治疗、外科手术或者内镜下囊肿引流。这些报道的 EUS FAN 之后发生细菌性纵隔炎的患者，术前或术中均未给予抗生素。因而这就提示了这种可能性：术前或术中使用抗生素可预防 EUS FNA 并发纵隔炎，或将这种可能性降到最低。一项包含 22 例患者的研究指出，对于采用 22 G 穿刺针行后纵隔囊肿 EUS FNA 的患者，通过静脉应用环丙沙星及随后口服 5 天环丙沙星治疗，并未发生纵隔炎[95]。该发现指出，对于行囊肿 FNA 的患者在围术期采用抗生素治疗可以阻止感染或者纵隔炎的发生[95]。

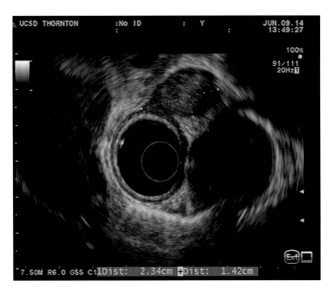

● **图 9.9** 食管平滑肌瘤病变起自食管壁第四层，向腔外生长

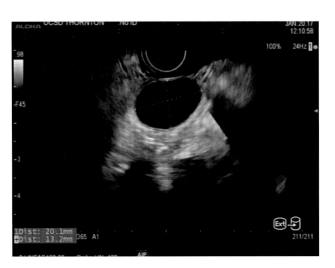

● **图 9.10** 纵隔重复囊肿。注意超声信号的声学增强

1 例个案报道，患者尽管在 EUS FNA 穿刺重复囊肿术前使用了抗生素，仍出现囊肿处白色念珠菌感染[26]。直径 5 cm 的气管旁囊肿经抽吸获得了凝胶状物质。之后对患者行外科切除并培养出白色念珠菌，而之前的 EUS FNA 培养结果是阴性的。认为微生物是通过 EUS FNA 被引入的。该患者已经预防性使用了抗生素，未发生纵隔炎。然而，该发现再次强调了即使预防性应用抗生素仍可能引起纵隔囊肿继发感染。

鉴于抽吸后纵隔双层囊肿引起纵隔炎的诸多报

道，如果诊断明确，将不考虑行 EUS FNA。如果对于囊肿或者是恶性肿瘤的诊断存有疑问，那么接下来明确诊断最安全的步骤是进行胸部 MRI、CT 或者 PET 检查，以排除恶性肿瘤，明确囊肿的诊断[30]。如果实行 EUS FNA，使用理想的小口径穿刺针（如 25 G）会使发生囊肿继发感染的风险最小。如果已经明确诊断为囊肿（例如黏液），要尽可能对其进行彻底引流，并且预防性应用抗生素。典型的处理方法是在内镜操作的同时静脉应用抗生素，在随后的 3～5 天改为口服抗生素，从而最大限度地避免纵隔炎的发生[95]。

纵隔假性囊肿和脓肿引流

假性囊肿很少延伸至纵隔，纵隔内有囊性病变及有急性或慢性胰腺炎病史者应考虑本病。据病例报告，采用保守措施以及经乳头和透壁引流可进行成功治疗[96-98]。急性纵隔炎和脓肿最常见于胸腔手术或者食管穿孔后。患者通常会有败血症的症状。CT 扫描显示纵隔积液。18 例经过 EUS FNA 的患纵隔炎（主要是胸腔手术后）的危重患者[99]，纵隔脓肿的 EUS 表现为直径 2～4 cm、回声不均匀、边界清楚的低回声区。一些病变内有一些直径 2～3 mm 的高回声点伴有声影，这被认为是一些含气灶。通过 EUS FNA 微生物培养发现了化脓性物质和细菌性微生物。纵隔脓肿的 EUS FNA 操作，未发生明显的并发症。有报道通过 EUS FNA 诊断念珠菌性纵隔炎[99]。另有报道通过 EUS FNA 穿刺引流纵隔脓肿后放置经食管的猪尾支架[100]，以及腔内植入金属支架[101]。经食管 EUS 引导引流纵隔假性囊肿和脓肿的病例报道数量有限，但显示出良好的安全性。

胸腔积液

EUS FNA 也可以对毗邻食管的胸腔积液进行取样。该项操作对非小细胞肺癌的分期非常重要，因为如果证实了胸腔积液的性质为恶性，那么患者的肿瘤分期将升为 IV 期[102]。

小结

EUS 是一种可以用来对后纵隔的病变进行观察和定性诊断的非常安全、有效的方法。EUS FNA 可以精确、安全地对后纵隔的病变进行活检，以确定良恶性。对于纵隔囊肿施行 EUS FNA 之后，有报道称感染性并发症的发生率较高，所以如果怀疑有后纵隔囊性病变时，不推荐行活检穿刺。

主要参考文献

5. Jamil LH, Kashani A, Scimeca D, et al. Can endoscopic ultrasound distinguish between mediastinal benign lymph nodes and those involved by sarcoidosis, lymphoma, or metastasis? *Dig Dis Sci.* 2014;59(9):2191–2198.
7. Wallace MB, Fritscher-Ravens A, Savides TJ. Endoscopic ultrasound for the staging of non–small-cell lung cancer. *Endoscopy.* 2003;35(7):606–610.
23. Vazquez-Sequeiros E, Wiersema MJ, Clain J, et al. Impact of lymph node staging on therapy of esophageal carcinoma. *Gastroenterology.* 2003;125(6):1626–1635.
30. Westerterp M, van den Berg JG, van Lanschot JJ, Fockens P. Intramural bronchogenic cysts mimicking solid tumors. *Endoscopy.* 2004;36(12):1119–1122.
95. Fazel A, Moezardalan K, Varadarajulu S, et al. The utility and the safety of EUS-guided FNA in the evaluation of duplication cysts. *Gastrointest Endosc.* 2005;62(4):575–580.

参考文献

1. Jue TL, Sharaf RN, Appalaneni V, et al. Role of EUS for the evaluation of mediastinal adenopathy. *Gastrointest Endosc.* 2011;74(2):239–245.
2. Sawhney MS, Debold SM, Kratzke RA, et al. Central intranodal blood vessel: a new EUS sign described in mediastinal lymph nodes. *Gastrointest Endosc.* 2007;65(4):602–608.
3. Hall JD, Kahaleh M, White GE, et al. Presence of lymph node vasculature: a new EUS criterion for benign nodes? *Dig Dis Sci.* 2009;54(1):118–121.
4. Kalaitzakis E, Sadik R, Doig L, Meenan J. Defining the lymph node burden in a northern european population without malignancy: the potential effect of geography in determining a need for FNA? *Dis Esophagus.* 2009;22(5):409–417.
5. Jamil LH, Kashani A, Scimeca D, et al. Can endoscopic ultrasound distinguish between mediastinal benign lymph nodes and those involved by sarcoidosis, lymphoma, or metastasis? *Dig Dis Sci.* 2014;59(9):2191–2198.
6. Janssen J, Dietrich CF, Will U, Greiner L. Endosonographic elastography in the diagnosis of mediastinal lymph nodes. *Endoscopy.* 2007;39(11):952–957.
7. Wallace MB, Fritscher-Ravens A, Savides TJ. Endoscopic ultrasound for the staging of non–small-cell lung cancer. *Endoscopy.* 2003;35(7):606–610.
8. Wallace MB, Woodward TA, Raimondo M, et al. Transaortic fine-needle aspiration of centrally located lung cancer under endoscopic ultrasound guidance: the final frontier. *Ann Thorac Surg.* 2007;84(3):1019–1021.
9. von Bartheld MB, Rabe KF, Annema JT. Transaortic EUS-guided FNA in the diagnosis of lung tumors and lymph nodes. *Gastrointest Endosc.* 2009;69(2):345–349.
10. Kazakov J, Hegde P, Tahiri M, et al. Endobronchial and endoscopic ultrasound-guided transvascular biopsy of mediastinal, hilar, and lung lesions. *Ann Thorac Surg.* 2017;103:951–955.
11. Klapman JB, Logrono R, Dye CE, Waxman I. Clinical impact of on-site cytopathology interpretation on endoscopic ultrasound-guided fine needle aspiration. *Am J Gastroenterol.* 2003;98(6):1289–1294.
12. Tournoy KG, Praet MM, Van MG, Van Meerbeeck JP. Esophageal endoscopic ultrasound with fine-needle aspiration with an on-site cytopathologist: high accuracy for the diagnosis of mediastinal lymphadenopathy. *Chest.* 2005;128(4):3004–3009.
13. Emery SC, Savides TJ, Behling CA. Utility of immediate evaluation of endoscopic ultrasound-guided transesophageal fine needle aspiration of mediastinal lymph nodes. *Acta Cytol.* 2004;48(5):630–634.
14. LeBlanc JK, Ciaccia D, Al-Assi MT, et al. Optimal number of EUS-guided fine needle passes needed to obtain a correct diagnosis. *Gastrointest Endosc.* 2004;59(4):475–481.
15. Wallace MB, Kennedy T, Durkalski V, et al. Randomized controlled trial of EUS-guided fine needle aspiration techniques for the detection of malignant lymphadenopathy. *Gastrointest Endosc.* 2001;54(4):441–447.
16. Erickson RA, Sayage-Rabie L, Beissner RS. Factors predicting the number of EUS-guided fine-needle passes for diagnosis of pancreatic malignancies. *Gastrointest Endosc.* 2000;51(2):184–190.
17. Herth FJ, Eberhardt R, Vilmann P, et al. Real-time endobronchial ultrasound guided transbronchial needle aspiration for sampling mediastinal lymph nodes. *Thorax.* 2006;61(9):795–798.
18. Gilbert S, Wilson DO, Christie NA, et al. Endobronchial ultrasound as a diagnostic tool in patients with mediastinal lymphadenopathy. *Ann Thorac Surg.* 2009;88(3):896–900, discussion 901–902.
19. Khoo KL, Ho KY, Nilsson B, Lim TK. EUS-guided FNA immediately after unrevealing transbronchial needle aspiration in the evaluation of mediastinal lymphadenopathy: a prospective study. *Gastrointest Endosc.* 2006;63(2):215–220.
20. Wallace MB, Pascual JM, Raimondo M, et al. Minimally invasive endoscopic staging of suspected lung cancer. *JAMA.* 2008;299(5):540–546.
21. Zhang R, Ying K, Shi L, et al. Combined endobronchial and endoscopic ultrasound-guided fine needle aspiration for mediastinal lymph node staging of lung cancer: a meta-analysis. *Eur J Cancer.* 2013;49(8):1860–1867.
22. Puli SR, Batapati Krishna Reddy J, Bechtold ML, et al. Endoscopic ultrasound: its accuracy in evaluating mediastinal lymphadenopathy? A meta-analysis and systematic review. *World J Gastroenterol.* 2008;14(19):3028–3037.
23. Vazquez-Sequeiros E, Wiersema MJ, Clain J, et al. Impact of lymph node staging on therapy of esophageal carcinoma. *Gastroenterology.* 2003;125(6):1626–1635.
24. Chen VK, Eloubeidi MA. Endoscopic ultrasound-guided fine needle aspiration is superior to lymph node echofeatures: a prospective evaluation of mediastinal and peri-intestinal lymphadenopathy. *Am J Gastroenterol.* 2004;99(4):628–633.
25. Wang KX, Ben QW, Jin ZD, et al. Assessment of morbidity and mortality associated with EUS-guided FNA: a systematic review. *Gastrointest Endosc.* 2011;73(2):283–290.
26. Ryan AG, Zamvar V, Roberts SA. Iatrogenic candidal infection of a mediastinal foregut cyst following endoscopic ultrasound-guided fine-needle aspiration. *Endoscopy.* 2002;34(10):838–839.
27. Annema JT, Veselic M, Versteegh MI, Rabe KF. Mediastinitis caused by EUS-FNA of a bronchogenic cyst. *Endoscopy.* 2003;35(9):791–793.
28. Wildi SM, Hoda RS, Fickling W, et al. Diagnosis of benign cysts of the mediastinum: the role and risks of EUS and FNA. *Gastrointest Endosc.* 2003;58(3):362–368.
29. Varadarajulu S, Fraig M, Schmulewitz N, et al. Comparison of EUS-guided 19-gauge trucut needle biopsy with EUS-guided fine-needle aspiration. *Endoscopy.* 2004;36(5):397–401.
30. Westerterp M, van den Berg JG, van Lanschot JJ, Fockens P. Intramural bronchogenic cysts mimicking solid tumors. *Endoscopy.* 2004;36(12):1119–1122.
31. Pai KR, Page RD. Mediastinitis after EUS-guided FNA biopsy of a posterior mediastinal metastatic teratoma. *Gastrointest Endosc.* 2005;62(6):980–981.
32. Savides TJ, Margolis D, Richman KM, Singh V. *Gemella morbillorum* mediastinitis and osteomyelitis following transesophageal

endoscopic ultrasound-guided fine-needle aspiration of a posterior mediastinal lymph node. *Endoscopy.* 2007;39(suppl 1):E123–E124.

33. Aerts JG, Kloover J, Los J, et al. EUS-FNA of enlarged necrotic lymph nodes may cause infectious mediastinitis. *J Thorac Oncol.* 2008;3(10):1191–1193.

34. Iwashita T, Yasuda I, Doi S, et al. The yield of endoscopic ultrasound-guided fine needle aspiration for histological diagnosis in patients suspected of stage I sarcoidosis. *Endoscopy.* 2008;40(5):400–405.

35. Diehl DL, Cheruvattath R, Facktor MA, Go BD. Infection after endoscopic ultrasound-guided aspiration of mediastinal cysts. *Interact Cardiovasc Thorac Surg.* 2010;10(2):338–340.

36. von Bartheld M, van der Heijden E, Annema J. Mediastinal abscess formation after EUS-guided FNA: are patients with sarcoidosis at increased risk? *Gastrointest Endosc.* 2012;75(5):1104–1107.

37. Allen BD, Penman I. Mediastinal abscess formation after EUS-guided FNA in patients with sarcoidosis. *Gastrointest Endosc.* 2012;76(5):1078–1079, author reply 1079.

38. Doi S, Yasuda I, Iwashita T, et al. Needle tract implantation on the esophageal wall after EUS-guided FNA of metastatic mediastinal lymphadenopathy. *Gastrointest Endosc.* 2008;67(6):988–990.

39. von Bartheld MB, van Kralingen KW, Veenendaal RA, et al. Mediastinal-esophageal fistulae after EUS-FNA of tuberculosis of the mediastinum. *Gastrointest Endosc.* 2010;71(1):210–212.

40. Ceuterick V, Decaluwé H, Coosemans W, et al. Esophageal wall rupture after EUS-FNA for mediastinal staging: report of two cases. *Acta Chir Belg.* 2016;116(1):48–50.

41. von Bartheld MB, Annema JT. Endosonography-related mortality and morbidity for pulmonary indications: a nationwide survey in the Netherlands. *Gastrointest Endosc.* 2015;82(6):1009–1015.

42. von Bartheld MB, van Breda A, Annema JT. Complication rate of endosonography (endobronchial and endoscopic ultrasound): a systematic review. *Respiration.* 2014;87(4):343–351.

43. Fritscher-Ravens A, Bohuslavizki KH, Brandt L, et al. Mediastinal lymph node involvement in potentially resectable lung cancer: comparison of CT, positron emission tomography, and endoscopic ultrasonography with and without fine-needle aspiration. *Chest.* 2003;123(2):442–451.

44. Gould MK, Kuschner WG, Rydzak CE, et al. Test performance of positron emission tomography and computed tomography for mediastinal staging in patients with non–small-cell lung cancer: a meta-analysis. *Ann Intern Med.* 2003;139(11):879–892.

45. Fritscher-Ravens A, Davidson BL, Hauber HP, et al. Endoscopic ultrasound, positron emission tomography, and computerized tomography for lung cancer. *Am J Respir Crit Care Med.* 2003;168(11):1293–1297.

46. Redondo-Cerezo E, Martínez-Cara JG, Esquivias J, et al. Endoscopic ultrasonography-fine needle aspiration versus PET-CT in undiagnosed mediastinal and upper abdominal lymphadenopathy: a comparative clinical study. *Eur J Gastroenterol Hepatol.* 2015;27(4):455–459.

47. Kalade AV, Eddie Lau WF, Conron M, et al. Endoscopic ultrasound-guided fine-needle aspiration when combined with positron emission tomography improves specificity and overall diagnostic accuracy in unexplained mediastinal lymphadenopathy and staging of non–small-cell lung cancer. *Intern Med J.* 2008;38(11):837–844.

48. Bataille L, Lonneux M, Weynand B, et al. EUS-FNA and FDG-PET are complementary procedures in the diagnosis of enlarged mediastinal lymph nodes. *Acta Gastroenterol Belg.* 2008;71(2):219–229.

49. Catalano MF, Nayar R, Gress F, et al. EUS-guided fine needle aspiration in mediastinal lymphadenopathy of unknown etiology. *Gastrointest Endosc.* 2002;55(7):863–869.

50. Kahi CJ, Dewitt JM, Lykens M, et al. Diagnosis of a malignant mesothelioma by EUS-guided FNA of a mediastinal lymph node. *Gastrointest Endosc.* 2004;60(5):859–861.

51. Bean SM, Eloubeidi MA, Cerfolio R, et al. Endoscopic ultrasound-guided fine needle aspiration is useful for nodal staging in patients with pleural mesothelioma. *Diagn Cytopathol.* 2008;36(1):32–37.

52. Tournoy KG, Burgers SA, Annema JT, et al. Transesophageal endoscopic ultrasound with fine needle aspiration in the preoperative staging of malignant pleural mesothelioma. *Clin Cancer Res.* 2008;14(19):6259–6263.

53. Rice DC, Steliga MA, Stewart J, et al. Endoscopic ultrasound-guided fine needle aspiration for staging of malignant pleural mesothelioma. *Ann Thorac Surg.* 2009;88(3):862–868, discussion 868–869.

54. Dewitt J, Ghorai S, Kahi C, et al. EUS-FNA of recurrent postoperative extraluminal and metastatic malignancy. *Gastrointest Endosc.* 2003;58(4):542–548.

55. Kramer H, Koeter GH, Sleijfer DT, et al. Endoscopic ultrasound-guided fine-needle aspiration in patients with mediastinal abnormalities and previous extrathoracic malignancy. *Eur J Cancer.* 2004;40(4):559–562.

56. Hahn M, Faigel DO. Frequency of mediastinal lymph node metastases in patients undergoing EUS evaluation of pancreaticobiliary masses. *Gastrointest Endosc.* 2001;54(3):331–335.

57. Ribeiro A, Vazquez-Sequeiros E, Wiersema LM, et al. EUS-guided fine-needle aspiration combined with flow cytometry and immunocytochemistry in the diagnosis of lymphoma. *Gastrointest Endosc.* 2001;53(4):485–491.

58. Fritscher-Ravens A, Sriram PV, Topalidis T, et al. Diagnosing sarcoidosis using endosonography-guided fine-needle aspiration. *Chest.* 2000;118(4):928–935.

59. Annema JT, Veselic M, Rabe KF. Endoscopic ultrasound-guided fine-needle aspiration for the diagnosis of sarcoidosis. *Eur Respir J.* 2005;25(3):405–409.

60. Michael H, Ho S, Pollack B, et al. Diagnosis of intra-abdominal and mediastinal sarcoidosis with EUS-guided FNA. *Gastrointest Endosc.* 2008;67(1):28–34.

61. Cooke JR, Behling CA, Perricone A, Savides TJ. Using transesophageal endoscopic ultrasound-guided fine needle aspiration to diagnose sarcoidosis in patients with mediastinal lymphadenopahy. *Clin Pulm Med.* 2008;15(1):13–17.

62. Wildi SM, Judson MA, Fraig M, et al. Is endosonography guided fine needle aspiration (EUS-FNA) for sarcoidosis as good as we think? *Thorax.* 2004;59(9):794–799.

63. Tremblay A, Stather DR, Maceachern P, et al. A randomized controlled trial of standard versus endobronchial ultrasonography-guided transbronchial needle aspiration in patients with suspected sarcoidosis. *Chest.* 2009;136(2):340–346.

64. Tournoy KG, Bolly A, Aerts JG, et al. The value of endoscopic ultrasound after bronchoscopy to diagnose thoracic sarcoidosis. *Eur Respir J.* 2010;35(6):1329–1335.

65. Gailey MP, Klutts JS, Jensen CS. Fine-needle aspiration of histoplasmosis in the era of endoscopic ultrasound and endobronchial ultrasound: cytomorphologic features and correlation with clinical laboratory testing. *Cancer Cytopathol.* 2013;121(9):508–517.

66. Rana SS, Bhasin DK, Srinivasan R, Singh K. Endoscopic ultrasound (EUS) features of mediastinal tubercular lymphadenopathy. *Hepatogastroenterology.* 2011;58(107-108):819–823.

67. Kramer H, Nieuwenhuis JA, Groen HJ, Wempe JB. Pulmonary tuberculosis diagnosed by esophageal endoscopic ultrasound with fine-needle aspiration. *Int J Tuberc Lung Dis.* 2004;8(2):272–273.

68. Fritscher-Ravens A, Schirrow L, Pothmann W, et al. Critical care transesophageal endosonography and guided fine-needle aspiration for diagnosis and management of posterior mediastinitis. *Crit Care Med.* 2003;31(1):126–132.

69. Chaya CT, Schnadig V, Gupta P, et al. Endoscopic ultra-

sound-guided fine-needle aspiration for diagnosis of an infectious mediastinal mass and/or lymphadenopathy. *Endoscopy.* 2006;38(suppl 2):E99–E101.

70. Naidu VG, Tammineni AK, Biscopink RJ, et al. *Coccidioides immitis* and *Mycobacterium tuberculosis* diagnosed by endoscopic ultrasound. *J S C Med Assoc.* 2009;105(1):4–7.

71. Rodrigues-Pinto E, Lopes S, Principe F, et al. Pulmonary aspergillosis diagnosed by endoscopic ultrasound fine-needle aspiration. *Endosc Ultrasound.* 2016;5(1):58–60.

72. Savides TJ, Perricone A. Impact of EUS-guided FNA of enlarged mediastinal lymph nodes on subsequent thoracic surgery rates. *Gastrointest Endosc.* 2004;60(3):340–346.

73. Srinivasan R, Bhutani MS, Thosani N, et al. Clinical impact of EUS-FNA of mediastinal lymph nodes in patients with known or suspected lung cancer or mediastinal lymph nodes of unknown etiology. *J Gastrointestin Liver Dis.* 2012;21(2):145–152.

74. Catalano MF, Rosenblatt ML, Chak A, et al. Endoscopic ultrasound-guided fine needle aspiration in the diagnosis of mediastinal masses of unknown origin. *Am J Gastroenterol.* 2002;97(10):2559–2565.

75. Panelli F, Erickson RA, Prasad VM. Evaluation of mediastinal masses by endoscopic ultrasound and endoscopic ultrasound-guided fine needle aspiration. *Am J Gastroenterol.* 2001;96(2):401–408.

76. Varadarajulu S, Hoffman BJ, Hawes RH, Eloubeidi MA. EUS-guided FNA of lung masses adjacent to or abutting the esophagus after unrevealing CT-guided biopsy or bronchoscopy. *Gastrointest Endosc.* 2004;60(2):293–297.

77. Vazquez-Sequeiros E, Levy MJ, Van Domselaar M, et al. Diagnostic yield and safety of endoscopic ultrasound guided fine needle aspiration of central mediastinal lung masses. *Diagn Ther Endosc.* 2013;2013:150492.

78. Mallo R, Gottlieb K, Waggoner D, Wittenkeller J. Mediastinal plasmacytoma detected by echocardiography and biopsied with EUS-FNA. *Echocardiography.* 2008;25(9):997–998.

79. Bean SM, Eloubeidi MA, Eltoum IA, et al. Preoperative diagnosis of a mediastinal granular cell tumor by EUS-FNA: a case report and review of the literature. *Cytojournal.* 2005;2(1):8.

80. Macchiarini P, Ostertag H. Uncommon primary mediastinal tumours. *Lancet Oncol.* 2004;5(2):107–118.

81. Okubo Y, Yokose T, Motohashi O, et al. Duodenal rare neuroendocrine tumor: clinicopathological characteristics of patients with gangliocytic paraganglioma. *Gastroenterol Res Pract.* 2016; 2016:5257312.

82. Sharma SS, Jhajharia A, Maharshi S, et al. Mediastinal paraganglioma: specific endoscopic ultrasound features. *Endosc Ultrasound.* 2013;2(2):105–106.

83. McGrath KM, Ballo MS, Jowell PS. Schwannoma of the mediastinum diagnosed by EUS-guided fine needle aspiration. *Gastrointest Endosc.* 2001;53(3):362–365.

84. Pakseresht K, Reddymasu SC, Oropeza-Vail MM, et al. Mediastinal schwannoma diagnosed by endoscopic ultrasonography-guided fine needle aspiration cytology. *Case Rep Gastroenterol.* 2011;5(2):411–415.

85. Lee JR, Anstadt MP, Khwaja S, Green LK. Gastrointestinal stromal tumor of the posterior mediastinum. *Eur J Cardiothorac Surg.* 2002;22(6):1014–1016.

86. Portale G, Zaninotto G, Costantini M, et al. Esophageal GIST: case report of surgical enucleation and update on current diagnostic and therapeutic options. *Int J Surg Pathol.* 2007;15(4):393–396.

87. Miyoshi K, Naito M, Ueno T, et al. Abnormal fluorine-18-fluorodeoxyglucose uptake in benign esophageal leiomyoma. *Gen Thorac Cardiovasc Surg.* 2009;57(11):629–632.

88. Van den Abbeele AD. The lessons of GIST—PET and PET/CT: a new paradigm for imaging. *Oncologist.* 2008;13(suppl 2):8–13.

89. Bakdounes K, Jhala N, Jhala D. Diagnostic usefulness and challenges in the diagnosis of mesothelioma by endoscopic ultrasound guided fine needle aspiration. *Diagn Cytopathol.* 2008;36(7):503–507.

90. Balderramo DC, Pellise M, Colomo L, et al. Diagnosis of pleural malignant mesothelioma by EUS-guided FNA (with video). *Gastrointest Endosc.* 2008;68(6):1191–1192, dicussion 1192–1193.

91. Devereaux BM, Leblanc JK, Yousif E, et al. Clinical utility of EUS-guided fine-needle aspiration of mediastinal masses in the absence of known pulmonary malignancy. *Gastrointest Endosc.* 2002;56(3):397–401.

92. Tang SJ, Sreenarasimhaiah J, Tang L, et al. Endoscopic injection sclerotherapy with doxycycline for mediastinal and esophageal lymphangiohemangioma. *Gastrointest Endosc.* 2007; 66(6):1196–1200.

93. Wiechowska-Kozłowska A, Wunsch E, Majewski M, et al. Esophageal duplication cysts: endosonographic findings in asymptomatic patients. *World J Gastroenterol.* 2012;18(11):1270–1272.

94. Eloubeidi MA, Cohn M, Cerfolio RJ, et al. Endoscopic ultrasound-guided fine-needle aspiration in the diagnosis of foregut duplication cysts: the value of demonstrating detached ciliary tufts in cyst fluid. *Cancer.* 2004;102(4):253–258.

95. Fazel A, Moezardalan K, Varadarajulu S, et al. The utility and the safety of EUS-guided FNA in the evaluation of duplication cysts. *Gastrointest Endosc.* 2005;62(4):575–580.

96. Rana SS, Bhasin DK, Rao C, et al. Esophageal stricture following successful resolution of a mediastinal pseudocyst by endoscopic transpapillary drainage. *Endoscopy.* 2012;44 (Suppl 2) UCTN:E121-2.

97. Gornals JB, Loras C, Mast R, et al. Endoscopic ultrasound-guided transesophageal drainage of a mediastinal pancreatic pseudocyst using a novel lumen-apposing metal stent. *Endoscopy.* 2012;44 (Suppl 2) UCTN:E211-2.

98. Sugimoto S, Yamagishi Y, Higuchi H, Kanai T. Endoscopic ultrasound-guided drainage for a mediastinal pancreatic pseudocyst. *Intern Med.* 2014;53(22):2651–2652.

99. Prasad VM, Erickson R, Contreras ED, Panelli F. Spontaneous candida mediastinitis diagnosed by endoscopic ultrasound-guided, fine-needle aspiration. *Am J Gastroenterol.* 2000;95(4):1072–1075.

100. Kahaleh M, Yoshida C, Kane L, Yeaton P. EUS drainage of a mediastinal abscess. *Gastrointest Endosc.* 2004;60(1): 158–160.

101. Consiglieri CF, Escobar I, Gornals JB. EUS-guided transesophageal drainage of a mediastinal abscess using a diabolo-shaped lumen-apposing metal stent. *Gastrointest Endosc.* 2015;81(1):221–222.

102. Lococo F, Cesario A, Attili F, et al. Transoesophageal endoscopic ultrasound-guided fine-needle aspiration of pleural effusion for the staging of non–small-cell lung cancer. *Interact Cardiovasc Thorac Surg.* 2013;17:237–241.

103. Giovannini M, Seitz JF, Monges G, et al. Fine-needle aspiration cytology guided by endoscopic ultrasonography: results in 141 patients. *Endoscopy.* 1995;27(2):171–177.

104. Silvestri GA, Hoffman BJ, Bhutani MS, et al. Endoscopic ultrasound with fine-needle aspiration in the diagnosis and staging of lung cancer. *Ann Thorac Surg.* 1996;61(5):1441–1445.

105. Gress FG, Hawes RH, Savides TJ, et al. Endoscopic ultrasound-guided fine-needle aspiration biopsy using linear array and radial scanning endosonography. *Gastrointest Endosc.* 1997;45(3):243–250.

106. Hünerbein M, Dohmoto M, Haensch W, et al. Endosonography-guided biopsy of mediastinal and pancreatic tumors. *Endoscopy.* 1998;30(1):32–36.

107. Serna DL, Aryan HE, Chang KJ, et al. An early comparison between endoscopic ultrasound-guided fine-needle aspiration and mediastinoscopy for diagnosis of mediastinal malignancy. *Am Surg.* 1998;64(10):1014–1018.

108. Vazquez-Sequeiros E, Norton ID, Clain JE, et al. Impact of EUS-guided fine-needle aspiration on lymph node staging in patients with esophageal carcinoma. *Gastrointest Endosc.* 2001;53(7):751–757.

109. Larsen SS, Krasnik M, Vilmann P, et al. Endoscopic ultrasound guided biopsy of mediastinal lesions has a major impact on patient management. *Thorax.* 2002;57(2):98–103.

110. Hernandez LV, Mishra G, George S, et al. A descriptive analysis of EUS-FNA for mediastinal lymphadenopathy: an emphasis on clinical impact and false negative results. *Am J Gastroenterol.* 2004;99(2):249–254.

111. Eloubeidi MA, Cerfolio RJ, Chen VK, et al. Endoscopic ultrasound-guided fine needle aspiration of mediastinal lymph node in patients with suspected lung cancer after positron emission tomography and computed tomography scans. *Ann Thorac Surg.* 2005;79(1):263–268.

112. Dhir V, Mathew P, Bhandari S, et al. Endosonography-guided fine needle aspiration cytology of intra-abdominal lymph nodes with unknown primary in a tuberculosis endemic region. *J Gastroenterol Hepatol.* 2011;26(12):1721–1724.

113. Puri R, Khaliq A, Kumar M, et al. Esophageal tuberculosis: role of endoscopic ultrasound in diagnosis. *Dis Esophagus.* 2012;25(2):102–106.

114. Puri R, Vilmann P, Sud R, et al. Endoscopic ultrasound-guided fine-needle aspiration cytology in the evaluation of suspected tuberculosis in patients with isolated mediastinal lymphadenopathy. *Endoscopy.* 2010;42(6):462–467.

115. Fritscher-Ravens A, Ghanbari A, Topalidis T, et al. Granulomatous mediastinal adenopathy: can endoscopic ultrasound-guided fine-needle aspiration differentiate between tuberculosis and sarcoidosis? *Endoscopy.* 2011;43(11):955–961.

116. Song HJ, Park YS, Seo DW, et al. Diagnosis of mediastinal tuberculosis by using EUS-guided needle sampling in a geographic region with an intermediate tuberculosis burden. *Gastrointest Endosc.* 2010;71(7):1307–1313.

第三部分

胃

第 10 章

如何在胃内操作内镜超声

ROBERT H. HAWES，SHYAM VARADARAJULU，PAUL FOCKENS
（周德俊 译 李 文 审校）

内镜超声（endoscopic ultrasonography，EUS）检查胃有两种基本方法：其一为水囊法，其二为胃腔注水法。这两种方法都可用于线阵和环扫超声内镜。由于环扫超声内镜下的视野较线阵大，因而操作更简单且高效。水囊法适合于黏膜下病变的快速筛选及胃壁周围结构的扫查（图 10.1）。注水法更适合于胃壁层次结构的扫查及对特异性病变更仔细、准确地评估（图 10.2）。水囊法检查时，要将 EUS 前端进至胃窦近幽门口，然后往球囊内注水，并持续吸引，排除胃腔内气体。当抽尽胃腔内空气后，尽量保持球囊位于胃腔的中央，然后缓慢退镜（视频 10.1）。

对于 EUS 初学者，显示标准的 EUS 图像非常重要。在胃部检查时，将镜身旋转至 9～12 点钟方向可以很容易地观察到肝影像。从这个方位稍稍退镜，可以在 6 点钟方向观察到胰腺，在 12 和 4 点钟方向可以观察到脾和左肾。检查过程中，检查者应同时观察胃壁和胃周围结构情况。如果发现病变或不正常结构，需要对其详细检查，以便获得更清晰的图像。

注水法，需要将胃内气体抽尽，然后向胃腔内持续注入 200～400 ml 液体（图 10.2，视频 10.2）。为获得清晰胃壁图像，需要注意以下 2 点：①探头必须垂直于胃壁或特殊的病变（视频 10.3）；② EUS 的前端要位于超声换能器可接收到声能的区域内（见第 1 章）。第二点对于机械环扫超声内镜至关重要，而对于电子 EUS 就没有那么重要了。使用注水法检查时，为获得清晰的超声图像，需要抑制胃蠕动，并缓慢持续地向胃腔注水以避免产生微气泡（缓慢注水而不是喷射性注水）。

EUS 检查目前面临的一个巨大挑战是在胃的某些位置获得垂直图像很难，甚至不可能获得，例如胃窦部。调整探头方向使其垂直胃窦壁的同时不将探头靠近胃壁是不可能的。由于在探头和胃壁表面不能实现最佳定位，导致获得的图像为切线位图像。

如果超声探头的声波呈切线穿过胃壁，超声显示的胃壁将会增厚。这样可能会导致早期胃癌分期过高或导致错误地确定黏膜下病变的层次来源。因而，我们用 EUS 区分体积较大的肿瘤是 T3 期还是 T4 期的意义就没有诊断较浅表的病变那么重要了，因为对于较表浅的病变可以帮助确定是否适合内镜下黏膜切除（endoscopic mucosal resection，EMR）。有时，在胃窦部使用双腔胃镜和高频导管探头可以达到较好的定位（视频 10.4；图 10.3）。但是，当病变较大时，导管探头的穿透深度有限，不能准确地对其分期。

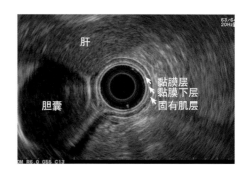

● **图 10.1** 球囊注水法。环扫 EUS 显示胃壁层次结构

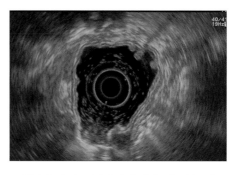

● **图 10.2** 胃腔注水法：胃腔内注满水后，将环扫 EUS 置于胃腔内，可见清晰地显示胃壁各层的层次结构

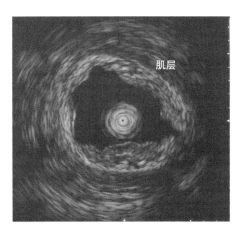

● **图 10.3** 胃窦壁超声图像。胃腔注水后，高频导管探头显示胃壁各层层次结构

小结

本章介绍了标准 EUS 获得胃部图像的两种方法。获得精确图像的关键是要选择正确的检查方法。评估较大病变（> 2 cm），胃的整体成像以及胃周围区域的检查，最好选用普通 EUS。检查较小病变，最好选用导管探头联合双钳道胃镜，其优势在于可以同时在胃镜视野和超声图像下观察病灶。

第 11 章

上皮下病变

EUN YOUNG（ANN）KIM

（杨　潇　李盈盈　张志广　李　熳译　李　文审校）

内 容 要 点

- 内镜超声（EUS）可以准确地区分消化道壁层病变与腔外压迫。
- 壁内病变的诊断依靠其起源层次和内部回声特点。
- 如果壁层病变下方有完整的黏膜下层包绕，说明可以通过内镜下黏膜切除术安全切除。
- 类癌可以通过标准的黏膜活检来确诊，因为肿瘤组织可以从深层延伸至表层。
- 胃肠道平滑肌瘤与间质瘤可以通过 CD117（即 c-kit 原癌基因）的免疫组化染色进行鉴别。

黏膜下病变这一概念通常是内镜医师使用的，用于描述凸出且表面覆盖正常黏膜的病变，通常在进行胃肠道（gastrointestinal，GI）内镜检查或钡剂对比造影时偶然发现。这种病变可能是壁内的肿物，也可能是壁外器官的压迫。近期，"上皮下病变（subepithelial lesion，SEL）"这一概念比"黏膜下病变（submucosal lesion）"使用得更频繁，因为壁内肿物可能来源于胃壁上皮下的任何一层。过去，在常规胃镜检查中，检出可疑胃黏膜下病变的概率大概只有 0.36%[1]。而在近期，其检出率明显提高，特别是微小的病变。检出率的增加可能是因为技术的进步和对这些病变的密切关注。

一些非侵入性检查方法，如超声（ultrasonography，USG）、计算机断层扫描（computed tomography，CT）、磁共振成像（magnetic resonance imaging，MRI）都可以用来检查这种凸出型病变，但这些检查通常都不够充分。而内镜超声（endoscopic ultrasonography，EUS）可以清晰地显示胃壁各层次的结构。因此，EUS 不仅可以区分上皮下病变和壁外结构，还可以明确壁内病变的起源层次和超声特点[2-7]。目前 EUS 被认为是精确显示上皮下病变的最佳选择。

上皮下病变的鉴别诊断包括一系列的良恶性的上皮下肿物以及非肿瘤性病变（视频 11.1）。评估 SEL，要仔细观察移行区域（即肿物起源于胃壁正常层次的位置），以判断起源层次。随后，要观察肿瘤的大小和回声特点，比如边界清晰度、内部特征、回声强度和血管分布。此外，与周围临近器官的关系以及周围是否有肿大淋巴结，都可以对病变的诊断提供有价值的信息。根据所采集到的信息，可以准确地对上皮下肿物的鉴别诊断做出有根据的推测（表 11.1）[7]。据报道，EUS 预测上皮下病变病理诊断的准确率在 45.5% ~ 82.9%（表 11.2）[8-14]。如果进行 EUS 引导下的细针穿刺活检（EUS-guided fine-needle aspiration，EUS FNA），可以将诊断准确率大幅度提高至 63% ~ 98%[15-16]。该部分在本章后面有详细的论述。

EUS 提供的上皮下病变的诊断信息，包括壁内层次的起源，可以帮助决定该病变需要切除还是继续随访[17-18]。对局限于黏膜层或黏膜下层的病变可以很安全地行内镜下切除。对于需要切除的固有肌层病变，尽管目前随着内镜技术的进步，一些有经验的内镜医师可以行黏膜下剥离术（endoscopic submucosal dissection，ESD）安全地切除病变，但通常推荐行外科手术切除[19-20]。EUS 可用于术后随访[21]。

EUS 与其他影像方法准确性的比较

鉴别上皮下病变是 EUS 的主要适应证之一。与胃镜、钡剂造影、超声、CT、MRI 相比，EUS 能够更准确地检测和估计上皮下病变的大小和位置[22]。内镜下观察到的上皮下病变表面一般是光滑的，颜色与周围黏膜相近，不伴有溃疡或糜烂。有时这些病变可以有轻微的颜色改变和特定的形态学特征，但通常无法仅凭内镜对其进行区分。超声仅在上皮下病变非常巨大时才可以提供诊断信息。一项使用

表 11.1	不同上皮下病变的 EUS 特征	
病因	**EUS 层次 [a]**	**EUS 表现**
胃肠道间质瘤	四（很少是第二层）	低回声（边界不规则、混杂回声灶、无回声区代表恶性）
平滑肌瘤	四，二	低回声
异位胰腺	二，三和（或）四	低回声或混杂回声（可见无回声的管道结构）
脂肪瘤	三	高回声
类癌	二和（或）三	轻度低回声，均质表现
颗粒细胞瘤	二或三	均质的低回声肿块，边界光滑
囊肿	三	无回声，圆或椭圆形（三或五层外壁提示重复囊肿）
静脉曲张	三	无回声，管状的，匍行性
炎性纤维息肉	二和（或）三	低回声，均质或混杂回声，边界不清晰
血管球瘤	三或四	低回声，边界光滑，内部回声欠均匀伴有高回声斑点
淋巴瘤	二，三和（或）四	低回声
转移性病变	任何一层或全层	低回声，不均质性

[a]：第一层：黏膜层和腔内液体分界面；第二层：黏膜深层；第三层：黏膜下层；第四层：固有肌层；第五层：浆膜或外膜；EUS：内镜超声

表 11.2	EUS 诊断胃肠道上皮下病变的准确率	
作者（年）	**患者数量**	**准确率（%）**
Lim 等 [8]（2016）	99	66.7
Reddymasu 等 [9]（2012）	37	49
Karaca 等 [10]（2010）	22	45.5
Ji 等 [11]（2008）	76	82.9
Kwon 等 [12]（2005）	58	79.3
Kojima 等 [13]（1999）	54	74
Matsui 等 [14]（1998）	15	60

超声诊断胃上皮下病变的研究中，82.5% 的病例在胃腔内注满水后进行观察及测量 [23]。和 CT、MRI 一样，超声也可以提供胃周围结构的信息。CT 一般用于评估恶性且疑似转移的上皮下病变。但另一项研究指出，之前通过 EUS 发现的较大黏膜下病变，在应用 CT 进行术前扫描时的阳性率仅达 2/3 [22]。据报道，能被 CT 检出和无法检出的恶性上皮下病变的平均大小分别是 27.4 mm 和 11 mm [24]。近期应用多层螺旋 CT（multidetector computed tomography, MDCT）可以提供高质量的影像。MDCT 的诊断准确性已经提高到了更高的水平，因为它可以进行多维成像和三维重建。近期的一项研究指出，MDCT 检测和分类上皮下病变总的准确性分别是 85.3% 和 78.8% [25]。

除了发现病变，只有 EUS 可以准确定位上皮下病变在胃壁内的位置和提供其超声影像特征的相关信息。EUS 的应用缩小了鉴别诊断的范围，有助于治疗方案的制订。基于 EUS，临床医生可以对疑为良性的病变采取复查的方案，而对于可疑的恶性病变采取切除的方法。

在鉴别 SEL 和腔外压迫时，EUS 较内镜、超声和 CT 有着更高的准确性。在一项多中心的研究中，内镜鉴别上皮下病变和腔外压迫的敏感性和特异性分别为 87% 和 29% [26]。另一项研究显示，超声和 CT 的确诊仅为 16%，而 EUS 可达 100% [27]。还有一项研究比较了超声、CT 和 EUS 对于 SEl 和腔外压迫的鉴别结果，准确性分别为 22%、28% 和 100% [28]。一项研究证实，MDCT 可以显示直径大于 10 mm 的上皮下病变并与腔外压迫相鉴别 [29]。

壁外病变

检查目录

检查病变与胃肠腔之间五层结构的完整性。

因为可以清晰地观察胃消化道的层次结构，所以 EUS 可以轻易分辨上皮下肿物样病变的壁内和壁外特点。若通过 EUS 观察到病变与胃肠腔之间的层次是完整的，可以肯定该病变是由壁外组织的压迫所致。

尽管造成外压的壁外结构偶尔是病理性肿块，但大部分是临近的正常组织 [26-28,30]（表 11.3）。一项研究表明，使用 EUS 评估内镜下怀疑壁外压迫或 SEL 的病变，其中 66.4% 的病变被证实为壁外压迫。值得注意的是，其中只有 11% 是病理性占位，其他均是相邻的正常器官或血管 [31]。

脾经常造成胃底或胃体上部的外压（图 11.1），而胆囊造成胃窦部的外压。肠管可以造成胃的一过性外压。其他如脾门的血管、胰尾和肝左叶也可导致胃的外压形成。异常结构如胰腺假性囊肿、脾动脉瘤、主动脉瘤、胰腺或肝的囊性肿瘤、结肠肿瘤和淋巴瘤均可造成内镜下胃壁的外压表现。临近的结构如主动脉弓、椎骨也可造成食管的外压。其他导致食管外压的潜在原因还包括血管畸形，如右侧的降主动脉、主动脉弓的异常分支、主动脉瘤和左心房的扩张。增大的纵隔淋巴结或纵隔肿瘤、肺癌和淋巴瘤也可压迫食管。

用 EUS 观察胃壁外压的可疑部位时，一般分 2 步进行。首先检查者应用 7.5 mHz 的低频率仔细观察壁外结构与胃壁的整体关系；其次，应用 12 mHz 的高频率仔细观察高回声的浆膜层是完整还是有中断。这种方法可以可靠地区分胃壁外压和胃外肿瘤造成的胃壁浸润。对于较小的病变，高频的小超声探头较传统的超声内镜在技术上更易操作。食管内的超声内镜检查会因为受到支气管内气体的干扰而

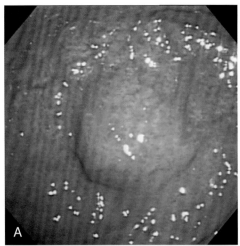

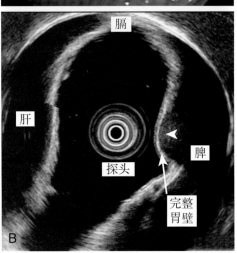

膈

肝

探头

脾

完整胃壁

● **图 11.1** 壁外压迫。A. 正常脾压迫胃壁的内镜表现。胃底可见边界不清的隆起型病变。B. 超声检查可见脾（箭头所指）压迫胃壁（箭号所指）

显得困难一些。

上皮下病变的评估

检查目录

仔细观察病变与正常胃壁交界的移行区域，判断其起源层次。

测量病变大小，观察其回声特征（如回声高低、内部特征、是否含有血管及边界是否光滑）。

检查临近是否有肿大的淋巴结。

对 1 ~ 2 cm 的较小病变应用高频率的小超声探头可以获得更好的显影。

为了更清晰地显示胃壁的层次和评估上皮下病变，必要时可以往腔内注入水或者凝胶，使其产生耦合效应。但在这种情况下应尽量避免吸引。

表 11.3	疑似上皮下病变的腔外外压的病因
正常器官	**病理情况**
肝	胰腺囊性肿瘤
脾	胰腺假性囊肿
血管	肝囊肿
胆囊	血管异常（包括动脉瘤）
胰腺	淋巴瘤
肠管	结肠肿瘤
椎骨	纵隔肿瘤或淋巴结肿大
肾	肺癌

胃肠道间质瘤

诊断目录

起源于胃壁的第二层或第四层。

通常是边界清楚、低回声、相对均质的肿块。

如果为恶性间质瘤，通常有下列显著的特征：瘤体较大、不均质回声、内部可以伴有高回声病灶和（或）低回声坏死区域、腔外边界欠规则、临近可有恶性表象的肿大淋巴结。

胃肠道间质瘤（gastrointestinal stromal tumors, GIST）是消化道最常见的间质瘤，也是上消化道最常见的壁内上皮下肿物。以前将 GIST 划分为消化道平滑肌肿瘤，如平滑肌瘤或平滑肌肉瘤，是因为组织学可见纺锤形细胞形成环形栅栏状排列且细胞核明显，而且起源于胃肠道的固有肌层。近期随着新的分子标志物的出现和对这些肿瘤生物学行为的再认识，将 GIST 划分为与间质瘤非同源性的特殊肿瘤，并具有自己不同的分化特征。目前认为肠道的 Cajal 细胞，即消化道的起搏细胞，是 GIST 的前体细胞，能够表达 c-kit 原癌基因，即一个跨膜酪氨酸激酶受体。免疫组织化学染色可见大部分 GIST 阳性表达 CD117，即 kit 蛋白的表位基因，有时阳性表达 CD34，但是结蛋白（desmin）阴性。平滑肌瘤可以阳性表达平滑肌肌动蛋白（actin）和结蛋白，而神经鞘瘤表达 S-100 蛋白和神经烯醇酶[32]。

根据最近的分类方法，大约 80% 的消化道间质性肿瘤是 GIST，其中约 10% ~ 30% 的 GIST 是恶性的[33]。平滑肌瘤是食管中最常见的间质性肿瘤，但在胃和小肠比较少见。相反，GIST 少见于食管，多见于胃（60% ~ 70%）和小肠（20% ~ 25%）[34]。

与 GIST 相关的最常见症状包括隐约的腹部不适和腹痛，但是多数病变较小（< 2 cm）且没有症状。大于 2cm 的病变顶端会出现溃疡，患者会有消化道出血和贫血。有时 GIST 还会造成肠梗阻。

判断 GIST 患者的预后，目前推荐应用针对"侵袭性表现风险的分级制度"来替代"良性"这个概念。这也就意味着没有可以定义为纯良性病变的 GIST，它们都会具有一些恶变的潜质。病理学家根据 GIST 的肿物大小以及切除标本的核分裂像，将其定义为极低危、低危、中危和高危四个级别[35]。

GIST 的典型 EUS 表现是边界清晰的、低回声的、相对均质的团块，可以起源于第二个低回声层（黏膜肌层），但更常见起源于第四个低回声层（固有肌层）（图 11.2）。相较于 GIST，平滑肌瘤显示为均匀的低回声影且多起源于黏膜肌层（图 11.3）。胃神经鞘瘤是罕见的间质性肿瘤，同样表现为起源于第四低回声层的低回声病变，但同正常肌层相比，该病变通常显示为回声强度减低的异样图像[36]。

平滑肌瘤、GIST 及神经鞘瘤在 EUS 下均表现为相对均质的低回声肿物，没有免疫组织化学染色无法对其进行区分。一项研究表明，GIST 的边缘多有低回声晕，与其临近的肌层相比回声更高[37]。另一项研究在上述特点的基础上又增加了两项：不均一性和高回声斑点，如果 4 条特征中至少有 2 条符合，那么诊断 GIST 的敏感性可达 89.1%，特异性可达 85.7%[38]。

许多研究都尝试凭借 GIST 的 EUS 特征来预测

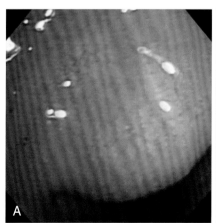
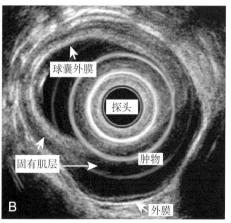

球囊外膜

探头

固有肌层

肿物

外膜

● **图 11.2**　食管良性间质瘤（GIST）。A．内镜下食管 GIST 表现，组织学证实为良性。B．环形超声扫描可见起源于第四层的均匀低回声肿物，考虑来自固有肌层

其恶性倾向，但还没有一个研究获得完全满意的结果。除了肿物大小和表面黏膜溃疡以外，也将 EUS 的影像特征考虑为可能的预测因素，但是肿物大小仍是目前唯一明确的预测因素[38-41]。提及过的 GIST 的 EUS 恶性特征包括：形状扭曲、分叶状、边界不规则、与周围肌层相比回声增强、不均质性、高回声斑片、无回声区域、边缘晕和腔外样生长。一项研究曾提出 GIST 内部的低回声表现也是预测其进展的指标之一[40]。当出现恶变时，GIST 通常表现为回声不均的较大肿物，内部有高回声的沉淀物和无回声的坏死区域（图 11.4）。一项研究显示，GIST 若在 EUS 下表现为直径超过 4 cm、腔外边界不规则、内部有灶性回声和无回声区域，则强烈提示恶性[42]。4 个特征中至少出现 2 个，则诊断恶性 GIST

的敏感率可达 80% ~ 100%[42]。另一项研究指出与恶变相关的影像还包括腔外边缘不规则、出现囊腔和肿大淋巴结。若上述 3 项中有 2 项阳性，预测恶变或临界恶变的阳性率可达 100%[43]。但是目前尚无任何一个明确的危险因素可以排除 GIST 恶变的潜质。一项多中心研究报道了恶性或交界性 GIST 与溃疡形成、肿瘤大于 3 cm、边界不规则及在胃内的位置有关，而与病灶内出现高或低的回声灶无关[44]。

近年来，谐波造影增强内镜超声（contrast-enhanced harmonic EUS，CEH EUS）已经应用于临床。CEH EUS 可以明确上皮下病变的灌注特征，帮助进行鉴别诊断。在灌注超声造影剂后，GIST 可呈明显增强的表现。GIST 的信号强度要高于其他良性疾病[45]。有学者提出 GIST 具有位于病灶中心的高强

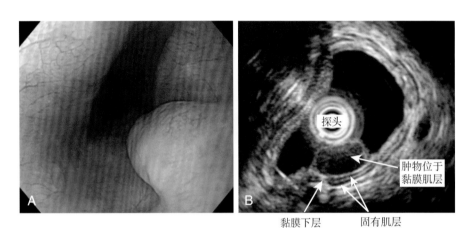

● **图 11.3** 食管平滑肌瘤。A. 内镜下可见食管中段长条状的黏膜下病变。B. 使用 20 MHz 的超声探头显示病变为均匀的低回声，与黏膜肌层关系密切

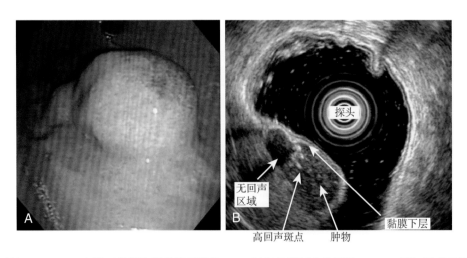

● **图 11.4** 胃的恶性 GIST。A. 内镜可见胃体部黏膜下肿物。B. 经组织学证实为恶性 GIST。环扫超声可见病变内高回声斑点及无回声区域。病变与第四层联系紧密

化和无血管区域[46]，但平滑肌瘤没有（图 11.5）。此外，CHE EUS 可以明确肿瘤内是否存在不规则的血管，这个特征预测恶性 GIST 的准确率可达 83%[47]。

近期有学者提出将 EUS 弹性成像应用于胃部上皮下病变的鉴别诊断。因为同其他上皮下病变相比，GIST 的质地更硬，因此该技术在 GIST 的鉴别诊断方面可能更有作用[48]。

EUS FNA 和 EUS 引导的细针核心组织活检（EUS-guided fine-needle tissue-core biopsy，EUS FNB）可以获取组织，进而行免疫组织化学检查，从而提高 GIST 诊断的准确率（表 11.4）[50-58]。EUS FNA 的一个主要缺点就是无法 100% 肯定地区分良恶性病变。但是，通过将穿刺出的组织进行细胞增殖指标 ki-67（MIB-1）染色就能够帮助区分良恶性

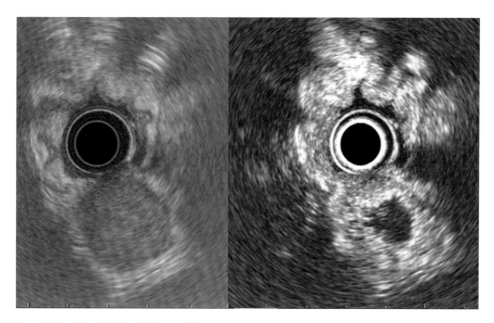

● 图 11.5　胃肠道间质瘤的谐波造影增强成像。注射造影剂后，外生肿块显示出具有中央无血管区域的血管增殖影

表 11.4　EUS FNA 诊断 GIST 的准确性

作者（年）	患者数量	准确率（%）	诊断方法
El Chafic 等[49]（2017）	91	57	EUS FNA[a]
	15	87	EUS FNB[a]
DeWitt 等[50]（2011）	38	76	EUS FNA[b]
		79	EUS TCB[b]
Watson 等[51]（2011）	65	80	EUS FNA[a]
Fernandez-Esparrach 等[52]（2010）	40	70	EUS FNA[b]
		60	EUS TCB[b]
Sepe 等[53]（2009）	37	78	EUS FNA[a]
Chatzipantelis 等[54]（2008）	17	100	EUS FNA[a]
Akahoshi 等[55]（2007）	29	97	EUS FNA[a]
Mochizuki 等[56]（2006）	18	83	EUS FNA[a]
Okubo 等[57]（2004）	14	79	EUS FNA[c]
Ando 等[58]（2002）	23	91	EUS FNA[d]

[a]：诊断 GIST
[b]：诊断胃肠道间叶性肿瘤
[c]：鉴别低度和高度恶性的 GIST
[d]：鉴别良恶性 GIST
EUS：内镜超声；FNA：细针穿刺抽吸；FNB：细针穿刺活检；GIST：胃肠道间质瘤；TCB：组织切割活检

的 GIST[57-58]。我们会在本章的后面叙述 EUS FNA 的作用。

因为较小的（＜ 1 cm）、无症状的间质瘤一般都是良性的，可以推荐使用 EUS 进行密切随访，但是目前还未建立最佳的随访策略。在 EUS 随访过程中若发现病变较前增长、回声有所变化且出现坏死表现时，则建议进行切除。当病变直径超过 3 cm 且有恶性特征时，建议外科手术治疗。当病变直径在 1 ～ 3 cm 时，可推荐行 EUS FNA，或选择 ESD 进行明确的诊断或治疗，但是会有出血和穿孔的风险（在个别中心达到 2% ～ 3%）。当已经确认病变为 GIST 后，应该向患者交代其有恶性转变的可能，可以选择进行密切随访或早期切除。

异位胰腺

诊断目录

起源于第二、三和（或）第四层。

低回声或混杂回声，内部可见无回声管道结构。

"异位胰腺"通常是用来描述出现在正常胰腺位置以外的胰腺组织，而与胰腺本身并无解剖和血管上的联系。还可以称之为 "ectopic pancreas" "pancreatic rest" 和 "heterotopic pancreas"。异位胰腺一般在内镜检查、手术或尸检时偶然发现。大约每 500 例上腹手术可发现 1 例异位胰腺，尸检中的发现率一般达到 0.6% ～ 13.7%[59]。异位胰腺通常位于胃壁内（多在胃窦大弯侧）、十二指肠、小肠或消化道的任

何部位。患者通常没有症状，可有少见的并发症，如胰腺炎、囊肿形成、溃疡、出血、胃流出道梗阻、梗阻性黄疸和恶变等[60]。

异位胰腺内镜下可表现为黏膜下的小结节样隆起，典型者中央呈脐样凹陷，此为引流管道。EUS 的特征表现为内部回声不均匀、以低回声或中等回声为主、伴有散在的高回声区域，且在胃壁内边界不清（图 11.6）。病变可同时伴有无回声区域和第四层增厚的表现。病灶内部可见无回声囊样结构或管道样结构。异位胰腺通常起源于第三层和第四层[61]，但也可发生于黏膜深层至浆膜层的任何位置。

对于异位胰腺的治疗目前是有争议的。应该根据其是否有并发症或恶变倾向来施以治疗。没有症状的情况下无需切除，可以定期随诊。如果需要，可行内镜下切除，既可获得准确的诊断又可以完成治疗，当固有肌层受累时可以选择外科手术治疗。

脂肪瘤

诊断目录

起源于第三层。

高回声均质病变，边界清晰。

脂肪瘤是由成熟的脂肪细胞组成的良性肿瘤。它可以出现在消化道的任何部位，但多见于下消化道。脂肪瘤很少有症状，但可以引发出血、腹痛和肠梗阻[62]。

内镜下，脂肪瘤多是实性的凸起，表面光滑且

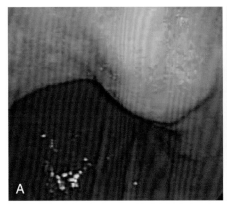
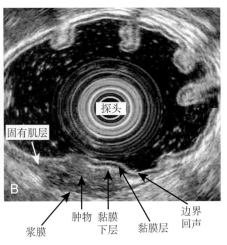

● **图 11.6** 异位胰腺。A．内镜下可见边界不清的黏膜下病变。B．对应的 EUS 图像可见边界不清的、不均匀的稍低回声肿块，累及第三、四层

呈黄色，比较柔软，用活检钳前端按压时可出现凹陷（枕头征或软垫征）。EUS 的典型表现是均质的高回声、边界清晰，起源于第三层，即黏膜下层（图11.7）[63-64]。内镜下和超声内镜下的特征使得诊断脂肪瘤比较简单。一旦确诊脂肪瘤，不需要 EUS 进行随访。脂肪瘤一般不需要治疗，除非合并出血或梗阻时才需要切除。当不能与脂肪肉瘤或其他恶性疾病鉴别时，建议外科手术治疗，但这种情况在消化道还是比较少见的[65]。

类癌

类癌是生长缓慢的神经内分泌肿瘤，具有恶变倾向。它可发生在任何部位，但最多见于消化道和肺。消化道类癌可见于阑尾、直肠、胃和小肠，一般都是在内镜检查、手术和尸检中偶然发现。直肠类癌最多见，大约占到消化道类癌的20%。类癌一般没有症状，很少会出现出血、腹痛、肠梗阻等并发症，但如果癌组织可以分泌功能性的活性物质，类癌患者可出现内分泌肿瘤的相关症状。

内镜下类癌一般是比较固定的小圆形病变，或是表面光滑的息肉样病变，多呈黄色，多被覆正常黏膜，很少会有溃疡。胃和回肠的类癌一般是多发的，而起源于别处的类癌多是单发的。类癌在超声内镜下多表现为均质的、界限清楚的稍低回声或等回声病变（图11.8）。病变起源于消化道的第二层，可以浸润到黏膜下层以下[66]。深度黏膜活检可以

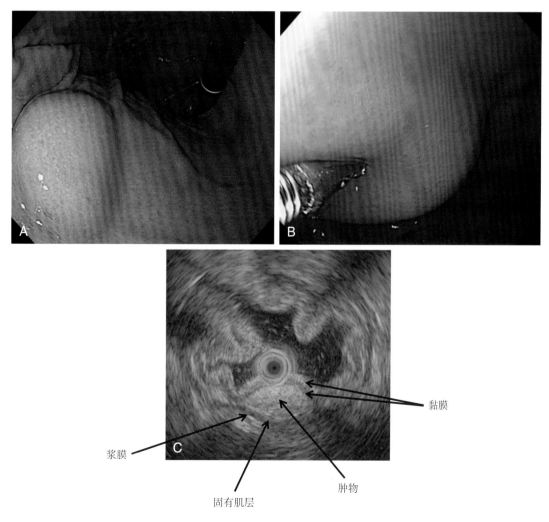

● **图 11.7**　胃脂肪瘤。A．内镜下可见一轻微隆起，表面覆盖正常黏膜。B．软垫征。当用活检钳按压时，肿块是柔软的，并可见压痕。C．超声内镜可见胃壁第三层一均质高回声团块，边界光滑

确诊。EUS 可以准确测量病变的大小和深度，并且指导治疗。当病变小于 2 cm、浸润没有超过黏膜下层且没有淋巴结肿大时，可以考虑进行内镜下切除 [13,67-68]。

颗粒细胞瘤

颗粒细胞瘤（granular cell tumors，GCT）是来源于神经组织的少见病变，特殊的免疫表型和超微结构可帮助确诊。肿瘤细胞的颗粒由次级溶酶体在胞质中堆积而成。GCT 在内脏中表现为黏膜或黏膜下结节，可出现在消化道、喉部、支气管、胆囊、胆道等任何部位。消化道 GCT 占到全部 GCT 的 2.7% ~ 8.1%，5% ~ 12% 的患者是多发的。GCT 多在行胃镜或结肠镜检查时偶然发现，其中食管最多见，其次是胃（10%），结肠和直肠少见 [69]。GCT 大多是良性的，但有 2% ~ 3% 是恶性的 [70]。

GCT 内镜下表现为孤立的黄色小结节，或类似磨牙样息肉，被覆正常黏膜。大多数 GCT 直径小于 4 cm，病变较大即有恶变倾向。EUS 下 GCT 表现为均质的低回声病变、边界光滑，起源于胃壁的第二层或第三层（图 11.9）[71]。一项研究使用 EUS 测量 15 例患者的 21 处 GCT，发现 95% 的 GCT 直径小于 2 cm，所有病例的回声都是实性的低回声。95%

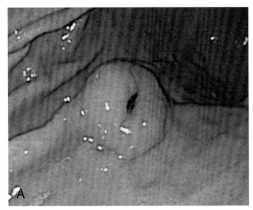
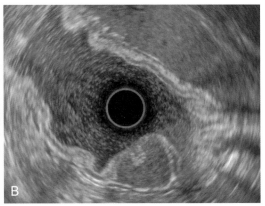

● 图 11.8　胃类癌。A．内镜下可见胃体处一圆形黏膜下病变，中央脐状凹陷。B．内镜超声可见胃壁第二层内均质的低回声脐状肿物

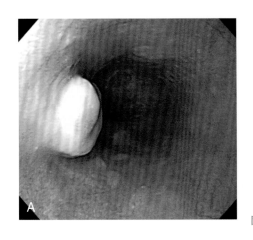
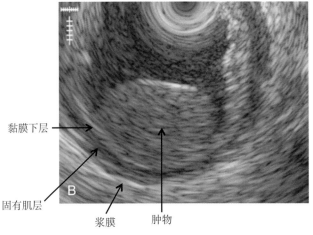

黏膜下层

固有肌层

浆膜　　肿物

● 图 11.9　食管颗粒细胞瘤。A．食管可见小的、圆形的、磨牙样的息肉样病变。B．内镜超声下显示第二层内均质的低回声病变，边界光滑

的 GCT 起源于黏膜内层（第二层 15 例，第三层 5 例)[72]。GCT 的 EUS 图像与起源于黏膜肌层的平滑肌瘤比较接近。一项研究旨在应用 EUS 来对二者进行鉴别。总结出 GCT 的 EUS 特征如下：①尽管二者均是低回声，但是较周边正常的肌层而言 GCT 回声轻度增高；②同平滑肌瘤相比 GCT 的边界欠清晰[73]。

不建议切除未引起症状的 GCT，可以用 EUS 每间隔 1 ~ 2 年进行随诊，观察大小的变化。对较小的黏膜层 GCT 可以在内镜下使用圈套器切除。

囊肿——包括双层囊肿

诊断目录

起源于第三层。

无回声、圆形或椭圆形的病变伴有后方回声增强（如果病变有 3 ~ 5 层的外壁，代表是重复囊肿）。

EUS FNA 诊断支气管囊肿是使用抗生素的指征。

消化道囊肿在超声内镜下表现为无回声结构。但有些为低回声并伴有灶性回声。

囊性的黏膜下病变通常在 EUS 下分成三类[74]：单纯型囊肿、多囊型囊肿和实性 - 囊性肿物。单纯型囊肿最多见，少数情况下 Brunner 腺错构瘤和异位的胃黏膜也可形成单纯型囊肿。多囊型囊肿常见于淋巴管瘤、胃囊性畸形、血管瘤、Brunner 腺错构瘤。实性 - 囊性肿物可见于双层囊肿、胃黏膜异位、异位胰腺、肌源性肿瘤合并高级别囊性变性和胃结核瘤。

胃囊肿在临床上少见，一般没有症状。它可能是由消退的炎症反应所致。囊肿的超声影像特点是起源于胃壁黏膜下层的圆形或椭圆形无回声结构、边界清晰，伴有后方回声增强（图 11.10）。炎性囊肿通常显示出高回声的单壁层。

成人前肠囊肿一般没有症状，多在放射性检查和内镜检查中偶然发现。前肠囊肿根据其异常的胚胎起源分为支气管源性和神经源性囊肿。支气管源性囊肿约占纵隔囊肿的 50% ~ 60%[75]。超声表现为无外壁的无回声包块，EUS 比较容易诊断（图 11.11）。但有一些病变可以表现为低回声或实性肿物。在这些病例中，EUS FNA 可能会引发严重的并发症，如囊肿感染和纵隔炎[75]。因此需要预防性应用抗生素，并密切注意避免操作意外（视频 11.2）。

双层囊肿可以发生在消化道的任何部位，其中回肠最多见，胃部最少见。内镜下双层囊肿可有轻度透明样外观。EUS 或 EUS FNA（需预防性应用抗生素）对诊断有很大帮助，且比较安全，而 CT 或 MRI 会将此类病变误诊为实性肿物[76]。其超声影像多表现为无回声的均质病变、边界规则，起源于第三层或胃壁外。双层囊肿的外壁可有 3 或 5 层结构，这是黏膜下层或肌层的回声[77-78]。双层囊肿的恶变率很低，但还是有关于恶变的个案报道，其并发症较少，可有吞咽困难、上腹痛、出血，如果病变靠近 Vater 壶腹，则会并发胰腺炎。

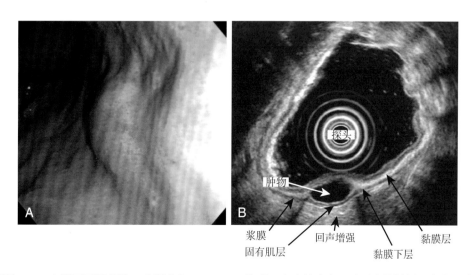

• 图 11.10　胃囊肿。A. 内镜下可见胃体一光滑凸起。B. EUS 发现一个边界清晰、无回声的椭圆形病变，位于胃壁第三层

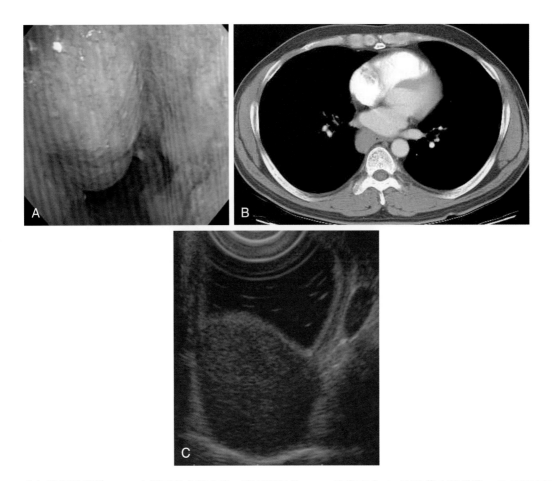

● **图11.11** 支气管源性囊肿。A．内镜可见食管中段一隆起型肿物；B．该病变在CT下很像实性肿物；C．EUS可见纵隔内低回声的圆形均质病变

静脉曲张

诊断目录

起源于第三层。

无回声、管样、匍行性病变。

门脉高压患者易出现静脉曲张。胃的静脉曲张容易被误诊为黏膜下病变或增厚的胃皱褶。当一个没有相关疾病病史的患者在内镜检查时发现静脉曲张时，若没有EUS的帮助，因其存在潜在的风险，所以不适合进行活检。胃底静脉曲张在EUS下表现为黏膜下层内较小的圆形或椭圆形无回声结构。与黏膜下囊肿的鉴别要点在于囊肿多单发，且二者在外形上不同，用水囊压迫时囊肿易变形。当胃的曲张静脉增大时，它可以表现为无回声的匍行性管样结构，且边界光滑，合并有胃周的侧枝血管（图

11.12）。在重度门脉高压中，胃底多发曲张静脉互相交通，可形成"瑞士干酪"样表现[79]。应用多普勒血流检查可以为诊断提供明确的线索。

门脉高压性胃病的EUS表现可以是正常的，一般不能观察到壁内血管的超声影像变化。但有文献报道过奇静脉和胸导管的扩张，以及胃粘膜层和黏膜下层的增厚[80]。一项纳入门脉高压患者的对比研究发现，EUS在食管静脉曲张的检测和分级中并不优于内镜，但在胃底静脉曲张的检测上，EUS可以更早地发现病变，检出率更高[81]。EUS可用于静脉曲张的治疗，可辅助将硬化剂注入破裂的静脉中[82]。目前有文献报道了EUS引导下经食管治疗胃底静脉曲张。96%的病例证明该方法是安全且成功的[83]。因为该操作的镜身位置较好，操纵附件较为方便，从而能够避开覆盖在胃底曲张静脉上薄薄的一层胃黏膜，期待该技术的进一步应用。

炎性纤维息肉

炎性纤维息肉是少见的良性息肉样病变，多见于胃，其次是小肠，食管和大肠中少见[84]。病变多位于胃壁的第二、三层，可见完整的第四层。EUS多表现为边界欠清的均质低回声病变（图11.13）。这种影像特点与其组织学相符，因为炎性纤维息肉多是增殖的无包膜的纤维组织，内部有血管成分和嗜酸性细胞浸润，病灶多位于黏膜层深处和黏膜下层。有些内部可见不均质回声和高回声表现。这些

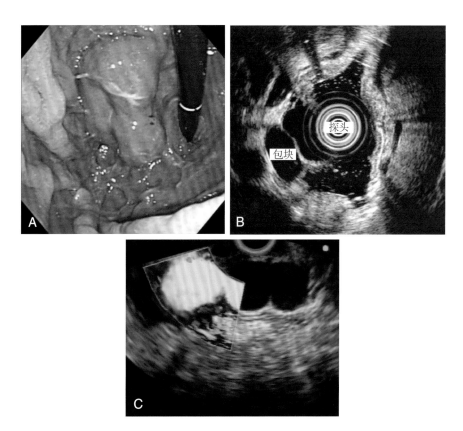

● **图 11.12**　胃底静脉曲张。A. 内镜下可见胃底较大的隆起型病变。B 和 C. 超声内镜可见较大的、无回声的、管样的黏膜下层血管，合并多发的壁外侧枝血管

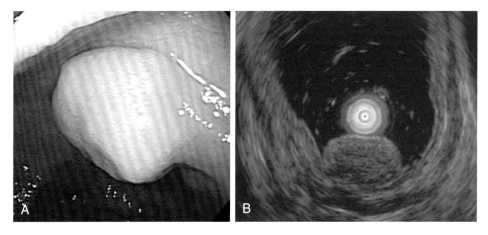

● **图 11.13**　炎性纤维息肉。A. 内镜下可见胃窦较小的、圆形的息肉样病变。B. EUS 可见均质低回声病变，边界欠清，位于黏膜层深处

高回声区域和亮点可能是内部的小血管[85]。

炎性纤维息肉的 EUS 影像与来源于黏膜肌层的平滑肌瘤和类癌相似，但后二者的边界是清晰的。

血管球瘤

血管球体是一个有收缩性的神经动脉肌层受体，可作为温度调节器。血管球瘤起源于血管球体变性的平滑肌细胞。胃肠道的血管球瘤比较少见，多数见于胃部。大部分胃血管球瘤是良性的，偶尔作为上皮下病变被发现，但还是有恶性和出血的相关病例报道。

胃的血管球瘤多表现为局限的低回声肿物，位于胃壁的第三或第四层（图 11.14），通常可见内部回声不均匀，伴有高回声斑点[86-88]，可见到边缘的晕影。增强 CT 下显示为早期和延迟期的均质高密度强化影。

少见病变

超声内镜的相关文献报道了很多少见的病变。由于这些病变数量较少，还无法总结出其 EUS 的特征，下面介绍几例病例。

腺样囊肿多出现在胃体，可为小的结节样或息肉样外观。病变可表现为黏膜浅层相对均匀的高回声，但是不会出现正常胃壁层次的中断[79]。淋巴瘤

有时也可表现为黏膜下肿物，典型的表现为均质的低回声改变，邻近胃壁的第二层和第三层，但也可以向深层浸润。远处转移性肿瘤也可能表现为消化道黏膜下肿物，EUS 下表现为不均匀的低回声肿物，可以累及消化道的任何一层或累及全层。

皮革胃有时在内镜下诊断比较困难，活检很难取到阳性结果。EUS 可见黏膜层和黏膜下层明显增厚，注气后胃腔充盈不良。大多数病例通过 EUS FNA 确诊。外生性恶性肿瘤直接侵犯消化道，在 EUS 下通常表现为黏膜下的病变。

上皮下病变组织标本的病理评估

内镜检查黏膜下病变时，建议对病变表面覆盖的黏膜进行活检，这样可以证实它具有完整的上皮。然而，若病变表现的像囊肿或血管，在 EUS 检查前不要进行活检。

对于一些起源于黏膜固有层和黏膜肌层的上皮下肿物，用标准的活检钳活检就可以确诊。特殊情况下，对一些形成表面溃疡的黏膜下肿物，仔细地进行活检也可确诊。但对于大多数上皮下病变，内镜下活检不会有明确结果[89]。有研究对比使用常规活检钳和巨型活检钳等咬合器械，分别达到 38% 和 59.9% 的发现率[90-91]。目前，SEL 的组织学诊断标准仍是 EUS FNA。EUS FNA 可以获得黏膜下肿物的组织，从而进行细胞学检查[92-93]。但是壁内病变

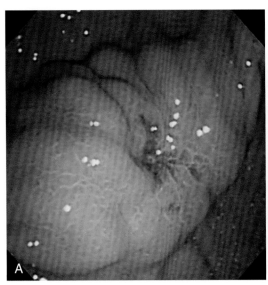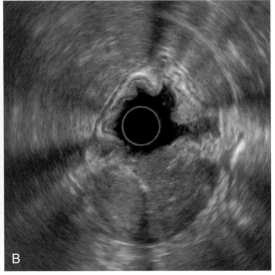

● 图 11.14　血管瘤。A．胃镜下可见胃窦部隆起型病变，中央凹陷、可见局灶红斑，表面覆盖正常胃黏膜。B．胃 EUS 可见相对低回声病变，可见钙化斑，主要与胃壁第四层相连

的细胞学评估的敏感性、特异性和准确性低于淋巴结或消化道临近器官。一项研究发现，EUS FNA 对于纵隔肿物、纵隔淋巴结、腹腔淋巴结、胰腺肿物和黏膜下肿物的敏感性分别为 88%、81%、80%、75% 和 60%[94]。FNA 穿刺针的大小在诊断准确率方面没有太多差别，25 G 的针可能更适合那些比较小且活动的上皮下病变[93]，19 G 的针获得的组织更适合做免疫组织化学染色，在鉴别 GIST 和平滑肌瘤上更有优势[95]。EUS 引导下切割式活检（Tru-Cut biopsy，TCB）的引进克服了 EUS FNA 的局限性。在早期的报道中，EUS TCB 利用前端具有剪切作用的穿刺针，可以获得足够的组织，而且没有严重的并发症（图 11.15）[96]。但在后期的前瞻性研究中却发现，EUS TCB 对于胃黏膜下病变的诊断率并不优于 EUS FNA，而且它获得的组织条不足以评估 GIST 的核分裂系数[15,97]。然而，尽管在技术上不能经十二指肠进行操作，EUS TCB 仍是 EUS FNA 很好的补充，可以获得额外的重要信息[98]。EUS FNA 和 EUS TCB 的并发症较少，主要有感染、出血和穿孔。

EUS FNB 相关的 ProCore 针（库克内镜，温斯顿塞勒姆，北卡罗来纳州）、Side-Port 针（奥林巴斯，东京，日本）或 SharkCore FNB 针（美敦力，都柏林，爱尔兰）都有很大的使用前景[89,99,100]。这些类型的 FNA 针可以进行核心组织抽吸活检（图 11.16）。另外，一款新型正向阵列超声内镜可以对比较困难的病灶进行穿刺，如右半结肠上皮下病变[101]。前视超声内镜在组织样本和操作时间方面均优于斜视超声内镜[102]。

据报道，EUS FNA 对上皮下病变的诊断准确率大约是 80%（表 11.5）[14-16,55,96,103-112]。EUS FNA 联合组织学和免疫组织化学分析，对于胃肠道间叶组织肿瘤的鉴别诊断有较高的准确性[49-58]。然而任何形式的针刺活检都有可能出现采样错误，阴性的结果并不能除外 GIST 的恶变。目前对无法手术的 GIST 可以使用伊马替尼治疗，该药是一种酪氨酸激酶受体，可以特异性阻断 kit 受体表达，所以 EUS 介导的组织学诊断对于已经转移的 GIST 是有价值的。

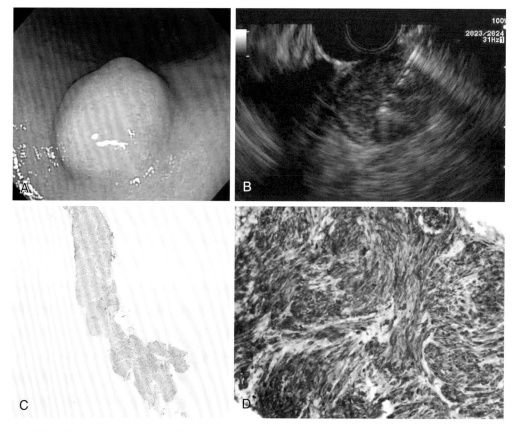

● **图 11.15** EUS 引导下胃 GIST 的 Tru-Cut 活检。A．内镜下胃体小弯侧可见圆形黏膜下肿物。B．线性超声下 Tru-Cut 针穿刺进入肿物。C．获得核心组织的全貌。D．免疫组织化学染色可见肿瘤细胞 CD117 和 CD34 阳性

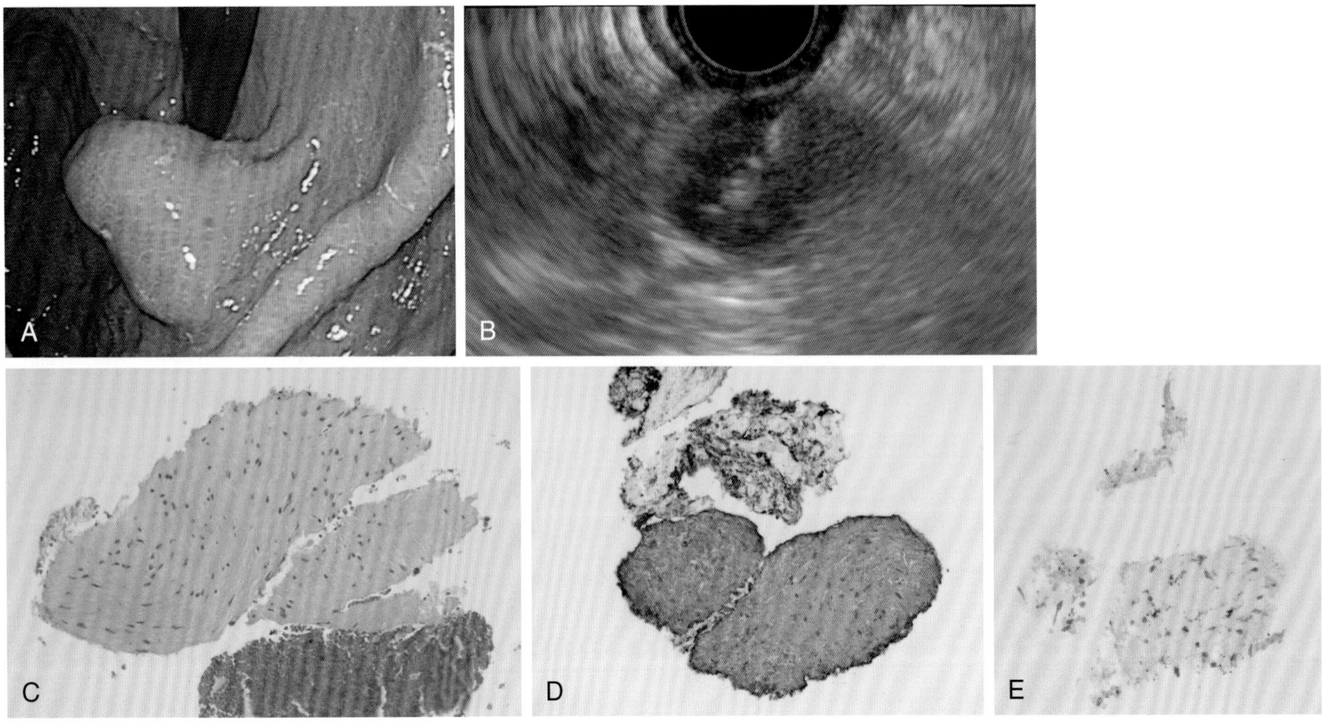

● **图 11.16** 应用 ProCore 针进行胃平滑肌瘤的 EUS FNA。A．内镜下可见贲门部黏膜下肿物。B．ProCore 针穿刺进肿物，针尖前后移动时针芯慢慢回撤。C．获得的组织核心。D 和 E．免疫组织化学染色可见肿瘤细胞平滑肌肌动蛋白阳性、CD117 阴性

表 11.5	胃肠道上皮下病变 EUS 引导下组织活检的诊断准确率		
作者（年）	患者数量	准确率（%）	诊断方法
Schlag C 等[103]（2017）	20	75	EUS FNB
Lee JH 等[104]（2016）	78	82	EUS FNB
Na HK 等[105]（2016）	152	78 对 39	EUS TCB 对 EUS FNA
Kim GH 等[106]（2014）	22	75 对 20	EUS FNB 对 EUS FNA
Çağlar E 等[107]（2013）	67	98	EUS FNA
Rong 等[108]（2012）	46	80	EUS FNA
Suzuki 等[109]（2011）	47	75	EUS FNA
Mekky 等[110]（2010）	69	96	EUS FNA
Hoda 等[111]（2009）	112	84	EUS FNA
Polkowski 等[15]（2009）	49	63	EUS TCB
Akahoshi 等[55]（2007）	51	82	EUS FNA
Chen 等[16]（2005）	42	98	EUS FNA
Vander Noot 等[112]（2004）	51	82	EUS FNA
Levy 等[96]（2003）	5	80	EUS TCB
Matsui 等[14]（1998）	15	93	EUS FNA

EUS：内镜超声；FNA：细针穿刺吸引；FNB：细针活检；TCB：应用 Tru-Cut 针细针活检

已经引进许多为了获取 SEL 组织样本而更具侵入性的内镜技术，包括内镜下部分切除去顶术、SEL 部分切除、黏膜切开后钳夹活检、EUS 引导下针刀单切口及深部钳夹活检、带有黏膜瓣的黏膜下内镜大块组织活检、吸引 - 结扎 - 去顶活检以及牵拉 - 结扎 - 去顶活检[113]。

上皮下病变的管理

对于如何处置上皮下病变，可以依据 EUS 的影像结果来做决定（图 11.17）。对附近器官的腔外压迫或良性的黏膜下病变（如脂肪瘤或单纯型囊肿）不需要进一步处理或随诊。对异位胰腺和炎性纤维息肉可以进行随诊。可疑的表浅病变，如类癌，可以通过活检确诊。但怀疑静脉曲张时不能进行活检。位于深层的低回声病变可以使用 EUS FNA 或 EUS FNB 进行组织学诊断。对于黏膜下层或环形固有肌内层的较小肿物，若考虑切除，可以应用 ESD 切除

病变从而避免手术。EUS 对于术前评估和术后随访具有重要价值[21]。还可以考虑应用新出现的技术，如内镜下全层切除或经自然腔道内镜手术，但要注意避免瘤体破裂。

对于没有明确组织学诊断的上皮下病变，若手术风险较高，可以进行密切随诊。如果疑诊为 GIST，应该监测其回声和大小的变化。如果瘤体变大或出现恶性特征（如灶性回声、不均质性、内部囊变区域、腔外边界欠规则和周围淋巴结肿大），则建议切除。随诊的间隔取决于检查者对于病变的怀疑程度，一般是一年。如果连续两次随诊都未发现

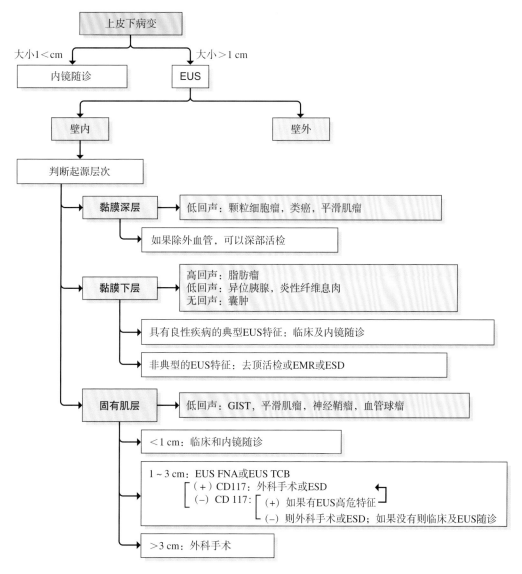

● **图 11.17**　基于不同 EUS 表现和层次起源的黏膜下病变的处置流程图

EMR：内镜下黏膜切除术；ESD：经内镜黏膜下剥离术；FNA. 细针穿刺；FNB. 细针核心组织活检；GIST：胃肠道间质瘤；TCB：Tru-Cut 细针活检

影像学上的变化，可以延长随诊的间期[114]。

小结

应用传统的影像学检查方法，如消化道放射造影、超声、CT 和 MRI，均无法明确诊断胃肠道上皮下病变。内镜检查同样有局限性，标准活检往往没有阳性结果。对于评估这些病变，EUS 是一种必不可少的方法。任何一个直径大于 1 cm 的上皮下病变，如果不考虑脂肪瘤或囊肿，均应行 EUS 检查。EUS 的独特之处在于可以看清消化道管壁的层次、判断上皮下病变起源的层次、测量其大小、范围和回声特点，对于大多数病变都可以得出初步诊断。

尽管已经阐述了一些上皮下病变的特征性超声表现，但是 EUS 还是无法可靠地区分良性和恶性病变，特别是判断 GIST 的恶变倾向。EUS FNA 和 EUS FNB 可以帮助获得上皮下病变的细胞学和组织学标本。

EUS 可以帮助检查者判定病变的深度和起源层次，进而选择是否行镜下切除。EUS 还可以对未切除的上皮下病变进行随诊。

检查目录

移行区域：病变边缘的垂直成像，可以看到正常的胃壁层次在哪里融入病变之中。

叠加层次：将超声探头置于病变顶端（但不要接触上）的垂直成像，可以看到覆盖在病变上方的层次。

主要参考文献

14. Matsui M, Goto H, Niwa Y, et al. Preliminary results of fine needle aspiration biopsy histology in upper gastrointestinal submucosal tumors. *Endoscopy*. 1998;30:750–755.
15. Polkowski M, Gerke W, Jarosz D, et al. Diagnostic yield and safety of endoscopic-ultrasound guided trucut biopsy in patients with gastric submucosal tumors: a prospective study. *Endoscopy*. 2009;41:329–334.
55. Akahoshi K, Sumida Y, Matsui N, et al. Preoperative diagnosis of gastrointestinal stromal tumor by endoscopic ultrasound-guided fine needle aspiration. *World J Gastroenterol*. 2007;13:2077–2082.
57. Okubo K, Yamao K, Nakamura T, et al. Endoscopic ultrasound-guided fine-needle aspiration biopsy for the diagnosis of gastrointestinal stromal tumors in the stomach. *J Gastroenterol*. 2004;39:747–753.
58. Ando N, Goto H, Niwa Y, et al. The diagnosis of GI stromal tumors with EUS-guided fine needle aspiration with immunohistochemical analysis. *Gastrointest Endosc*. 2002;55:37–43.

参考文献

1. Hedenbro JL, Ekelund M, Wetterberg P. Endoscopic diagnosis of submucosal gastric lesions. The results after routine endoscopy. *Surg Endosc*. 1991;5:20–23.
2. Caletti G, Zani L, Bolondi L, et al. Endoscopic ultrasonography in the diagnosis of gastric submucosal tumor. *Gastrointest Endosc*. 1989;35:413–418.
3. Yasuda K, Nakajima M, Yoshida S, et al. The diagnosis of submucosal tumors of the stomach by endoscopic ultrasonography. *Gastrointest Endosc*. 1989;35:10–15.
4. Boyce GA, Sivak Jr MV, Rosch T, et al. Evaluation of submucosal upper gastrointestinal tract lesions by endoscopic ultrasound. *Gastrointest Endosc*. 1991;37:449–454.
5. Nesje LB, Laerum OD, Svanes K, et al. Subepithelial masses of the gastrointestinal tract evaluated by endoscopic ultrasonography. *Eur J Ultrasound*. 2002;15:45–54.
6. Van Stolk RU. Subepithelial lesions. In: Van Dam J, Sivak MV, eds. *Gastrointestinal Endosonography*. 1st ed. Philadelphia: Saunders; 1999:153–165.
7. Chak A. EUS in submucosal tumors. *Gastrointest Endosc*. 2002;56(suppl):S43–S48.
8. Lim TW, Choi CW, Kang DH, et al. Endoscopic ultrasound without tissue acquisition has poor accuracy for diagnosing gastric subepithelial tumors. *Medicine (Baltimore)*. 2016;95:e5246.
9. Reddymasu SC, Oropeza-Vail M, Pakseresht K, et al. Are endoscopic ultrasonography imaging characteristics reliable for the diagnosis of small upper gastrointestinal subepithelial lesions? *J Clin Gastroenterol*. 2012;46:42–45.
10. Karaca C, Turner BG, Cizginer S, et al. Accuracy of EUS in the evaluation of small gastric subepithelial lesions. *Gastrointest Endosc*. 2010;71:722–727.
11. Ji F, Wang ZW, Wang LJ, et al. Clinicopathological characteristics of gastrointestinal mesenchymal tumors and diagnostic value of endoscopic ultrasonography. *J Gastroenterol Hepatol*. 2008;23:e318–e324.
12. Kwon JG, Kim EY, Kim YS, et al. Accuracy of endoscopic ultrasonographic impression compared with pathologic diagnosis in gastrointestinal submucosal tumors. *Korean J Gastroenterol*. 2005;45:88–96.
13. Kojima T, Takahashi H, Parra-Blanco A, et al. Diagnosis of submucosal tumor of the upper GI tract by endoscopic resection. *Gastrointest Endosc*. 1999;50:516–522.
14. Matsui M, Goto H, Niwa Y, et al. Preliminary results of fine needle aspiration biopsy histology in upper gastrointestinal submucosal tumors. *Endoscopy*. 1998;30:750–755.
15. Polkowski M, Gerke W, Jarosz D, et al. Diagnostic yield and safety of endoscopic-ultrasound guided trucut biopsy in patients with gastric submucosal tumors: a prospective study. *Endoscopy*. 2009;41:329–334.
16. Chen VK, Eloubeidi MA. Endoscopic ultrasound-guided fine-needle aspiration of intramural and extraintestinal mass lesions: diagnostic accuracy, complication assessment, and impact on management. *Endoscopy*. 2005;37:984–989.
17. Shen EF, Arnott ID, Plevris J, et al. Endoscopic ultrasonography in the diagnosis and management of suspected upper gastrointestinal submucosal tumours. *Br J Surg*. 2002;89:231–235.
18. Nickl NJ, Bhutani MS, Catalano M, et al. Clinical implications of endoscopic ultrasound: the American Endosonography Club Study. *Gastrointest Endosc*. 1996;44:371–377.
19. Park YS, Park SW, Kim TI, et al. Endoscopic enucleation of upper-GI submucosal tumors by using an insulated-tip electrosurgical knife. *Gastrointest Endosc*. 2004;59:409–415.
20. Hoteya S, Iizuka T, Kikuchi D, Yahagi N. Endoscopic submucosal dissection for gastric submucosal tumor, endoscopic subtumoral dissection. *Dig Endoscopy*. 2009;21:266–269.

21. He G, Wang J, Chen B, et al. Feasibility of endoscopic sub-mucosal dissection for upper gastrointestinal submucosal tumors treatment and value of endoscopic ultrasonography in pre-operation assess and post-operation follow-up: a prospective study of 224 cases in a single medical center. *Surg Endosc.* 2016;30:4206–4213.

22. Rosch T, Lorenz R, Dancygier H, et al. Endosonographic diagnosis of submucosal upper gastrointestinal tract tumors. *Scand J Gastroenterol.* 1992;27:1–8.

23. Futagami K, Hata J, Haruma K, et al. Extracorporeal ultrasound is an effective diagnostic alternative to endoscopic ultrasound for gastric submucosal tumours. *Scand J Gastroenterol.* 2001;36:1222–1226.

24. Goto O, Kambe H, Niimi K, et al. Discrepancy in diagnosis of gastric submucosal tumor among esophagogastroduodenoscopy, CT, and endoscopic ultrasonography: a retrospective analysis of 93 consecutive cases. *Abdom Imaging.* 2012;37:1074–1078.

25. Okten RS, Kacar S, Kucukay F, et al. Gastric subepithelial masses: evaluation of multidetector CT (multiplanar reconstruction and virtual gastroscopy) versus endoscopic ultrasonography. *Abdom Imaging.* 2012;37:519–530.

26. Rosch T, Kapfer B, Will U, et al. Accuracy of endoscopic ultrasonography in upper gastrointestinal submucosal lesions: a prospective multicenter study. *Scand J Gastroenterol.* 2002;37:856–862.

27. Motoo Y, Okai T, Ohta H, et al. Endoscopic ultrasonography in the diagnosis of extraluminal compressions mimicking gastric submucosal tumors. *Endoscopy.* 1994;26:239–242.

28. Zhang QL, Nian WD. Endoscopic ultrasonography diagnosis in submucosal tumor of stomach. *Endoscopy.* 1998;30(suppl):A69–A71.

29. Ra JC, Lee ES, Lee JB, et al. Diagnostic performance of stomach CT compared with endoscopic ultrasonography in diagnosing gastric subepithelial tumors. *Abdom Radiol (NY).* 2017;42:442–450.

30. Polkowski M, Butruk E. Submucosal lesions. *Gastrointest Endosc Clin N Am.* 2005;15:33–54. viii.

31. Oztas E, Oguz D, Kurt M, et al. Endosonographic evaluation of patients with suspected extraluminal compression or subepithelial lesions during upper gastrointestinal endoscopy. *Eur J Gastroenterol Hepatol.* 2011;23:586–592.

32. Miettinen M, Sobin LH, Lasota J. Gastrointestinal stromal tumors of the stomach: a clinicopathologic, immunohistochemical, and molecular genetic study of 1765 cases with long-term follow-up. *Am J Surg Pathol.* 2005;29:52–68.

33. Miettinen M, Sarlomo-Rikala M, Lasota J. Gastrointestinal stromal tumors: recent advances in understanding of their biology. *Hum Pathol.* 1999;30:1213–1220.

34. Berman J, O'Leary TJ. Gastrointestinal stromal tumor workshop. *Hum Pathol.* 2001;32:578–582.

35. Fletcher CD, Berman JJ, Corless C, et al. Diagnosis of gastrointestinal stromal tumors: a consensus approach. *Hum Pathol.* 2002;33:459–465.

36. Yoon JM, Kim GH, Park DY, et al. Endosonographic features of gastric schwannoma: a single center experience. *Clin Endosc.* 2016;49:548–554.

37. Okai T, Minamoto T, Ohtsubo K, et al. Endosonographic evaluation of c-kit-positive gastrointestinal stromal tumor. *Abdom Imaging.* 2003;28:301–307.

38. Kim GH, Park DY, Kim S, et al. Is it possible to differentiate gastric GISTs from gastric leiomyomas by EUS? *World J Gastroenterol.* 2009;15:3376–3381.

39. Jeon SW, Park YD, Chung YJ, et al. Gastrointestinal stromal tumors of the stomach: endosonographic differentiation in relation to histological risk. *J Gastroenterol Hepatol.* 2007;22:2069–2075.

40. Shah P, Gao F, Edmundowicz SA, et al. Predicting malignant potential of gastrointestinal stromal tumors using endoscopic ultrasound. *Dig Dis Sci.* 2009;54:1265–1269.

41. Onishi M, Tominaga K, Sugimori S, et al. Internal hypoechoic feature by EUS as a possible predictive marker for the enlargement potential of gastric GI stromal tumors. *Gastrointest Endosc.* 2012;75:731–738.

42. Chak A, Canto MI, Rosch T, et al. Endosonographic differentiation of benign and malignant stromal cell tumors. *Gastrointest Endosc.* 1997;45:468–473.

43. Palazzo L, Landi B, Cellier C, et al. Endosonographic features predictive of benign and malignant gastrointestinal stromal cell tumours. *Gut.* 2000;46:88–92.

44. Nickl N. Decision analysis of hypoechoic intramural tumor study results. *Gastrointest Endosc.* 2002;56(suppl):S102.

45. Kannengiesser K, Mahlke R, Petersen F, et al. Contrast-enhanced harmonic endoscopic ultrasound is able to discriminate benign submucosal lesions from gastrointestinal stromal tumors. *Scand J Gastroenterol.* 2012;47:1515–1520.

46. Ignee A, Jenssen C, Hocke M, et al. Contrast-enhanced (endoscopic) ultrasound and endoscopic ultrasound elastography in gastrointestinal stromal tumors. *Endosc Ultrasound.* 2017;6:55–60.

47. Sakamoto H, Kitano M, Matsui S, et al. Estimation of malignant potential of GI stromal tumors by contrast-enhanced harmonic EUS (with videos). *Gastrointest Endosc.* 2011;73:227–237.

48. Tsuji Y, Kusano C, Gotoda T, et al. Diagnostic potential of endoscopic ultrasonography-elastography for gastric submucosal tumors: a pilot study. *Dig Endosc.* 2016;28:173–178.

49. El Chafic AH, Loren D, Siddiqui A, et al. Comparison of FNA and fine-needle biopsy for EUS-guided sampling of suspected GI stromal tumors. *Gastrointest Endosc.* 2017. pii: S0016-5107(17)30027-5. [Epub ahead of print].

50. DeWitt J, Emerson RE, Sherman S, et al. Endoscopic ultrasound-guided Trucut biopsy of gastrointestinal mesenchymal tumor. *Surg Endosc.* 2011;25:2192–2202.

51. Watson RR, Binmoeller KF, Hamerski CM, et al. Yield and performance characteristics of endoscopic ultrasound-guided fine needle aspiration for diagnosing upper GI tract stromal tumors. *Dig Dis Sci.* 2011;56:1757–1762.

52. Fernández-Esparrach G, Sendino O, Solé M, et al. Endoscopic ultrasound-guided fine-needle aspiration and trucut biopsy in the diagnosis of gastric stromal tumors: a randomized crossover study. *Endoscopy.* 2010;42:292–299.

53. Sepe PS, Moparty B, Pitman MB, et al. EUS-guided FNA for the diagnosis of GI stromal cell tumors: sensitivity and cytologic yield. *Gastrointest Endosc.* 2009;70:254–261.

54. Chatzipantelis P, Salla C, Karoumpalis I, et al. Endoscopic ultrasound-guided fine needle aspiration biopsy in the diagnosis of gastrointestinal stromal tumors of the stomach. A study of 17 cases. *J Gastrointestin Liver Dis.* 2008;17:15–20.

55. Akahoshi K, Sumida Y, Matsui N, et al. Preoperative diagnosis of gastrointestinal stromal tumor by endoscopic ultrasound-guided fine needle aspiration. *World J Gastroenterol.* 2007;13:2077–2082.

56. Mochizuki Y, Kodera Y, Fujiwara M, et al. Laparoscopic wedge resection for gastrointestinal stromal tumors of the stomach: initial experience. *Surg Today.* 2006;36:341–347.

57. Okubo K, Yamao K, Nakamura T, et al. Endoscopic ultrasound-guided fine-needle aspiration biopsy for the diagnosis of gastrointestinal stromal tumors in the stomach. *J Gastroenterol.* 2004;39:747–753.

58. Ando N, Goto H, Niwa Y, et al. The diagnosis of GI stromal tumors with EUS-guided fine needle aspiration with immunohistochemical analysis. *Gastrointest Endosc.* 2002;55:37–43.

59. Armstrong CP, King PM, Dixon JM, et al. The clinical significance of heterotopic pancreas in the gastrointestinal tract. *Br J Surg.* 1981;68:384–387.

60. Jovanovic I, Knezevic S, Micev M, et al. EUS mini probes in diagnosis of cystic dystrophy of duodenal wall in heterotopic pancreas: a case report. *World J Gastroenterol.* 2004;10:2609–2612.

61. Matsushita M, Hajiro K, Okazaki K, et al. Gastric aberrant pancreas: EUS analysis in comparison with the histology. *Gastrointest Endosc*. 1999;49:493–497.

62. Parmar JH, Lawrence R, Ridley NT. Submucous lipoma of the ileocaecal valve presenting as caecal volvulus. *Int J Clin Pract*. 2004;58:424–425.

63. Watanabe F, Honda S, Kubota H, et al. Preoperative diagnosis of ileal lipoma by endoscopic ultrasonography probe. *J Clin Gastroenterol*. 2000;31:245–247.

64. Zhou PH, Yao LQ, Zhong YS, et al. Role of endoscopic miniprobe ultrasonography in diagnosis of submucosal tumor of large intestine. *World J Gastroenterol*. 2004;10:2444–2446.

65. Garcia M, Buitrago E, Bejarano PA, et al. Large esophageal liposarcoma: a case report and review of the literature. *Arch Pathol Lab Med*. 2004;128:922–925.

66. Nakamura S, Iida M, Yao T, et al. Endoscopic features of gastric carcinoids. *Gastrointest Endosc*. 1991;37:535–538.

67. Ichikawa J, Tanabe S, Koizumi W, et al. Endoscopic mucosal resection in the management of gastric carcinoid tumors. *Endoscopy*. 2003;35:203–206.

68. Matsumoto T, Iida M, Suekane H, et al. Endoscopic ultrasonography in rectal carcinoid tumors: contribution to selection of therapy. *Gastrointest Endosc*. 1991;37:539–542.

69. Yasuda E, Tomita K, Nagura Y, et al. Endoscopic removal of granular cell tumor. *Gastrointest Endosc*. 1995;41:163–167.

70. Nakachi A, Miyazato H, Oshiro T, et al. Granular cell tumor of the rectum: a case report and review of the literature. *J Gastroenterol*. 2000;35:631–634.

71. Love MH, Glaser M, Edmunds SE, et al. Granular cell tumour of the oesophagus: endoscopic ultrasound appearances. *Australas Radiol*. 1999;43:253–255.

72. Palazzo L, Landi B, Cellier C, et al. Endosonographic features of esophageal granular cell tumors. *Endoscopy*. 1997;29:850–853.

73. Kim DU, Kim GH, Ryu DY, et al. Endosonographic features of esophageal granular cell tumors using a high-frequency catheter probe. *Scand J Gastroenterol*. 2011;46:142–147.

74. Hizawa K, Matsumoto T, Kouzuki T, et al. Cystic submucosal tumors in the gastrointestinal tract: endosonographic findings and endoscopic removal. *Endoscopy*. 2000;32:712–714.

75. Wildi SM, Hoda RS, Fickling W, et al. Diagnosis of benign cysts of the mediastinum: the role and risks of EUS and FNA. *Gastrointest Endosc*. 2003;58:362–368.

76. Fazel A, Moezardalan K, Varadarajulu S, et al. The utility and the safety of EUS-guided FNA in the evaluation of duplication cysts. *Gastrointest Endosc*. 2005;62:575–580.

77. Faigel DO, Burke A, Ginsberg GG, et al. The role of endoscopic ultrasound in the evaluation and management of foregut duplications. *Gastrointest Endosc*. 1997;45:99–103.

78. Geller A, Wang KK, DiMagno EP. Diagnosis of foregut duplication cysts by endoscopic ultrasonography. *Gastroenterology*. 1995;109:838–842.

79. Dancygier H, Lightdale CJ. Endoscopic ultrasonography of the upper gastrointestinal tract and colon. In: Stevens PD, ed. *Endosonography in Gastroenterology: Principles, Techniques, Findings*. New York: Thieme; 1999:76–89.

80. Faigel DO, Rosen HR, Sasaki A, et al. EUS in cirrhotic patients with and without prior variceal hemorrhage in comparison with noncirrhotic control subjects. *Gastrointest Endosc*. 2000;52:455–462.

81. Tio TL, Kimmings N, Rauws E, et al. Endosonography of gastroesophageal varices: evaluation and follow-up of 76 cases. *Gastrointest Endosc*. 1995;42:145–150.

82. Lahoti S, Catalano MF, Alcocer E, et al. Obliteration of esophageal varices using EUS-guided sclerotherapy with color Doppler. *Gastrointest Endosc*. 2000;51:331–333.

83. Binmoeller KF, Weilert F, Shah JN, Kim J. EUS-guided transesophageal treatment of gastric fundal varices with combined coiling and cyanoacrylate glue injection (with videos). *Gastrointest Endosc*. 2011;74:1019–1025.

84. Matsushita M, Hajiro K, Okazaki K, et al. Endoscopic features of gastric inflammatory fibroid polyps. *Am J Gastroenterol*. 1996;91:1595–1598.

85. Matsushita M, Hajiro K, Okazaki K, et al. Gastric inflammatory fibroid polyps: endoscopic ultrasonographic analysis in comparison with the histology. *Gastrointest Endosc*. 1997;46:53–57.

86. Imamura A, Tochihara M, Natsui K, et al. Glomus tumor of the stomach: endoscopic ultrasonographic findings. *Am J Gastroenterol*. 1994;89:271–272.

87. Baek YH, Choi SR, Lee BE, Kim GH. Gastric glomus tumor: analysis of endosonographic characteristics and computed tomographic findings. *Dig Endosc*. 2013;25:80–83.

88. Tang M, Hou J, Wu D, et al. Glomus tumor in the stomach: computed tomography and endoscopic ultrasound findings. *World J Gastroenterol*. 2013;19:1327–1329.

89. Kim EY. Diagnosis of subepithelial lesion: still "tissue is the issue". *Clin Endosc*. 2013;46:313–314.

90. Ji JS, Lee BI, Choi KY, et al. Diagnostic yield of tissue sampling using a bite-on-bite technique for incidental subepithelial lesions. *Korean J Intern Med*. 2009;24:101–105.

91. Buscaglia JM, Nagula S, Jayaraman V, et al. Diagnostic yield and safety of jumbo biopsy forceps in patients with subepithelial lesions of the upper and lower GI tract. *Gastrointest Endosc*. 2012;75:1147–1152.

92. Kim EY. Introduction: value of endoscopic ultrasound-guided fine needle aspiration. *Clin Endosc*. 2012;45:115–116.

93. Moon JS. Endoscopic ultrasound-guided fine needle aspiration in submucosal lesion. *Clin Endosc*. 2012;45:117–123.

94. Giovannini M, Seitz JF, Monges G, et al. Fine-needle aspiration cytology guided by endoscopic ultrasonography: results in 141 patients. *Endoscopy*. 1995;27:171–177.

95. Eckardt AJ, Adler A, Gomes EM, et al. Endosonographic large-bore biopsy of gastric subepithelial tumors: a prospective multicenter study. *Eur J Gastroenterol Hepatol*. 2012;24:1135–1144.

96. Levy MJ, Jondal ML, Clain J, et al. Preliminary experience with an EUS-guided Trucut biopsy needle compared with EUS-guided FNA. *Gastrointest Endosc*. 2003;57:101–106.

97. Varadarajulu S, Fraig M, Schmulewitz N, et al. Comparison of EUS-guided 19-gauge Trucut needle biopsy with EUS-guided fine-needle aspiration. *Endoscopy*. 2004;36:397–401.

98. Săftoiu A, Vilmann P, Guldhammer Skov B, Georgescu CV. Endoscopic ultrasound (EUS)-guided Trucut biopsy adds significant information to EUS-guided fine-needle aspiration in selected patients: a prospective study. *Scand J Gastroenterol*. 2007;42:117–125.

99. Kaffes AJ, Chen RY, Tam W, et al. A prospective multicenter evaluation of a new side-port endoscopic ultrasound-fine-needle aspiration in solid upper gastrointestinal lesions. *Dig Endosc*. 2012;24:448–451.

100. DiMaio CJ, Kolb JM, Benias PC, et al. Initial experience with a novel EUS-guided core biopsy needle (SharkCore): results of a large North American multicenter study. *Endosc Int Open*. 2016;4:E974–E979.

101. Nguyen-Tang T, Shah JN, Sanchez-Yague A, Binmoeller KF. Use of the front-view forward-array echoendoscope to evaluate right colonic subepithelial lesions. *Gastrointest Endosc*. 2010;72:606–610.

102. Matsuzaki I, Miyahara R, Hirooka Y, et al. Forward-viewing versus oblique-viewing echoendoscopes in the diagnosis of upper GI subepithelial lesions with EUS-guided FNA: a prospective, randomized, crossover study. *Gastrointest Endosc*. 2015;82:287–295.

103. Schlag C, Menzel C, et al. Endoscopic ultrasound-guided tissue sampling of small subepithelial tumors of the upper gastrointestinal tract with a 22-gauge core biopsy needle. *Endosc Int Open*. 2017;5:E165–E171.

104. Lee JH, Cho CJ, Park YS, et al. EUS-guided 22-gauge fine needle biopsy for the diagnosis of gastric subepithelial tumors larger

than 2 cm. *Scand J Gastroenterol.* 2016;51:486–493.

105. Na HK, Lee JH, Park YS, et al. Yields and utility of endoscopic ultrasonography-quided 19-gauge Trucut biopsy versus 22-gauge fine needle aspiration for diagnosing gastric subepithelial tumors. *Clin Endosc.* 2015;48:152–157.

106. Kim GH, Cho YK, Kim EY, et al. Comparison of 22-gauge aspiration needle with 22-gauge biopsy needle in endoscopic ultrasonography-guided subepithelial tumor sampling. *Scand J Gastroenterol.* 2014;49:347–354.

107. Çağlar E, Hatemi İ, Atasoy D, et al. Concordance of endoscopic ultrasonography-guided fine needle aspiration diagnosis with the final diagnosis in subepithelial lesions. *Clin Endosc.* 2013;46:379–383.

108. Rong L, Kida M, Yamauchi H, et al. Factors affecting the diagnostic accuracy of endoscopic ultrasonography-guided fine-needle aspiration (EUS-FNA) for upper gastrointestinal submucosal or extraluminal solid mass lesions. *Dig Endosc.* 2012;24:358–363.

109. Suzuki T, Arai M, Matsumura T, et al. Factors associated with inadequate tissue yield in EUS-FNA for gastric SMT. *ISRN Gastroenterol.* 2011;2011:619128.

110. Mekky MA, Yamao K, Sawaki A, et al. Diagnostic utility of EUS-guided FNA in patients with gastric submucosal tumors. *Gastrointest Endosc.* 2010;71:913–919.

111. Hoda KM, Rodriguez SA, Faigel DO. EUS-guided sampling of suspected GI stromal tumors. *Gastrointest Endosc.* 2009;69:1218–1223.

112. Vander Noot 3rd MR, Eloubeidi MA, Chen VK, et al. Diagnosis of gastrointestinal tract lesions by endoscopic ultrasound-guided fine-needle aspiration biopsy. *Cancer.* 2004;102:157–163.

113. Kim EY. How can we obtain tissue from a subepithelial lesion for pathologic diagnosis? *Clin Endosc.* 2017;50:6–7.

114. Hwang JH, Rulyak SD, Kimmey MB. American Gastroenterological Association Institute technical review on the management of gastric subepithelial masses. *Gastroenterology.* 2006;130:2217–2228.

第四部分

胰腺和胆道系统

第 12 章

内镜超声在胰腺、胆管和肝中的操作

ROBERT H. HAWES, PAUL FOCKENS, SHYAM VARADARAJULU

（赵元顺 李盈盈 朱 海 王树森译 李 文 审校）

胰腺

成功的胰腺成像需要呈现整个腺体。通常通过胃后壁获得胰体、胰尾的成像，大多数情况下，胰腺颈部也可以通过胃壁来成像。然而，完整的胰头部成像需要将探头置于十二指肠内三个不同的位置：十二指肠球部顶端（顶部图像）、正对十二指肠乳头（"亲吻乳头"）和乳头远端，这样可以显示整个钩状结构。对于刚刚学习内镜超声（endoscopic ultrasonography，EUS）或经验有限的医生，对这种有步骤、分站式的胰腺成像的认知至关重要。在进行环扫和线阵超声时，尽管处于相同的位置，但由于 EUS 操作技术上的差异，所产生的图像是不一样的。因此，在不同的位置，环扫和线阵 EUS 都有其代表性的图像。同时参考相关的教学视频对学习 EUS 也非常重要。对于 EUS 操作者而言，如何获得胰腺和胆道树完整、准确、高品质的影像是最具挑战性的。

胰体及胰尾部的检查

对于胰体及胰尾部的检查，首先将 EUS 探头定位于胃食管的交界处，在此位置比较容易发现主动脉并以此作为扫描路径的标志。环扫 EUS 下，主动脉为圆形无回声的结构；线阵 EUS 下，主动脉则为纵向无回声结构。

环扫 EUS

将内镜的前端置于鳞、柱状上皮交界处远端，充盈水囊并将探头定位于中央。定位主动脉后，操作者此时应处于合适的位置（身体和内镜都不能扭曲或旋转镜身），通过旋转电子图像将主动脉定位于 6 点钟位置（视频 12.1）。这时通常会看到一个低回声结构的膈肌脚从食管壁移至主动脉处并部分围绕主动脉；轻轻推进 EUS，保持主动脉呈横断面形态，而不是呈细长形态。如果在推进的过程中主动脉呈现细长形态，则提示 EUS 的头端没有垂直放置或已嵌于胃壁中（常在裂孔疝囊内）。如果发生这种情况，必须重新调整内镜头端的位置，以保持主动脉呈横断面形态。如果反复尝试失败，那么应该使 EUS 越过裂孔疝后撤回。通过这种方法，首先能发现门静脉汇合处（6 点钟方向），然后便可见胰腺影像。

随着继续推进，当膈肌脚消失后，可见腹腔干从主动脉处分离出来并向探头靠近（图 12.1）。使用环扫 EUS 时，在某些情况下可见脾动脉在毗邻探头的位置呈现为圆形的无回声结构。这时继续推进 1 ~ 2 cm 即可见到脾动脉从腹腔干分出。腹腔干的分支为肝动脉和脾动脉，应用环扫 EUS 成像时，这个分支看起来像鲸鱼的尾巴（图 12.2）。轻轻推进内镜，越过腹腔干即可以看到胰体的图像。胰腺位于探头的正下方，胰腺实质相对于周围组织呈稍低回声，类似一个均匀的"胡椒盐"外观。在这个位置向胰腺方向深入，胰腺呈现为无回声结构，看似一个高尔夫球杆的头部。这就是门静脉汇合处的位置，通常将之描述为"杆头征"（图 12.3）。

一旦确认"杆头征"后，胰体和胰尾的成像就相对简单了。顺时针旋转并后撤内镜以及适当向右调整小螺旋钮即可找到胰尾。在这个操作过程中，左侧肾将会出现在视野里，表现为一个较大的卵圆形结构，可见均匀低回声的外"壳"（皮质）和不匀均强回声的中央部分（髓质）。肾可以作为胰腺体尾交界的粗略标志（图 12.4）。进一步后撤探头，在探头的正下方可以看到脾动脉和脾静脉，在图像的右侧呈现为均匀低回声的蚕豆形结构即是脾，可以看到脾动脉和脾静脉穿入脾门。此图像的出现提示已经完成了胰体远端和胰尾的检查。从胰尾处推进内镜，逆时针旋转镜身，稍翻转内镜，图像返回到门静脉汇合处，继续推进内镜并逆时针旋转镜身，可以看到胰腺颈部的图像。胰管因为穿过胰腺颈部，可观察到胰管远离探头。在上述的操作中，可能需

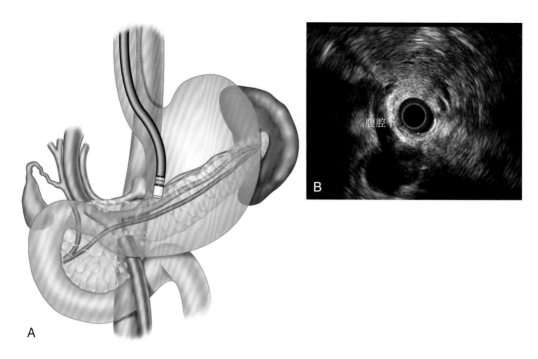

● **图 12.1** 胰体和胰尾的检查：环扫 EUS。A. 环扫 EUS 检查胰体、胰尾部的起点。从食管 - 胃结合部位开始推进内镜，追踪到主动脉。主动脉的第一个分支是腹腔干。B. 通过寻找到腹腔干（CA），可以发现胰体、尾的影像

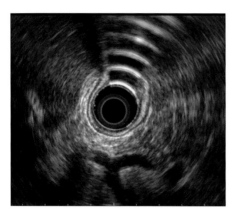

● **图 12.2** 肝、脾动脉从腹腔干分出，EUS 下看似鲸鱼的尾巴

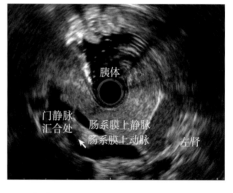

● **图 12.4** 左肾表现为低回声皮质和强回声髓质。此处可以作为胰腺体尾交界的大致标志

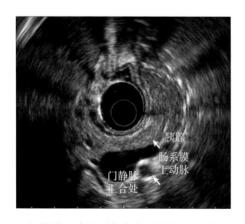

● **图 12.3** 门静脉汇合处看似高尔夫球杆的头部，因此称之为"杆头征"，位于胰腺的深部。在此图中胰腺位于探头的正下方，呈现一个均匀的"胡椒盐"样外观

要将内镜头端向左、右偏转，从而获得拉长的胰腺图像。看到这个拉长的胰腺图像后，缓慢并有目的地推进和后撤，即可获得包括胰管在内的整个胰腺的图像。

在 EUS 站点式操作过程中，如果不能看到某站点的典型标志（无论是哪一个操作站点），必须立即返回该站点的起始位置，重复标准的操作。以胰体和胰尾为例，要求返回到食管胃结合部，顺着主动脉，直到找到腹腔干，并以此类推。在特殊的站点应多次检查，直到 EUS 处于合适的位置并且完成整个检查。有时，虽然经过反复尝试仍不能得到特定站点的优质图像，则可继续检查其他站点，之后再

返回该困难站点重复检查。往往这种操作步骤可以成功检查该困难站点。

线阵 EUS

应用线阵 EUS 检查胰体和胰尾应遵循环扫 EUS 检查的基本步骤。检查从食管胃结合部开始（视频 12.2）。使用线阵 EUS 时操作者必须顺时针旋转镜身，直到看到主动脉。调整大螺旋，主动脉应从右到左轻轻地向下倾斜。与使用环扫 EUS 一样，可见膈肌脚位于探头和主动脉之间，呈低回声结构。这个标志性结构非常重要，当推进内镜离开膈肌脚后即可见到腹腔干（图 12.5）。

环扫内镜的推进是一个被动的操作（因为其 360° 的成像），与此不同的是，必须轻轻地顺时针或逆时针旋转线阵内镜镜身来发现主动脉的位置。腹腔干通常从主动脉的某一侧分出，如果没有系统地进行来回扫描，很可能错过该部位。定位腹主动脉后，则可以追踪腹腔干分叉的位置。当确定了分叉位置后，继续推进 1 ~ 2 cm 并轻轻向下转动大螺旋，则可以看到胰腺和门静脉的交汇处。在此位置顺时针旋转镜身并回撤内镜即可看见胰体和胰尾的影像（图 12.6），逆时针旋转镜身并推进内镜则可看到胰腺颈部的图像（图 12.7）。与环扫 EUS 一样，胰腺成像应追踪到其尾部，直到看到脾门。使用线阵内镜超声时，为了获取完整的图像，需要轻柔地顺时针和逆时针旋转镜身，而不一定需要对内镜头端进行向左或右偏转的操作。

使用线阵 EUS 检查胰体和胰尾的另一种操作方

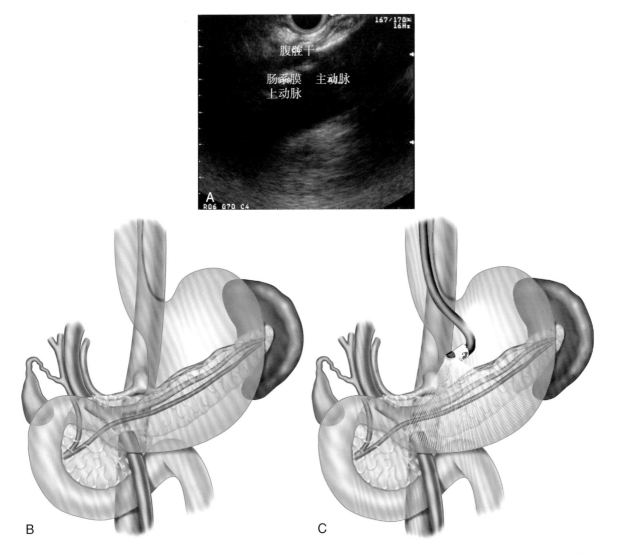

● **图 12.5**　胰体和胰尾的检查：线阵 EUS。A. EUS 图像以及 B，C. 相关示意图表示应用弯曲的线阵 EUS 检查胰体和胰尾的起始部位。从食管 - 胃结合部位推进内镜追踪主动脉。主动脉的第一个分支代表腹腔干，通过追踪腹腔干可以发现胰体

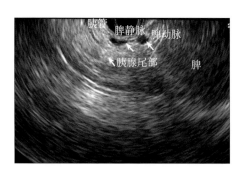

● 图 12.6 从门静脉汇合处顺时针旋转镜身并缓慢退镜，能够显示胰体和胰尾

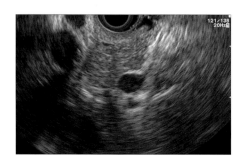

● 图 12.7 逆时针旋转并推进内镜，可以显示胰腺颈部

法是，首先区别肝左叶和胃体。在这个位置，将镜身顺时针旋转 180° 可见胰体，按之前所述的操作方法从胰体追踪到胰尾（视频 12.3）。这种方法也可以用于确认门静脉并观察其汇入肝的情况，推进镜身并顺时针旋转可以追踪门静脉直至其汇入肝。一旦确认了杆头征，胰腺就位于门静脉汇合处与探头之间（视频 12.3）。

胰头部和钩突部的检查

对胰腺头部的检查必须获得上述三个位置（十二指肠球顶部、乳头、乳头远端）的图像。其中最有效的位置是十二指肠球部的顶端，通过这个位置，可以同时看见大部分胰头、远端胆管和门静脉的图像。在其他站点，环扫内镜和线阵内镜的定位是相同的，区别在于如何通过细微操作手法来获得高质量的影像。

胰头部

环扫 EUS 这个位置可以显示整个胰头部（有时钩突部分除外），并且可以有效显示远端胆总管。应用环扫 EUS，将内镜沿胃大弯慢慢推进，见到幽

门时，继续推进使内镜头端穿过幽门，在这个位置充气并使超声内镜头端轻轻向下偏转（视频 12.4）。通过这个操作可以直接看见十二指肠球部的顶端。一旦看到球部顶端，继续推进超声内镜头端直到球部顶端的水平。然后充盈水囊，直至其充满十二指肠肠腔（图 12.8），并排出十二指肠腔内残存的气体（内镜下完成）。此时 EUS 成像开始显现，操作者开始注意观察 EUS 的成像情况。首要的任务就是寻找肝。确认肝位置后，旋转电子图像（不要旋转镜身镜头），将肝影像定位在屏幕的左上角。这种操作技术提供了一个统一的模式，使操作者可以更容易地辨认正常和异常的结构。当肝位于左上角时，胰头处于 6 点钟的位置，胆管呈靠近探头的无回声管状结构，并从肝向下走行至 6 点钟区域。

从这个位置应该找到四个标志性图像（图 12.9）。其中最重要的是"十二指肠衰减"。这是一个低回声线性结构，代表十二指肠壁固有肌层。可见该结构向下走行并逐渐远离探头。此线性结构右侧的图像是混乱的，代表了十二指肠肠腔内空气和液体的混合。第二个标志是胆总管，表现为无回声的管状结构，紧贴着探头从十二指肠壁向肝延伸。此结构的典型表现为三层的回声影。为了追踪胆总管，需逆时针旋转镜身并轻轻回撤内镜至肝门，再顺时针旋转镜身并进镜至乳头。第三个标志是胰管。胰管可能不会和胆管在同一平面上成像。常常需要轻轻进镜并结合上下偏转镜头，以获得胰管的图像。在顶部位置的成像过程中，操作者应轻柔地向上或向下调节旋钮以获得完整的图像。第四个标志是门静脉，可见于成像区域的最左侧，为所见最大的管状结构。利用彩色多普勒超声可以更容易定位门静脉。

为了将胆管同肝动脉及胃十二指肠动脉相区分，可能还需要借助彩色多普勒成像。当胆总管、胰管、门静脉出现在同一视野，看起来似乎堆叠在一起，这个图像即为堆叠征。到达顶端位置后，需要进行一系列的细微操作来充分辨别这个位置上的解剖特征，包括顺时针和逆时针旋转镜身、进境和退镜、向上和向下旋转镜头、向左和向右偏转镜头。

线阵 EUS 线阵 EUS 的顶端成像操作与环扫 EUS 相同。应沿着胃大弯推进内镜并通过幽门，充盈水囊并轻柔地使内镜头端向下偏转，将内镜头端置于球部的顶点，然后再轻柔地向上偏转头端（视频 12.5）。水囊在线阵 EUS 成像中并不重要，但也

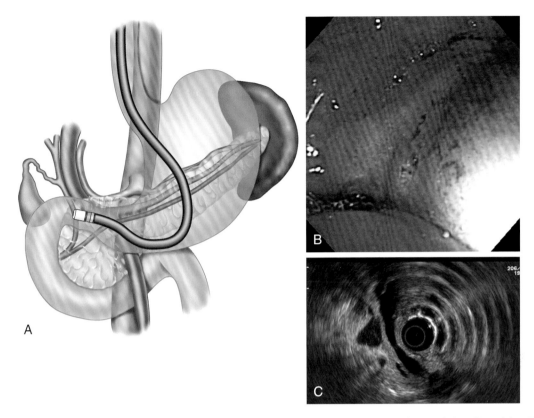

● **图 12.8**　胰头部检查：环扫 EUS。A. 从十二指肠球部评估胰头的示意图。B. 充盈水囊至充满十二指肠球部顶端。C. 肝位于屏幕左上角，胰头位于 6 点钟位置，无回声管状结构的胆管位于探头附近，从肝向下走行至 6 点钟区域

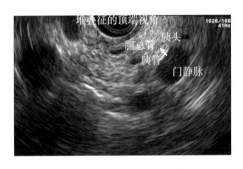

● **图 12.9**　堆叠征。堆叠征出现于检查胰头时，特征为胆总管、胰管、门静脉三者形似互相堆叠。另外注意"十二指肠衰减"，代表十二指肠壁的固有肌层

有一些操作者习惯于前面所述的环扫内镜的方法，即在顶部充盈水囊，但此时需要逆时针方向旋转镜身。

　　通过这个位置可以获得整个胰头（可能不包括钩突部分）的图像（图 12.10）。线阵内镜在这个位置最容易辨认的结构是门静脉。通过彩色多普勒可以进一步确认门静脉影像。胆管与门静脉并行（更接近探头），基本上不需要进镜或退镜，简单地旋转镜身即可看见胆管从肝分出，向下穿过胰头直到乳

头部。胰管在胰头部平行于胆管，但可能需要略微旋转镜身才能发现，因为胰管和胆管很可能不在同一平面（图 12.11）。使用线阵 EUS 时，操作者必须熟练掌握这个位置的操作。这个位置可以提供能够判定胰头肿物和门静脉之间关系的最佳图像。此处也是实施 EUS FNA 的位置，因为肿物比较靠近探头，向肿物进针时，十二指肠后壁可以阻止内镜推移肿物（特别是当肿物质地较硬时）。

乳头

　　环扫 EUS　胰头成像的第二个标志性位置来自乳头平面。此处是利用内镜影像来定位 Vater 壶腹部的最佳位置。看到这个结构时，充盈水囊至乳头（图 12.12）。最好尝试将探头垂直于乳头，这样头端向上偏转就可以使水囊按压住乳头（视频 12.6）。当定位完成后即可获得超声影像。旋转超声影像，使得乳头部在 EUS 影像中位于 6 点钟位置。此处，胰头呈新月形。随着探头轻柔地进出，可见胆管和胰管向十二指肠肠壁走行。相对于胆管，胰管的位置较深，离探头稍远。因为这里经常可以看到两个管道的图像，故被称为"蛇眼征"。通过这个位

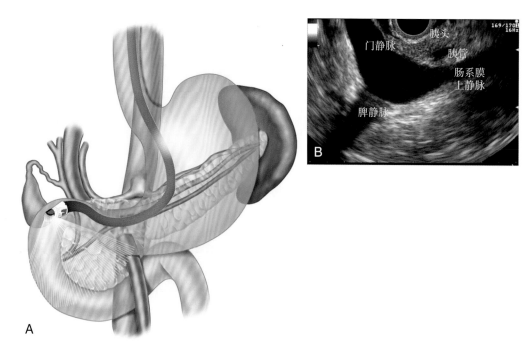

● **图 12.10** 这可能是观察及穿刺胰头（HOP）最重要的位置。A．探头位于十二指肠球部顶端；B．通过调整内镜头端，可以看见胰腺颈部及门静脉汇合于胰腺深部的部位

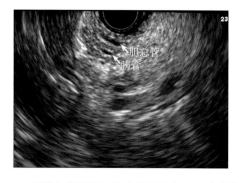

● **图 12.11** 胰管与胆总管在胰头部平行走行。需略微旋转镜身来确认并追踪此管状结构

置，比较容易辨别腹侧胰原基和背侧胰原基。相对于背侧胰原基，腹侧胰原基呈均匀低回声结构（图12.13）。腹侧胰原基呈三角形，包括呈月牙形的胰头的左侧部分，而背侧胰原基则占据右侧部分。在这个位置，通过 EUS 可以见到肠系膜上静脉（靠近胰腺）和肠系膜上动脉（位置比肠系膜上静脉深、管壁更厚）以及腹侧和背侧胰原基。

这里也可以获得详细的 Vater 壶腹的图像，用来评估壶腹部腺瘤或癌，或寻找嵌入的结石（例如胆石性胰腺炎）。单独显示乳头部，应使用丁溴东莨菪碱（解痉灵）或胰高血糖素来松弛十二指肠。十二指肠松弛后，将水灌入十二指肠来获得与乳头的超声耦合，从而避免压缩气囊。如能实现探头与乳头的垂直定位，获得足够的水耦合，并保持十二指肠固定，则可获得壶腹部的绝佳图像（图12.14）。壶腹肿瘤分期的重要解剖标志是十二指肠壁固有肌层，如果固有肌层遭进行性破坏，则预示着存在肿瘤浸润。

线阵 EUS 线阵 EUS 定位壶腹部与环扫 EUS 相同。得到乳头部位图像后，调整探头位置使其垂直于壶腹（图 12.15）。具体来说，应使镜头向上偏移，使探头正面压向乳头（视频 12.7）。如需乳头部位的精确影像，则需按照环扫 EUS 操作方法，麻痹十二指肠并且将水注入十二指肠肠腔。然而在某些情况下，无论使用环扫或线阵 EUS，十二指肠弯曲的角度较大，势必会影响探头与乳头间保持垂直位置，这时则应尽可能地使内镜头端向上偏转。在这种情况下，壶腹成像呈一种切线状；这将降低整个成像的质量和处理的精度。胰头出现新月状形态，但与环扫 EUS 不同，环扫 EUS 下可见胆管和胰管的横截面（蛇眼征），在线阵 EUS 下，胆管和胰管呈线性走行，胆管位置稍浅，而胰管位置较深。缓慢回撤并轻柔顺时针、逆时针旋转内镜进行成像，直到看到门静脉融合位置。看到这个标志性位置的影像提示完成了这个站点的检查。

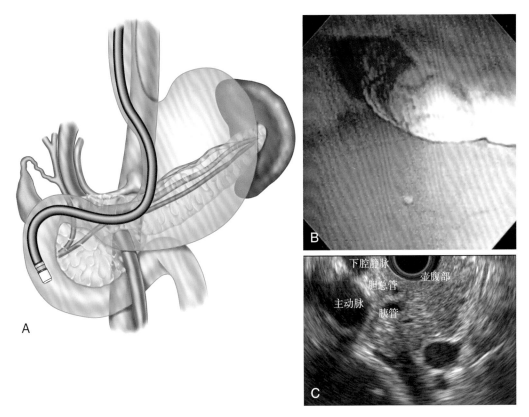

- **图 12.12**　Vater 部乳头检查：环扫内镜超声。A．评估 Vater 部乳头所需的位置。B．充盈水囊直到"亲吻"到乳头，但不能造成机械性挤压。C．轻柔移动探头，观察到十二指肠壁内走行的胆总管和胰管。这两个管道的图像被命名为蛇眼征

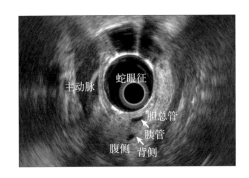

- **图 12.13**　腹侧起始部呈现为低回声、三角形的多异构结构，并占据呈月牙形的胰头部的左侧部分，而背侧部起始部则占据右侧部分

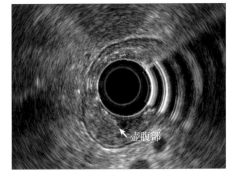

- **图 12.14**　十二指肠内灌水并固定，使探头与乳头保持垂直定位，可获得壶腹部的最佳成像

钩突

环扫 EUS　将探头远端定位于 Vater 壶腹位置后可以获得钩突的图像。在这个位置上，主动脉是关键的解剖结构。将上、下调节钮最大程度向上调节，左、右控制钮应锁定在"右"的位置上。轻柔地逆时针旋转内镜即可获得主动脉图像，如果 EUS 在十二指肠内足够深入，则可首先确认纵向走行的主动脉。在这个位置，使用电子旋转，将主动脉影像置于屏幕最左侧，呈上下走形（视频 12.8）。然后开始缓慢回撤。随内镜回撤，主动脉的图像也慢慢地从线性变为椭圆，最终变为圆形的横截面成像。在这个位置上，可见下腔静脉，位置比主动脉表浅。在此处向主动脉右边观察，可见钩突的影像开始出现（图 12.16）。胰腺最初成像呈三角形，当内镜回撤到乳头水平时则变成月牙形状。定位主动脉的重

要性在于如果不能从主动脉右侧看到胰腺，那么很难确认钩突是否准确成像。

退出这个位置可能会遇到的一个问题是，EUS可能会突然退回到十二指肠球部。可以通过类似操作结肠镜的方式操作EUS来解决这个问题：摒弃缓慢、平稳的回撤，采用少许回撤再适当推进的方式。如果能够保持这种一对一的动作来轴向操作超声内镜，就可以避免不受控制的快速回撤。

线阵EUS　探头应通过壶腹远端，并根据需要通过顺时针或逆时针旋转镜身来定位主动脉。一旦

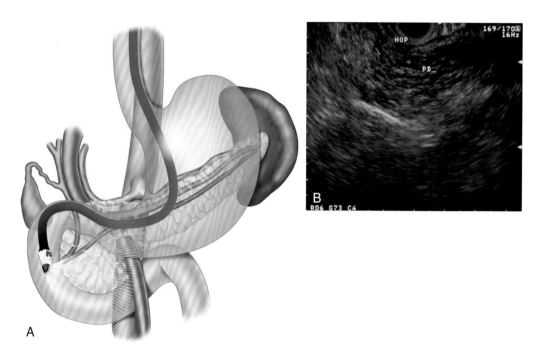

● **图12.15**　壶腹部乳头检查：线阵EUS。A．探头放置在与壶腹部乳头呈垂直角度的位置；B．在这个位置胰腺呈新月形，可以看到胆管和胰管出现在乳头部

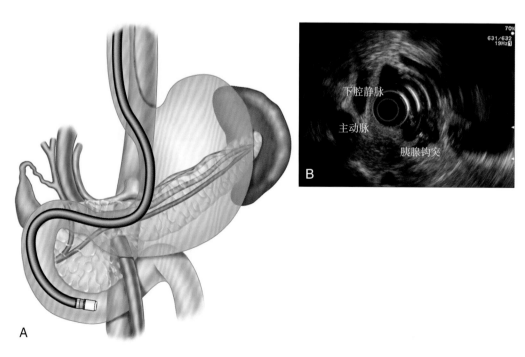

● **图12.16**　钩突部检查：环扫EUS。A．显示EUS位于十二指肠降部；B．在此站，稍微回撤内镜可以在主动脉右侧显示胰腺钩突部位

看到主动脉，则应旋转（通常为顺时针）并缓慢回撤 EUS（视频 12.9）。随着这个动作，在探头旁到主动脉右侧的位置开始出现钩突的图像（图 12.17）。操作者应来回旋转内镜并缓慢回撤。

想要通过参考书来获得成功的胰腺成像是不可能的。成功的成像有无数的细微差别，并且每个患者的解剖结构也不相同。每个病例都有其独特的挑战，无论 EUS 操作者具有多么丰富的经验，也不可能在所有的患者中获得完整、成功的成像。EUS 操作者必须接受每一个患者的个体解剖特点都不尽相同这一局限性。

胆管

胆管的 EUS 成像相对简单，但总体来说，利用环扫 EUS 扫描更加简单、高效。基本上，要想充分评估肝外胆管，必须要获得两个位置的成像。第一个是前面提到的顶部位置。第二个位置是"对吻"乳头的位置，这一位置对于获得整个胆管的成像非常重要。应用环扫 EUS 扫描，在顶部位置通常十分容易获得胆管的成像。

推进 EUS 至胃内并在此获得顶部的位置。EUS 沿着胃大弯前行并使头端稍向下偏移以观察到幽门。在进入幽门前，镜头端稍向上偏移，进入十二指肠

球部后充气并稍向下偏移头端以观察十二指肠球的顶部（见视频 12.4）。然后将内镜头端置于顶部区域，水囊充水直至充满肠腔，镜身稍稍顺时针旋转。开启超声后首先寻找肝结构的图像。转动图像，将肝定位在屏幕的左上部。在这个位置，可能需要稍微推进或回撤 EUS，即可见到至少部分胆管的影像。胆管呈现为无回声的管状结构，在右侧紧贴着探头走行（见图 12.9，图 12.18）。

顶部位置最重要的标志是"十二指肠衰减"。此处标志着十二指肠固有肌层，可见该结构紧邻探头走行，然后从屏幕 6 点钟位置直接消失。看到胆管后，可以辨认其典型的 3 层结构。逆时针旋转并回撤内镜可以看到胆管向肝门走行，顺时针旋转并推入内镜可见远端胆管进入乳头。

顶部成像最常见的错误是探头退回十二指肠球部。对镜身施加少许压力可以预防这一问题。当然如果压力过大，头端也会沿着顶部滑入十二指肠降部。如果出现这种倾向，应继续充盈水囊以顶住球部的顶端。若从顶部位置获得图像后的 30 秒内还未确认胆管的图像，操作者应该将探头重新定位于顶部位置，并重新获得超声影像。可能需要在顶部进行 3 ～ 4 次重新定位才能获得合适的胆管成像。

若结石嵌顿在远端胆管，唯一可能探测到结石的方法就是将探头位置垂直于乳头（视频 12.6）。通

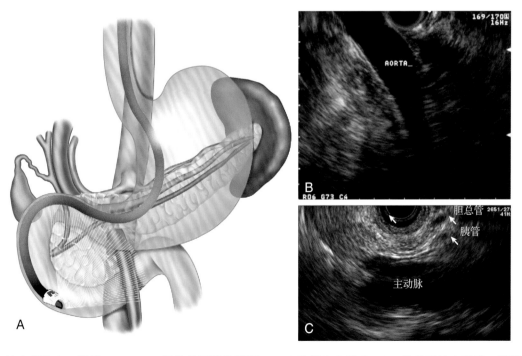

● **图 12.17**　钩突部检查：线阵 EUS。A．探头位于乳头远端，EUS 头端向上移动；B．此处可见主动脉，胰腺与之毗邻；C．轻微回撤并旋转 EUS 可以使胰腺钩突部位显现

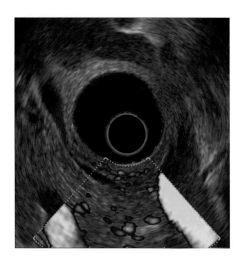

● **图 12.18** 利用彩色多普勒超声鉴别胆管与其周围血管

过推进 EUS 至十二指肠降部然后向后回拉来使内镜处于垂直乳头的位置，这个操作需要使用逆行胰胆管造影技术来调整内镜的位置。待十二指肠蠕动缓慢后将水注入十二指肠肠腔，即可获得乳头的影像。然后使水囊轻度充水，但不能充水过多而导致水囊紧压乳头。然后来回扫描整个乳头并在乳头处寻找胆管（图 12.12C）。此时需仔细观察，如果有较小的结石嵌顿在壶腹部，可能只会看到声影，而不是胆管或胆囊内结石所表现的强回声轮廓。同样，完整的胆管成像可能需要在每个位置上的多次尝试。

使用线阵 EUS 进行胆管成像的技术与前面所述的环扫设备一样。两个标志点也相同：顶部和乳头。由于线阵 EUS 成像比环扫 EUS 更受限制，可能较难获得胆管的长轴图像。线阵 EUS 应定位于十二指肠球部的顶端，但常常需要逆时针旋转内镜来获得胆管的图像，有时还需使将头端向左、右偏移（视频 12.5 和视频 12.7）。原理上是相同的，即从这个位置回撤内镜将获得朝向肝门的图像，而推进内镜则获得朝向乳头的图像（图 12.11）。应用线阵 EUS 行胆管成像需要更加小心地追踪，因为一个位置只能获得一小部分胆管的成像。应用线阵 EUS 比环扫 EUS 更易获得乳头的垂直视图。当然，应用彩色多普勒有助于区分胆管和周围血管结构（图 12.18）。

肝

肝的 EUS 影像有三个基础定位。不管 EUS 操作者如何调整，肝的成像范围还是主要取决于患者本身的解剖结构。一般来说，应使用设备的最低频率来最大限度地提高穿透性，在不同的成像位置反复检查后才能结束肝的扫描。无论是环扫还是线阵 EUS，都能比机械旋转 EUS 获得位置更深的肝成像。

第一个位置为十二指肠球部（图 12.8；图 12.19）。如果使用环扫 EUS，应该将水囊充满甚至过度充水使其固定于球部（视频 12.10）。在这个位置，偏转头端使其牢牢地顶住肝。然后最大限度地推进和回撤 EUS，同时做顺时针和逆时针旋转。最大限度推进是指要推进直至肝影像消失，而回撤时应撤至幽门处，此处通常会感受到阻力。十二指肠球部也是胆囊成像的最佳位置，通过将水囊过度充水来获得整个胆囊的成像。这个位置上的检查结束后，使水囊回缩，重新定位探头。第二个位置为胃窦部，将内镜头端置于胃窦并充盈球囊（图 12.20），此时应使 EUS 头端牢牢地压在紧邻肝的胃壁上（视频 12.11）。在检查肝左叶时也需最大限度地推进和回撤内镜。第三个位置是胃底部（图 12.21），从胃食管交界处开始，将探头向肝左叶方向挤压胃壁（视频 12.12）。从这个位置缓慢进镜，操作者通过顺时针和逆时针旋转镜身来扫描整个肝，持续进境直到无法更多地显示肝。

从技术和定位上讲，线阵 EUS 和环扫 EUS 在扫描肝时的操作方法是一样的。应用线阵 EUS，需要加大旋转镜身的力度来尽可能多地检查肝组织。

肝的解剖结构相对简单，具有回声壁的分支结构代表了门静脉系统，并行于门静脉系统的无回声结构（无彩色多普勒信号）代表了胆管树的分支。肝囊肿是常见的无回声结构，具有沿边缘回声增强的特征。肝转移肿瘤一般回声较弱，无明显的边界，瘤体可能非常小，因此需要操作者缓慢而仔细地扫

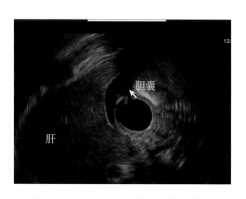

● **图 12.19** 将 EUS 固定在十二指肠球部，使头端偏转可以显示肝和胆囊的图像

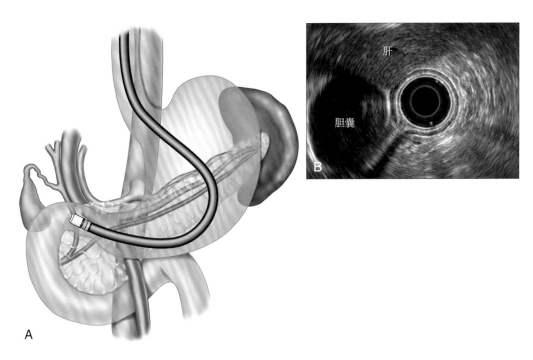

● **图 12.20** 肝的检查。A．将 EUS 头端置于胃窦部可以显现肝左叶；B．应将 EUS 头端牢牢地压到胃壁上以获得肝的影像

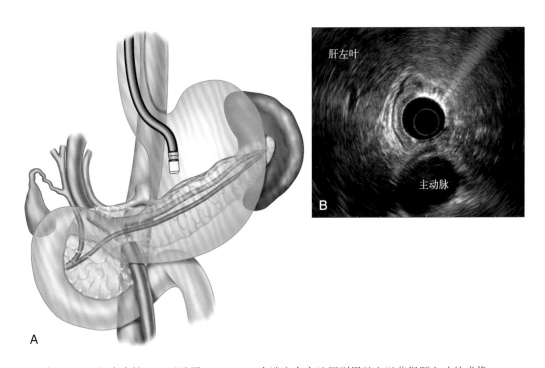

● **图 12.21** 肝的检查。A．超声内镜置于近端胃；B．EUS 头端应牢牢地压到胃壁上以获得肝左叶的成像

描。肝静脉向肝顶部走行并汇入下腔静脉，也具有无回声的特点。

在肝的 EUS 检查过程中令人烦恼的是，操作者不能确认是否已经获得了完整的肝成像，因此需要操作者在上述各个位点反复检查，这样才能获得满意的肝成像。

第 13 章

炎症性胰腺疾病的内镜超声检查

LARISSA L. FUJII–LAU, SURESH T. CHARI, THOMAS SMYRK, MICHAEL J. LEVY

（潘　雪　孙力祺　译　金震东　张敏敏　审校）

内 容 要 点

- 内镜超声（EUS）在炎症性胰腺疾病中的作用是主观的和非特异的，因此临床病史和临床表现在对做得出最终诊断是非常重要的。
- EUS 引导下的细针穿刺（FNA）在炎性胰腺疾病中主要用来排除或诊断被叠加的恶性疾患；细针穿刺活检（FNB）的作用仍需要被定义。
- 其他的互补成像模式，例如弹性成像和对比增强成像仍在实验阶段，不推荐在炎症性胰腺患者诊断中常规使用。

引言

　　胃肠病专家面对的最常见的胰腺疾病是炎症性疾病，特别是急性和慢性胰腺炎。影像学在这些疾病的诊断和治疗中起着关键的作用。内镜超声（endoscopic ultrasound，EUS）由于和胰腺距离近、成像清晰度高而成为胰腺诊断的完美技术。能够获得穿刺液进行细胞学评价和针芯活检组织进行组织学检查使得 EUS 在胰腺疾病的良性和恶性的最终诊断中起着决定性作用。其这些常见炎性疾病中的介入治疗也在进一步的明确中。

　　一些少见的疾病，如自身免疫性胰腺炎（autoimmune pancreatitis，AIP）和胰腺良性肿块在诊断方面仍有挑战，因此，EUS 的新型和互补的成像模式，如弹性超声和对比增强超声，也越来越多地得到应用，尽管其价值尚未完全明确。本章主要探讨 EUS 影像和组织活检在胰腺可疑炎症疾病中的诊断价值。

正常胰腺的 EUS 检查

　　EUS 下，正常胰腺间质主要表现为一种单纯的胡椒盐样的表现，中间有一纤细的无回声管道样结

构穿行其中，也就是主胰管（main pancreatic duct，MPD）（图 13.1，视频 13.1）。胰腺的轮廓一般比较光滑，没有明显的渗出样改变。大体上胰腺头、体、尾的宽度分别约为 19 mm、13 mm 和 12 mm[1]，主胰管的直径胰头部 2.2 mm，胰体部 1.5 mm，胰尾部 1.0 mm。

　　超过 75% 的患者 EUS 下腹侧胰腺表现为胰头部的一个局部的低回声区[2]。从最初的报告起，到现在新采用的改善的 EUS 处理器和传感器，几乎能对所有的患者进行探查。重要的是不能将腹侧胰腺误认为胰腺的肿块。反之，正常表现的低回声腹侧胰腺可能掩盖小型胰腺瘤和其他病变。当怀疑此部位有隐匿性病变时，需要考虑从十二指肠球部和十二指肠降段对腹侧胰腺做仔细检查。此外，电影模式和放大模式有助于进一步的仔细检查。

　　不幸的是，胰腺的外观表现常常变化多端，即便在没有明显疾病的状态下，有时也会呈现出慢性胰腺炎的特征。在为没有胰胆疾病迹象的患者行 EUS 时，在 28% 的患者中至少能发现 1 例胰腺实质或胰管异常[1]。EUS 影像异常会随着年龄的增长而增加，特别是 60 岁以上的老人和男性，最常见的异常是高回声条索状改变[2]。一些研究证明，小剂量的酒精摄入可以增加高回声病灶、主胰管扩张和高回声管壁的检出率。而抽烟能增加超回声病灶的检出率[3]。在没有胰胆疾病症状的患者中，也能发现 < 1 mm 的分支胰管[4]。

慢性胰腺炎

引言

　　慢性胰腺炎（chronic pancreatitis，CP）由胰腺的进行性炎症和瘢痕形成所致。患者最初可能表现为复发性急性胰腺炎，有时首先表现为急性胰腺炎的患者可能已经发生继发于慢性胰腺炎的结构和功

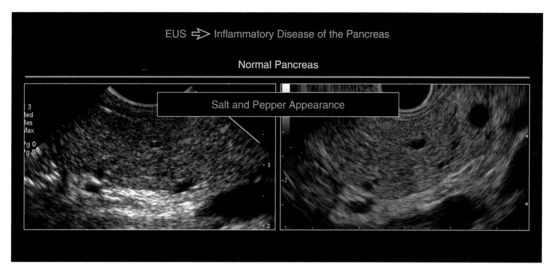

● **图 13.1** EUS 检查显示没有胰腺病理改变的无症状患者胰腺的"盐和胡椒"影像（见视频 13.1）

能的改变。腹痛经常位于上腹部并辐射到背部，因进食而加重。当超过 85% ~ 90% 的胰腺受到影响时，患者也可能表现出外分泌功能不全（伴有脂肪泻、体重减轻和脂溶性维生素缺乏症）和（或）内分泌功能不全（伴有葡萄糖耐受不良或糖尿病）[5]。

尽管在重症患者中 CP 的诊断是直接的，主要表现为胰腺钙化和扩张的 MPD，但在疾病早期阶段诊断仍具挑战性。此外，尽管胰腺钙化最常见于 CP，但其他形式的胰腺病变亦可见钙化形成，其中包括神经内分泌肿瘤、导管内乳头状黏液性肿瘤、黏液性囊腺瘤、浆液性囊腺瘤和一些胰腺癌等[6]。钙化模式和钙化程度为患有 CP 的患者提供的诊断线索主要表现为 MPD 和胰腺实质的钙化，后者通常实际上包含外周的分支胰管。此外，扩张的 MPD 可能是源于其他重要的病理表现，包括阻塞的肿瘤或导管内乳头状黏液性肿瘤（intraductal papillary mucinous neoplasm，IPMN），而不是 CP。

CP 的诊断依赖于症状、非侵入性的影像学 [计算机断层扫描（computed tomography，CT）、磁共振成像（magnetic resonance imaging，MRI）/ 磁共振胰胆管造影术（magnetic resonance cholangiopancreatography，MRCP）] 和（或）EUS 的联合。在有 CP 记录的患者中，最常见的 CT 表现（按频率递减顺序）包括扩张的 MPD 伴有继发性改变（68%）、胰腺实质萎缩（54%）、胰腺钙化（50%）、液体集聚（30%）、局灶性胰腺增大（30%）、胆管扩张（29%）、胰周脂肪改变（16%）和正常胰腺（7%）[7]。

遗憾的是，这些 CT 发现并不只限于 CP。CT 还用于帮助检测 CP 的并发症以及排除其他与腹痛相关的疾病。MRI/MRCP，尤其是在促胰液素刺激下，对早期 CP 的检测优于 CT 扫描[8]。MRI/MRCP 的发现包括 MPD 扩张、侧支异常、狭窄、导管内结石、囊肿形成、实质萎缩以及造影剂给药后 T1 加权图像延迟和增强的胰腺信号强度。MPD 扩张顺应性（正常约 1 mm）和促胰液素刺激后的侧支胰管异常都有助于增强 MRI 检测早期 CP 的能力。

EUS 的作用

美国胰腺协会（the American Pancreatic Association，APA）建议采用逐步方法诊断 CP（图 13.2）[8]。对于具有相应临床症状和体征的患者，APA 首先建议进行 CT 检查，如果仍诊断不明，则应进行促胰液素刺激下 MRI / MRCP 检查。只有当非侵入性成像结果仍不能明确诊断时，才推荐 EUS。如果 EUS 不确定，APA 建议使用胰泌素给药进行胰腺功能检查。然而，应该注意的是，由于可用性有限、患者耐受性差和诊断准确性差，胰腺功能测试作用不大。最后，只有在上述方法诊断仍然不确定时才考虑使用诊断性内镜逆行胰胆管造影术（endoscopic retrograde cholangiopancreatography，ERCP）。由于 CP 的各种临床和影像学特征通常是非特异性的，并且在没有胰腺疾病的患者中常见，因此在临床上谨慎解释这些发现是很重要的，特别是在考虑治疗干预时更应慎重，EUS 此时可能作用更大（图 13.3 ~

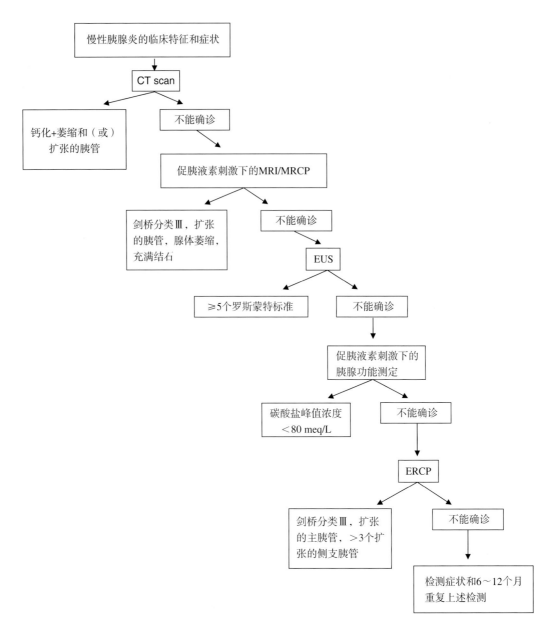

● **图 13.2** 慢性胰腺炎诊断的常用参数 [8]。CT：计算机断层扫描；ERCP：内镜逆行胰胆管造影术；EUS：内镜超声；MPD：主胰管；MRCP：磁共振胰胆管造影术； MRI：磁共振成像

图 13.8，视频 13.2 和视频 13.3）。

EUS 成像特征

慢性胰腺炎 EUS 诊断标准

常规 EUS 诊断 CP 的标准依赖于九个特征的评估。四项胰腺实质特征包括高回声灶（1～2 mm 高回声点）、高回声条索（不规则高回声线 > 3 mm）、小叶状（2～5 mm 小叶）和囊肿（胰腺实质内薄壁低回声结构 > 2 mm）；五项管道特征包括 MPD 扩张（头部 > 3 mm，体内 > 2 mm，胰腺尾部 > 1 mm）、

导管不规则、高回声导管边缘、可见分支胰管和导管内结石（图 13.9～图 13.12，视频 13.4 和视频 13.5）[8-9]。CP 诊断所需的 EUS 标准在不同 EUS 医师、研究机构和研究方案中各有不同。多数人认为符合 1～2 个标准是正常胰腺的指征，符合 3～4 个标准可考虑早期 CP，≥ 5 个标准可诊断 CP[8]。当然，诊断所需的阈值越高，灵敏度越低，特异性就越高。

最近，有人采用了另一种基于 EUS 的分类系统来诊断 CP（Rosemont 分类），这是根据国际公认的 EUS 医师的共识制订的 [10]。根据诊断 CP 的预测准确性而分为主要标准和次要标准。此外，三个主要

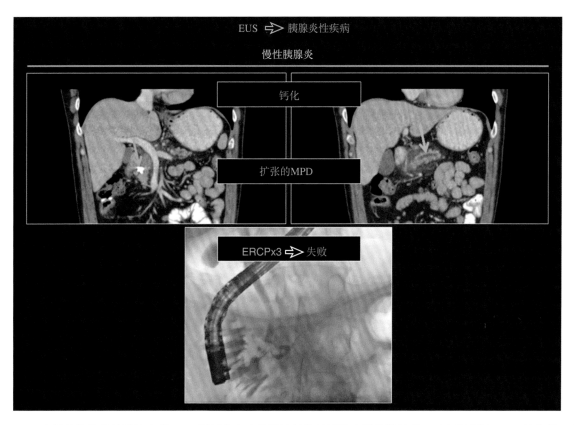

● **图 13.3**　48 岁慢性胰腺炎的男性患者，CT 显示伴有大的胰头导管结石和上游导管扩张。三次尝试行 ERCP 均失败，患者转诊行进一步评估和结石清除。CT 显示胰头内的主胰管内有一巨大的石头（橙色箭头），伴有上游导管扩张（绿色箭头）。三次 ERCP 失败均为插管主胰管失败。MPD：主胰管

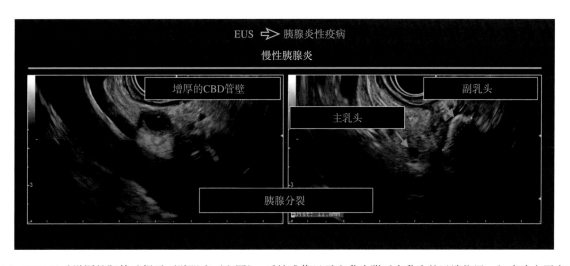

● **图 13.4**　EUS 显示增厚的胆管壁提示下游阻塞（左图）。后续成像显示主乳头附近次乳头的远端位置，初步确定了在之前的横断面成像中遗漏的胰腺分裂的诊断（右图）。在副胰管中可见了大结石。CBD：胆总管（见视频 13.2）

标准又细分为主要 A 特征和主要 B 特征。主要标准包括：带声影的高回声灶（主要 A）、MPD 结石（主要 A）和蜂窝状小叶（主要 B）。八个次要标准包括：没有蜂窝状改变的小叶、没有声影的高回声灶、囊肿、条索状改变、不规则的 MPD、扩张的侧支胰管、MPD 扩张和高回声 MPD 边缘。表 13.1 给出了每个标准的定义。Rosemont 分类使用这些主要和次要标准建立了 CP 的诊断：1 个主要 A 特征 + ≥ 3

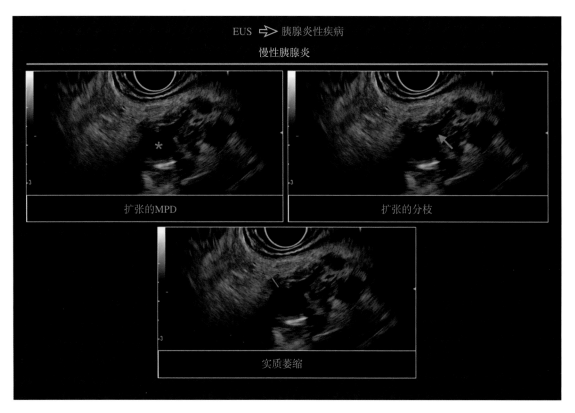

● **图 13.5** EUS 显示慢性胰腺炎的典型特征，包括扩张的主胰管（MPD）（左上）、扩张的侧支胰管（右上）和胰腺实质萎缩（下）。这些特征继发于由结石引致阻塞性变化（见视频 13.3）

个次要特征，1 个主要 A 特征＋主要 B 特征，或 2 个主要 A 特征。EUS 检查"可疑 CP"包括以下内容：1 个主要 A 特征＋＜ 3 个次要特征，主要 B 特征和≥ 3 个次要特征，或≥ 5 个次要特征。归类为"CP 不确定"的包括：＞ 2 个次要特征，＜ 5 个没有主要特征的次要特征，或主要 B 特征＋＜ 3 个次要特征。"正常"结果是具有≤ 2 个次要特征的结果，排除囊肿、扩张的 MPD 和侧支胰管、没有声影的高回声灶和主要特征。

传统分类和 Rosemont 分类的比较

正如所预期的，基于每个特征的定义和分组标准的多样化，罗斯蒙特分类比传统分类更严格、更难以记住和应用于临床实践[11]。研究表明，应用传统分类的 3 个标准，更多患者可被诊断为 CP；然而，当使用 5 个特征诊断时，传统方式诊断患有 CP 的患者数量与 Rosemont 分类相比并没有显著差异。Rosemont 分类中"疑似 CP"的诊断标准是诊断 CP 中最严格的，甚至超过常规分类方法中 5 个特征的诊断标准。

EUS 检查结果与手术组织病理学的相关性

在一项评估后来接受胰腺手术患者的传统 EUS 标准的研究中，≥ 4 EUS 标准是组织学 CP 的最佳预测因子，其敏感性、特异性和准确性分别为 90.5%、85.7% 和 88.1%[9]。而且 EUS 征象与组织学纤维化评分之间也有很好的相关性（$r = 0.85$，$P < 0.0001$）。特别是高回声灶（$P < 0.0001$）、高回声条索（$P > 0.001$）、小叶状改变（$P = 0.04$）、结石（$P < 0.001$）、扩张的 MPD（$P < 0.0001$）、不规则 MPD（$P < 0.0001$）、不规则侧支胰管（$P < 0.001$）和高回声 MPD 边缘（$P = 0.03$）均与组织学上的纤维化显著相关。扩张或不规则的 MPD 在诊断纤维化的存在方面具有最高的灵敏度、特异性和准确性。

另一项研究也表明，应用≥ 4 EUS 标准对进行胰岛自体移植的全胰切除术患者的非钙化 CP 进行预测[12]，然而，在切除标本中确定纤维化评分≥ 6 的敏感性、特异性和准确性均低于之前的研究，分别为 61%、75% 和 63%。他们发现 EUS 特征与纤维化程度之间存在虽然较差但仍显著的相关性（$r =$

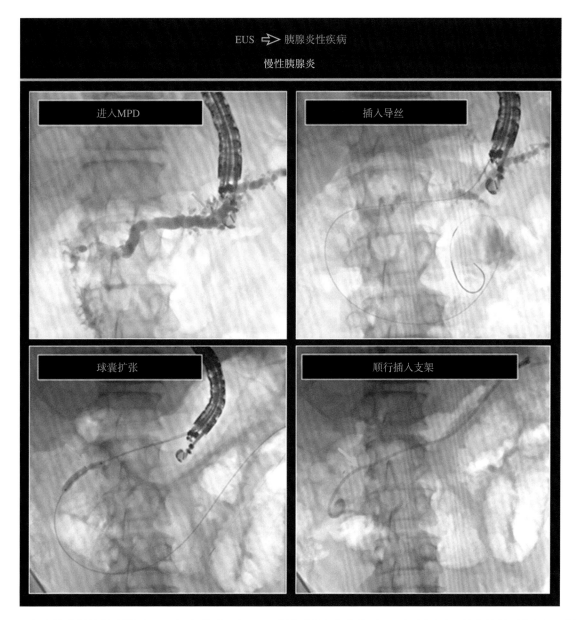

● **图 13.6**　在内镜逆行胰腺造影（ERCP）失败后，在 EUS 引导下进入主胰管（MPD）（左上）、插入导丝（右上）、进行球囊扩张（左下），并最后顺行行支架置入术（右下）

0.24，$P < 0.05$）。在单变量分析中，没有一项单独的传统特征可以预测纤维化的存在。在调整年龄、性别、体重指数（body mass index，BMI）、吸烟和饮酒等因素后进行线性回归分析时，仅发现 MPD 不规则性（$P = 0.02$）可预测 CP。正如所预期的，在另一项研究中，对手术切除标本的纤维化评分采用较低的临界值（纤维化评分 ≥ 2），≥ 4 EUS 标准显示出更高的敏感性和特异性，分别为 84% 和 100%[13]。

　　上述研究方法和结果突显了使用纤维化评分的困难性，即对用于诊断 CP 的组织学标准的适当阈值缺乏共识。此外，单独使用纤维化评分作为 CP

的诊断金标准是有问题的，因为它只是简单地反映"温和"纤维化的存在，这是在没有实质性破坏或炎症的情况下看到的纤维化，通常存在于没有内分泌或外分泌功能障碍的无症状患者[1]。这种"温和"纤维化在酗酒、高龄、男性、肥胖和吸烟的情况下已有报道。并且在没有任何 CP 证据且胰腺成像、功能和组织学正常的患者中也能检测到。然而，关于这种纤维化是否预示着存在会随着时间的推移进一步发展的非常早期的疾病尚有争论。理论上不太可能完全考虑到这种情况，因为这种"温和"纤维化可高达 60%，而酗酒者的 CP 的终生风险也仅

表 13.1	**Rosemont 特征的定义**
胰腺实质特征	
带声影的高回声灶	≥ 3 个高回声结构，长度和宽度 ≥ 2 mm 且带声影
小叶结节	边界清晰，≥ 5 mm 的结构，边缘增强，中心相对回声差；体、尾部需存在 ≥ 3 个小叶伴蜂窝状：连续 ≥ 3 个小叶
	不伴蜂窝状：不连续的小叶
不伴声影的高回声灶	≥ 3 个高回声结构，长度和宽度 ≥ 2 mm，无声影
囊肿	无回声，具有 / 不具有分隔，圆形 / 椭圆形结构
线样改变	≥ 3 mm 的高回声线；成像平面至少 2 个不同方向上长度 ≥ 3 mm
管道特征	
MPD 结石	具有声影的 MPD 内的高回声结构
不规则的 MPD 形状	MPD 不均匀或不规则的轮廓；仅评估胰体和尾部
扩张的侧支胰管	≥ 3 个管状无回声结构，每个宽度 ≥ 1 mm，从 MPD 发出；只评估胰体和胰尾
MPD 扩张	体内胰管 ≥ 3.5 mm 或尾部胰管 ≥ 1.5 mm
高回声 MPD 边缘	体尾部整个 MPD 的 50%（包括近端和远端）以上有高回声结构

MPD：主胰管

From Catalano MF，Sahai A，Levy M，et al. EUS-based criteria for the diagnosis of chronic pancreatitis：the Rosemont classiication. *Gastrointest Endosc*. 2009；69：1251-1261.

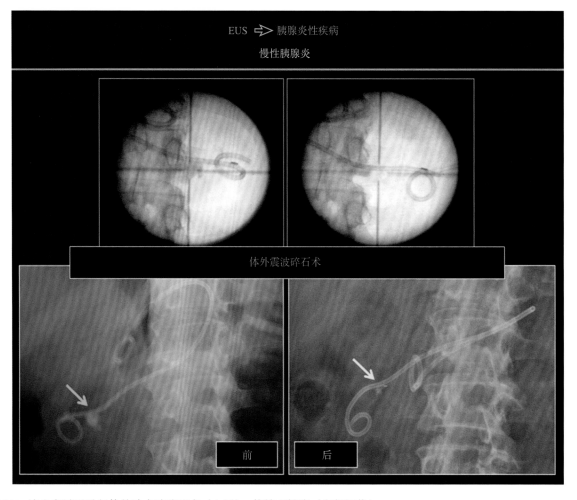

● 图 13.7 该患者随后进行体外冲击波碎石术（上图），使结石粉碎（底部图像）

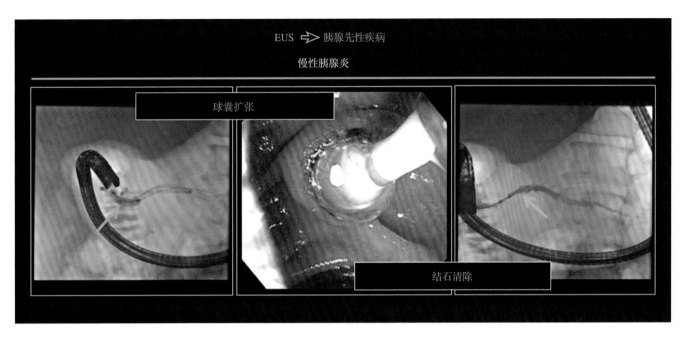

- 图 13.8　该患者后续 ERP 最终清除了结石

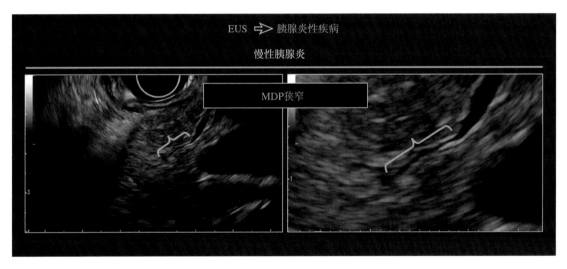

- 图 13.9　EUS 显示慢性胰腺炎患者长长的良性狭窄。MPD：主胰管

为 2% ～ 5%。"温和"纤维化是否代表 CP 的早期阶段和（或）单独的实体尚不清楚。在进行 EUS 时需要谨慎，因为这种临床隐匿性的温和纤维化可能无法与 CP 区分并且可能导致过度诊断（图 13.13 和图 13.14，视频 13.6）。

已发现某些个体和分组标准与手术的胰腺组织学相关。在一项研究中评估了 100 名进行 EUS 检查的疑似 CP 的患者，他们在随后的 1 年内进行了胰腺切除术，蜂窝状的小叶、伴有声影的高回声灶、扩张的 MPD、不规则 MPD 和扩张的侧支均与组织学诊断的 CP 严重性相关[14]。EUS 特征与组织病理学相关性最高的包括胰腺头部和主胰管带声影高回声灶 [比值比（odds ratio, OR）10.9；95% 可信区间（confidence intervod, CI）2.9 ～ 40.5]，胰头带声影的高回声灶和钙化（OR：8.8；95% CI：2.6 ～ 28），胰头囊肿和假性囊肿（OR：12.9；95% CI：3.2 ～ 52.3），胰头 MPD 扩张和扭曲（OR：12.8；95% CI：2.6 ～ 62.9），胰头部的侧支胰管扩张和扭曲（OR：6.4；95% CI：1.9 ～ 22），胰腺体尾部蜂窝状小叶和主胰管扭曲（OR：6.2；95% CI：1.3 ～

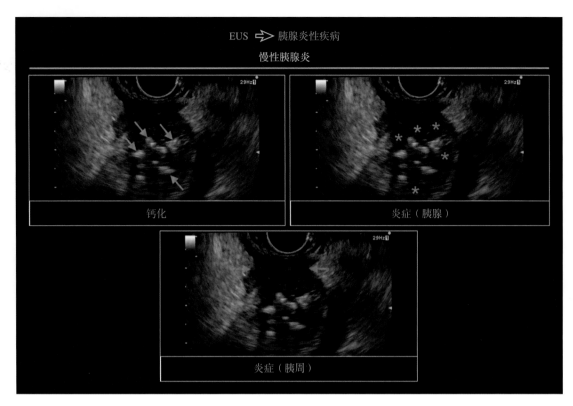

• **图 13.10** 慢性胰腺炎急性加重患者的 EUS 检查。除钙化（左上）外，还有胰腺（右上）和胰周（下）的炎症变化（视频 13.4）

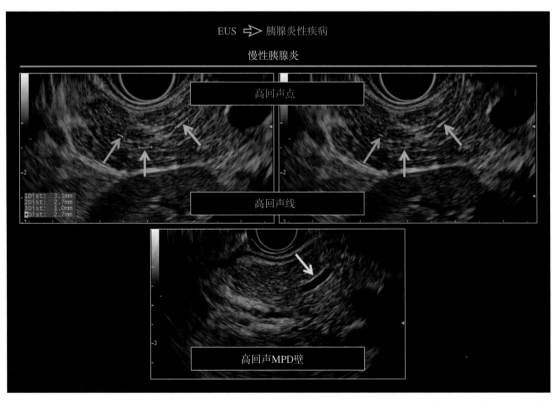

• **图 13.11** EUS 突出了慢性胰腺炎的特征，包括高回声灶（橙色箭头）、高回声条索（绿色箭头）和高回声主胰管壁（黄色箭头）。EUS 怀疑患有轻度或早期慢性胰腺炎，通过针刺活检得到证实。MPD：主胰管

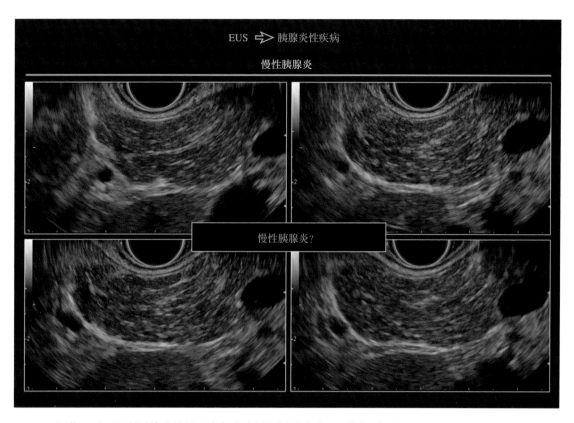

● 图 13.12　EUS 图像显示了针刺活检确认的患有轻度或早期慢性胰腺炎的特征（见视频 13.5）

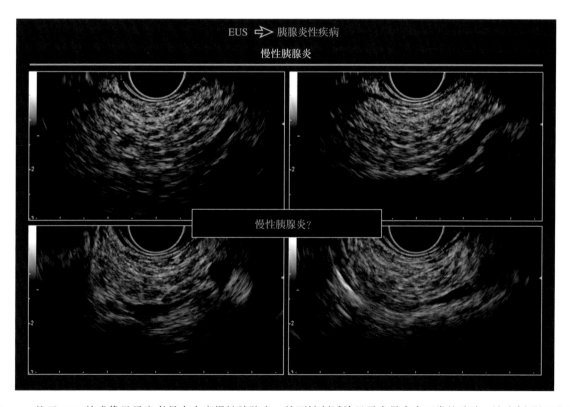

● 图 13.13　基于 EUS 的成像显示患者具有中度慢性胰腺炎，然而针刺活检显示大量完全正常的胰腺。该病例强调了 EUS 成像可能出现的局限性（见视频 13.6）

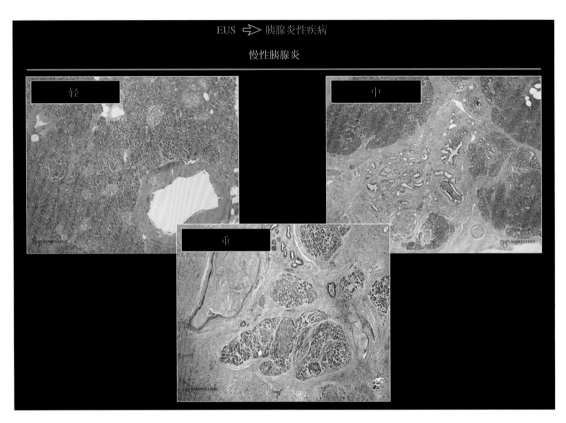

● **图 13.14** 病理学显示轻度（左上）、中度（右上）和严重（下）慢性胰腺炎

30.2），胰体尾的假性囊肿和囊肿（OR：32；95%CI：4.6 ~ 222.6）。因此，虽然常规标准和 Semont 分类系统是基于对胰腺体、尾部的评估，但这项研究表明，在胰腺头部的发现也可能对 CP 的诊断具有重要意义。然而，在有确切的验证数据之前，仍应对此采取谨慎态度，因为即使在没有任何胰腺病理学的临床患者中，胰头内常见的 EUS 形态改变也是存在的。

超声医师观察者的可变性

使用 EUS 诊断 CP 时的一个主要限制是观察者间变异性（interobserver variability，IOA）。使用常规标准，IOA 由 11 名超声内镜专家确定，他们回顾了 33 名疑似 CP 的患者和 12 名对照者的 EUS 录像带[15]。ka 对 CP 诊断的总体一致性是中等程度的（$K = 0.45$）。关于个体特征，只有 MPD 扩张（$K = 0.6$）和小叶结节（$K = 0.51$）具有良好的一致性；其余七个特征的 IOA 很差。另一项研究评估了两名不同的 EUS 检查者对 24 名没有任何胰胆疾病的患者进行的当天背靠背 EUS[16]。尽管缺乏 CP 的临床症状或影像学证据，32% 的患者有高回声条索，30% 有高回声导管壁，16% 有高回声灶，14% 有扩张的 MPD，9% 有小叶结节，5% 有胰腺囊肿。两位超声内镜检查者之间的 IOA，对于高回条索和胰腺囊肿诊断认同度较高，对中度的小叶结节、扩张的 MPD 和高回声灶的诊断认同尚可，对高回声灶的认同一般。

一项多中心研究比较了使用常规标准和 Rosemont 分类的 EUS 专家之间的 IOA，发现分别存在着中等一致性（$K = 0.54$；95%CI：0.44 ~ 0.66）和实质性一致性（$K = 0.65$；95%CI：0.52 ~ 0.77）[17]，分类系统之间没有统计学上的显著差异。其他研究同样表明，与传统分类相比，Rosemont 分类并未改善 IOA[18-19]。

EUS 下活检术

EUS FNA 在 CP 中的主要作用是区分局灶性 CP（炎性假瘤）与胰腺癌（pancreatic adenocarcinoma，PaC）和其他肿瘤。PaC 在患有 CP 的患者中比在一般人群中更常见，10 年时累积风险为 1.8%（95%CI：1% ~ 2.6%），20 年时为 4%（95%CI：2% ~ 5.9%）[20]。有些人发现单独的 EUS 影像可能不足以区分两者[21]，EUS FNA 对 CP 的胰腺肿块具有较低的敏感性，可能需要多次穿刺以明确诊断[22-23]。较低的诊断敏感性可能是由于穿刺不正确造成的，因为无法通过 EUS 成像识别肿瘤和 CP 瘤周的变化，从而导致活检靶向性误穿。此外，当非肿瘤的 CP 材料标本包含部分恶性成分时，细胞学上的解释更具挑战性。详细信息请参阅良性胰腺肿块部分。

EUS 中的图像增强技术

EUS 的弹性成像

若干研究中已显示 EUS 弹性成像可以提高 CP 的 EUS 诊断准确性，有助于克服 EUS 医师间变异性的局限性。弹性成像通过轻微压缩来评估组织硬度并比较压缩前后的图像以确定组织变异的程度[24]。在已知或疑似 CP 的患者中，EUS 的 Rosemont 特征的平均值和数量呈负相关（$r = -0.59$，$P < 0.001$）[25]。符合 Rosemont 标准的正常胰腺、疑似 CP、提示 CP、符合 CP 的平均弹性成像值为 90.1±19.3，73.2±10.6，63.7±14.2 和 56.1±13.6（每个阶段之间的差异 $P < 0.001$）。取自胰腺头、体、尾的平均应变比 strain vatio：SR；B/A 比，其中面积 A 对应于胰腺实质，面积 B 对应于正常周围肠壁）与 EUS Rosemont 标准的数量呈线性相关（$r = 0.813$，$P < 0.0001$），ROC 曲线下面积为 0.949（95%CI：0.916 ~ 0.982）[26]。

EUS 弹性成像也被用于预测 CP 患者的外分泌功能不全。碳 13 呼气试验用于诊断 35 例（30.4%）通过 MRI/MRCP 和 EUS 诊断为 CP 的外分泌功能不全[27]。与正常呼气试验患者相比，胰腺外分泌功能不全的患者（2.99；95%CI：2.82 ~ 3.16，$P < 0.001$）有更高的 SR（B/A 比率对应于胰腺实质 A 和胰周软组织 B），为 4.89（95%CI：4.36 ~ 5.41）。此外，SR > 5.5 的患者有 92.8% 的可能患有胰腺外分泌功能不全。

先进的 EUS 技术

EUS 引导下腹腔神经丛阻滞术

虽然许多 CP 患者偶有严重且难治的腹痛，但对此的治疗方法有限。腹腔神经丛阻滞（celiac plexus block，CPB）对某些患者而言是一种选择，包括将局部麻醉剂和类固醇注入腹腔神经丛和（或）直接注入腹腔神经节。历史上由外科医生或放射科医生进行 CPB，但由于 EUS 可以与腹腔干的起始部

紧密接近、使用多普勒可以明确周围结构以及可以连续成像引导穿刺针，因此 EUS 引导下的 CPB 已成为首选方法。有关 CPB 的适应证、禁忌证、风险、作用和技术的更多信息，请参阅第 25 章。

急性胰腺炎

简介

急性胰腺炎（acute pancreatitis，AP）通常表现为急性的中上腹或左上腹疼痛，伴有背部、胸部或侧腹部的放射痛。AP 的诊断需要符合以下 3 个标准中的 2 个：①持续性的上腹部疼痛；②血淀粉酶高于正常上限值的 3 倍以上；③典型的腹部影像学表现[28]。由于急性胰腺炎主要为胆源性（占 40% ~ 70%），腹部超声可以作为最初的检查方法。CT 和 MRI 检查并不作为常规推荐，如果患者在 48 ~ 72 小时内没有明显好转，可以考虑进行 CT 和 MRI 的评估。

EUS 的作用

急性胆源性胰腺炎

ASGE 指南关于可疑胆总管结石的内镜预测因素列于在表 13.2[29]。如果通过内镜观察到一个"非常强"的因素或者两个"强"的因素，则胆总管结石的发生率较高（> 50%）。如果内镜下没有呈现发

表 13.2　胆总管结石的内镜预测因素

非常强的预测因素	腹部 B 超观察到胆总管结石
	逐渐加重的胆管炎
	总胆红素 > 4 mg/dl
强的预测因素	超声观察到扩张的胆总管（> 6 mm，胆囊未切除）
	总胆红素 1.8 ~ 4 mg/dl
中等预测因素	除胆红素升高以外的肝功能异常
	年龄 > 55 岁
	临床怀疑为胆源性胰腺炎

CBD：胆总管
From Maple JT, Ben-Menachem T, Anderson MA, et al. The role of endoscopy in the evaluation of suspected choledocholithiasis. *Gastrointest Endosc.* 2010；71：1-9.

生因素，则胆总管结石的发生率较低（＜10%）。除以上两种情况外，其他患者都认为胆总管结石发生的可能性为（10%～50%）。根据指南的推荐，对于高度怀疑胆总管结石的患者，首先应当行 ERCP，而不是胆囊切除术。如果是低发生可能性组，则可以直接行胆囊切除术。对于不能确定的患者，需要在胆囊切除的术中行胆道镜观察，或者在术前进行 EUS 或 MRCP 的检查。很多医师在这种情况下更倾向于采用 EUS 检查，因为 EUS 可以采用和 ERCP 取石术同样的设备（图 13.15，视频 13.7）。采用上述的标准和规范的术前 EUS 检查，可以避免将近一半（44%）的不必要的 ERCP[30]。

一篇随机对照研究或临床试验的系统综述比较了 ERCP 和 EUS 在胆源性胰腺炎中的诊断准确率，发现 EUS 具有更高的检查完成率，此结果可能是由于乳头水肿而影响了 ERCP 的操作[31]。此研究同时估计了平均有 71.2% 的不必要的 ERCP 可以通过 EUS 检查来避免。同时，在 EUS 组没有并发症发生，在 ERCP 组有 10 多患者发生了术后出血。

另一个研究评估了早期进行 EUS 检查（入院 24 小时内）的价值，41 名怀疑为胆源性胰腺炎的患者 CT 检查未发现明确的结石或胆泥的存在，但通过 EUS 检查有 49% 的患者发现了结石或胆泥[32]。EUS 还可以发现断层影像学难以发现的壶腹部癌（图 13.16～图 13.18，视频 13.8）[33]。

急性特发性胰腺炎

特发性胰腺炎的定义为，当通过询问完整病史（如饮酒）、实验室检查（血钙、甘油三酯）和影像学检查（腹部超声、CT、MRI 和 MRCP），仍无法确定发病原因的胰腺炎[28]。EUS 对于特发性胰腺炎的评估是有帮助的，但是与在住院期间对可疑急性胆源性胰腺炎即行 EUS 检查诊断不同，对于特发性胰腺炎的诊断需要在急性发作后 4～6 周待胰腺炎症消退后再行检查。在腹部超声、CT、MRI/MRCP 检查均为阴性的胰腺炎患者中，有 55%～79% 的患者通过 EUS 检查明确了病因[34-36]。胆道疾病，包括胆囊结石、胆囊泥沙样结石、胆总管结石和胆总管泥沙样结石，是 EUS 最常发现的导致胰腺炎的病因。其他发现的病因，包括慢性胰腺炎、胰腺分裂、胰腺囊肿、肿瘤和其他病理学改变等，都可经 EUS 发现（图 13.19 和图 13.20）。推荐的对特发性胰腺炎诊断的流程图见图 13.21[37]。

同 MRCP 相比，EUS 具有更高的诊断准确率（20% vs. 51%，$P < 0.001$）[38]。EUS 比 MRCP 更容易发现胆囊疾病（24% vs. 4%，$P < 0.05$）和 CP（18% vs. 2%，$P < 0.05$）。同样的，在另一个包含 38 名特发性胰腺炎的患者中，对这些患者同时进行 EUS 和 MRCP 的检查。EUS 发现了 39.5% 的患者的病因，而 MRCP 发现了 21% 的患者的病因（$P = 0.09$）[39]。EUS 更能发现胆道的疾病，而 MRCP 更能发现胰管的异常。

ACG 急性胰腺炎管理指南推荐对于年龄大于 40 岁的患者常规行 EUS 和（或）MRCP 的检查以除外胰腺肿瘤（图 13.22 和图 13.23，视频 13.9 和视频 13.10）[28]。在一个大样本量的来自退伍老兵健康管

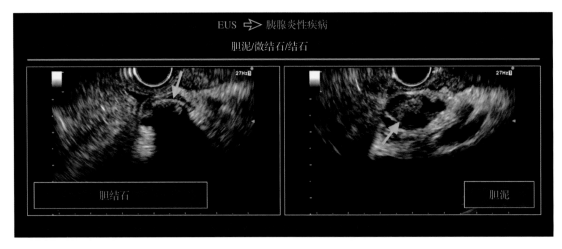

● **图 13.15**　一名复发性胰腺炎的患者，EUS 图像在远端胆管处发现一个伴有后方声影的钙化结石（左箭头）。进一步的扫查发现附近的胆泥，不伴声影（右箭头）

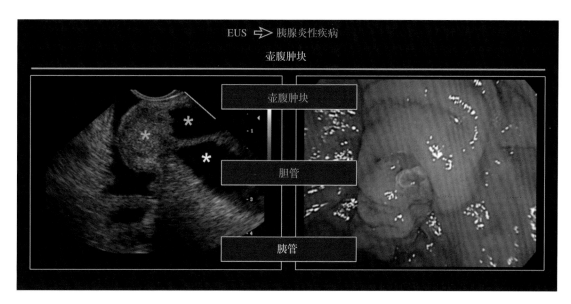

● **图 13.16**　在一名复发性胰腺炎患者中，EUS 发现了一个壶腹部占位（橙色＊），导致胆管（绿色＊）和胰管（黄色＊）的扩张。内镜下发现乳头大，但没有发现深部肿瘤的证据

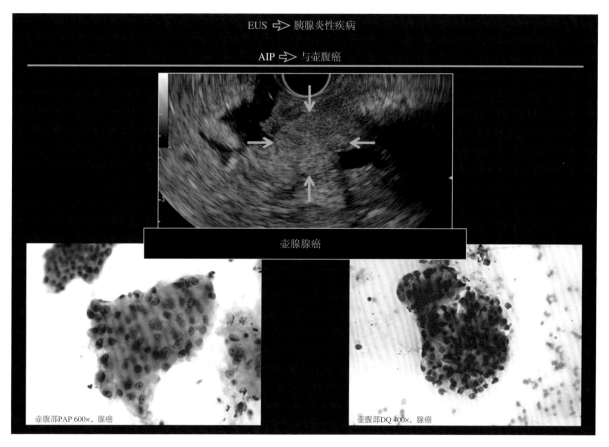

● **图 13.17**　49 岁的女性表现为无痛性黄疸。在之前就诊的医院接受了 CT、MRI/MRCP、ERCP（×2）和 EUS（×2）的检查，但病理结果仍为阴性。患者再次接受 EUS 检查（见视频 13.8）。EUS 下看到一个边界良好的 1.5cm 的低回声壶腹部肿块，细胞学诊断为壶腹部腺癌

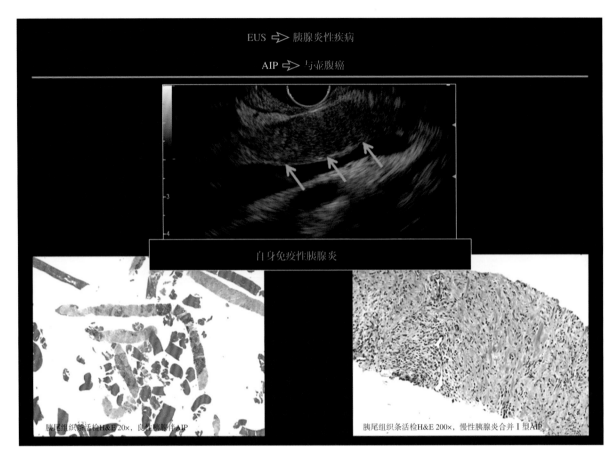

● **图 13.18** 49 岁的女性表现为无痛性黄疸。在之前就诊的医院接受了 CT、MRI/MRCP、ERCP（×2）和 EUS（×2）的检查，但病理结果仍为阴性。患者再次接受 EUS 检查，在胰尾部发现了变化，考虑为 AIP 可能（箭头）。最后通过 EUS FNB 和手术切除确认为 AIP。此病例提示我们需要熟悉肿瘤和 AIP 在 EUS 图像下的不同

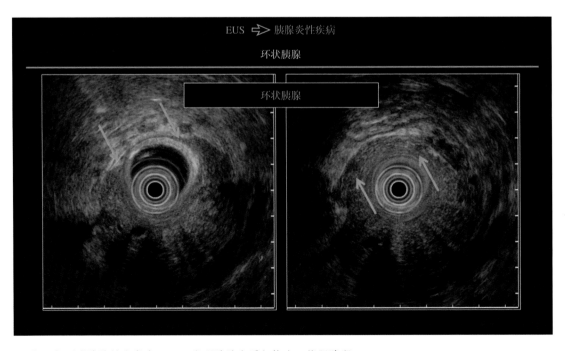

● **图 13.19** 在一名环形胰腺的患者中，EUS 发现胰腺实质包绕十二指肠降段

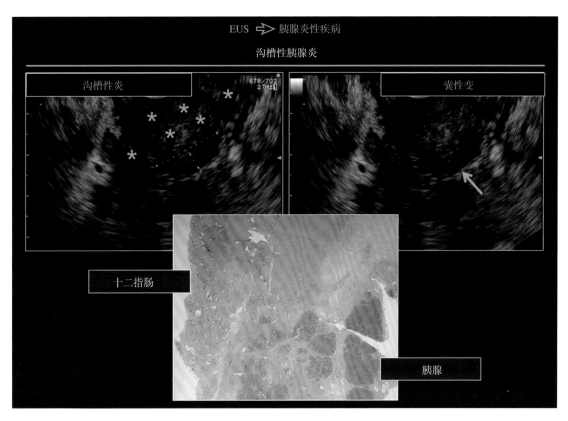

- 图 **13.20** 一名表现为复发性特发性胰腺炎的患者，EUS 发现为沟槽性胰腺炎。由于无法解决病因，需要手术仍然

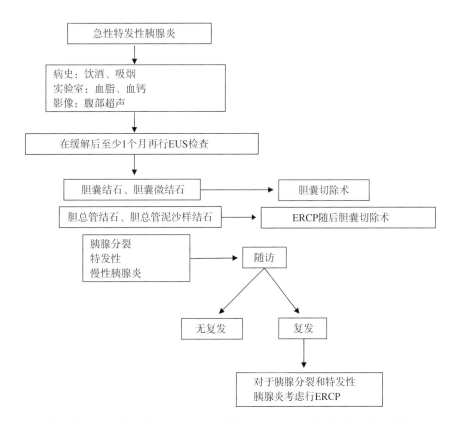

- 图 **13.21** 推荐的急性特发性胰腺炎的临床策略。CBD：胆总管；ERCP：内镜逆行胆胰管造影；EUS：内镜超声（Adapted from Wilcox CM，Seay T，Kim H，et al. Prospective endoscopic ultrasound-based approach to the evaluation of idiopathic pancreatitis：causes，response to therapy，and long-term outcome. *Am J Gastroenterol*. 2016；111；1339-1348.）

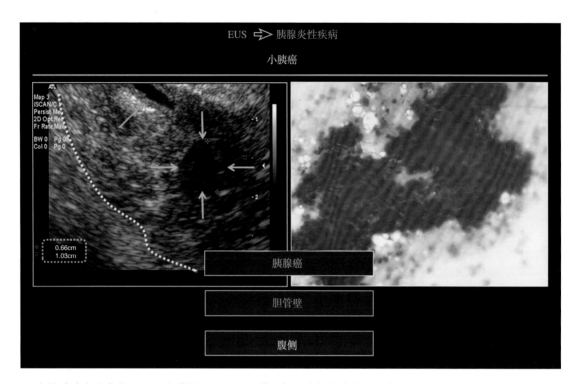

● **图 13.22** 急性胰腺炎患者的 EUS。之前的 CT 和 EUS 检查提示为慢性胰腺炎，但需要进一步检查。EUS 在胆管壁附近（橙色箭头）发现了一个小的胰腺癌（绿色箭头），并通过 EUS FNA 证实。此占位很容易在检查中遗漏，因为它的位置很靠近能遮盖肿瘤的腹背侧（黄色线）

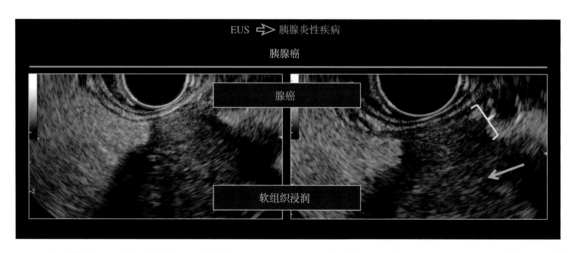

● **图 13.23** 59 岁的男性表现为急性胰腺炎。之前的 CT（×2）和 EUS 都诊断为急性胰腺炎，EUS FNA 结果也为阴性。对患者再次进行 EUS 检查（见视频 13.9 和视频 13.10）。EUS 发现了低回声的肿胀的腺体，主胰管不可见，提示急性胰腺炎或 AIP 的可能。然而，在靠近胃壁处发现一突入胰周的软组织影，考虑为胰腺癌的可能（绿色箭头）。EUS FNA 和随后的手术都证实了这一诊断

理中心的数据显示，在有急性胰腺炎病史的人群中，胰腺癌的发病风险较正常人群高[40]。急性胰腺炎后第 1 年，相对危险度（relative risk，RR）为 66.01，95%CI：47.24-92.23，$P < 0.0001$；急性胰腺炎后第 2 年，RR=5.15，95%CI：2.30-11.52，$P < 0.0001$。

在 40 岁以下的人群中胰腺癌的风险为 0，同时胰腺癌的风险随年龄的增长而增加（表 13.3）。酗酒和胰腺癌有低度相关性（RR = 0.37；95% CI：0.22 ～ 0.62）；吸烟和胆囊结石与胰腺癌发病无关。

表 13.3　年龄和急性胰腺炎病史对于胰腺癌发病率和相关风险的分析

年龄	有急性胰腺炎病史			无急性胰腺炎病史			相关风险系数（95% 可信区间）	P 值
	例数	胰腺癌例数	发病率（1000人/每年）	例数	胰腺癌例数	发病率（1000人/每年）		
41 ~ 50	1470	10	7.69	121 005	13	0.11	104.78（43.43 ~ 252.79）	< 0.0001
51 ~ 60	2342	28	14.28	139 977	25	0.18	79.93（43.38 ~ 147.30）	< 0.0001
61 ~ 70	787	13	20.96	79 968	31	0.40	52.69（24.95 ~ 111.27）	< 0.0001
> 70	832	18	28.67	88 285	51	0.62	54.73（30.26 ~ 98.98）	< 0.0001
合计			14.48				66（47.23 ~ 92.22）	

From Munigala S，Kanwal F，Xian H，et al. Increased risk of pancreatic adenocarcinoma after acute pancreatitis. *Clin Gastroenterol Hepatol*. 2014；12：1143-1150.e1.

复发性急性胰腺炎

同急性特异性胰腺炎一样，与 MRCP 和 ERCP 相比，EUS 在复发性急性胰腺炎（recurrent acute pancreatitis，RAP）中有更高的诊断准确率[41]。EUS 发现了 79.5% 的 RAP 患者的病因，最常见的原因为胰腺导管异常（38.6%），包括主胰管和分支胰管的扩张（图 13.24 和图 13.25，视频 13.11 和视频 13.12）；胆道疾病和 < 3 mm 的囊肿占 18.2%；胰腺分裂占 13.6%。MRCP 在 65.9% 的患者有阳性结果，发现的病因中最常见的为胰管改变（38.6%）和胰腺分裂（18.2%）（图 13.26 ~ 图 13.28，视频 13.13）。ERCP 发现了 62.8% 的病因，30.2% 为胰管改变，16.3% 为胰腺分裂。尽管没有统计学意义，但是 EUS 对于非胰管扩张型 RAP 的诊断准确率较 MRCP（13.6%）和 ERCP（16.7%）高。

一项研究比较了在第一次急性胰腺炎发作后就行 EUS 检查和在 RAP 后再行 EUS 检查的诊断准确率，两组在事先行胆囊切除术（29.9% vs. 17.5%，P = 0.15）和未行胆囊切除术（31.3% vs. 32.1%，P = 0.89）的情况下均没有统计学差异[42]。另一项研究也表明在第一次急性胰腺炎发作后就行 EUS（43.8%）和在多次发作后（45.5%）再行 EUS 的诊断准确率没有显著差异[37]。根据以上资料，应当在第一次急性胰腺炎发作后就行 EUS 检查而不是等待多次发作后再行 EUS 检查。

EUS 的影像学特点

研究表明，EUS 在慢性胰腺炎中的诊断标准同样也可以在急性胰腺炎中看到。然而，这就带来一个问题，这些非特异性的表现是否能够表明慢性胰腺炎急性发作的存在。因此，有研究比较了在 AP 发作 48 小时内和没有 AP 发作进行 EUS 检查的影像学特征[43]。多因素分析表明，存在胰周积液（OR：13.9；95% CI：1.6 ~ 123.6）、实质不均匀（OR：7.2；95% CI：1.7 ~ 30.4）和实质低回声（OR：10；95% CI：3.9 ~ 25.8）在 AP 中显著增多。有地图状的强回声结构是重症胰腺炎的预测因素（OR：2.9；95% CI：1.1 ~ 8.2），住院时间也较没有地图状强回声结构的患者时间长（11 天 vs. 8 天，P = 0.021）。

尽管并不常用，但有研究比较了 187 名患者在入院后 72 ~ 96 小时行 EUS 检查，并同 CT 比较，判断 EUS 能否用于预测胰腺炎的严重程度[44]。使用 Balthazar CT 评分 > 6 和（或）改进型 Glasgow 评分 > 3 为标准，29 名患者（15.5%）为急性重症胰腺炎。EUS 发现实质弥漫性的水肿（轻症中为 29.7% 对重症中为 93.1%），实质周围浑浊的无包裹液体积聚（轻症中为 29.7% 对重症中为 10.3%）、弥漫性的后腹膜液体积聚（轻症中为 0.05% 对重症中为 79.3%）和胰周水肿（轻症中为 13.2% 对重症中为 68.9%）都和胰腺炎的严重程度相关（P 值均 < 0.001）。大部分在 CT 上发现有胰腺坏死的患者，EUS 通常会看到有不规则轮廓的低或无回声腺体，准确率达到 92%，敏感性为 85%，特异性为 94%。在另一项研究中，胰周水肿、胰腺实质不均匀、胆总管扩张和腹水与 AP 严重程度相关[45]。

高级 EUS 技术

EUS 正在越来越多地被应用于评估和治疗 AP 相关的并发症中，比如假性囊肿和包裹性坏死。相

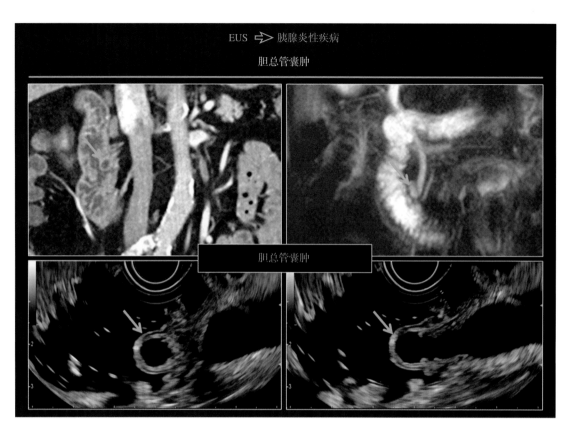

● **图 13.24** 72 岁女性表现为复发性胰腺炎。CT 和 MRCP 显示为靠近乳头的囊样结构，提示为胆总管囊肿可能（上图左和右）。EUS 证实囊样结构在胆总管内乳头的结构正常和胆总管囊肿共存（见视频 13.11 和视频 13.12）

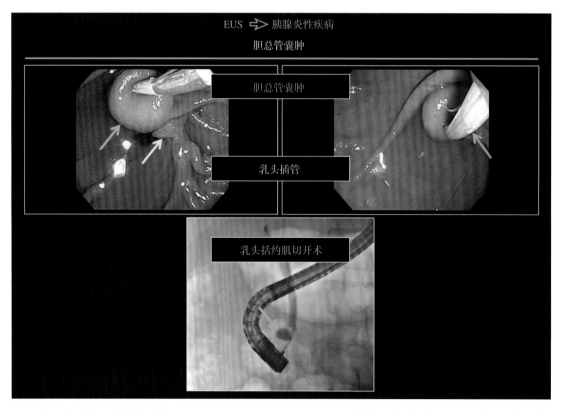

● **图 13.25** 72 岁女性表现为复发性胰腺炎。ERCP 中行乳头括约肌切开术来测量胆总管囊肿的压力系数（绿色箭头），并行乳头插管（黄色箭头）以进行治疗性乳头括约肌切开术（橙色箭头）

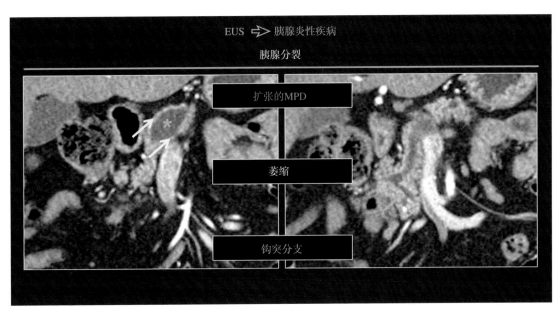

- **图 13.26**　68 岁男性表现为复发性胰腺炎。最初在之前就诊的医院行 CT 和 EUS 诊断为慢性胰腺炎，没有病理加以证实。CT 显示：一个扩张的胰管（绿色 *），实质萎缩成只有很薄的边界（黄色箭头）；钩突部的分支胰管（橙色箭头）

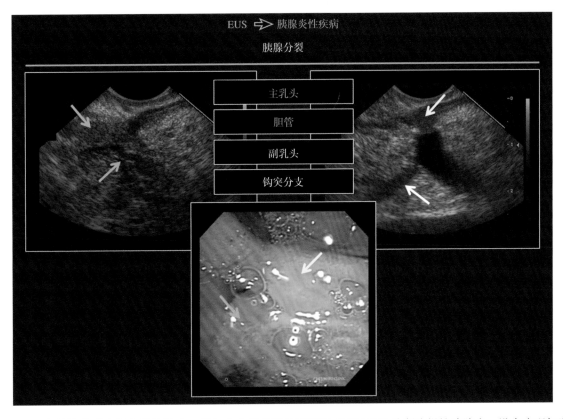

- **图 13.27**　68 岁男性表现为复发性胰腺炎。最初在之前就诊的医院行 CT 和 EUS 诊断为慢性胰腺炎，没有病理加以证实。EUS 显示了一个缩小的主乳头（绿色箭头）和小口径的胆管（橙色箭头）。钩突部的分支胰管引流入较明显的副乳头（白色箭头）。EUS 和随后的 ERCP 证实了胰腺分裂（见视频 13.13）

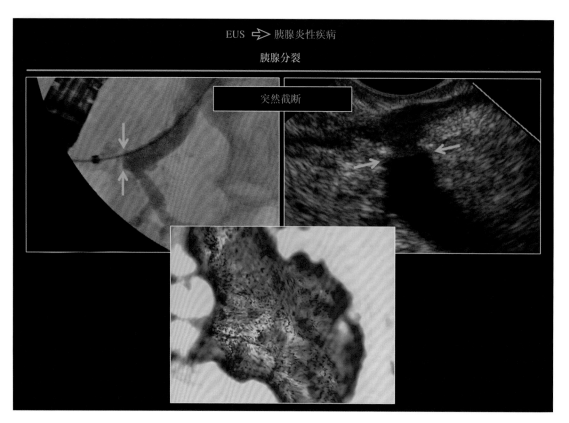

● 图 13.28　68 岁男性表现为复发性胰腺炎。最初在之前就诊的医院行 CT 和 EUS 诊断为慢性胰腺炎，没有病理加以证实。突出的副乳头和截断的胰管（绿色箭头）提示有小肿瘤的可能。行 EUS FNA 仍然没有找到肿瘤的证据，穿刺得到的是副乳头的基质和平滑肌。行 ERCP 乳头切开和支架放置后，患者的临床症状得到改善。随访 38 个月后仍然没有发现肿瘤的存在

关讨论在第 23 章中。

自身免疫性胰腺炎

简介

过去认为自身免疫性胰腺炎（autoimmune pancreatitis, AIP）是罕见的，但是对于它的发病原因和正确诊断方法的理解正在不断加深。AIP 是一种非连续性的胰腺炎症，伴有淋巴浆细胞的浸润和纤维化，类固醇激素治疗有效[46]。最常见的表现为梗阻性黄疸和胰腺占位，较少见的表现为急性胰腺炎和上腹部疼痛。

目前 AIP 的亚型主要有两种。1 型 AIP 主要为淋巴浆细胞性硬化性胰腺炎（lymphoplasmacytic sclerosing pancreatitis, LPSP）或 AIP 不伴有中性粒细胞上皮占位（granulocyte epithelial lesions, GEL）（图 13.29）；2 型 AIP 被称为特发性导管中心性胰腺炎（idiopathic duct-centric pancreatitis, IDCP）或 AIP

伴有 GEL（图 13.30）。这两种亚型具有不同的临床表现和组织学特征。不同点列于表 13.4[46-47]。

EUS 的作用

关于 AIP 诊断的现行的国际共识（current international consensus diagnostic criteria, ICDC）包含了 5 个 AIP 的特征，包括胰腺实质和胰管的影像学特征、血清学、其他器官的侵犯、胰腺组织学和对类固醇激素的反应（表 13.5 和表 13.6）[46]。此指南中的影像学技术包括 CT（图 13.31 和图 13.32）、MRI/MRCP（图 13.33）和 ERCP（图 13.34 ～ 图 13.36）。EUS 并不在诊断流程中。

截至目前，没有研究直接比较 EUS 和其他影像学方法（如 CT、MRI 和 ERCP）在诊断 AIP 中的准确性。因此，目前无法确定 EUS 相对于其他影像学方法的附加价值。但是，在梅奥中心一项包含 48 例患者的研究中，他们采用 HISORt（Histology, Imaging, Serology, other Organ involvement, and Response to steroid therapy）标准诊断 AIP[48]，并采

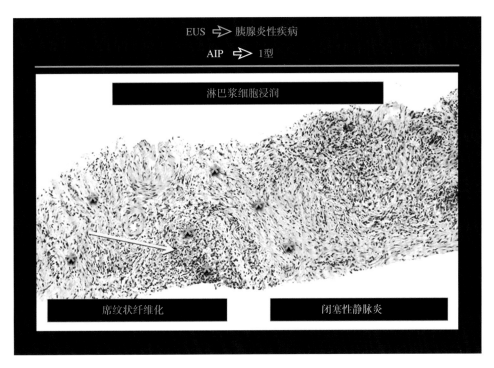

● **图 13.29**　1 型 AIP 患者的组织芯活检提示典型的淋巴浆细胞浸润（绿色 *）、席纹状纤维化（橙色 *）和闭塞性静脉炎（黄色箭头）

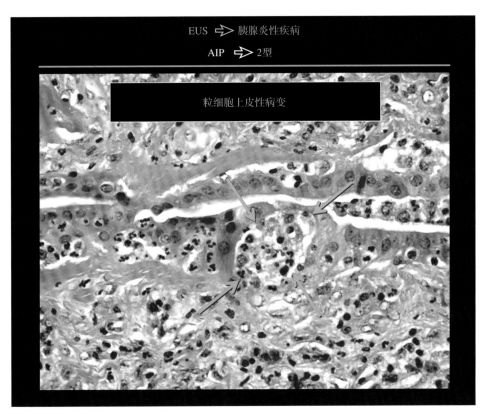

● **图 13.30**　2 型 AIP 患者的组织芯活检提示典型的诊断特征：粒细胞上皮性病变（绿色箭头）

表 13.4 1 型和 2 型自身免疫性胰腺炎的不同特征

	1 型 AIP	2 型 AIP
其他名称	LPSP AIP 不伴 GEL IgG4 相关性胰腺炎	IDCP AIP 伴 GEL
流行病学	多发于老年人（70 岁以上） 男性 亚洲和西方人群	多发于中年（50 岁） 没有性别差异 西方人群
临床表现	梗阻性黄疸：75% 腹部疼痛：41% 急性胰腺炎：5%	梗阻性黄疸：47% 腹部疼痛：68% 急性胰腺炎：34%
其他器官累及	常见：60%	仅累及胰腺
有炎症性肠病的表现	2% ~ 6%	30%
IgG4	血清中通常 ≥ 2 倍 ULN 组织染色阳性（≥ 10 个细胞 / 高倍视野）	通常不升高
诊断	不需要组织学	需要组织学
组织学	淋巴浆细胞浸润，条索状纤维化	中性粒细胞占位
自然病史	经常复发	不复发

AIP：自身免疫性胰腺炎；GELs：粒细胞上皮病变；IDCP：特发性导管中心性胰腺炎；LPSP：淋巴细胞性硬化性胰腺炎；ULN：正常的上限

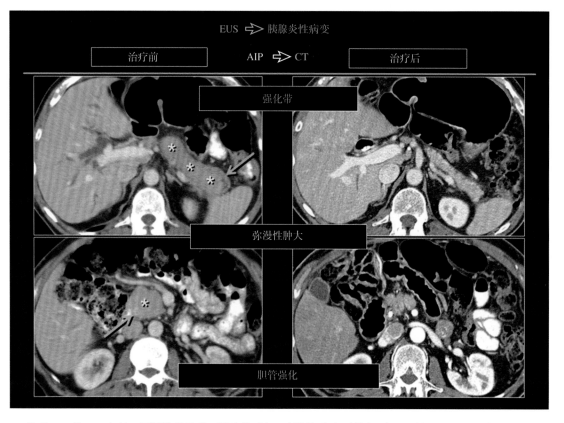

● **图 13.31** 典型 AIP 的 CT 表现：周围的强化带（橙色箭头）、弥漫性肿胀（黄色 *）、胆管的强化（绿色箭头）。激素治疗前（左）、激素治疗后（右）胰腺萎缩

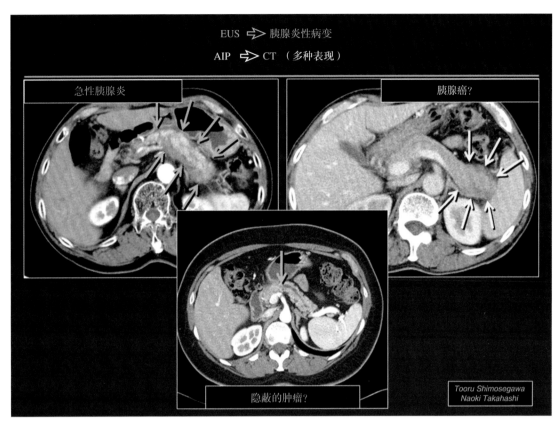

• **图 13.32**　CT 下多种 AIP 的表现，包括急性胰腺炎（左上箭头）、局部占位（右上箭头）、胰管截断伴下游胰管的扩张怀疑有未发现的肿瘤（中下箭头）。以上患者的 AIP 诊断都经过 FNB 确认

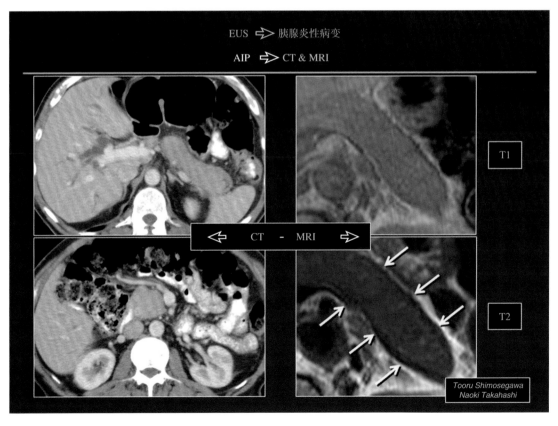

• **图 13.33**　MRI 发现 AIP 患者的延迟强化环

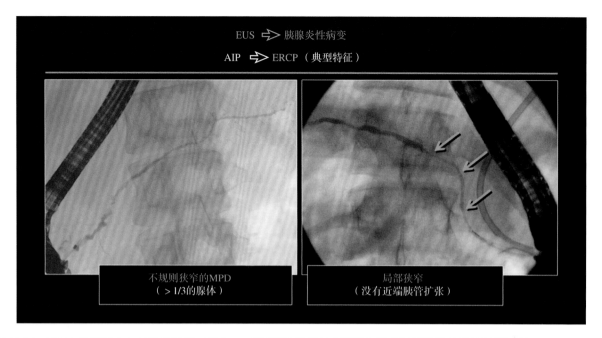

● **图 13.34** ERCP 发现了 AIP 的经典特征：至少 1/3 不规则和狭窄的主胰管和没有近端胰管扩张的局部梗阻

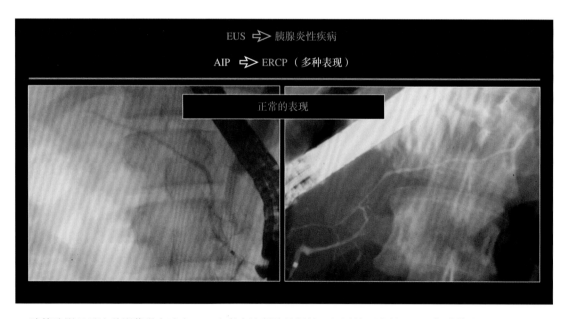

● **图 13.35** 胰管造影显示这种影像学方法在 AIP 患者中诊断的局限性。经活检证实的 AIP，但胰管造影没有显示异常

用 EUS FNB 获取组织学诊断[49-50]。其中有 14 名患者在 EUS 前就通过临床、实验室和影像学表现强烈怀疑为 AIP。22 名患者在 EUS 检查前诊断并不明确，余下的 12 名患者通过 EUS 图像才开始怀疑 AIP 的诊断。因此，这提示了 EUS 检查可能能够增加其他影像学方法无法做出明确诊断的 AIP 患者的诊断准确率。

EUS 图像特点

对于 AIP，并没有特征性的 EUS 图像表现。经典的 EUS 表现为弥漫性的（腊肠样）胰腺肿大，伴有实质的低回声、不规则、不均匀的改变（图 13.37）[51-53]。根据我们的经验，当一名患者有上述所有的经典特征时（这些特征可能出现在 57% 的患者中），AIP 的可能性很大[51-52]。然而，并不是所有

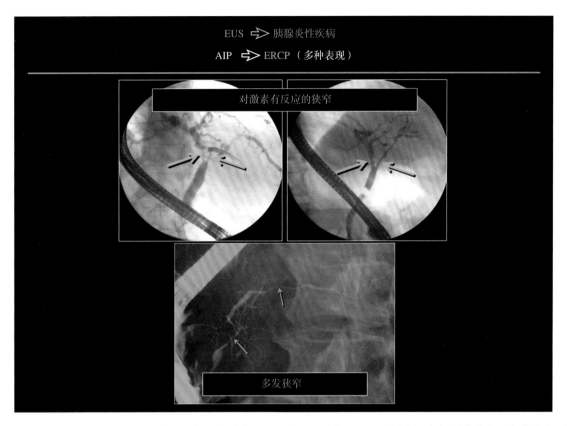

● 图 13.36　在没有经典特征的 AIP 患者中，仍然有其他重要的发现可以提示 AIP 的诊断，包括对激素有反应的狭窄（绿色箭头）和多发的远端胰管狭窄（橙色箭头）

的患者都有这些特征，这限制了 EUS 在诊断 AIP 中的准确性。EUS 也可以发现灶性的孤立性占位。这些低回声的占位通常出现在胰头，并和梗阻性黄疸相关。这个占位可能会和胰腺癌有一样的表现，有可以看到的血管侵犯、上游胰管的扩张，还可以有胰周淋巴结的肿大[51-53]。在胰腺受侵犯的部位，主胰管可能会狭窄并伴有胰管壁的增厚[53]。还有，胰腺实质可能会和 CP 有相似的表现，包括高回声的点状结构、高回声的线状结构和小叶状结构。在一个案例系列报道中，给予 AIP 激素治疗后再行 EUS 复查，实质的增大、小叶状结构以及边缘的分叶状结构都可以通过激素治疗减少，但是高回声的点状和线状结构仍然存在（图 13.38）[54]。根据我们的经验，EUS 通常能够在受侵犯的部位和不受侵犯的部位的交界处发现明显的交界线，这是 CT 和 MRI 所不能发现的（图 13.39，视频 13.14）。必须仔细观察这一交界区域，不仅是为了除外小肿瘤的存在，还为了决定最佳的活检位置以提高诊断的敏感性。最后，EUS 还可以显示胰腺是正常的。

由于胆道是 AIP 患者最常累及的胰腺外器官，EUS 也可以观察到肝外胆管的异常。在一项包含 37 例 AIP 患者的研究中，超声发现了 38% 的患者有肝外胆管和胆囊壁的增厚。其中胆管壁增厚有 2 种类型。1 种为“3 层型模式”，胆管壁表现为高 - 低 - 高的回声；另一种为“实质性回声模式”，胆管壁有全层的增厚并且实性的回声不超过胆管壁本身[55]。在另一个系列个案中，一个和“3 层型模式”同样的表现，有规律的胆管壁呈高 - 低 - 高回声均匀增厚（定义为“三明治模式”）同样能够通过 EUS 看到[52]。这个 EUS 的表现和经常在胆胰恶性肿瘤中看到的表现不同，在恶性肿瘤中通常更不规则（图 13.40）。

区分局限性 AIP 和胰腺癌是很重要的。Hoki 等比较了 AIP 和胰腺癌的 EUS 图像[56]。该研究发现，弥漫性的低回声区域、弥漫性肿大的胰腺、胆管壁增厚和胰周低回声边界在最后诊断为 AIP 的患者中较胰腺癌患者更为常见。另一方面，局限性的高回声区域和局部肿大更常见于胰腺癌。尽管这些区

表 13.5　特发性导管中心性 1 型 AIP 的 1 级、2 级诊断标准

	标准	1 级标准	2 级标准
P	实质影像	典型：弥漫增大的延迟强化（± 环状强化）	不太典型或不确定：局部或部分的延迟强化
D	ERCP 中的胰管影像	较长（> 1/3）的或多发的胰管狭窄不伴显著的下游胰管扩张	部分的或局部的胰管狭窄不伴下游胰管的扩张（< 5 mm）
S	血清学	IgG4 > 2 倍上限值	IgG4 为 1 ～ 2 倍上限值
OOI	其他器官累及	A 或 B （A）胰腺外器官的组织学 以下任意 3 项： （1）显著的淋巴浆细胞浸润伴有纤维化，并且不伴有 GEL （2）席纹状纤维化 （3）闭塞性静脉炎 （4）大量的（> 10 个 / 倍镜）IgG4 阳性细胞 （B）影像学证据 以下至少 1 项： （1）局部的多发的远端（肝门或肝内胆管）或近端胆管狭窄 （2）腹膜后纤维化	A 或 B （A）胰腺外器官的组织学包括胆管的内镜活检，以下 2 项都要有： （1）显著的淋巴浆细胞浸润伴有纤维化，并且不伴 GEL （2）大量的（> 10 个 / 倍镜）IgG4 阳性细胞 （B）体格检查或影像学证据 以下至少 1 项： （1）均匀增大的唾液腺或泪腺 （2）影像学描述和 AIP 相关的肾累及
H	胰腺组织学	LPSP 在 FNB 或手术标本中 以下至少 3 项： （1）导管周围的淋巴浆细胞浸润，不伴 GEL （2）闭塞性静脉炎 （3）席纹状纤维化 （4）大量的（> 10 个 / 倍镜）IgG4 阳性细胞	LPSP 在 FNB 标本中 以下任意 2 项： （1）导管周围的淋巴浆细胞浸润，不伴 GEL （2）闭塞性静脉炎 （3）席纹状纤维化 （4）大量的（> 10 个 / 倍镜）IgG4 阳性细胞
Rt	对激素的反应	快速（< 2 周）的影像学改善或胰腺和胰腺外的临床症状改善	

确定为 1 型 AIP：
组织学：标准 1H
影像学：任意非 D 的标准 1 或标准 2（典型）或 ≥ 2 个标准 1（+ 标准 2 D）
对激素为反应：标准 1 S/OOI + Rt 或者标准 1 D + 标准 2 S/OOI/H + Rt
可能为 1 型 AIP：
标准 2 S/OOI/H + Rt

AIP：自身免疫性胰腺炎；ERCP：内镜逆行胆胰管造影；GELs：粒细胞上皮病变；Ig：免疫球蛋白；IDCP：特发性导管中心性胰腺炎；LPSP：淋巴浆细胞性硬化性胰腺炎
From Shimosegawa T, Chari ST, Frulloni L, et al. International consensus diagnostic criteria for autoimmune pancreatitis：guidelines of the International Association of Pancreatology. *Pancreas*. 2011；40：352-358.

表 13.6　ICDC 诊断 2 型 AIP 的 1 级和 2 级标准

	标准	1 级标准	2 级标准
P	实质影像	典型：弥漫增大的延迟强化（± 环状强化）	不太典型：局部或部分的延迟强化
D	ERCP 中的胰管影像	较长（> 1/3）的或多发的胰管狭窄不伴显著的下游胰管扩张	部分的或局部的胰管狭窄不伴下游胰管的扩张（< 5 mm）
OOI	其他器官累及		临床诊断为炎症性肠病
H	胰腺组织学	在 FNB 或手术样本中确认有以下两个因素 （1）粒细胞浸润导管壁（GEL）± 腺泡样改变 （2）没有或者少量（1 ～ 10 个 / 倍镜）的 IgG4 阳性细胞	在 FNB 或手术样本中确认有以下两个因素 （1）
Rt	对激素的反应	快速（< 2 周）的影像学改善或胰腺和胰腺外的临床症状改善	

确定为 2 型 AIP：1 级标准 H 或临床的 IBD + 2 级标准的 H + Rt
可能为 2 型 AIP：2 级标准的 H/ 临床诊断 IBD+Rt

AIP：自身免疫性胰腺炎；ERCP：内镜逆行胆胰管造影；GELs：粒细胞上皮病变；Ig：免疫球蛋白
From Shimosegawa T, Chari ST, Frulloni L, et al. International consensus diagnostic criteria for autoimmune pancreatitis：guidelines of the International Association of Pancreatology. *Pancreas*. 2011；40：352-358.

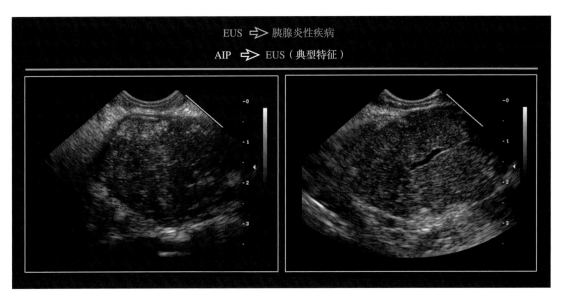

● **图 13.37**　EUS 发现了 AIP 的经典特征，包括腊肠样弥漫性肿胀的腺体，低回声、线样、片状的不均质的胰腺实质和不规则膨胀的主胰管

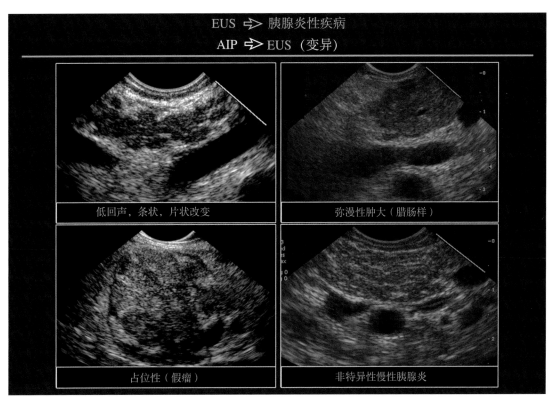

● **图 13.38**　在 AIP 的患者中，EUS 可以发现其他的变异，包括不完整的一系列经典特征（上左和右），肿瘤样的占位或实性肿瘤（下左），或者是有非特异性慢性胰腺炎的特征（下右）

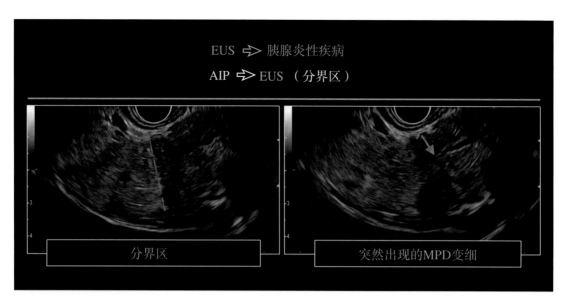

● **图 13.39** 在 AIP 的患者中，通常有一个相当清晰的分界线（虚线），在 CT 和 MRI 中均无法看到。这个点就是突然从正常的胰腺组织变为典型的 AIP 之处。仔细观察此区域并选择合适的 FNB 区域是非常重要的。另外，胰管通常在这个区域变得极为细小（箭头），可能藏有肿瘤（见视频 13.14）

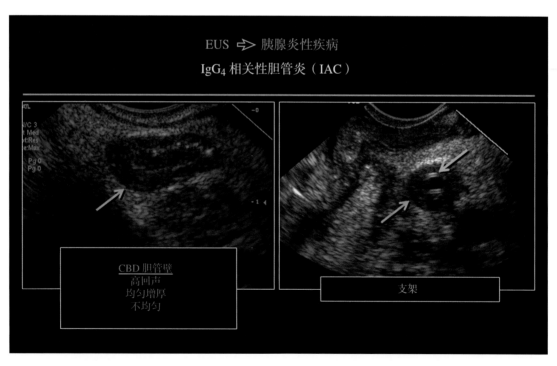

● **图 13.40** 一个 AIP 的重要特征和表现是发现 IgG4 相关性的胆管炎。表现为低回声、均匀增厚的管壁，不均匀的"高 - 低 - 高"回声模式

别都达到了统计学差异，但是每一个特征（除了胰周边缘的低回声边界）都可以在两种疾病中同时看到。另外，淋巴结肿大在 AIP 和胰腺癌中的发生频率相同。

EUS 取样

细针穿刺抽吸术

胰腺的组织学是 AIP 诊断流程的一部分，并且 EUS 图像本身的价值并没有得到内镜医师的所认可，因此 EUS 在 AIP 中最重要的作用可能就是进行组织活检。过去，最常用的获取组织的方法是细针穿刺抽吸术（fine-needle aspiration，FNA），但是最近采用的新型组织芯活检针可能会改变这种实践。已证明 FNA 优于 ERCP 十二指肠乳头活检 [57]。在处理 AIP 患者时，FNA 可以通过穿刺局限性的占位来除外胰腺癌，也可以通过穿刺弥漫肿胀的腺体（通常在胰体尾）来建立 AIP 的诊断。然而，AIP 和胰腺癌都可以表现为局限性的占位和弥漫性的腺体肿胀。FNA 的一个局限性是它只能提供少量的细胞学样本，而并不能很好地显示原本固有的组织架构。尽管这些细胞学样本可以很容易地提供癌症的诊断，但是对于 AIP 的诊断，其细胞量是不够的。

对于 EUS FNA 在 AIP 诊断中的作用仍然是有争议的。最近的一项多中心研究纳入了 78 名影像学怀疑为 AIP 的患者，采用 22G 穿刺针进行 EUS FNA，得出的结论是 EUS FNA 可能是有帮助的 [58]。在这个研究中，1 型 AIP 的诊断特征包括每高倍镜视野中有 ≥ CD38（+）浆细胞作为有淋巴浆细胞浸润的标志，≥ 10 个 IgG4 阳性细胞 / 高倍视野、席纹状的纤维化和闭塞性静脉炎。上述这些特征分别在 43（55.1%）、19（24.4%）、49（62.8%）和 38（48.7%）名患者中发现。共有 45 名（57.7%）患者达到了 ICDC 的标准从而诊断为 LPSP。相反地，另外一项研究发现 EUS-FNA 对于诊断没有帮助 [59]。在这个研究中，淋巴浆细胞浸润和游离的 IgG4 阳性细胞分别在 36（72%）和 27（54%）名患者中发现，但是并没有发现席纹状的纤维化和闭塞性静脉炎。在 2 型 AIP 中，3 名患者发现了 GEL。总的来说，EUS FNA 诊断 ICDC 1 级标准的敏感性、特异性、阳性预测价值和阴性预测价值分别为 7.9%、100%、100% 和 25.5%，而诊断 ICDC 2 级标准的敏感性、特异性、阳性预测价值和阴性预测价值分别

为 57.9%、50%、78.6% 和 27.3%。甚至使用 19G 穿刺针获取组织仍然只有 43% 的患者能够诊断为 AIP 的 [60]。

尽管很多机构都采用标准的 FNA 来诊断 AIP，但是目前并没有被广泛接受的 AIP 细胞学诊断标准，病理学家也很难仅仅依靠 FNA 的细胞学标本来做出诊断 [61-64]。由于标准 FNA 穿刺针获得足够细胞样本的能力较弱，有些学者呼吁采用较为宽松的或者部分的病理学标准来诊断 AIP。较宽松的细胞学标准可能仅依靠淋巴浆细胞的浸润而并不要求浸润部位在导管周围。较宽松的细胞学标准还允许从更少的角度穿刺以保护导管、小静脉和小动脉 [61-63]。尽管放宽病理学诊断标准可以提高诊断的敏感性，但是需要付出降低 FNA 诊断 AIP 特异性的代价。AIP 和胰腺癌都有淋巴浆细胞的浸润，这是特异性降低的一个大问题。

有些人建议 EUS FNA 的价值在于排除胰腺癌而不是诊断 AIP [65-67]。然而，假设阴性的 EUS-FNA 等同于排除了胰腺癌，很多中心报道了那将会带来 10% ～ 40% 的 EUS FNA 的假阴性风险 [68-72]。

切割式活检术

为了克服 FNA 的局限性，大口径的切割式活检针被用于获取保留组织架构的样本，这些样本可以用于组织学的检查，也就是说使用 19G 切割活检 TCB 设备（Quick-Core，Wilson-Cook，Winston-Salem，North Carolina）。

我们先前评估了 EUS TCB 在最终诊断为 AIP 患者中的敏感性和安全性，采用的是 HISORt 标准。48 名患者（38 名男性，平均 59.7 岁）平均进行了 2.9 次（范围 1 ～ 7 次）EUS TCB。35 名患者（73%）能够通过 EUS TCB 获得组织学诊断。诊断的敏感在 5 个 EUS 医生间有较大的不同，从 33% ～ 90%。没有获得诊断的病例中有慢性胰腺炎（8 例）、非特异性的组织学（2 例）或获取组织失败（3 例）。这些患者同样进行了 EUS FNA（平均穿 3.4 针，范围 1 ～ 7 针），当使用严格的 AIP 组织学诊断标准时，没有任何患者能够做出最终诊断。并发症包括一过性的腹部疼痛（3 例）和自行缓解的出血（1 例）。对于究竟是 TCB 还是 FNA 导致的这些并发症并不清楚。没有患者需要住院或干预治疗。需要注意的是，仅有 23% 的患者有血清 IgG4 高于正常上限 2 倍以上。没有进行 EUS TCB 的 AIP 患者需要手术干预来明确

诊断。通过平均 2.6 年的随访，没有胰腺癌被漏诊。在 EUS 之前，有 14 名患者通过临床症状、实验室检查和影像学检查强烈怀疑为 AIP，对 22 名患者在 EUS 之前的诊断存在较大争议。我们的数据显示，通过 EUS 图像对 12 名患者考虑诊断为 AIP，从而进入 EUS TCB 和临床随访评估的步骤。最近，我们评估了 EUS TCB 在小儿怀疑为 AIP 患者中的作用[73]。EUS TCB 在这类患者中的诊断准确率为 87%。

看来 EUS TCB 是安全的，可以提供足够的样本来帮助诊断 AIP，从而指导治疗并避免手术干预。有学者建议 EUS TCB 作为 EUS FNA 失败的补救措施[49,62]。目前的 ICDC 指南推荐在有局限性占位并且排除胰腺癌后诊断仍然难以明确的患者中进行 EUS 引导的活检[46]。但是 EUS TCB 较难操作，需要有更新的穿刺针来进行代替。

其他 EUS 引导下的活检技术

除 TCB 外，大多数关于 EUS 细针穿刺活检（fine-needle biopsy，FMB），比如 ProCore（Cook Medical，Bloomington，Indiana）的研究都是关注于在胰腺占位中的应用而不是 AIP。最近的一个个案报道了应用 SharkCore（Medtronic，Boston，Massachusetts）叉样针诊断 1 型 AIP[74]。目前有很多新型的穿刺针应用于组织芯活检，关于 FNB 对于 AIP 和其他胰腺病理类型的研究也必将有更多的报道。

EUS 图像增强技术

EUS 弹性成像

在一项使用弹性成像诊断 AIP 的研究中，5 名有灶性 AIP 的患者都表现为肿块内均匀的硬性（蓝）模式，与胰腺癌和正常胰腺不同的是胰腺实质呈中等程度的僵硬（绿）[75]。

对比增强 EUS

在很多研究中都对对比增强内镜超声（contrast enhanced EUS，CE-EUS）进行了报道，特别是在用于分辨灶性 AIP 和胰腺癌时。CE-EUS 通过静脉注射超声造影剂（如声诺维）以产生微气泡来显示胰腺占位周围的血管结构[76]。在一项 10 名接受声诺维造影患者的研究中，EUS 图像采用了两色的多普勒模式，AIP 与胰腺占位内的血管增多相关。同胰腺癌相比，周围胰腺实质的血管减少[77]。

对比增强谐波造影，使用更为专业的对比谐波模式而不是多普勒模式。使用谐波造影可以减少多普勒带来的伪影，包括气泡和重影[76]。在一项研究中，8 名 AIP 患者和 22 名胰腺癌患者接受了谐波 CE-EUS 检查，静脉注射声诺得（Sonazoid）超声造影剂，应用环扫 EUS，采用常规组织谐波回声（获取标准谐波图像）和扩展的真谐波探查模式（获取对比增强的谐波图像）[78]。在所有的 AIP 患者中，造影剂获取后均匀分布，仅有的 1 例胰腺癌患者出现这种情况相比。大部分胰腺癌的患者有不均匀的低强化摄取模式。另外，通过 ROC 曲线分析得出理想最大获取值（maximum intensity gain，MIG）来区分 AIP 和胰腺癌为 12.5。但是对于以上的结果需要持谨慎的态度，而且我们也不认为他们的发现可以作为区分 AIP 和胰腺癌的最终结论。

良性胰腺肿瘤

简介

目前有许多个案 / 系列个案报道了 EUS 协助诊断多种多样的胰腺良性肿瘤，包括但不限于假乳头状瘤[79-81]、弹性纤维瘤[82]、血管周围上皮细胞瘤[83]、血管瘤[84]、结核[85] 和放射菌病[86]。然而，最常见的良性胰腺肿瘤是在 AP 或 CP 之后出现的炎性肿块。EUS 以及组织取样对于这些占位的早期准确诊断是很有效的。这一节主要强调区分良性和恶性占位的难点以及可能提高诊断准确率的不同技术。

EUS 下取样

EUS 细针穿刺抽吸

EUS FNA 是评估胰腺占位性质的标准方法。EUS FNA 的一个局限性是其不理想的假阴性率。在一项研究中，共有 38 名（9.8%）患者有得到了不能确定的细胞学诊断，包括不能确定、良性、异形和可疑恶性[87]。在这些患者中，有 24 名患者（63.2%）通过重复 EUS FNA、手术和经皮穿刺获得了确定性的诊断。5 名患者进行了手术治疗但病理提示为良性肿瘤。有实时细胞学（rapid on site evaluation，ROSE）的存在可以增加 EUS FNA 的诊断准确率[88]。

分子学分析可以用于增强 EUS FNA 鉴别胰腺良性和恶性占位的能力。一项研究包含了 15 名胰腺癌患者和 8 名胰腺良性肿瘤患者，EUS FNA 采用 22 G 穿刺针并对组织进行了 RNA 序列的分析。良性肿瘤通过手术切除和至少 1 年的临床观察并比较影像学变化来确定。分析了 85 个可能在胰腺癌中上调和下调的基因，RNA 序列诊断胰腺癌的敏感性和特异性为 87%（95% CI：58% ～ 98%）和 75%（95% CI：35% ～ 96%）。但是在广泛应用以前，仍然需要更多的研究来证实分子分析在 EUS FNA 标本中最佳的检测方式和检测序列。

EUS 下芯针活检术

目前有多种形状和型号的 EUS FNB 活检针应用于临床。对研究的结果都很有争议，从我们得到的资料，目前没有哪一种活检针显示出比其他针有明显的优势。在一项包含了 9 个研究的 meta 分析中，得出 FNB 和 FNA 在样本数量（OR：0.26；95% CI：0.043 ～ 1.53，$P = 0.136$）、诊断准确率（OR：1.12；95% CI：0.65 ～ 1.92，$P = 0.687$）、可以进行组织学检测的样本比例（OR：0.87；95%CI：0.44 ～ 1.75，$P = 0.7$）和不良事件发生率（OR：1.1；95% CI：0.4 ～ 3，$P = 0.864$）等各个方面均无差异[90]。唯一有统计学差异的是 FNB 需要更少的穿刺次数（OR：-1.03；95% CI：-1.57 ～ -.050，$P < 0.001$）。相反的，在另一项研究中，22G ProCore 穿刺针 FNB 比FNA 的诊断正确率更低[91]。目前来看，FNB 并没有显示出比标准 FNA 更好的优势。

目前，FNB 在诊断胰腺实性占位中的作用并不明确。我们倾向于在第一次 FNA 没有得到结果，第二次 FNA 在有 ROSE 的情况下仍没有获得足够样本量的情况下才使用 FNB。对于 FNB 器械的改进能否提高胰腺占位的诊断准确性，以及能否提高 FNB 在胰腺占位诊断中的地位仍可以期待。FNB 也可能在分子分析中起作用。

EUS 图像增强技术

EUS 弹性成像

定性（颜色模式）和定量（弹性应变率比值，SR）的弹性成像都可以帮助区分良性和恶性的胰腺占位[92]。在一项包含 7 个研究的 meta 分析中，定性模式诊断胰腺癌的敏感性和特异性为 98%（95% CI：93% ～ 100%）和 69%（95% CI：52% ～ 82%）。坚硬的区域为蓝色，中间硬度为绿色，中度柔软的区域为黄色，柔软区域为红色[24]。经典的，胰腺癌呈现深蓝色的着色区，而良性占位有绿、黄和浅蓝色的着色区[93]。如果在弹性成像中绿色占主导，基本可以排除恶性[94]。

在一项 meta 分析中定量弹性成像在区分良性和恶性胰腺占位中的敏感性和特异性为 96%（95% CI：86% ～ 99%）和 76%（95% CI：58% ～ 87%）[92]，恶性占位比良性占位有更高的 SR[95-97]。Kim SY 等尝试确定区分正常胰腺、CP 和胰腺癌的 SR 界值[95]。SR（系数 B/A 有 A 区域回声的最有可能是正常胰腺的胰腺实质或者 CP，或者最大可能为肿瘤区，区域 B 为胰周软组织）值在所有患者中都计算了 3 次，取其平均值。平均正常胰腺 SR 为 3.78（SD 1.35），CP 为 8.21（SD 5.16），胰腺癌为 21.8（SD 12.23）（$P < 0.001$）。SR 取界值 5.62 来区分慢性胰腺炎的敏感性、特异性和准确性分别为 71.6%、75.2% 和 74.8%；同样的，SR 取界值 8.86 来区分胰腺癌的敏感性、特异性和准确性分别为 95.6%、96.3% 和 96.2%。

对比增强 EUS

已经有几项研究显示了 CE-EUS 可以改善鉴别 CP 和胰腺癌的能力[98-101]。EUS 图像在静脉注射声诺维（BR1，Bracco，Italy）2.4ml 以及 10ml 生理盐水后采用 B 模式和多普勒模式进行扫查，并用 EUS FNA 和（或）手术病理进行比较[98]。将 CP 定义为在注射前不能观察到血管网，注射后观察到规律的参数不会变化的血管网。将胰腺癌定义为在注射前不能观察到血管，在注射后 3 分钟内在病灶内观察到不规则的动脉，并且没有静脉的显影。用上述标准诊断 CP 和胰腺癌的特异性可以分别达到 93.3% 和 91.1%。

慢性胰腺炎与其他胰腺组织相似，在动脉期表现为富血供，动态增强模式也相似。而胰腺癌通常在低机械指数增强 EUS 表现为乏血供且低增强[99]。

一项研究直接比较了 EUS 弹性成像（主要是红色/绿色编码的病变和主要是蓝色编码的病变），对比增强的高机械指数（使用多普勒成像显示均匀和不规则的血管形成）以及低机械指数（病变的等/

超增强和 CP 和 PCA 之间的差异分别为低增强）在 CP 和 PCA 之间的鉴别作用[100]。发现高机械指数 CE-EUS 对区分这两者是最有效的。

小结

EUS 在胰腺炎症性疾病中是极为重要的辅助诊断工具。应当将 EUS 包括在 CP 的诊断策略中，并在评估急性特发性胰腺炎中发挥作用。应当在怀疑 AIP 的患者中将 EUS 引导的组织获取用于区分良性和恶性胰腺肿瘤。需要更多的数据来确定哪种 FNB 针最有优势，以及采用哪种设置。同样的，需要更多的研究来确定辅助影像学方法包括弹性成像和对比增强 EUS 是否可以真正增加普通 EUS 诊断胰腺炎症性疾病的价值。

主要参考文献

8. Conwell DL, Lee LS, Yadav D, et al. American pancreatic association practice guidelines in chronic pancreatitis: evidence-based report on diagnostic guidelines. *Pancreas.* 2014;43:1143–1162.
28. Tenner S, Baillie J, DeWitt J, et al. American College of Gastroenterology guideline: management of acute pancreatitis. *Am J Gastroenterol.* 2013;108:1400–1415; 1416.
46. Shimosegawa T, Chari ST, Frulloni L, et al. International consensus diagnostic criteria for autoimmune pancreatitis: guidelines of the International Association of Pancreatology. *Pancreas.* 2011;40:352–358.
52. De Lisi S, Buscarini E, Arcidiacono PG, et al. Endoscopic ultrasonography findings in autoimmune pancreatitis: be aware of the ambiguous features and look for the pivotal ones. *JOP.* 2010;11:78–84.
53. Buscarini E, Lisi SD, Arcidiacono PG, et al. Endoscopic ultrasonography findings in autoimmune pancreatitis. *World J Gastroenterol.* 2011;17:2080–2085.

参考文献

1. Rajan E, Clain JE, Levy MJ, et al. Age-related changes in the pancreas identified by EUS: a prospective evaluation. *Gastrointest Endosc.* 2005;61:401–406.
2. Savides TJ, Gress FG, Zaidi SA, et al. Detection of embryologic ventral pancreatic parenchyma with endoscopic ultrasound. *Gastrointest Endosc.* 1996;43:14–19.
3. Petrone MC, Arcidiacono PG, Perri F, et al. Chronic pancreatitis-like changes detected by endoscopic ultrasound in subjects without signs of pancreatic disease: do these indicate age-related changes, effects of xenobiotics, or early chronic pancreatitis? *Pancreatology.* 2010;10:597–602.
4. Wiersema MJ, Hawes RH, Lehman GA, et al. Prospective evaluation of endoscopic ultrasonography and endoscopic retrograde cholangiopancreatography in patients with chronic abdominal pain of suspected pancreatic origin. *Endoscopy.* 1993;25:555–564.
5. Majumder S, Chari ST. Chronic pancreatitis. *Lancet.* 2016;387:1957–1966.
6. Campisi A, Brancatelli G, Vullierme MP, et al. Are pancreatic calcifications specific for the diagnosis of chronic pancreatitis? A multidetector-row CT analysis. *Clin Radiol.* 2009;64:903–911.
7. Luetmer PH, Stephens DH, Ward EM. Chronic pancreatitis: reassessment with current CT. *Radiology.* 1989;171:353–357.
8. Conwell DL, Lee LS, Yadav D, et al. American pancreatic association practice guidelines in chronic pancreatitis: evidence-based report on diagnostic guidelines. *Pancreas.* 2014;43:1143–1162.
9. Varadarajulu S, Eltoum I, Tamhane A, et al. Histopathologic correlates of noncalcific chronic pancreatitis by EUS: a prospective tissue characterization study. *Gastrointest Endosc.* 2007;66:501–509.
10. Catalano MF, Sahai A, Levy M, et al. EUS-based criteria for the diagnosis of chronic pancreatitis: the rosemont classification. *Gastrointest Endosc.* 2009;69:1251–1261.
11. D'Souza SL, Anderson MA, Korsnes SJ, et al. EUS diagnostic criteria for chronic pancreatitis: a comparison of conventional versus rosemont criteria. *Dig Dis Sci.* 2015;60:3782–3787.
12. Trikudanathan G, Vega-Peralta J, Malli A, et al. Diagnostic Performance of Endoscopic Ultrasound (EUS) for Non-Calcific Chronic Pancreatitis (NCCP) based on histopathology. *Am J Gastroenterol.* 2016;111:568–574.
13. Albashir S, Bronner MP, Parsi MA, et al. Endoscopic ultrasound, secretin endoscopic pancreatic function test, and histology: correlation in chronic pancreatitis. *Am J Gastroenterol.* 2010;105:2498–2503.
14. LeBlanc JK, Chen JH, Al-Haddad M, et al. Endoscopic ultrasound and histology in chronic pancreatitis: how are they associated? *Pancreas.* 2014;43:440–444.
15. Wallace MB, Hawes RH, Durkalski V, et al. The reliability of EUS for the diagnosis of chronic pancreatitis: interobserver agreement among experienced endosonographers. *Gastrointest Endosc.* 2001;53:294–299.
16. Gardner TB, Gordon SR. Interobserver agreement for pancreatic endoscopic ultrasonography determined by same day back-to-back examinations. *J Clin Gastroenterol.* 2011;45:542–545.
17. Stevens T, Lopez R, Adler DG, et al. Multicenter comparison of the interobserver agreement of standard EUS scoring and rosemont classification scoring for diagnosis of chronic pancreatitis. *Gastrointest Endosc.* 2010;71:519–526.
18. Kalmin B, Hoffman B, Hawes R, et al. Conventional versus rosemont endoscopic ultrasound criteria for chronic pancreatitis: comparing interobserver reliability and intertest agreement. *Can J Gastroenterol.* 2011;25:261–264.
19. Del Pozo D, Poves E, Tabernero S, et al. Conventional versus rosemont endoscopic ultrasound criteria for chronic pancreatitis: interobserver agreement in same day back-to-back procedures. *Pancreatology.* 2012;12:284–287.
20. Lowenfels AB, Maisonneuve P, Cavallini G, et al. Pancreatitis and the risk of pancreatic cancer. International Pancreatitis Study Group. *N Engl J Med.* 1993;328:1433–1437.
21. Ardengh JC, Lopes CV, Campos AD, et al. Endoscopic ultrasound and fine needle aspiration in chronic pancreatitis: differential diagnosis between pseudotumoral masses and pancreatic cancer. *JOP.* 2007;8:413–421.
22. Fritscher-Ravens A, Brand L, Knofel WT, et al. Comparison of endoscopic ultrasound-guided fine needle aspiration for focal pancreatic lesions in patients with normal parenchyma and chronic pancreatitis. *Am J Gastroenterol.* 2002;97:2768–2775.
23. Varadarajulu S, Tamhane A, Eloubeidi MA. Yield of EUS-guided FNA of pancreatic masses in the presence or the absence of chronic pancreatitis. *Gastrointest Endosc.* 2005;62:728–736; quiz 751, 753.
24. Giovannini M, Hookey LC, Bories E, et al. Endoscopic ultrasound elastography: the first step towards virtual biopsy? Preliminary results in 49 patients. *Endoscopy.* 2006;38:344–348.

25. Kuwahara T, Hirooka Y, Kawashima H, et al. Quantitative diagnosis of chronic pancreatitis using EUS elastography. *J Gastroenterol*. 2017;52:868–874.

26. Iglesias-Garcia J, Dominguez-Munoz JE, Castineira-Alvarino M, et al. Quantitative elastography associated with endoscopic ultrasound for the diagnosis of chronic pancreatitis. *Endoscopy*. 2013;45:781–788.

27. Dominguez-Munoz JE, Iglesias-Garcia J, Castineira Alvarino M, et al. EUS elastography to predict pancreatic exocrine insufficiency in patients with chronic pancreatitis. *Gastrointest Endosc*. 2015;81:136–142.

28. Tenner S, Baillie J, DeWitt J, et al. American College of Gastroenterology guideline: management of acute pancreatitis. *Am J Gastroenterol*. 2013;108:1400–1415; 1416.

29. Maple JT, Ben-Menachem T, Anderson MA, et al. The role of endoscopy in the evaluation of suspected choledocholithiasis. *Gastrointest Endosc*. 2010;71:1–9.

30. Sharma R, Menachery J, Choudhary NS, et al. Routine endoscopic ultrasound in moderate and indeterminate risk patients of suspected choledocholithiasis to avoid unwarranted ERCP: a prospective randomized blinded study. *Indian J Gastroenterol*. 2015;34:300–304.

31. De Lisi S, Leandro G, Buscarini E. Endoscopic ultrasonography versus endoscopic retrograde cholangiopancreatography in acute biliary pancreatitis: a systematic review. *Eur J Gastroenterol Hepatol*. 2011;23:367–374.

32. Park JG, Kim KB, Han JH, et al. The usefulness of early endoscopic ultrasonography in acute biliary pancreatitis with undetectable choledocholithiasis on multidetector computed tomography. *Korean J Gastroenterol*. 2016;68:202–209.

33. Zhan X, Guo X, Chen Y, et al. EUS in exploring the etiology of mild acute biliary pancreatitis with a negative finding of biliary origin by conventional radiological methods. *J Gastroenterol Hepatol*. 2011;26:1500–1503.

34. Vila JJ, Vicuna M, Irisarri R, et al. Diagnostic yield and reliability of endoscopic ultrasonography in patients with idiopathic acute pancreatitis. *Scand J Gastroenterol*. 2010;45:375–381.

35. Rana SS, Bhasin DK, Rao C, et al. Role of endoscopic ultrasound in idiopathic acute pancreatitis with negative ultrasound, computed tomography, and magnetic resonance cholangiopancreatography. *Ann Gastroenterol*. 2012;25:133–137.

36. Govil A, Agrawal MK, Agrawal D, et al. Role of endoscopic ultrasonography in patients with first episode of idiopathic acute pancreatitis. *Indian J Gastroenterol*. 2014;33:241–248.

37. Wilcox CM, Seay T, Kim H, et al. Prospective endoscopic ultrasound-based approach to the evaluation of idiopathic pancreatitis: causes, response to therapy, and long-term outcome. *Am J Gastroenterol*. 2016;111:1339–1348.

38. Ortega AR, Gomez-Rodriguez R, Romero M, et al. Prospective comparison of endoscopic ultrasonography and magnetic resonance cholangiopancreatography in the etiological diagnosis of "idiopathic" acute pancreatitis. *Pancreas*. 2011;40:289–294.

39. Thevenot A, Bournet B, Otal P, et al. Endoscopic ultrasound and magnetic resonance cholangiopancreatography in patients with idiopathic acute pancreatitis. *Dig Dis Sci*. 2013;58:2361–2368.

40. Munigala S, Kanwal F, Xian H, et al. Increased risk of pancreatic adenocarcinoma after acute pancreatitis. *Clin Gastroenterol Hepatol*. 2014;12:1143–1150.e1.

41. Mariani A, Arcidiacono PG, Curioni S, et al. Diagnostic yield of ERCP and secretin-enhanced MRCP and EUS in patients with acute recurrent pancreatitis of unknown aetiology. *Dig Liver Dis*. 2009;41:753–758.

42. Yusoff IF, Raymond G, Sahai AV. A prospective comparison of the yield of EUS in primary vs. recurrent idiopathic acute pancreatitis. *Gastrointest Endosc*. 2004;60:673–678.

43. Cho JH, Jeon TJ, Choi JS, et al. EUS finding of geographic hyperechoic area is an early predictor for severe acute pancreatitis. *Pancreatology*. 2012;12:495–501.

44. Alper E, Arabul M, Aslan F, et al. Radial EUS examination can be helpful in predicting the severity of acute biliary pancreatitis. *Medicine (Baltimore)*. 2016;95:e2321.

45. Sotoudehmanesh R, Hooshyar A, Kolahdoozan S, et al. Prognostic value of endoscopic ultrasound in acute pancreatitis. *Pancreatology*. 2010;10:702–706.

46. Shimosegawa T, Chari ST, Frulloni L, et al. International consensus diagnostic criteria for autoimmune pancreatitis: guidelines of the International Association of Pancreatology. *Pancreas*. 2011;40:352–358.

47. Kamisawa T, Egawa N, Nakajima H, et al. Clinical difficulties in the differentiation of autoimmune pancreatitis and pancreatic carcinoma. *Am J Gastroenterol*. 2003;98:2694–2699.

48. Chari ST, Smyrk TC, Levy MJ, et al. Diagnosis of autoimmune pancreatitis: the mayo clinic experience. *Clin Gastroenterol Hepatol*. 2006;4:1010–1016; quiz 934.

49. Levy MJ, Reddy RP, Wiersema MJ, et al. EUS-guided trucut biopsy in establishing autoimmune pancreatitis as the cause of obstructive jaundice. *Gastrointest Endosc*. 2005;61:467–472.

50. Levy MJ, Smyrk TC, Takahashi N, et al. Idiopathic duct-centric pancreatitis: disease description and endoscopic ultrasonography-guided trucut biopsy diagnosis. *Pancreatology*. 2011;11:76–80.

51. Farrell JJ, Garber J, Sahani D, et al. EUS findings in patients with autoimmune pancreatitis. *Gastrointest Endosc*. 2004;60:927–936.

52. De Lisi S, Buscarini E, Arcidiacono PG, et al. Endoscopic ultrasonography findings in autoimmune pancreatitis: be aware of the ambiguous features and look for the pivotal ones. *JOP*. 2010;11:78–84.

53. Buscarini E, Lisi SD, Arcidiacono PG, et al. Endoscopic ultrasonography findings in autoimmune pancreatitis. *World J Gastroenterol*. 2011;17:2080–2085.

54. Okabe Y, Ishida Y, Kaji R, et al. Endoscopic ultrasonographic study of autoimmune pancreatitis and the effect of steroid therapy. *J Hepatobiliary Pancreat Sci*. 2012;19:266–273.

55. Koyama R, Imamura T, Okuda C, et al. Ultrasonographic imaging of bile duct lesions in autoimmune pancreatitis. *Pancreas*. 2008;37:259–264.

56. Hoki N, Mizuno N, Sawaki A, et al. Diagnosis of autoimmune pancreatitis using endoscopic ultrasonography. *J Gastroenterol*. 2009;44:154–159.

57. Jung JG, Lee JK, Lee KH, et al. Comparison of endoscopic retrograde cholangiopancreatography with papillary biopsy and endoscopic ultrasound-guided pancreatic biopsy in the diagnosis of autoimmune pancreatitis. *Pancreatology*. 2015;15:259–264.

58. Kanno A, Masamune A, Fujishima F, et al. Diagnosis of autoimmune pancreatitis by EUS-guided FNA using a 22-gauge needle: a prospective multicenter study. *Gastrointest Endosc*. 2016;84:797–804.e1.

59. Morishima T, Kawashima H, Ohno E, et al. Prospective multicenter study on the usefulness of EUS-guided FNA biopsy for the diagnosis of autoimmune pancreatitis. *Gastrointest Endosc*. 2016;84:241–248.

60. Iwashita T, Yasuda I, Doi S, et al. Use of samples from endoscopic ultrasound-guided 19-gauge fine-needle aspiration in diagnosis of autoimmune pancreatitis. *Clin Gastroenterol Hepatol*. 2012;10:316–322.

61. Deshpande V, Mino-Kenudson M, Brugge WR, et al. Endoscopic ultrasound guided fine needle aspiration biopsy of autoimmune pancreatitis: diagnostic criteria and pitfalls. *Am J Surg Pathol*. 2005;29:1464–1471.

62. Mizuno N, Bhatia V, Hosoda W, et al. Histological diagnosis of autoimmune pancreatitis using EUS-guided trucut biopsy: a comparison study with EUS-FNA. *J Gastroenterol*. 2009;44:742–750.

63. Chari ST, Kloeppel G, Zhang L, et al. Histopathologic and clinical subtypes of autoimmune pancreatitis: the honolulu consensus

document. *Pancreas*. 2010;39:549–554.

64. Kanno A, Ishida K, Hamada S, et al. Diagnosis of autoimmune pancreatitis by EUS-FNA by using a 22-gauge needle based on the International Consensus Diagnostic Criteria. *Gastrointest Endosc*. 2012;76:594–602.

65. Moon SH, Kim MH. The role of endoscopy in the diagnosis of autoimmune pancreatitis. *Gastrointest Endosc*. 2012;76:645–656.

66. Naitoh I, Nakazawa T, Hayashi K, et al. Clinical differences between mass-forming autoimmune pancreatitis and pancreatic cancer. *Scand J Gastroenterol*. 2012;47:607–613.

67. Takuma K, Kamisawa T, Gopalakrishna R, et al. Strategy to differentiate autoimmune pancreatitis from pancreas cancer. *World J Gastroenterol*. 2012;18:1015–1020.

68. Voss M, Hammel P, Molas G, et al. Value of endoscopic ultrasound guided fine needle aspiration biopsy in the diagnosis of solid pancreatic masses. *Gut*. 2000;46:244–249.

69. Eloubeidi MA, Tamhane A. EUS-guided FNA of solid pancreatic masses: a learning curve with 300 consecutive procedures. *Gastrointest Endosc*. 2005;61:700–708.

70. Mitsuhashi T, Ghafari S, Chang CY, et al. Endoscopic ultrasound-guided fine needle aspiration of the pancreas: cytomorphological evaluation with emphasis on adequacy assessment, diagnostic criteria and contamination from the gastrointestinal tract. *Cytopathology*. 2006;17:34–41.

71. Turner BG, Cizginer S, Agarwal D, et al. Diagnosis of pancreatic neoplasia with EUS and FNA: a report of accuracy. *Gastrointest Endosc*. 2010;71:91–98.

72. Chen J, Yang R, Lu Y, et al. Diagnostic accuracy of endoscopic ultrasound-guided fine-needle aspiration for solid pancreatic lesion: a systematic review. *J Cancer Res Clin Oncol*. 2012;138:1433–1441.

73. Fujii LL, Chari ST, El-Youssef M, et al. Pediatric pancreatic EUS-guided trucut biopsy for evaluation of autoimmune pancreatitis. *Gastrointest Endosc*. 2013;77:824–828.

74. Kerdsirichairat T, Saini SD, Chamberlain PR, et al. Autoimmune pancreatitis diagnosed with core biopsy obtained from a novel fork-tip EUS needle. *ACG Case Rep J*. 2017;4:e7.

75. Dietrich CF, Hirche TO, Ott M, et al. Real-time tissue elastography in the diagnosis of autoimmune pancreatitis. *Endoscopy*. 2009;41:718–720.

76. Fusaroli P, Saftoiu A, Mancino MG, et al. Techniques of image enhancement in EUS (with videos). *Gastrointest Endosc*. 2011;74:645–655.

77. Hocke M, Ignee A, Dietrich CF. Contrast-enhanced endoscopic ultrasound in the diagnosis of autoimmune pancreatitis. *Endoscopy*. 2011;43:163–165.

78. Imazu H, Kanazawa K, Mori N, et al. Novel quantitative perfusion analysis with contrast-enhanced harmonic EUS for differentiation of autoimmune pancreatitis from pancreatic carcinoma. *Scand J Gastroenterol*. 2012;47:853–860.

79. Fujii M, Saito H, Kato H, et al. Diagnosis of a solid pseudopapillary neoplasm using EUS-FNA. *Intern Med*. 2013;52:1703–1708.

80. Maimone A, Luigiano C, Baccarini P, et al. Preoperative diagnosis of a solid pseudopapillary tumour of the pancreas by endoscopic ultrasound fine needle biopsy: a retrospective case series. *Dig Liver Dis*. 2013;45:957–960.

81. Yamaguchi M, Fukuda T, Nakahara M, et al. Multicentric solid pseudopapillary neoplasms of the pancreas diagnosed by endoscopic ultrasound-guided fine needle aspiration: a case report. *Surg Case Rep*. 2015;1:110.

82. Goyal A, Jain D, Bhat I, et al. A unique case of pancreatic mass due to pancreatic elastofibromatosis. *Case Rep Gastrointest Med*. 2016;2016:2697187.

83. Collins K, Buckley T, Anderson K, et al. Perivascular epithelioid cell tumor (PEComa) of pancreas diagnosed preoperatively by endoscopic ultrasound-guided fine-needle aspiration: a case report and review of literature. *Diagn Cytopathol*. 2017;45:59–65.

84. Mondal U, Henkes N, Henkes D, et al. Cavernous hemangioma of adult pancreas: a case report and literature review. *World J Gastroenterol*. 2015;21:9793–9802.

85. Vafa H, Arvanitakis M, Matos C, et al. Pancreatic tuberculosis diagnosed by EUS: one disease, many faces. *JOP*. 2013;14:256–260.

86. Maestro S, Trujillo R, Geneux K, et al. Pancreatic actinomycosis presenting as pancreatic mass and diagnosed with endoscopic ultrasound fine needle aspiration (EUS-FNA). *Endoscopy*. 2013;45 Suppl 2 UCTN:E276–E277.

87. Sun B, Yang X, Ping B, et al. Impact of inconclusive endoscopic ultrasound-guided fine-needle aspiration results in the management and outcome of patients with solid pancreatic masses. *Dig Endosc*. 2015;27:130–136.

88. Hebert-Magee S, Bae S, Varadarajulu S, et al. The presence of a cytopathologist increases the diagnostic accuracy of endoscopic ultrasound-guided fine needle aspiration cytology for pancreatic adenocarcinoma: a meta-analysis. *Cytopathology*. 2013;24:159–171.

89. Rodriguez SA, Impey SD, Pelz C, et al. RNA sequencing distinguishes benign from malignant pancreatic lesions sampled by EUS-guided FNA. *Gastrointest Endosc*. 2016;84:252–258.

90. Bang JY, Hawes R, Varadarajulu S. A meta-analysis comparing ProCore and standard fine-needle aspiration needles for endoscopic ultrasound-guided tissue acquisition. *Endoscopy*. 2016;48:339–349.

91. Strand DS, Jeffus SK, Sauer BG, et al. EUS-guided 22-gauge fine-needle aspiration versus core biopsy needle in the evaluation of solid pancreatic neoplasms. *Diagn Cytopathol*. 2014;42:751–758.

92. Ying L, Lin X, Xie ZL, et al. Clinical utility of endoscopic ultrasound elastography for identification of malignant pancreatic masses: a meta-analysis. *J Gastroenterol Hepatol*. 2013;28:1434–1443.

93. Itokawa F, Itoi T, Sofuni A, et al. EUS elastography combined with the strain ratio of tissue elasticity for diagnosis of solid pancreatic masses. *J Gastroenterol*. 2011;46:843–853.

94. Iglesias-Garcia J, Larino-Noia J, Abdulkader I, et al. EUS elastography for the characterization of solid pancreatic masses. *Gastrointest Endosc*. 2009;70:1101–1108.

95. Kim SY, Cho JH, Kim YJ, et al. Diagnostic efficacy of quantitative endoscopic ultrasound elastography for differentiating pancreatic disease. *J Gastroenterol Hepatol*. 2016.

96. Iglesias-Garcia J, Larino-Noia J, Abdulkader I, et al. Quantitative endoscopic ultrasound elastography: an accurate method for the differentiation of solid pancreatic masses. *Gastroenterology*. 2010;139:1172–1180.

97. Dawwas MF, Taha H, Leeds JS, et al. Diagnostic accuracy of quantitative EUS elastography for discriminating malignant from benign solid pancreatic masses: a prospective, single-center study. *Gastrointest Endosc*. 2012;76:953–961.

98. Hocke M, Schulze E, Gottschalk P, et al. Contrast-enhanced endoscopic ultrasound in discrimination between focal pancreatitis and pancreatic cancer. *World J Gastroenterol*. 2006;12:246–250.

99. Gheonea DI, Streba CT, Ciurea T, et al. Quantitative low mechanical index contrast-enhanced endoscopic ultrasound for the differential diagnosis of chronic pseudotumoral pancreatitis and pancreatic cancer. *BMC Gastroenterol*. 2013;13:2.

100. Hocke M, Ignee A, Dietrich CF. Advanced endosonographic diagnostic tools for discrimination of focal chronic pancreatitis and pancreatic carcinoma—elastography, contrast enhanced high mechanical index (CEHMI) and low mechanical index (CELMI) endosonography in direct comparison. *Z Gastroenterol*. 2012;50:199–203.

101. Becker D, Strobel D, Bernatik T, et al. Echo-enhanced color- and power-doppler EUS for the discrimination between focal pancreatitis and pancreatic carcinoma. *Gastrointest Endosc*. 2001;53:784–789.

第 14 章

内镜超声在胰腺肿瘤中的应用

JI YOUNG BANG, THOMAS RÖSCH

（李红洲　李彦茹 译　李　文　张姝翌 审校）

内 容 要 点

- 内镜超声（EUS）是诊断胰腺导管腺癌最敏感的成像方法，尤其是对于直径小于 2 cm 的病变。

- EUS 也是诊断胰腺神经内分泌瘤（PNET）最敏感的成像方法，优于计算机断层扫描（CT）和磁共振成像（MRI）。

- CT 是确定肿瘤分期和评估可切除性最准确的方法，而 EUS 在检测门静脉侵犯和少量腹腔积液方面更具优势。MRI 和 EUS 在发现肝内小转移灶方面可能更为准确。

- EUS 细针抽吸（FNA）是获取胰腺肿块组织的金标准。使用扇形穿刺技术并联合细胞病理医师以实现实时病理检测，这样可以优化诊断。在没有实时细胞病理支持的中心，也可以使用最新的核心活检针穿刺活检以使诊断最优化。

评估胰腺肿瘤的诊断目录

肿瘤

发现包块应留意以下特征：最大直径、边界是否清楚、回声特点、伴有囊性结构以及存在胰管扩张。

血管侵犯

对于胰头部肿瘤，应注意胰头部肿瘤与门静脉、门静脉和脾静脉汇合处、肠系膜上血管、肝动脉及胃十二指肠动脉的关系。对于胰体部肿瘤，应注意其与腹腔动脉、肠系膜上动脉（superior mesenteric artery，SMA）、门静脉汇合处、肝动脉以及脾血管的关系。对于胰尾部肿瘤，应注意与脾血管之间的关系。应仔细检查肿瘤与血管之间的关系，按照以下进行标记：完整的高回声肿瘤 / 血管壁、血管壁受压而完整、不规则肿物 / 血管壁、肿瘤浸润、血管

阻塞。若肿瘤堵塞门静脉或肠系膜上静脉（superior mesenteric vein，SMV），可以看到肝门及十二指肠周围的静脉侧支；若堵塞脾静脉，则可见脾门周围及胃底静脉侧支。

淋巴结

应检查以下部位是否有转移性病变：腹腔干、胰周（包括胰头、胰体及胰尾部）、肝门、肝胃韧带、腹主动脉以及后纵隔部。淋巴结转移通常表现为圆形、边界清晰、低回声且直径 ≥ 5 mm。并不是所有转移淋巴结都具有上述特征。如发现可疑淋巴结，则应注意其特点及与肿瘤的距离。一旦怀疑远处淋巴结转移则应行内镜超声（endoscopic ultrasound，EUS）引导下的细针抽吸术（fine-needle aspiration，FNA）。

肝

经胃或经十二指肠对肝进行检查判断是否有转移性病变。原发性胰腺癌的肝转移灶一般表现为低回声、边界清晰、可见一个或多个转移灶。位置允许的情况下，可对可疑转移灶行 EUS FNA。

腹腔积液

通常表现为胃或十二指肠壁外的三角形或不规则无回声区，可能源于腹膜转移或慢性静脉阻塞。有时可见网膜结节，如情况允许可对腹腔积液行 EUS 引导下的穿刺抽吸及活检。

EUS 引导下活检

组织取样应该从最远处的转移灶开始。若发现腹腔积液、远处淋巴结转移、网膜结节或可疑肝病灶，应先对这些部位进行活检。若结果阴性则应对可疑肿瘤及局灶淋巴结再取活检，每个位置的活检应按如下信息进行记录：穿刺次数、组织获取途径、是否使用负压抽吸以及现场病理评估的结果。

分期

对可疑的胰腺恶性肿瘤应根据美国癌症联合委员会（American Joint Committee on Cancer，AJCC）最新的 TNM 分期确定肿瘤分期。

胰腺导管腺癌

背景

胰腺导管腺癌（pancreatic ductal adenocarcinoma）是美国第 4 大癌症致死疾病，每年死亡人数达 43 000 人，5 年存活率仅为 8%[1]。早期诊断及早期治疗至关重要，因为这些患者的生存率与确诊的癌症分期密切相关。局限性病变患者的 5 年生存率可达 29%，而发生转移的仅为 3%[1]。EUS 联合 FNA 是诊断胰腺癌最准确的方法，以致胰腺癌的诊治思路也随之转变。

胰腺导管腺癌的诊断

EUS 与 CT

EUS 对胰腺癌诊断的敏感度非常高，其敏感性为 89% ~ 100%，特异性为 50% ~ 100%，准确率为 94% ~ 96%[2-6]。EUS 的阴性预测值达 100%，有 2 项研究显示[7-8]，对怀疑患有胰腺癌的患者进行常规 EUS 检查，在长期随访中均未诊断出胰腺癌。因此，EUS 检查胰腺未见异常的患者基本可排除胰腺癌的可能。

多数胰腺癌计算机断层扫描（computed tomography，CT）呈低密度肿块影，10% 呈等密度影，在这种情况下，图像观察难以鉴别[9]。可疑胰腺癌最好选择强化 CT（动脉期评估动脉受累，观察胰腺肿块，门静脉期评估门静脉和 SMV 的受累），多排 CT 最小可以达到 5 mm 薄层扫描，敏感性达 70% ~ 100%[9-13]。螺旋 CT 在诊断胰腺肿瘤上相较于多排 CT 敏感性稍低（63% ~ 77%）[2,10,14-15]。此外，CT 对小于 2 cm 的胰腺肿瘤敏感性仅达 77%[15]。

一些研究显示 CT 和 EUS 诊断胰腺癌的价值无明显差异。以往有研究[6,16]显示 EUS 优于螺旋 CT，而更多最新的文献研究则显示 EUS 略优于[2,4,11,17]或等同于多排 CT[5]。尽管如此，在两种特定情况下，EUS 似乎比 CT 具明显优势。第一，对于鉴别小于 2 cm 的胰腺肿物 EUS 优于多排 CT（图 14.1 A-C）[18]。

这可能是因为小的胰腺病变在 CT 上表现为等密度而不是低密度，因此，必须通过识别胰腺癌的继发症状予以鉴别，如胰管的中断、扩张、胰腺实质萎缩或胰腺正常轮廓缺失等[19]。第二，对 CT 上没有明显肿块而临床高度怀疑的患者，EUS 诊断性仍然较好，其敏感性达 68% ~ 97%，特异性达 43% ~ 71%，准确性达 72% ~ 92%[20-21]。因此，对临床可疑胰腺癌而 CT 阴性的患者应做 EUS 检查。

EUS 与 MRI

磁共振成像（magnetic resonance imaging，MRI）能详细显示胰腺实质及胰管成像，其诊断胰腺肿瘤的敏感性达 78% ~ 100%，准确性达 79% ~ 91%[10,12-13,22-23]。在比较 EUS 和 MRI 诊断胰腺癌的研究中[3,5]，提示 EUS 至少与 MRI 相当或优于 MRI。在一项包括 62 例患者的研究中显示[24]，与 EUS（63%）和 CT（73%）相比，MRI 诊断肿瘤的准确率最低，为 62%。

EUS 增强造影术

胰腺癌在增强造影术（contrast-enhanced endoscopic ultrasound，CE-EUS）上表现为低强化病变，而慢性胰腺炎则表现为等强化或高强化病变[25-27]。在一项包含 1 139 例患者的 meta 分析中显示[28]，CE-EUS 对胰腺癌的诊断具有高度敏感性，其敏感性和特异性分别达 94% 和 89%。与传统 EUS-FNA 比较，尽管两种检查方式在诊断准确度上无明显差异，但是 CE-EUS 只需通过少量穿刺次数即可获得充足的样本量来获得诊断[29]。60% 的患者仅通过 1 次即获得了有效的样本，而传统 EUS-FNA 只有 20%。因此，CE-EUS 似乎在 EUS-FNA 评估胰腺肿块病变中具有支持作用，有助于确定 FNA 的最佳部位，特别是对于潜在的慢性胰腺炎患者。

EUS 弹性成像

EUS 弹性成像是通过组织弹性的差异鉴别胰腺良恶性。EUS 弹性成像可以通过对组织弹性系数的量化[31]和可视化[30]分析，对病变性质做出判断。关于这种成像技术已经发表了几项 meta 分析，对胰腺癌的诊断敏感性达 95% ~ 98%，特异性达 67% ~ 76%[32-35]。

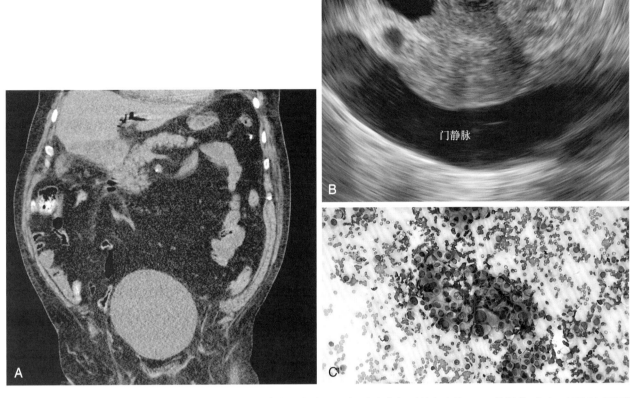

● **图 14.1**　1 例梗阻性黄疸患者，CT 未见明显肿物（A）；线阵 EUS 提示胰头部可见大小约 2 cm 的肿物（B）；经快速现场评估证实是腺癌（C）（Diff-Quik 染色放大 200 倍）

可切除性和分期评估

手术切除是目前可能治愈胰腺癌患者的唯一方法。尽管 5 年生存率仅为 10% ～ 20%[36-37]，但与非手术相比，接受边缘阴性（R0）切除术的患者存活率显著延长[37]（14 个月 vs. 5 个月，$P < 0.0001$）[36]。因此，准确及时地对胰腺癌做出诊断明确的分期以尽快手术。

分期

依据 AJCC（第八版）确定胰腺恶性肿瘤的 TNM 分期，包括肿瘤特征（T）、淋巴结受累（N）和转移性病变的存在（M）（表 14.1）[38]。超出切除范围的淋巴结受累患者及发生转移性病变的患者被视为无法切除[38-39]。对于病变局限、可切除的胰腺癌我们定义为肿瘤，其不涉及周围的主要动脉，即腹腔动脉、SMA 和肝总动脉（common hepatic artery，CHA）；此外，对于静脉受累而不累及动脉的患者的切除适应证缺乏统一的共识。国立综合癌症网络（National Comprehensive Cancer Network，NCCN）和联盟指南提出，如果肿瘤与门静脉或 SMV 接触 ≤ 180°，应进行手术切除[39]。根据 NCCN 指南，对可切除性的定义见表 14.2[40]。

肿瘤分类和局部血管受累　根据 AJCC 标准，对胰腺导管腺癌的肿瘤分类与肿瘤大小、腹腔动脉 / SMA 受累有关。CT 可以准确评估肿瘤分类和血管侵犯情况，以确定其可切除性。据报道，CT 评估血管受累的情况各不相同，其敏感性为 56% ～ 85%，特异性为 82% ～ 100%[9,16,24,41-43]。在一项包括 18 项研究的 meta 分析中显示，CT 对血管侵犯评估的诊断敏感性和特异性分别达 77% 和 81%。2004 年至 2008 年发表的包括 5 项研究显示其敏感性和特异性分别高达 85% 和 82%。与静脉受累相比，CT 对动脉受累的评估具有更高的特异性（92% vs. 84%）。然而，其评估动脉受累的敏感性较低（68% vs. 75%）。此外，CT 血管重建对血管受累诊断的敏感性和特异性较高，分别达 84% 和 85%，而未进行血管重建则为 62% 和 77%。

表 14.1	美国癌症联合委员会第八版胰腺癌分期	
肿瘤（T）	**淋巴结（N）**	**转移（M）**
T1：肿瘤 ≤ 2 cm	N0：无淋巴结受累	M0：无转移
T2：肿瘤 2 ~ 4 cm	N1：1 ~ 3 个淋巴结受累	
T3：肿瘤 > 4 cm	N2：≥ 4 个淋巴结受累	M1：存在转移
T4：腹腔动脉或 SMA 的侵袭		

分期

第 1 期	1A 期：T1，N0，M0
	1B 期：T2，N0，M0
第 2 期	2A 期：T3，N0，M0
	2B 期：T1~3，N1，M0
第 3 期	任何 T，N2，M0
	或 T4，任何 N，M0
第 4 期	任何 T，任何 N，M1

SMA：肠系膜上动脉
Taken from Amin MB, Edge SB, Greene FL, et al., eds. *AJCC Cancer Staging Manual*. 8th ed. New York：Springer；2017.

表 14.2	国家综合癌症网对胰腺导管腺癌肿瘤可切除性的定义
可切除	无远处转移 在腹腔动脉、肝动脉、SMA 周围存在脂肪层 没有 SMV、PV 变形
切除临界值	无远处转移 累及 SMV 或 PV 但是在近端和远端具有允许安全切除的合适血管 胃十二指肠动脉被包裹，肝动脉短节段包裹或与肝动脉相邻而不延伸到腹腔干 肿瘤与 SMA 接触血管壁环周 ≤ 180°
不可切除	存在远处转移 淋巴结转移至切除区域以外 SMA 包裹 > 180° 胰头肿瘤与腹腔任何位置接触 腹腔包裹 > 胰体 / 尾部肿瘤的 180° 不可重构闭塞的 SMV 或 PV 主动脉或 IVC 的入侵 / 包裹

IVC：下腔静脉；LN：淋巴结；PV：门静脉；SMA：肠系膜上动脉；SMV：肠系膜上静脉
Taken from Tempero MA, Malafa MP, Behrman SW, et al. Pancreatic adenocarcinoma, version 2.2014：featured updates to the NCCN guidelines. *J Natl Compr Canc Netw*. 2014；12：1083-1093.

　　EUS 联合 FNA 能准确评估肿瘤大小并提供组织学诊断 [24]。EUS 是评估门静脉受累的准确方式，其敏感性达 75%，特异性达 77%（图 14.2 A 和 B）[16,44]。一项对比研究显示 [11]，EUS 的准确性高于 CT，分

别为 67% 及 41%（*P* < 0.001）。11 项系统性回顾研究认为，对于肿瘤分期评估 EUS 较 CT 更为准确 [17]。

　　淋巴结分期　对所有疑似或经 FNA 证实的胰腺癌患者，EUS 所见局部淋巴结位于以下部位时，应尽可能进行评估：腹腔干、胰腺周围、肝门部、肝胃韧带和腹主动脉及腔静脉周围。在 EUS 检查中，转移淋巴结表现为圆形、低回声影、大于 1 cm、边界清楚 [45-46]，当这四个特征都出现时，淋巴结恶性的可能性达 80% ~ 100% [45-46]。

　　总体而言，研究显示 [11,16,24,47] CT 和 EUS 鉴别胰腺癌淋巴结受累有着相似的特征，敏感性分别为 33% ~ 69% 和 36% ~ 44%。在一项包括 120 例已知胰腺癌患者的前瞻性研究中发现 [11]，EUS 和 CT 评价淋巴结分期的准确率分别为 44% 和 47%。在一项包括 8 项系统研究的综述中，5 篇显示 EUS 诊断淋巴结分期的准确性高于 CT[17]，其中最新的 3 篇研

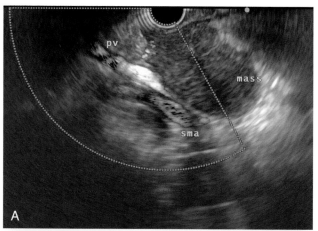

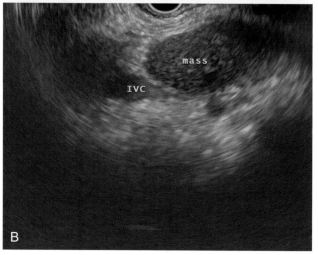

● **图 14.2** 线阵 EUS 于胰头部门静脉区可见低回声团块侵入（A）另一名钩突部胰腺癌患者超声内镜可见下腔静脉受累（B）IVC：下腔静脉；PV：门静脉；SMA：肠系膜上动脉

究则显示两者没有明显差异。

存在远处转移　由于 EUS 探头结构的局限性，EUS 诊断远处转移病灶不及 CT，CT 准确率可达 88%[24]。然而有两点需要注意。第一，CT 可能漏诊小的肝转移灶[48]，而 EUS 和 MRI 在这点上强于 CT（视频 14.1）[49-52]。EUS 也有其局限：不能整体呈现肝实质，因为肝的右叶在 EUS 上通常不能很好地显示（图 14.3 A ~ C）。在一项包括 100 例胰腺癌患者的研究中发现[52]，对肝转移灶的敏感性 MRI（85%）明显高于 CT（69%）（$P = 0.046$），虽然在诊断原发肿瘤上二者之间无显著差异。一项包括 31 例患者的小型前瞻性研究也显示 MRI 的敏感性和特异性高于 CT（MRI 为 86.7% 和 97.5%；CT 为 53.3% 和 77.8%）[51]。第二，CT 在评估腹膜转移灶方面很差，腹膜转移表现为腹腔积液和腹膜结节。EUS 检测可见小体积腹腔积液（其可能尚未在 CT 上检测到），还可行穿刺抽吸进行细胞学检测。在 EUS 诊断提示腹腔积液的 85 例患者中，82% 的患者 CT 检查未发现腹腔积液，随后对 31 例患者行 EUS FNA 检测，其中 16% 的患者诊断为恶性腹腔积液，从而改变了治疗计划（图 14.4）[53]。

可切除性　研究表明螺旋 CT 对于确定可切除性是准确的，可切除性的阳性预测值为 45% ~ 87%；对于评估不可切除的能力，其阳性预测值为 89% 至 100%[54-56]。对肿瘤分期和局部可切除性的评估常用到增强多排 CT。在一项包括 79 名胰腺导管腺癌患者的研究显示[57]，患者术前接受多排螺旋 CT 检查，其判断可切除性的敏感性、特异性及准确性分别为 100%、71% 及 89%。

在比较用不同的诊断方式来评估血管受累和可

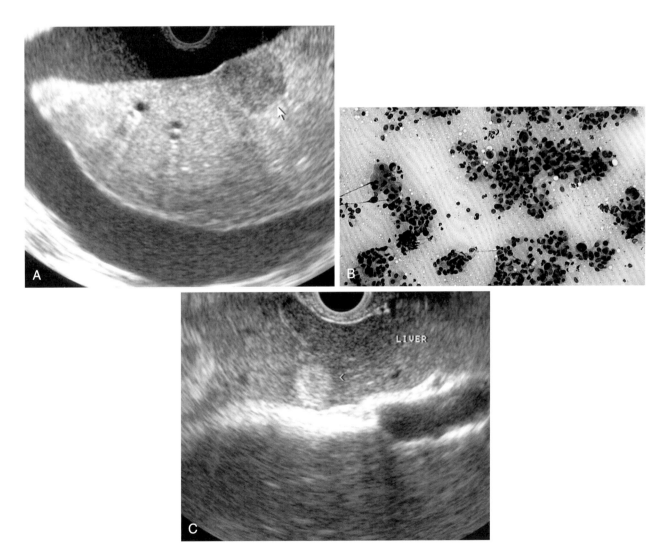

● **图 14.3**　转移性胰腺癌患者肝左叶线阵 EUS 可见低回声病变（A）；应用 22 G 穿刺针行 EUS FNA，结果提示腺癌（B）（Diff-Quik 染色放大 200 倍）；肝转移灶在 EUS 上也表现为高回声病变（C）

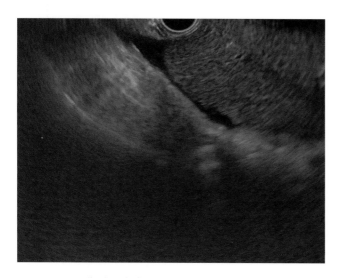

● **图14.4**　Ⅳ期胰腺癌合并腹膜癌患者的腹腔积液表现

切除性时，对CT和EUS的对比研究产生了不同的结果。一项包括62例胰腺癌患者的研究表明[24]，CT对局部扩散的敏感性和准确性达66%和74%，MRI的准确性达68%，EUS的准确性达62%。对诊断血管受累，CT的敏感性和准确性为67%和83%，MRI的准确性为74%，EUS的准确性为76%。在评估肿瘤可切除性方面，CT准确性最高，为83%，而MRI为75%，EUS为67%。然而最近一项包括86例患者的研究则显示，EUS在评估肿瘤可切除性方面优于CT，为83%，而CT为60%[58]。

EUS FNA

EUS FNA对胰腺肿物的诊断敏感性达85%～89%，特异性达96%～98%[59-62]；是对可疑胰腺恶性肿瘤患者组织采集的一线推荐方式[63]。所有EUS FNA中，胰腺部EUS FNA是最有挑战性的；因此，规范的操作技术、附件使用和现场细胞病理学评估（如果可用）能够最大限度地提高诊断率。

技术和配件

穿刺针型号　FNA穿刺针常见有3种型号：19 G、22 G及25 G。传统19 G针质地较硬，当内镜处于十二指肠腔镜身扭曲时19 G针通过困难，所以通常选用22 G或25 G针进行EUS FNA。对胰腺肿块到底是选用22 G针还是25 G针还有很多争论。一项包括8项研究的meta分析显示[64]，使用25 G针诊断的敏感性高于22 G针（93% vs. 85%），而特异性没有明显差异（97% vs. 100%）。而另外三项随机

试验显示[65-67]，两种型号的针对诊断没有明显差异，诊断所需的通过次数和并发症也没有明显差异。一项包含352例胰腺肿物患者的随机试验显示[68]，选用22 G或25 G针对胰腺肿物诊断的操作性之间具有可比性。

FNA路径　胰体尾部肿物可经胃行穿刺，胰头部和钩突部病变可经十二指肠进行穿刺。对于经十二指肠的FNA，扭转的镜身角度及位置会导致22 G穿刺针操作困难。在一项超过1 000例患者的两阶段研究显示[69]，经胃FNA使用22 G穿刺针，经十二指肠FNA使用25 G穿刺针，其技术失败率从10.9%降到1.8%（P＜0.001），使得每次操作的成本显著降低。

扇形穿刺技术　扇形扫描技术是指行FNA时在病灶内呈扇形多次抽吸取检，而不是仅在肿物固定区域内取检。一项对胰腺肿物行标准EUS FNA和扇形EUS FNA技术对比的随机试验显示，对胰腺肿物行FNA时使用扇形技术（在病变内四个取样区域中，每一个区域进行四次往复穿刺），诊断所需穿刺次数明显减少。其诊断准确性也有所提高，尽管没有统计学意义（96% vs. 77%）。因此，对胰腺肿物行FNA时尽可能使用扇形技术。

抽吸活检　目前关于抽吸对胰腺肿物EUS FNA的益处的文献并不多。一项小型随机试验报道[70]，使用抽吸其诊断敏感性和准确性更高；另一项随机试验表明[71]其敏感性更高。而最近一项包括352例患者的四组随机试验[68]，对使用22 G和25 G穿刺针对胰腺肿物进行抽吸和不抽吸情况进行比较，四组无明显差异，而使用22 G穿刺针更易获取血液组织，使得诊断所需穿刺次数增加。

针芯　EUS FNA中使用针芯似乎没有明显优势，研究也表明在诊断敏感性、特异性和准确性方面没有明显提高[72-75]。因此，为方便使用，第一次穿刺进针后，就可以拔除针芯。

标本解读和处理

细胞病理学家提供现场快速诊断是胰腺肿物EUS FNA诊断准确性的一个非常重要的决定因素[76]。一项包括3 644例患者的meta分析指出[62]，FNA结果准确性的唯一决定因素就是病理医师的实时诊断。

然而由于经济因素，实时细胞病理学诊断并非普遍可行。这种情况下标本会被保存于标本固定液中，随后再做病理学评估。基于此，标准FNA针可

能不是最佳的选择。一项关于对 25 G 穿刺针获取核心组织的能力的随机对照试验研究显示[77]，在不考虑穿刺次数的前提下，其诊断准确率仅为 81%。在没有现场细胞病理学支持的中心需要了解这一点，其诊断准确性完全依赖于 FNA 样本的现场实时诊断，多达 20% 的病例所采集的样本都不能获得准确诊断。

胰腺肿物 EUS FNA 的挑战

钩突部肿物　对胰腺钩突部病变行 FNA 是最具挑战性的。对钩突部病变需要经十二指肠降段出针，由于腔道角度大、空间小，到达病变部位出针困难。这时可以采取短缩镜身的办法，使出针通路变直，但同时镜身不稳定，容易脱出至胃内[78]。经十二指肠 FNA 选择软细的 25 G 针比硬的 22 G 或 19 G 针操作更容易些。合理选用穿刺通路及穿刺针能显著降低失败率，钩突、胰头部病变通常选择经十二指肠途径并选用 25 G 穿刺针，胰体尾部病变通常选择经胃途径并选用 22 G 穿刺针，这样可显著降低失败率（图 14.5 A 和 B；视频 14.2）[69]。

慢性胰腺炎　对慢性胰腺炎合并胰腺肿物的患者行 EUS FNA 同样具有挑战性，由于存在类似的分叶和钙化灶，使其难以鉴别。此外，细胞学诊断可能更具挑战性，因为炎症细胞会掩盖恶性细胞的存在[79]。此外，穿刺抽吸的样本经常是非细胞性的，会导致样本不充分或无法诊断。两项研究显示[79-80]，对慢性胰腺炎合并胰腺癌患者的诊断敏感性分别为 54% 和 74%。因此，如果临床怀疑度很高，考虑到胰腺癌合并慢性胰腺炎患者的误诊率较高，则应重复行 EUS FNA，为最终诊断提供确凿的证据（图 14.6 A-D）[81]。

FNA 的并发症

胰腺肿物的 EUS FNA 通常是安全的。一项包括 10 941 例患者的 meta 分析报道提示[82]，总体不良事件发生率为 1%。其并发症主要包括急性胰腺炎（0.44%）、腹痛（0.38%）、出血（0.1%）、发热（0.08%）及感染（0.02%）[82]。EUS FNA 后肿瘤种植率为 2%，明显低于经皮 CT 引导下活检（16.3%，$P < 0.025$）[83]。此外，大多数并发症似乎好发于术后一周内。一项对 158 例胰腺肿物患者行 EUS FNA 的前瞻性研究显示[84]，10 例患者于术中或术后立即发生并发症，20 例患者 72 小时内发生并发症。在为期 30 天的随访期间无其他并发症发生。该研究并发症的总体发生率为 2.5%[84]。

细针穿刺活检

新开发出的细针穿刺活检（fine-needle biopsy，FNB）穿刺针，可以在 EUS 引导下获取核心样本组织；与传统 FNA 相比，这具有一些理论上的优势。其一，由于保持其原始结构，组织标本比通过 FNA 获取的细胞标本更易解读。其二，核心组织活检可用于辅助诊断，特别是对转移性癌症、胃肠道间质细胞瘤和淋巴瘤等具有挑战性病变的患者[85]。第三，核心组织活检更有利于进行分子检测并提供个性化的抗癌治疗[86-87]。

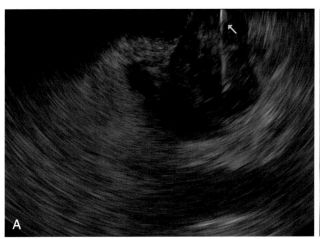
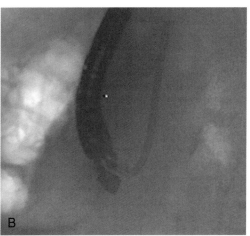

● **图 14.5**　胰腺钩突部肿物 EUS FNA（A）（箭头所指为 FNA 穿刺针）；透视下观察于十二指肠降段垂直于肿物方向进行穿刺取检（B）

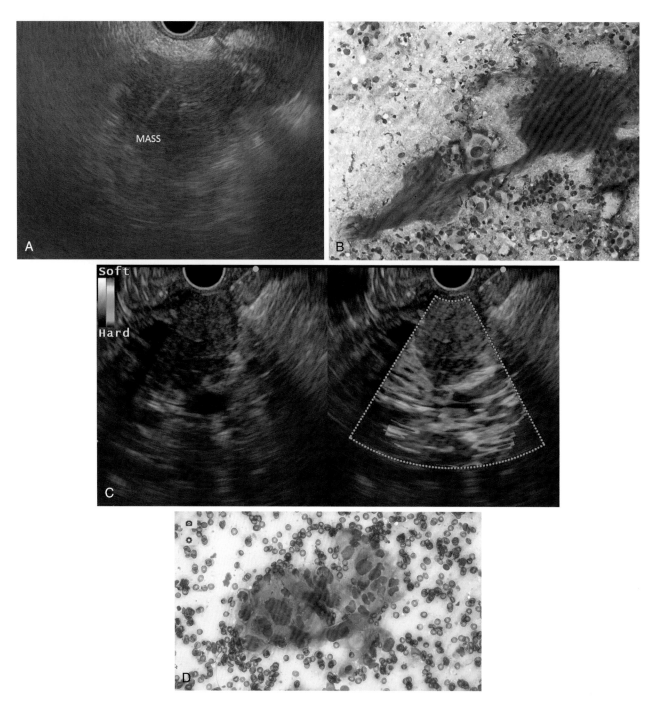

● **图 14.6** 对慢性胰腺炎合并胰腺钩突部肿物行 EUS FNA，胰腺钩突部肿物难以与周围的胰腺实质鉴别（A）；快速现场评估（ROSE）显示在纤维组织增生背景下可见导管腺癌组织（B）（Diff-Quik 染色，放大 200 倍）。另一名慢性胰腺炎合并胰头部肿物的患者，肿物在 EUS 弹性成像上呈蓝色（C），其靶向作用用以行 EUS FNA；ROSE 结果提示导管腺癌（D）（Diff-Quik 染色，放大 400）

研究表明 FNB 穿刺针具有不同的研究结果。一项 meta 分析显示[88]，与标准 FNA 针相比，FNB 穿刺针（ProCore，Cook 内镜，Winston-Salem，Narth Carolina）在对病变取样、诊断充分性及诊断准确性上无明显差异。然而，初步研究数据表明，fork-tip 穿刺针（SharkCore，Medtronic Corp，Boston，Massachusetts）和 Franseen 穿刺针（Acquire，Boston Scientific Corp，Natick，Massachusetts）能更好地获取组织样本。一项包括 156 例病例的对照研究显示，使用 fork-tip 穿刺针的患者获取组织学样本的比例明显较高（95% 对 59%，$P = 0.001$），其穿刺次数也明显减少（中位数：2 次对 4 次，0.01）[89]。一项包括 30 例患者的研究表明 [77,90]，96.7% 的患者应用 Franseen 穿刺针能够获得诊断性细胞组织，这明显高于先前报道的水平（图 14.7 A 和 B，图 14.8 A 和 B，视频 14.3）。另外，对所有的胃肠道间质瘤、神经内分泌瘤、转移瘤都成功进行了辅助诊断 [90]。迄今为止第一个比较 FNA 和 FNB 针（Acquire，Boston Scientific Corp）用于胰腺肿块取样的随机试验中，EUS FNB 细胞诊断率明显高（97.8 对 82.6%，$P = 0.03$），并且能够获得更多的组织、肿瘤细胞及渗出组织 [91]。

总结

尽管有多种诊断方法可用于胰腺癌的诊断和分期，但仍推荐基于患者治疗的循证医学方法（图 14.9）。对可疑胰腺癌患者应首先行增强多排多螺旋 CT 作为初步检查。如果存在 CT 禁忌证，可行 MRI 作为替代。如果胰腺肿瘤在 CT 上有特征性表现，并且可以明确切除，在多学科讨论后，应将患者转为外科治疗。对于无法切除 / 临界可切除的胰腺癌或 CT 不明确的患者，需进行 EUS 引导下组织活检。此外，若临床高度怀疑胰腺癌但由于肿物体积小、CT 无阳性诊断的患者，应选择 EUS 辅助诊断。患者行 EUS 检查时，应仔细检查是否有局部淋巴结及肝转移，并应仔细记录腹腔积液情况。CE-EUS 及 EUS 弹性成像技术均能辅助 EUS FNA，但无法取代。

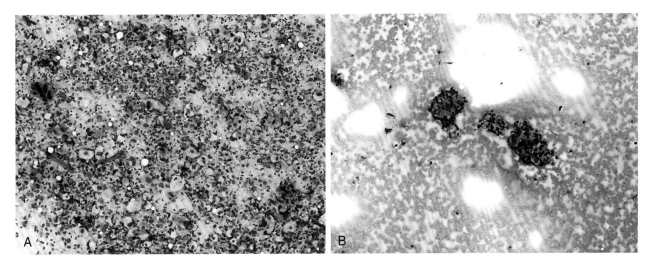

● **图 14.7** 使用 *Franseen* 穿刺针对胰腺肿物进行活检，ROSE 提示细胞标本包含恶性细胞、纤维组织和导管上皮细胞（A）（Diff-Quik 染色，放大 100 倍）；采用标准 FNA 穿刺抽吸样本可见散在恶性细胞及少量纤维化组织（B）（Diff-Quik 染色，放大 100）

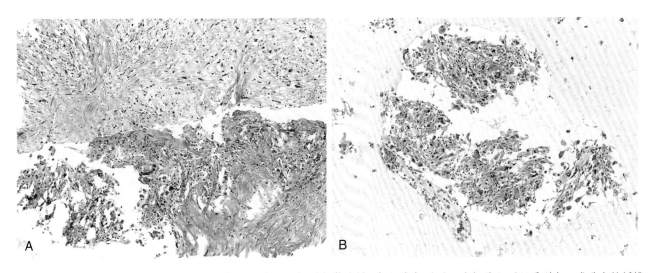

● **图 14.8** 对应用 *Franseen* 针获取的胰腺癌组织（100×）进行苏木精 - 伊红染色（A），在切片上可以看到在旺盛致密的纤维增生组织核心可见恶性导管上皮和散在良性残留腺泡；FNA 获取的组织样本染色后仅见少量肿瘤细胞且不含纤维成分（B）

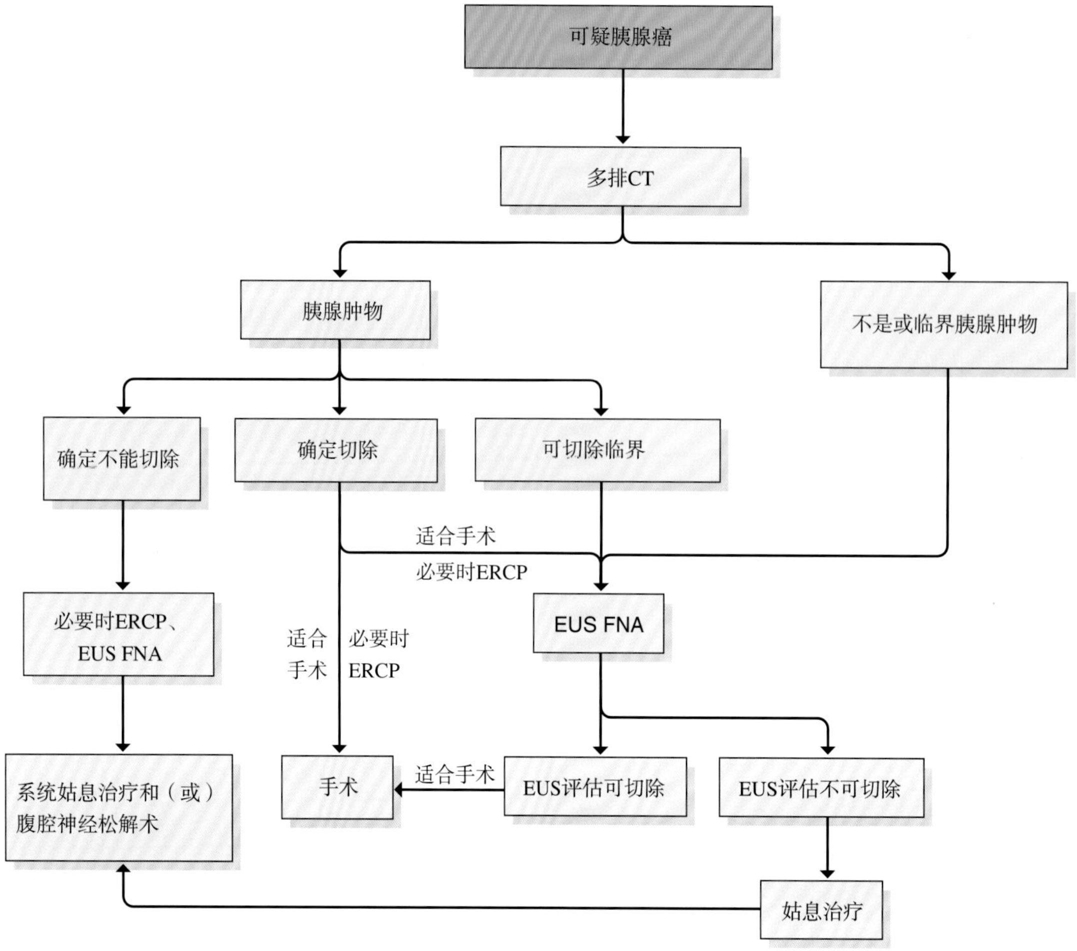

● **图 14.9** 胰腺癌患者诊治流程
CT：计算机断层扫描；EUS FNA：内镜超声引导下的细针穿刺

胰腺神经内分泌瘤

背景

胰腺神经内分泌瘤（pancreatic neuroendocrine tumor，PNET）是胰腺恶性肿瘤的第二常见类型，自 20 世纪 70 年代以来，其发病率不断升高[92]，占所有胰腺肿瘤的 2%[93]。多数 PNET 是新生的，但仍有部分是遗传性疾病，如多发性内分泌肿瘤Ⅰ型（multiple endocrine neoplasia typeⅠ，MEN-Ⅰ）、VHL（von Hipple-Lindau）综合征、神经纤维瘤病Ⅰ型、结节性硬化症等。PNET 分为功能性和无功能性，功能性 PNET 约占 40% ～ 55%，其胰岛细胞能分泌多种肽类激素，如胰岛素、胰高血糖素、胃泌素、血管活性肠肽（Vasoactive intestinal peptide，VIP）和生长抑素（胰岛素瘤为最常见类型）；无功能性 PNET 约占 45% ～ 60%[93-94]，无肽类激素分泌。5 年生存率 PNET 达 80%，局限性占位病变达 60% ～ 100%，转移性则仅为 25%[94]。

诊断

PNET 的诊断需要组织学证据，需对内分泌标志物嗜铬粒蛋白 A 和突触素进行免疫组化染色。根据世界卫生组织（the World Health Organization，WHO）肿瘤分级标准对 Ki-67 行免疫组化也是必需的。WHO 肿瘤分级 1 级的定义为 Ki-67 阳性指数≤ 2%，核分裂象数≤ 2 个 /10 个高倍视野）；2 级定义为 Ki-67 阳性指数为 3% ～ 20%，核分裂象数 2 ～ 20 个 /10 个高倍视野；3 级定义为 Ki-67 阳性指数 > 20%，核分裂象数 > 20 个 /10 个高倍视野[94]。PNET 分期同样依据 AJCC TNM 标准分期（表 14.1）。

PNET 的影像学表现

对 PNET 有多种影像学检查方法，包括 CT、MRI、生长抑素受体闪烁扫描（Somatostatin receptor scintigraphy，SRS）、正电子发射型计算机断层显像（positron emission tomography，PET）和 EUS。研究表明，每种检测方式均具有不同的敏感性和特异性。一项对 217 名 PNET 患者进行了 25 年随访的回顾性研究显示[95]，CT 的诊断率达 84%，随着 CT 扫描排数的增加，其敏感性显著增加（单排 76% 对 64 排 89%）。一项包括 28 例功能性 PNET 患者的小型研究显示[96]，MRI 的诊断敏感性为 85%，特异性为 100%。然而，另一项针对 MEN-I 型患者的研究表明，CT 与 MRI 的诊断率均只为 40%[97]；一项包含 110 名患者的前瞻性研究表明，MRI 的诊断率仅为 53.6%[98]。SRS 利用合成的生长抑素类似物检测 PNET 中存在的生长抑素受体。因此，与其他类型 PNET 相比，SRS 对胰岛素瘤的鉴别敏感性最低，由于其对生长抑素受体的低表达，敏感性仅为 14% ~ 60%[99-101]。对于胃泌素瘤，SRS 的敏感性较高，达 61% ~ 86%[102-103]。更多新的成像方式如 Ga-DOTATATE PET/CT 似乎是肿瘤检测的准确方式，敏感性达 95.5%；与 SPECT/CT 或常规 CT/MRI 相比更敏感[98]。

PNET 经血管发生肝转移，因此可在动脉期准确检测，一项研究显示[104]MRI 在肝动脉期检测到的病灶例数最多（70%）。此外，MRI 检测的敏感性最高，其次为 CT 和 SRS。在一项前包括 40 例胃肠胰腺肝转移患者的瞻性研究中，MRI 最敏感（95.2% 对 CT 为 78.5%，SRS 为 49.3%），检出的病灶数（394 个病灶）明显高于 CT（325 个病灶）及 SRS（204 个病灶）。其次，CT 对于肝转移的检测比 SRS 更敏感[105]。

EUS 与其他影像学方法的对比

PNET 在 EUS 中通常表现为边界清晰、回声均匀、血流变丰富的低回声病变[106]。22% 的病例伴有囊性成分，与胰腺导管腺癌不同，大多数病例不会导致主胰管梗阻（91.5% 的病例无胰管阻塞）（图 14.10 A 和 B；视频 14.4）[107]。EUS 似乎是诊断 PNET 最准确的方式，敏感性达 68% ~ 97%，特异性 95% ~ 98%[95,102,106,108-109]。

研究表明对 PNET 的诊断 EUS 优于 CT[110]。一

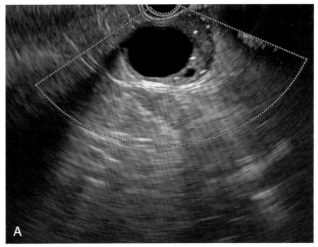
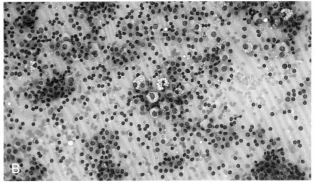

● **图 14.10**　线阵 EUS 显示胰腺囊性病变伴囊壁增厚（A）；对囊壁行 EUS FNA 提示神经内分泌肿瘤（B）（Diff-Quik 染色，放大 200 倍）

项含 217 例患者的大型回顾性研究显示[95]，EUS 病灶检出率明显高于 CT（91.7% 对 63.3%，P < 0.001）；此外，在 91% 的 CT 阴性患者中，EUS 能够检出 PNET。一项包括 25 例 MEN I 型患者的小型对比研究显示[111]，EUS 明显比 CT 更敏感，在 45%CT 阴性的患者中，EUS 可检测到 PNET。一项包括 612 名患者 17 项研究的 meta 分析研究证实[108]，EUS 能够在 28%CT 阴性的患者中检出 PNET。因此，EUS 对于检测 PNET 不仅更敏感，还能够检出 CT 的遗漏病变。

一项包括 90 例 MEN I 型患者的小型研究表明[112]，在诊断 PNET 方面 MRI 效果不如 EUS：EUS 诊断率为 83%，而 MRI 为 74%。EUS 在诊断多发 PNET 方面也优于 MRI，诊断率分别为 67.8% 和 46.7%。另一项对 2007 年至 2014 年诊断为 PNET 的 61 例患者的回顾性研究表明[107]，与 EUS 相比，MRI 检测肿瘤的敏感性明显较低，分别为 75.5% 与 96.7%。因此，在诊断 PNET 方面，EUS 比 MRI 更敏感。

EUS 引导下组织获取

WHO 的肿瘤分级是 PNET 患者的预后因素；FNA 样本中 Ki-67 指数和核分裂象数对于治疗起指导作用。对可疑 PNET 进行 EUS FNA 时，必须通过专门的途径获得足够的样本量用于进行免疫组化测试。研究表明，EUS FNA 对 PNET 的诊断具有高敏感性和特异性，采集的样本可通过 Ki-67 染色进行肿瘤分级；然而，这些研究受到回顾性设计和小样本量的限制。一项包含 10 例患者的小病例样本研究表明[113]，PNET 中 EUS FNA 的敏感性和准确性均为 90%。这 10 例患者中有 8 例螺旋 CT 双期扫描结果为阴性。这与其他三项回顾性研究结果相似，其敏感性分别为 82.6% ~ 89.2%，特异性为 85.7%，准确性为 83.3% ~ 90%（视频 14.5）[107,110,114]。

一项包括 58 例 PNET 患者的回顾性研究表明[115]，82% 的病例通过 EUS FNA 采集到足够的样本量并进行 Ki-67 染色，其结果与手术后大标本送检的肿瘤分级一致率达 77.8%。一项包括 24 例 PNET 患者的小型回顾性研究表明[116]，所有患者均可进行 Ki-67 染色，确定肿瘤分级，与预后密切相关，G1 期肿瘤的生存率为 78%，而 G2 期和 G3 期肿瘤的生存率为 0。

PNET 是富血流病变，因此 FNA 样本会含有较多血液成分，导致诊断困难。强烈建议不要使用 19 G 穿刺针并反复抽吸标本。联合免疫组化，选择至少两条不同的通路进行取检对诊断 PNET 是必要。

EUS 引导下消融治疗

联合淋巴结清扫的手术切除是 G1 和 G2 PNET 患者的首选治疗方式；由于在诊断时存在广泛转移，通常不推荐对 G3 级 PNET 患者进行根治性手术切除[94]。对于不适合手术的患者，EUS 引导下射频消融术（EUS-guided radiofrequency ablation，EUS-RFA）及向肿瘤内注射酒精已作为姑息治疗措施，结果令人鼓舞。

EUS RFA 需通过 19 G 或 22 G 号穿刺针插入射频探头。在一项研究中[117]，分别对 3 个胰岛素瘤患者的胰头、胰颈和胰体部肿物行 EUS RFA（大小约 14 ~ 22 mm），均成功进行，无明显并发症。对所有患者均进行 3 个月、6 个月和 12 个月随访，其空腹血糖、胰岛素水平及 C 肽水平均正常。在另一项研究中，对 2 名 PNET 患者行 EUS RFA，肿物均位于胰头部，大小分别为 15 mm 和 40 mm。术后无明显并发症；然而，缺乏其他临床信息[118]。一项病例个案报告显示[119]，1 例 PNET 患者，其胰腺颈部可见 1 cm 肿物，行 EUS 引导的无水酒精注射治疗安全有效。在 6 个月的随访中显示，病灶明显缩小。当然，还需要进行长期随访的大型和更具特色的研究，以证实 EUS 引导 PNET 消融治疗的安全性和有效性。

胰腺转移瘤

胰腺的转移性病变很少见，仅占所有胰腺肿瘤的 1.8% ~ 10.8%；对于有恶性病史的患者，无论病史有多久远，都应该考虑，因为在初次诊断原发肿瘤后 1 个月至 29 年内，都可能发生胰腺转移[120-125]。在一项回顾性研究中[126]，对 33 例患者进行了回顾性分析，来自肾细胞癌的胰腺转移瘤，尽管先前接受了肾切除术，但仍有 31 名患者出现转移性病变。转移到胰腺的最常见恶性肿瘤包括非小细胞肺癌（5% ~ 38%）、肾细胞癌（0 ~ 64%）和其他泌尿生殖系统癌症、恶性黑色素瘤（0 ~ 25%）、胃肠道肿瘤如结肠癌、胃癌、胆囊癌和食管癌（2% ~ 25%）、乳腺癌（0 ~ 18%）、妇科癌症（0 ~ 18%）、肉瘤和淋巴瘤。由于在治疗策略上的显著差异，区分转移性胰腺肿瘤与原发性胰腺恶性肿瘤很重要[1,20,121,123]。例如，在选定的一组患者中，通过手术切除胰腺转移瘤的积极治疗可能是有效的；在一项研究中，8 名接受胰腺转移瘤切除术的患者的生存期为 14 ~ 42 个月。在大多数边界清楚的病例中，胰腺转移瘤 EUS 图像表现为单个或多个圆形和低回声影[124,128-129]。如图所示，包括 28 例胰腺转移癌患者和 60 例胰腺导管腺癌患者，在多变量逻辑回归分析中，与原发性胰腺癌相比，转移性病变也可能无明显胰管扩张[130]。但是，胰腺转移瘤没有特殊的特征，这些病变也可能与原发性胰腺癌相似。因此，单独使用 EUS 不能将胰腺转移与原发性胰腺癌明显区分开来，并且必须在所有病例中对其进行取样以建立明确诊断（图 14.11A 和 B；视频 14.6）[131]。

EUS FNA 是诊断转移性胰腺肿瘤的首选方式，其敏感性达 88% ~ 94%，特异性达 60% ~ 100%，准确性达 89% ~ 95.2%[120,122,125]。EUS 能发现 17% 的 CT 阴性转移瘤[120,129]。在对胰腺转移性肿瘤行 EUS FNA 时，必须对细胞组织进行专用的免疫组

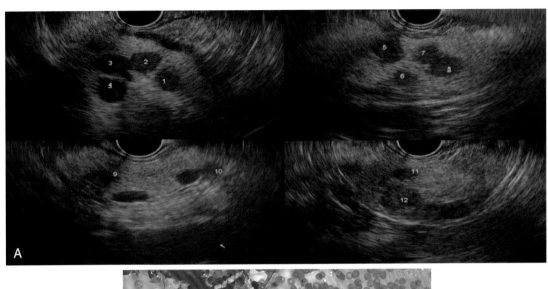

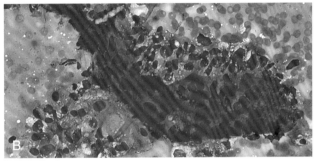

• **图 14.11**　线阵 EUS 提示胰体、尾部可见多处病变（A），数字 1 ~ 12 表示 EUS 上的胰腺病变；EUS FNA 提示病变为转移性肾细胞癌（B）（Diff-Quik 染色，放大 400 倍）

化检测，因为转移性病变，特别是肺腺癌的转移性病变，可能在形态上与原发性胰腺导管腺癌相似[120,124,126]。

胰腺淋巴瘤

淋巴瘤可以直接来自胰腺实质，也可以是胰周或腹膜后淋巴结肿块的延伸，使得难以进行诊断。一项包括 2 397 例胰腺肿瘤患者的回顾性研究显示[132]，12 例（0.5%）患者被诊断为原发性胰腺淋巴瘤，其中 8 例患有大 B 细胞淋巴瘤，3 例患有非霍奇金淋巴瘤，1 例患有小细胞淋巴细胞淋巴瘤。胰腺淋巴瘤 EUS 通常表现为超过 4 cm、多数位于胰头部、病变呈均匀低回声（图 14.12 A-C）。对于边界不清的病变，超过 40% 的患者可见血管受累。其余胰腺实质无明显变化，无慢性胰腺炎特征。更重要的是不伴有主胰管扩张，超过 50% 的患者存在胰周淋巴结病变。快速现场评估（rapid onsite evaluation，ROSE）通常显示非典型淋巴细胞，并且需要细胞计数来明

确诊断。因此，在胰腺头部存在大的异质性肿块而没有慢性胰腺炎或胰管扩张的相关特征，且 ROSE 提示丰富的非典型淋巴细胞，则高度提示原发性胰腺淋巴瘤。

个体化治疗

在不久的将来，EUS 引导的组织采集将不仅对于确定诊断而且对于确定胰腺肿瘤患者的预后至关重要。肿瘤标本的分子标记揭示了抗癌治疗的潜在目标，已证明胰腺癌中的促纤维增生基质是改善治疗结果的重要目标。在最近使用的数字显微切割研究中显示[133]，将胰腺癌标本分类为具有正常或活化基质的经典或基底样肿瘤。尽管具有正常基质的经典肿瘤具有较长的存活率，但具有基底样肿瘤和活化基质的患者具有较差的结果。另外，与基底样肿瘤相比，经典亚型肿瘤对辅助治疗的反应较少[133]。促纤维瘤基质的强烈产生似乎抑制化学治疗药物的递送；因此，关注基质耗竭可能会导致对化疗药物

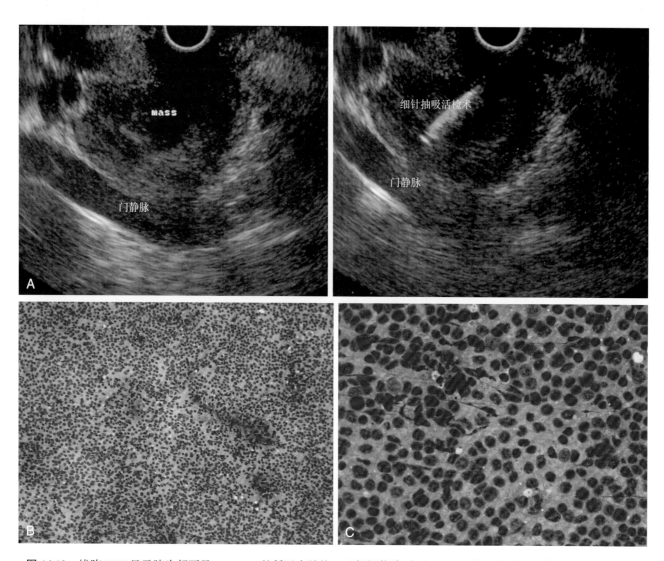

● **图 14.12** 线阵 EUS 显示胰头部可见一 4.5 cm 的低回声肿块，毗邻门静脉（A）；ROSE 提示整个显微镜区域可见非典型淋巴细胞（B）（Diff-Quik 染色，100 倍放大）；大量大而单调的淋巴细胞与小而黑的圆形成熟淋巴细胞混合（C）（Diff-Quik 染色，400 倍放大）

的反应增加[134-135]。另外，胰腺癌中某些 K-RAS 突变如 G12D 的存在预示着对基于吉西他滨的化疗方案的反应很差。新一代的核心活检针凭借其产生组织学样本的能力，不仅可以建立更明确的诊断，还可以实现分子标记，以提供个性化的抗癌疗法。

主要参考文献

11. DeWitt J, Devereaux B, Chriswell M, et al. Comparison of endoscopic ultrasonography and multidetector computed tomography for detecting and staging pancreatic cancer. *Ann Intern Med*. 2004;141:753–763.

16. Midwinter MJ, Beveridge CJ, Wilsdon JB, et al. Correlation between spiral computed tomography, endoscopic ultrasonography and findings at operation in pancreatic and ampullary tumours. *Br J Surg*. 1999;86:189–193.

24. Soriano A, Castells A, Ayuso C, et al. Preoperative staging and tumor resectability assessment of pancreatic cancer: prospective study comparing endoscopic ultrasonography, helical computed tomography, magnetic resonance imaging, and angiography. *Am J Gastroenterol*. 2004;99:492–501.

94. Öberg K, Knigge U, Kwekkeboom D, et al. Neuroendocrine gastro-entero-pancreatic tumors: ESMO clinical practice guidelines for diagnosis, treatment and follow-up†. *Annals of Oncology*. 2012;23: vii124–vii130.

120. Raymond SLT, Yugawa D, Chang KHF, et al. Metastatic neoplasms to the pancreas diagnosed by fine-needle aspiration/biopsy cytology: a 15-year retrospective analysis. *Diagn Cytopathol*. 2017;45:771–783.

参考文献

1. Siegel RL, Miller KD, Jemal A. Cancer Statistics, 2017. *CA Cancer J Clin*. 2017;67:7–30.
2. Mertz HR, Sechopoulos P, Delbeke D, et al. EUS, PET, and CT scanning for evaluation of pancreatic adenocarcinoma. *Gastrointest Endosc*. 2000;52:367–371.
3. Ainsworth AP, Rafaelsen SR, Wamberg PA, et al. Is there a difference in diagnostic accuracy and clinical impact between endoscopic ultrasonography and magnetic resonance cholangiopancreatography? *Endoscopy*. 2003;35:1029–1032.
4. Agarwal B, Abu-Hamda E, Molke KL, et al. Endoscopic ultrasound-guided fine needle aspiration and multidetector spiral CT in the diagnosis of pancreatic cancer. *Am J Gastroenterol*. 2004;99:844–850.
5. Best LM, Rawji V, Pereira SP, et al. Imaging modalities for characterising focal pancreatic lesions. *Cochrane Database Syst Rev*. 2017;4:Cd010213.
6. Muller MF, Meyenberger C, Bertschinger P, et al. Pancreatic tumors: evaluation with endoscopic US, CT, and MR imaging. *Radiology*. 1994;190:745–751.
7. Catanzaro A, Richardson S, Veloso H, et al. Long-term follow-up of patients with clinically indeterminate suspicion of pancreatic cancer and normal EUS. *Gastrointest Endosc*. 2003;58:836–840.
8. Klapman JB, Chang KJ, Lee JG, et al. Negative predictive value of endoscopic ultrasound in a large series of patients with a clinical suspicion of pancreatic cancer. *Am J Gastroenterol*. 2005;100:2658–2661.
9. Lee ES, Lee JM. Imaging diagnosis of pancreatic cancer: a state-of-the-art review. *World J Gastroenterol*. 2014;20:7864–7877.
10. Schima W, Ba-Ssalamah A, Kolblinger C, et al. Pancreatic adenocarcinoma. *Eur Radiol*. 2007;17:638–649.
11. DeWitt J, Devereaux B, Chriswell M, et al. Comparison of endoscopic ultrasonography and multidetector computed tomography for detecting and staging pancreatic cancer. *Ann Intern Med*. 2004;141:753–763.
12. Koelblinger C, Ba-Ssalamah A, Goetzinger P, et al. Gadobenate dimeglumine-enhanced 3.0-T MR imaging versus multiphasic 64-detector row CT: prospective evaluation in patients suspected of having pancreatic cancer. *Radiology*. 2011;259:757–766.
13. Lee JK, Kim AY, Kim PN, et al. Prediction of vascular involvement and resectability by multidetector-row CT versus MR imaging with MR angiography in patients who underwent surgery for resection of pancreatic ductal adenocarcinoma. *Eur J Radiol*. 2010;73:310–316.
14. Irie H, Honda H, Kaneko K, et al. Comparison of helical CT and MR imaging in detecting and staging small pancreatic adenocarcinoma. *Abdom Imaging*. 1997;22:429–433.
15. Bronstein YL, Loyer EM, Kaur H, et al. Detection of small pancreatic tumors with multiphasic helical CT. *AJR Am J Roentgenol*. 2004;182:619–623.
16. Midwinter MJ, Beveridge CJ, Wilsdon JB, et al. Correlation between spiral computed tomography, endoscopic ultrasonography and findings at operation in pancreatic and ampullary tumours. *Br J Surg*. 1999;86:189–193.
17. Dewitt J, Devereaux BM, Lehman GA, et al. Comparison of endoscopic ultrasound and computed tomography for the preoperative evaluation of pancreatic cancer: a systematic review. *Clin Gastroenterol Hepatol*. 2006;4:717–725; quiz 664.
18. Yasuda I, Iwashita T, Doi S, et al. Role of EUS in the early detection of small pancreatic cancer. *Dig Endosc*. 2011;23(suppl 1):22–25.
19. Yoon SH, Lee JM, Cho JY, et al. Small (</= 20 mm) pancreatic adenocarcinomas: analysis of enhancement patterns and secondary signs with multiphasic multidetector CT. *Radiology*. 2011;259:442–452.
20. Wang W, Shpaner A, Krishna SG, et al. Use of EUS-FNA in diagnosing pancreatic neoplasm without a definitive mass on CT. *Gastrointest Endosc*. 2013;78:73–80.
21. Krishna SG, Rao BB, Ugbarugba E, et al. Diagnostic performance of endoscopic ultrasound for detection of pancreatic malignancy following an indeterminate multidetector CT scan: a systemic review and meta-analysis. *Surg Endosc*. 2017;31:4558–4567.
22. Rieber A, Tomczak R, Nussle K, et al. MRI with mangafodipir trisodium in the detection of pancreatic tumours: comparison with helical CT. *Br J Radiol*. 2000;73:1165–1169.
23. Kauhanen SP, Komar G, Seppanen MP, et al. A prospective diagnostic accuracy study of 18F-fluorodeoxyglucose positron emission tomography/computed tomography, multidetector row computed tomography, and magnetic resonance imaging in primary diagnosis and staging of pancreatic cancer. *Ann Surg*. 2009;250:957–963.
24. Soriano A, Castells A, Ayuso C, et al. Preoperative staging and tumor resectability assessment of pancreatic cancer: prospective study comparing endoscopic ultrasonography, helical computed tomography, magnetic resonance imaging, and angiography. *Am J Gastroenterol*. 2004;99:492–501.
25. Kitano M, Kamata K, Imai H, et al. Contrast-enhanced harmonic endoscopic ultrasonography for pancreatobiliary diseases. *Dig Endosc*. 2015;27(suppl 1):60–67.
26. Saftoiu A, Vilmann P, Dietrich CF, et al. Quantitative contrast-enhanced harmonic EUS in differential diagnosis of focal pancreatic masses (with videos). *Gastrointest Endosc*. 2015;82:59–69.
27. Fusaroli P, Spada A, Mancino MG, et al. Contrast harmonic echo-endoscopic ultrasound improves accuracy in diagnosis of solid pancreatic masses. *Clin Gastroenterol Hepatol*. 2010;8:629–634.e1–e2.
28. Gong TT, Hu DM, Zhu Q. Contrast-enhanced EUS for differential diagnosis of pancreatic mass lesions: a meta-analysis. *Gastrointest Endosc*. 2012;76:301–309.
29. Sugimoto M, Takagi T, Hikichi T, et al. Conventional versus contrast-enhanced harmonic endoscopic ultrasonography-guided fine-needle aspiration for diagnosis of solid pancreatic lesions: a prospective randomized trial. *Pancreatology*. 2015;15:538–541.
30. Janssen J, Schlorer E, Greiner L. EUS elastography of the pancreas: feasibility and pattern description of the normal pancreas, chronic pancreatitis, and focal pancreatic lesions. *Gastrointest Endosc*. 2007;65:971–978.
31. Iglesias-Garcia J, Larino-Noia J, Abdulkader I, et al. Quantitative endoscopic ultrasound elastography: an accurate method for the differentiation of solid pancreatic masses. *Gastroenterology*. 2010;139:1172–1180.
32. Mei M, Ni J, Liu D, et al. EUS elastography for diagnosis of solid pancreatic masses: a meta-analysis. *Gastrointest Endosc*. 2013;77:578–589.
33. Ying L, Lin X, Xie ZL, et al. Clinical utility of endoscopic ultrasound elastography for identification of malignant pancreatic masses: a meta-analysis. *J Gastroenterol Hepatol*. 2013;28:1434–1443.
34. Li X, Xu W, Shi J, et al. Endoscopic ultrasound elastography for differentiating between pancreatic adenocarcinoma and inflammatory masses: a meta-analysis. *World J Gastroenterol*. 2013;19:6284–6291.
35. Hu DM, Gong TT, Zhu Q. Endoscopic ultrasound elastography for differential diagnosis of pancreatic masses: a meta-analysis. *Dig Dis Sci*. 2013;58:1125–1131.
36. Conlon KC, Klimstra DS, Brennan MF. Long-term survival after curative resection for pancreatic ductal adenocarcinoma. Clinicopathologic analysis of 5-year survivors. *Ann Surg*. 1996;223:273–279.
37. Wagner M, Redaelli C, Lietz M, et al. Curative resection is the single most important factor determining outcome in patients with pancreatic adenocarcinoma. *Br J Surg*. 2004;91:586–594.

38. Kamarajah SK, Burns WR, Frankel TL, et al. Validation of the American Joint Commission on Cancer (AJCC) 8th edition staging system for patients with pancreatic adenocarcinoma: a Surveillance, Epidemiology and End Results (SEER) analysis. *Ann Surg Oncol.* 2017;24:2023–2030.

39. Gilbert JW, Wolpin B, Clancy T, et al. Borderline resectable pancreatic cancer: conceptual evolution and current approach to image-based classification. *Ann Oncol.* 2017;28:2067–2076.

40. Tempero MA, Malafa MP, Behrman SW, et al. Pancreatic adenocarcinoma, version 2.2014: featured updates to the NCCN guidelines. *J Natl Compr Canc Netw.* 2014;12:1083–1093.

41. Tamburrino D, Partelli S, Crippa S, et al. Selection criteria in resectable pancreatic cancer: a biological and morphological approach. *World J Gastroenterol.* 2014;20:11210–11215.

42. Howard TJ, Chin AC, Streib EW, et al. Value of helical computed tomography, angiography, and endoscopic ultrasound in determining resectability of periampullary carcinoma. *Am J Surg.* 1997;174:237–241.

43. Tellez-Avila FI, Chavez-Tapia NC, Lopez-Arce G, et al. Vascular invasion in pancreatic cancer: predictive values for endoscopic ultrasound and computed tomography imaging. *Pancreas.* 2012;41:636–638.

44. Sugiyama M, Hagi H, Atomi Y, et al. Diagnosis of portal venous invasion by pancreatobiliary carcinoma: value of endoscopic ultrasonography. *Abdom Imaging.* 1997;22:434–438.

45. Bhutani MS, Hawes RH, Hoffman BJ. A comparison of the accuracy of echo features during endoscopic ultrasound (EUS) and EUS-guided fine-needle aspiration for diagnosis of malignant lymph node invasion. *Gastrointest Endosc.* 1997;45:474–479.

46. Catalano MF, Sivak Jr MV, Rice T, et al. Endosonographic features predictive of lymph node metastasis. *Gastrointest Endosc.* 1994;40:442–446.

47. Nawaz H, Fan CY, Kloke J, et al. Performance characteristics of endoscopic ultrasound in the staging of pancreatic cancer: a meta-analysis. *JOP.* 2013;14:484–497.

48. Smith SL, Rajan PS. Imaging of pancreatic adenocarcinoma with emphasis on multidetector CT. *Clin Radiol.* 2004;59:26–38.

49. Nguyen P, Feng JC, Chang KJ. Endoscopic ultrasound (EUS) and EUS-guided fine-needle aspiration (FNA) of liver lesions. *Gastrointest Endosc.* 1999;50:357–361.

50. tenBerge J, Hoffman BJ, Hawes RH, et al. EUS-guided fine needle aspiration of the liver: indications, yield, and safety based on an international survey of 167 cases. *Gastrointest Endosc.* 2002;55:859–862.

51. Holzapfel K, Reiser-Erkan C, Fingerle AA, et al. Comparison of diffusion-weighted MR imaging and multidetector-row CT in the detection of liver metastases in patients operated for pancreatic cancer. *Abdom Imaging.* 2011;36:179–184.

52. Motosugi U, Ichikawa T, Morisaka H, et al. Detection of pancreatic carcinoma and liver metastases with gadoxetic acid-enhanced MR imaging: comparison with contrast-enhanced multi-detector row CT. *Radiology.* 2011;260:446–453.

53. Nguyen PT, Chang KJ. EUS in the detection of ascites and EUS-guided paracentesis. *Gastrointest Endosc.* 2001;54:336–339.

54. Coley SC, Strickland NH, Walker JD, et al. Spiral CT and the pre-operative assessment of pancreatic adenocarcinoma. *Clin Radiol.* 1997;52:24–30.

55. O'Malley ME, Boland GW, Wood BJ, et al. Adenocarcinoma of the head of the pancreas: determination of surgical unresectability with thin-section pancreatic-phase helical CT. *AJR Am J Roentgenol.* 1999;173:1513–1518.

56. Al-Hawary MM, Francis IR, Chari ST, et al. Pancreatic ductal adenocarcinoma radiology reporting template: consensus statement of the society of abdominal radiology and the american pancreatic association. *Gastroenterology.* 2014;146:291–304.e1.

57. Kaneko OF, Lee DM, Wong J, et al. Performance of multidetector computed tomographic angiography in determining surgical resectability of pancreatic head adenocarcinoma. *J Comput Assist Tomogr.* 2010;34:732–738.

58. Kala Z, Valek V, Hlavsa J, et al. The role of CT and endoscopic ultrasound in pre-operative staging of pancreatic cancer. *Eur J Radiol.* 2007;62:166–169.

59. Chen G, Liu S, Zhao Y, et al. Diagnostic accuracy of endoscopic ultrasound-guided fine-needle aspiration for pancreatic cancer: a meta-analysis. *Pancreatology.* 2013;13:298–304.

60. Hewitt MJ, McPhail MJ, Possamai L, et al. EUS-guided FNA for diagnosis of solid pancreatic neoplasms: a meta-analysis. *Gastrointest Endosc.* 2012;75:319–331.

61. Puli SR, Bechtold ML, Buxbaum JL, et al. How good is endoscopic ultrasound-guided fine-needle aspiration in diagnosing the correct etiology for a solid pancreatic mass?: a meta-analysis and systematic review. *Pancreas.* 2013;42:20–26.

62. Hebert-Magee S, Bae S, Varadarajulu S, et al. The presence of a cytopathologist increases the diagnostic accuracy of endoscopic ultrasound-guided fine needle aspiration cytology for pancreatic adenocarcinoma: a meta-analysis. *Cytopathology.* 2013;24:159–171.

63. Dumonceau JM, Deprez PH, Jenssen C, et al. Indications, results, and clinical impact of endoscopic ultrasound (EUS)-guided sampling in gastroenterology: European Society of Gastrointestinal Endoscopy (ESGE) Clinical Guideline—Updated January 2017. *Endoscopy.* 2017;49:695–714.

64. Madhoun MF, Wani SB, Rastogi A, et al. The diagnostic accuracy of 22-gauge and 25-gauge needles in endoscopic ultrasound-guided fine needle aspiration of solid pancreatic lesions: a meta-analysis. *Endoscopy.* 2013;45:86–92.

65. Camellini L, Carlinfante G, Azzolini F, et al. A randomized clinical trial comparing 22G and 25G needles in endoscopic ultrasound-guided fine-needle aspiration of solid lesions. *Endoscopy.* 2011;43:709–715.

66. Fabbri C, Polifemo AM, Luigiano C, et al. Endoscopic ultrasound-guided fine needle aspiration with 22- and 25-gauge needles in solid pancreatic masses: a prospective comparative study with randomisation of needle sequence. *Dig Liver Dis.* 2011;43:647–652.

67. Siddiqui UD, Rossi F, Rosenthal LS, et al. EUS-guided FNA of solid pancreatic masses: a prospective, randomized trial comparing 22-gauge and 25-gauge needles. *Gastrointest Endosc.* 2009;70:1093–1097.

68. Bang JY, Hebert-Magee S, Hasan MK, et al. Randomized trial comparing the 22 and 25 gauge needles using the suction-in and no-suction (SINS) techniques for EUS-guided FNA of pancreatic masses. *United European Gastroenterology Journal.* 2016;4:A12.

69. Bang JY, Ramesh J, Trevino J, et al. Objective assessment of an algorithmic approach to EUS-guided FNA and interventions. *Gastrointest Endosc.* 2013;77:739–744.

70. Lee JK, Choi JH, Lee KH, et al. A prospective, comparative trial to optimize sampling techniques in EUS-guided FNA of solid pancreatic masses. *Gastrointest Endosc.* 2013;77:745–751.

71. Puri R, Vilmann P, Saftoiu A, et al. Randomized controlled trial of endoscopic ultrasound-guided fine-needle sampling with or without suction for better cytological diagnosis. *Scand J Gastroenterol.* 2009;44:499–504.

72. Abe Y, Kawakami H, Oba K, et al. Effect of a stylet on a histological specimen in EUS-guided fine-needle tissue acquisition by using 22-gauge needles: a multicenter, prospective, randomized, controlled trial. *Gastrointest Endosc.* 2015;82:837–844.e1.

73. Rastogi A, Wani S, Gupta N, et al. A prospective, single-blind, randomized, controlled trial of EUS-guided FNA with and without a stylet. *Gastrointest Endosc.* 2011;74:58–64.

74. Sahai AV, Paquin SC, Gariepy G. A prospective comparison of endoscopic ultrasound-guided fine needle aspiration results obtained in the same lesion, with and without the needle stylet. *Endoscopy*. 2010;42:900–903.

75. Gimeno-Garcia AZ, Paquin SC, Gariepy G, et al. Comparison of endoscopic ultrasonography-guided fine-needle aspiration cytology results with and without the stylet in 3364 cases. *Dig Endosc*. 2013;25:303–307.

76. Klapman JB, Logrono R, Dye CE, et al. Clinical impact of on-site cytopathology interpretation on endoscopic ultrasound-guided fine needle aspiration. *Am J Gastroenterol*. 2003;98:1289–1294.

77. Varadarajulu S, Bang JY, Holt BA, et al. The 25-gauge EUS-FNA needle: Good for on-site but poor for off-site evaluation? Results of a randomized trial. *Gastrointest Endosc*. 2014;80:1056–1063.

78. Ramesh J, Varadarajulu S. How can we get the best results with endoscopic ultrasound-guided fine needle aspiration? *Clin Endosc*. 2012;45:132–137.

79. Varadarajulu S, Tamhane A, Eloubeidi MA. Yield of EUS-guided FNA of pancreatic masses in the presence or the absence of chronic pancreatitis. *Gastrointest Endosc*. 2005;62:728–736; quiz 751, 753.

80. Fritscher-Ravens A, Brand L, Knofel WT, et al. Comparison of endoscopic ultrasound-guided fine needle aspiration for focal pancreatic lesions in patients with normal parenchyma and chronic pancreatitis. *Am J Gastroenterol*. 2002;97:2768–2775.

81. Eloubeidi MA, Varadarajulu S, Desai S, et al. Value of repeat endoscopic ultrasound-guided fine needle aspiration for suspected pancreatic cancer. *J Gastroenterol Hepatol*. 2008;23:567–570.

82. Wang KX, Ben QW, Jin ZD, et al. Assessment of morbidity and mortality associated with EUS-guided FNA: a systematic review. *Gastrointest Endosc*. 2011;73:283–290.

83. Micames C, Jowell PS, White R, et al. Lower frequency of peritoneal carcinomatosis in patients with pancreatic cancer diagnosed by EUS-guided FNA vs. percutaneous FNA. *Gastrointest Endosc*. 2003;58:690–695.

84. Eloubeidi MA, Chen VK, Eltoum IA, et al. Endoscopic ultrasound-guided fine needle aspiration biopsy of patients with suspected pancreatic cancer: diagnostic accuracy and acute and 30-day complications. *Am J Gastroenterol*. 2003;98:2663–2668.

85. Ribeiro A, Vazquez-Sequeiros E, Wiersema LM, et al. EUS-guided fine-needle aspiration combined with flow cytometry and immunocytochemistry in the diagnosis of lymphoma. *Gastrointest Endosc*. 2001;53:485–491.

86. Wakatsuki T, Irisawa A, Terashima M, et al. ATP assay-guided chemosensitivity testing for gemcitabine with biopsy specimens obtained from unresectable pancreatic cancer using endoscopic ultrasonography-guided fine-needle aspiration. *Int J Clin Oncol*. 2011;16:387–394.

87. Brais RJ, Davies SE, O'Donovan M, et al. Direct histological processing of EUS biopsies enables rapid molecular biomarker analysis for interventional pancreatic cancer trials. *Pancreatology*. 2012;12:8–15.

88. Bang JY, Hawes R, Varadarajulu S. A meta-analysis comparing ProCore and standard fine-needle aspiration needles for endoscopic ultrasound-guided tissue acquisition. *Endoscopy*. 2016;48:339–349.

89. Kandel P, Tranesh G, Nassar A, et al. EUS-guided fine needle biopsy sampling using a novel fork-tip needle: a case-control study. *Gastrointest Endosc*. 2016;84:1034–1039.

90. Bang JY, Hebert-Magee S, Hasan MK, et al. Endoscopic ultrasonography-guided biopsy using a franseen needle design: initial assessment. *Dig Endosc*. 2017;29:338–346.

91. Bang JY, Hebert-Magee S, Hasan MK, et al. Randomized trial comparing the 22G franseen biopsy and 22G aspiration needles for EUS-guided sampling of solid pancreatic mass lesions; 2017.

92. Yao JC, Hassan M, Phan A, et al. One hundred years after "carcinoid": epidemiology of and prognostic factors for neuroendocrine tumors in 35,825 cases in the United States. *J Clin Oncol*. 2008;26:3063–3072.

93. Salaria SN, Shi C. Pancreatic neuroendocrine tumors. *Surg Pathol Clin*. 2016;9:595–617.

94. Öberg K, Knigge U, Kwekkeboom D, et al. Neuroendocrine gastro-entero-pancreatic tumors: ESMO clinical practice guidelines for diagnosis, treatment and follow-up†. *Annals of Oncology*. 2012;23:vii124–vii130.

95. Khashab MA, Yong E, Lennon AM, et al. EUS is still superior to multidetector computerized tomography for detection of pancreatic neuroendocrine tumors. *Gastrointest Endosc*. 2011;73:691–696.

96. Thoeni RF, Mueller-Lisse UG, Chan R, et al. Detection of small, functional islet cell tumors in the pancreas: selection of MR imaging sequences for optimal sensitivity. *Radiology*. 2000;214:483–490.

97. van Asselt SJ, Brouwers AH, van Dullemen HM, et al. EUS is superior for detection of pancreatic lesions compared with standard imaging in patients with multiple endocrine neoplasia type 1. *Gastrointest Endosc*. 2015;81:159–167.e2.

98. Sadowski SM, Neychev V, Millo C, et al. Prospective study of 68Ga-DOTATATE positron emission tomography/computed tomography for detecting gastro-entero-pancreatic neuroendocrine tumors and unknown primary sites. *J Clin Oncol*. 2016;34:588–596.

99. Kimura N, Pilichowska M, Date F, et al. Immunohistochemical expression of somatostatin type 2A receptor in neuroendocrine tumors. *Clin Cancer Res*. 1999;5:3483–3487.

100. De Angelis C, Carucci P, Repici A, et al. Endosonography in decision making and management of gastrointestinal endocrine tumors. *Eur J Ultrasound*. 1999;10:139–150.

101. Proye C, Malvaux P, Pattou F, et al. Noninvasive imaging of insulinomas and gastrinomas with endoscopic ultrasonography and somatostatin receptor scintigraphy. *Surgery*. 1998;124:1134–1143; discussion 1143–1144.

102. Zimmer T, Stolzel U, Bader M, et al. Endoscopic ultrasonography and somatostatin receptor scintigraphy in the preoperative localisation of insulinomas and gastrinomas. *Gut*. 1996;39:562–568.

103. Termanini B, Gibril F, Reynolds JC, et al. Value of somatostatin receptor scintigraphy: a prospective study in gastrinoma of its effect on clinical management. *Gastroenterology*. 1997;112:335–347.

104. Dromain C, de Baere T, Baudin E, et al. MR imaging of hepatic metastases caused by neuroendocrine tumors: comparing four techniques. *AJR Am J Roentgenol*. 2003;180:121–128.

105. Dromain C, de Baere T, Lumbroso J, et al. Detection of liver metastases from endocrine tumors: a prospective comparison of somatostatin receptor scintigraphy, computed tomography, and magnetic resonance imaging. *J Clin Oncol*. 2005;23:70–78.

106. Anderson MA, Carpenter S, Thompson NW, et al. Endoscopic ultrasound is highly accurate and directs management in patients with neuroendocrine tumors of the pancreas. *Am J Gastroenterol*. 2000;95:2271–2277.

107. Fujimori N, Osoegawa T, Lee L, et al. Efficacy of endoscopic ultrasonography and endoscopic ultrasonography-guided fine-needle aspiration for the diagnosis and grading of pancreatic neuroendocrine tumors. *Scand J Gastroenterol*. 2016;51:245–252.

108. James PD, Tsolakis AV, Zhang M, et al. Incremental benefit of preoperative EUS for the detection of pancreatic neuroendocrine tumors: a meta-analysis. *Gastrointest Endosc*. 2015;81:848–856.e1.

109. Puli SR, Kalva N, Bechtold ML, et al. Diagnostic accuracy of endoscopic ultrasound in pancreatic neuroendocrine tumors: a systematic review and meta analysis. *World J Gastroenterol*. 2013;19:3678–3684.

110. Ardengh JC, de Paulo GA, Ferrari AP. EUS-guided FNA in the diagnosis of pancreatic neuroendocrine tumors before surgery. *Gastrointest Endosc.* 2004;60:378–384.

111. Hellman P, Hennings J, Akerstrom G, et al. Endoscopic ultrasonography for evaluation of pancreatic tumours in multiple endocrine neoplasia type 1. *Br J Surg.* 2005;92:1508–1512.

112. Barbe C, Murat A, Dupas B, et al. Magnetic resonance imaging versus endoscopic ultrasonography for the detection of pancreatic tumours in multiple endocrine neoplasia type 1. *Dig Liver Dis.* 2012;44:228–234.

113. Gines A, Vazquez-Sequeiros E, Soria MT, et al. Usefulness of EUS-guided fine needle aspiration (EUS-FNA) in the diagnosis of functioning neuroendocrine tumors. *Gastrointest Endosc.* 2002;56:291–296.

114. Ridtitid W, Halawi H, DeWitt JM, et al. Cystic pancreatic neuroendocrine tumors: outcomes of preoperative endosonography-guided fine needle aspiration, and recurrence during long-term follow-up. *Endoscopy.* 2015;47:617–625.

115. Hasegawa T, Yamao K, Hijioka S, et al. Evaluation of Ki-67 index in EUS-FNA specimens for the assessment of malignancy risk in pancreatic neuroendocrine tumors. *Endoscopy.* 2014;46:32–38.

116. Diaz Del Arco C, Esteban Lopez-Jamar JM, Ortega Medina L, et al. Fine-needle aspiration biopsy of pancreatic neuroendocrine tumors: correlation between Ki-67 index in cytological samples and clinical behavior. *Diagn Cytopathol.* 2017;45:29–35.

117. Lakhtakia S, Ramchandani M, Galasso D, et al. EUS-guided radiofrequency ablation for management of pancreatic insulinoma by using a novel needle electrode (with videos). *Gastrointest Endosc.* 2016;83:234–239.

118. Pai M, Habib N, Senturk H, et al. Endoscopic ultrasound guided radiofrequency ablation, for pancreatic cystic neoplasms and neuroendocrine tumors. *World J Gastrointest Surg.* 2015;7:52–59.

119. Teoh AY, Chong CC, Chan AW, et al. EUS-guided alcohol injection of pancreatic neuroendocrine tumor. *Gastrointest Endosc.* 2015;82:167.

120. Raymond SLT, Yugawa D, Chang KHF, et al. Metastatic neoplasms to the pancreas diagnosed by fine-needle aspiration/biopsy cytology: a 15-year retrospective analysis. *Diagn Cytopathol.* 2017;45:771–783.

121. Layfield LJ, Hirschowitz SL, Adler DG. Metastatic disease to the pancreas documented by endoscopic ultrasound guided fine-needle aspiration: a seven-year experience. *Diagn Cytopathol.* 2012;40:228–233.

122. Atiq M, Bhutani MS, Ross WA, et al. Role of endoscopic ultrasonography in evaluation of metastatic lesions to the pancreas: a tertiary cancer center experience. *Pancreas.* 2013;42:516–523.

123. El II H, LeBlanc JK, Sherman S, et al. Endoscopic ultrasound-guided biopsy of pancreatic metastases: a large single-center experience. *Pancreas.* 2013;42:524–530.

124. Sekulic M, Amin K, Mettler T, et al. Pancreatic involvement by metastasizing neoplasms as determined by endoscopic ultrasound-guided fine needle aspiration: a clinicopathologic characterization. *Diagn Cytopathol.* 2017;45:418–425.

125. Alomari AK, Ustun B, Aslanian HR, et al. Endoscopic ultrasound-guided fine-needle aspiration diagnosis of secondary tumors involving the pancreas: an institution's experience. *Cytojournal.* 2016;13:1.

126. Pannala R, Hallberg-Wallace KM, Smith AL, et al. Endoscopic ultrasound-guided fine needle aspiration cytology of metastatic renal cell carcinoma to the pancreas: a multi-center experience. *Cytojournal.* 2016;13:24.

127. Sperti C, Pasquali C, Liessi G, et al. Pancreatic resection for metastatic tumors to the pancreas. *J Surg Oncol.* 2003;83:161–166; discussion 166.

128. Palazzo L, Borotto E, Cellier C, et al. Endosonographic features of pancreatic metastases. *Gastrointest Endosc.* 1996;44:433–436.

129. DeWitt J, Jowell P, Leblanc J, et al. EUS-guided FNA of pancreatic metastases: a multicenter experience. *Gastrointest Endosc.* 2005;61:689–696.

130. Hijioka S, Hara K, Mizuno N, et al. Diagnostic performance and factors influencing the accuracy of EUS-FNA of pancreatic neuroendocrine neoplasms. *J Gastroenterol.* 2016;51:923–930.

131. Fritscher-Ravens A, Sriram PV, Krause C, et al. Detection of pancreatic metastases by EUS-guided fine-needle aspiration. *Gastrointest Endosc.* 2001;53:65–70.

132. Ramesh J, Hebert-Magee S, Kim H, et al. Frequency of occurrence and characteristics of primary pancreatic lymphoma during endoscopic ultrasound guided fine needle aspiration: a retrospective study. *Dig Liver Dis.* 2014;46:470–473.

133. Moffitt RA, Marayati R, Flate EL, et al. Virtual microdissection identifies distinct tumor- and stroma-specific subtypes of pancreatic ductal adenocarcinoma. *Nat Genet.* 2015;47:1168–1178.

134. Sato N, Cheng XB, Kohi S, et al. Targeting hyaluronan for the treatment of pancreatic ductal adenocarcinoma. *Acta Pharm Sin B.* 2016;6:101–105.

135. Jacobetz MA, Chan DS, Neesse A, et al. Hyaluronan impairs vascular function and drug delivery in a mouse model of pancreatic cancer. *Gut.* 2013;62:112–120.

第 15 章

内镜超声在胰腺囊肿诊断中的应用

ROBERT MORAN, ANNE MARIE LENNON

（张姝翌 钱晶瑶 施 丹译 李 文审校）

内容要点

- 胰腺囊肿病变的鉴别诊断是广泛的：大部分胰腺囊肿是良性病变，但黏液性肿瘤的鉴别诊断很重要，因为它们可以是恶性的或有癌变倾向。
- 仅依靠形态学的内镜超声（EUS）诊断，精确性是有限的。
- EUS影像、囊液的细胞学分析、癌胚抗原的水平、黏蛋白染色技术和分子标记联合应用于胰腺囊肿的鉴别诊断。
- 在抗生素作用下对囊性病变行针吸细胞学检测是安全的，出血、感染和胰腺炎的发生率比较低。
- 对胰腺囊性病变的精确诊断和治疗需要详细评估临床背景、其他成像模式和多学科合作。

引言

曾认为胰腺囊肿是罕见的，但由于高分别率成像技术应用的增多，该病被频繁检出。行计算机断层扫描（computed tomography，CT）[1] 或磁共振成像（magnetic resonance imaging，MRI）[2] 检查的患者中，2% ~ 13% 被检出胰腺囊肿，而他们没有任何症状及胰腺病史。这些病变的病理范围广泛，从单纯的囊肿到潜在恶性和恶性的囊肿。因此，胰腺囊肿成为了一种重要的和不断增长的疾病负荷，且诊断和治疗成为较难的问题：如何准确预测哪些病变存在恶性、需要切除；哪些病变可以通过间断的影像学检查安全地进行随访；哪些病变不需要进一步随访。

尽管 CT 和 MRI 很先进，但是通过横断层面成像方式来明确囊肿确切性质的能力仍是有限的 [3]。理论上内镜超声（endoscopic ultrasonography，EUS）适用于胰腺病变的成像检查，因为它具有高分辨率和对囊性病变取样的能力。本章讨论胰腺囊性病

变的不同类型、EUS 特征、细针抽吸（fine-needle aspiration，FNA）对细胞学和肿瘤标记物分析的作用。胰腺囊肿性患者的诊断方法也在文章描述。

胰腺囊肿的类型

胰腺囊肿有大量不同的类型，包括良性囊肿，潜在极低恶性、具有发展成重度不典型增生（high-grade dysplasia，HGD）或浸润性癌（invasive carcinoma，IC）的能力的囊肿，以及携带 IC 的囊肿（表 15.1）。假性囊肿是胰腺囊肿最常见的类型，但占被切除的胰腺囊肿的比例不到 10%。在目前的外科手术中，最常见的被切除的胰腺囊肿是导管内乳头状黏液瘤（intraductal papillary mucinous neoplasms，IPMN）、黏液性囊肿（mucinous cystic neoplasms，MCN）以及浆液性囊腺瘤（serous cystadenomas，SCA），分别占切除比例的 50%、16%、12%[4]。实性肿瘤也可发生囊性变，胰腺囊性神经内分泌瘤（pancreatic neuroendocrine tumors，PanNET）、实性假乳头瘤（solid pseudopapillary neoplasms，SPN）和胰腺囊性导管腺癌占囊肿切除数的 1% ~ 9%。其临床表现、内镜影像特征以及治疗将在本章稍后讨论。

诊断方法

临床病史及影像学检查

获得良好的临床病史是很重要的。关键问题包括：是否有胰腺炎病史、黄疸病史或者近期是否

Grant Support: Supported by the Lustgarten Foundation for Pancreatic Cancer Research, the Sol Goldman Center for Pancreatic Cancer Research, the Virginia and D. K. Ludwig Fund for Cancer Research, Susan Wojcicki and Dennis Troper, the Michael Rolfe Foundation, and grant P50 CA62924 from the National Institutes of Health. Dr. Lennon is supported by the Benjamin Baker Scholarship.

Disclosures: Dr. Lennon is a consultant for Novo Nordisc and Olympus. Dr. Moran has no disclosures.

表 15.1 胰腺囊肿的分类		
良性或潜在低度恶性	潜在恶性	恶性
假性囊肿	导管内乳头状黏液性肿瘤	胰腺导管腺癌
浆液性囊腺瘤	黏液性囊肿性肿瘤	神经内分泌瘤
淋巴上皮囊肿		实性假乳头状瘤
潴留囊肿		胰母细胞瘤
先天性囊肿		腺细胞囊腺癌
淋巴管瘤		

有糖尿病发病？是否有任何类型的胰腺位置的腹痛或背部疼痛、厌食或体重减轻？存在这些特征中的任何一项都要考虑是否存在 HGD 或 IC，对这样的患者应行 EUS 详查并进行多学科评估[5]。是否有个人或家族的癌症史提示与多发性内分泌肿瘤 1 型（multiple endocrine neoplasia，MEN）、希佩尔 - 林道综合（von Hippel-Lindau，VHL）相关；是否有病史提示胰腺癌发生风险增加，如遗传性非息肉病性结直肠癌（hereditary non- polyposis colorectal cancer，HNPCC）、Peutz-Jeghers 综合征、*BRCA1/BRCA2* 突变、家族性非典型多痣黑色素瘤（familial atypical multiple mole mel- anoma，FAMMM）[6]？

大多数患者是先行了横断面成像检查，再被建议行 EUS，但如果没有做 EUS，则进行 MRI 和胰腺 CT 扫描会有帮助。从临床病史和横断面成像可明确诊断，也可确定患者是否需要外科手术。当诊断不明确或患者有令人担忧的体征时，EUS 可协助诊断。对胰腺囊性病变的鉴别诊断和操作流程见图 15.1。

EUS 表现

第 12 章详细描述了 EUS 检查胰腺的方法，第 20 章介绍了 FNA 技术。本节将描述 EUS 检查胰腺

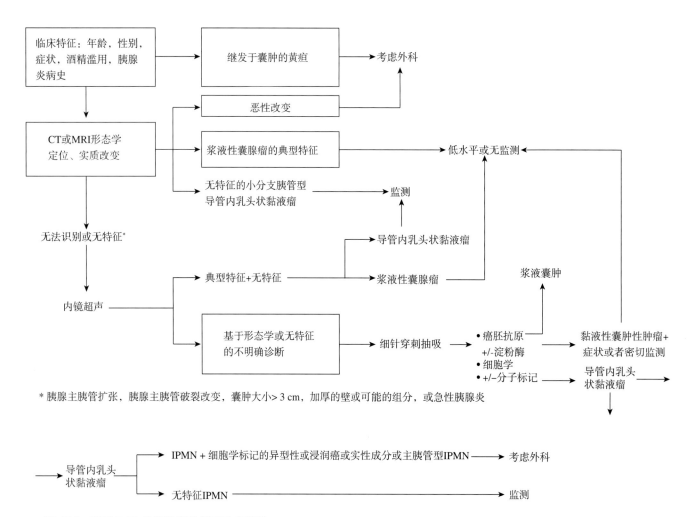

* 胰腺主胰管扩张，胰腺主胰管破裂改变，囊肿大小>3 cm，加厚的壁或可能的组分，或急性胰腺炎

● 图 15.1 基于 EUS 的胰腺囊性病变诊疗流程

囊肿的方法，特殊的囊性病变在后面讲述。

如果已经确诊囊性病变，那么应注意它的数量、具体位置和大小以及囊肿是在胰腺内、邻近胰腺或在胰腺外部。这些情况可能会影响以后的治疗（表 15.2）。如果假性囊肿诊断明确，需要对是否进行 EUS 引导下的穿刺进行评估。此外还应检查囊肿本身的壁厚、是否存在附壁结节或相关肿物（见"列表"）。还应评估单个囊肿的大小 [小囊肿，大囊肿（> 1 cm）或大小混合囊肿]、是否存在隔膜及隔膜的厚度（图 15.2）、是否存在高回声黏液或碎屑。还应描述主胰管（main pancreatic duct，MPD）的头部、体部和尾部的大小，是否与囊肿相通，胰管内是否存在黏蛋白及附壁结节，是否存在局部扩张。

EUS 检查中有几个特征的出现时需要考虑囊肿恶变，包括囊壁或隔膜的增厚、相关的实性肿块、附壁结节（图 15.3）。主胰管局灶扩张、胰管直径 ≥ 10 mm 或主胰管测量在 5 ~ 9 mm 且有附壁结节，这些与恶变风险升高相关 [7]。在预测恶变倾向时，最难以区别的 EUS 图像特征之一是附壁结节与"黏蛋白球"。图 15.4 中列出了可用于区分这两种病变的几个特征，并在视频 15.1 中显示。黏蛋白球通常是圆形、边界清楚，且边缘高回声中心低回声。当 EUS 出现这些特征时，90% 与黏蛋白球有关 [8]。此外，移动患者体位或在 EUS FNA 中锁定病变位置时，黏蛋白球可以在囊肿内移动或随穿刺针移动（视频 15.1）。2 mm 和 20 mm 附壁结节之间是否存在差异？

表 15.2　胰腺囊肿性病变的特征

	浆液性囊腺瘤	黏液性囊腺瘤	导管内乳头状黏液肿瘤	实性假乳头状瘤	假性囊肿	囊性神经内分泌肿瘤
部位	任何部位	体/尾	源于主胰管或侧支；胰头＞胰体/尾	任何部位	任何部位	任何部位
恶变倾向	极低	中度	主胰管受累时呈中高度恶变倾向	有	无	肿瘤＞2 cm 或有丝分裂率高（Ki-67）时呈高度恶变倾向
EUS 特征	多发小囊肿；多为蜂窝状小囊肿；中央纤维化或钙化（"中央瘢痕"）也有可能是大的囊肿和实性变	巨大囊肿，分隔，结节或乳头样隆起，周围钙化率为 10% ~ 25%	主胰管扩张或侧支扩张有附壁结节或肿块	囊实性混合，中央出血	单房，大小和壁厚度不同；回声；急性/慢性胰腺炎的特征	圆形，低回声实性病变，伴有囊性病变
与胰管交通	否	很少	是	否	有时	否
细胞学	糖原阳性的立方上皮细胞	柱状或立方上皮细胞，黏蛋白阳性，可能表现为轻度、中度、明显异型增生或侵袭性腺癌的特征	柱状或立方上皮细胞，黏蛋白阳性，可能表现为轻度、中度、明显异型增生或侵袭性腺癌的特征	异形，嗜酸性，乳头状细胞，PAS、弹力蛋白阳性	巨噬细胞，炎性细胞，细胞碎片	免疫组织化学标记物呈阳性染色：嗜铬粒蛋白 A，突触素，CDX，CD56 和神经元特异性烯醇化酶
囊液	低黏度	高黏度	高黏度	低黏度、血液坏死	低黏度、血污染或混浊	低黏度、可能血污染或混浊
淀粉酶	可变的	可变的	可变的	可变的	高	可变的
癌胚抗原	低	通常高	通常高	未知	低	低
分子标记物分析	VHL 突变和 3 染色体杂合性缺失	*K-RAS* 突变	*K-RAS* 和 *GNAS* 突变	*CTNNB1* 突变	无突变	不适用

EUS：内镜超声；PAS：过碘酸 - 希夫染色；VHL：希佩尔 - 林道综合征

一个日本研究组对此作出了回答并将附壁结节分为四型：Ⅰ型，1～2 mm 细乳头状突起；Ⅱ型，较大的息肉状结节；Ⅲ型，较大的增厚的壁上突出的结构；Ⅳ型，实质中有不明确的低回声区乳头状结节[9]。

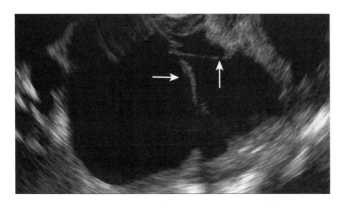

● **图 15.2** 假性囊肿。长期存在假性囊肿的病例薄壁内部的分隔（箭头所示）

该研究组发现 Ⅰ～Ⅳ 型的附壁结节大小逐级增加，平均直径为 5 mm、6 mm、11 mm、20 mm。此外，90% 的 Ⅲ 型或 Ⅳ 型患者与侵袭性癌相关[10]。得出的结论是：大型附壁结节或边界不清的肿块的附壁结节可疑 HGD 或 IC。EUS 增强造影术（contrast-enhanced EUS，CE EUS）是一种非常有效的技术，可将微泡造影剂注射入外周静脉，30～40 秒后在胰腺循环。该技术基于恶性肿瘤具有与正常胰腺组织和黏蛋白不同的脉管模式。CE EUS 可显现附壁结节的血管分布，用于区分附壁结节和粘蛋白球[10-11]。一项前瞻性研究发现在 CE EUS 正确识别的附壁结节中，75% 有HGD 或 IC[12]。组织谐波回波（tissue harmonic echo，THE）成像是 EUS 的进一步发展。与正常 B 模式成像相比，其更有前景并且能更好地使附壁结节图像可视化[13]。有关 CE EUS 的更多信息可以在第 5 章中找到。总之，检查整个实质而不仅仅是囊肿是很

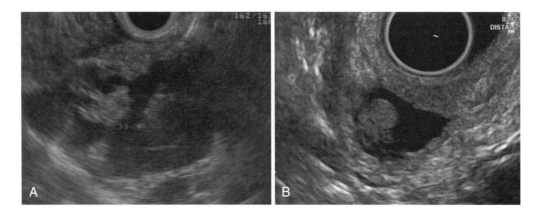

● **图 15.3** 主胰管内导管内乳头状黏液性肿瘤（MD-IPMN）。A．主胰管明显扩张，源于管壁的高回声结节。B．MD-IPMN 患者胰管的附壁结节

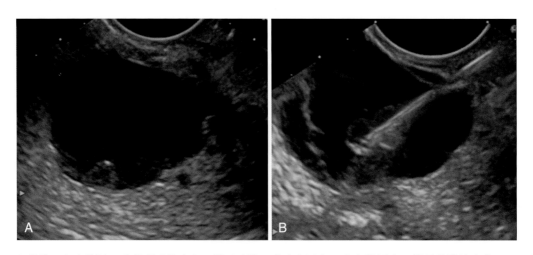

● **图 15.4** A．黏液。六点位置、毗邻囊壁的病变，易于确认，囊壁高回声，中央低回声，提示黏膜性病变。B．对病变进行 EUS FNA，显示可移动，进一步确认其为黏液，而不是附壁结节（AM Lennon 版权所有）

重要的。特别是在患有 IPMN 的个体中，CE EUS 可以区别囊肿区域内伴随的胰腺腺癌[14]。

与手术病理结果进行比较，进行更大规模的前瞻性研究，以全面评估该技术的潜力和作用。

共聚焦激光内窥显微镜

共聚焦激光内窥显微镜（confocal laser endomicroscopy，CLE）是一种新颖的成像技术，通过低功率激光照射和扫描单个组织平面生成实时光学图像或组织活检（图 15.5；视频 15.2）[15]。一种基于针头的 CLE（needle Confocal laser endomicroscopy，nCLE），可通过 19G EUS FNA 针头，使上皮细胞成像达到几百微米。一项回顾性多中心研究和一项前瞻性多中心研究评估 nCLE 在区别 SCA 与其他类型囊肿的作用，结果表明 nCLE 在区别 SCA 与其他类型囊肿分别具有优异的（100%）特异性和中度（59%～69%）特异性[16-17]。多中心前瞻性研究发现，nCLE 对从其他类型的囊肿中鉴别产生黏蛋白的囊肿（IPMN 和 MCNs）具有良好的特异性（100%）和敏感性（80%）[18]。初步结果很有希望，然而，迄今为止发表的研究存在显著的局限性。其中包括连续的患者并未全部入组，排除了许多小囊肿。最重要的是，经专家组进行成像和囊肿分析，nCLE 的诊断中仅有 7%～23% 的病例得到手术病理证实。如下一节所示，囊肿液的分析精度具有局限性。需要对 nCLE

EUS FNA

单纯的 EUS 形态学诊断并不总能可靠地区分胰腺囊肿的具体类型。一项大型多中心前瞻性研究[19]发现，根据 EUS 图像特征诊断产生黏蛋白的囊肿的准确性仅有 51%，尽管最近来自荷兰的一项研究报告其敏感性为 78%[20]。令人担忧的是，在荷兰的研究中，EUS 检测胰腺囊肿中恶性肿瘤的敏感性仅为 25%。其他回顾性研究显示，检测恶性或恶性倾向的病变的准确性更高，报告的敏感性为 91%[21]。然而尽管 EUS 的分辨率很高，单独应用仍有明显的局限性。

EUS FNA 通常在西方国家的胰腺囊肿患者中进行，因为它能提供额外信息帮助确定囊肿的类型或检测 HGD 或 IC 的存在。没有指定特殊类型或大小的穿刺针，一般根据囊肿的大小、位置以及囊肿周围存在的血管来选择。尽可能在穿刺囊肿时使用单通道，使发生并发症的风险最小化，并将囊腔中的液体吸净（图 15.6）。将囊腔内的液体吸尽可以降低感染的风险，尽管相关的证据不足。含有血管成分的病变，如胰腺囊性神经内分泌瘤，使用大口径抽吸针通常会取出血性样本，这种情况下使用小规格

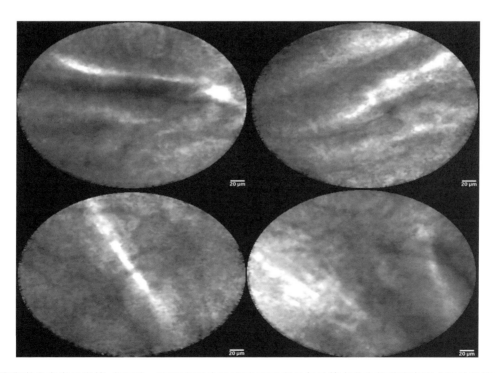

● **图 15.5**　共聚焦激光内窥显微镜（CLE）。这四张图片显示了 CLE 所见与导管内乳头状黏液瘤形成相关的经典乳头状突起（AM Lennon 版权所有）

穿刺针（如 22 G 或 25 G）比较有效。微囊性 SCA 对 FNA 具有特别的挑战性。因为一般很难或者不能从这些微小的囊肿里获得足够分析的液体。在这种情况下，19 G 抽吸针能够帮助获得囊肿的组织芯活检。已经开发出新的组织芯穿刺活检针，帮助治疗诸如微囊性 SCA（在第 21 章中详细讨论）。已证明这些针有助于胰腺实质病变，但目前还没有胰腺囊肿的数据。一种有用的技术是以囊肿壁为目标，轻微地往复运动，尝试从壁本身吸出细胞，而不是简单地从囊肿的中心吸出细胞。已证明这可以提高黏液性和恶性囊肿的细胞学诊断率[22]。

25 G 穿刺针的细胞刷已经用于 EUS 引导下评估 PCL。已经有研究证实使用细胞刷可以获得更多的上皮细胞，从而能够比直接抽吸囊液提供更好的诊断细胞[23]以及细胞内黏蛋白[24]。但其他研究发现，直接抽吸和细胞刷在诊断率方面没有区别（55%）[8]。此外，研究发现使用细胞刷的不良事件高达 18%，主要并发症发生率高达 8% ~ 10%，其中 1 例死亡[23-24]。因此，我们不建议常规使用此设备。已经开发出一种新的穿针微生物活检钳（Moray 微生物；美国内镜，Mentor，俄亥俄州）放置在 19 G EUS FNA 针内。将针头插入囊肿中，活检钳在内窥镜引导下进入囊肿。将活检钳打开并推进到囊壁，并进行活组织检查（视频 15.3）。这个方法可以比常规 FNA 获得更大的活检样本。有少数有希望的初步病例报告，一些前瞻性的多中心研究正在进行中，我们等待这些

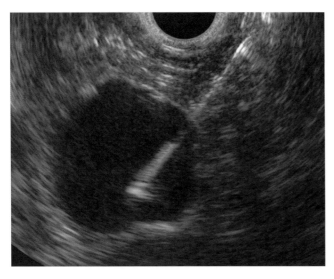

● 图 15.6　EUS FNA。可以使用 19 G、22 G 或 25 G。在这种情况下，22 G 针头很难完全吸出病灶。抽吸应该持续到病变消退为止

结果来确定其潜力、不良事件的发生率及其在评估胰腺囊性病变中的潜在作用。

EUS FNA 发生并发症的风险比实性病变 FNA 稍高[12]。在对接受 PCL 的 EUS FNA 的 1 000 名患者的系统评价中，总体并发症发生率为 2.75%[12]。最常见的并发症是胰腺炎，发生率 1.1%，其次是疼痛（0.77%）、出血（0.33%）、发热（0.33%）以及感染（0.22%）[12]。通常胰腺炎是轻度的，但是也报道了重症的病例及 1 例死亡病例。与实性病变的 EUS FNA 相比，前瞻性研究中不良事件的总体风险较低，为 2.33%，而回顾性研究为 5.07%[12]。

在手术前推荐使用抗生素预防，通常静脉注射环丙沙星。美国胃肠内镜学会推荐术后继续口服环丙沙星 3 ~ 5 天，尽管支持这些建议的证据不强[25]。在可能携带 HGD 或 IC 的胰腺囊性病变中进行 EUS FNA 存在腹膜种植的潜在风险。一项 243 名患者的回顾性研究对这种风险进行了评估，175 名患者接受 EUS FNA，68 名患者接受切除术，未进行术前组织取样。两者腹膜种植的发生率在统计学上没有显著差异，EUS FNA 组和非采样组的发生率分别为 2.3%、4.4%（$P = 0.403$）[26]。

囊液的分析

抽吸和线测试

评估抽吸囊液的外观可以提供关于囊肿潜在的有限信息。由于中性粒细胞的存在，假性囊肿的液体可能具有褐色、血性或化脓性渗出物（图 15.7）。淋巴上皮囊肿具有独特的白色不透明液体。产生黏蛋白的囊肿通常产生黏性液体，可能难以吸出。"线测试"是一种简单的临床工具，它依赖液体的黏度来区分黏蛋白、非黏蛋白产生的囊肿。在 EUS FNA 之后，将一滴液体置于在戴手套的两个手指之间，然后缓慢地分开，也可以通过观察液体从 EUS FNA 针滴落来进行评估。阳性测试为形成一串长度为 1 cm 的液滴，并在被破坏前持续 1 秒或更长时间。一项关于评估线测试的研究发现，它具有与囊肿性胚胎抗原（carcinoembryonic antigen，CEA）相似的性能特征，与单独测定一个相比，线测试和囊肿 CEA 的组合更具有特点。

细胞学

在大部分研究中，细胞学检查的特异性非常好，

接近 100%，但敏感性却有相当大的差别。这一发现反映了明确这些病变的困难，特别是当样本中的细胞含量较少的时候。Brandwein[28] 和 Brugge 等 [12] 报道良性与恶性或潜在恶性 PCL 的敏感性分别为 55% 和 59%。而 Hernandez[29] 和 Frossard 等 [30] 的研究表明，敏感性分别为 89% 和 97%。细胞学的敏感性受多因素影响。在微囊和黏液性病变中可能发生取样误差，细胞异型性分布不均，这可能导致假阴性结果。此外，血液、胃或十二指肠黏膜良性上皮细胞的存在会导致结果难以解释或假阳性结果。现场对 EUS FNA 获得的样本进行充分评估可以改善结果，无论是细胞学检验技师还是细胞学病理学家进行检验，两者结果都同样好 [31]。操作者和（或）机构的经验是重要的。最近的研究显示，经验越丰富，实验的精确性有增加的趋势 [31]。还可以对液进行细胞学分析，研究表明敏感性为 21%[32] ～ 75%[33]。

蛋白标记

癌胚抗原

在黏液性肿瘤患者中，CEA 增高（IPMN 和 MCN），而在假性囊肿和 SCA 中呈低水平（见表 15.2）。CEA 的敏感性和特异性变化取决于研究及所用的 CEA 阈值。大多数内镜医生区分黏液、非黏液性囊肿采用的临界值为 > 192 ng/ml。这是基于一项前瞻性多中心试验获得的，该值对于鉴别黏液性囊肿与其他类型囊肿的准确性达 79%，诊断率明显优于单独的 EUS 形态（51%）或细胞学（59%）[17]。然而，其他研究发现准确度较低。对 18 篇文章的系统评价和 meta 分析发现，CEA 诊断黏液性囊肿的敏感性为 63% [95% 的可信区间（conidence interval，CI）59 ～ 67]，特异性为 93%（95%CI：90 ～ 95）[34]。其他研究发现最适宜的阈值是 100 ～ 800 ng/ml[19,30,35-36]。这是因为 CEA 的检测标准针对的是血清而不是囊液，不同的分析方法、不同的研究及中心所得的结果对比困难。12 项研究发现 [24] CEA > 800 ng/ml 时首先考虑黏液性病变（敏感性 48%，特异性 98%）。相反，囊肿液中的 CEA < 5 ng/ml 提示非黏液性 PCL，例如 SCA（敏感性 50%，特异性 95%）。CEA 检测的另一个问题是，实验室检测需要 0.25 ～ 1 ml 的液体。荷兰最近的一项研究发现，能获得足够的液体进行 CEA 检测的患者低于 60%[20]。重要的是，

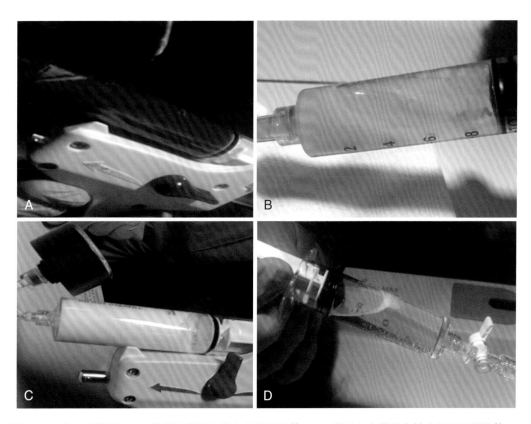

● **图 15.7**　囊液。A．出血性囊液；B．从假性囊肿中抽出的浑浊液体；C．淋巴上皮囊肿中抽出的不透明液体；D．从黏液囊肿中抽出的透明液体

一项大型研究表明，囊肿液体 CEA 水平升高与重度不典型性增生或侵入性癌症的风险增高无关，因此无法作为恶变的标记物[37]。尽管存在这些限制，囊液 CEA 水平高低有助于确定或排除黏液囊肿。

囊液淀粉酶

在大多数实验室需要约 0.5 ml 的液体进行。如果假性囊肿的鉴别诊断需要做囊液淀粉酶分析，囊液淀粉酶 < 250 U/ml 基本可以排除假性囊肿（敏感性 44%，特异性 98%）[22]。MCN 和 IPMN 的囊液淀粉酶水平都有变化，但不能据此对两者进行鉴别[38]。

其他标志物

囊肿中可检测到许多蛋白质生物标志物，包括 CA72-4、CA125、CA19-9 和 CA15-3，但是它们的准确度均低于 CEA，因此未用于鉴别诊断[39]。

分子标记

在 2011 年识别出 IPMN、MCN、SCA 和 SPN 的整个编码区域，这是一项具有里程碑意义的研究。研究发现几种 PCL 具有独特的遗传学特征（表 15.1）。几乎所有的 SPN 都有 CTNNB1 基因突变[41]。SCA 在 VHL 基因中突变或在 VHL 基因所在的染色体（Chr）3 中杂合性缺失（LOH）。IPMN 和 MCN 可以在一系列基因中发生突变，包括 KRAS 和 RNF43，而 GNAS 中的突变几乎只在 IPMN 中发现[41]。使用最敏感的技术 Safe 测序发现，91% 的 IPMN 无论是 GNAS 还是 KRAS 都发生突变，100% 的 SPN 都有 CTNNB1 突变，67% 的 SCA 在 VHL 或 Chr 3 的 LOH 中发生突变。总体而言，分子标记能区分 IPMN、MCN、SCA 和 SPN，敏感性为 76% ～ 100%，特异性为 75% ～ 100%[41]。其他研究也显示了分子标记的优点[42]。

何时行 EUS FNA 及其检测方法

当诊断不明确且结果可能发生改变时，行 EUS FNA 检查。例如，在图 15.8 中，SCA 的 EUS 图像很典型，在这种情况下，一般不行 EUS FNA，因为我们对诊断有把握，而 EUS FNA 检查结果不太可能改变治疗。相比之下，在图 15.9 中，囊肿的类型尚不清楚，EUS FNA 和囊液分析将非常有用。类似地，在图 15.10 中，存在大的实性肿块病变，这对 IC 的诊断非常重要。除非正在考虑进行新辅助化疗，否

则不需要 EUS FNA，因为无论结果如何，该患者都将被转诊进行手术切除。相反，在图 15.4 中，囊壁有轻微的不规则，这可能代表一个小的附壁结节，在这种情况下，我们会考虑行 EUS FNA，首先要确定并处理 IPMN；其次，如果细胞学显示明显的异型性（HGD 的细胞学等效物），则考虑手术切除。

行 EUS FNA 时，我们会对囊液做 CEA 检测，因为无论 CEA 高低，都有助于识别或排除黏液囊肿。对假性囊肿行诊断时会检测囊液淀粉酶，低于 250 U/ml 会排除假性囊肿。如果显然不是假性囊肿，则不检测淀粉酶。虽然细胞学检查的诊断率很低，但如果担心存在 HGD 或 IC，会行细胞学检查，因为它很容易做，而且只需要很少的样本。

分子标记这一方法可能会在未来 2 ～ 3 年发生变化。分子标记物的使用在不断增加，特别是 KRAS 和 GNAS。目前，我们在 CEA 和细胞学诊断不清楚时行分子标记物检查。分子标记物时要考虑的一个非常重要的因素是使用什么技术来检测样本。一些中心使用 Sanger 测序，只有等位基因少于 20% 时才能检测到突变，这可能导致假阴性结果。目前最敏感的测试是 SafeSeq 测序，可以检测 0.01% 的突变等位基因[41]，然后进行下一代测序，如果存在 4% 或更多的等位基因，可以检测突变[42]。已经显示出低至 0.8% 的 GNAS 突变水平[43]。这突出了用高灵敏度技术评估分子标记的重要性。

很少有关于细针活检钳的作用的病例报告。如果大型前瞻性多中心研究表明，该技术可以获得足够的病理样本来诊断 SCA 或提供可改变患者预后的附壁结节的额外数据，这可能会增加细胞学 / 病理

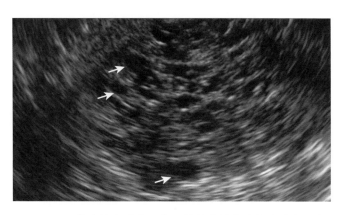

● 图 15.8　浆液性囊腺瘤。典型的微囊性浆液性囊腺瘤，直径 2.5 cm，含多个小的（箭头）无回声囊性区域和"蜂窝状"表现。有时病灶中心可表现为纤维化或钙化，但本病例未表现

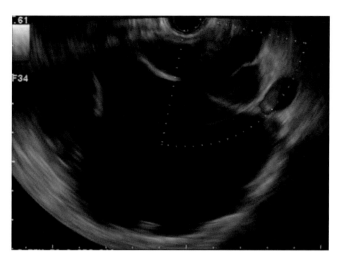

● **图 15.9**　大囊性（少囊性）浆液性囊腺瘤。胰尾部有一直径 9 cm 的无回声、类囊腔状病灶，内有薄间隔；该患者淀粉酶及 CEA 浓度较低，但是根据患者的症状最终选择手术切除，最终病理证实为浆液性囊腺瘤（AM Lennon 版权所有）

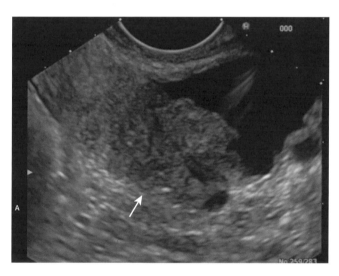

● **图 15.10**　分支胰管型导管内乳头状黏液瘤（IPMN）的实性成分。IPMN 具有恶性潜力。该患者的囊肿与主胰管相通，这与囊液中高水平的癌胚抗原有关，与分支胰管型 IPMN 一致。扫查囊肿时可见囊壁变厚，边缘不规则（箭头）。这些特征与 IV 型壁结节一致，并且对于分支胰管型 IPMN 的恶性转化是令人担忧的（AM Lennon 版权所有）

学的应用价值。nCLE 也很有意思。对于所有这三种技术，其他的多中心研究将结果与手术病理学进行了比较，显示在当前是有好处的。

胰腺囊肿的类型

胰腺囊肿分为许多不同类型。Sakorafas 等的研

究表明，罕见胰腺囊肿包括良性上皮性囊肿、淋巴管瘤、血管瘤、腺泡细胞囊腺瘤 / 腺癌、胰母细胞瘤等[44]。其中最常见的是胰腺囊肿。

假性囊肿

假性囊肿是最常见的胰腺囊肿类型，几乎发生于所有急性胰腺炎、慢性胰腺炎的患者中，因此，临床上如何准确鉴别囊性肿瘤与假性囊肿至关重要。假性囊肿缺乏真正的上皮层，囊壁由炎症和纤维组织组成。早期假性囊肿的壁很薄，在其成熟时可能会变厚。假性囊肿可以是任何大小，通常是单囊、无回声结构（视频 15.4，图 15.11）。存在坏死碎片或感染时，其成像可能会有所改变而被误认为是囊性肿瘤（图 15.12 和图 15.13）。分隔很少出现但也存在，假性囊肿通常表现为与主胰管直接相通。在急性或慢性胰腺炎出现时，有助于诊断假性囊肿。其他应该注意的是肠壁和囊腔之间的距离，（通过多普勒检查）侧副管的存在使得节段性门静脉高压症的发病率位于肝脾静脉血栓之后。在进行假性囊肿的内镜引流时这些特征很重要。一般在假性囊肿附近发现炎性淋巴结。

因为假性囊肿缺乏上皮层，在细针穿刺时也不会发现上皮细胞，除非在穿刺时受到胃或十二指肠上皮的污染。吸取的囊液是低黏度的、色暗、混浊，甚至有少量出血（图 15.7），并且含有炎性细胞，例如巨噬细胞和组织细胞。淀粉酶升高（> 5 000 U/ml），其他肿瘤标记物水平低，尽管存在感染时 CEA 水平也会升高；淀粉酶水平 < 250 U/ml 时几乎可以排除假性囊肿[39]。假性囊肿是良性的，除非有感染或有其他症状存在，一般不需要干预性治疗。关于假性囊肿的治疗在 23 章中详细叙述。

浆液性囊腺瘤

浆液性囊腺瘤多见于女性患者，是单发性病变，可发生在胰腺的任何部位，并且不与 MPD 相通[45-47]。有极小（0.1%）转化为囊腺癌的风险[48]。对这些低风险、来自其他类型囊性肿瘤的临床管理极为重要。在 45% ~ 58% 的浆液性囊腺瘤中发生小囊性病变（单个腔室测量 < 1 cm）（见图 15.8，视频 15.5）；32% ~ 35% 具有巨型囊腔（单个腔室测量 > 1 cm，见图 15.9），18% ~ 28% 有混合巨囊或小囊性病变[47]。

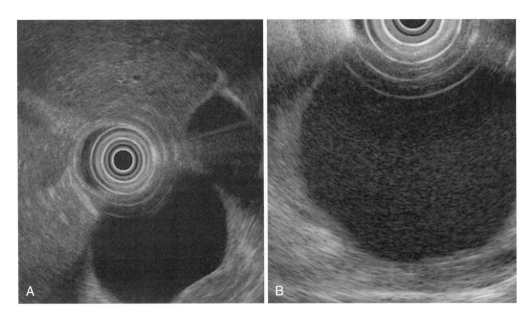

• **图15.11**　假性囊肿。A. 有一系列胰腺炎症状的患者的 EUS 图像揭示了一个直径 3 cm、薄壁、无回声的囊性病灶，与胃壁相邻。B. 另一位慢性腹痛患者存在相似的表现，患有慢性胰腺炎及假性囊肿

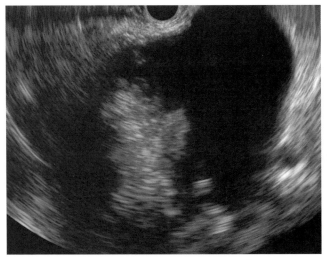

• **图15.12**　胰腺假性囊肿的典型表现。患者出现慢性腹痛和体重减轻，超声表现疑似囊性肿瘤，但细针穿刺细胞活检术显示活检液呈炎性改变伴有陈旧血染色，癌胚抗原含量低，淀粉酶浓度大于 66 000 U/ml。通过持续检测，切除病变囊肿，最终确诊为假性囊肿

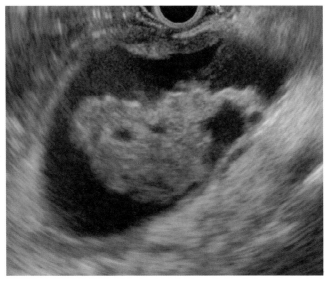

• **图15.13**　重症胰腺炎患者合并假性囊肿感染、发热。囊内不规则、高回声的物质提示有囊性肿瘤的可能，但没有囊壁改变的依据。细针穿刺活检细胞学检查只发现了巨噬细胞及细胞碎屑；淀粉酶的浓度高于 6 000 U/ml

最后，5% ~ 6% 存在多个微囊（1 ~ 2 mm）结合而成的实性病变结构（图15.14）[46]。巨囊型 SCA 难以和 MCN、胰管型 IPMN（branch duct intraductal papillary mucinous neo-plasms，BD-IPMN）鉴别，而实性 SCA 偶尔会被误认为是 PanNET。病变中央纤维化或钙化是 SCA 的典型表现，但仅发生于少于

20% 的病例。若病变表现为局灶性结节或囊壁增厚，囊内黏蛋白或漂浮物，则表明病变可能为黏液囊性肿瘤。SCA 可能引起胰管扩张或似乎与主胰管相通，尽管这些表现很少见 [46,48]。

通过影像学特征即可诊断浆液性囊腺瘤（视频15.5）。不存在典型的微囊结构时，细胞学检查可以

提高 EUS 的诊断准确性。囊肿的细胞学表现是浆液包含小立方细胞黏连糖蛋白，而非黏蛋白。囊液透明（视频 15.6），CEA 浓度非常低，低于 5 ng/ml，实际上排除了黏液病变的可能，并为 SCA 的诊断提供支持[39]。由于囊肿的体积较小，要获取适量的囊液检测 CEA 浓度有一定困难。淀粉酶水平是可变的并且可以很高。

黏液性囊性肿瘤

　　黏液性囊性肿瘤（mucinous cystic neoplasm，MCN）是单发性囊肿，最常发生于中青年女性，超过 90% 的病例发生于胰体、尾部，男性极少见，仅占 2%[49-50]。与 IPMN 不同之处是，其存在卵巢基质样物，含有雌激素和孕激素受体。EUS 上可见巨大的囊性病变（视频 15.7，图 15.15）。15% 的患者可见外周钙化，一般提示 MCN，但也可见于 SPN。典型的 MCN 不与主胰管相通，此特性可与 BD-IPMN 鉴别。然而，最近一项多中心研究发现，进行经内镜逆行性胰胆管造影（endoscopic retrograde cholangiopancreatography，ERCP）的 MCN 患者中，18% 与主胰管相通[49]。MCN 几乎是单发囊肿。胰腺存在的其他囊性病变或胰管扩张很少见，如果存在，应考虑 IPMN。不规则或厚的囊壁、囊肿

内的实性病变、邻近的实性团块（见图 15.15 和图 15.16），或出现狭窄、阻塞或胰管移位，提示癌变（视频 15.8）。FNA 可进一步确诊。囊性液体通常是清亮的（图 15.7D）。细胞学检查能明确黏液所含的黏蛋白和柱状上皮细胞。柱状上皮细胞不是特征性表现，因为它也存在于 IPMN 中。来自胃或十二指肠的柱状上皮细胞可能进一步使细胞学解释复杂化，因此，应注意避免在初始穿刺时使穿刺针污染囊肿。如前所述，囊液的淀粉酶水平不同，不能用于区分 MCN 和 IPMN[38]。

　　与 SCA 不同，MCN 有明确的恶变风险。没有长期研究来探索 MCN 的发展史，一般基于回顾性分析研究胰腺癌恶性转移的风险。文献报道 HGD 或 IC 的风险在 0 ~ 34%[51]。许多较高的估计来自较早的研究，最近的文献报道 IC 的风险在 4% ~ 13%[49,52]。

　　对于 MCN 是否需要随访或者是否手术切除尚未有争论[53-56]。有明显症状的 MCN（例如急性胰腺炎）、具有与恶性转移相关的成像特征的（如实性成分或细胞学显示明显的异型或 IC 时），应进行手术切除。但笔者、指南和外科医生认为对于小于 3cm 并且没有相关特征的 MCN 的治疗应不同。基于以下事实，一些学者认为应该切除 MCN[53]：①若发生在年轻女性，则需要 30 ~ 40 年的随访；②与 IPMN 相比，它们是单个囊肿，一般不复发；③位于胰腺的体部或尾部，在技术上比胰十二指肠切除

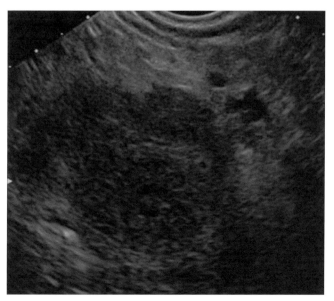

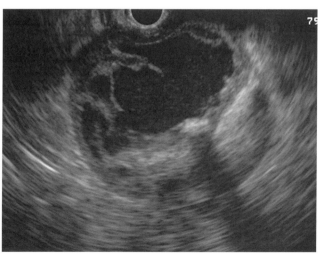

● 图 15.14　实性浆液性囊腺瘤。胰体部病变直径 4 cm 的低回声病灶，行 EUS FNA 术后，无囊性液体抽出，无法行细胞学检测，手术切除后病理诊断为浆液性囊腺瘤（AM Lennon 版权所有）

● 图 15.15　黏液性囊腺瘤。5 cm 局部无回声病变，内部可见一略增厚（4 mm）分隔。行 EUS FNA，检测囊液 CEA 呈高水平，细胞学显示黏蛋白。外科病理学证实为黏液性囊腺瘤

术更容易。然而，其他人认为术前并不能完全区分 IPMN 和 MCN，最新数据表明 MCN 恶性转化风险小于 BD-IPMN，尽管这些病变死亡率低，远端胰腺切除术的发生率约为 25%，包括 15% ~ 20% 患糖尿病的风险[54-55]。对于 MCN 的患者而言，重要的是要衡量是否切除的利弊，确保患者接受多学科组评估胰腺囊肿[5]。对接受 MCN 手术切除未发现 IC 情况的患者，无需进一步地随访。

导管内乳头状黏液性肿瘤

IPMN 几乎占手术切除的胰腺囊肿的 50%[4]。与 MCN 和 SCA 不同，IPMN 在男性和女性同样常见。任何年龄均可发病，最常出现在 60 岁以上。IPMN 可以累及胰腺各部位，胰头略多。约 40% 的病例出现多个囊肿[52]。

IPMN 的分型：主胰管型（MD-IPMN；图 15.17）、分支胰管型（图 15.18）或两者兼有，将这种情况称为混合类型的 IPMN。涉及主胰管是指主胰管局部或弥漫性扩张 > 5 mm[53]。这点非常重要，因为它可以确定患者恶性转移的风险和治疗。

内镜表现包括主胰管局部或弥漫性扩张和（或）侧支扩张。主胰管和侧支之间形成交通支，是 BD-IPMN 或混合 IPMN 的特征性表现（视频 15.9），但因为黏液阻塞，这种现象并不常见。主胰管或囊肿中都可看到充盈缺损，这是由于附壁结节（图 15.3）或黏液栓所致（图 15.4；视频 15.1）。对这些病变的鉴别诊断是很困难的，已在前面的 EUS 成像部分详

细讨论。IPMN 具有恶性潜能，并且可能与胰腺囊肿的实性肿块相关，胰腺囊肿表现为低回声不规则肿块（见图 15.10；视频 15.10）。此外，越来越多的证据表明 IPMN 患者面临更大的发展成胰腺导管腺癌的风险，但与囊肿完全无关（图 15.19）[14,57-62]。因此，不仅要检查囊肿，还要检查整个胰腺实质。也应该检查壶腹部，偶尔可以看到有黏液从"鱼嘴"样裂隙状乳头挤出。局部低回声肿块或壁结节（图 15.3 和图 15.10）提示是恶性肿瘤。当考虑 MD-IPMN 时，排除引起主胰管扩张的其他原因是很重要的，如慢性胰腺炎、小胰腺癌或壶腹肿块。内镜检查壶腹以排除壶腹部病变非常重要。仔细观察壶腹部以确保没有小的阻塞性病变，并寻找慢性胰腺炎的特征。在诊断仍不清楚的情况下，行主胰管的 EUS FNA 并检测 CEA 浓度，细胞学检查寻找黏蛋白，必要时行分子标记物检查。如果诊断仍不确定并且可能改变治疗（即决定是否手术），可以考虑使用胰腺镜行 ERCP 检查，这是很少应用的。

EUS FNA 可以获得囊液样本进行 CEA、淀粉酶和细胞学检测。囊液通常是清亮的（图 15.7D）。IPMN 与 MCN 相似，有黏液囊肿，并且囊液 CEA 升高。区分囊肿是 IPMN 或假性囊肿，应进行囊液淀粉酶检测。除此之外，不用常规送检囊液淀粉酶，因为无法区分 IPMN 和 MCN。应该送检细胞学检查，若存在明显异形细胞，是进行手术切除的指标之一[53]。黏蛋白检测有助于进一步明确 PMN 或 MCN 的诊断。

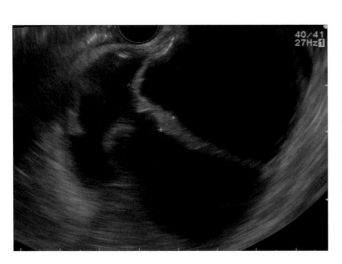

• **图 15.16** 黏液性囊腺瘤。囊肿壁不规则并显著增厚（AM Lennon 版权所有）

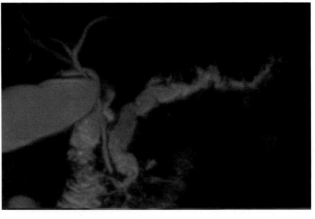

• **图 15.17** 主胰管型导管内乳头状黏液瘤形成（MD-IPMN）。在 MRI 检查中，胰腺头部和体部主胰管扩张，头部扩张可达 13 mm。尾部的主胰管大小正常。患者接受了胰十二指肠切除术，结果显示 MD-IPMN 伴重度不典型增生（AM Lennon 版权所有）

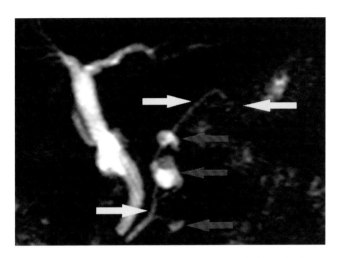

● **图 15.18** 分支胰管型导管内乳头状黏液瘤形成（BD-IPMN）。这是具有多病灶 BD-IPMN 的患者的 MRI 检查。红色箭头描绘了与主胰管连通的多个小囊肿。主胰管（黄色箭头）未扩张（AM Lennon 版权所有）

根据上皮细胞亚型以及含有黏蛋白的糖蛋白的表型分为四种类型：胃型、肠型，胆胰型和嗜酸粒细胞型。上皮细胞亚型与不典型增生的程度相关，与胃型囊肿与低度细胞异形相关（占所有低风险囊肿的 91%），肠型和胆胰型与高度细胞异形相关（占所有高风险囊肿的 79%）[63-64]。然而，上皮细胞亚型通常只在手术切除标本中明确，尽管穿刺活检钳的发展可能改变这一现状。在 Maker 等的一项研究中显示了标志物的潜力，他们发现 HGD 或 IC 的囊肿中 MUC 2 和 MUC 4 水平较高 [64]。这些结果很有意思，但目前还没有足够的证据证明它们可以在临床实践中使用。

主胰管是否受累决定了 IPMN 的恶变风险及后续治疗。病例报道外科手术的高风险及浸润性癌发生率在 45% ～ 60%，因此 MD-IPMN 和混合型 IPMN 比 BD-IPMN 的风险明显增高 [53]。而接受手术切除的 BD-IPMN 患者中，只有 16% ～ 24% 术后发现高恶性或浸润性癌。

有几个不同的指南，包括国际共识指南（International Consensus Guidelines，ICG）、欧洲指南（European Guidelines，EG）和美国胃肠病学会指南（American Gastroenterological Society，AGA）（表 15.3）。EG 和 ICG 由胰腺囊肿专家组成的多学科小组制订，两者在 IPMN 的治疗和手术切除考虑的适应证方面非常相似。相比之下，AGA 指南由 AGA 委员会使用建议、评估、发展和评价（grading of recommendations，assessment，development and evaluations，GRADE）标准来制订。EG 和 ICG 的目标是检测 HGD 或 IC；相比之下，AGA 指南的目的是识别 IC。AGA 指南引起了相当大的争议 [65-67]。目前我们遵循修订的 ICG 来管理黏液囊肿 [53]。对伴有黄疸或伴有增强团块影像学表现的 IPMN 患者行外科手术治疗。对近期有胰腺炎病史的患者，无强化的附壁结节且主胰管扩张在 5 ～ 9 mm，或者主胰管的口径突然出现变化者，应进行 EUS 检查。如果在 EUS 检查后可疑恶性肿瘤（附壁结节、明显细胞异型），应考虑手术切除。以前的指南建议对所有大于 3cm 的 IPMN 均应手术切除；而最新的指南认为，越来越多的证据表明单看肿瘤的大小并不能作为肿瘤恶性程度的预测。对 BD-IPMN 囊肿大于 3 cm 的年轻患者应考虑手术，而囊肿大于 3 cm 且没有可疑特征的老年患者可以考虑进行定期观察。对没有可疑特征的患者可以单独进行监测，监测时间间隔由患者最大的囊肿的大小确定。MRI 和 EUS 是最常用的方式。在我们的机构中，通常使用 MRI 检查小囊肿，EUS 则用于较大的囊肿或容易转为恶性的囊肿。

IPMN 与其他类型胰腺囊肿的一个关键区别是 IPMN 在进行手术治疗后可复发（图 15.19），最近的一项研究显示，15% 的复发患者需要手术干预。因此，所有 IPMN 患者手术切除后，即使残余胰腺并没有明显的囊肿残留，仍然需要定期监测。该定期观察时间间隔由切除标本的病理分级及残留胰腺中囊肿的大小确定 [53]。

胰腺实性假乳头状肿瘤

虽然曾认为 SPN 是罕见的，但现在对这种独特的病变现在有了更好的认识，并且此病占切除的囊性胰腺肿瘤的 5%[4]。此病变通常发生在女性，占 90%。好发年龄广泛，但通常发生于 20 多岁 [68]。患者通常有模糊的非特异性症状，极少数患者会出现黄疸和胰腺炎。随着横截面成像使用的增加，越来越多的 SPN 被偶然检测到，近 40% 的患者以这种方式被发现。

SPN 几乎都是单一囊肿，可出现在胰腺的头部、体部或尾部，通常较局限。这种病变的特点是中央出血性囊性变，呈现经典的囊实性外观（图 15.20；视频 15.11）；然而，有些可以呈现实性外观（图 15.21）。在少数病例中评估了 EUS 和 EUS FNA 的

表15.3	胰腺囊肿指南的比较		
	2012 福冈指南	**2013 年欧洲指南**	**2015 AGA**
制定者	多学科专家	多学科专家	AGA 委员会
囊肿类型	黏液囊肿（IPMNs、MCN）	囊性肿瘤（IPMNs、MCN、SPN、SCN）	无症状囊性肿瘤
目的	重度不典型增生或 PDAC	重度不典型增生或 PDAC	PDAC
方法	科学评论	科学评论、等级	技术评审，GRADE
关键结论	外科 EUS FNA 随访时间表	外科 无常规 EUS FNA 随访时间表	外科 EUS FNA 随访时间表 停止随访

AGA：美国胃肠病学会；EUS FNA：内镜超声引导下的细针穿刺抽吸；IPMNs：导管内乳头状黏液性肿瘤；MCNs：黏液性囊性肿瘤；PDAC：胰腺导管腺癌；SCN：浆液性囊性肿瘤；SPN：胰腺实性假乳头状肿瘤

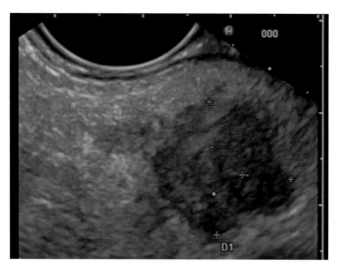

● **图 15.19**　与导管内乳头状黏液瘤（IPMN）分隔开的腺癌。该患者 4 年前接受了胰头重度异型增生 IPMN 的切除术。所有的切缘清晰。图中可见一不规则的低回声区，并与任何囊肿分隔开。对其行 EUS FNA 证实为腺癌（AM Lennon 版权所有）

作用，发现如果当其他影像无法诊断时有助于诊断[69]。病灶通常界限清晰，可能为实性或囊实混合性，有或没有隔膜。可见周围钙化，周围钙化也可见于 MCN 患者。虽然组织学特征通常可以作为诊断的标准，但出血性病变在行 FNA 时常常获得出血、坏死组织的样本，可以为诊断提供线索。

8% 的 SPN 患者有明确的恶性潜能，或者是淋巴结转移，或是远处转移[68]。因此，建议对所有 SPN 患者行手术切除。对经外科手术切除的 SPN 患者均应随访 5 年，复发率为 5%[68]。

囊性神经内分泌肿瘤

胰腺的大部分神经内分泌肿瘤是实性肿物，但少数可出现囊性变（图 15.22 和图 15.23）。可以发生在胰腺的任何部位，通常为单发，除非它们与某些综合征相联系如多发性内分泌腺瘤或 VHL。它们通常是明确的病变，不与主胰管相通。虽然主要表现为囊性病变，但多数有增厚的壁或实性成分，其余的胰腺实质和胰管是正常的。通常可以通过穿刺活检得到细胞学结果，因此 EUS FNA 是一个有用的诊断。无论是囊液 CEA 还是淀粉酶都很难鉴别诊断此类囊肿。

囊性导管腺癌

胰腺导管腺癌可出现囊性变，这会和临床混淆。与之前描述的其他囊肿不同，它们是不明确的，常有不规则的厚壁与实性组织（图 15.24；视频 15.12）。EUS FNA 可以证实诊断，因其可以定位实性组织。在第 14 章深入讨论胰腺导管腺癌的评估和治疗。

技术展望

胰液中分子标记的分析

EUS、CEA 和细胞学检查在诊断胰腺囊肿方面并非没有局限性（表 15.4）。在这一领域较为有趣的一个发现是胰液的分析，即从主乳头抽吸获取促胰液素刺激下产生的胰液。如前所述，*GNAS* 突变是 IPMN 的特异性标志物，并可在胰腺组织及胰腺囊肿中检测到。在进一步的研究中，Kanda 等[70] 能够识别 IPMN 患者胰液中的 *GNAS* 突变。类似于先前的研究，在其他类型的囊肿患者中未见 *GNAS* 突变。这可能对患有非常小的胰腺囊肿而不能获得足够的囊液进行分析的患者带来很大的帮助。虽然 *GNAS* 和 *KRAS* 基因突变有助于鉴别胰腺囊肿的类型，但它们在低度及中度不典型增生囊性肿瘤中均可出现，因此不能作为判断一个病变不典型增生程度的标记。与此相反，*TP53* 突变可在 IPMN 和重度异型增生的 MCN 以及浸润性胰腺癌患者中出现，而多数中度异型增生患者

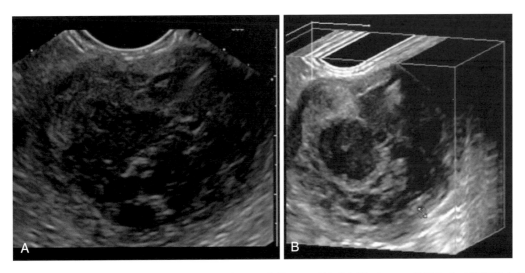

● **图 15.20**　胰腺实性假乳头状肿瘤。A．实性假乳头状瘤的经典外观，可见囊实性区。B．此图为在三维图像中的囊肿成像，可以清楚看到出血中心

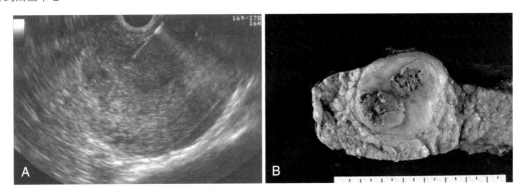

● **图 15.21**　胰腺实性假乳头状瘤。A．腺体内胰腺囊肿病变的内镜超声图像，显示实性和囊性成分。细针穿刺证明这是一种囊实性假乳头状肿瘤。B．切除远端胰腺的手术标本

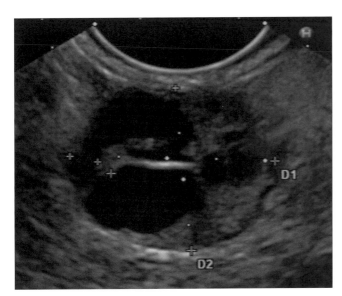

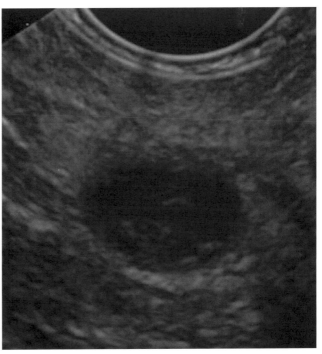

● **图 15.22**　胰腺神经内分泌瘤，这个囊肿有一个薄的分隔，在 1 点钟与 6 点钟方向之间囊壁明显增厚，通过 EUS-FNA 穿刺实性成份，证实为胰腺神经内分泌瘤（AM Lennon 版权所有）

● **图 15.23**　胰腺神经内分泌瘤，这个主要是囊性病变，在 6 点钟方向可以看到一个小的、不规则实性成份（AM Lennon 版权所有）

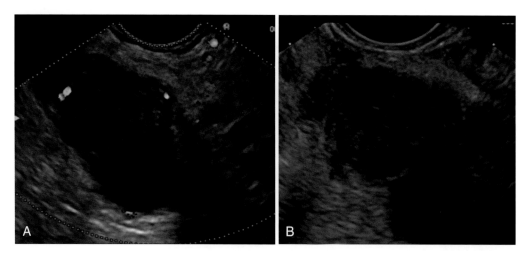

● 图 15.24 囊性胰腺导管腺癌。A. 图中可见一囊肿，在囊肿的 9 点位与 12 点位之间可见一可疑实性结构。B. 进一步扫查，清晰可见一边缘不规则的低回声肿块。进行细针穿刺活检示囊液癌胚抗原较低且细胞学检测无抗体。细针穿刺实性成分证实为腺癌（AM Lennon 版权所有）

表 15.4	EUS 评价胰腺囊性病变的重要局限性
流程方面	局限性
技术方面	大的病变（> 6 cm）成像衰减
EUS 成像	病变的形态学特征明显重叠
FNA	22 G 或 25 G 细针抽吸黏稠液体 从小囊肿中获取样本量少，可能不足以用于检测 CEA/ 淀粉酶 细胞学检查准确性受限：被胃肠柱状上皮细胞污染；样本错误：在黏液性病变中，不典型增生或恶性病变呈斑片状
淀粉酶水平	与主胰管交通的病变中，淀粉酶水平有变异
CEA 水平	在感染性假性囊肿或淋巴上皮囊肿病变中会上升；非常高或低的水平是有帮助的，但中间水平没有帮助
其他肿瘤标记物（如 CA19-9，CA72-4）	未经证实的价值；临床实验的作用
DNA 分析（KRAS，GNAS，VHL）	新兴技术，因为可以在 0.2 ml 下进行分析无需获得大量液体，标记可能有助于区分良性和癌前期囊肿

CEA：癌胚抗原；EUS：内镜超声；FNA：细针穿刺；VHL：希佩尔 - 林道综合征

和低度异型增生的患者中均没有发现任何基因突变 [22]。虽然这些结果令人兴奋，但在临床应用前需要进行大型前瞻性临床试验来进一步地验证。

囊肿消融

　　胰腺手术死亡率很高，如胰十二指肠切除术的死亡率为 1% ~ 2% [4]。这激发了研究替代治疗囊肿手术切除的方法。现在有一些研究表明，在 EUS 引导下向胰腺囊性病变中注射酒精或酒精和紫杉醇可用于消融囊肿上皮，从而避免手术 [71-76]。另有一些报道的结果有所不同：囊肿消融率在 33% ~ 79%。这种治疗方法的一个问题是：通过消融所有上皮来治疗，而不是有效减少囊肿的大小。在囊肿消融术后接受手术切除的患者中，有报道成功率为 0 ~ 100%。有研究数据表明，紫杉醇和吉西他滨联合酒精治疗与单用紫杉醇和吉西他滨治疗，在成功消融胰腺囊肿方面没有差异，这表明单独用紫杉醇和吉西他滨消融囊肿可能是有效的 [7]。射频消融是酒精或紫杉醇的替代品。一项针对胰腺神经内分泌肿瘤和胰腺囊肿的多中心研究发现，75% 的患者囊肿体积减小，25% 的患者在影像学上出现囊肿完全消失的现象 [41]。这些结果令人感兴趣，现今需要的是对接受手术切除的患者进行更大规模的临床试验以确定囊肿上皮消融量，并确定对并发症的干预措施。

主要参考文献

4. Valsangkar NP, Morales-Oyarvide V, Thayer SP, et al. 851 resected cystic tumors of the pancreas: a 33-year experience at the Massachusetts General Hospital. *Surgery.* 2012;152:S4–S12.

12. Wang KX, Ben QW, Jin ZD, et al. Assessment of morbidity and mortality associated with EUS-guided FNA: a systematic review. *Gastrointest Endosc.* 2011;73:283–290.

19. Brugge WR, Lewandrowski K, Lee-Lewandrowski E, et al. Diagnosis of pancreatic cystic neoplasms: a report of the cooperative pancreatic cyst study. *Gastroenterology.* 2004;126:1330–1336.

41. Springer S, Wang Y, Dal Molin M, et al. A combination of molecular markers and clinical features improve the classification of pancreatic cysts. *Gastroenterology.* 2015;149:1501–1510.

53. Tanaka M, Fernandez-Del Castillo C, Adsay V, et al. International consensus guidelines 2012 for the management of IPMN and MCN of the pancreas. *Pancreatology.* 2012;12:183–197.

参考文献

1. Laffan TA, Horton KM, Klein AP, et al. Prevalence of unsuspected pancreatic cysts on MDCT. *AJR Am J Roentgenol.* 2008;191:802–807.

2. Lee KS, Sekhar A, Rofsky NM, et al. Prevalence of incidental pancreatic cysts in the adult population on MR imaging. *Am J Gastroenterol.* 2010;105:2079–2084.

3. Jones MJ, Buchanan AS, Neal CP, et al. Imaging of indeterminate pancreatic cystic lesions: a systematic review. *Pancreatology.* 2013;13:436–442.

4. Valsangkar NP, Morales-Oyarvide V, Thayer SP, et al. 851 resected cystic tumors of the pancreas: a 33-year experience at the Massachusetts General Hospital. *Surgery.* 2012;152:S4–S12.

5. Lennon AM, Manos LL, Hruban RH, et al. Role of a multidisciplinary clinic in the management of patients with pancreatic cysts: a single-center cohort study. *Ann Surg Oncol.* 2014;21:3668–3674.

6. Shin EJ, Canto MI. Pancreatic cancer screening. *Gastroenterol Clin North Am.* 2012;41:143–157.

7. Anand N, Sampath K, Wu BU. Cyst features and risk of malignancy in intraductal papillary mucinous neoplasms of the pancreas: a meta-analysis. *Clin Gastroenterol Hepatol.* 2013;11:913–921. quiz e59–e60.

8. Thomas T, Bebb J, Mannath J, et al. EUS-guided pancreatic cyst brushing: a comparative study in a tertiary referral centre. *JOP.* 2010;11:163–169.

9. Ohno E, Hirooka Y, Itoh A, et al. Intraductal papillary mucinous neoplasms of the pancreas: differentiation of malignant and benign tumors by endoscopic ultrasound findings of mural nodules. *Ann Surg.* 2009;249:628–634.

10. Deleted in review.

11. Kurihara N, Kawamoto H, Kobayashi Y, et al. Vascular patterns in nodules of intraductal papillary mucinous neoplasms depicted under contrast-enhanced ultrasonography are helpful for evaluating malignant potential. *Eur J Radiol.* 2012;81:66–70.

12. Wang KX, Ben QW, Jin ZD, et al. Assessment of morbidity and mortality associated with EUS-guided FNA: a systematic review. *Gastrointest Endosc.* 2011;73:283–290.

13. Matsumoto K, Katanuma A, Maguchi H, et al. Performance of novel tissue harmonic echo imaging using endoscopic ultrasound for pancreatic diseases. *Endosc Int Open.* 2016;4:E42–50.

14. Law JK, Wolfgang CL, Weiss MJ, et al. Concomitant pancreatic adenocarcinoma in a patient with branch-duct intraductal papillary mucinous neoplasm. *World J Gastroenterol.* 2014;20:9200–9204.

15. Neumann H, Kiesslich R, Wallace MB, et al. Confocal laser endomicroscopy: technical advances and clinical applications. *Gastroenterology.* 2010;139:388–392, 392 e1–2.

16. Konda VJ, Meining A, Jamil LH, et al. A pilot study of in vivo identification of pancreatic cystic neoplasms with needle-based confocal laser endomicroscopy under endosonographic guidance. *Endoscopy.* 2013;45:1006–1013.

17. Napoleon B, Lemaistre AI, Pujol B, et al. A novel approach to the diagnosis of pancreatic serous cystadenoma: needle-based confocal laser endomicroscopy. *Endoscopy.* 2015;47:26–32.

18. Nakai Y, Iwashita T, Park DH, et al. Diagnosis of pancreatic cysts: EUS-guided, through-the-needle confocal laser-induced endomicroscopy and cystoscopy trial: DETECT study. *Gastrointest Endosc.* 2015;81:1204–1214.

19. Brugge WR, Lewandrowski K, Lee-Lewandrowski E, et al. Diagnosis of pancreatic cystic neoplasms: a report of the cooperative pancreatic cyst study. *Gastroenterology.* 2004;126:1330–1336.

20. de Jong K, van Hooft JE, Nio CY, et al. Accuracy of preoperative workup in a prospective series of surgically resected cystic pancreatic lesions. *Scand J Gastroenterol.* 2012;47:1056–1063.

21. Sedlack R, Affi A, Vazquez-Sequeiros E, et al. Utility of EUS in the evaluation of cystic pancreatic lesions. *Gastrointest Endosc.* 2002;56:543–547.

22. Hong SK, Loren DE, Rogart JN, et al. Targeted cyst wall puncture and aspiration during EUS-FNA increases the diagnostic yield of premalignant and malignant pancreatic cysts. *Gastrointest Endosc.* 2012;75:775–782.

23. Sendino O, Fernandez-Esparrach G, Sole M, et al. Endoscopic ultrasonography-guided brushing increases cellular diagnosis of pancreatic cysts: a prospective study. *Dig Liver Dis.* 2010;42:877–881.

24. Al-Haddad M, Gill KR, Raimondo M, et al. Safety and efficacy of cytology brushings versus standard fine-needle aspiration in evaluating cystic pancreatic lesions: a controlled study. *Endoscopy.* 2010;42:127–132.

25. ASGE Standards Of Practice C, Banerjee S, Shen B, et al. Antibiotic prophylaxis for GI endoscopy. *Gastrointest Endosc.* 2008;67:791–798.

26. Yoon WJ, Daglilar ES, Fernandez-del Castillo C, et al. Peritoneal seeding in intraductal papillary mucinous neoplasm of the pancreas patients who underwent endoscopic ultrasound-guided fine-needle aspiration: the PIPE Study. *Endoscopy.* 2014;46:382–387.

27. Bick BL, Enders FT, Levy MJ, et al. The string sign for diagnosis of mucinous pancreatic cysts. *Endoscopy.* 2015;47:626–631.

28. Brandwein SL, Farrell JJ, Centeno BA, et al. Detection and tumor staging of malignancy in cystic, intraductal, and solid tumors of the pancreas by EUS. *Gastrointest Endosc.* 2001;53:722–727.

29. Hernandez LV, Mishra G, Forsmark C, et al. Role of endoscopic ultrasound (EUS) and EUS-guided fine needle aspiration in the diagnosis and treatment of cystic lesions of the pancreas. *Pancreas.* 2002;25:222–228.

30. Frossard JL, Amouyal P, Amouyal G, et al. Performance of endosonography-guided fine needle aspiration and biopsy in the diagnosis of pancreatic cystic lesions. *Am J Gastroenterol.* 2003;98:1516–1524.

31. Olson MT, Ali SZ. Cytotechnologist on-site evaluation of pancreas fine needle aspiration adequacy: comparison with cytopathologists and correlation with the final interpretation. *Acta Cytol.* 2012;56:340–346.

32. Maire F, Couvelard A, Hammel P, et al. Intraductal papillary mucinous tumors of the pancreas: the preoperative value of cytologic and histopathologic diagnosis. *Gastrointest Endosc.* 2003;58:701–706.

33. Lai R, Stanley MW, Bardales R, et al. Endoscopic ultrasound-guided pancreatic duct aspiration: diagnostic yield and safety. *Endoscopy.* 2002;34:715–720.

34. Thornton GD, McPhail MJ, Nayagam S, et al. Endoscopic ultrasound guided fine needle aspiration for the diagnosis of pancreatic cystic neoplasms: a meta-analysis. *Pancreatology.* 2013;13:48–57.

35. Cizginer S, Turner BG, Bilge AR, et al. Cyst fluid carcinoembryonic antigen is an accurate diagnostic marker of pancreatic mucinous cysts. *Pancreas.* 2011;40:1024–1028.

36. Hammel P, Voitot H, Vilgrain V, et al. Diagnostic value of CA 72-4 and carcinoembryonic antigen determination in the fluid of pancreatic cystic lesions. *Eur J Gastroenterol Hepatol.* 1998;10:345–348.

37. Park WG, Mascarenhas R, Palaez-Luna M, et al. Diagnostic performance of cyst fluid carcinoembryonic antigen and amylase in histologically confirmed pancreatic cysts. *Pancreas.* 2011;40:42–45.

38. Al-Rashdan A, Schmidt CM, Al-Haddad M, et al. Fluid analysis prior to surgical resection of suspected mucinous pancreatic cysts. A single centre experience. *J Gastrointest Oncol.* 2011;2:208–214.

39. van der Waaij LA, van Dullemen HM, Porte RJ. Cyst fluid analysis in the differential diagnosis of pancreatic cystic lesions: a pooled analysis. *Gastrointest Endosc.* 2005;62:383–389.

40. Wu J, Jiao Y, Dal Molin M, et al. Whole-exome sequencing of neoplastic cysts of the pancreas reveals recurrent mutations in components of ubiquitin-dependent pathways. *Proc Natl Acad Sci U S A.* 2011;108:21188–21193.

41. Springer S, Wang Y, Dal Molin M, et al. A combination of molecular markers and clinical features improve the classification of pancreatic cysts. *Gastroenterology.* 2015;149:1501–1510.

42. Singhi AD, Zeh HJ, Brand RE, et al. American gastroenterological association guidelines are inaccurate in detecting pancreatic cysts with advanced neoplasia: a clinicopathologic study of 225 patients with supporting molecular data. *Gastrointest Endosc.* 2016;83:1107–1117. e2.

43. Wu J, Matthaei H, Maitra A, et al. Recurrent GNAS mutations define an unexpected pathway for pancreatic cyst development. *Sci Transl Med.* 2011;3:92ra66.

44. Sakorafas GH, Smyrniotis V, Reid-Lombardo KM, et al. Primary pancreatic cystic neoplasms of the pancreas revisited. Part IV: rare cystic neoplasms. *Surg Oncol.* 2012;21:153–163.

45. Khashab MA, Shin EJ, Amateau S, et al. Tumor size and location correlate with behavior of pancreatic serous cystic neoplasms. *Am J Gastroenterol.* 2011;106:1521–1526.

46. Kimura W, Moriya T, Hanada K, et al. Multicenter study of serous cystic neoplasm of the Japan pancreas society. *Pancreas.* 2012;41:380–387.

47. Jaïs B, Rebours V, Malleo G, et al. Pancreatic serous cystadenoma related mortality is nil. Results of a multinational study under the auspices of the International Association of Pancreatology and the European Pancreatic Club. *Gut.* 2015. [Epub ahead of print].

48. Jais B, Rebours V, Malleo G, et al. Serous cystic neoplasm of the pancreas: a multinational study of 2622 patients under the auspices of the International Association of Pancreatology and European Pancreatic Club (European Study Group on Cystic Tumors of the Pancreas). *Gut.* 2016;65:305–312.

49. Yamao K, Yanagisawa A, Takahashi K, et al. Clinicopathological features and prognosis of mucinous cystic neoplasm with ovarian-type stroma: a multi-institutional study of the Japan pancreas society. *Pancreas.* 2011;40:67–71.

50. Reddy RP, Smyrk TC, Zapiach M, et al. Pancreatic mucinous cystic neoplasm defined by ovarian stroma: demographics, clinical features, and prevalence of cancer. *Clin Gastroenterol Hepatol.* 2004;2:1026–1031.

51. Nilsson LN, Keane MG, Shamali A, et al. Nature and management of pancreatic mucinous cystic neoplasm (MCN): a systematic review of the literature. *Pancreatology.* 2016;16:1028–1036.

52. Baker ML, Seeley ES, Pai R, et al. Invasive mucinous cystic neoplasms of the pancreas. *Exp Mol Pathol.* 2012;93:345–349.

53. Tanaka M, Fernandez-Del Castillo C, Adsay V, et al. International consensus guidelines 2012 for the management of IPMN and MCN of the pancreas. *Pancreatology.* 2012;12:183–197.

54. Del Chiaro M, Verbeke C, Salvia R, et al. European experts consensus statement on cystic tumours of the pancreas. *Dig Liver Dis.* 2013;45:703–711.

55. Vege SS, Ziring B, Jain R, et al. American gastroenterological association institute guideline on the diagnosis and management of asymptomatic neoplastic pancreatic cysts. *Gastroenterology.* 2015;148:819–822.

56. Khalid A, Brugge W. ACG practice guidelines for the diagnosis and management of neoplastic pancreatic cysts. *Am J Gastroenterol.* 2007;102:2339–2349.

57. Ohtsuka T, Kono H, Tanabe R, et al. Follow-up study after resection of intraductal papillary mucinous neoplasm of the pancreas; special references to the multifocal lesions and development of ductal carcinoma in the remnant pancreas. *Am J Surg.* 2012;204:44–48.

58. Mori Y, Ohtsuka T, Tsutsumi K, et al. Multifocal pancreatic ductal adenocarcinomas concomitant with intraductal papillary mucinous neoplasms of the pancreas detected by intraoperative pancreatic juice cytology. A case report. *JOP.* 2010;11:389–392.

59. Uehara H, Nakaizumi A, Ishikawa O, et al. Development of ductal carcinoma of the pancreas during follow-up of branch duct intraductal papillary mucinous neoplasm of the pancreas. *Gut.* 2008;57:1561–1565.

60. Kanno A, Satoh K, Hirota M, et al. Prediction of invasive carcinoma in branch type intraductal papillary mucinous neoplasms of the pancreas. *J Gastroenterol.* 2010;45:952–959.

61. Singanayagam A, Manalan K, Sridhar S, et al. Evaluation of screening methods for identification of patients with chronic rheumatological disease requiring tuberculosis chemoprophylaxis prior to commencement of TNF-alpha antagonist therapy. *Thorax.* 2013;68:955–961.

62. Ingkakul T, Sadakari Y, Ienaga J, et al. Predictors of the presence of concomitant invasive ductal carcinoma in intraductal papillary mucinous neoplasm of the pancreas. *Ann Surg.* 2010;251:70–75.

63. Furukawa T, Kloppel G, Volkan Adsay N, et al. Classification of types of intraductal papillary-mucinous neoplasm of the pancreas: a consensus study. *Virchows Arch.* 2005;447:794–799.

64. Maker AV, Katabi N, Gonen M, et al. Pancreatic cyst fluid and serum mucin levels predict dysplasia in intraductal papillary mucinous neoplasms of the pancreas. *Ann Surg Oncol.* 2011;18:199–206.

65. Lennon AM, Ahuja N, Wolfgang CL. AGA guidelines for the management of pancreatic cysts. *Gastroenterology.* 2015;149:825.

66. Canto MI, Hruban RH. Managing pancreatic cysts: less is more? *Gastroenterology.* 2015;148:688–691.

67. Fernandez-Del Castillo C, Tanaka M. Management of pancreatic cysts: the evidence is not here yet. *Gastroenterology.* 2015;148:685–687.

68. Law JK, Ahmed A, Singh VK, et al. A systematic review of solid-pseudopapillary neoplasms: are these rare lesions? *Pancreas.* 2014;43:331–337.

69. Law JK, Stoita A, Wever W, et al. Endoscopic ultrasound-guided fine needle aspiration improves the pre-operative diagnostic yield of solid-pseudopapillary neoplasm of the pancreas: an international multicenter case series (with video). *Surg Endosc.* 2014;28:2592–2598.

70. Kanda M, Knight S, Topazian MD, et al. Mutant GNAS detected in duodenal collections of secretin-stimulated pancreatic juice indicates the presence or emergence of pancreatic cysts. *Gut.* 2013;62:1024–1033.

71. Gan SI, Thompson CC, Lauwers GY, et al. Ethanol lavage of pancreatic cystic lesions: initial pilot study. *Gastrointest Endosc.* 2005;61:746–752.

72. Oh HC, Seo DW, Lee TY, et al. New treatment for cystic tumors of the pancreas: EUS-guided ethanol lavage with paclitaxel injection. *Gastrointest Endosc.* 2008;67:636–642.

73. Oh HC, Seo DW, Kim SC, et al. Septated cystic tumors of the pancreas: is it possible to treat them by endoscopic ultrasonography-guided intervention? *Scand J Gastroenterol.* 2009;44:242–247.

74. DeWitt J, McGreevy K, Schmidt CM, et al. EUS-guided ethanol versus saline solution lavage for pancreatic cysts: a randomized, double-blind study. *Gastrointest Endosc.* 2009;70:710–723.

75. Oh HC, Seo DW, Song TJ, et al. Endoscopic ultrasonography-guided ethanol lavage with paclitaxel injection treats patients with pancreatic cysts. *Gastroenterology.* 2011;140:172–179.

76. DiMaio CJ, DeWitt JM, Brugge WR. Ablation of pancreatic cystic lesions: the use of multiple endoscopic ultrasound-guided ethanol lavage sessions. *Pancreas.* 2011;40:664–668.

77. Moyer MT, Dye CE, Sharzehi S, et al. Is alcohol required for effective pancreatic cyst ablation? The prospective randomized CHARM trial pilot study. *Endosc Int Open.* 2016;4:E603–E607.

第 16 章

内镜超声在胆管、胆囊和壶腹病变中的应用

MOHAMMAD AL-HADDAD

（张敏敏　赵晓倩　李　程 译　金震东 审校）

内 容 要 点

- 中或低风险的胆总管结石患者，建议在行内镜逆行胰胆管造影（ERCP）前接受内镜超声（EUS）检查或者磁共振胰胆管造影术（MRCP）检查。
- 对于不明原因的急性胰腺炎患者以及腹部超声检查正常的右上腹疼痛患者，应考虑进行 EUS 检查。
- 不明原因的胆总管狭窄患者，应进行 EUS 检查；若无结论，则应随后进行 ERCP 检查，同时进行组织样本检查或进行腔内超声（IDUS）检查。
- EUS 可以检查直径超过 5 mm 的胆囊息肉，以确定恶变倾向并指导随后的治疗。
- 应当使用 EUS 和 IDUS 进行壶腹部肿瘤的分期。EUS 更有助于鉴别早期（腺瘤，T1）与进展期（T2 ~ T4）肿瘤，并指导治疗。

胆管结石、肿瘤以及壶腹病变的一般检查要点

肝外胆管（扩张、胆石以及狭窄）

肝内胆管（扩张）

肝左叶和肝右叶（占位）

胆囊

壶腹（包括 T1 期壶腹病变的腔内超声）

胰腺主胰管及副胰管

淋巴结

腹腔积液

门静脉高压

EUS 和胆管结石

胆管结石

在很长一段时间内大家认为经内镜逆行胰胆管造影（endoscopic retrograde cholangiopancreatography，ERCP）是诊断胆总管（common bile duct，CBD）

结石的最好方法。而且 ERCP 在与内镜下括约肌切开（endoscopic sphincterotomy，ES）协同操作时可以移除结石。然而，ERCP 仍是有潜在并发症的有创检查[1]，即使是由经验丰富的内镜医师来操作，其并发症和死亡率也只是分别减少到 5% 和 0.1% 以下[2]。此外，由于 ERCP 难于区分小结石和气泡，许多情况下需要协同 ES 来确定胆总管结石的诊断。ES 的并发症发生率是 5% ~ 10%[3]，目前死亡率低于 1%[3]。约 10% 或更少的患者[4-5]会出现远期并发症，如胆管狭窄和非阻塞性胆管炎。

因此，ERCP 已不再适用于作为 CBD 的诊断工具，尽管可选择其用于治疗。经皮腹部超声（transabdominal ultrasonography，TUS）是一种被广泛应用的无创性检查形式。如今，对于临床和（或）化验检查考虑胆总管结石的患者，TUS 常被用于进行初步评估。然而，尽管 TUS 对于胆囊结石的诊断是敏感的、特异的，但它对胆总管结石诊断的敏感性有限，甚至是在严重钙化的胆总管结石患者中也是如此。胆管的位置与走向，以及相邻的十二指肠内的气体会干扰远端胆管的成像；腹部脂肪会使超声波衰减，从而降低这项技术在肥胖患者中的有效率。

其他成像技术，如多排计算机断层摄影术（computed tomography，CT）、内镜超声（endoscopic ultrasonography，EUS）成像术及磁共振胰胆管成像术（magnetic resonance cholangiopancreatography，MRCP），均有助于胆总管结石的诊断。螺旋 CT 诊断的敏感性、特异性和准确性范围分别是 85% ~ 88%、88% ~ 97% 和 86% ~ 94%。然而，CT 在探测直径小于 5 mm 的结石时的敏感性明显低于直径超过 5 mm 的结石[6]。一项对照性研究显示，尽管多排 CT 的多平面重建可以提高检查的特异性[8-9]，但与 MRCP 和 EUS 相比，CT 诊断率较低[7]。因此 EUS 和 MRCP 是诊断胆总管结石最精确且几乎没有侵害的方法。

诊断胆总管结石的 EUS 及 MRCP 表现

EUS 可为肝外胆道提供极优的超声图像。胆管结石表现为壶腹内或 CBD 内回声增强结构（图16.1 和图 16.2），有时可在胆管中自由移动，伴或不伴声影、炎症性增厚的胆管壁（视频 16.1A 和 B）。EUS 发现胆总管微小结石的准确性较 ERCP 高[10]（图 16.3），阴性预测值（negative predictive value，NPV）超过 95%。在大多数发表过的文献中，EUS 排除 CBD 结石的特异性为 95% 或更高（表 16.1）。此外，EUS 还能发现会被其他影像方法漏诊的胆泥沉积和微小胆石（视频 16.2）[11]。

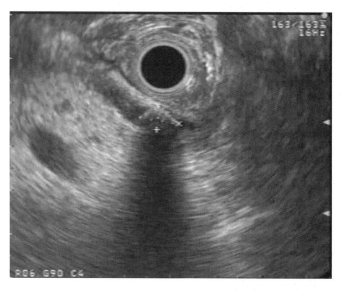

● **图 16.1** 线扫 EUS 图（7.5 MHz）显示主诉右上季肋部疼痛伴转氨酶升高患者的胆总管结石

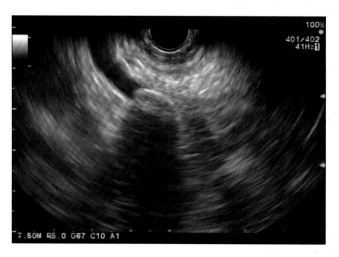

● **图 16.2** 线扫 EUS 显示（7.5 MHz）不伴上游胆管扩张的 9 mm 胆总管结石的声影

大多数 EUS 文献使用 EUS 环扫镜用于评估胆管结石。尽管如此，线阵 EUS 的准确率与环扫 EUS 的准确率相当，这在一系列比较 EUS 与合并 ES 的 ERCP 或者合并胆道镜检查的胆总管切开探查术的研究中得到了体现（表 16.1）[12-20]。环扫 EUS 能够不扭曲镜身即显示胆管长轴截面。但是，由于距离的问题，环扫 EUS 会漏诊肝门部的结石。从另一方面而言，线阵 EUS 能够显示胆总管的横断面或切线面，但需要持续地扭曲镜身以显示整个胆管：顺时针扫查肝门部至乳头部的胆总管，逆时针扫查另一方向的胆总管。

由于探头的距离以及存在中间介入性结构，两种 EUS 显示肝内胆管结石的能力都不高。此外，除非能够完全显示胆总管注入十二指肠肠壁的图像，否则乳头平面的结石也会被漏诊。在一些病例中，从十二指肠球部显示壶腹的图像非常困难。可以将内镜深插入十二指肠降部后在镜头完全向上转弯的状态下缓慢撤镜，这时可以显示壶腹的图像。也可以在十二指肠降部注水，对于环扫镜而言可以有效改善壶腹周围的回声。

EUS、MRCP 以及 ERCP 在处理胆管结石中的作用

MRCP 是一种无创、零辐射的影像学检查方法。相比较 CT，MRCP 诊断胆石症更为准确（表16.2）[7,21-38]。这一技术的不足之处包括空间分辨率有限、对位于壶腹周围的胆总管结石诊断困难、在一些地区缺乏可用性、需要医生的经验操作且成本高[39]。此外，带有金属器具如起搏器或脑动脉瘤夹的患者禁用 MRCP；这项检查在幽闭性恐惧症患者中也很难实施。与 MRCP 相比，EUS 提供了更高的空间分辨率（0.1 vs. 1～1.5 mm），与 MRCP 不同，EUS 检测胆总管结石的敏感性不会随结石大小的改变而发生变化[40]，所以在检测胆道结石时 EUS 具有更高的灵敏度。因此，MRCP 漏诊的结石总是小于10 mm[41-42]，且 MRCP 的灵敏度在诊断小于 5 mm 的结石时下降到约 65%[7,40]。当然，随着成像性能的改进，可能在将来 MRCP 能检测到更小的结石。在最近的一项系统回顾中，MRCP 检测 CBD 结石的敏感性为 90%，特异性为 95%[43]。

通过对 3 532 例和 2 673 例患者的两项 meta 分析，对 EUS 的诊断表现进行了评价[44-45]。EUS 的综合敏感性和特异性分别为 89%～94% 和 94%～

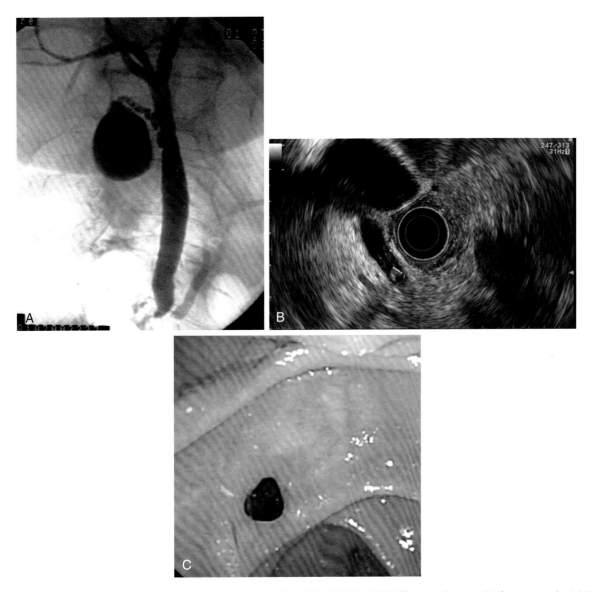

● **图 16.3**　A．在内镜下逆行胰胆管造影术中没有任何充盈缺损的胆总管的透视图像；B．在 EUS（环扫，6 MHz）上识别的小石头；C．通过胆道括约肌切开术和球囊清扫胆总管后确认的结石

95%。在一项包含了 10 项研究的系统回顾中，检验了使用 MRCP 诊断 CBD 结石的证据后显示，该方法诊断胆总管结石具有较高的敏感性（80% ～ 100%）和特异性（83% ～ 98%）[46]。一项 meta 分析[52] 和两项系统回顾[53-54] 比较了 EUS 和 MRCP 对 CBD 结石的显示性能，结果发现这两种方法的诊断性能都很高。尽管这两种方法之间没有统计学上的显著差异，但与 MRCP 相比，EUS 有更高的敏感性和特异性。这在诊断可引起急性胆源性胰腺炎的小结石中尤其明显。然而，在这两种技术之间进行的选择应取决于资源可用性、操作者经验和花费的成本等其他因素。

由于无创成像方式的使用使得不适当的胆管插管的 ERCP 数量显著减少[10,55-58]。在一项比较 EUS 介导 ERCP 策略和仅 ERCP 策略的 meta 分析中，研究发现使用 EUS 在 67% 的患者中安全地避免了 ERCP，从而降低了总并发症的风险（相对风险 0.35）[58]。在 ERCP 之前是否需要进行 EUS 或 MRCP 取决于 CBD 结石预测概率。根据临床和实验室标准和（或）超声（ultrasound，US）将怀疑有胆总管结石的患者分为不同的风险组，风险范围从低到中到高危[59-61]。高风险组的患者表现为经腹 US 有 CBD 结石、临床上逐渐加重的胆管炎和胆红素大于 4 mg/dl[59]。当将所有已发表的研究纳入考

表 16.1 EUS 诊断胆总管结石的表现

作者（年份）	证据等级 a	病例数	CBD 结石发生率（%）	敏感性（%）	特异性（%）	PPV（%）	NPV（%）	准确性（%）
Kohut 等 [12]（2002）	1	134	68	93	93	98	87	94
Meroni 等 [17]（2004）	1	47	15	71	90	55	95	
Liu 等 [90]（2000）	2	139	35	98	98	100	96	99
Prat 等 [18]（2001）	2	123	27	100	100	100	100	100
Berdah 等 [66]（2001）	2	68	20	96	97	93	100	98
Buscarini 等 [55]（2003）	2	463	52	98	99	99	98	97
Kohut 等 [16]（2003）	2	55	9	75	99	100	98	98
Aube 等 [47]（2005）	2	45	34	94	97	94	97	96
Ney 等 [19]（2005）	2	68	32	96	99	100	97	98
Lachter 等 [13]（2000）	3	50	66	96	75	89	93	94
Materne 等 [50]（2000）	3	50	26	97	88	94	93	94
Scheiman 等 [20]（2001）	3	28	18	80	95	80	96	—
Ainsworth 等 [49]（2004）	3	163	33	90	99	98	94	93
Kondo 等 [7]（2005）	3	30	86	98	50	92	100	93
Dittrick 等 [72]（2005）	3	30	37	100	84	56	100	—
Jeon 等 [64]（2016）	3	200	83	98	80	95	89	94
Netinatsunton 等 [61]（2016）	3	141	59	98	80	98	80	

a：1 级：比较这项技术与 ERC+ 系统性 ES，与 ERCP 之间有很短的间隔；2 级：如果阳性，将这项技术与 ERCP+ES 进行比较；如果阴性，则进行临床与实验室检查至少六个月的随访；3 级：该技术与 ERC 相比，或者与术中胆管成像术相比

EUS：内镜超声；CBD：胆总管；ERC：内镜逆行胆管成像术；ERCP：内镜下逆行胆胰管成像术；ES：内镜下括约肌切开术；PPV：阳性预测值；NPV：阴性预测值

虑时，高危患者中实际上有 CBD 结石的比例低于 80%（66% ~ 78%）[55,62-64]，在被归类为中度（也称为温和）风险的患者中，只有不到 40% 有胆总管结石（19% ~ 44%）[63,65-69]。大多数专家认为尽管不可能完全避免不必要的手术 [70]，ERCP 仍为 CBD 结石高危患者的一线治疗方法 [10,63,68]。EUS 如果可以排除结石或可以评估其他胆道症状的原因，可以作为高危患者的一线治疗方法 [55,71-72]。此外，如果需要，通过 EUS 确认 CBD 是否有结石有助于为乳头切开术这类创伤性技术提供证据。但是，在这些情况前是否常规使用 EUS 还未达成共识 [73]。实际上，最好的方法可能是在同一次内镜检查中发现结石时，先进行 EUS，然后进行 ERCP（有或无 ES）[74-75]。

中危患者包括那些表现出与胆道来源相一致的症状的患者，以及出现肝检查异常或在 TUS 上有 CBD 扩张的患者。对于这类患者的处理共识是将 EUS（或 MRCP）作为一线诊断方法（TUS 后）[56-58,76-77]。在一项涉及 300 例患者的腹腔镜胆囊切除术研究中

对这种方法进行了评估 [66]。19% 的中间风险患者在术前 EUS 中发现胆总管结石，而 78% 的高风险患者在 ERCP 中发现胆总管结石。对于那些没有胆道症状或肝检查异常，且 TUS 未提示 CBD 扩张的低风险患者，不需要进一步检查。我们建议按照一定的策略，根据风险分层来研究疑似胆总管结石的患者（图 16.4）。

作为成本效益研究的一线战略，使用 EUS 与潜在的财务优势相关联。在一项对疑似患有 CBD 结石的 485 名患者进行的前瞻性研究中，若无论风险分类如何总是进行 EUS 检查，那么基于 EUS 策略管理的花费的平均成本显著低于进行 ERCP 的患者的成本 [55]。在另一项研究中，EUS 介导下 ERCP 的策略使 ERCP 手术减少了 14%，这可以显著节省成本 [78]。其他研究也发现 EUS 对于中等风险组是最具成本效益的策略，而对于 CBD 结石概率往往高于 50% 的患者（高风险组），最具成本效益的方法是将 ERCP 作为首选处理法 [49,63,70,79]。对于急性胆源性胰

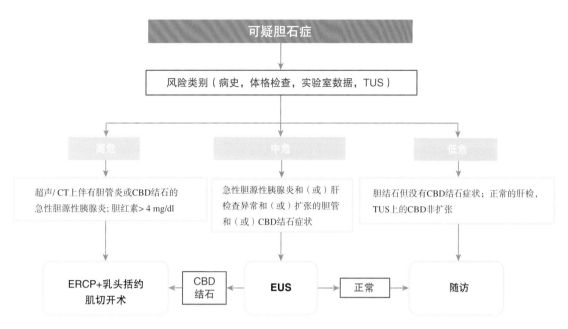

● 图 16.4　疑似胆总管结石患者的管理策略。CT：计算机断层扫描；CBD：胆总管；ERCP：内镜逆行胰胆管造影术；EUS：内镜超声；TUS：经腹超声检查；US：超声波

表 16.2	MRCP 在胆总管结石中的诊断表现						
参考（年份）	证据分级 [a]	病例数	敏感性（％）	特异性（％）	PPV（％）	NPV（％）	准确率（％）
Gautier 等 [31]（2004）	2	99	96	99	—	—	—
Aube 等 [47]（2005）	2	45	88	97	93	93	—
Topal 等 [22]（2003）	2	315	95	100	100	98	—
Mofidi 等 [21]（2008）	2	49	100	96	—	—	—
Scaffidi 等 [23]（2009）	2	120	88	72	87	72	83
Cervi 等 [32]（2000）	3	60	100	94	—	—	—
Demartines 等 [33]（2000）	3	70	100	96	93	100	—
Stiris 等 [34]（2000）	3	50	88	94	97	81	—
Materne 等 [50]（2000）	3	50	91	94	88	95	92
Scheiman 等 [20]（2001）	3	28	40	96	66	88	—
Kim 等 [35]（2002）	3	121	95	95	—	—	95
Taylor 等 [36]（2002）	3	146	98	89	84	99	—
Griffin 等 [25]（2003）	3	115	84	96	91	93	92
Ainsworth 等 [49]（2004）	3	163	87	97	95	93	—
Kondo 等 [7]（2005）	3	30	88	75	96	50	86
Ausch 等 [24]（2005）	3	773	94	98	80	99	—
Hallal 等 [27]（2005）	3	29	100	91	50	100	92
Makary 等 [67]（2005）	3	64	94	98	94	98	—
Moon 等 [28]（2005）	3	32	80	83	89	71	81
De Waele 等 [26]（2007）	3	104	83	98	91	95	94
Norero 等 [30]（2008）	3	125	97	74	89	90	90
Richard 等 [29]（2013）	3	70	27	83	36	77	69
Badger 等 [37]（2016）	3	527	90	86	97	60	—

a：1 级：比较这项技术与 ERC+ 系统性 ES，与 ERCP 之间有很短的间隔；2 级：如果阳性，对这项技术与 ERCP+ES 进行比较；如果阴性，则进行临床与实验室检查至少六个月的随访；3 级：该技术与 ERC 相比，或者与术中胆管成像术相比。
MRCP：磁共振胰胆管造影；CBD：胆总管；ERC：内镜逆行胆管成像术；ERCP：内镜下逆行胆胰管成像术；ES：内镜下括约肌切开术；PPV：阳性预测值；NPV：阴性预测值

腺炎患者进行经济评估也可得出结论：EUS 是与降低成本、减少处理方法和并发症相关的策略。这一结论在重症急性胰腺炎患者中尤为明显[80]。最后，一项随机研究比较了同一内镜操作期间联合 EUS 与 ERCP 和 EUS 与 ERCP 分别操作来治疗胆总管结石[75]，结果显示第一组的平均手术时间、住院天数显著降低，最终导致总费用大幅下降。

在过去的二十年中，对另两种基于超声的辅助技术：导管外插管探头 EUS（extraductal catheter probe EUS，EDUS）和导管内超声（intraductal ultrasonography，IDUS）也进行了研究。已有两项研究评估了 EDUS 的使用，发现其在检测 CBD 结石方面几乎与线阵 EUS 一样准确[14,81]。在一项早期发表的前瞻性研究中，对疑似 CBD 结石患者在进行 ERCP 和 ES 前用环扫导管探头进行 EDUS 检查[81]。34 例胆管结石患者 EDUS 检测到了 33 例，8 例患者中 ES 后发现了 ERCP 未显示的结石。该作者随后进行了一项前瞻性试验，比较 EDUS 与常规 EUS 的诊断潜力[14]，发现 EDUS 几乎与线阵 EUS 一样准确。IDUS 也可用于评估 CBD 结石（图 16.5）。在一项对疑似 CBD 结石的患者进行 ERCP 治疗的前瞻性研究中，对所有胆管造影或胆管结石证据结果不明确的患者进行了 20 MHz IDUS 检查。有趣的是，36% 有阳性 ERCP 结果的患者没有发现结石，这可能是由于存在嗜铁菌。在 35%ERCP 阴性的患者中，通过 IDUS 发现了胆泥或结石，并于 ES 后得到确认。另一项研究表明，ES 后增加 IDUS 以确认结石完全清除可降低 CBD 结石的复发率（非 IDUS 组中为 13%，IDUS 组为 3%）[83]。在一项前瞻性试验中，MRCP、ERCP 和 IDUS 诊断胆总管结石的

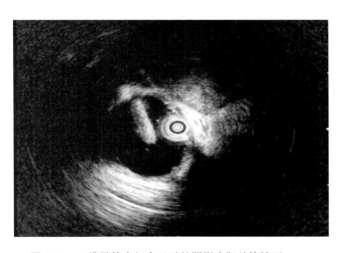

● 图 16.5　二维导管内超声显示的阴影为胆总管结石

敏感性分别为 80%、90% 和 95%。在这项研究中，IDUS 合并 ERCP 的准确性优于单纯进行 ERCP 的准确性[84]。最近一项涉及患有各种钙密度 CBD 结石的患者的研究证实，IDUS 在非透明结石中特别有用[85]。IDUS 发现了所有 148 名患者中的胆管结石（100%）。相反，在同一组患者中 ERCP 错过了三颗结石。但是，由于 ERCP 相关的发病率，IDUS 无法作为一项常规操作步骤。IDUS 可用于 EUS 或 MRCP 已发现的 CBD 结石的患者 ES 之前，但不能在 ERCP 中，或在 ES 之后用于确认结石完全清除。

小结

EUS 是评估胆总管结石的胆管造影术的理想替代方案，仅选择那些确诊的 CBD 结石患者进行 ERCP 治疗。当有镇静禁忌证或 EUS 不可用时，MRCP 可作为替代方案。除非症状持续或在随访期间复发，如果胆道 EUS 证明未见异常，应避免进行 ERCP[10,56-58]。理想情况下，EUS 和 ERCP 应尽可能在单一内窥镜疗程中结合使用，以减少重复镇静的风险并降低成本。当这种方法不可行时，首先使用 ERCP 管理高风险患者。

胆结石

TUS 是一种诊断胆石症的极好方式，具有极高的敏感性和特异性，但在结石尺寸较小和身体体积较大时，其诊断性能受限。因 EUS 在诊断小型 CBD 结石方面的价值，也对其用于检测胆石症进行了评估（图 16.6 和图 16.7；视频 16.4）。EUS 可影响有胆管疼痛但 TUS 或 CT 正常的患者的管理[86-87]。例如，Thorboll 等[87] 研究了 TUS 正常但根据临床背景怀疑患有胆结石的患者，在 18/35 患者（52%）中检出胆石症。

特发性急性胰腺炎（idiopathic acute pancreatitis，IAP）可能是未被其他成像技术检测到的胆泥或微胆石症造成的结果（图 16.8）。尽管报告的 IAP 中隐匿性胆结石的发生率有所不同（10% ~ 73%）[88,89]，但这仍然是胆囊完整的患者发生胰腺炎最常见的原因。在一项研究中，EUS 在 18 例 TUC 为阴性的患者中发现了胆结石[90]。在另一项较大的研究中[11]，不管有无其他检查漏诊的相关的 CBD 结石，168 名被转诊进行 EUS 检查的 IAP 患者中，40% 的患者发现了胆泥或非常小的结石。总体而言，EUS 能够发

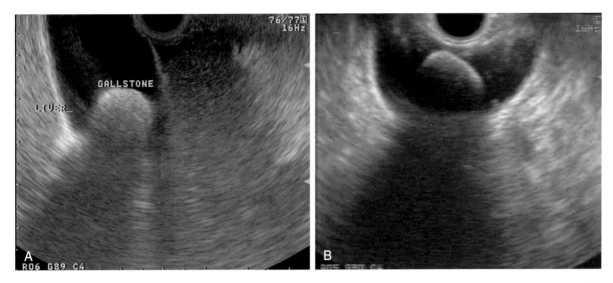

● 图 16.6　A. 在线阵（7.5 MHz）EUS 检查中偶然发现胆囊结石的声影。B. 独立的胆囊结石的声影（线性 EUS 图像；7.5 MHz），由于其回声密度而在结石之外具有显著的声影。在评估食管上皮下病变时偶然注意到这一点（[A] Figure courtesy of Dr. John DeWitt.）

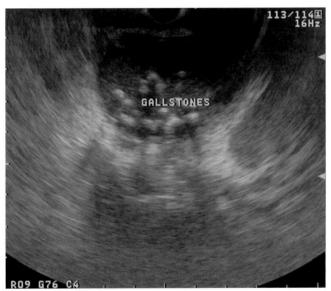

● 图 16.7　多个小钙化胆结石的线阵 EUS 图像（7.5 MHz）（Figure courtesy of Dr. John DeWitt.）

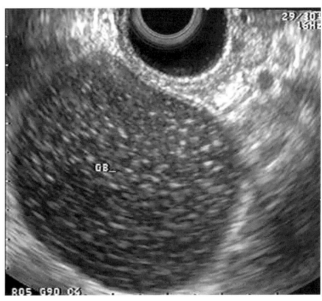

● 图 16.8　线阵 EUS 图像（7.5 MHz）显示大范围的胆泥

现 80% 的急性胰腺炎患者的病因。Yusoff 等报道，EUS 在 201 例单次 IAP 发作的患者中确定了 31% 的推定诊断[91]，其中慢性胰腺炎和胆泥患者最常见。评估 EUS 在特发性胰腺炎中的作用的系统评价显示，EUS 特别对于单发的特发性发作的患者，以及反复发作和胆囊存在的患者的诊断率高[92]。此外，一项成本分析认为，与其他策略（包括 ERCP、测压和胆汁抽吸、腹腔镜胆囊切除术）相比，EUS 作为评估 IAP 的初始检查最具成本效益[93]。因此，由

于其高诊断的准确性不仅适用于胆泥和结石，还适用于胰腺疾病的，以及其微创的特性，基于 EUS 的策略似乎是评估 IAP 患者的最佳方法。对于有多种不明诱因发作的患者，特别是在胆囊切除术后，应在 EUS 阴性结果后考虑 ERCP 和 Oddi 括约肌测压。

小结

　　EUS 是确认 CBD 结石存在与否的最有效的方法。它在避免不必要的 ERCP 方面的效用已经在

CBD 结石低或中等风险的患者中得到验证。如果可行，MRCP 可以用作 EUS 的替代，且无禁忌证。EUS 仍然是胆道微结石导致的急性胰腺炎并且可能在 MRCP 上漏诊的首选诊断检查。对于 CBD 结石高风险患者，ERCP±ES（如果在胆管造影中发现 CBD 结石）可作为一线方法；但是，如果 EUS 可用并且可以在与 ERCP 相同的内镜诊疗期间执行，那么这将是最佳选择。EUS 现已成为 TUS 后诊断不明原因的右上腹疼痛患者的胆囊结石和胆泥以及原因不明的急性胰腺炎患者的最完善的检查方法。

诊断一览表

CBD 或胆结石
- 伴或不伴声影的高回声可移动结构

相关征象
- 肝胆外胆管或胆囊管的扩张
- 胆囊壁或胆管壁的增厚
- 壶腹部的增厚
- 胆囊周积液

胆管狭窄的 EUS 检查

对胃肠病学家而言，良性和恶性胆管狭窄的诊断仍然是一个挑战。TUS 和 CT 成像能够可靠地显示扩张的胆管，但通常无法评估扩张的潜在原因。ERCP 对于确认阻塞性黄疸具有高度准确性，但是由于只有间接的肿瘤体征，如可以观察到狭窄、超狭窄或两者兼而有之，而肿瘤本身通常显示欠佳，ERCP 对于肿瘤分期几乎不能提供额外的信息。另一方面，MRCP 虽可以显示胆管中的小肿瘤或局限性狭窄，但除了检测连续的肿瘤侵袭或转移外，对 ERCP 的诊断几乎没有补充[94]。尽管如此，MRCP 因为能够显示梗阻近端的胆管树，在研究病变的解剖范围时相比 ERCP 可能更有优势[95]。

在 ERCP 时通常采用导管内组织取材。由于胆管癌促纤维化及肿瘤黏膜下扩散的性质，细胞刷对胆管肿瘤的诊断灵敏度较低，仅为 27% ~ 56%[96-100]。细胞刷对管道外肿瘤（胰腺癌、胆囊癌、转移性淋巴结）通常诊断阴性。在过去十年中，已开发出基于细胞学的新辅助技术，以提高常规细胞学的诊断敏感性。这些技术包括使用荧光探针检测染色体多倍体性的荧光原位杂交（fluorescence in situ hybridization，FISH）分析，以及评估非整倍体的存在的数字图像分析（digital image analysis，DIA）技术[101-104]。FISH 在从 ERCP 获得的样本中诊断出恶性肿瘤中起着越来越重要的作用。在一项研究中，它能够将细胞刷诊断敏感性从 21% 提高到 58%[105]，灵敏度提高到 72%[106]。最近，基于 PCR 的 DNA 突变谱分析已经用于胆道细胞刷的研究。结果显示，细胞学和 FISH 的敏感性相比单独的细胞学检查增加到 32%，当所有三种模式组合时增加到 73%[107]。

其他的组织取样方法包括 ERCP 期间使用活检钳直接活检，其灵敏度高于单独的细胞刷活检，对于胆管癌的诊断敏感性为 44% ~ 89%，胰腺癌的诊断敏感性为 33% ~ 71%[108-110]。然而，这种技术受低 NPV 的限制。这使得联合了狭窄扩张、内镜下针吸活检和胆管细胞刷检查的新的方法得以开发，用于获得肿瘤，提高细胞学产量[111-114]。目前，使用单人胆管镜检查系统（single operator cholangioscopy system，SOC）的直接胆道镜下胆管活检术由于可直接活检，为最有效的胆道取样方法，灵敏度高达 90%，有关内容将在本节后面讨论[115-120]。

胆道狭窄和肿瘤的内镜超声 - 细针抽吸注意事项

由于 EUS 可很容易地显示整个 CBD，已证明其是评估胆道梗阻的有用工具。所以，EUS 有助于鉴别胆管狭窄和胆管肿瘤，有助于进行肿瘤的局部分期（图 16.9）[121]。当评估胆管狭窄时，通过 EUS 引导下的细针穿刺（fine-needle aspiration，FNA）获取组织可显著提高诊断率，且发生并发症风险小（图 16.10）。在最近一项涉及 957 名患者、20 项研究的 meta 分析中，EUS FNA 诊断恶性胆管狭窄的敏感性和特异性分别为 80% 和 97%[122]。当从十二指肠球部检查时，由于远端 CBD 位于超声换能器的正下方，因此 EUS 在评估远端胆管狭窄方面表现非常好（视频 16.5）。尤其对胰头部有肿块的患者，EUS FNA 诊断远端胆管狭窄具有很高的准确性[123-132]。在这种情况下，EUS FNA 的总敏感性和特异性分别为 81% ~ 91%、71% ~ 100%。但它在诊断近端胆管狭窄时敏感性明显下降，介于 25% ~ 89%（表 16.3 和表 16.4）[123,125,129-131,133-146]。然而，该报道的胆管癌的诊断准确性较低，这主要是由于病例中包含了肝门部胆管癌（Klastkin 肿瘤），以及探头与针的距离难以通过 EUS 对肿瘤进行可视化和取样。此外，近端胆管病变通常较小且呈弥漫性浸润，不像远端胆管病变常常作为局灶性固体肿块出现（图

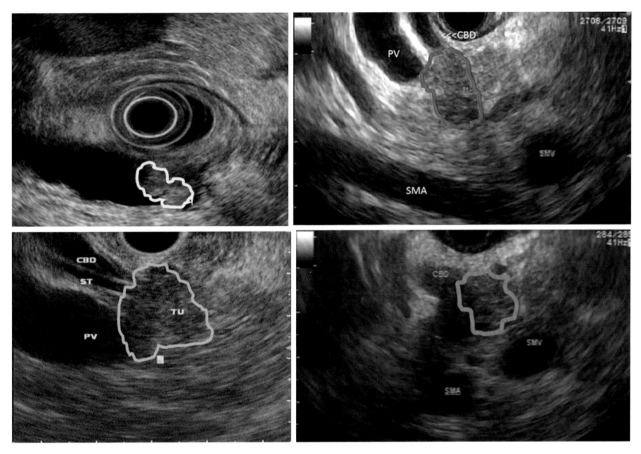

● **图 16.9**　在计算机断层扫描或磁共振胰胆管造影术中无明确肿块的黄疸和胆管狭窄的患者的四种不同胆管癌病变的线阵扫描和环扫内镜超声图像（7.5 MHz）。用各种颜色的线将轮廓勾勒出。CBD：胆总管；PV：门静脉；SMA：肠系膜上动脉；SMV：肠系膜上静脉；ST：支架；TU：肿瘤

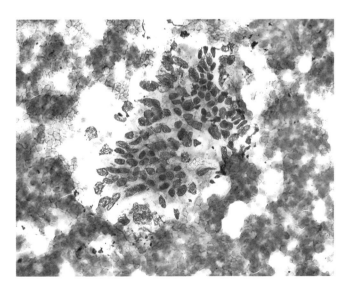

● **图 16.10**　内镜逆行胰胆管造影术后刷检阴性的 EUS 细针穿刺取胆管癌的细胞学显微照片。具有核增大、多形性和少量细胞质的腺上皮是恶性肿瘤的诊断（Diff Quick，×40）

16.11）。细胞学诊断是 EUS 的重要辅助手段，有助于指导患者管理并避免不必要的手术（图 16.10）。使用前视线阵 EUS（Olympus Medical Center Valley，Pennsylvania）的经验有限，建议需要改善肝门部狭窄的成像，并使 EUS FNA 技术更易于进行 [147-148]。

*技术：*在 EUS 期间显示胆管狭窄并进行活检可能是对内镜医师的一个挑战（图 16.9）。胆管病变的最佳显示及活检位置是十二指肠。如果仅从十二指肠球部进行检查，有时可能会错过远端 CBD 的病变。因此，建议将内镜向十二指肠降部的范围推进，然后在十二指肠缓慢拉镜，同时保持完全向上偏转，以显示远端的小的病变和壶腹周围病变。在 FNA 期间，使 EUS 与十二指肠壁保持紧密贴近，这有助于稳定镜身并使穿刺针经过的组织最小化。由于该位置在内镜前端会产生角度，因此推荐使用 25 G 穿刺针，可轻松进针。此外，已证明 25 G 穿刺针的诊断准确性与 22 G 针相当 [149-151]，特别是当接近血管结

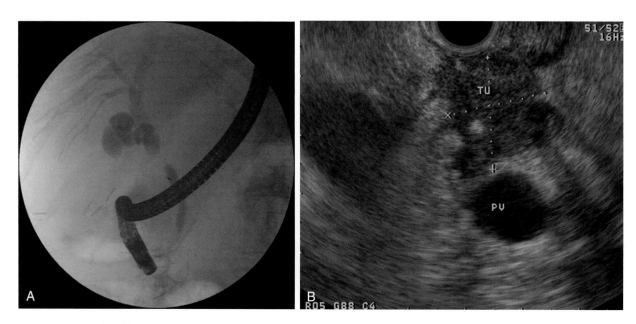

• 图 16.11　A. 患有胆管中段狭窄的患者的 ERC 图像，在磁共振胰胆管造影术中出现黄疸和近端胆总管扩张。B. 11a 中患者的相应线阵 EUS 图像，证实不规则的 19 mm 胆管肿块，没有侵犯门静脉。细针穿刺确诊为腺癌。PV：门静脉；TU：肿瘤（Figures courtesy of Dr. John DeWitt.）

表 16.3	胆管狭窄中进行 EUS 细针穿刺抽吸的操作特征								
作者（年份）	狭窄数量	确诊恶性的狭[a]窄数量	肝门部胆管狭窄	敏感性（%）	特异性（%）	PPV（%）	NPV（%）	准确率（%）	在肝门部狭窄中的准确率（%）
Fritscher-Ravens 等[135]（2000）	10	10	10	80	—	100	—	—	80
Rosch 等[38]（2002）	43	26	3	79	62	76	66	—	—
Lee 等[136]（2004）	42	24	1	47	100	100	50	—	—
Eloubeidi 等[139]（2004）	28	21	15	86	100	100	57	88	67
Fritscher-Ravens 等[140]（2004）	44	32	44	89	100	100	67	91	89
Rosch 等[138]（2004）	50	28	11	75	100	100	58	70	25
Byrne 等[133]（2004）	35	11	3	45	100	100			
Meara 等[137]（2006）	46	30	—	87	100	—	—		
DeWitt 等[134]（2006）	24	23	24	77	100	100	29	79	77
Saifuku 等[144]（2010）	34	17	0	94	82	84	93	88	
Mohamadnejad 等[131]（2011）	81	81	30	73	100	—	—	—	59
Ohshima 等[142]（2011）	22	18	2	100	100	100	100	100	
Nayar 等[143]（2011）	32	24	32	52	100	100	54	68	52
Tummala 等[141]（2013）	342	248	—	92	—	—	81	92	
Weilert 等[132]（2014）	68	65		94	100	100	50	94	
Tellez-Ávila 等[145]（2014）	39	28	39	79	100	100	42	82	

a：基于手术病理、细胞学诊断、长期的临床随访
EUS：内镜超声；PPV：阳性预测值；NPV：阴性预测值

表16.4			胆管狭窄中基于狭窄部位进行 EUS 细针穿刺抽吸的操作特征		
研究	**设计**	**总样本量**	**主要狭窄／肿瘤部位及每个部位数量**	**FNA 诊断恶性（包括倾向恶性）的诊断敏感性**	**EUS 时是否存在支架**
Rosch 等[138]（2004）	前瞻性	50	肝门部　4 CBD　8	3/11（27%）	—
Eloubeidi 等[139]（2004）	前瞻性	28	近端　15 远端　13	18/21（86%）	27/28（96%）
Lee 等[136]（2004）	回顾性	42	CHD　1 CBD　39	11/24（47%）	40/42（95%）
Byrne 等[133]（2004）	回顾性	35	CHD　3 CBD　32	9/14（64%）	
Fritscher-Ravens 等[140]（2004）	前瞻性	44	肝门部　44	32/36（89%）	44/44（100%）
DeWitt 等[134]（2006）	回顾性	24	近端　24	17/24（71%）	
Saifuku 等[144]（2010）	回顾性	34	远端　34	16/17（94%）	
Mohamadnejad 等[131]（2011）	回顾性	81	近端　30 远端　51	54/74（73%）	64/74（86%）[a]
Nayar 等[143]（2011）	回顾性	32	近端　32	24/32（75%）	
Weilert 等[132]（2014）	前瞻性	15	近端　7 远端　8	11/15（73%）[b]	8/51（16%）[c]

[a]：带有与不带有支架的患者 EUS FNA 的诊断敏感性分别为 45/64（70%）与 9/10（90%）

[b]：当穿刺非壶腹区域（淋巴结、肝病变）时，FNA 的诊断敏感性增加到 13/15（87%）

[c]：除有胆管狭窄的患者外，队列中也包含胰腺肿瘤的患者（n = 34）

近端肿瘤是指肝门或发生在肝总管中的肿瘤。远端肿瘤是指定义为远端或发生在胆总管中的肿瘤

CBD：胆总管；CHD：肝总管；EUS：内镜超声；FNA：细针抽吸

构如门静脉和肝动脉时，还可减少 FNA 期间导致的出血风险。如果临床上高度怀疑恶性肿瘤但在 EUS 上没有发现明确的肿块，那么可在 CBD 支架植入术后在透视引导下用 FNA 靶向穿刺狭窄区域可能有助于提高组织产量（视频 16.6）。

　　胆管支架的存在：在接受胆管狭窄评估的很大一部分患者中，在进行 EUS 时留有胆道支架（见表 16.4）。由于支架引起的伪影和污垢在腔内积聚（视频 16.7），胆道支架的存在可能影响 EUS 的成像。然而，有两项研究表明，成像质量的影响可能对可视化质量和 FNA 的影响不大[152-153]。但可以想象，胆管中若已存在金属支架，那么对于非常小的胆管肿块或远端病灶，支架的存在可能会影响检测。可以通过在不同的位置进行扫查，或限制注气量防止气体进入胆管支架内，或在 EUS 之前拔除支架来优化图像质量。由于支架常常会经过病变，特别是塑料支架（图 16.12），其存在可以更加便于检测胆管肿块。

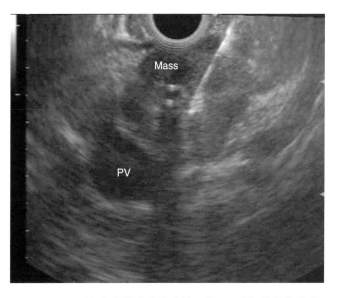

● **图 16.12**　肝门部胆管癌的线阵抽吸检查。在胆管的管腔中可以看到塑料胆管支架，这有助于在内镜超声检查中定位病变。PV：门静脉（Figure courtesy of Dr. John DeWitt.）

细胞病理学考虑：来自胆管狭窄（表现为 EUS 上的胆管增厚）的 FNA 细胞学标本或小的实体病变往往具有低细胞性并且会被十二指肠上皮和胰腺上皮高度污染。即使获得的细胞充足，其他很多因素也可能会限制对细胞的分析，即使是经验丰富的细胞病理学家也无法避免。特别是在反应性炎症存在的情况下或由于胆管支架的存在，可能很难辨别或很容易误判非典型性增生这一诊断。类似的原因，分化良好的癌症也很难从反应性异型增生中突显出来。这些限制经常导致将许多 FNA 样本诊断为非典型或可疑恶变，而没有肯定地证实其恶性。如本节前面所述，对于这类患者，采取多种方式组织取样以提供确定的组织诊断是至关重要的。

肿瘤种植：EUS FNA 治疗胆管癌后肿瘤种植的风险和影响仍是争论的焦点。无论是经 EUS[154-156] 还是经成像引导的 FNA[157-162]，都有针道传播肿瘤细胞的报道。据估计，FNA 后临床发现明显肿瘤种植的风险约为 1/10 000 或更低[163-164]。但是由于胰胆管恶性肿瘤的患者死亡率高、生存期短，报道率可能低估了真正的种植发生率。此外，沿小针道的沉积物实际上与随时间发生的局部肿瘤复发难以区分，因此可能很难证明沉积物的来源。这一假设得到了一项评估由 EUS 或经皮引导的 FNA 诊断的胰腺癌队列中腹膜癌发病率研究的支持。在 EUS FNA 组和经皮 FNA 组，分别有 1 名和 7 名患者发生腹膜癌（2% vs. 16%；$P < 0.025$）。研究结果表明，活检方法间的肿瘤种植频率存在潜在的差异，且肿瘤种植的风险比我们曾经估计的要大得多。同样，一项含 8 项研究的 meta 分析显示，3% 的行肝细胞癌活检的患者存在肿瘤种植[166]。

另一项研究调查了 191 例接受原发肿瘤 FNA 作为肝移植评估的一部分的肝门部胆管癌患者，并证实了针道种植的临床后果[167]。共 16 例患者接受了经腹 FNA（13 例经皮，3 例经 EUS）。在术中分期中，未进行 FNA 的仅有 14/175（8%）例患者发现腹膜结节，而术前 FNA 的患者有 5/6（83%）例腹膜结节（$P = 0.01$）。不过，El Chafic 等曾报道，接受术前 FNA 的胆管癌患者与接受治愈性切除术未进行 FNA 的患者之间的无进展或总生存率无差异[168]。虽然腹膜转移的存在可以通过疾病分期和其他因素来解释，但根据迄今为止发表的各项研究评估，胆道肿块的 FNA 已被许多中心视为肝移植的禁忌。

胆道狭窄腔内超声检查的表现

随着经导丝的高频（20 MHz）微型探头的出现，IDUS 已成为诊断胆管狭窄的可行且有前景的成像技术。在大多数情况下，微探头可以很容易地经乳头插入，而不需要进行括约肌切开[169,170]，而且能够在一次扫描中同时以二维或三维进行线阵和环扫成像。尽管超声穿透深度有限，但常可获得导管内病变的精确图像，从而评估临近结构受侵或受压的情况。IDUS 应在引流前进行，以避免炎症性假象，且最好由 ERCP 专家在同一操作中进行。文献显示，在 86% ～ 100% 的病例中，无需前期的扩张，IDUS 可经狭窄推进胆管，并完整检查狭窄[111,170-175]。大多数失败是由于导丝无法穿过肝门或肝内导管的严重狭窄所致[170,174]。与 EUS 一样，在 IDUS 上，胆管壁显示为三层。第一层高回声对应于界面回声外的黏膜层；第二层低回声是具有纤维弹性组织的平滑肌纤维；第三层高回声是薄而松散的带有界面回声的连接组织。狭窄中恶性肿瘤的标准被描述为破坏胆管壁的正常三层超声模式（外回声、中低回声、内回声），具有不规则边缘的低回声浸润性病变，不均匀回声区域侵入周围组织，主要低回声团块进入相邻结构（图 16.13）。诊断良性狭窄的结果包括保持正常的三层超声图，回声均匀、边缘平滑、高回声病变以及未发现肿块。其他标准包括胆管壁的中断，锯齿状的肿瘤边缘，瘤体大小超过 10 mm[176]。IDUS 在不同原因胆道梗阻的系列患者中区分良性和恶性狭窄方面的准确率为 76% ～ 92%[111,170,171,173,175-177]。绝大多数没有上述标准和活检阴性的患者没有恶性病变，准确率为 95%，NPV 为 100%[17]。即使进行阴性活检，其中两个标准的存在也严重怀疑恶性肿瘤。Krishna 等提出了另一个阴性预测标准，即在没有外部压迫的情况下壁厚 ≤ 7 mm，则 NPV 为 100%[172]。最近在一项大型手术队列研究中，将 ERCP 和 IDUS 的组合与 CT 和 EUS 的组合进行比较后，在诊断恶性胆管狭窄方面能够提供统计学上更高的准确性[178]。此外，IDUS 可以证实有血管或结石对胆囊管或 CBD 的压迫（Mirizzi 综合征）[111,176,179]。胆管乳头状瘤病经常会被 EUS、ERCP 和磁共振成像（magnetic resonance imaging，MRI）误诊为其他疾病，在 IDUS 上则显示为正常胆管，且交界区域被息肉样病变覆盖并延伸入管腔中（图 16.14）[180]。在一项含 30 例胆管癌患者的 IDUS 研究中，3 例（10%）显示为胆管乳头状瘤病，并通过活检或手术

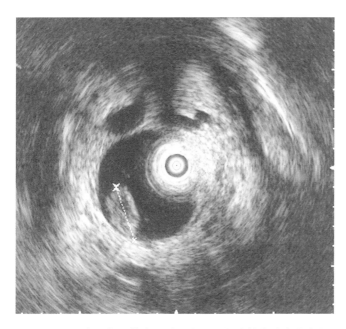

● **图 16.13**　与早期胆管癌一致的突出至胆总管内腔中的小的实性占位（白色十字架）的二维导管内超声图像

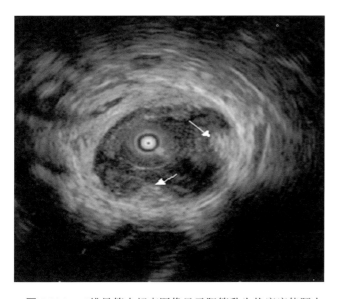

● **图 16.14**　二维导管内超声图像显示胆管乳头状瘤病伴肝内息肉样扩散（箭头）

得到了证实[179]。这种诊断产生的临床影响非常重要，因为对年轻的胆管乳头状瘤病患者，若未进展为胆管癌，应采用胰十二指肠切除术联合部分肝切除术或肝移植进行治疗[180]。在主要表现为狭窄的原发性硬化性胆管炎（primary sclerosing cholangitis, PSC）中，传统认为 IDUS 在诊断胆管癌方面不如其他成像方式准确[181]。然而，最近的研究出结果令人鼓舞[102,182]。在一项前瞻性研究中，40 例 PSC 患

者进行了含 IDUS 的 ERCP 手术，其预测恶性肿瘤的敏感性、特异性、准确性、阳性预测值（positive predictive value，PPV）和 NPV 分别为 88%、91%、90%、70% 和 97%[182]。

胆管狭窄的胆道镜检查

随着设计、可操作性和光学分辨率的不断提高[183]，经口胆道镜检查，特别是近端胆道镜检查，正在成为 ERCP 评估胆道梗阻的重要辅助手段。在胆道镜检查时，应尽可能对胆管病变进行直视化显示和靶向活检。与 ERCP 细胞刷检相比，经口胆道镜检查对胆管狭窄具有 100% 的敏感性和 89% 的特异性，且早期文献中诊断准确性高达 90% 以上[844]。在一项日本进行的多中心研究中，单独进行内镜逆行胆管造影（endoscopic retrograde cholangiography, ERC）、ERC 与胆道镜检查联合、ERC 与胆道镜检查 + 活检诊断胆管恶性肿瘤的准确性分别为 74%、84% 和 93%[119]。最近，Nguyen 等报告了在使用 EUS FNA 之前，在刷检阴性的胆管狭窄中应考虑使用胆道镜检查[185]。在 EUS FNA 提供组织诊断的 60% 的患者中，避免了胆管镜检查，并发症减少了 2.5%，并节约了成本[185]。然而，在近端胆管狭窄的患者中，EUS FNA 的表现仍不理想。Siddiqui 等研究发现，胆道镜为 77% 的患者提供了明确的诊断，而 ERCP 引导的细胞刷检和 EUS FNA 的结果却都不确定[186]。最后，最近的成本效用分析表明，与在 PSC 狭窄的患者中进行 ERCP 的刷检和 FISH 相比，合并靶向活检的 SOC 是一种更具成本效益的策略[187]。基于上述情况，我们建议对于远端胆管狭窄首先采用 EUS FNA，胆道镜检查保留至中、近端胆管狭窄中使用，与 EUS FNA 互补。

一种新型的能够提供高清内镜图像，并可进行直接组织活检的数字胆道镜逐渐可用。Navaneethan 等[115]报道了在 98 例患者中使用此系统的一项多中心研究。所有 44 例无法确定病因的胆管狭窄患者均获得了管腔和黏膜的优越视野。在 44 例接受 SOC 引导下活检的患者中，标本量充足可以进行组织学评估的达 43 例（98%）。SOC 对恶性肿瘤的视觉印象诊断的敏感性和特异性分别为 90% 和 96%。SOC 引导下活检对恶性肿瘤诊断的敏感性和特异性分别为 85% 和 100%。来自日本的 Tanaka 等研究者最近也报道了类似的结果[188]。据报道，与胆道镜检查相关的并发症高达 7%[189]；然而，来自数字 SOC 的最

新数据显示，总体不良事件发生率仅为 3%，主要是术后胰腺炎和胆管炎 [115]。

胆管狭窄的多种方法

由于不同诊断方法的表现仍不是最理想的，因此使用各种成像和组织采样方式的决定至关重要，且涉及多种研究。在一项含 142 例病因不明的胆汁淤积和肝总管扩张病例的前瞻性研究中，MRCP 后 EUS 的诊断策略在早期诊断肝外胆管癌方面具有很高的敏感性和特异性（分别为 90% 和 98%）[190]。在评估任何胆管狭窄之前，还应考虑 EUS（+/- FNA）和 ERCP + IDUS 的相应限制和风险。如果狭窄局限于 CBD 水平，由于 EUS 在远端胆道病变中的良好表现及取样能力，应在非创伤性成像模式后进行 EUS 检查（图 16.15）。在对高度可疑恶性肿瘤的可手术患者的远端胆管的肿块进行活检时，由于切除区域包围了针道，因此针道种植不应成为一个问题。对于近端狭窄的患者，EUS 和 EUS FNA 有一定的局限性，应考虑使用数字化 SOC、IDUS 和其他基于 ERCP 的组织取样技术 [115,120]。鉴于近端狭窄的 NPV 较低，EUS FNA 应该于恶性肿瘤概率高但 ERCP 细胞刷或胆道镜活检结果阴性或非确定性后使用。尽管如此，一些作者提议将 EUS FNA 系统性加入到 ERCP 刷检中，以优化诊断。

总之，我们建议按照如下处理胆管狭窄（图 16.15）。

- *对于 CBD 狭窄*：首先是 EUS 联合 FNA，然后是 ERCP 和细胞刷 / 活检钳活检 / 胆道镜检查和 IDUS（如果需要）。
- *对于肝总管和肝门部狭窄*：MRI+ 胆道镜联合的 ERCP 检查。如果没有胆道镜检查，除了 IDUS（如果有），还应考虑在透视下（使用 FISH）进行细胞刷 / 活检钳活检。在基于 ERCP 的阴性检查后，对恶性肿瘤的临床怀疑强烈持续存在时，可以考虑使用 EUS FNA。

胆管癌的分期

诊断胆管癌时，分期的目的主要是为了确定是否可进行手术切除，这是治愈的唯一实际机会。在组织学上，早期胆管癌指侵袭仅限于肝外胆管的黏膜或纤维肌层，无论淋巴结转移如何。在病理学上，通常根据修改版的肿瘤、淋巴结和转移（TNM）系统对胆管癌进行分期：T1：肿瘤局限于 CBD 管壁；T2：肿瘤侵入 CBD 管壁以外；T3：肿瘤侵入邻近结构，如胰腺、十二指肠和门静脉。

在一项比较胆管狭窄中 EUS 和 IDUS 应用的前瞻性研究中，IDUS 在 T 分期中的准确率（78%）高于 EUS（54%）[127]。由于扫查区域的限制，在肝门

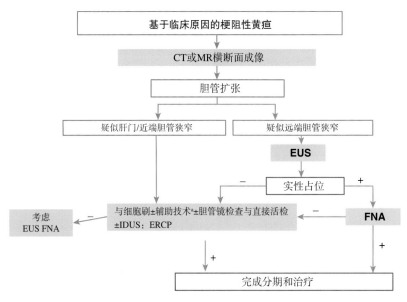

ᵃ 荧光原位杂交，数字图像分析，光系相干断层扫描，基于探针的共聚焦激光内窥显微镜

- **图 16.15** 对怀疑患有胆管癌的黄疸患者的管理策略。CT：计算机断层扫描；ERCP：内镜逆行胰胆管造影术；EUS：内镜超声；FNA：细针穿刺；IDUS：导管内超声检查；MR：磁共振

或肝总管狭窄中，EUS 准确性较差。两种方式的 N 分期准确性相当。但有其他作者发现，标准 20MHz 导管探头的穿透深度不足以评估与晚期恶性狭窄相关的淋巴结情况[111]。在大型手术系列中，IDUS 对胆管狭窄的敏感性、特异性和准确性分别为 93%、89% 和 91%。在恶性肿瘤预测的亚组分析中，IDUS 在胆管癌中表现最佳（敏感性为 98%），其次为胰腺癌（94%）、胆囊癌（89%）和壶腹癌（81%）[192]。

从实际角度来看，胆道肿瘤分期的最主要问题在于是否可切除，这依赖于是否有向血管、纵向和邻近器官如胰腺的扩散。MRI 和 CT 这样的常规横断面成像可用于判定不可切除的患者，如 Bismuth Ⅳ 型 Klatskin 肿瘤的患者和有转移性病灶的患者。新一代多层螺旋 CT 扫描和 MRI 能够提供高分辨率成像，以识别肿瘤向血管的横向扩散；但是仍然很难评估肿瘤沿胆管纵向扩散的程度。准确评估胆管壁的微观受累情况仍具有挑战，这导致一些患者的分期被低估。胆管造影和经口胆道镜活检在确定纵向和扩散深度方面受到限制。当非对称性壁增厚被认为是肿瘤向近端或远端纵向扩散的标准时，与胆管造影相比（分别为 47% 和 43%），IDUS 对胆管癌分期的敏感性高达 85%[174,195]。然而，之前进行的胆道引流会导致管壁炎性增厚，从而限制 IDUS 的性能[196]。因此 IDUS 必须与 ERCP 同时进行，以获得最佳结果。此外，IDUS 可以非常准确地定义两个最常见的血管：门静脉和右肝动脉受累情况（图

16.16），应在术前确定胆管肿瘤对邻近胰腺实质的侵犯情况，若出现这种情况，建议进行胰十二指肠切除术合并胆管切除术。目前缺乏比较每种成像模式（CT、MRCP、EUS 和 IDUS）在胆管肿瘤分期中性能的对照研究。Klatskin 肿瘤患者的临床处理应该从 MRI 和 MRCP 开始。对于肿瘤可切除的患者，为协助制订手术计划，ERCP 加 IDUS（如果可用）应该是第二步。对于胆管肿瘤，EUS 仍然是最有效的方法。当 EUS 无法显示肿瘤的上半部分时，或者当对门静脉受侵有疑问时，可以使用 ERCP 加 IDUS。最后，EUS 和 IDUS 是确定胆管狭窄性质和胆管癌分期的有用工具。由于它们各自的局限性（EUS 的肝门部成像，以及 IDUS 对胆道进入和引流的需要），它们的使用取决于当地的经验、临床表现和常规的成像结果。

诊断要点

胆管癌
- 有或无肿块的管壁的低回声增厚
- 息肉样腔内肿瘤
- 侵犯血管、胰腺、肝、壶腹或十二指肠
- 胆管扩张
- 存在腺瘤

乳头状瘤病
- 息肉样腔内肿瘤替代了正常胆管壁

Mirizzi 综合征
- 囊内结石压迫 CBD
- 胆管壁规则增厚

其他良性结石
- 规则或对称增厚，不会造成管壁破坏

胆囊疾病（结石除外）的内镜超声

胆囊息肉

超声的广泛应用使得越来越多的胆囊息肉样病变被发现，胆囊息肉样变可在 5% 的人群中存在[197]。胆固醇、炎症和纤维性息肉没有恶性倾向，只要患者无症状就无需手术干预。相反，腺瘤性息肉必须切除，因为从腺瘤到癌的转变是胆囊胆道上皮的一大特征。鉴于胆囊癌是消化系统恶性肿瘤中预后最差的肿瘤之一，对腺瘤性胆囊息肉的治疗至关重要。

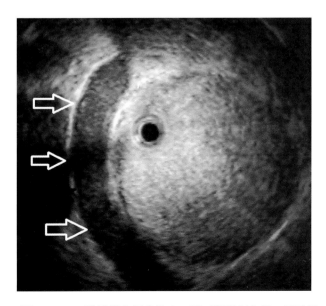

● **图 16.16** 二维导管内超声检查，用于胆管癌分期。显示没有浸润右肝动脉（箭头）

无症状患者通过 TUS、CT 或 MRI 偶然发现患有胆囊息肉，这常常导致临床困境。TUS 上存在的单个病灶、直径大于 10 mm、无蒂、轮廓不规则、回声低，这些结果往往提示肿瘤性息肉[198]，建议进行胆囊切除术[199]。然而，直径小于 5 mm、有回声和带蒂的外观的息肉通常代表胆固醇和炎性息肉[200]，仅推荐影像学随访。然而，对这种方法一直存在很大争议，因为相当大比例的超过 10 mm 的息肉也可能是非肿瘤性的。因此，对于大于 10 mm 的胆囊息肉进行胆囊切除术将导致切除其他具有较低恶变倾向的良性息肉[201]。另一方面，一些研究发现 19% ~ 29% 的 5 ~ 10 mm 的息肉是腺瘤[198,200]，但在此大小范围内也有恶性肿瘤的报告[202]。因此，需要高度准确的诊断性研究以确定最佳的治疗方法。TUS 因其安全性和可用性，非常适合作为一线检查方法。然而，在一项大型外科研究中，其诊断胆囊息肉的灵敏度仅为 50%[203]。EUS 因其高分辨率更适合提供比 TUS 更准确的胆囊病变图像[198,200,204-205]。

EUS 可以非常清楚地显示胆囊壁的双层结构。内部低回声区层为黏膜层、肌层及浆膜下纤维层，外层低回声区层为浆膜下脂肪层和浆膜。在 EUS 上，胆囊息肉表现为突出到胆囊腔内的无声影的固定结构。在早期的研究中，EUS 在诊断胆囊息肉的性能方面优于 TUS，其中 87% 的患者通过 EUS 得到正确诊断，而 TUS 只有 52%。EUS 在癌症诊断中的敏感性、特异性、PPV 和 NPV 分别为 92%、88%、76% 和 97%[204]。然而，最近的一项对照研究表明，高分辨率 TUS 能够提供与 EUS 相当的肿瘤诊断率。使用高分辨超声的敏感性和特异性分别为 83% 和 44%，使用 EUS 分别为 86% 和 22%[206]。

有两项研究对使用 EUS 判断肿瘤的风险性进行了系统评分[200,207]。在对 70 名小于 20 mm 的息肉样胆囊病变患者的 EUS 发现进行回顾性分析后，Sadamoto 等[207] 通过多元分步逻辑回归分析了胆囊息肉的形态特征，发现内部回声模式和大小与肿瘤形成正相关，而高回声与肿瘤形成负相关。所有肿瘤性息肉，包括较小的息肉，均在 EUS 上显示具有相对不均匀的内部回声。相反，大的胆固醇息肉（直径超过 10 mm）具有均匀的内部回声。在这项研究中，基于 EUS 的评分系统的灵敏度、特异性和准确性分别为 78%、83% 和 83%[207]。基于五个 EUS 变量的另一个评分系统可用于预测胆囊息肉的恶性倾向[200]。这个系统基于结构分层、回声模式、边缘、蒂

以及息肉的数量。根据这项研究，息肉大小是息肉中瘤形成的最重要的预测因子。所有直径为 5 mm 或更小的肿瘤都是非肿瘤性的，而 94% 大于 15 mm 的息肉是肿瘤性的。当胆囊息肉大小超过 15 mm 时，与直径 5 ~ 10 或 10 ~ 15 mm 的息肉相比，肿瘤形成的风险显著增加。从上述研究中可以清楚地看出，息肉大小仍然是胆囊息肉中新生血管的简单但强烈的预测因子。在最近的一项研究中，尽管低回声病灶是肿瘤性息肉的最佳个体预测因素，但是体积超过 15 mm 的息肉与恶性肿瘤密切相关 [优势比（odds ratio，OR）为 22][208]。在另一项研究中，EUS 在准确识别各种大小的肿瘤性息肉方面总是优于 TUS；然而，在小于 10 mm 的息肉中 EUS 的诊断精度仅为 44%，大于 10 mm 的息肉中则为 89%[209]。最后，辅助技术的出现有助于提高 EUS 检测恶性胆囊息肉的能力。Choi 等报道了使用对比增强谐波（contrast-enhanced harmonic，CEH）EUS 进行诊断的研究[205]。与传统 EUS 相比，恶性息肉中存在不规则血管模式，这使得 CEH EUS 的敏感性和特异性（94% 和 93%）相比较传统 EUS（90% 和 91%）得到了改善。在另一项小规模的研究中，Park 等[210] 发现 CEH EUS 也有助于区分胆囊腺瘤中的胆固醇息肉。鉴于这种表现，EUS 也可以作为不符合切除标准的息肉的监测工具；然而，这一领域缺乏纵向研究。

对于直径超过 1 cm 的胆囊息肉，系统的手术仍然是一种安全且广泛实施的方法。建议将 EUS 用于

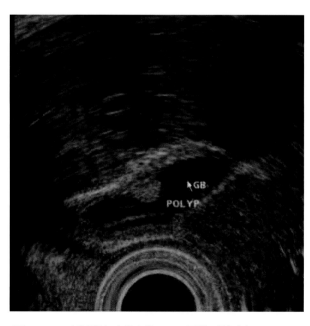

● 图 16.17　小胆囊息肉的环扫 EUS 图像（箭头）

5 ~ 10 mm 息肉（图 16.17）的检查中。一旦 EUS 识别出可疑的特征，应该强烈考虑手术。在其他情况下，EUS 可作为在 TUS 随访中表现出生长或回声及形状发生变化的息肉的参考检查[211]。

胆囊肿瘤

腹腔镜胆囊癌切除术后腹壁癌复发风险增加。通过腹腔镜手术广泛替代开腹胆囊切除术突出了对胆囊癌进行准确术前诊断的重要性[212-213]。TUS 和 CT 的最新进展已经使早期诊断胆囊癌变得可能。然而，这些方式只能用于晚期病变。由于 EUS 可以帮助区分良恶性息肉，它还可以帮助指导最佳手术方法：良性息肉或早期癌症进行腹腔镜手术；晚期癌症选择开腹手术。

根据美国癌症联合委员会（American Joint Committee on Cancer，AJCC）TNM 分期分类系统对胆囊癌进行分期（表 16.5）。EUS 在胆囊癌分期中的准确性取决于所选择的标准。胆囊息肉基底层的完整性仍然是深部浸润的决定性标准（图 16.18）。Fujita 等[214] 在一项有关 EUS 的具有良好观察者间相关性的回顾性研究中，根据浸润深度对肿瘤进行了分类。在 EUS 与组织病理学相关后，作者提出实性回声和细小的结节表面表明 Tis 阶段，肿块外部高回声层

表 16.5	胆囊癌 TNM 分级
原发肿瘤（T）	
TX	没有发现肿块
T0	没有证据的初级肿块
Tis	原位癌
T1	肿瘤侵入固有层或肌层
T1a	肿瘤侵入固有层
T1b	肿瘤侵入肌层
T2	肿瘤侵犯肌肉周围的结缔组织但不超过浆膜层或侵入肝
或肿瘤侵犯主肝侧的肌肉周围结缔组织但未侵及肝	
T3	肿瘤侵入到浆膜层（脏腹膜）和（或）直接侵入肝和（或）侵入邻近器官或组织，如胃、十二指肠、结肠、胰腺、网膜或者肝外胆管
T4	肿瘤侵入门静脉或肝动脉或侵入 2 个或以上的肝外器官或组织
局部淋巴结转移（N）	
NX	局部淋巴结未侵及
N0	没有区域淋巴结转移
转移至 1 ~ 3 个区域淋巴结	
转移至 4 个或更多的区域淋巴结	
远部转移（M）	
M0	没有远处转移
M1	远处转移

a：包括沿胆囊管、胆总管、肝动脉和（或）门静脉的淋巴结

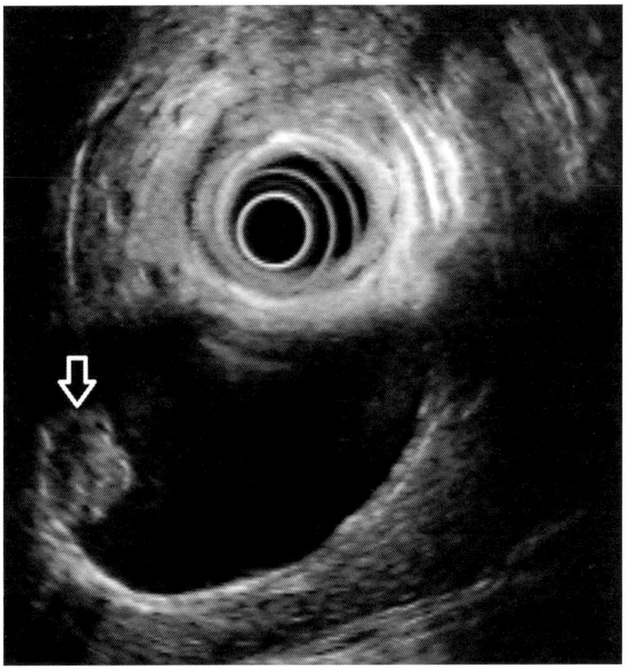

● 图 16.18　直径 15 mm 的腺瘤性胆囊息肉的 EUS 环扫图像（箭头）

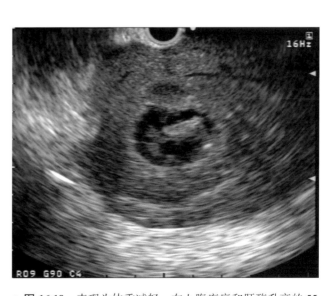

● 图 16.19　表现为体重减轻、右上腹疼痛和肝酶升高的 55 岁女性患者肿大胆囊的线阵 EUS 图像（7.5 MHz）。在这种情况下，胆囊壁明显增厚以及壁层结构的完全丧失，相邻肝实质的受侵是 T3 分期的基础。胆囊腔内可见明显的胆泥造成的狭窄

的不规则性与肿瘤侵入浆膜下脂肪层的 T2 阶段相关。在另一项有涉及 41 例胆囊癌患者的回顾性研究中[215]，EUS 表现与病理性肿瘤分期之间存在强相关性。根据肿瘤的形状和相邻的胆囊壁结构可对 EUS 图像进行如下分类：A 型：邻近壁结构完整的带蒂肿块；B 型：无蒂和（或）宽基底，胆囊壁外高回声层仍保留；C 型：无蒂和（或）宽基底，外部高回声层变窄；D 型：无蒂和（或）宽基底，具有被破坏的外部高回声层（图 16.19）。在组织病理学上，A 型对应 Tis，B 型对应 T1，C 型对应 T2，D 型对应 T3 ~ T4 期，四种类型相互对应的准确度分别为 100%、76%、85% 和 93%。Tis 和 T3 ~ T4 肿瘤中有最佳的分期表现。

胆囊肿块的 FNA 可准确诊断原发性和转移性恶性肿瘤，敏感性为 80% ~ 100%（表 16.6）[137,216-221]。直接穿刺胆囊的并发症发生率似乎低于已发表的小样本研究，但有报道肿块 FNA 后或评估急性胰腺炎病因进行胆汁取样后导致胆汁性腹膜炎和急性胆囊炎[222]。为了尽量降低这种风险，应使用 25 G 穿刺针，并减少针道数，且有现场细胞病理学检查（图 16.20；视频 16.8）。

从管理的角度来看，对所有 T3 和 T4 肿瘤应采用扩大的胆囊切除术，系统淋巴结清扫术和肝切除术，而腹腔镜胆囊切除术完全可以治疗 Tis 肿瘤。

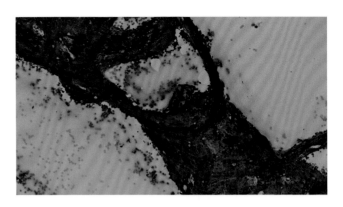

● **图 16.20** 胆囊肿块 EUS FNA 的细胞学图像。腺癌的诊断特征包括核增大，多形核细胞比例增加（Diff Quick，×200）

在 EUS 上于术前鉴别 T1 和 T2 肿瘤更为困难，且对于这组患者选择何种适当的手术方法仍存争议[223]。当 EUS 发现肿瘤较深部分的内部存在低回声区域时，可进行 T1 和 T2 的鉴别诊断，提示浆膜下浸润[244]。但这一发现仅在息肉样胆囊肿瘤中有价值。

小结

人们对于 EUS FNA 在胆囊肿瘤的诊断和分期中的价值仍有争议。这种能够从胆囊肿块获取诊断样本并进行细胞学检查的方法是安全的[137,218,220]。它也可用于确定淋巴结受累情况，因为恶性淋巴结的存

表 16.6	胆囊占位 EUS 细针穿刺抽吸的操作特征				
研究	总样本量	敏感性	特异性	并发症	评论
Imazu 等[233]（2014）	36	谐波 EUS 为 83%；对比增强谐波为 90%	谐波 EUS 为 65%；对比增强谐波为 98%	无并发症	未进行 FNA，仅基于成像情况
Kim 等[219]（2012）	13	84.6%	100%	1 名患者胆囊炎	18 例患者进行区域性腺上皮活检
Hijioka 等[217]（2012）	24	96%	100%	无并发症	ERC 的诊断灵敏度为 47%
Hijioka 等[216]（2010）	15	89%	100%	无并发症	• 最终诊断：5 例为 XGC，10 例为腺癌 • FNA 诊断出 6 例疑似病例中的 5 例为 XGC • 所有患者均使用 22 G 穿刺针
Meara 等[137]（2006）	7	80%	100%	未标明	所有患者均使用 22 G 穿刺针
Varadarajulu 等[220]（2005）	6	100%	100%	无并发症	
Jacobson 等[218]（2003）	6	100%	100%	无并发症	• 包括 1 例 XGC • 认为可疑细胞学是确证性的 • 所有患者均使用 22 G 穿刺针

EUS：内镜超声；FNA：细针穿刺；XGC：黄色肉芽肿性胆囊炎

在提示与 T 分期无关的 III 期疾病（见表 16.5）。然而，由于 FNA 的 NPV 有限，尽管细胞学检查结果为阴性，所有患有胆囊可疑病变的患者都应进行手术治疗。

由于对 EUS 在胆囊癌分期中的作用的研究一般都为小型的和回顾性的，EUS 用于这一疾病的常规分期治疗的效用仍不清楚。尽管如此，EUS 似乎可有效检测早期肿瘤，并允许对更晚期病例（T3，T4 和 N1 疾病）进行适当分类，这些晚期病例应接受根治性切除术的开腹胆囊切除术。在其他病例中，应根据具体情况进行开腹胆囊切除术，并在手术期间根据具体情况确定切除范围。

其他表现为壁增厚的胆囊疾病

胆囊壁的局部或弥漫性增厚可能与很多疾病有关（表 16.7）。当存在弥漫性增厚和周围积液时，急性胆囊炎与腹腔积液、门静脉高压、病毒性肝炎和低蛋白血症等其他疾病的鉴别可能很困难[225]。因此，依靠临床表现和这些病例的其他影像学结果进行诊断非常重要。

很难将弥漫性或局限性胆囊壁增厚的其他疾病从肿瘤性疾病中鉴别出。慢性胆囊炎是一种常见病症，胆结石与层次结构存在的高回声囊壁相关联。囊壁通常是均匀的，但也可存在局部增厚[226]。通常认为胆囊腺肌瘤病是一种良性疾病，伴有囊壁增厚，合并的小囊肿通常代表壁内憩室（扩张的 Rokitansky-Aschoff 窦）。在超声下，尽管囊壁增厚，层次结构仍清晰，有时可能与高回声（慧尾征）有

关[198]。根据受累的程度和部位，腺肌病可分为局部、一般型和节段型。TUS 上的诊断通常很简单，且与腺肌病类似的癌症极为罕见[227]。但是，由于节段型腺肌病与胆囊癌有关，尤其在老年患者中，有些病例，尤其是局部型，很难进行诊断[228]。黄色肉芽肿胆囊炎（xanthogranulomatous cholecystitis，XGC）是胆囊慢性炎症的罕见形式，其临床表现类似于胆囊炎。在一项为期 15 年的大型胆囊切除术的研究中，1.5% 的患者存在 XGC[219]，85% 的患者与结石相关。XGC 表现可以与胆囊癌类似（见表 16.7），EUS 有时可观察到胆囊壁中的高回声结节，这可能代表黄色肉芽肿[230]。

总体而言，EUS 在诊断胆囊壁增厚中的作用仍不明确。Mizuguchi 等[231] 比较了 EUS、常规 US、CT 和 MRI 对胆囊壁增厚的鉴别诊断情况。相比其他成像模式 EUS 更能有效地显示多层结构。EUS 证实胆囊壁层次缺失是诊断胆囊癌最特异性的表现。然而这并不是特征性的，因为这一表现也可以在 XGC[230] 中观察到。Kim 等在研究中对 134 例胆囊壁增厚的患者（包括 11 例随后接受胆囊切除术的癌症患者）的 EUS 特征进行了评估。在多变量分析中，壁增厚超过 10 mm 和低回声内部回声增加与肿瘤性壁增厚有关[232]。最近，有研究将谐波 EUS（harmonic EUS，H-EUS）和对比增强谐波 EUS（contrast enhanced harmonic EUS，CH-EUS）用于评估 36 例胆囊壁增厚的患者的诊断效果。H-EUS 和 CH-EUS 诊断恶性胆囊（gallbladder，GB）壁增厚的整体敏感性、特异性和准确性分别为 83% 对 90%，

表 16.7	EUS 胆囊壁增厚的特点及病因	
	EUS 特征	
病变	**增厚**	**其他征象**
急性胆囊炎	局限或弥漫性，层次存在	胆囊周围液体
慢性胆囊炎	高回声	
胆囊癌	局限的，层次不连续	息肉状或团块
腺肌症	局限或弥漫性，层次存在	无回声区域（囊性），高回声图像，彗尾征
黄色肉芽肿性胆囊炎	局限或弥漫性，层次连续	胆囊壁高回声结节图像
门脉高压、病毒性肝炎、腹腔积液或低蛋白血症	弥漫性，层次连续	腔外腹腔积液
肝外门静脉梗阻	局限性，层次连续	胆囊壁内静脉曲张
原发性硬化性胆管炎	弥漫性，层次连续	不规则增厚
弥漫多发性乳头状瘤	局限或弥漫性，层次不连续	
胰胆管不规则变化	弥漫性，层次连续	主要是低回声层增厚

EUS：内镜超声

65% 对 98%（$P < 0.001$），73% 对 94 %（$P < 0.001$），提示对比增强可提供补充作用。EUS 还可以帮助确定其他不常见的情况，例如硬化性胆管炎[234]、门静脉阻塞导致胆内胆囊静脉曲张[235] 和弥漫均匀胆囊壁增厚的胰胆管异常汇流[236] 的胆囊受累情况。最后，弥漫性胆道乳头状瘤病也可能涉及胆囊，表现为有肿块样突出增厚的胆囊壁[237]。FNA 仅作为 EUS 成像的辅助手段，可以提供足够的组织用于确诊，且似乎是安全的[238]。

小结

总之，EUS 用于诊断胆囊疾病的效用仍然比不上其在胆管肿瘤和结石中的作用。TUS、CT 或 MRI 通常足以确定诊断并指导治疗。EUS 可能在小胆囊息肉患者术前评估中具有一定的作用，尤其是息肉大小为 5 ~ 10 mm 的患者，或者大于 10 mm 不适用于手术的患者。对于疑似胆囊癌的患者或怀疑大息肉有癌变的患者，在手术前也可能有所帮助。最后，在 TUS 无法确定，存在弥漫性壁增厚的情况下，EUS 可用于区分良性和恶性胆囊病变。

壶腹部肿瘤

Vater 壶腹部肿瘤起源于胰胆管 - 十二指肠连接处，由 Oddi 括约肌保护。胰管和 CBD 加入 Vater 的壶腹，并在约 85% 的个体中形成远端共同通道。

正常的壶腹在十二指肠壁外约 2 mm 或更远处穿过固有肌层，形成可变长度的十二指肠内段。Vater 壶腹部有多种肿瘤，包括良性的管状腺瘤和管状绒毛状腺瘤、癌以及其他一些罕见的病理类型，如脂肪瘤、纤维瘤、神经纤维瘤、平滑肌瘤、淋巴管瘤、血管瘤和各种神经内分泌肿瘤。腺瘤可以在息肉综合征的情况下偶发。腺瘤被认为是癌前病变，且腺瘤腺癌发生假说是与消化道其他部位的腺瘤组织壶腹癌的发生机制。由于很多无关原因，在常规内镜检查中已越来越多地检测到良性腺瘤，目前占可内镜治疗的壶腹部肿瘤的一个重要部分（图 16.21）[239]。此外，对于家族性腺瘤病性息肉病综合征（familial adenomatosis polyposis syndrome，FAP）的患者，建议采用内镜和 EUS 监测的方案[240]。其中主乳头是这些患者的结肠外腺瘤或恶性肿瘤的常见部位。在表现为黄疸、腹痛、体重减轻、胰腺炎或贫血症的有症状的患者中也可发现肿瘤。

壶腹癌（乳头癌）通过淋巴和（或）血管的侵入而扩散延伸到邻近器官。大多数壶腹癌是从壶腹黏膜发展而来的，并渗透穿过 Oddi 括约肌。它们逐渐侵入固有肌层和十二指肠浆膜，并在浆膜外向胰腺生长。然而，与胰腺癌相比，壶腹癌由于早期即产生症状，因而具有更好的预后[241]。由于外观可从息肉样到溃疡样发生改变，并不能总是容易地通过内镜检查对壶腹肿瘤进行诊断。在壶腹癌中确认病理诊断也很困难。由于肿瘤向壁内延伸，黏膜活检

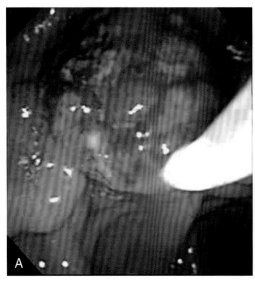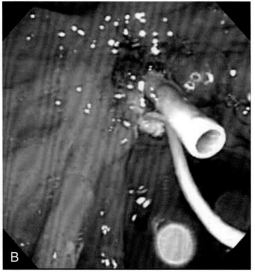

• **图 16.21** A．在先前的内镜检查中获得的黏膜活检证实的壶腹腺瘤的内镜图像。经 EUS 评估后，患者被转诊进行内镜壶腹部切除术。请注意包围病变的圈套。B．完成内镜腺瘤切除术后的内镜图像。请注意胆道支架（蓝色）和胰管支架（橙色）

可能为假阴性，因此 ES 是暴露内部生长的肿瘤并可以进行充分肿瘤取样所必需的。此外，炎症变化与低度异型增生的腺瘤之间的鉴别诊断对于病理学家来说可能是困难的，并且可能需要重复活检。最后，由于腺瘤病变中癌的局灶性，标准的活检钳活检可能无法准确地代表肿瘤，导致高达 26% 的患者的恶性肿瘤被低估[242]。鉴于这些限制，将正常壶腹的变体与炎症或真实的肿瘤区分开来可能是困难的。当面对没有黏膜异常的突出的壶腹部时，EUS 有助于诊断疑似壶腹部病变。Will 等[243]对 133 名在十二指肠镜检查中发现的各种壶腹和壶腹周围病变的患者进行研究。使用组织病理学作为参考标准，EUS 在检测恶性病变中的敏感性和特异性分别为 93% 和 75%。其他研究也证实了这种低特异性，其中确认壶腹部肿块的唯一特异性体征是十二指肠固有肌层的浸润（图 16.22），或 CBD（图 16.23 和图 16.24；视频 16.9）或主胰管（视频 16.10）中出现腔内生长物[244]。包括回声改变、壶腹增大和 CBD 或主胰管扩张在内的其他标准不是特异性的，也可见于非肿瘤性病变或甚至正常的壶腹部。例如，EUS 在检测壶腹部肿瘤中的敏感性在出现黄疸症状的患者中仍然很高，但在无症状患者中则较低。再如，FAP 患者在没有 EUS 异常的情况下携带壶腹部肿瘤并不少见。这说明了这样一个事实，即尽管 EUS 对壶腹肿瘤的诊断具有高度敏感性，但其 NPV 仍然有限，有时只有黏膜活检才能可靠地确诊。另一方面，由于肿瘤的壁内扩散，肿瘤被溃疡或发炎的黏膜覆盖，黏膜活检的结果也可能是不确定的。来自病变的各个部分的多个黏膜样品，以及来自相同区域"咬合上咬合"技术的重复取样可以增加黏膜活组织检查的诊断产率。另一个挑战在于，即使获得肿瘤的代表性样本，恶性上皮在活组织检查中往往会破碎，活组织检查中黏膜下层不存在或很有限，这使得难以确定腺瘤病变中的发育不良程度或腺癌的侵袭程度。鉴于这些限制，FNA 可以安全地用作确诊的替代方法，并避免与 ES 相关的暴露潜在肿瘤的风险[245-246]。FNA 细胞学的一个主要限制是无法获得完全的从反应性异型性到高度异型增生到侵袭性腺癌的细胞病理学变化谱，这需要常规细胞学样本无法提供的组织学评估[247]。越来越多地被用于取样恶性胰腺病变的核心活检针在壶腹癌中的作用尚不清楚。因此，对于怀疑有壶腹部梗阻（基于临床、生化或成像标准）但组织活检不确定和 EUS 结果阴性

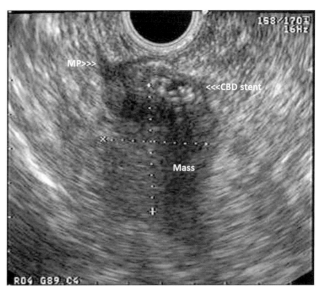

● 图 16.22　在线阵 EUS 图像中看到的 T3 壶腹肿块。肿块浸润固有肌层（MP）并侵入胰腺实质。CBD：胆总管

的患者，需要 ES 下重复活检。另一方面，在内镜检查中怀疑有壶腹部肿瘤但组织活检不确定和 EUS 结果阴性的无症状患者应接受临床随访（图 16.25）。

根据 AJCC 分类，壶腹部肿瘤可进行如下分期（表 16.8）[248]。然而，这种分期具有局限性，因为 T1 包括侵入黏膜的早期癌症以及侵入十二指肠黏膜下层的癌症。为了解决这些局限性，发展了另一种更具选择性的分期系统，其中 T1 肿瘤被分为局限于 Oddi 括约肌层的 d0 肿瘤和侵入十二指肠黏膜下层的 d1 肿瘤。d0 和 d1 的生物学行为在淋巴结转移的风险方面存在显著差异[249-252]，从 d0 肿瘤的 0 到 d1 肿瘤的 30% 不等[253-255]。转移淋巴结的存在与更晚的肿瘤 T 分期相关：T2 为 55%，T3 ～ T4 为 78%[255]。根据此分期，d0 肿瘤被严格限制为唯一真正的早期癌症，内镜壶腹切除术可作为标准治疗方案。各种成像模式，如 TUS、CT、血管造影、ERCP、MRCP 和 EUS，已被用于壶腹肿瘤的分期并用于评估可切除性。这些肿瘤通常在壶腹周围生长，远离肠系膜和门静脉血管，伴有迅速发展的黄疸和胰腺炎等症状，因此很少见到来自壶腹的大肿瘤侵入血管。因此，与胰腺和胆管腺癌相比，这些肿瘤的可切除性更容易确定。T 分期仍然是最重要的，因为它决定预后并指导手术或内镜切除术之间的治疗选择。

EUS 仍然是对这些病变进行局部术前分期的最可靠的方式。早期研究证明了 EUS 相对 CT 和 US

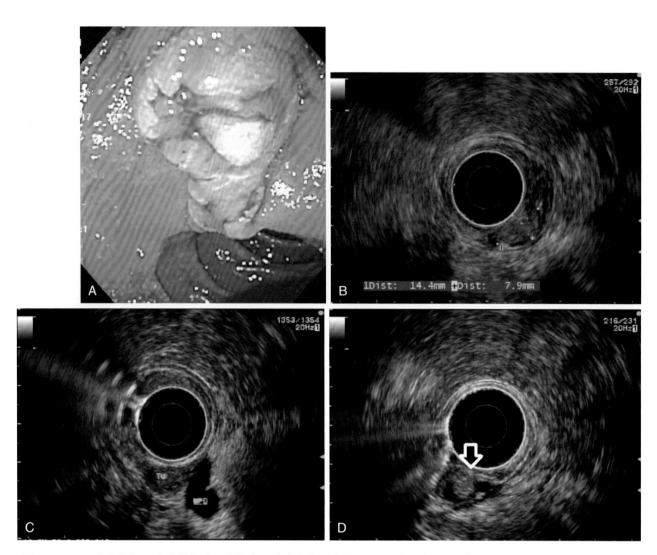

• 图 16.23 A．患有胆管扩张和转氨酶升高的壶腹腺癌患者的内镜图。B．在环扫 EUS 检查肿块时注意到部分黏膜下浸润。C．环扫 EUS 检查中中度扩张的主胰管（MPD）。D．肿瘤明显地向扩张的胆管远端部分导管内延伸（箭头）

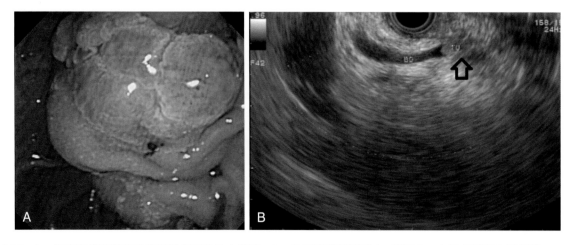

• 图 16.24 A．患有无痛性黄疸的壶腹腺癌患者的内镜图。B．肿瘤延伸到胆管内（箭头）。未发现胰腺实质侵犯

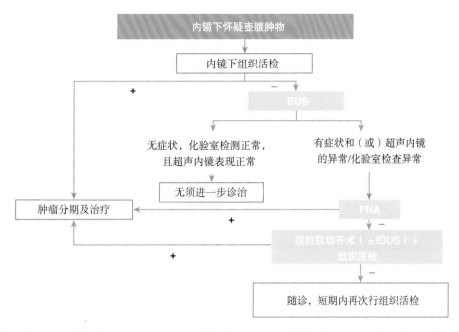

● **图 16.25**　疑似壶腹部病变患者的管理策略。EUS：内镜超声；FNA：细针穿刺；IDUS：导管内超声检查

对壶腹部肿瘤进行 T 和 N 分期的优越性，这在最近的将 EUS 与常规或螺旋 CT 进行分期以及可切除性进行的比较研究中也得到了证实[256-263]。在一项涉及 422 名患者的 14 项研究的 meta 分析中[264]，EUS 对 T1 期肿瘤诊断的总敏感性和特异性分别为 77% 和 78%，而对 T4 肿瘤的敏感性为 84%，特异性为 74%。在同一研究中，EUS 对淋巴结状态的敏感性、特异性、阳性似然比、阴性似然比分别为 70%、74%、2.49% 和 0.46%。Ridtitid 等最近报道了 119 例壶腹部肿瘤患者，其中 102 例患者获得了手术病理。EUS 的敏感性和特异性分别为 80% 和 93%，与 ERCP 相当（分别为 83% 和 93%）。EUS 对局部分期的整体准确率为 90%，使 91% 的患者完成了内镜切除术[247]。EUS 的一个常见局限性是会低估真正的 T3 或高估真正的 T2 壶腹癌，这是 EUS T 期评估错误中最主要原因。可以推测，在大多数消化道黏膜的癌中观察到的分期准确性缺乏可能源于肿瘤周围的增生反应，不易将这种反应与浸润性癌的病灶进行区分。从实际角度来看，区别 T2 和 T3 病变几乎没有价值，因为对于这两个 T 期，推荐相同的手术方式治疗（图 16.26 和图 16.27）。临床上更重要的是 EUS 在确定是否可以使用内镜实现肿瘤边缘阴性的完全切除的准确性。EUS 确认 T 阶段高于 T1 的准确率约为 90%（表 16.9），并且在使用手术切除作为参考标准的研究中，其预测肿瘤导管内扩散的

表 16.8	壶腹肿瘤的 TNM 分级
原发肿瘤（T）	
TX	无法评估的原发肿瘤
T0	没有原发肿瘤的证据
Tis	原位癌
T1	肿瘤仅在壶腹黏膜或 Oddi 括约肌内
	或肿瘤侵犯了 Oddi 括约肌（括外肌周侵犯）和（或）侵犯至十二指肠黏膜下
T2	肿瘤侵入胆囊壁
T3	肿瘤侵入了胰腺
	或肿瘤侵犯至胰腺或十二指肠周组织或十二指肠浆膜超过 0.5 cm，但未侵及腹腔干或肠系膜上动脉
T4	肿瘤侵入乳头周围的软组织和（或）其他不只是胰腺的临近器官
局部淋巴结（N）	
NX	局部淋巴结没有
N0	没有局部淋巴结转移的迹象
	N1：转移至 1～3 个区域的淋巴结
	N2：转移至 4 个或更多区域的淋巴结
远处转移（M）	
M0	没有远处转移
M1	远处转移

能力是准确的[247,259]。然而，EUS 在显示十二指肠黏膜下层浸润的能力方面受到限制，因为 Oddi 的括约肌在 6～12 MHz EUS 探头中无法得到清楚显示，即使十二指肠第三高回声层的浸润有时也能诊断为

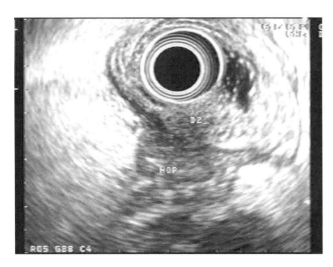

● **图 16.26** 大的壶腹肿块的环扫 EUS 图像（6 MHz），浸润十二指肠壁（D2）和胰腺头部（HOP）

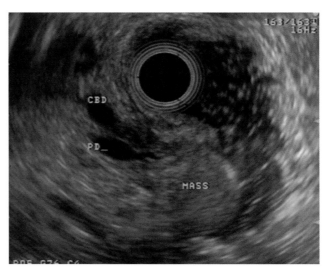

● **图 16.27** 在十二指肠腔充满水后，该环扫 EUS 检查中见到的向十二指肠腔内突出的大息肉样壶腹肿块的最佳图像。CBD：胆总管

d1 肿瘤（图 16.28）。另一方面，EUS 在淋巴结转移检测中的准确性相对有限（53% ~ 87%），NPV 低于 75%[249,250,256,258,260,265-271]。此外，统计学发现 MRI 在淋巴结分期不优于 EUS，CT 也不那么敏感和特异[256,258]。由于 EUS 引导的 FNA 在从十二指肠周围病变组织中采样非常准确，使用这种技术可能会提高术前 EUS 的诊断准确性，尽管支持性数据有限。

导管内超声检查在壶腹部肿瘤中的作用

因此，可以认为 EUS 在预测壶腹癌的不可切除性和确定 T 期方面具有高度准确性。尽管如此，受到无法精确划分 Oddi 括约肌的限制，EUS 诊断转移性淋巴结存在的 NPV 仍然很低。因此，十二指肠镜检查和 IDUS 这两个辅助检查可能有用。在十二指肠镜检查中，壶腹顶部上方的溃疡表明局部浸润性

病变延伸至十二指肠黏膜下层[272]。为了提高分期表现，已提议将 IDUS 作为更准确的用于壶腹肿瘤的分期的超声成像工具。与用于传统 EUS 的 7.5 MHz 或 12 MHz 相比，导管内探头（图 16.29）采用更高的频率（20MHz），提高了分辨率。然而，这种探头的使用具有一些限制：超声探头应该通过 ERCP 插入肿瘤中，并且由于频率更高，超声波的穿透深度受到限制，导致 N 分期非优化。能够显示 Oddi 括约肌和十二指肠黏膜下层的能力可以产生更好的 T 分期，特别是可以为早期肿瘤的内镜治疗进行分类。此外，IDUS 提供了肿瘤导管内进展的准确评估，进一步完善了内镜或手术切除的选择过程。Heinzow 等认为，与 CT 扫描或单独使用 EUS 相比，IDUS 联

表 16.9 EUS 在壶腹部肿瘤分期中的应用表现

参考（年份）	患者数	技术	敏感性（%）	特异性（%）	PPV（%）	NPV（%）	准确率（%）
Ito 等[259]（2007）	40	EUS/IDUS[a]	95	62	69	93	78
Artifon 等[256]（2009）	27	EUS	100	—	93	—	93
Chen 等[258]（2009）	31	EUS	96	57	89	80	88
Manta 等[271]（2010）	24	EUS	88	100	100	89	94
Wee 等[270]（2012）	79	EUS	69	88	66	88	—
Ridtitid 等[274]（2015）	119	EUS	80	93	—	—	90

[a]：IDUS 所有病例中联合 EUS
EUS：内镜超声；IDUS：腔内超声；PPV：阳性预测值；NPV：阴性预测值

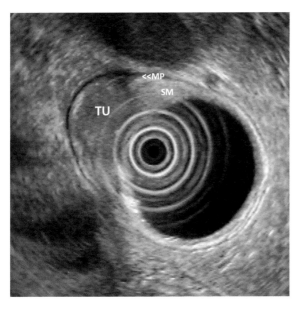

● **图 16.28**　uT1sm 壶腹部肿瘤（TU）的环扫 EUS 图像（6 MHz），侵入黏膜下层（SM），固有肌肉（MP）完好

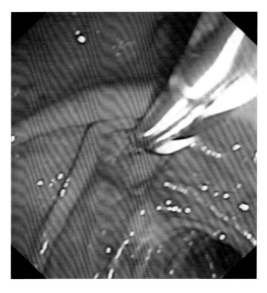

● **图 16.29**　用于壶腹部肿瘤分期的导管内超声探头经导丝进入乳头的内镜图

合 ERCP 显示出更高的恶性肿瘤的诊断准确率[178]。

如果可行，应该在进行任何侵入性治疗之前，特别是在 ES 或胆管支架插入之前，使用 EUS 和 IDUS 进行壶腹肿瘤分期。干预可能引入空气产生伪音，从而影响 EUS 图像的判读。在一项研究中，经乳头胆管支架的存在会导致 EUS 对 T 分期的准确性从 84% 降低至 72%[249]，这很可能是由于对 T2 和 T3 癌的低估所致。此外，使用内胆引流导管超过 14 天的患者[196]，通过导管内超声探头测量的胆管壁厚度会倍增，这会被判读为导管内扩散。最后，评估壶腹肿瘤的治疗前分期价值的经济性研究很少。只有一项研究表明，在选择局部切除的患者时使用 EUS 可能是治疗壶腹部肿瘤的 · 种经济有效的方法[273]。

壶腹部肿瘤管理中的多模型方法

考虑到所有三种影像学方法——十二指肠镜检查、EUS 和 IDUS——提出了一种多模型方法，以确定是否可以通过内镜壶腹切除术与手术切除术来充分治疗壶腹部肿瘤：

1. **十二指肠镜检查**：在壶腹顶部上方见到伴溃疡的大的浸润性肿瘤通常表明黏膜下浸润；在这种情况下应考虑胰十二指肠切除术。

2. **EUS**：任何由于黏膜下或肌层固有层浸润在 uT1 分期以上的肿瘤，以及所有导管内浸润的肿瘤，应选择进行胰十二指肠切除术。对不适合手术的患者，可以在局限于黏膜下层的病变

中尝试内镜壶腹切除术。

3. **IDUS**：任何确定无黏膜下浸润或导管内扩散的 uT1 肿瘤应考虑尝试以治愈为目的的内镜下壶腹部切除术。

就传统而言，胰十二指肠切除术是良性壶腹部肿瘤或早期癌症患者唯一可能获得治愈的治疗方法[274]。由于其发病率和切除有限而无法排除转移性淋巴结的存在，因此外科的壶腹切除术不常进行。在过去的二十年中，不断发展的用于壶腹部切除的内镜技术已经可以对大多数患者的良性腺瘤（见图 16.21）或早期癌症进行治愈性治疗[239,275-276]。内镜下壶腹切除术与局部手术切除[275,281] 相关的发病率较低（6% ～ 36%）[239,275-280]；尽管如此，需要仔细选择患者，以便根据适当的切除方法对患者进行分类。尽管其结果有利，内镜下壶腹切除术仍受到无法评估淋巴结转移的限制。据估计，有多达 30% 的 T1 患者存在淋巴结转移[252]。另外，使用这种方法无法充分地去除在胰管或胆管内进展的肿瘤组织。这些限制突出了分期预处理的重要性；不仅可以评估肿瘤的可切除性，还可以确定哪些肿瘤可以通过内镜切除而不是手术切除。

由于内镜下壶腹部切除术后壶腹部肿瘤容易复发（13%，范围：0 ～ 30%）[239,273,277-278,282-294]，需要 EUS 与内镜活检相结合，对内镜下治疗的壶腹腺瘤患者进行随访，尤其要检测导管内复发的情况。高度异型增生或腺癌的病变以及内镜下切除不全的病变在

内镜治疗后更容易复发[239]。对所有手术适合的局部复发患者都应考虑进行胰十二指肠切除术[239,295]。

小结

EUS 可能有助于壶腹部肿瘤的诊断，尤其是壁内扩散和黏膜活检阴性的病变。它在指导壶腹癌治疗中的作用在于其对应该进行手术切除的晚期肿瘤的准确分期的能力。对于壶腹部的良性和早期癌症，可以使用内镜、EUS、IDUS 和横断面成像的组合来实现准确分期。在这种情况下，内镜切除似乎是足够的，并可提供良好的长期结果。

诊断要点

壶腹部肿瘤

- 壶腹部高回声或低回声性增厚
- 管腔内息肉状肿瘤
- 血管、胰腺或十二指肠浸润
- 胆管或胰管扩张
- 胆管或胰管管内新生物
- 十二指肠周围淋巴结肿大

良性改变

- 壶腹部高回声或低回声增厚
- 十二指肠壁完整
- 没有腔内的息肉状物
- 没有胆管或胰管的扩张

主要参考文献

37. Badger WR, Borgert AJ, Kallies KJ, et al. Utility of MRCP in clinical decision making of suspected choledocholithiasis: an institutional analysis and literature review. *Am J Surg.* 2017;214:251–255.

54. De Castro VL, Moura EG, Chaves DM, et al. Endoscopic ultrasound versus magnetic resonance cholangiopancreatography in suspected choledocholithiasis: a systematic review. *Endosc Ultrasound.* 2016;5:118–128.

60. He H, Tan C, Wu J, et al. Accuracy of ASGE high-risk criteria in evaluation of patients with suspected common bile duct stones. *Gastrointest Endosc.* 2017;86:525–532.

114. Sakuma Y, Kodama Y, Sogabe Y, et al. Diagnostic performance of a new endoscopic scraper for malignant biliary strictures: a multicenter prospective study. *Gastrointest Endosc.* 2017;85:371–379.

248. Amin MB, Edge S, Greene F, et al., eds. *American Joint Committee on Cancer Staging Manual.* 8th ed. Switzerland: Springer International Publishing AG; 2017.

参考文献

1. Andriulli A, Loperfido S, Napolitano G, et al. Incidence rates of post-ERCP complications: a systematic survey of prospective studies. *Am J Gastroenterol.* 2007;102:1781–1788.

2. Cotton PB, Garrow DA, Gallagher J, et al. Risk factors for complications after ERCP: a multivariate analysis of 11,497 proce-

dures over 12 years. *Gastrointest Endosc.* 2009;70:80–88.

3. Barthet M, Lesavre N, Desjeux A, et al. Complications of endoscopic sphincterotomy: results from a single tertiary referral center. *Endoscopy.* 2002;34:991–997.

4. Folkers MT, Disario JA, Adler DG. Long-term complications of endoscopic biliary sphincterotomy for choledocholithiasis: a North-American perspective. *Am J Gastroenterol.* 2009;104:2868–2869.

5. Sugiyama M, Atomi Y. Risk factors predictive of late complications after endoscopic sphincterotomy for bile duct stones: long-term (more than 10 years) follow-up study. *Am J Gastroenterol.* 2002;97:2763–2767.

6. Tseng CW, Chen CC, Chen TS, et al. Can computed tomography with coronal reconstruction improve the diagnosis of choledocholithiasis? *J Gastroenterol Hepatol.* 2008;23:1586–1589.

7. Kondo S, Isayama H, Akahane M, et al. Detection of common bile duct stones: comparison between endoscopic ultrasonography, magnetic resonance cholangiography, and helical-computed-tomographic cholangiography. *Eur J Radiol.* 2005;54:271–275.

8. Anderson SW, Rho E, Soto JA. Detection of biliary duct narrowing and choledocholithiasis: accuracy of portal venous phase multidetector CT. *Radiology.* 2008;247:418–427.

9. Okada M, Fukada J, Toya K, et al. The value of drip infusion cholangiography using multidetector-row helical CT in patients with choledocholithiasis. *Eur Radiol.* 2005;15:2140–2145.

10. Napoleon B, Dumortier J, Keriven-Souquet O, et al. Do normal findings at biliary endoscopic ultrasonography obviate the need for endoscopic retrograde cholangiography in patients with suspicion of common bile duct stone? A prospective follow-up study of 238 patients. *Endoscopy.* 2003;35:411–415.

11. Frossard JL, Sosa-Valencia L, Amouyal G, et al. Usefulness of endoscopic ultrasonography in patients with "idiopathic" acute pancreatitis. *Am J Med.* 2000;109:196–200.

12. Kohut M, Nowakowska-Dulawa E, Marek T, et al. Accuracy of linear endoscopic ultrasonography in the evaluation of patients with suspected common bile duct stones. *Endoscopy.* 2002;34:299–303.

13. Lachter J, Rubin A, Shiller M, et al. Linear EUS for bile duct stones. *Gastrointest Endosc.* 2000;51:51–54.

14. Wehrmann T, Martchenko K, Riphaus A. Catheter probe extraductal ultrasonography vs. conventional endoscopic ultrasonography for detection of bile duct stones. *Endoscopy.* 2009;41:133–137.

15. Katanuma A, Maguchi H, Osanai M, et al. The difference in the capability of delineation between convex and radial arrayed echoendoscope for pancreas and biliary tract; case reports from the standpoint of both convex and radial arrayed echoendoscope. *Dig Endosc.* 2011;23(suppl 1):2–8.

16. Kohut M, Nowak A, Nowakowska-Dulawa E, et al. Endosonography with linear array instead of endoscopic retrograde cholangiography as the diagnostic tool in patients with moderate suspicion of common bile duct stones. *World J Gastroenterol.* 2003;9:612–614.

17. Meroni E, Bisagni P, Bona S, et al. Pre-operative endoscopic ultrasonography can optimise the management of patients undergoing laparoscopic cholecystectomy with abnormal liver function tests as the sole risk factor for choledocholithiasis: a prospective study. *Dig Liver Dis.* 2004;36:73–77.

18. Prat F, Edery J, Meduri B, et al. Early EUS of the bile duct before endoscopic sphincterotomy for acute biliary pancreatitis. *Gastrointest Endosc.* 2001;54:724–729.

19. Ney MV, Maluf-Filho F, Sakai P, et al. Echo-endoscopy versus endoscopic retrograde cholangiography for the diagnosis of choledocholithiasis: the influence of the size of the stone and diameter of the common bile duct. *Arq Gastroenterol.* 2005;42:239–243.

20. Scheiman JM, Carlos RC, Barnett JL, et al. Can endoscopic ultrasound or magnetic resonance cholangiopancreatography replace ERCP in patients with suspected biliary dis-

ease? A prospective trial and cost analysis. *Am J Gastroenterol.* 2001;96:2900–2904.

21. Mofidi R, Lee AC, Madhavan KK, et al. The selective use of magnetic resonance cholangiopancreatography in the imaging of the axial biliary tree in patients with acute gallstone pancreatitis. *Pancreatology.* 2008;8:55–60.

22. Topal B, Van de Moortel M, Fieuws S, et al. The value of magnetic resonance cholangiopancreatography in predicting common bile duct stones in patients with gallstone disease. *Br J Surg.* 2003;90:42–47.

23. Scaffidi MG, Luigiano C, Consolo P, et al. Magnetic resonance cholangio-pancreatography versus endoscopic retrograde cholangio-pancreatography in the diagnosis of common bile duct stones: a prospective comparative study. *Minerva Med.* 2009;100:341–348.

24. Ausch C, Hochwarter G, Taher M, et al. Improving the safety of laparoscopic cholecystectomy: the routine use of preoperative magnetic resonance cholangiography. *Surg Endosc.* 2005;19:574–580.

25. Griffin N, Wastle ML, Dunn WK, et al. Magnetic resonance cholangiopancreatography versus endoscopic retrograde cholangiopancreatography in the diagnosis of choledocholithiasis. *Eur J Gastroenterol Hepatol.* 2003;15:809–813.

26. De Waele E, Op de Beeck B, De Waele B, et al. Magnetic resonance cholangiopancreatography in the preoperative assessment of patients with biliary pancreatitis. *Pancreatology.* 2007;7:347–351.

27. Hallal AH, Amortegui JD, Jeroukhimov IM, et al. Magnetic resonance cholangiopancreatography accurately detects common bile duct stones in resolving gallstone pancreatitis. *J Am Coll Surg.* 2005;200:869–875.

28. Moon JH, Cho YD, Cha SW, et al. The detection of bile duct stones in suspected biliary pancreatitis: comparison of MRCP, ERCP, and intraductal US. *Am J Gastroenterol.* 2005;100:1051–1057.

29. Richard F, Boustany M, Britt LD. Accuracy of magnetic resonance cholangiopancreatography for diagnosing stones in the common bile duct in patients with abnormal intraoperative cholangiograms. *Am J Surg.* 2013;205:371–373.

30. Norero E, Norero B, Huete A, et al. Accuracy of magnetic resonance cholangiopancreatography for the diagnosis of common bile duct stones. *Rev Med Chil.* 2008;136:600–605.

31. Gautier G, Pilleul F, Crombe-Ternamian A, et al. Contribution of magnetic resonance cholangiopancreatography to the management of patients with suspected common bile duct stones. *Gastroenterol Clin Biol.* 2004;28:129–134.

32. Cervi C, Aube C, Tuech JJ, et al. Nuclear magnetic resonance cholangiography in biliary disease. Prospective study in 60 patients. *Ann Chir.* 2000;125:428–434.

33. Demartines N, Eisner L, Schnabel K, et al. Evaluation of magnetic resonance cholangiography in the management of bile duct stones. *Arch Surg.* 2000;135:148–152.

34. Stiris MG, Tennoe B, Aadland E, et al. MR cholangiopancreaticography and endoscopic retrograde cholangiopancreaticography in patients with suspected common bile duct stones. *Acta Radiol.* 2000;41:269–272.

35. Kim JH, Kim MJ, Park SI, et al. MR cholangiography in symptomatic gallstones: diagnostic accuracy according to clinical risk group. *Radiology.* 2002;224:410–416.

36. Taylor AC, Little AF, Hennessy OF, et al. Prospective assessment of magnetic resonance cholangiopancreatography for noninvasive imaging of the biliary tree. *Gastrointest Endosc.* 2002;55:17–22.

37. Badger WR, Borgert AJ, Kallies KJ, et al. Utility of MRCP in clinical decision making of suspected choledocholithiasis: an institutional analysis and literature review. *Am J Surg.* 2017;214:251–255.

38. Rosch T, Meining A, Fruhmorgen S, et al. A prospective comparison of the diagnostic accuracy of ERCP, MRCP, CT, and EUS in biliary strictures. *Gastrointest Endosc.* 2002;55:870–876.

39. MacEneaney P, Mitchell MT, McDermott R. Update on magnetic resonance cholangiopancreatography. *Gastroenterol Clin North Am.* 2002;31:731–746.

40. Savides TJ. EUS-guided ERCP for patients with intermediate probability for choledocholithiasis: is it time for all of us to start doing this? *Gastrointest Endosc.* 2008;67:669–672.

41. Mendler MH, Bouillet P, Sautereau D, et al. Value of MR cholangiography in the diagnosis of obstructive diseases of the biliary tree: a study of 58 cases. *Am J Gastroenterol.* 1998;93:2482–2490.

42. Zidi SH, Prat F, Le Guen O, et al. Use of magnetic resonance cholangiography in the diagnosis of choledocholithiasis: prospective comparison with a reference imaging method. *Gut.* 1999;44:118–122.

43. Chen W, Mo JJ, Lin L, et al. Diagnostic value of magnetic resonance cholangiopancreatography in choledocholithiasis. *World J Gastroenterol.* 2015;21:3351–3360.

44. Garrow D, Miller S, Sinha D, et al. Endoscopic ultrasound: a meta-analysis of test performance in suspected biliary obstruction. *Clin Gastroenterol Hepatol.* 2007;5:616–623.

45. Tse F, Liu L, Barkun AN, et al. EUS: a meta-analysis of test performance in suspected choledocholithiasis. *Gastrointest Endosc.* 2008;67:235–244.

46. Al Samaraee A, Khan U, Almashta Z, et al. Preoperative diagnosis of choledocholithiasis: the role of MRCP. *Br J Hosp Med (Lond).* 2009;70:339–343.

47. Aube C, Delorme B, Yzet T, et al. MR cholangiopancreatography versus endoscopic sonography in suspected common bile duct lithiasis: a prospective, comparative study. *AJR Am J Roentgenol.* 2005;184:55–62.

48. Frossard JL, Hadengue A, Amouyal G, et al. Choledocholithiasis: a prospective study of spontaneous common bile duct stone migration. *Gastrointest Endosc.* 2000;51:175–179.

49. Ainsworth AP, Rafaelsen SR, Wamberg PA, et al. Cost-effectiveness of endoscopic ultrasonography, magnetic resonance cholangiopancreatography and endoscopic retrograde cholangiopancreatography in patients suspected of pancreaticobiliary disease. *Scand J Gastroenterol.* 2004;39:579–583.

50. Materne R, Van Beers BE, Gigot JF, et al. Extrahepatic biliary obstruction: magnetic resonance imaging compared with endoscopic ultrasonography. *Endoscopy.* 2000;32:3–9.

51. Montariol T, Msika S, Charlier A, et al. Diagnosis of asymptomatic common bile duct stones: preoperative endoscopic ultrasonography versus intraoperative cholangiography—a multicenter, prospective controlled study. French Associations for Surgical Research. *Surgery.* 1998;124:6–13.

52. Ledro-Cano D. Suspected choledocholithiasis: endoscopic ultrasound or magnetic resonance cholangio-pancreatography? A systematic review. *Eur J Gastroenterol Hepatol.* 2007;19:1007–1011.

53. Verma D, Kapadia A, Eisen GM, et al. EUS vs MRCP for detection of choledocholithiasis. *Gastrointest Endosc.* 2006;64:248–254.

54. De Castro VL, Moura EG, Chaves DM, et al. Endoscopic ultrasound versus magnetic resonance cholangiopancreatography in suspected choledocholithiasis: a systematic review. *Endosc Ultrasound.* 2016;5:118–128.

55. Buscarini E, Tansini P, Vallisa D, et al. EUS for suspected choledocholithiasis: do benefits outweigh costs? A prospective, controlled study. *Gastrointest Endosc.* 2003;57:510–518.

56. Karakan T, Cindoruk M, Alagozlu H, et al. EUS versus endoscopic retrograde cholangiography for patients with intermediate probability of bile duct stones: a prospective randomized trial. *Gastrointest Endosc.* 2009;69:244–252.

57. Lee YT, Chan FK, Leung WK, et al. Comparison of EUS and ERCP in the investigation with suspected biliary obstruction caused by choledocholithiasis: a randomized study. *Gastrointest Endosc.* 2008;67:660–668.

58. Petrov MS, Savides TJ. Systematic review of endoscopic ultrasonography versus endoscopic retrograde cholangiopancreatography for suspected choledocholithiasis. *Br J Surg*. 2009;96:967–974.

59. Committee ASoP, Maple JT, Ben-Menachem T, et al. The role of endoscopy in the evaluation of suspected choledocholithiasis. *Gastrointest Endosc*. 2010;71:1–9.

60. He H, Tan C, Wu J, et al. Accuracy of ASGE high-risk criteria in evaluation of patients with suspected common bile duct stones. *Gastrointest Endosc*. 2017;86:525–532.

61. Netinatsunton N, Attasaranya S, Sottisuporn J, et al. Comparing cost-effectiveness between endoscopic ultrasound and endoscopic retrograde cholangiopancreatography in diagnosis of common bile duct stone in patients with predefined risks: a study from a developing country. *Endosc Ultrasound*. 2016;5:165–172.

62. Abboud PA, Malet PF, Berlin JA, et al. Predictors of common bile duct stones prior to cholecystectomy: a meta-analysis. *Gastrointest Endosc*. 1996;44:450–455.

63. Canto MI, Chak A, Stellato T, et al. Endoscopic ultrasonography versus cholangiography for the diagnosis of choledocholithiasis. *Gastrointest Endosc*. 1998;47:439–448.

64. Jeon TJ, Cho JH, Kim YS, et al. Diagnostic value of endoscopic ultrasonography in symptomatic patients with high and intermediate probabilities of common bile duct stones and a negative computed tomography scan. *Gut Liver*. 2017;11:290–297.

65. Amouyal P, Amouyal G, Levy P, et al. Diagnosis of choledocholithiasis by endoscopic ultrasonography. *Gastroenterology*. 1994;106:1062–1067.

66. Berdah SV, Orsoni P, Bege T, et al. Follow-up of selective endoscopic ultrasonography and/or endoscopic retrograde cholangiography prior to laparoscopic cholecystectomy: a prospective study of 300 patients. *Endoscopy*. 2001;33:216–220.

67. Makary MA, Duncan MD, Harmon JW, et al. The role of magnetic resonance cholangiography in the management of patients with gallstone pancreatitis. *Ann Surg*. 2005;241:119–124.

68. Palazzo L, Girollet PP, Salmeron M, et al. Value of endoscopic ultrasonography in the diagnosis of common bile duct stones: comparison with surgical exploration and ERCP. *Gastrointest Endosc*. 1995;42:225–231.

69. Prat F, Amouyal G, Amouyal P, et al. Prospective controlled study of endoscopic ultrasonography and endoscopic retrograde cholangiography in patients with suspected common-bile-duct lithiasis. *Lancet*. 1996;347:75–79.

70. Sahai AV, Mauldin PD, Marsi V, et al. Bile duct stones and laparoscopic cholecystectomy: a decision analysis to assess the roles of intraoperative cholangiography, EUS, and ERCP. *Gastrointest Endosc*. 1999;49:334–343.

71. Bret PM, Reinhold C. Magnetic resonance cholangiopancreatography. *Endoscopy*. 1997;29:472–486.

72. Dittrick G, Lamont JP, Kuhn JA, et al. Usefulness of endoscopic ultrasound in patients at high risk of choledocholithiasis. *Proc (Bayl Univ Med Cent)*. 2005;18:211–213.

73. Das A, Chak A. Endoscopic ultrasonography. *Endoscopy*. 2004;36:17–22.

74. Benjaminov F, Stein A, Lichtman G, et al. Consecutive versus separate sessions of endoscopic ultrasound (EUS) and endoscopic retrograde cholangiopancreatography (ERCP) for symptomatic choledocholithiasis. *Surg Endosc*. 2013;27:2117–2121.

75. Fabbri C, Polifemo AM, Luigiano C, et al. Single session versus separate session endoscopic ultrasonography plus endoscopic retrograde cholangiography in patients with low to moderate risk for choledocholithiasis. *J Gastroenterol Hepatol*. 2009;24:1107–1112.

76. Polkowski M, Regula J, Tilszer A, et al. Endoscopic ultrasound versus endoscopic retrograde cholangiography for patients with intermediate probability of bile duct stones: a randomized trial comparing two management strategies. *Endoscopy*. 2007;39:296–303.

77. Kim KM, Lee JK, Bahng S, et al. Role of endoscopic ultrasonography in patients with intermediate probability of choledocholithiasis but a negative CT scan. *J Clin Gastroenterol*. 2013;47:449–456.

78. Alhayaf N, Lalor E, Bain V, et al. The clinical impact and cost implication of endoscopic ultrasound on use of endoscopic retrograde cholangiopancreatography in a Canadian university hospital. *Can J Gastroenterol*. 2008;22:138–142.

79. Arguedas MR, Dupont AW, Wilcox CM. Where do ERCP, endoscopic ultrasound, magnetic resonance cholangiopancreatography, and intraoperative cholangiography fit in the management of acute biliary pancreatitis? A decision analysis model. *Am J Gastroenterol*. 2001;96:2892–2899.

80. Romagnuolo J, Currie G. Noninvasive vs. selective invasive biliary imaging for acute biliary pancreatitis: an economic evaluation by using decision tree analysis. *Gastrointest Endosc*. 2005;61:86–97.

81. Seifert H, Wehrmann T, Hilgers R, et al. Catheter probe extraductal EUS reliably detects distal common bile duct abnormalities. *Gastrointest Endosc*. 2004;60:61–67.

82. Catanzaro A, Pfau P, Isenberg GA, et al. Clinical utility of intraductal US for evaluation of choledocholithiasis. *Gastrointest Endosc*. 2003;57:648–652.

83. Tsuchiya S, Tsuyuguchi T, Sakai Y, et al. Clinical utility of intraductal US to decrease early recurrence rate of common bile duct stones after endoscopic papillotomy. *J Gastroenterol Hepatol*. 2008;23:1590–1595.

84. Sotoudehmanesh R, Kolahdoozan S, Asgari AA, et al. Role of endoscopic ultrasonography in prevention of unnecessary endoscopic retrograde cholangiopancreatography: a prospective study of 150 patients. *J Ultrasound Med*. 2007;26:455–460.

85. Lu J, Guo CY, Xu XF, et al. Efficacy of intraductal ultrasonography in the diagnosis of non-opaque choledocholith. *World J Gastroenterol*. 2012;18:275–278.

86. Mirbagheri SA, Mohamadnejad M, Nasiri J, et al. Prospective evaluation of endoscopic ultrasonography in the diagnosis of biliary microlithiasis in patients with normal transabdominal ultrasonography. *J Gastrointest Surg*. 2005;9:961–964.

87. Thorboll J, Vilmann P, Jacobsen B, et al. Endoscopic ultrasonography in detection of cholelithiasis in patients with biliary pain and negative transabdominal ultrasonography. *Scand J Gastroenterol*. 2004;39:267–269.

88. Kaw M, Brodmerkel Jr GJ. ERCP, biliary crystal analysis, and sphincter of Oddi manometry in idiopathic recurrent pancreatitis. *Gastrointest Endosc*. 2002;55:157–162.

89. Lee SP, Hayashi A, Kim YS. Biliary sludge: curiosity or culprit? *Hepatology*. 1994;20:523–525.

90. Liu CL, Lo CM, Chan JK, et al. EUS for detection of occult cholelithiasis in patients with idiopathic pancreatitis. *Gastrointest Endosc*. 2000;51:28–32.

91. Yusoff IF, Raymond G, Sahai AV. A prospective comparison of the yield of EUS in primary vs. recurrent idiopathic acute pancreatitis. *Gastrointest Endosc*. 2004;60:673–678.

92. Wilcox CM, Varadarajulu S, Eloubeidi M. Role of endoscopic evaluation in idiopathic pancreatitis: a systematic review. *Gastrointest Endosc*. 2006;63:1037–1045.

93. Wilcox CM, Kilgore M. Cost minimization analysis comparing diagnostic strategies in unexplained pancreatitis. *Pancreas*. 2009;38:117–121.

94. Park MS, Kim TK, Kim KW, et al. Differentiation of extrahepatic bile duct cholangiocarcinoma from benign stricture: findings at MRCP versus ERCP. *Radiology*. 2004;233:234–240.

95. Zidi SH, Prat F, Le Guen O, et al. Performance characteristics of magnetic resonance cholangiography in the staging of malignant hilar strictures. *Gut*. 2000;46:103–106.

96. Stewart CJ, Mills PR, Carter R, et al. Brush cytology in the assessment of pancreatico-biliary strictures: a review of 406

cases. *J Clin Pathol.* 2001;54:449–455.

97. Cote GA, Sherman S. Biliary stricture and negative cytology: what next? *Clin Gastroenterol Hepatol.* 2011;9:739–743.

98. Glasbrenner B, Ardan M, Boeck W, et al. Prospective evaluation of brush cytology of biliary strictures during endoscopic retrograde cholangiopancreatography. *Endoscopy.* 1999;31:712–717.

99. Kipp BR, Stadheim LM, Halling SA, et al. A comparison of routine cytology and fluorescence in situ hybridization for the detection of malignant bile duct strictures. *Am J Gastroenterol.* 2004;99:1675–1681.

100. Lee JG, Leung JW, Baillie J, et al. Benign, dysplastic, or malignant—making sense of endoscopic bile duct brush cytology: results in 149 consecutive patients. *Am J Gastroenterol.* 1995;90:722–726.

101. Fritcher EG, Kipp BR, Halling KC, et al. A multivariable model using advanced cytologic methods for the evaluation of indeterminate pancreatobiliary strictures. *Gastroenterology.* 2009;136:2180–2186.

102. Levy MJ, Baron TH, Clayton AC, et al. Prospective evaluation of advanced molecular markers and imaging techniques in patients with indeterminate bile duct strictures. *Am J Gastroenterol.* 2008;103:1263–1273.

103. Chaiteerakij R, Barr Fritcher EG, Angsuwatcharakon P, et al. Fluorescence in situ hybridization compared with conventional cytology for the diagnosis of malignant biliary tract strictures in Asian patients. *Gastrointest Endosc.* 2016;83:1228–1235.

104. Levy MJ, Oberg TN, Campion MB, et al. Comparison of methods to detect neoplasia in patients undergoing endoscopic ultrasound-guided fine-needle aspiration. *Gastroenterology.* 2012;142:1112–1121. e2.

105. Gonda TA, Glick MP, Sethi A, et al. Polysomy and p16 deletion by fluorescence in situ hybridization in the diagnosis of indeterminate biliary strictures. *Gastrointest Endosc.* 2012;75:74–79.

106. Smoczynski M, Jablonska A, Matyskiel A, et al. Routine brush cytology and fluorescence in situ hybridization for assessment of pancreatobiliary strictures. *Gastrointest Endosc.* 2012;75:65–73.

107. Gonda TA, Viterbo D, Gausman V, et al. Mutation profile and fluorescence in situ hybridization analyses increase detection of malignancies in biliary strictures. *Clin Gastroenterol Hepatol.* 2017;15:913–919.

108. de Bellis M, Sherman S, Fogel EL, et al. Tissue sampling at ERCP in suspected malignant biliary strictures (Part 2). *Gastrointest Endosc.* 2002;56:720–730.

109. De Bellis M, Sherman S, Fogel EL, et al. Tissue sampling at ERCP in suspected malignant biliary strictures (Part 1). *Gastrointest Endosc.* 2002;56:552–561.

110. Higashizawa T, Tamada K, Tomiyama T, et al. Biliary guidewire facilitates bile duct biopsy and endoscopic drainage. *J Gastroenterol Hepatol.* 2002;17:332–336.

111. Farrell RJ, Jain AK, Brandwein SL, et al. The combination of stricture dilation, endoscopic needle aspiration, and biliary brushings significantly improves diagnostic yield from malignant bile duct strictures. *Gastrointest Endosc.* 2001;54:587–594.

112. de Bellis M, Fogel EL, Sherman S, et al. Influence of stricture dilation and repeat brushing on the cancer detection rate of brush cytology in the evaluation of malignant biliary obstruction. *Gastrointest Endosc.* 2003;58:176–182.

113. Curcio G, Traina M, Mocciaro F, et al. Intraductal aspiration: a promising new tissue-sampling technique for the diagnosis of suspected malignant biliary strictures. *Gastrointest Endosc.* 2012;75:798–804.

114. Sakuma Y, Kodama Y, Sogabe Y, et al. Diagnostic performance of a new endoscopic scraper for malignant biliary strictures: a multicenter prospective study. *Gastrointest Endosc.* 2017;85:371–379.

115. Navaneethan U, Hasan MK, Kommaraju K, et al. Digital, single-operator cholangiopancreatoscopy in the diagnosis and management of pancreatobiliary disorders: a multicenter clinical experience (with video). *Gastrointest Endosc.* 2016;84:649–655.

116. Chen YK, Parsi MA, Binmoeller KF, et al. Single-operator cholangioscopy in patients requiring evaluation of bile duct disease or therapy of biliary stones (with videos). *Gastrointest Endosc.* 2011;74:805–814.

117. Chen YK, Pleskow DK. SpyGlass single-operator peroral cholangiopancreatoscopy system for the diagnosis and therapy of bile-duct disorders: a clinical feasibility study (with video). *Gastrointest Endosc.* 2007;65:832–841.

118. Draganov PV, Chauhan S, Wagh MS, et al. Diagnostic accuracy of conventional and cholangioscopy-guided sampling of indeterminate biliary lesions at the time of ERCP: a prospective, long-term follow-up study. *Gastrointest Endosc.* 2012;75:347–353.

119. Osanai M, Itoi T, Igarashi Y, et al. Peroral video cholangioscopy to evaluate indeterminate bile duct lesions and preoperative mucosal cancerous extension: a prospective multicenter study. *Endoscopy.* 2013;45:635–642.

120. Parsi MA, Jang S, Sanaka M, et al. Diagnostic and therapeutic cholangiopancreatoscopy: performance of a new digital cholangioscope. *Gastrointest Endosc.* 2014;79:936–942.

121. Songur Y, Temucin G, Sahin B. Endoscopic ultrasonography in the evaluation of dilated common bile duct. *J Clin Gastroenterol.* 2001;33:302–305.

122. Sadeghi A, Mohamadnejad M, Islami F, et al. Diagnostic yield of EUS-guided FNA for malignant biliary stricture: a systematic review and meta-analysis. *Gastrointest Endosc.* 2016;83:290–298. e1.

123. Agarwal B, Abu-Hamda E, Molke KL, et al. Endoscopic ultrasound-guided fine needle aspiration and multidetector spiral CT in the diagnosis of pancreatic cancer. *Am J Gastroenterol.* 2004;99:844–850.

124. Gress F, Gottlieb K, Sherman S, et al. Endoscopic ultrasonography-guided fine-needle aspiration biopsy of suspected pancreatic cancer. *Ann Intern Med.* 2001;134:459–464.

125. Harewood GC, Wiersema MJ. Endosonography-guided fine needle aspiration biopsy in the evaluation of pancreatic masses. *Am J Gastroenterol.* 2002;97:1386–1391.

126. Hollerbach S, Klamann A, Topalidis T, et al. Endoscopic ultrasonography (EUS) and fine-needle aspiration (FNA) cytology for diagnosis of chronic pancreatitis. *Endoscopy.* 2001;33:824–831.

127. Menzel J, Poremba C, Dietl KH, et al. Preoperative diagnosis of bile duct strictures—comparison of intraductal ultrasonography with conventional endosonography. *Scand J Gastroenterol.* 2000;35:77–82.

128. Palazzo L, Roseau G, Gayet B, et al. Endoscopic ultrasonography in the diagnosis and staging of pancreatic adenocarcinoma. Results of a prospective study with comparison to ultrasonography and CT scan. *Endoscopy.* 1993;25:143–150.

129. Raut CP, Grau AM, Staerkel GA, et al. Diagnostic accuracy of endoscopic ultrasound-guided fine-needle aspiration in patients with presumed pancreatic cancer. *J Gastrointest Surg.* 2003;7:118–126. discussion 127–128.

130. Varadarajulu S, Tamhane A, Eloubeidi MA. Yield of EUS-guided FNA of pancreatic masses in the presence or the absence of chronic pancreatitis. *Gastrointest Endosc.* 2005;62:728–736. quiz 751, 753.

131. Mohamadnejad M, DeWitt JM, Sherman S, et al. Role of EUS for preoperative evaluation of cholangiocarcinoma: a large single-center experience. *Gastrointest Endosc.* 2011;73:71–78.

132. Weilert F, Bhat YM, Binmoeller KF, et al. EUS-FNA is superior to ERCP-based tissue sampling in suspected malignant biliary obstruction: results of a prospective, single-blind, comparative study. *Gastrointest Endosc.* 2014;80:97–104.

133. Byrne MF, Gerke H, Mitchell RM, et al. Yield of endoscopic ultrasound-guided fine-needle aspiration of bile duct lesions. *Endoscopy.* 2004;36:715–719.

134. DeWitt J, Misra VL, Leblanc JK, et al. EUS-guided FNA of proximal biliary strictures after negative ERCP brush cytology results. *Gastrointest Endosc.* 2006;64:325–333.

135. Fritscher-Ravens A, Broering DC, Sriram PV, et al. EUS-guided

fine-needle aspiration cytodiagnosis of hilar cholangiocarcinoma: a case series. *Gastrointest Endosc.* 2000;52:534–540.

136. Lee JH, Salem R, Aslanian H, et al. Endoscopic ultrasound and fine-needle aspiration of unexplained bile duct strictures. *Am J Gastroenterol.* 2004;99:1069–1073.

137. Meara RS, Jhala D, Eloubeidi MA, et al. Endoscopic ultrasound-guided FNA biopsy of bile duct and gallbladder: analysis of 53 cases. *Cytopathology.* 2006;17:42–49.

138. Rosch T, Hofrichter K, Frimberger E, et al. ERCP or EUS for tissue diagnosis of biliary strictures? A prospective comparative study. *Gastrointest Endosc.* 2004;60:390–396.

139. Eloubeidi MA, Chen VK, Jhala NC, et al. Endoscopic ultrasound-guided fine needle aspiration biopsy of suspected cholangiocarcinoma. *Clin Gastroenterol Hepatol.* 2004;2: 209–213.

140. Fritscher-Ravens A, Broering DC, Knoefel WT, et al. EUS-guided fine-needle aspiration of suspected hilar cholangiocarcinoma in potentially operable patients with negative brush cytology. *Am J Gastroenterol.* 2004;99:45–51.

141. Tummala P, Munigala S, Eloubeidi MA, et al. Patients with obstructive jaundice and biliary stricture+/-mass lesion on imaging: prevalence of malignancy and potential role of EUS-FNA. *J Clin Gastroenterol.* 2013;47:532–537.

142. Ohshima Y, Yasuda I, Kawakami H, et al. EUS-FNA for suspected malignant biliary strictures after negative endoscopic transpapillary brush cytology and forceps biopsy. *J Gastroenterol.* 2011;46:921–928.

143. Nayar MK, Manas DM, Wadehra V, et al. Role of EUS/EUS-guided FNA in the management of proximal biliary strictures. *Hepatogastroenterology.* 2011;58:1862–1865.

144. Saifuku Y, Yamagata M, Koike T, et al. Endoscopic ultrasonography can diagnose distal biliary strictures without a mass on computed tomography. *World J Gastroenterol.* 2010;16: 237–244.

145. Tellez-Avila FI, Bernal-Mendez AR, Guerrero-Vazquez CG, et al. Diagnostic yield of EUS-guided tissue acquisition as a first-line approach in patients with suspected hilar cholangiocarcinoma. *Am J Gastroenterol.* 2014;109:1294–1296.

146. Horwhat JD, Paulson EK, McGrath K, et al. A randomized comparison of EUS-guided FNA versus CT or US-guided FNA for the evaluation of pancreatic mass lesions. *Gastrointest Endosc.* 2006;63:966–975.

147. Larghi A, Lecca PG, Ardito F, et al. Evaluation of hilar biliary strictures by using a newly developed forward-viewing therapeutic echoendoscope: preliminary results of an ongoing experience. *Gastrointest Endosc.* 2009;69:356–360.

148. Lee S, Seo DW, Choi JH, et al. Evaluation of the feasibility and efficacy of forward-viewing endoscopic ultrasound. *Gut Liver.* 2015;9:679–684.

149. Siddiqui UD, Rossi F, Rosenthal LS, et al. EUS-guided FNA of solid pancreatic masses: a prospective, randomized trial comparing 22-gauge and 25-gauge needles. *Gastrointest Endosc.* 2009;70:1093–1097.

150. Lee JK, Lee KT, Choi ER, et al. A prospective, randomized trial comparing 25-gauge and 22-gauge needles for endoscopic ultrasound-guided fine needle aspiration of pancreatic masses. *Scand J Gastroenterol.* 2013;48:752–757.

151. Madhoun MF, Wani SB, Rastogi A, et al. The diagnostic accuracy of 22-gauge and 25-gauge needles in endoscopic ultrasound-guided fine needle aspiration of solid pancreatic lesions: a meta-analysis. *Endoscopy.* 2013;45:86–92.

152. Ranney N, Phadnis M, Trevino J, et al. Impact of biliary stents on EUS-guided FNA of pancreatic mass lesions. *Gastrointest Endosc.* 2012;76:76–83.

153. Fisher JM, Gordon SR, Gardner TB. The impact of prior biliary stenting on the accuracy and complication rate of endoscopic ultrasound fine-needle aspiration for diagnosing pancreatic adenocarcinoma. *Pancreas.* 2011;40:21–24.

154. Paquin SC, Gariepy G, Lepanto L, et al. A first report of tumor seeding because of EUS-guided FNA of a pancreatic adenocarcinoma. *Gastrointest Endosc.* 2005;61:610–611.

155. Shah JN, Fraker D, Guerry D, et al. Melanoma seeding of an EUS-guided fine needle track. *Gastrointest Endosc.* 2004;59: 923–924.

156. Doi S, Yasuda I, Iwashita T, et al. Needle tract implantation on the esophageal wall after EUS-guided FNA of metastatic mediastinal lymphadenopathy. *Gastrointest Endosc.* 2008;67: 988–990.

157. Ito Y, Asahi S, Matsuzuka F, et al. Needle tract implantation of follicular neoplasm after fine-needle aspiration biopsy: report of a case. *Thyroid.* 2006;16:1059–1062.

158. Suzuki K, Takamochi K, Funai K, et al. Needle tract implantation clearly visualized by computed tomography following needle biopsy of malignant mesothelioma. *Eur J Cardiothorac Surg.* 2006;29:1051.

159. Fowler N, Asatiani E, Cheson B. Needle tract seeding after bone marrow biopsy in non-Hodgkin lymphoma. *Leuk Lymphoma.* 2008;49:156–158.

160. Chang S, Kim SH, Lim HK, et al. Needle tract implantation after percutaneous interventional procedures in hepatocellular carcinomas: lessons learned from a 10-year experience. *Korean J Radiol.* 2008;9:268–274.

161. Rowe LR, Mulvihill SJ, Emerson L, et al. Subcutaneous tumor seeding following needle core biopsy of hepatocellular carcinoma. *Diagn Cytopathol.* 2007;35:717–721.

162. Liu Y-W, Chen C-L, Chen Y-S, et al. Needle tract implantation of hepatocellular carcinoma after fine needle biopsy. *Dig Dis Sci.* 2007;52:228–231.

163. Lundstedt C, Stridbeck H, Andersson R, et al. Tumor seeding occurring after fine-needle biopsy of abdominal malignancies. *Acta Radiologica.* 1991;32:518–520.

164. Smith EH. Complications of percutaneous abdominal fine-needle biopsy. *Radiology.* 1991;178:253–258.

165. Micames C, Jowell PS, White R, et al. Lower frequency of peritoneal carcinomatosis in patients with pancreatic cancer diagnosed by EUS-guided FNA vs. percutaneous FNA. *Gastrointest Endosc.* 2003;58:690–695.

166. Silva MA, Hegab B, Hyde C, et al. Needle track seeding following biopsy of liver lesions in the diagnosis of hepatocellular cancer: a systematic review and meta-analysis. *Gut.* 2008;57:1592–1596.

167. Heimbach JK, Sanchez W, Rosen CB, et al. Trans-peritoneal fine needle aspiration biopsy of hilar cholangiocarcinoma is associated with disease dissemination. *HPB.* 2011;13: 356–360.

168. El Chafic AH, Dewitt J, Leblanc JK, et al. Impact of preoperative endoscopic ultrasound-guided fine needle aspiration on postoperative recurrence and survival in cholangiocarcinoma patients. *Endoscopy.* 2013;45:883–889.

169. Farrell RJ, Agarwal B, Brandwein SL, et al. Intraductal US is a useful adjunct to ERCP for distinguishing malignant from benign biliary strictures. *Gastrointest Endosc.* 2002;56:681–687.

170. Vazquez-Sequeiros E, Baron TH, Clain JE, et al. Evaluation of indeterminate bile duct strictures by intraductal US. *Gastrointest Endosc.* 2002;56:372–379.

171. Domagk D, Wessling J, Reimer P, et al. Endoscopic retrograde cholangiopancreatography, intraductal ultrasonography, and magnetic resonance cholangiopancreatography in bile duct strictures: a prospective comparison of imaging diagnostics with histopathological correlation. *Am J Gastroenterol.* 2004;99:1684–1689.

172. Krishna NB, Saripalli S, Safdar R, et al. Intraductal US in evaluation of biliary strictures without a mass lesion on CT scan or magnetic resonance imaging: significance of focal wall thickening and extrinsic compression at the stricture site. *Gastrointest Endosc.* 2007;66:90–96.

173. Stavropoulos S, Larghi A, Verna E, et al. Intraductal ultrasound for the evaluation of patients with biliary strictures and

no abdominal mass on computed tomography. *Endoscopy.* 2005;37:715–721.

174. Tamada K, Nagai H, Yasuda Y, et al. Transpapillary intraductal US prior to biliary drainage in the assessment of longitudinal spread of extrahepatic bile duct carcinoma. *Gastrointest Endosc.* 2001;53:300–307.

175. Varadarajulu S, Eloubeidi MA, Wilcox CM. Prospective evaluation of indeterminate ERCP findings by intraductal ultrasound. *J Gastroenterol Hepatol.* 2007;22:2086–2092.

176. Tamada K, Tomiyama T, Wada S, et al. Endoscopic transpapillary bile duct biopsy with the combination of intraductal ultrasonography in the diagnosis of biliary strictures. *Gut.* 2002;50:326–331.

177. Tamada K, Ueno N, Tomiyama T, et al. Characterization of biliary strictures using intraductal ultrasonography: comparison with percutaneous cholangioscopic biopsy. *Gastrointest Endosc.* 1998;47:341–349.

178. Heinzow HS, Kammerer S, Rammes C, et al. Comparative analysis of ERCP, IDUS, EUS and CT in predicting malignant bile duct strictures. *World J Gastroenterol.* 2014;20:10495–10503.

179. Wehrmann T, Riphaus A, Martchenko K, et al. Intraductal ultrasonography in the diagnosis of Mirizzi syndrome. *Endoscopy.* 2006;38:717–722.

180. Dumortier J, Scoazec JY, Valette PJ, et al. Successful liver transplantation for diffuse biliary papillomatosis. *J Hepatol.* 2001;35:542–543.

181. Tamada K, Tomiyama T, Oohashi A, et al. Bile duct wall thickness measured by intraductal US in patients who have not undergone previous biliary drainage. *Gastrointest Endosc.* 1999;49:199–203.

182. Tischendorf JJ, Meier PN, Schneider A, et al. Transpapillary intraductal ultrasound in the evaluation of dominant bile duct stenoses in patients with primary sclerosing cholangitis. *Scand J Gastroenterol.* 2007;42:1011–1017.

183. Itoi T, Reddy DN, Sofuni A, et al. Clinical evaluation of a prototype multi-bending peroral direct cholangioscope. *Dig Endosc.* 2014;26:100–107.

184. Fukuda Y, Tsuyuguchi T, Sakai Y, et al. Diagnostic utility of peroral cholangioscopy for various bile-duct lesions. *Gastrointest Endosc.* 2005;62:374–382.

185. Nguyen NQ, Schoeman MN, Ruszkiewicz A. Clinical utility of EUS before cholangioscopy in the evaluation of difficult biliary strictures. *Gastrointest Endosc.* 2013;78:868–874.

186. Siddiqui AA, Mehendiratta V, Jackson W, et al. Identification of cholangiocarcinoma by using the Spyglass Spyscope system for peroral cholangioscopy and biopsy collection. *Clin Gastroenterol Hepatol.* 2012;10:466–471. quiz e48.

187. Njei B, McCarty TR, Varadarajulu S, et al. Cost utility of ERCP-based modalities for the diagnosis of cholangiocarcinoma in primary sclerosing cholangitis. *Gastrointest Endosc.* 2017;85:773–781.e10.

188. Tanaka R, Itoi T, Honjo M, et al. New digital cholangiopancreatoscopy for diagnosis and therapy of pancreaticobiliary diseases (with videos). *J Hepatobiliary Pancreat Sci.* 2016;23:220–226.

189. Sethi A, Chen YK, Austin GL, et al. ERCP with cholangiopancreatoscopy may be associated with higher rates of complications than ERCP alone: a single-center experience. *Gastrointest Endosc.* 2011;73:251–256.

190. Sai JK, Suyama M, Kubokawa Y, et al. Early detection of extrahepatic bile-duct carcinomas in the nonicteric stage by using MRCP followed by EUS. *Gastrointest Endosc.* 2009;70:29–36.

191. Mishra G, Conway JD. Endoscopic ultrasound in the evaluation of radiologic abnormalities of the liver and biliary tree. *Curr Gastroenterol Rep.* 2009;11:150–154.

192. Meister T, Heinzow HS, Woestmeyer C, et al. Intraductal ultrasound substantiates diagnostics of bile duct strictures of uncertain etiology. *World J Gastroenterol.* 2013;19:874–881.

193. Nimura Y. Staging cholangiocarcinoma by cholangioscopy. *HPB (Oxford).* 2008;10:113–115.

194. Sato M, Inoue H, Ogawa S, et al. Limitations of percutaneous transhepatic cholangioscopy for the diagnosis of the intramural extension of bile duct carcinoma. *Endoscopy.* 1998;30:281–288.

195. Inui K, Miyoshi H. Cholangiocarcinoma and intraductal sonography. *Gastrointest Endosc Clin N Am.* 2005;15:143–155. x.

196. Tamada K, Tomiyama T, Ichiyama M, et al. Influence of biliary drainage catheter on bile duct wall thickness as measured by intraductal ultrasonography. *Gastrointest Endosc.* 1998;47:28–32.

197. Myers RP, Shaffer EA, Beck PL. Gallbladder polyps: epidemiology, natural history and management. *Can J Gastroenterol.* 2002;16:187–194.

198. Sugiyama M, Atomi Y, Yamato T. Endoscopic ultrasonography for differential diagnosis of polypoid gall bladder lesions: analysis in surgical and follow up series. *Gut.* 2000;46:250–254.

199. Kim JS, Lee JK, Kim Y, et al. US characteristics for the prediction of neoplasm in gallbladder polyps 10 mm or larger. *Eur Radiol.* 2016;26:1134–1140.

200. Choi WB, Lee SK, Kim MH, et al. A new strategy to predict the neoplastic polyps of the gallbladder based on a scoring system using EUS. *Gastrointest Endosc.* 2000;52:372–379.

201. Corwin MT, Siewert B, Sheiman RG, et al. Incidentally detected gallbladder polyps: is follow-up necessary?—Long-term clinical and US analysis of 346 patients. *Radiology.* 2011;258:277–282.

202. Wiles R, Varadpande M, Muly S, et al. Growth rate and malignant potential of small gallbladder polyps—systematic review of evidence. *Surgeon.* 2014;12:221–226.

203. French DG, Allen PD, Ellsmere JC. The diagnostic accuracy of transabdominal ultrasonography needs to be considered when managing gallbladder polyps. *Surg Endosc.* 2013;27:4021–4025.

204. Azuma T, Yoshikawa T, Araida T, et al. Differential diagnosis of polypoid lesions of the gallbladder by endoscopic ultrasonography. *Am J Surg.* 2001;181:65–70.

205. Choi JH, Seo DW, Park DH, et al. Utility of contrast-enhanced harmonic EUS in the diagnosis of malignant gallbladder polyps (with videos). *Gastrointest Endosc.* 2013;78:484–493.

206. Lee JS, Kim JH, Kim YJ, et al. Diagnostic accuracy of transabdominal high-resolution US for staging gallbladder cancer and differential diagnosis of neoplastic polyps compared with EUS. *Eur Radiol.* 2017;27:3097–3103.

207. Sadamoto Y, Oda S, Tanaka M, et al. A useful approach to the differential diagnosis of small polypoid lesions of the gallbladder, utilizing an endoscopic ultrasound scoring system. *Endoscopy.* 2002;34:959–965.

208. Cho JH, Park JY, Kim YJ, et al. Hypoechoic foci on EUS are simple and strong predictive factors for neoplastic gallbladder polyps. *Gastrointest Endosc.* 2009;69:1244–1250.

209. Cheon YK, Cho WY, Lee TH, et al. Endoscopic ultrasonography does not differentiate neoplastic from non-neoplastic small gallbladder polyps. *World J Gastroenterol.* 2009;15:2361–2366.

210. Park CH, Chung MJ, Oh TG, et al. Differential diagnosis between gallbladder adenomas and cholesterol polyps on contrast-enhanced harmonic endoscopic ultrasonography. *Surg Endosc.* 2013;27:1414–1421.

211. Kimura K, Fujita N, Noda Y, et al. Differential diagnosis of large-sized pedunculated polypoid lesions of the gallbladder by endoscopic ultrasonography: a prospective study. *J Gastroenterol.* 2001;36:619–622.

212. Nasiri S, Gafuri A, Karamnejad M, et al. Four port-site recurrences of gall bladder cancer after laparoscopic cholecystectomy. *ANZ J Surg.* 2009;79:75–76.

213. Hu JB, Sun XN, Xu J, et al. Port site and distant metastases of gallbladder cancer after laparoscopic cholecystectomy diagnosed by positron emission tomography. *World J Gastroenterol.* 2008;14:6428–6431.

214. Fujita N, Noda Y, Kobayashi G, et al. Diagnosis of the depth of invasion of gallbladder carcinoma by EUS. *Gastrointest Endosc.* 1999;50:659–663.

215. Sadamoto Y, Kubo H, Harada N, et al. Preoperative diagnosis and staging of gallbladder carcinoma by EUS. *Gastrointest Endosc*. 2003;58:536–541.

216. Hijioka S, Hara K, Mizuno N, et al. Diagnostic yield of endoscopic retrograde cholangiography and of EUS-guided fine needle aspiration sampling in gallbladder carcinomas. *J Hepatobiliary Pancreat Sci*. 2012;19:650–655.

217. Hijioka S, Mekky MA, Bhatia V, et al. Can EUS-guided FNA distinguish between gallbladder cancer and xanthogranulomatous cholecystitis? *Gastrointest Endosc*. 2010;72:622–627.

218. Jacobson BC, Pitman MB, Brugge WR. EUS-guided FNA for the diagnosis of gallbladder masses. *Gastrointest Endosc*. 2003;57:251–254.

219. Kim HJ, Lee SK, Jang JW, et al. Diagnostic role of endoscopic ultrasonography-guided fine needle aspiration of gallbladder lesions. *Hepatogastroenterology*. 2012;59:1691–1695.

220. Varadarajulu S, Eloubeidi MA. Endoscopic ultrasound-guided fine-needle aspiration in the evaluation of gallbladder masses. *Endoscopy*. 2005;37:751–754.

221. Antonini F, Acito L, Sisti S, et al. Metastatic melanoma of the gallbladder diagnosed by EUS-guided FNA. *Gastrointest Endosc*. 2016;84:1072–1073.

222. Jacobson BC, Waxman I, Parmar K, et al. Endoscopic ultrasound-guided gallbladder bile aspiration in idiopathic pancreatitis carries a significant risk of bile peritonitis. *Pancreatology*. 2002;2:26–29.

223. Downing SR, Cadogan KA, Ortega G, et al. Early-stage gallbladder cancer in the surveillance, epidemiology, and end results database: effect of extended surgical resection. *Arch Surg*. 2011;146:734–738.

224. Fujimoto T, Kato Y, Kitamura T, et al. Case report: hypoechoic area as an ultrasound finding suggesting subserosal invasion in polypoid carcinoma of the gall bladder. *Br J Radiol*. 2001;74:455–457.

225. Kim MY, Baik SK, Choi YJ, et al. Endoscopic sonographic evaluation of the thickened gallbladder wall in patients with acute hepatitis. *J Clin Ultrasound*. 2003;31:245–249.

226. Sato M, Ishida H, Konno K, et al. Segmental chronic cholecystitis: sonographic findings and clinical manifestations. *Abdom Imaging*. 2002;27:43–46.

227. Ishizuka D, Shirai Y, Tsukada K, et al. Gallbladder cancer with intratumoral anechoic foci: a mimic of adenomyomatosis. *Hepatogastroenterology*. 1998;45:927–929.

228. Nabatame N, Shirai Y, Nishimura A, et al. High risk of gallbladder carcinoma in elderly patients with segmental adenomyomatosis of the gallbladder. *J Exp Clin Cancer Res*. 2004;23:593–598.

229. Guzman-Valdivia G. Xanthogranulomatous cholecystitis: 15 years' experience. *World J Surg*. 2004;28:254–257.

230. Muguruma N, Okamura S, Okahisa T, et al. Endoscopic sonography in the diagnosis of xanthogranulomatous cholecystitis. *J Clin Ultrasound*. 1999;27:347–350.

231. Mizuguchi M, Kudo S, Fukahori T, et al. Endoscopic ultrasonography for demonstrating loss of multiple-layer pattern of the thickened gallbladder wall in the preoperative diagnosis of gallbladder cancer. *Eur Radiol*. 1997;7:1323–1327.

232. Kim HJ, Park JH, Park DI, et al. Clinical usefulness of endoscopic ultrasonography in the differential diagnosis of gallbladder wall thickening. *Dig Dis Sci*. 2012;57:508–515.

233. Imazu H, Mori N, Kanazawa K, et al. Contrast-enhanced harmonic endoscopic ultrasonography in the differential diagnosis of gallbladder wall thickening. *Dig Dis Sci*. 2014;59:1909–1916.

234. Eaton JE, Thackeray EW, Lindor KD. Likelihood of malignancy in gallbladder polyps and outcomes following cholecystectomy in primary sclerosing cholangitis. *Am J Gastroenterol*. 2012;107:431–439.

235. Palazzo L, Hochain P, Helmer C, et al. Biliary varices on endoscopic ultrasonography: clinical presentation and outcome. *Endoscopy*. 2000;32:520–524.

236. Tanno S, Obara T, Maguchi H, et al. Thickened inner hypoechoic layer of the gallbladder wall in the diagnosis of anomalous pancreaticobiliary ductal union with endosonography. *Gastrointest Endosc*. 1997;46:520–526.

237. Kawakatsu M, Vilgrain V, Zins M, et al. Radiologic features of papillary adenoma and papillomatosis of the biliary tract. *Abdom Imaging*. 1997;22:87–90.

238. Ogura T, Kurisu Y, Masuda D, et al. Can endoscopic ultrasound-guided fine needle aspiration offer clinical benefit for thick-walled gallbladders? *Dig Dis Sci*. 2014;59:1917–1924.

239. Laleman W, Verreth A, Topal B, et al. Endoscopic resection of ampullary lesions: a single-center 8-year retrospective cohort study of 91 patients with long-term follow-up. *Surg Endosc*. 2013;27:3865–3876.

240. Gluck N, Strul H, Rozner G, et al. Endoscopy and EUS are key for effective surveillance and management of duodenal adenomas in familial adenomatous polyposis. *Gastrointest Endosc*. 2015;81:960–966.

241. Sommerville CA, Limongelli P, Pai M, et al. Survival analysis after pancreatic resection for ampullary and pancreatic head carcinoma: an analysis of clinicopathological factors. *J Surg Oncol*. 2009;100:651–656.

242. Kim HN, Kim KM, Shin JU, et al. Prediction of carcinoma after resection in subjects with ampullary adenomas on endoscopic biopsy. *J Clin Gastroenterol*. 2013;47:346–351.

243. Will U, Bosseckert H, Meyer F. Correlation of endoscopic ultrasonography (EUS) for differential diagnostics between inflammatory and neoplastic lesions of the papilla of Vater and the peripapillary region with results of histologic investigation. *Ultraschall Med*. 2008;29:275–280.

244. Keriven O, Napoléon B, Souquet JC, et al. Patterns of the ampulla of Vater at endoscopic ultrasonography (abstract). *Gastrointest Endosc*. 1993;39:A290.

245. Pang JC, Minter RM, Kwon RS, et al. The role of cytology in the preoperative assessment and management of patients with pancreaticobiliary tract neoplasms. *J Gastrointest Surg*. 2013;17:501–510.

246. Defrain C, Chang CY, Srikureja W, et al. Cytologic features and diagnostic pitfalls of primary ampullary tumors by endoscopic ultrasound-guided fine-needle aspiration biopsy. *Cancer*. 2005;105:289–297.

247. Ridtitid W, Schmidt SE, Al-Haddad MA, et al. Performance characteristics of EUS for locoregional evaluation of ampullary lesions. *Gastrointest Endosc*. 2015;81:380–388.

248. Amin MB, Edge S, Greene F, et al., eds. *American Joint Committee on Cancer Staging Manual*. 8th ed. Switzerland: Springer International Publishing AG; 2017.

249. Cannon ME, Carpenter SL, Elta GH, et al. EUS compared with CT, magnetic resonance imaging, and angiography and the influence of biliary stenting on staging accuracy of ampullary neoplasms. *Gastrointest Endosc*. 1999;50:27–33.

250. Tio TL, Sie LH, Kallimanis G, et al. Staging of ampullary and pancreatic carcinoma: comparison between endosonography and surgery. *Gastrointest Endosc*. 1996;44:706–713.

251. Yoshida T, Matsumoto T, Shibata K, et al. Patterns of lymph node metastasis in carcinoma of the ampulla of Vater. *Hepatogastroenterology*. 2000;47:880–883.

252. Winter JM, Cameron JL, Olino K, et al. Clinicopathologic analysis of ampullary neoplasms in 450 patients: implications for surgical strategy and long-term prognosis. *J Gastrointest Surg*. 2010;14:379–387.

253. Nakao A, Harada A, Nonami T, et al. Prognosis of cancer of the duodenal papilla of Vater in relation to clinicopathological tumor extension. *Hepatogastroenterology*. 1994;41:73–78.

254. Shirai Y, Tsukada K, Ohtani T, et al. Carcinoma of the ampulla of Vater: histopathologic analysis of tumor spread in Whipple pancreatoduodenectomy specimens. *World J Surg*. 1995;19:102–106. discussion 106–107.

255. Yamaguchi K, Enjoji M. Carcinoma of the ampulla of vater. A clinicopathologic study and pathologic staging of 109 cases of

carcinoma and 5 cases of adenoma. *Cancer*. 1987;59:506–515.

256. Artifon EL, Couto Jr D, Sakai P, et al. Prospective evaluation of EUS versus CT scan for staging of ampullary cancer. *Gastrointest Endosc*. 2009;70:290–296.

257. Buscail L, Pages P, Berthelemy P, et al. Role of EUS in the management of pancreatic and ampullary carcinoma: a prospective study assessing resectability and prognosis. *Gastrointest Endosc*. 1999;50:34–40.

258. Chen CH, Yang CC, Yeh YH, et al. Reappraisal of endosonography of ampullary tumors: correlation with transabdominal sonography, CT, and MRI. *J Clin Ultrasound*. 2009;37:18–25.

259. Ito K, Fujita N, Noda Y, et al. Preoperative evaluation of ampullary neoplasm with EUS and transpapillary intraductal US: a prospective and histopathologically controlled study. *Gastrointest Endosc*. 2007;66:740–747.

260. Maluf-Filho F, Sakai P, Cunha JE, et al. Radial endoscopic ultrasound and spiral computed tomography in the diagnosis and staging of periampullary tumors. *Pancreatology*. 2004;4: 122–128.

261. Midwinter MJ, Beveridge CJ, Wilsdon JB, et al. Correlation between spiral computed tomography, endoscopic ultrasonography and findings at operation in pancreatic and ampullary tumours. *Br J Surg*. 1999;86:189–193.

262. Rivadeneira DE, Pochapin M, Grobmyer SR, et al. Comparison of linear array endoscopic ultrasound and helical computed tomography for the staging of periampullary malignancies. *Ann Surg Oncol*. 2003;10:890–897.

263. Rejeski JJ, Kundu S, Hauser M, et al. Characteristic endoscopic ultrasound findings of ampullary lesions that predict the need for surgical excision or endoscopic ampullectomy. *Endosc Ultrasound*. 2016;5:184–188.

264. Trikudanathan G, Njei B, Attam R, et al. Staging accuracy of ampullary tumors by endoscopic ultrasound: meta-analysis and systematic review. *Dig Endosc*. 2014;26:617–626.

265. Itoh A, Goto H, Naitoh Y, et al. Intraductal ultrasonography in diagnosing tumor extension of cancer of the papilla of Vater. *Gastrointest Endosc*. 1997;45:251–260.

266. Menzel J, Hoepffner N, Sulkowski U, et al. Polypoid tumors of the major duodenal papilla: preoperative staging with intraductal US, EUS, and CT—a prospective, histopathologically controlled study. *Gastrointest Endosc*. 1999;49:349–357.

267. Mukai H, Nakajima M, Yasuda K, et al. Evaluation of endoscopic ultrasonography in the pre-operative staging of carcinoma of the ampulla of Vater and common bile duct. *Gastrointest Endosc*. 1992;38:676–683.

268. Roberts KJ, McCulloch N, Sutcliffe R, et al. Endoscopic ultrasound assessment of lesions of the ampulla of Vater is of particular value in low-grade dysplasia. *HPB (Oxford)*. 2013;15:18 23.

269. Rosch T, Braig C, Gain T, et al. Staging of pancreatic and ampullary carcinoma by endoscopic ultrasonography. Comparison with conventional sonography, computed tomography, and angiography. *Gastroenterology*. 1992;102:188–199.

270. Wee E, Lakhtakia S, Gupta R, et al. The diagnostic accuracy and strength of agreement between endoscopic ultrasound and histopathology in the staging of ampullary tumors. *Indian J Gastroenterol*. 2012;31:324–332.

271. Manta R, Conigliaro R, Castellani D, et al. Linear endoscopic ultrasonography vs magnetic resonance imaging in ampullary tumors. *World J Gastroenterol*. 2010;16:5592–5597.

272. Napoleon B, Pialat J, Saurin JC, et al. Adenomas and adenocarcinomas of the ampulla of Vater: endoscopic therapy. *Gastroenterol Clin Biol*. 2004;28:385–392.

273. Vogt M, Jakobs R, Benz C, et al. Endoscopic therapy of adenomas of the papilla of Vater. A retrospective analysis with long-term follow-up. *Dig Liver Dis*. 2000;32:339–345.

274. Brown KM, Tompkins AJ, Yong S, et al. Pancreaticoduodenectomy is curative in the majority of patients with node-negative ampullary cancer. *Arch Surg*. 2005;140:529–532. discussion 532–533.

275. Ceppa EP, Burbridge RA, Rialon KL, et al. Endoscopic versus surgical ampullectomy: an algorithm to treat disease of the ampulla of Vater. *Ann Surg*. 2013;257:315–322.

276. Napoleon B, Gincul R, Ponchon T, et al. Endoscopic papillectomy for early ampullary tumors: long-term results from a large multicenter prospective study. *Endoscopy*. 2014;46:127–134.

277. Catalano MF, Linder JD, Chak A, et al. Endoscopic management of adenoma of the major duodenal papilla. *Gastrointest Endosc*. 2004;59:225–232.

278. Desilets DJ, Dy RM, Ku PM, et al. Endoscopic management of tumors of the major duodenal papilla: refined techniques to improve outcome and avoid complications. *Gastrointest Endosc*. 2001;54:202–208.

279. Ponchon T, Berger F, Chavaillon A, et al. Contribution of endoscopy to diagnosis and treatment of tumors of the ampulla of Vater. *Cancer*. 1989;64:161–167.

280. Patel R, Davitte J, Varadarajulu S, et al. Endoscopic resection of ampullary adenomas: complications and outcomes. *Dig Dis Sci*. 2011;56:3235–3240.

281. Clary BM, Tyler DS, Dematos P, et al. Local ampullary resection with careful intraoperative frozen section evaluation for presumed benign ampullary neoplasms. *Surgery*. 2000;127:628–633.

282. Binmoeller KF, Boaventura S, Ramsperger K, et al. Endoscopic snare excision of benign adenomas of the papilla of Vater. *Gastrointest Endosc*. 1993;39:127–131.

283. Norton ID, Gostout CJ, Baron TH, et al. Safety and outcome of endoscopic snare excision of the major duodenal papilla. *Gastrointest Endosc*. 2002;56:239–243.

284. Saurin JC, Chavaillon A, Napoleon B, et al. Long-term follow-up of patients with endoscopic treatment of sporadic adenomas of the papilla of vater. *Endoscopy*. 2003;35:402–406.

285. Zadorova Z, Dvofak M, Hajer J. Endoscopic therapy of benign tumors of the papilla of Vater. *Endoscopy*. 2001;33:345–347.

286. Cheng CL, Sherman S, Fogel EL, et al. Endoscopic snare papillectomy for tumors of the duodenal papillae. *Gastrointest Endosc*. 2004;60:757–764.

287. Han J, Lee SK, Park DH, et al. Treatment outcome after endoscopic papillectomy of tumors of the major duodenal papilla. *Korean J Gastroenterol*. 2005;46:110–119.

288. Irani S, Arai A, Ayub K, et al. Papillectomy for ampullary neoplasm: results of a single referral center over a 10-year period. *Gastrointest Endosc*. 2009;70:923–932.

289. Jung MK, Cho CM, Park SY, et al. Endoscopic resection of ampullary neoplasms: a single-center experience. *Surg Endosc*. 2009;23:2568–2574.

290. Katsinelos P, Paroutoglou G, Kountouras J, et al. Safety and long-term follow-up of endoscopic snare excision of ampullary adenomas. *Surg Endosc*. 2006;20:608–613.

291. Martin JA, Haber GB. Ampullary adenoma: clinical manifestations, diagnosis, and treatment. *Gastrointest Endosc Clin N Am*. 2003;13:649–669.

292. Moon JH, Cha SW, Cho YD, et al. Wire-guided endoscopic snare papillectomy for tumors of the major duodenal papilla. *Gastrointest Endosc*. 2005;61:461–466.

293. Yamao T, Isomoto H, Kohno S, et al. Endoscopic snare papillectomy with biliary and pancreatic stent placement for tumors of the major duodenal papilla. *Surg Endosc*. 2010;24:119–124.

294. Ma T, Jang EJ, Zukerberg LR, et al. Recurrences are common after endoscopic ampullectomy for adenoma in the familial adenomatous polyposis (FAP) syndrome. *Surg Endosc*. 2014;28:2349–2356.

295. Boix J, Lorenzo-Zuniga V, Moreno de Vega V, et al. Endoscopic resection of ampullary tumors: 12-year review of 21 cases. *Surg Endosc*. 2009;23:45–49.

第五部分

肛管直肠

第 17 章

如何实施肛管直肠内镜超声

PAUL FOCKENS, ROBERT H. HAWES, SHYAM VARADARAJULU

（李彦茹　张锡朋　李会晨 译　李　文 审校）

肛周区域

　　肛周区域的检查比较简单，患者无需做特殊准备。应告知患者检查的感觉类似于将手指放进肛门，但会比直肠指诊稍感不适。硬质的探头会使患者产生恐惧感，因此，检查前应告知患者该检查仅插入肛门末端几厘米（和直肠内镜超声插入相对较深不同）。检查时患者常规采取左侧卧位，也有人认为女性患者应选择俯卧位，由于生理解剖的不同，左侧卧位会导致女性会阴部的解剖变形，出现难以解释的不对称影像，特别是会阴部有瘢痕的患者[1]。

　　选择合适的设备对于成功实施肛管部内镜超声（endoscopic ultrasonography，EUS）检查很重要。其中最具代表性（文献中最常见的）的探头是 Bruel-Kjaer 机械探头。在 EUS 早期阶段，检查设备还是机械环扫型 EUS，医师应用这种 EUS 检查呈现出近场成像质量差、肛管括约肌受伪像影响模糊不清等不足。后来，Olympus 公司设计推广了一种和它们的机械处理器相同的硬质直肠探头。随着电子环扫 EUS 的引进，现在的设备选择更加多样，且能够传输肛管更高品质的图像，老式的硬质探头已被替代。

　　硬质探头现作为常规探头使用，例如在一些系统需要探头充满水以达到声耦合时。这需要使用注射器经侧方的腔道注水来完成。在注水过程中，必须操纵探头以便所有空气可以从椎体的头端孔道排出。

　　无论是否需要注水，硬质探头的头端都需要使用超声胶润滑并套上保护套以便插入肛门。当探头插入肛门时，医师开始采集图像。继续插入探头使其先端到达远端直肠后，再轻轻回撤探头以检查肛门括约肌。临床基于显示器上的实时图像（3D 成像除外，整个过程可以后期重现）来完成所有的超声检查，并在以下 3 个水平位获取一些常规静态图像：肛管的近端、中部和远端。在这三个解剖水平位行标准放大，然后重复高倍放大以获得典型的六层图

像，每个放大倍数下有三个图像。调整探头方向使前方的图像（如 12 点位）位于图像的正上方。对于熟悉正常和异常解剖结构的有经验的医师来说，检查通常能迅速完成，特别是当肛门括约肌正常时会更加迅速。成像技术不会因为探头是硬式或电子环扫探头而有差异。

直肠

　　直肠的 EUS 检查主要应用于可疑性直肠息肉以及直肠癌分期中，其检查适应证在各个国家有很大的不同。检查前患者需灌肠或做好充分的肠道准备以排空检查区域的大便。开始检查时，患者常规取左侧卧位，检查过程中可能需要改变体位。对于非环形肿物或侧生型息肉，检查体位应调整到相应的位置以便肿物可以完全浸没在水中，有利于判断直肠壁受累方位（前壁、后壁、左侧或右侧）。因为设备通常不需要进入直肠乙状结肠交界区，一般无需使用镇静药物。

　　通常采用可注水型内镜，注水型内镜可以向直肠内注水，且在检查肿物的同时可以冲洗影响成像的粪便，选择适当的体位可以优化注水。

　　对于设备的选择没有统一标准。对于远端直肠肿瘤的分期，经常使用硬质环扫 EUS。另外可供选择的设备是用于上消化道检查的环扫 EUS。其优势是能在光学可视帮助下（斜视）进入更高位置的直肠。也可以使用线阵 EUS，其优点是对于直肠壁外病变如淋巴结或术后复发肿瘤可行 EUS 引导下细针穿刺活检术（EUS-guided fine needle aspiration，EUS FNA）。线阵 EUS 的另一个优势是可在同一图像上追踪肿瘤和肠壁，更容易判定其浸润深度。最后，应用微型探头可检查表浅病变，12 MHz 的微型探头能扫查到浸润深度约 2 cm 的病变。

　　在硬质探头或 EUS 的先端使用水囊，通过清除探头周围的空气使探头和肿瘤间实现更好的声耦合。

直肠内注水有时会有帮助，特别是病变较小易被水囊压扁时。使直肠内完全充满水很困难且不必尝试，因为通过改变患者的体位更容易进行超声检查。当行灌肠准备时要小心，因为过多的灌肠液会使近端结肠的大便排到待检查部位。

通常将内镜头端置于肿瘤的近端，将水囊缓慢的充起，肠腔内注满水（视频 17.1）。从这个位置开始，要将传感器置于肠腔的中心，以获得直肠壁层的垂直影像（图 17.1）。这时应该注意寻找直肠周围的特征性解剖影像。标志解剖影像是膀胱，一经确认，则旋转内镜使膀胱像位于 12 点方向（图 17.2）。然后缓慢的回拉镜身，并保持传感器在肠腔的中心。调整大小旋钮使传感器保持在肠腔的中心位置。检查者要确保不要使内镜头端弯转，因为这可能造成出现切线伪像，导致对肿瘤浸润深度的评估不准。在超声探头后撤时，在男性患者的 12 点方向可出现低回声的狭长结构，即精囊腺（图 17.2），继续回撤时视野内可见 12 点方向的低回声蚕豆状结构，即前列腺（图 17.3）。从膀胱开始回撤时，女性患者首先出现子宫成像（图 17.4A），显示为 12 点方向的圆形低回声结构。接着会出现阴道成像，显示为长卵圆形的低回声结构，其中心出现强回声带，表示有气体的存在（图 17.4B）。识别直肠周围结构十分重要，因为如果肿瘤浸润其中任一结构即为 T4 病变，且必须把这些结构，特别是精囊腺，同淋巴

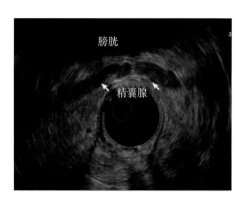

● **图 17.2**　膀胱：12 点方向无回声结构；精囊：男性膀胱下方狭长的低回声结构

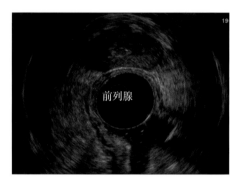

● **图 17.3**　前列腺：EUS 后撤的过程中，男性患者出现的蚕豆状低回声结构

结区分开来。

一旦确定了肿瘤部位，应对病变部位包括肿瘤周围的各个肠壁层面进行全面检查。直肠壶腹瓣和直乙交界区使得环扫超声很难获得直肠壁的垂直影像。因此控制 EUS 的水平扫描对于防止非垂直影像带来的过度分期十分重要。

当肿瘤成像后，EUS 应进入直乙交界处寻找可疑的直肠周围淋巴结。尽管内镜可以进入更高位的结肠进行检查，但通常不建议进行此种操作。注意存储病变图像，当然，在何处留存图像没有统一的标准。

对于小的黏膜或黏膜下层的直肠病变，使用双通道内镜和微型探头检查更加容易。这种设备允许同时完成注水、内镜检查和超声检查的操作。

经直肠 EUS FNA 是安全可行的，建议在穿刺活检前应用抗生素。其适应证包括已确诊的原发直肠癌伴有可疑淋巴结转移且淋巴结不被原发肿瘤"保

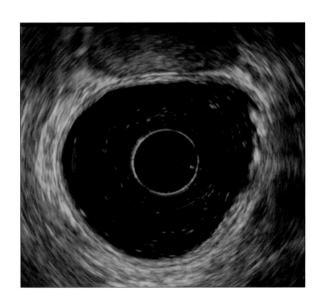

● **图 17.1**　环扫 EUS 下正常直肠壁影像

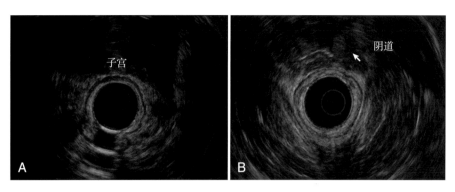

- **图 17.4**　子宫和阴道：从膀胱开始回撤时，女性患者首先出现子宫成像（A），显示为 12 点方向低回声圆形结构；然后是阴道成像（B），显示为低回声长卵圆形结构伴特征性的中心高回声带，代表空气的存在

护"（肿瘤位于超声探头和淋巴结之间）以及直肠周围起源不明的肿瘤。

主要参考文献

1. Frudinger A, Bartram CI, Halligan S, et al. Examination techniques for endosonography of the anal canal. *Abdom Imaging*. 1998;23: 301–303.

第 18 章

内镜超声在直肠癌中的应用

FERGA C. GLEESON

（李彦茹 张庆怀 译 李 文 审校）

内 容 要 点

- 淋巴结情况对于直肠癌治疗方案的制订的重要性显著增高。

- 内镜超声引导下细针穿刺活检术（EUS FNA）是局部临床分期的重要组成部分。

- 尽管 EUS 对于 T 分期的诊断缺乏准确性，但 EUS FNA 除了可以确诊直肠周围淋巴结疾病外，还可使对于髂血管周围淋巴结的诊断准确度提高 7%。

- 应注意接受新辅助治疗后的 EUS 分期。

- EUS FNA 的益处在于监测术后随访，因为其可通过对直肠壁外周围组织的活检，确定肿瘤的局部复发情况。

据统计，美国每年约有 40 000 例新的原发直肠癌病例[1]。根据目前数据显示，这些患者的预后与一些因素直接相关，其中最重要的因素包括原发肿瘤侵及范围（T 分期）、所涉及淋巴结数（N 分期）、环周切缘累及情况（circumferential resection margin，CRM）以及有无远处转移（M 分期）的存在。目前的临床分期与治疗有赖于术前做了何种影像检查以及影像的诊断，包括内镜超声（endoscopic ultrasonography，EUS）、磁共振成像（magnetic resonance imaging，MRI）以及计算机断层扫描（computed tomography，CT）等，并且这些影像结果将有助于临床选择合适的新辅助治疗手段及最佳手术方案。

由于临床实践和现有文献似乎不支持早期的文献报道，下消化道的 EUS 检查对于直肠癌分期评估的准确性最近受到质疑和批评。德国的一项多中心前瞻性研究[2]（n = 7 000，2000—2008 年）对比了在没有新辅助治疗的情况下环扫 EUS 检查与外科病理学 T 分期活检的结果。结果显示与 T 分期的一致

性为 65%，但会随着手术量的增加而改善，且降期率与升期率分别为 18% 与 17%。另外，美国中心的进一步研究显示，非 EUS FNA 不能对淋巴结转移获得准确的评估（1993—2007 年）。其结果提示有 29% 的假阳性率，其中 23% 的患者评估分期低于手术病理分期[3]。并且两项研究均未包括 EUS FNA 对于疾病分期及相应治疗的重要性。

本章的目的是应用最新的数据证据提供较为全面的概述，以加强并巩固知识和技术。探讨 EUS 及可选择影像成像对于原发性直肠癌的术前评估、新辅助治疗方案的选择及术后相应监测的益处。最后一节提出对下消化道 EUS 的革新。

肛门直肠相关解剖及 2010 版 AJCC 直肠癌分期系统

肛门直肠解剖

直肠从肛管上端延伸到直乙结肠联合部，长约 12 cm[4]。依据肿瘤远端距肛门的距离，分为直肠下段、直肠中段及直肠上段三部分。外科学肛管指肛缘至肛门直肠连接部，长 2.5 ~ 4 cm[5]。解剖学肛管对应于外科学肛管的下 2/3 部分，齿状线为两部分的分界线，齿状线以上肛管表面覆盖柱状上皮，而齿状线以下肛管表面覆盖鳞状上皮，两者之间约 10 mm 为过渡区域，其黏膜组织学结构是可变的[6]。

直肠壁由内到外由黏膜层、黏膜下层及固有肌层组成。在 EUS 中黏膜层及黏膜下层表现为 3 层回声层结构，其中黏膜层表现为内侧的高回声层（黏膜层与超声探头接触区域）及外侧的低回声层，黏膜下层表现为外侧的高回声层。直肠固有肌层由外纵、内环两层平滑肌组成，在 EUS 下表现为第四层回声层结构，内侧平滑肌向肛侧增厚连续延伸为肛门内括约肌，外侧纵肌与肛提肌融合[5]。最外层的括约肌复合体是由横纹肌组成，包括肛提肌、耻骨

直肠肌及部分肛门外括约肌。

直肠周围脂肪组织中包括肠周淋巴结，直肠上血管及肌肉纤维组织共同组成直肠系膜。直肠系膜脂肪组织在腹腔内直肠后侧部分较厚，与乙状结肠系膜脂肪组织相连，而直肠前侧部分可表现为缺如。外周由直肠系膜筋膜包绕，在男性中此筋膜向下与Denonvilliers 筋膜合并，前列腺及精囊腺位于筋膜前方；在女性中直肠系膜筋膜向下与直肠阴道筋膜合并，阴道位于此筋膜前方。直肠系膜筋膜对于径向分布的中上部直肠肿瘤可形成一个重要的屏障，并构成全直肠系膜切除术（total mesorectal excision，TME）的解剖平面。

直肠淋巴引流首先发生于直肠系膜内的直肠周围淋巴结[7]，这些淋巴结主要位于直肠上部及后部，大都沿直肠周围血供分布。淋巴引流一般沿直肠上动脉进入直肠系膜，沿肠系膜下动脉进入乙状结肠系膜。直肠中动脉起源于髂内动脉，直肠下动脉起源于阴部内动脉，阴部内动脉起源于髂内动脉前侧。直肠中动脉与直肠下动脉有时吻合于肛管直肠交界处，虽然少见，直肠下段肿瘤可沿此途径转移至阴部内神经及髂内动脉周围淋巴结。

直肠癌 TNM 分期

TNM 分期系统是由美国癌症联合委员会（American Joint Committee on Cancer，AJCC）和国际抗癌联盟（International Union Against Cancer，UICC）共同提出的肿瘤分期系统，是目前世界结直肠癌标准分期系统[8,9]。TNM 分期系统将肿瘤侵及直肠壁的深度称为 T 分期。N 分期通过直肠癌区域淋巴结划分，包括直肠周围系膜、乙状结肠系膜、肠系膜下、骶骨、骶前、骶岬、阴部内、髂内、直肠上段、直肠中段及直肠下段等区域。而将这些区域以外的淋巴结受累称为远处转移（M 分期）（表 18.1）。

肿瘤其他参数也是成像需要考虑的方面，这些参数包括肿瘤近端及远端肿瘤的边缘、肿瘤环周溃疡程度、肛门括约肌的浸润程度以及远端肿瘤边缘与中间 Houston 瓣的关系。Houston 瓣是前侧腹膜反折的标志，且肿瘤近端或远端与前侧腹膜反折的位置关系对于手术术式的选择有重要的意义。

EUS 在原发直肠癌中的应用

经肛 EUS 的应用，提高了对直肠壁组织学层

表 18.1	结直肠癌 TNM 分期系统（2010 年版）
原发肿瘤（T）	
Tx	原发肿瘤无法评价
T0	无原发肿瘤证据
Tis	原位癌：局限于上皮内或侵犯黏膜固有层[a]
T1	肿瘤侵犯黏膜下层
T2	肿瘤侵犯固有肌层
T3	肿瘤穿透固有肌层到达浆膜下层，或侵犯无腹膜覆盖的结直肠旁组织
T4a	肿瘤穿透腹膜脏层[b]
T4b	肿瘤直接侵犯或粘连于其他器官或结构[b,c]
区域淋巴结（N）[d]	
Nx	区域淋巴结无法评价
N0	无区域淋巴结转移
N1	有 1 ~ 3 枚区域淋巴结转移
N1a	有 1 枚区域淋巴结转移
N1b	有 2 ~ 3 枚区域淋巴结转移
N1c	浆膜下、肠系膜、无腹膜覆盖结肠 / 直肠周围组织内有肿瘤种植（TD），无区域淋巴结转移
N2	有 4 枚以上区域淋巴结转移
N2a	4 ~ 6 枚区域淋巴结转移
N2b	7 枚及更多区域淋巴结转移
远处转移（M）	
M0	无远处转移
M1	有远处转移
M1a	远处转移局限于单个器官或部位（如肝，肺，卵巢，非区域淋巴结）
M1b	远处转移分布于一个以上的器官 / 部位或腹膜转移

[a]：Tis 包括肿瘤细胞局限于腺体基底膜（上皮内）或黏膜固有层（黏膜内），未穿过黏膜肌层到达黏膜下层
[b]：T4 的直接侵犯包括穿透浆膜侵犯其他肠段，并得到镜下诊断的证实（如盲肠癌侵犯乙状结肠）；或者位于腹膜后或腹膜下肠管的肿瘤，穿破肠壁固有肌层后直接侵犯其他的脏器或结构，例如降结肠后壁的肿瘤侵犯左肾或侧腹壁；或者中下段直肠癌侵犯前列腺、精囊腺、宫颈或阴道。
[c]：肉眼观察肿瘤与其他器官或结构粘连，则分期为 xT4b。但是，若通过显微镜观察显示该粘连处未见肿瘤存在，则分期为 pT3。V 和 L 亚分期用于表明是否存在血管和淋巴管浸润，而 PN 则用以表示神经浸润
[d]：沉积于远离原发肿瘤边缘的结肠或直肠周围脂肪组织内的不规则肿瘤卫星结节，已经没有了残留淋巴结组织的证据，可能表明不连续的扩散、静脉浸润血管处扩散（v1/2）及完全替代的淋巴结（n1/2）。替换的淋巴结在 N 分级中提示为阳性淋巴结，而不连续扩散的静脉侵犯因内部位特异性因子——肿瘤沉积物来定义（From Edge S，Byrd DR，Compton CC，Fritz AG，Greene FL，Trotti A，eds. *AJCC Cancer Staging Manual*. 7th ed. New York，NY：Springer；2010：157.）

次的了解。通过对肿瘤层次的准确划定，可以进行更为完善的治疗[10-13]。EUS 是直肠癌检测的一个重要的影像检查方法，与 CT 方法相比，其对于 T 分期的划分具有优势[14-17]。EUS 技术已如前所述（17

章），环扫超声内镜将会逐渐广泛、频繁地应用于直肠癌的诊断中[18]。

T 分期的诊断

EUS 中直肠癌表现为低回声病变，破坏了正常直肠壁的 5 层结构。在检测中，应注意记录远端肿瘤边缘与精囊（男性）或子宫颈（女性）的关系，以确定肿瘤前侧与腹膜反折的关系。根据文献报道，EUS 对于 T 分期的检测的准确率为 80% ~ 95%，而 CT 检测的准确率为 65% ~ 75%，MRI 为 75% ~ 85%（图 18.1）[19-21]。在 T 分期的划分上，一个需要注意的问题是，在 T2 分期的划分中，对继发于肿瘤结缔组织增生而引起的周围炎症，因难于鉴别而过高地划分 T 分期（图 18.2）[22]。

T3 期肿瘤的划分，肿瘤穿出肌层至直肠周围脂肪，应消除肌肉 - 脂肪界面特征性伪像（视频 18.1）。因此不同的 T3 期肿瘤，如浸润较浅的肿瘤

其预后相对较好[23]。术前 EUS 检测，肿瘤侵入肌层的多少（≤ 2 mm 或 > 3 mm）可对预后提供重要的信息。但需要说明的是，在侵入肌层 ≤ 2 mm 的 T3 肿瘤中，过高分期更为常见（50%）[24]。在 T3 分期肿瘤中，肿瘤厚度是局部及总体复发的独立预后指标[25]。肿瘤厚度 ≥ 19 mm 是术前患者分类的有用指标，患者可选择手术或新辅助治疗。

相反，由于 EUS 对微小浸润癌的检测局限，而对 T 分期降期划分。增加超声频率可提高分辨率，但同时降低了对浸润深度的检测范围，而不能显现肿瘤边缘，因此对邻近器官浸润的检测具有局限性。所以操作经验、直肠肿瘤的位置均是影响肿瘤准确分期的方面，尤其是对更高位置肿瘤的检测[22,26-28]。

一项包括 42 项研究的 meta 分析（$n = 5\ 039$，1980—2008 年）回顾研究了 EUS 对 T 分期的准确性[29]，该研究认为与早期疾病相比，EUS 对进展期疾病的敏感性相对高（表 18.2）。

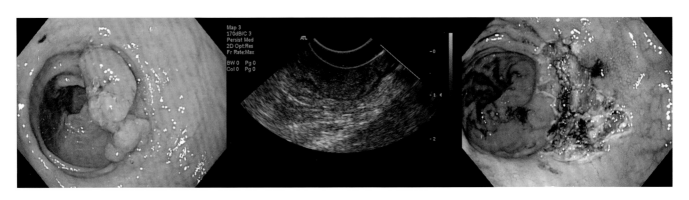

● 图 18.1 84 岁男性，位于 Houston 瓣上方 T1N0 直肠癌，保守疗法局部用圈套器切除

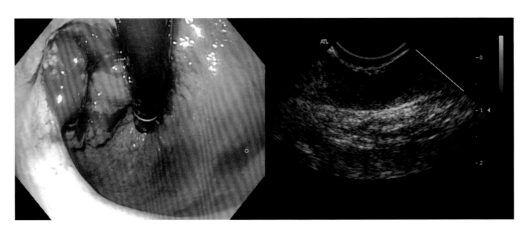

● 图 18.2 62 岁女性，T2N0 直肠癌，行开腹手术切除。肿瘤侵及肌层（EUS 下的第四层低回声层结构），但是没有穿透该层（T3）或穿透第五层超声结构直至直肠周围组织

表 18.2	EUS 对 T 分期的准确性提示其更适用于进展期疾病而不是早期疾病的诊断	
T 分期	**敏感性（%）**	**特异性（%）**
T1	87.8	98.3
T2	80.5	95.6
T3	96.4	90.6
T4	95.4	98.3

N 分期的诊断

对于食管癌患者来说传统的 EUS 能准确判断是否有淋巴结转移[30]。其超声影像学特征包括短轴切面、回声、形态以及边界。恶性特征包括淋巴结增大（短轴＞1 cm）、低回声、圆形以及边界光滑（图 18.3 和表 18.3）。然而，这些传统的 EUS 淋巴结诊断标准不适用于非食管癌的其他肿瘤[30-32]。任何一项单独的诊断标准并不能预测肺癌、食管癌及胰腺癌的恶性程度。如果四种异常特征同时出现，那么肿瘤恶性侵袭的准确度达到 80%。然而只有 25% 的恶性淋巴结会同时出现这四种特征（表 18.4）。

尽管 EUS FNA 是肿瘤局部分期最精确的方法，但 N 分期的准确性仅有 70%～75%，最近的报道甚至低至 42%[33-34]。最早的观点认为 EUS 不能检测到直肠周围良性淋巴结[18]。因此对于直肠癌患者来说，能看到的淋巴结即是淋巴结转移，因此不必要使用 FNA。一项包括 35 项研究评估 EUS N 分期的 meta 分析（$n = 2732$，1966—2008 年）[35] 提示 EUS 的敏感性和准确性不够高，需要进一步的诊断标准去提高其准确性。重要的是这些研究都提示没有行 FNA，而只做基础的环扫 EUS 检查。

最初的经直肠腔内超声认为在直肠癌中淋巴结直径 ≥ 7 mm 可被诊断为直肠癌淋巴结转移，通过与手术后的病理对比其准确率可达到 83%[36]。一项 FNA 研究认为良性淋巴结与局部转移淋巴结的形态学差异较小，除非四种特征同时出现，才能准确区分良性和恶性淋巴结[37]。传统的诊断标准包括短轴 ≥ 10 mm、低回声、圆形以及边界光滑，其诊断恶性淋巴结病的准确性分别为 61%、65%、51% 以及 51%。淋巴结短轴 ≥ 5 mm 或低回声表现仅仅只能预测恶性浸润。短轴和长轴为 6 mm 及 9 mm 能较好区分良恶性淋巴结。Knight 等[38] 使用手术后组织学标本评估 FNA 对原发和转移性结直肠癌诊断的敏感

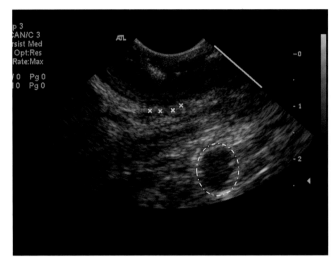

● **图 18.3**　54 岁老年男性患者（T3N1）术后行新辅助治疗（"××××"为肿瘤突破第四层，病变在 T3）。病变周围明显的淋巴结不需要行细针穿刺活检。其特征为低回声、短轴＞5 mm、椭圆形边缘不规则

表 18.3	良恶性淋巴结的 EUS 形态学特征	
EUS 特征	**良性特征**	**恶性特征**
回声	强回声	低回声
形态	不规则	圆形
边界	不规则	光滑
直径（短轴）	＜ 10 mm	≥ 10 mm

表 18.4	恶性淋巴结的 EUS 表现		
	2 个或更多的特征	**3 个或更多的特征**	**4 个特征**
敏感性（%）	77	68	23
特异性（%）	29	52	100
PPV（%）	53	60	100
NPV（%）	55	61	55
准确性（%）	54	61	61

NPV：阴性预测值；PPV：阳性预测值

性、特异性、阳性和阴性率，其分别为 89%、79%、89% 以及 79%。

相对于 EUS 评估原发性直肠癌，术前 FNA 细胞活检能鉴定其中的 7% 有系膜外淋巴结转移。例如髂外血管淋巴结浸润超出了标准的 TME 手术操作范围。如果 EUS 能识别这些转移部位，那么就能

更改标准的放疗范围或扩展 TME 切除范围[39]。临床、内镜和超声特征与转移相关的包括血清癌胚抗原（carcinoembryonic antigen，CEA）水平、肿瘤长度≥4 cm、肿瘤占肠腔≥50%、肿瘤形态以及淋巴结直径。

最近的研究显示当需要评估淋巴结情况以及是否需要新辅助治疗时，应使用 FNA 而不是仅仅依靠淋巴结形态。不使用 FNA 会导致不合理的治疗以及随后患者的不良预后。需要注意的是对于 48% 的腔内肿瘤包括直肠癌来说，腔内细胞学阳性，但是这并不影响 FNA 的应用[40]。异位的细胞污染、内镜超声检查工作者以及诊断的失误都是 EUS FNA 细胞学技术假阳性的风险因素[41]。

对于低位肠道实质性病灶来说，EUS FNA 被认为是低风险的操作，感染并发症发生率低，因此不需要预防性使用抗生素来防止细菌性心内膜炎的发生[42]。直到相反的一些数据的出现，才认为不应在直肠及膀胱周围取样，因为即使预防性给予了抗生素，仍然会形成脓肿并需要经皮引流[43]。

MRI 与 EUS 的评估对比

应用 MRI 诊断直肠癌的局部分期，特别是直肠内线圈技术已被广泛描述[44-46]。与 EUS 相比，它在理论上提供了很多优势，它显示了更广的视野和对狭窄性肿瘤的研究可能性[26,47-48]。最近，74% 的患者确定了前腹膜反折的识别，这是帮助手术团队的重要里程碑[49]。这一点 EUS 无法做到，并且也解释了为什么 MRI 在临床实践中越来越受欢迎。此外，越来越需要建立新辅助疗法应用于肿瘤体积和肿瘤降期的治疗。客观地说，最好通过标准 MRI 扫描而不是 EUS 进行诊断[50]。一项包括 90 项研究的 meta 分析（1995—2002 年）比较了 MRI、不包括 FNA、EUS 和 CT 对肿瘤分期敏感性的研究，得出如下结论：①对于 T1/T2 期病变，EUS 和 MRI 有相似的敏感性，但是 EUS 的特异性更高（86% vs. 69%）；②对于 T3 期肿瘤，EUS 的敏感性显著高于 MRI 或 CT[51]（图 18.4）。一项最近的前瞻性研究显示，MRI 不能显示任何 T1 期肿瘤，然而 EUS 能评估所有 T4 的肿瘤[52]。另外，EUS 和 MRI 对于肠腔狭窄或是息肉样病变的准确性不高。

MRI 还被用于评估直肠系膜内淋巴结，淋巴结评估主要通过形态学特征而不仅仅是依靠直径大

小。MRI 评估淋巴结转移主要通过不规则的边缘和不均匀的信号，而且能识别直肠系膜外的淋巴结转移[53-54]。很多研究对淋巴结转移做了评估（图 18.5）。2004 年的一项 meta 分析显示，MRI 的敏感性和特异性分别为 66% 和 76%，不行 FNA 的 EUS 分别为 67% 和 78%，CT 分别为 55% 和 74%[46,51]。另一项 meta 分析显示，MRI 和 EUS 在 N 分期上没有显著差异，尽管 EUS 在特异性上略有优势[55]。2016 St.Gallen 欧洲癌症研究和胃肠癌诊治共识会议强调了最佳预治疗成像是任何基于阶段的治疗决策的关键原则。该会议建议 MRI 或 MRI+EUS 检查作为强制性基于图像的分期模式，特别是对于早期 T1 病变。除 MRI 之外，认为 EUS 的互补成像是最重要的，因为 EUS 具有优越的近场分辨率[56]。

CT、PET-CT 与 EUS 的评估对比

传统上将 CT 用于辨别转移性疾病，因为其分辨率不能识别直肠壁的各层[57,58]。最近多层螺旋 CT 被用来评估直肠系膜内情况，特别是病变在近端或是中位直肠。然而其对远端直肠癌评估的准确

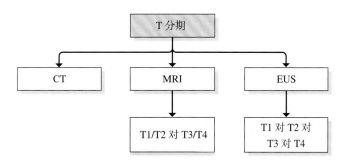

● **图 18.4**　T 分期影像学选择

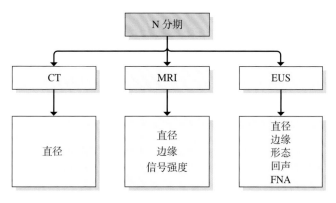

● **图 18.5**　N 分期影像学选择

性欠佳[59-60]。CT 最佳的预测淋巴结转移的直径为 7 mm[61]。然而，腹部 CT 联合 EUS 被认为是非转移性近端直肠癌最有效的分期方法，但是随着盆腔 MRI 的广泛使用，这一观点得到改变[62]。

正电子发射断层扫描（positron emission tomography，PET）CT 能给传统的直肠癌分期提供额外的信息，尤其是进展期肿瘤[63]。对比增强 PET-CT 在局部淋巴结评估方面要优于普通 PET-CT，而且能改善 1/3 患者的分期和治疗[64-65]。一些权威专家建议用最大标准摄取值（standardized uptake values，SUV_{max}）预测新辅助治疗减期和完整病理反应[66-67]。然而目前还没有任何有关 EUS-FNA 与 PET-CT 的对比报道。

新辅助治疗后 EUS 的评估

肿瘤对新辅助治疗的反应能较好地预测患者无病生存率。然而新辅助治疗后由于放疗后的水肿、炎症、坏死及纤维化使得 EUS 对直肠癌分期的准确性显著下降[68-69]。EUS 关于这方面研究并不多，但有人提出在新辅助治疗后应常规应用 EUS 进行肿瘤分期[70]。新辅助治疗后 T 分期的准确率为 50%[71-76]。由于最终的病理分期是最准确的，因此新辅助后肿瘤的 EUS 重新分期很有限，临床相关性对于决定手术和术后的手术方式是十分重要的。然而，在这种情况下对非肿瘤周围的淋巴结进行 FNA 能确定残余淋巴结的良恶性，为进一步诊疗提供了有用的信息。

EUS 在根治性切除和局部切除术后复发直肠癌中的应用

阳性环周切缘、浆膜侵犯、淋巴管侵犯、静脉壁侵犯以及较差的组织学分化都是局部复发（local recurrence，LR）的非独立性预测因素[77]。新辅助联合全直肠系膜切除能显著降低 LR（< 10%），其发生率在术后两年内是最高的[78-79]。早期发现 LR 能给予早期治疗并改善存活率。因为 LR 一般发生在直肠腔外，在早期内镜很难发现。EUS 不能区分复发和术后炎症或纤维化导致的改变，而且视野会被血管夹和缝线占据。然而局部直肠壁或是直肠周围组织的 FNA 优于单纯的 EUS（91% 的敏感性，93% 的特异性）。目前还没有有效的方法诊断局部复发。两项前瞻性研究显示在直肠癌 LR 的诊断上 EUS 要优于 CT[80-81]。在两项研究中 EUS 的敏感性（100%）要高于 CT（82% ~ 85%）。对于无症状的患者来说，EUS 的敏感性要高于指诊、CT 和 CEA 水平[82]。术后 EUS 检查的时间间隔还不太确定。然而对于低位前切除术后 2 年内每 6 个月复查一次 EUS 能有效地监测直肠癌局部复发[83]。

局部切除适用于早期直肠癌以及不宜行根治性切除的患者，但复发率高。对黏膜瘢痕活检和淋巴结或直肠壁行 EUS FNA 能确定是否为局部复发[84]。此外，使用或不使用经皮穿刺活检（Tru-Cut biopsy，TCB）的 EUS FNA 对直肠腔外病变的患者诊断很有效，而且能决定治疗方式（图 18.6 及图 18.7）[85]。

直肠癌低位前切除术后直肠壁的吻合口处的囊肿需要与直肠癌局部复发鉴别。EUS 能通过吻合口囊壁的厚度来识别病变，而 FNA 能显示在非恶性肿瘤细胞中的黏蛋白及其他炎性细胞[86]。EUS FNA 和 TCB 对于盆腔恶性肿瘤的诊断较敏感，但是会有 7% 发生相应的并发症，因此不推荐使用该方法[87-88]。

EUS 在直肠壁转移中的应用

一般来说，远端的原发性肿瘤很少转移到胃肠壁。3 847 例胃镜检查中发现 1 例（0.03%），1 871

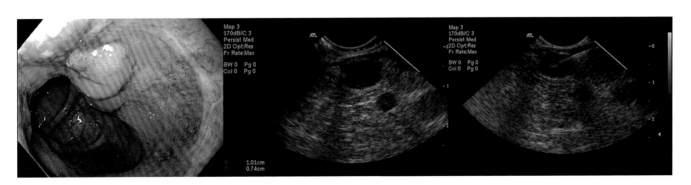

● **图 18.6**　局部切除后 18 个月可见经肛门的切除瘢痕。EUS 检测到一个低回声的增大的恶性淋巴结

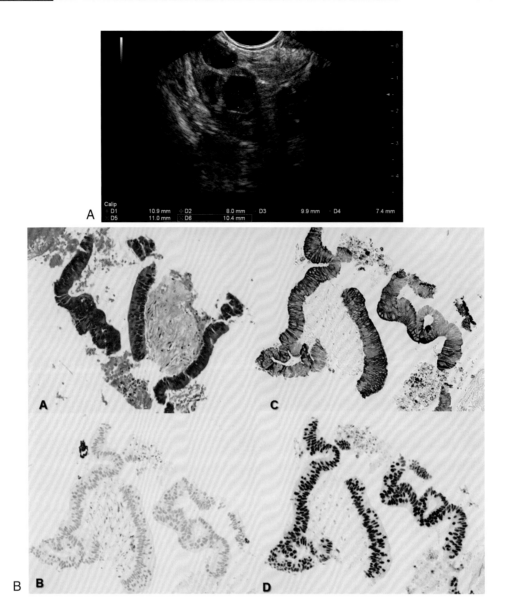

● 图 18.7　A．3 cm T3N1 中分化回盲瓣腺癌，右半结肠切除术后 1 年，左卵巢 5 cm 囊实性肿块。B．EUS FNB 核心活检免疫组化检测出与结直肠腺癌转移相一致的肠道表型。A．苏木精 - 伊红染色；B．CK7（-）；C．CK20（+）；D．CDX2（+）

例肠镜检查中也仅发现 1 例（0.05%）[89]。继发性直肠炎性息肉的 FUS 表现是周围壁增厚，主要是黏膜下层和固有肌层的感染，与原发性皮革样胃类似（图 18.8）[90]。已有报道证实 FNA 有助于诊断继发于前列腺癌的肠壁转移[91]。这与直肠子宫内膜异位症的表现不同，其特征主要是黏膜层完整，第四层和第五层低回声或不均匀信号。它和发生在直肠壁外的局部复发表现也不同[92-93]。EUS FNA 包括或不包括 TCB 能进一步明确诊断并识别原发性恶性肿瘤，包括来源于膀胱、乳腺、胃和皮肤黑色素瘤[94]。

下消化道 EUS 的创新性干预

术后盆腔积液可采用 EUS 引导下引流[95]。与憩室病无关的腹盆腔脓肿可也采取 EUS 引导下引流[96]。非手术患者可采取 EUS 细针注射乙醇用于治疗恶性盆腔淋巴结，对于直肠血管扩张出血也可采用 EUS 引导下凝固剂置入[97-98]。在一项为期 8 年超过 500 例患者的前瞻性队列研究下消化道 EUS FNA 后不良事件的发生率和相关因素，使用 CTCAE 进行分级。其中 20.5% 的患者发生不良事件，分别在 6.8%、8.2%、4.6% 和 1.0% 的患者中分级为 1、2、

断测试转变为可以促进癌症导向治疗个性化的测试。确定特定肿瘤的遗传结构可以获得有关癌症发病机制信号通路的重要信息。下一代靶向 DNA 测序多基因突变板检测 EUS FNA 细胞学涂片恶性细胞的性能对精确医学的发展具有重要作用[100-101]。它可以准确地识别致病性改变、突变频率和分布，并且可能具有个体化治疗潜力。

结论

对于直肠癌来说，淋巴结的良恶性的诊断对于治疗起关键性作用，EUS FNA 对于临床分期也很重要。尽管 EUS FNA 对 T 分期准确度不高，但其能够准确预测直肠周围淋巴结。对新辅助治疗后的 EUS 分期应谨慎使用，但是因其能够鉴别局部是否存在复发，在术后复查中获益较大。

主要参考文献

5. Wexner SD, Jorge JM. Anatomy and embryology of the anus, rectum, and colon. In: Corman ML, ed. *Colon and Rectal Surgery*. Philadelphia, PA: Lippincott-Raven; 1998:1–26.
18. Wiersema MJ, Harewood GC. Endoscopic ultrasound for rectal cancer. *Gastroenterol Clin North Am.* 2002;31:1093–1105.
22. Kauer WK, Prantl L, Dittler HJ, Siewert JR. The value of endosonographic rectal carcinoma staging in routine diagnostics: a 10-year analysis. *Surg Endosc.* 2004;18(7):1075–1078.
30. Catalano MF, Sivak MV, Rice T, et al. Endosonographic features predictive of lymph node metastasis. *Gastrointest Endosc.* 1994;40:442–446.
51. Bipat S, Glas AS, Slors FJ, et al. Rectal cancer: local staging and assessment of lymph node involvement with endoluminal US, CT, and MR imaging, a meta-analysis. *Radiology.* 2004;232:773–783.

参考文献

1. http://www.cancer.gov/cancertopics/types/colon-and-rectal.
2. Marusch F, Ptok H, Sahm M, et al. Endorectal ultrasound in rectal carcinoma–do the literature results really correspond to the realities of routine clinical care? *Endoscopy.* 2011;43(5):425–431.
3. Shapiro R, Ali UA, Lavery IC, Kiran RP. Endorectal ultrasound does not reliably identify patients with uT3 rectal cancer who can avoid neoadjuvant chemoradiotherapy. *Int J Colorectal Dis.* 2013;28:993–1000.
4. Nelson H, Petrelli N, Carlin A, et al. Guidelines 2000 for colon and rectal cancer surgery. *J Natl Cancer Inst.* 2001;93:583–596.
5. Wexner SD, Jorge JMN. Anatomy and embryology of the anus, rectum, and colon. In: Corman ML, ed. *Colon and Rectal Surgery*. Philadelphia: Lippincott-Raven; 1998:1–26.
6. Kaiser AM, Ortega AE. Anorectal anatomy. *Surg Clin North Am.* 2002;82(6):1125–1138.
7. Canessa CE, Badia F, Fierro S, et al. Anatomic study of the lymph nodes of the mesorectum. *Dis Colon Rectum.* 2001;44:1333–1336.
8. Greene FL, Page DL, Fleming ID, et al., eds. *AJCC Cancer Staging Manual.* 7th ed. NewYork, NY: Springer; 2010.

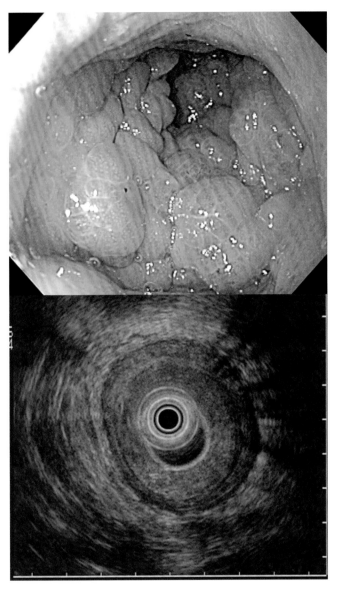

● **图 18.8** 患者 2 年前曾患膀胱移行细胞癌，现表现为黏膜鹅卵石样改变以及低回声肠壁增厚

3 或 4 级。最常见的不良事件是术后出血和疼痛，并且与术前直肠疼痛置信区间（OR：3.83，95% CI：2.35 ～ 6.25）、淋巴结或肠壁以外部位的 FNA（OR：2.26；95% CI：1.10 ～ 4.70）以及恶性淋巴结 FNA 细胞学相关（OR：1.80；95% CI：1.10 ～ 2.97）[99]。

转化医学

EUS 有可能从诊断手段转变为促进癌症个体化治疗的手段。确定特定肿瘤的遗传结构可以获得癌症发病机制信号通路的重要信息。EUS 有可能从诊

9. Sobin LH, Wittekind C, eds. *TNM: Classification of Malignant Tumours*. 6th ed. NewYork, NY: Wiley-Liss; 2002.

10. Fedyaev EB, Volkova EA, Kuznetsova EE. Transrectal and transvaginal ultrasonography in the preoperative staging of rectal carcinoma. *Eur J Radiol*. 1995;20(1):35–38.

11. Dershaw DD, Enker WE, Cohen AM, Sigurdson ER. Transrectal ultrasonography of rectal carcinoma. *Cancer*. 1990;66(11):2336–2340.

12. Cohen JL, Grotz RL, Welch JP, Deckers PJ. Intrarectal sonography. A new technique for the assessment of rectal tumors. *Am Surg*. 1991;57(7):459–462.

13. Hawes RH. New staging techniques. Endoscopic ultrasound. *Cancer*. 1993;71(suppl 12):4207–4213.

14. Schwartz DA, Harewood GC, Wiersema MJ. EUS for rectal disease. *Gastrointest Endosc*. 2002;56(1):100–109.

15. Kwok H, Bissett IP, Hill GL. Preoperative staging of rectal cancer. *Int J Colorectal Dis*. 2000;15(1):9–20.

16. Rifkin MD, Ehrlich SM, Marks G. Staging of rectal carcinoma: prospective comparison of endorectal US and CT. *Radiology*. 1989;170(2):319–322.

17. Holdsworth PJ, Johnston D, Chalmers AG, et al. Endoluminal ultrasound and computed tomography in the staging of rectal cancer. *Br J Surg*. 1988;75(10):1019–1022.

18. Wiersema MJ, Harewood GC. Endoscopic ultrasound for rectal cancer. *Gastroenterol Clin North Am*. 2002;31:1093–1105.

19. Golfieri R, Giampalma E, Leo P, et al. Comparison of magnetic resonance (0, 5 T), computed tomography, and endorectal ultrasonography in the preoperative staging of neoplasms of the rectum-sigma. Correlation with surgical and anatomopathologic findings. *Radiol Med*. 1993;85(6):773–783.

20. Kim NK, Kim MJ, Yun SH, et al. Comparative study of transrectal ultrasonography, pelvic computerized tomography, and magnetic resonance imaging in preoperative staging of rectal cancer. *Dis Colon Rectum*. 1999;42(6):770–775.

21. Halefoglu AM, Yildirim S, Avlanmis O, et al. Endorectal ultrasonography versus phased-array magnetic resonance imaging for preoperative staging of rectal cancer. *World J Gastroenterol*. 2008;14(22):3504–3510.

22. Kauer WK, Prantl L, Dittler HJ, Siewert JR. The value of endosonographic rectal carcinoma staging in routine diagnostics: a 10-year analysis. *Surg Endosc*. 2004;18(7):1075–1078.

23. Harewood GC, Kumar KS, Clain JE, et al. Clinical implications of quantification of mesorectal tumor invasion by endoscopic ultrasound: all T3 rectal cancers are not equal. *Gastroenterol Hepatol*. 2004;19(7):750–755.

24. Jürgensen C, Teubner A, Habeck JO, et al. Staging of rectal cancer by EUS: depth of infiltration in T3 cancers is important. *Gastrointest Endosc*. 2011;73(2):325–328.

25. Esclapez P, Garcia-Granero E, Flor B, et al. Prognostic heterogeneity of endosonographic T3 rectal cancer. *Dis Colon Rectum*. 2009;52(4):685–691.

26. Orrom WJ, Wong WD, Rothenberger DA, et al. Endorectal ultrasound in the preoperative staging of rectal tumors. A learning experience. *Dis Colon Rectum*. 1990;33(8):654–659.

27. Solomon MJ, McLeod RS, Cohen EK, et al. Reliability and validity studies of endoluminal ultrasonography for anorectal disorders. *Dis Colon Rectum*. 1994;37(6):546–551.

28. Sailer M, Leppert R, Bussen D, et al. Influence of tumor position on accuracy of endorectal ultrasound staging. *Dis Colon Rectum*. 1997;40(10):1180–1186.

29. Puli SR, Bechtold ML, Reddy JB, et al. How good is endoscopic ultrasound in differentiating various T stages of rectal cancer? Meta-analysis and systematic review. *Ann Surg Oncol*. 2009;16(2):254–265.

30. Catalano MF, Sivak MV, Rice T, et al. Endosonographic features predictive of lymph node metastasis. *Gastrointest Endosc*. 1994;40:442–446.

31. Murata Y, Muroi M, Yoshida M, et al. Endoscopic ultrasonography in the diagnosis of esophageal carcinoma. *Surg Endosc*. 1987;1:11–16.

32. Tio TL, Coene PP, Luiken GJ, et al. Endosonography in the clinical staging of esophagogastric carcinoma. *Gastrointest Endosc*. 1990;36(suppl 2):S2–S10.

33. Rosen LS, Bilchik AJ, Beart Jr RW, et al. New approaches to assessing and treating early-stage colon and rectal cancer: summary statement from 2007 Santa Monica Conference. *Clin Cancer Res*. 2007;13:6853s–6856s.

34. Tsendsuren T, Jun SM, Mian XH. Usefulness of endoscopic ultrasonography in preoperative TNM staging of gastric cancer. *World J Gastroenterol*. 2006;12:43–47.

35. Puli SR, Reddy JB, Bechtold ML, et al. Accuracy of endoscopic ultrasound to diagnose nodal invasion by rectal cancers: a meta-analysis and systematic review. *Ann Surg Oncol*. 2009;16(5):1255–1265.

36. Heneghan JP, Salem RR, Lange RC, et al. Transrectal sonography in staging rectal carcinoma: the role of gray-scale, color-flow, and Doppler imaging analysis. *AJR Am J Roentgenol*. 1997;169:1247–1252.

37. Gleeson FC, Clain JE, Papachristou GI, et al. Prospective assessment of EUS criteria for lymphadenopathy associated with rectal cancer. *Gastrointest Endosc*. 2009;69(4):896–903.

38. Knight CS, Eloubeidi MA, Crowe R, et al. Utility of endoscopic ultrasound-guided fine-needle aspiration in the diagnosis and staging of colorectal carcinoma. *Diagn Cytopathol*. 2013;41:1031–1037.

39. Gleeson FC, Clain JE, Rajan E, et al. EUS-FNA assessment of extramesenteric lymph node status in primary rectal cancer. *Gastrointest Endosc*. 2011;74(4):897–905.

40. Levy MJ, Gleeson FC, Campion MB, et al. Prospective cytological assessment of gastrointestinal luminal fluid acquired during EUS: a potential source of false-positive FNA and needle tract seeding. *Am J Gastroenterol*. 2010;105(6):1311–1318.

41. Gleeson FC, Kipp BR, Caudill JL, et al. False positive endoscopic ultrasound fine needle aspiration cytology: incidence and risk factors. *Gut*. 2010;59(5):586–593.

42. Levy MJ, Norton ID, Clain JE, et al. Prospective study of bacteremia and complications With EUS FNA of rectal and perirectal lesions. *Clin Gastroenterol Hepatol*. 2007;5(6):684–689.

43. Mohamadnejad M, Al-Haddad MA, Sherman S, et al. Utility of EUS-guided biopsy of extramural pelvic masses. *Gastrointest Endosc*. 2012;75(1):146–151.

44. Brown G, Richards CJ, Bourne MW, et al. Morphologic predictors of lymph node status in rectal cancer with use of high-spatial-resolution MR imaging with histopathologic comparison. *Radiology*. 2003;227:371–377.

45. Gualdi GF, Casciani E, Guadalaxara A, et al. Local staging of rectal cancer with transrectal ultrasound and endorectal magnetic resonance imaging: comparison with histologic findings. *Dis Colon Rectum*. 2000;43:338–345.

46. Bianchi P, Ceriani C, Palmisano A, et al. A prospective comparison of endorectal ultrasound and pelvic magnetic resonance in the preoperative staging of rectal cancer. *Ann Ital Chir*. 2006;77(1):41–44.

47. Hulsmans FJ, Tio TL, Fockens P, et al. Assessment of tumor infiltration depth in rectal cancer with transrectal sonography: caution is necessary. [see comment] *Radiology*. 1994;190(3):715–720.

48. Hildebrandt U, Feifel G. Preoperative staging of rectal cancer by intrarectal ultrasound. *Dis Colon Rectum*. 1985;28(1):42–46.

49. Gollub MJ, Maas M, Weiser M, et al. Recognition of the anterior peritoneal reflection at rectal MRI. *AJR Am J Roentgenol*. 2013;200(1):97–101.

50. Blazic IM, Campbell NM, Gollub MJ. MRI for evaluation of treatment response in rectal cancer. *Br J Radiol.* 2016;89(1064):20150964.

51. Bipat S, Glas AS, Slors FJ, et al. Rectal cancer: local staging and assessment of lymph node involvement with endoluminal US, CT, and MR imaging, a meta-analysis. *Radiology.* 2004;232:773–783.

52. Fernández-Esparrach G, Ayuso-Colella JR, Sendino O, et al. EUS and magnetic resonance imaging in the staging of rectal cancer: a prospective and comparative study. *Gastrointest Endosc.* 2011;74(2):347–354.

53. Brown G, Richards CJ, Bourne MW. Morphologic predictors of lymph node status in rectal cancer with use of high-spatial-resolution MR imaging with histopathologic comparison. *Radiology.* 2003;227(2):371–377.

54. Brown G, Kirkham A, Williams GT, et al. High-resolution MRI of the anatomy important in total mesorectal excision of the rectum. *AJR Am J Roentgenol.* 2004;182(2):431–439.

55. Lahaye MJ, Engelen SM, Kessels AG, et al. USPIO-enhanced MR imaging for nodal staging in patients with primary rectal cancer: predictive criteria. *Radiology.* 2008;246(3):804–811.

56. Lutz MP, Zalcberg JR, Glynne-Jones R, et al. Second St. Gallen European Organisation for Research and Treatment of Cancer Gastrointestinal Cancer Conference: consensus recommendations on controversial issues in the primary treatment of rectal cancer. *Eur J Cancer.* 2016;63:11–24.

57. Heriot AG, Grundy A, Kumar D. Preoperative staging of rectal carcinoma. *Br J Surg.* 1999;86:17–28.

58. Kim NK, Kim MJ, Yun SH, et al. Comparative study of transrectal ultrasonography, pelvic computerized tomography, and magnetic resonance imaging in preoperative staging of rectal cancer. *Dis Colon Rectum.* 1999;42:770–775.

59. Wolberink SV, Beets-Tan RG, de Haas-Kock DF, et al. Multislice CT as a primary screening tool for the prediction of an involved mesorectal fascia and distant metastases in primary rectal cancer: a multicenter study. *Dis Colon Rectum.* 2009;52(5):928–934.

60. Vliegen R, Dresen R, Beets G, et al. The accuracy of Multidetector row CT for the assessment of tumor invasion of the mesorectal fascia in primary rectal cancer. *Abdom Imaging.* 2008;33(5):604–610.

61. Pomerri F, Maretto I, Pucciarelli S, et al. Prediction of rectal lymph node metastasis by pelvic computed tomography measurement. *Eur J Surg Oncol.* 2009;35(2):168–173.

62. Harewood GC, Wiersema MJ. Cost-effectiveness of endoscopic ultrasonography in the evaluation of proximal rectal cancer. *Am J Gastroenterol.* 2002;97(4):874–882.

63. Eglinton T, Luck A, Bartholomeusz D, et al. Positron-emission tomography/computed tomography (PET/CT) in the initial staging of primary rectal cancer. *Colorectal Dis.* 2010;12(7):667–673.

64. Davey K, Heriot AG, Mackay J, et al. The impact of 18-fluorodeoxyglucose positron emission tomography-computed tomography on the staging and management of primary rectal cancer. *Dis Colon Rectum.* 2008;51(7):997–1003.

65. Tateishi U, Maeda T, Morimoto T, et al. Non-enhanced CT versus contrast-enhanced CT in integrated PET/CT studies for nodal staging of rectal cancer. *Eur J Nucl Med Mol Imaging.* 2007;34(10):1627–1634.

66. Kim JW, Kim HC, Park JW, et al. Predictive value of (18) FDG PET-CT for tumour response in patients with locally advanced rectal cancer treated by preoperative chemoradiotherapy. *Int J Colorectal Dis.* 2013;28:1217–1224.

67. Bampo C, Alessi A, Fantini S, et al. Is the standardized uptake value of FDG-PET/CT predictive of pathological complete response in locally advanced rectal cancer treated with capecitabine-based neoadjuvant chemoradiation? *Oncology.* 2013;84(3):191–199.

68. Siddiqui AA, Fayiga Y, Huerta S. The role of endoscopic ultrasound in the evaluation of rectal cancer. *Int Semin Surg Oncol.* 2006;3:36.

69. Williamson PR, Hellinger MD, Larach SW, Ferrara A. Endorectal ultrasound of T3 and T4 rectal cancers after preoperative chemoradiation. *Dis Colon Rectum.* 1996;39(1):45–49.

70. Marone P, de Bellis M, Avallone A, et al. Accuracy of endoscopic ultrasound in staging and restaging patients with locally advanced rectal cancer undergoing neoadjuvant chemoradiation. *Clin Res Hepatol Gastroenterol.* 2011;35(10):666–670.

71. Vanagunas A, Lin DE, Stryker SJ. Accuracy of endoscopic ultrasound for restaging rectal cancer following neoadjuvant chemoradiation therapy. *Am J Gastroenterol.* 2004;99(1):109–112.

72. Romagnuolo J, Parent J, Vuong T, et al. Predicting residual rectal adenocarcinoma in the surgical specimen after preoperative brachytherapy with endoscopic ultrasound. *Can J Gastroenterol.* 2004;18(7):435–440.

73. Rau B, Hunerbein M, Barth C, et al. Accuracy of endorectal ultrasound after preoperative radiochemotherapy in locally advanced rectal cancer. *Surg Endosc.* 1999;13:980–984.

74. Maor Y, Nadler M, Barshack I, et al. Endoscopic ultrasound staging of rectal cancer: diagnostic value before and following chemoradiation. *J Gastroenterol Hepatol.* 2006;21(2):454.

75. Napoleon B, Pujol B, Berger F, et al. Accuracy of endosonography in the staging of rectal cancer treated by radiotherapy. *Br J Surg.* 1991;78:785–788.

76. Ramirez JM, Mortensen NJ, Takeuchi N, Humphreys MM. Endoluminal ultrasonography in the follow-up of patients with rectal cancer. *Br J Surg.* 1994;81:692–694.

77. Dresen RC, Peters EE, Rutten HJ, et al. Local recurrence in rectal cancer can be predicted by histopathological factors. *Eur J Surg Oncol.* 2009;35(10):1071–1077.

78. Law WL, Chu KW. Anterior resection for rectal cancer with mesorectal excision: a prospective evaluation of 622 patients. *Ann Surg.* 2004;240(2):260–268.

79. Jörgren F, Johansson R, Damber L, Lindmark G. Risk factors of rectal cancer local recurrence: population-based survey and validation of the Swedish Rectal Cancer Registry. *Colorectal Dis.* 2010;12(10):977–986.

80. Novell F, Pascual S, Viella P, Trias M. Endorectal ultrasonography in the follow-up of rectal cancer. Is it a better way to detect early local recurrence? *Int J Colorectal Dis.* 1997;12:78–81.

81. Lohnert M, Dohrmann P, Stoffregen C, Hamelmann H. Value of endorectal sonography in the follow-up of patients treated surgically for rectum carcinoma. *Zentralbl Chir.* 1991;116:461–464.

82. Mellgren A, Sirivongs P, Rothenberger DA, et al. Is local excision adequate therapy for early rectal cancer? *Dis Colon Rectum.* 2000;43:1064–1071.

83. Rex DK, Kahi CJ, Levin B, et al. Guidelines for colonoscopy surveillance after cancer resection: a consensus update by the American Cancer Society and the US Multi-Society Task Force on Colorectal Cancer. *Gastroenterology.* 2006;130(6):1865–1871.

84. Gleeson FC, Larson DW, Dozois EJ, et al. Recurrence detection following transanal excision facilitated by EUS-FNA. *Hepatogastroenterology.* 2012;59(116):1102–1107.

85. Boo SJ, Byeon JS, Park do H, et al. EUS-guided fine needle aspiration and trucut needle biopsy for examination of rectal and perirectal lesions. *Scand J Gastroenterol.* 2011;46(12):1510–1518.

86. Honda K, Akahoshi K, Matsui N, et al. Role of EUS and EUS-guided FNA in the diagnosis of rectal implantation cyst at an anastomosis site after a previous low anterior resection for a rectal cancer without evidence of cancer recurrence. *Gastrointest Endosc.* 2008;68(4):782–785.

87. Mohamadnejad M, Al-Haddad MA, Sherman S, et al. Utility of EUS-guided biopsy of extramural pelvic masses. *Gastrointest*

Endosc. 2012;75(1):146–151.

88. Puri R, Eloubeidi MA, Sud R, et al. Endoscopic ultrasound-guided drainage of pelvic abscess without fluoroscopy guidance. *J Gastroenterol Hepatol.* 2010;25(8):1416–1419.

89. Wei SC, Su WC, Chang MC, et al. Incidence, endoscopic morphology and distribution of metastatic lesions in the gastrointestinal tract. *J Gastroenterol Hepatol.* 2007;22(6):827–831.

90. Dumontier I, Roseau G, Palazzo L, et al. Endoscopic ultrasonography in rectal linitis plastica. *Gastrointest Endosc.* 1997;46(6):532–536.

91. Bhutani MS. EUS and EUS-guided fine-needle aspiration for the diagnosis of rectal linitis plastica secondary to prostate carcinoma. *Gastrointest Endosc.* 1999;50(1):117–119.

92. Pishvaian AC, Ahlawat SK, Garvin D, Haddad NG. Role of EUS and EUS-guided FNA in the diagnosis of symptomatic rectosigmoid endometriosis. *Gastrointest Endosc.* 2006;63(2):331–335.

93. Mascagni D, Corbellini L, Urciuoli P, Di Matteo G. Endoluminal ultrasound for early detection of local recurrence of rectal cancer. *Br J Surg.* 1989;76(11):1176–1180.

94. Gleeson FC, Clain JE, Rajan E, et al. Secondary linitis plastica of the rectum: EUS features and tissue diagnosis (with video). *Gastrointest Endosc.* 2008;68(3):591–596.

95. Ulla-Rocha JL, Vilar-Cao Z, Sardina-Ferreiro R. EUS-guided drainage and stent placement for postoperative intra-abdominal and pelvic fluid collections in oncological surgery. *Therap Adv Gastroenterol.* 2012;5(2):95–102.

96. Ramesh J, Bang JY, Trevino J, Varadarajulu S. Comparison of outcomes between EUS-guided trans-colonic and trans-rectal drainage of abdominopelvic abscesses. *J Gastroenterol Hepatol.* 2013;28(4):620–625.

97. DeWitt J, Mohamadnejad M. EUS-guided alcohol ablation of metastatic pelvic lymph nodes after endoscopic resection of polypoid rectal cancer: the need for long-term surveillance. *Gastrointest Endosc.* 2011;74(2):446–447.

98. Weilert F, Shah JN, Marson FP, Binmoeller KF. EUS-guided coil and glue for bleeding rectal varix. *Gastrointest Endosc.* 2012;76(4):915–916.

99. Levy MJ, Abu Dayyeh BK, Fujii LL, et al. Prospective evaluation of adverse events following lower gastrointestinal tract EUS FNA. *Am J Gastroenterol.* 2014;109(5):676–685.

100. Gleeson FC, Kipp BR, Voss JS, et al. Endoscopic ultrasound fine-needle aspiration cytology mutation profiling using targeted next-generation sequencing: personalized care for rectal cancer. *Am J Clin Pathol.* 2015;143(6):879–888.

101. Gleeson FC, Kipp BR, Voss JS, et al. Frequency of mitogen-activated protein kinase and phosphoinositide 3-kinase signaling pathway pathogenic alterations in EUS-FNA sampled malignant lymph nodes in rectal cancer with theranostic potential. *Gastrointest Endosc.* 2015;82(3):550–556.e1.

第 19 章

肛门内镜超声检查评估肛门括约肌

STEVE HALLIGAN

（王长亮 译 张庆瑜 李 文 审校）

内 容 要 点

- 肛门内镜超声检查（AES）操作简单，可以看到肛门括约肌复合体，尤其是肛门内括约肌和肛门外括约肌。
- AES 能够显示括约肌撕裂及缺损情况。
- AES 能够显示括约肌形态特征并确定肌肉质量。
- AES 是确定肛门失禁病因的一种最重要的检查。

引言

1989 年首次报道了肛门内镜超声检查（anal endosonography，AES）[1]，这是第一种具有足够空间分辨率的技术，以显示肛门括约肌复合体结构，进而解释括约肌功能相关的各个组成部分。尽管有磁共振成像（magnetic resonance imaging，MRI）问世（包括肛内接收线圈），AES 仍具有最高空间分辨率以及简便易行等优点。AES 的推出引发了对肛门失禁原因（及其治疗）的革命性再认识，既往一直认为肛门失禁主要是由盆腔神经病变引起 [2]。当使用 AES 对肛门失禁患者进行研究时，发现很多病例存在隐性的肛门括约肌中断。肛门括约肌中断的患者可行外科手术治疗来恢复括约肌环的完整性。而对括约肌完整但括约肌质量较差的患者可采取保守治疗或其他的手术方法。

目前，尽管都在频繁使用生理检测，但 AES 检查已经逐步取而代之，成为上述患者临床诊断过程中的关键检查手段。AES 可能是评估产后损伤的最佳方法，同时也有助于判定引起大便失禁的其他病因。例如，使用 AES，检查者可以通过特定的括约肌萎缩表现来判定神经性大便失禁，还可以识别肛门外科术后隐匿、预期外的括约肌损伤。

设备及检测技术

虽然可以用内镜超声对肛门进行检查，但最好还是使用专门的肛门超声探头。肛门是一个表浅的结构，与专门设计的超声探头相比，内镜超声既繁琐又昂贵。AES 最初设计为用于鉴别直肠癌分期和前列腺成像的 7.5 MHz 的传感器。其探头由橡胶气囊包绕，经肛门插入直肠，将气囊充满脱气水，机械转动探头从而显示直肠肠壁 360° 的超声图像。伦敦圣马克医院的 Clive Bartram 教授通过将软橡胶气囊更换为锥形硬塑外壳，使探头可以安全地进出肛门 [1]。在此之前这一操作是不可能实现的，因为旋转金属探头引发的肛门收缩会导致球囊破裂。

新型的探头内装备了一个频率更高的、具有永久硬性外壳的固定换能器（图 19.1），有些还具备三维（three-dimensional，3D）立体功能，需要在图像采集时撤出探头（例如 EUP-R54AW-19/33 日立医疗系统，Wellingborough，英国）或者在囊内装有可沿 Z 轴移动、而头部在肛管内保持固定的换能器（例如，2052 换能器，BK Medical，Herlev，丹麦）。

如前所述，肛门成像最好使用专用的刚性探头。但是，如果没有专用探头，可以使用内镜超声。当这类系统在 20 世纪 80 年代末第一次引进时，唯一可用的仪器是机械径向系统（GF-UM3 和 EU-M3，Olympus，东京）。最初，人们试图利用该仪器来评估肛门括约肌，但存在 UM3 的最佳聚焦区超出括约肌范围的问题（为距传感器 1 ~ 2 cm）。唯一能让括约肌进入这个聚焦区的方法是充盈传感器周围的球囊，但是这样做会挤压肛门括约肌，令患者感到非常不适，而且所得图像也不清晰。在 20 世纪 90 年代初，计划进行肛门括约肌检查的单位必须购买专用系统（如前所述）。作为回应，奥林巴斯从 2000 年开始销售刚性径向机械探头（RU-75M-R1 和 ru-12m-r1），旨在检测括约肌和直肠，并与现有的径向内镜超声处理器兼容。这种刚性探头至今仍在市

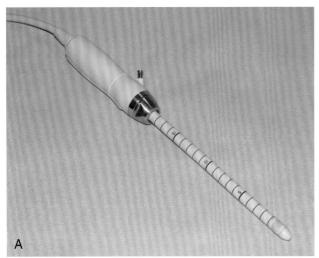

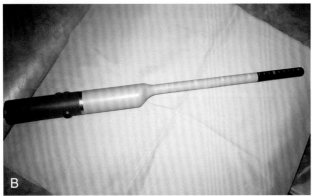

● **图 19.1** 检查肛门括约肌复合体的超声探头。A. 日立 EUP-R54AW-19/33 电子环扫探头。B. B 和 K 医疗 1846 探头（A. 日立医疗系统提供，威灵，英国；B. BK 医疗提供，Herlev，丹麦）

场上销售，并且与 EU-ME2 和 EU-ME2 Premier Plus 超声处理器兼容。随着时间的推移，径向机械技术逐渐被电子阵列系统所取代。电子径向技术的优点是它的可变焦距和良好的分辨率。虽然没有做对比研究测试，但许多从业者认为，目前的电子径向系统足以进行肛门括约肌评估。

有经验的操作者行 AES 检查，操作时间短，检查很简单，患者容易耐受。患者无需特殊准备。患者被告知就像小手指进入肛门那样会有些不适，比做肛门指诊要舒服得多。对于患者而言，探头可能是令人恐惧的一件设备，所以必须告知患者，探头只会进入肛门远端数厘米（而内镜超声进入直肠显然可以插的更深一些）。

男性取左侧卧位，女性最好俯卧位进行检查。女性在左侧卧位检查时可能会偶尔扭曲前会阴解剖结构，从而出现不对称的伪像，难以区分正常解剖

特征和会阴疤痕[3]。在过去，需要用注射器通过侧孔注入脱气水并充满换能器，将位于探头尖端的空气通过针孔排出，以实现声耦合。而最新的探头只需要在尖端涂抹润滑用的超声检查专用胶，然后套上一个便于插入的有润滑作用的保护套，只要探头插入肛门，立刻就可进行图像采集。操作要领是将探头即换能器插入直肠远端，然后缓慢回撤探头以检查肛门括约肌。

对于所有的超声检查，检查发现的疾病通常是基于实时显示在监视器屏幕上的超声图像（三维采集除外，其全部的检查可以稍后重放）。然而为了存档，通常需要静止图像，作者发现从近端肛管、中段肛管和远端肛管（见下文）这三个层次可以很方便地获得这些静止图像。在这三个解剖水平按标准放大倍率成像，然后在每个部位用更高的 3 倍率放大重复检查，总共生成 6 幅图像。模拟轴向医学成像的标准，此时探头是定向的，以保证其前部（即在 12 点钟的位置）在最上层。对于有经验的、熟悉正常与异常解剖结构的操作者，特别当被检者肛门括约肌正常时，检查通常非常快，也许只有一分钟左右。

肛门括约肌解剖

充分了解肛门基本解剖显然是准确解读 EUS 声像结果的一个先决条件。肛门括约肌包括肛门外括约肌和肛门内括约肌：肛门外括约肌（external anal sphincter，EAS）由横纹肌组成，而肛门内括约肌（internal anal sphincter，IAS）是平滑肌。两种括约肌形成了两个圆柱层，肛门内括约肌层在最内层（图 19.2）。

EAS 起自盆底横纹肌层，该结构由三层柱状纤维束构成（分浅层、深层及皮下层），但在实际工作中很难区分。深层部分与耻骨直肠肌（耻骨尾骨肌）相融合，该肌群本身与盆底的肛提肌相合并。肛门外括约肌向末端延伸 1cm 就是 IAS，它是肛门外括约肌皮下组织的一部分。在 EAS 前方是一些密切相关的周边结构，如会阴浅横肌和会阴体。在后方，是连续的提肛韧带，在男性中通常更加明显，应避免误认为是后括约肌缺损。女性 EAS 前部（在头尾方向，即纵向）比男性更短，该特征应避免与括约肌缺损混淆。

IAS 由肠管末端平滑肌环形增厚所形成，它从

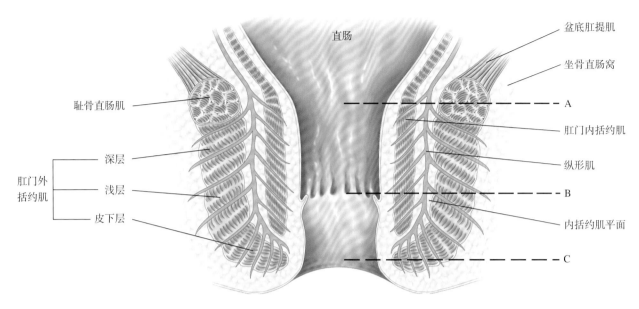

肌提肌 盆底肛提肌

坐骨直肠窝

直肠

耻骨直肠肌

A

肛门内括约肌

纵形肌

深层

肛门外
括约肌

浅层

B

皮下层

内括约肌平面

C

● **图 19.2**　重要的肛管冠状面结构示意图。扫描水平对应于图 19.3

肛门直肠交界处延伸至齿状线以下约 1～1.5 cm（图19.2）。肠管纵行肌也终止在肛管，但与 IAS 相比不太明显。在 EAS 与 IAS 之间有互相交叉的纵行肌，终止于皮下肛门外括约肌和皮下肛门。内外括约肌之间的纵行肌的括约功能与内外括约肌相比较弱，其主要功能为在排便时起支撑作用，防止肠管扭转[4]。在 EAS 和纵行肌之间有一层潜在的平面，可能由脂肪充填。肛门括约肌被包围在坐骨与肛门所形成的空间（通常简称为坐骨直肠窝），主要含有脂肪。

肛门括约肌正前方是中央会阴肌腱或会阴体。在男性，中央会阴肌腱位于后球海绵体肌和阴茎海绵体及其相关肌肉，而在女性，就位于肛门阴道隔内。许多结构的纤维插入到会阴体中，如肛门外括约肌，会阴深、浅横肌，球海绵体肌，耻骨直肠肌。这些结构不应该与括约肌的缺陷相混淆。例如，应鉴别会阴浅横肌与 EAS 之间的关系，目前已经确认肛门括约肌存在正常的解剖学变异体[5]。

远端肛管内衬复层鳞状上皮，内含丰富的感受器。这些感受器大部分集中在齿状线与近端柱状上皮交界处。肛管皮下组织比较厚，该皮下组织及其下方的血管结构，即肛垫，在抑制排便方面也发挥了重要作用。

正常内镜超声下成像

因为肛门周围的括约肌是圆柱形的，因此 360°

的视野是最佳的，若考虑括约肌缺损，其轴面结构图像对外科手术具有指导价值。如前所述，为简化操作，应至少在三个层面取得基准图像，即肛管近端、中段和远端。

近端肛管主要通过耻骨直肠肌和横向的会阴部肌肉来确定（图 19.3A）。耻骨直肠肌韧带环绕着肛门直肠交界并与之混合，EAS 可以识别该结构，因其前端在连接耻骨弓的部位向外散开（图 19-3A）。肛门内括约肌超声下显示为一个连续的高回声环，而其他邻近组织显示为低回声，所以肛门内括约肌容易区分于其他相邻的肛管结构。皮下组织、肛门外括约肌和纵行肌一般都表现为不同程度的高回声，尽管同肛内核磁相比，超声检查已有很大帮助[6]，但还是难以精准辨别这些组织的边界。传感器频率的增加提高了空间分辨率[7]，也有助于清晰显示三维成像的超声解剖[8]。

Sultan 等[9] 在他们开创性的早期研究中，对尸体标本的肛管组织逐层切除，并进行了详细成像，从而验证了超声下所见结构。研究者发现，正常肌肉组织的回声随着传感器方向的改变而改变。因此，正常的各种横纹肌滑动可能出现低回声，这取决于其传感器方向，应避免与括约肌撕裂或疤痕相混淆。

如果超声探头从近端肛管回撤 1 cm 或更多一些，就会发现随着耻骨直肠肌逐渐延伸至肛门外括约肌，耻骨直肠肌的前端将会聚集在一起。将肛门外括约肌形成的一个完整圆环的位置定义为肛管中部（图 19.3B）。在这个位置，肛门内括约肌最厚且最易观察。在这个层面，内括约肌层和纵行肌易被区分为两个不同的层面，而纵行肌形成了明显的平滑肌纤维束。

缓慢回撤探头更多一些，将视野移动到皮下肛门外括约肌（图 19.3C）。该结构位于肛门内括约肌末端以下，如果其末端不规则，这些肌肉要么不可见，要么部分可见（一种常见的正常变异）。通常不可能在这个水平明确地看到纵行肌，因为它在交叉至肛门外括约肌时已经变薄，并且主要由弹性纤维组织构成，而不是邻近的平滑肌。

操作者只有牢固掌握了之前描述的正常超声解剖结构，才能正确解读 AES 检查的超声图像。肛门括约肌疾病是指括约肌肌肉中断（即继发于各种原因的括约肌裂伤）或者由神经肌肉萎缩或变性引起的肌肉质量异常。为了正确地鉴别肌肉质量，应该认识到正常的超声图像表现取决于患者的年龄和性

别。Frudinger 等 [7] 通过高频率 AES 检查 150 例从未生育过的妇女，发现了与年龄相关的肛门括约肌形态学差异，结果显示肛门内括约肌的厚度与年龄呈显著正相关。相反，肛门外括约肌的厚度与年龄呈显著负相关 [7]。也有一些证据表明，IAS 的反射率随年龄的增加而增加。在皮下组织、纵行肌或耻骨直肠肌中，年龄与其厚度无明显相关性 [7]。

正常成人 IAS 平均为 2 ~ 3 mm 厚（在肛管中部三点或九点的位置）。较薄的肛门内括约肌在有症状的老人中更有意义（见后面的部分）。此外，由于同邻近结构对比明显，很容易测量 IAS，但其他的肌肉可能比较难以测量，并且可能存在更大的观察误差。Gold 等 [10] 连续纳入 51 例患者，测量其肛管结构，结果发现组内一致性要优于组间一致性，测得肛门外括约肌 95% 一致性界限为 5 mm，而肛门内括约肌为 1.5 mm [10]。诊断括约肌中断和肛门内括约肌回声的组内一致性非常好，这表明 AES 具有可

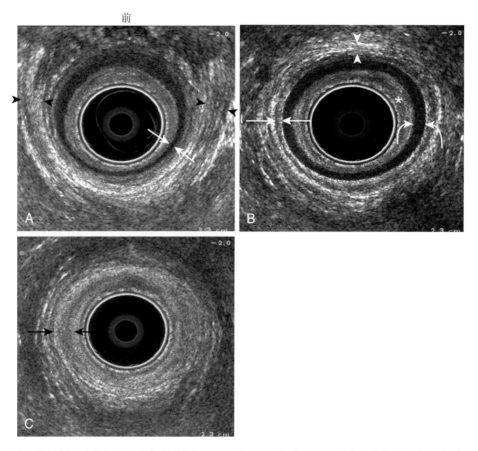

● **图 19.3** 女性正常肛管的超声声像解剖。此扫描使用 10 MHz 的 360° 探头。A. 近端肛管水平。在这个层面，耻骨直肠肌的前端及其两面的边界清晰可见（箭头之间），其肌肉纤维向耻骨延伸。也可以清楚地看到肛门括约肌之间的低回声（箭头）。B. 肛管中部。在这个层面，外括约肌（浅层部分）形成一个完整的环包绕着肛管，前端更为明显（箭头之间）。内括约肌是最厚的结构（弯曲的箭头之间）。括约肌肌间层和纵行肌（箭头之间）在内外括约肌之间。皮下组织（星号）位于内括约肌内侧。C. 远端肛管水平。在这个层面，最明显的肌肉组织是皮下外括约肌（箭头之间），因为扫描平面是内括约肌的末端

推广的诊断价值（κ 值分别为 0.80 和 0.74）[10]。

考虑到肛管结构的尺寸和超声表现，男性和女性的超声图像存在明显的差异。最重要的是，在头尾方向（即纵向），女性肛门外括约肌前部的完整环状结构更短。不久前这种差异已被鉴别，且Williams 等 [8] 使用 3D AES，发现女性肛门外括约肌的头尾长度约为 17 mm，而男性为 30 mm。女性更短的前端肛门外括约肌可能被误认为是括约肌缺损。此外，男性的各种肌肉结构通常具有更多的横纹肌样表现（图 19.4）。

肛门括约肌功能

绝大多数临床医生推荐 AES 检查，主要针对主诉肛门失禁、排气失禁，或者是排气排便均失禁的患者。因此，了解一些肛门括约肌功能的基础知识十分重要。

肛门括约肌是人体最复杂的括约肌。控便功能是由肛门和盆底肌肉之间的多方面关系维持的，结合了体神经和自主神经通路，在排便时必须暂时抑制其效应。肛门内括约肌是受交感骶前神经纤维支配的，且不受意识控制。它主要负责在静息状态下停止肛门收缩，这是一个连续的不随意收缩状态。尽管是横纹肌，耻骨直肠肌和肛门外括约肌也显示出一些静息张力，且可以在腹内压突然增加时迅速自主收缩肛门以防止肛门失禁。肛门外括约肌受阴部神经（S2、S3 和 S4）支配。

排便是在运动和吃饭时由结肠平滑肌收缩诱发

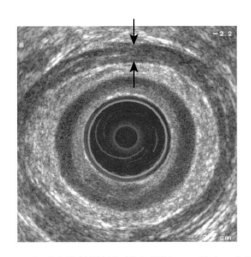

● 图 19.4　在无症状的男性肛管中部行 AES 检查。与图 19.3 相比有更多的横纹肌样表现。特别是外括约肌（箭头之间）呈相对低回声表现

的。这些收缩推动粪便从乙状结肠进入空旷的直肠，且刺激直肠感觉神经产生排便冲动。这些神经也能确定直肠内容物的性质（即固体、液体或气体）。除了括约肌的完整性外，全直肠的感觉和鉴别气体、液体或固体内容物的能力是排便自控能力的重要组成部分。一项研究表明 [11]，由于一些感觉感受器位于骨盆底部，因此直肠切除后感觉持续存在。直肠填充引起肛门括约肌舒张反射（直肠 - 肛门抑制），直肠收缩，耻骨直肠肌和肛门外括约肌收缩，这两者都是由意识控制的大幅度调节。肛管内的粪便在齿状线接触神经感受器，大大强化了排便冲动，这可被剧烈的横纹肌收缩有力地抑制，直到排便情况允许。此时，盆底松弛和腹内压增加创造了一个从直肠到肛门的压力梯度，进而导致排便。

肛门外括约肌和肛门内括约肌在肛门排便运动中的正常功能和作用可以用来预测哪块肌肉是异常的。例如，肛门内括约肌异常通常导致被动性大便失禁（即患者不知道大便失禁即将发生），但肛门外括约肌异常更多表现为急迫性大便失禁（例如，患者无法有意识地推迟排便）[12]。

肛门直肠生理测试

肛门直肠生理试验可检测神经完整性、传导以及肌肉性能，并能够检查括约肌的完整性及其功能。几乎没有生理学测试可以绝对地做出诊断（仅依靠生理学检查做出诊断是武断的），多数情况下需要考虑患者的症状、临床表现和影像学检查。例如，低压力可能是由括约肌缺陷或神经系统疾病引起，但反过来，括约肌缺陷也可能有正常压力。然而，这些测试提供了宝贵的补充信息，并需要进一步结合超声内镜检查，内镜医师应该知晓其临床意义。在不同的实验室，其标准值不同。

测压法

测压法比简单的数字检查更精确地测定直肠和肛门的压力。从连接到压力传感器的简单气囊，到能够同时测量多个位置的压力并以 3D 方式显示压力的多通道探头，甚至是可以连续记录数小时的动态系统，其复杂程度各不相同。当导管从直肠撤回到肛门时记录到的压力升高，当到达肛门边界时又降至正常。这个区域定义为功能肛管长度（相对于解剖长度，通常是较短的）。肛门失禁的患者的压力

区往往是减少的。一个稳定的肛门测压导管可以测量肛管静息压力，它主要反映了肛门内括约肌的功能。静息压降低多数提示肛门内括约肌疾病。相反，当患者自动收缩肛门时产生的压力高于静息压时，它反映了肛门外括约肌的功能。当肛门外括约肌裂伤和产后损伤时这种压力往往是降低的。当静息压和收缩压都出现异常时考虑肛门内外括约肌复合疾病，这些结果对于个体患者而言都不具备绝对的特异性。

阴部神经反射延迟

阴部神经终末运动延迟可以由阴部神经刺激引起肛门括约肌收缩所需的时间来确定。试验通过使用指尖带有刺激电极的一次性手套，在压力感受器基底部刺激坐骨棘附近的神经，该神经同时拥有感觉和运动神经元[13]。目前认为拉伸引起的损伤导致神经传导缓慢，拉伸损伤主要是由于分娩[2,14]或慢性拉伤[15]所致，在正常人中给予过度拉伸可以立即显示神经传导减慢现象。阴部神经病变的临床意义尚不清楚，其中神经病变的程度与盆底下降和肛门的感觉应该是直接相关的，但研究结果不能证明这点[16]。然而，那些具有阴部神经潜伏期异常的患者，尽管他们的肛门括约肌是完整的，但常常由于括约肌神经变性而导致大便失禁，而且一旦存在潜在的神经病变，那么括约肌将很难通过手术成功修复[17]。

肌电图描记法

针电极插入 EAS 可以确定其电活动和肌肉质量。失去神经支配的括约肌可以通过将附近健康神经轴移植过来以改善神经传导，而肌电图描记法可以量化评估移植效果，因为所记录的括约肌的动作电位是多相的。在发明 AES 检查以前，肌电图一直是术前诊断肛门括约肌撕裂唯一可靠的方法；针电极插入疑似病变部位时记录不到肌电位（因为是盲插，也有可能针电极没有插到正常的肌肉组织）。针电极沿肛门行环周穿刺，直到产生正常电位，从而寻找括约肌的病变位点。肌电图描记法是有痛的，且不能麻醉，因为局部麻醉会干扰电位记录。幸运的是，在检测括约肌功能缺陷方面，AES 检查比肌电图描记法更有优势[18]。

肛门失禁的超声下表现

正如前面提到的，大多数临床医生使用 AES 检查大便失禁。肛门失禁可能有多种原因，其中很多机制涉括约肌的完整性和质量。目前认为 AES 可以起到评估这个问题的核心作用，因为 AES 能可靠地识别这些患者是否有括约肌撕裂，并选择出可能受益于恢复括约肌环手术的患者，还能防止对其他的患者进行不必要的手术。体格检查不能可靠地检测肛门括约肌是否缺损，肛管压力虽然可以帮助评估括约肌功能，以确定是否正常，但不能明确原因是括约肌完整性丧失还是神经病变。

肛门失禁是很常见的，尤其是妇女，其患病率随着年龄的增长而增加。年龄超过 45 岁的妇女中，2% 患有肛门失禁[19]，超过 65 岁时患病率上升至 7%[20]。在养老院或医院，约有 1/3 的人群有肛门失禁[19]，并可能因漏报而存在更高的患病率。肛门失禁对国民经济已有一定的影响，如 1988 年的一项研究估计，仅在美国，每年用于治疗肛门失禁的费用高达 4 亿美元，并且肛门失禁是老年患者入住护理型养老院的第二常见原因[21]。目前已经建立了几个肛门失禁的临床分级系统。

产后损伤

分娩是肛门失禁的常见原因，分娩直接撕裂肛门括约肌或损伤括约肌神经。分娩时肛管损伤常被称为"产后肛门括约肌损伤"。在 AES 发明及应用之前，普遍认为括约肌神经损伤是分娩相关大便失禁的主要原因，因为阴道分娩后由于拉伤影响了阴部神经传导[2]，但肛门括约肌撕裂伤仍被认为并不常见，因为临床上阴道分娩所致肛门括约肌撕裂伤的几率只有 1/200[22]。然而，通过 AES 检查发现肛门括约肌撕裂发生率比原来设想的要高得多。一项早期 AES 研究表明，11 例被诊断为神经性大便失禁的经产妇中，4 例存在明确的肛门括约肌损伤[23]。进一步的研究表明，62 例肛门外括约肌损伤的女性中有 56 例与分娩裂伤有关（90%）[24]。

在一个具有里程碑意义的研究中，Sultan 等[25]通过 AES 研究 202 例随机选择的女性，检测其分娩前后括约肌的损伤情况，发现 79 例初产妇中有 28 例肛门括约肌损伤（35%），48 例经产妇中有 21 例肛门括约肌损伤（44%）。此外，括约肌损伤的超声内镜表现与分娩后 6 周的肛门失禁症状及生理学损伤相关，表现为静息压和肛门收缩压降低。同时初产妇分娩前均未出现括约肌障碍，剖宫产的女性无 1 例出现括约肌缺陷。这些研究结果证实，阴道分娩可以导致括约肌损伤，尤其是产钳牵拉术。此外，该研究还证实，单纯阴道分娩后立即行会阴部检查会漏诊多数的肛门括约肌损伤患者。

如果在分娩时有重大损伤，肛门失禁会立刻发生，但有许多女性会晚一些出现。这可能是由于多次分娩、进行性神经病变、年龄、更年期等因素的累积效应超出了机体的代偿机制。很多女性由于尴尬而不阐述病情，或是因为她们的医生认为这种病症无法治愈。超声内镜检查的准确性无论在病理组织结构[9]上还是在外科手术中[18]都已得到证实，并且准确率能达到95%[23,26-27]。例如，一项包含44例患者的研究发现，所纳入的患者中术前超声内镜检查显示23例肛门外括约肌有缺损，21例肛门内括约肌有缺损，所有患者都在以后的外科手术中得到证实[26]。

括约肌为圆柱体结构，一旦发现中断就可诊断为括约肌撕裂。肛门内括约肌环低回声区域的中断提示肛门内括约肌缺损，而回声更不均匀的肛门外括约肌的不连续性定义为肛门外括约肌缺损，病变位于内括约肌平面及纵行肌的周围。严重损伤中，整个括约肌前部功能完全丧失，伴有阴道与肛管之间的泄殖腔缺损（图19.5）。产后损伤通常位于前部，即阴道部位。由于毗邻肛门内外括约肌，因此产后损伤经常同时累及上述两个部位。单纯的肛门外括约肌损伤在产后损伤中比较少见，单纯的肛门内括约肌损伤更是罕见。

括约肌末端之间形成瘢痕组织，形成超声"缺陷"（图19.6～图19.8）。目前尚不清楚症状与超声

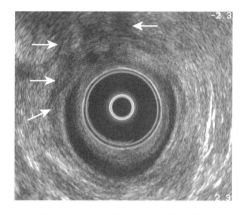

● **图 19.6**　典型涉及内、外括约肌的前部分娩损伤。29 岁的女性没有临床症状，作为研究的一部分行肛门超声检查。分娩后一期修补术是对外括约肌进行了一定程度的修复，但修补后在超声声像图上仍显示有缺损（箭头所指）

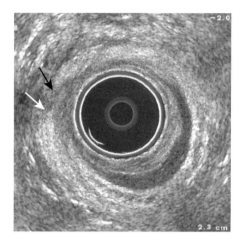

● **图 19.7**　典型涉及内、外括约肌的前部分娩损伤。经一期修补后的括约肌理论上被很好地连接到一起（箭头所指），但患者分娩后很快出现肛门失禁

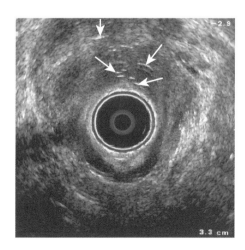

● **图 19.5**　产后损伤。女性患者经阴道分娩重 5 kg 的婴儿后前生殖腔的缺损。注意没有内、外括约肌，在缺损处的气体（箭头所指）延伸至探头的表面

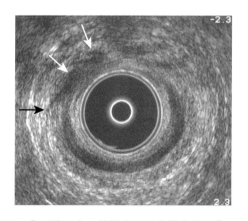

● **图 19.8**　典型涉及内、外括约肌的前部分娩损伤。55 岁的女性在阴道分娩数年后出现肛门失禁的症状。虽然退化的原因很容易归结于进行性的神经病变，但在超声内镜声像图的右前象限上还是很清晰地显示一处缺损（箭头所指）

声像图上表现的损伤范围之间如何关联。例如，一项包含 330 例女性患者的研究发现，尽管有肛门外括约肌撕裂的女性比没有肛门外括约肌撕裂的女性的基础收缩压更低，但其撕裂的形态（按照纵形及环形的范围）无论与临床症状还是肛门压力缺损均不存在相关性[28]。患者可能在最初损伤的数年后出现临床症状（图 19.8），有些患者可能存在较大的括约肌缺损，但一开始就没有任何临床症状（图 19.6）。一项前瞻性的研究结果也支持这种观点，在这项研究中，他们发现有明确的证据表明许多女性在分娩后有肛门括约肌的损伤，但她们几乎没有临床症状[29]。另外，一项研究连续纳入 124 位经阴道分娩后出现迟发性肛门失禁的女性患者，发现 71%的患者有超声图像上的括约肌缺损，并认为这是导致相关症状出现的原因，尽管分娩与临床症状的出现存在时间上的差异[30]。

　　会阴撕裂不直接涉及括约肌，因此认为它不大可能会直接导致临床症状的出现（图 19.9）。一项包含 55 例未育女性的前瞻性研究使用了 3D AES 检查，表明 29% 的受试者存在产后损伤。然而，若患者的损伤仅局限于肛提肌或会阴横部的肌肉群，则不会导致临床症状或肛门压力下降[31]。产后肛管形态可能会发生改变，但不会伴有会阴或括约肌的直接撕裂。需要特别指出的是，二维及三维研究均发现在经阴道分娩后，肛门外括约肌前部会缩短，但在超声声像上没有任何撕裂的证据（分娩后括约肌的延长会永久改变其形状，但不伴随直接的撕裂）[32-33]。另一方面，借助气体在瘘管中呈高回声的原理，用 AUS 可检查是否存在产后肛门阴道瘘，并用来描述瘘管的形态以及与括约肌功能之间的关系（图 19.10）。

　　临床诊断为括约肌撕裂后，除非有非常严重的破损，通常在局部麻醉（或硬膜外麻醉）下，在分娩后立即进行"初级修复"以关闭会阴。初级修复的效果差异很大，AES 对诊断撕裂、损伤程度以及评估初级修复的程度和效果都至关重要。虽然发现了撕裂并进行修补，但很显然许多女性在一期修补术后仍承受着肛门失禁的痛苦。纳入了 156 例上述患者的研究发现，40% 的研究对象存在肛门失禁，在超声声像图上表现为持续的括约肌缺损[34]。另一项研究也发现，56 例女性中的 44 例（79%）经阴道分娩后在临床上发现有肛门外括约肌的撕裂，虽然已行一期括约肌修补术，在超声声像图上仍显示有

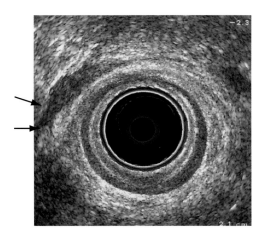

● **图 19.9**　会阴瘢痕。一位无临床症状的女性，经阴道分娩后行超声内镜检查，在图像的右前象限显示一处会阴瘢痕（箭头所指）

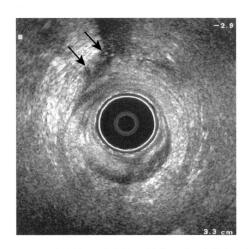

● **图 19.10**　阴道分娩延时女性的前位肛门阴道瘘（箭头所指）

持续的括约肌缺损，而且与那些经修补后没有超声声像缺损的女性患者相比，上述患者伴有更多的临床症状[35]。这些发现同样被其他的研究者所证实，认为许多女性的初级修复并不完全[36]。

　　一期括约肌修补术的目标是恢复括约肌环的完整性，但似乎在许多情况下并没有实现手术目标（图 19.11）。这可能是因为阴道分娩后会阴的急性水肿与瘀伤等因素使得解剖结构不清并妨碍修补，或者产科医生和（或）助产士对识别和修复括约肌损伤的培训不足。一项研究对 48 例行一期修补术的女性患者进行了 2 ～ 7 天的观察，发现 90% 的患者存在超声声像上的缺损。很多缺损多位于近端肛管，提示最初的修补术是不彻底的[37]。调查者总结发现，修补不完全主要是由于外科手术经验不足所

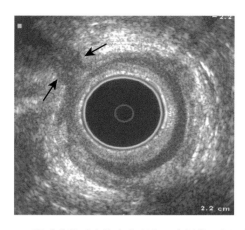

● **图 19.11**　阴道分娩后在临床发现有三度损伤，行一期修补术后的 AES 检查。明显可见持续的外括约肌缺损（箭头所指）

致，而与括约肌损伤的范围关系不大，因为许多操作都是由低年资医生或助产士来完成的。最新的数据也发现，当 AES 上没有发现括约肌损伤时，临床上仍诊断括约肌损伤，再次说明临床的经验不足[38]。Cochrane 的一项回顾性研究发现，一些证据表明，在初次修复前常规使用 AES 可以识别撕裂并确保初次修复充分，从而减少随后的肛门失禁[39]。阴道分娩后常规使用 AES 可以鉴别出临床隐匿性括约肌撕裂，这些患者的括约肌在随后的分娩中可能面临进一步撕裂的危险[40]，这会增加累积性损伤的风险[41-42]。

　　内镜检查也用于研究常规收集的分娩相关变量能否预测随后的括约肌破坏。一项包含 159 例女性患者的研究发现，超声影像上的撕裂与婴儿头围、体重、会阴侧切术或宫缩时间无关[43]。但是，借助产钳分娩与括约肌撕裂密切相关[43]，其他研究人员也认识到这种相关性[25,44]。其他研究者也已发现括约肌撕裂与硬膜外麻醉下第二产程延长相关联，产程延长增加了括约肌撕裂的风险，相对危险度比值比为 2∶1[44]。如果 AES 检查条件受限，可以对分娩后女性进行一份简单的肛门失禁问卷调查，来确定有无括约肌的损伤。Frudinger 等[29] 的研究发现，通过上述途径可以识别 60% 经阴道分娩后有持续外括约肌撕裂的患者。

　　如果在一期修补术后仍有症状残留，并且在超声声像上有明确的括约肌持续缺损的证据，那么这些患者可能需要进行二期括约肌修补术。越来越普遍的选择是实施前折叠修补术，手术是将受损肛门外括约肌的末端先游离、折叠（绷紧肛管），再将

它们缝合在一起。大约 85% 的女性术后症状会立即缓解，但这种缓解并不持久，5 年后该比例会降到 50% 左右[45]。下降的原因尚不明确，但伴随的进行性神经病变可能参与其中，这可能是由术中阴部神经的损伤或肛门括约肌的失神经支配及缺血所导致。尽管如此，即使之前有过多次尝试，再次尝试行二期括约肌修补术也是可行的，并且能够缓解临床症状，另外延迟的括约肌修补术也是可行的，因为它能很好地缓解临床症状[46-47]。另一种选择是简单地对括约肌末端行"端到端"修复。虽然 Cochrane 的一项回顾性研究发现，这种修复方法在 1 年随访时效果不如重叠修复，但在 3 年随访时两种方法是相当的[48]。

　　内镜超声检查在评价二期修补术方面能起到一定的作用。例如，超声声像上修补的完整性与临床症状及生理状态的改善都有关联[49]。完善的前括约肌修补术后，其括约肌的末端在超声内镜下表现为括约肌的折叠良好（图 19.12），而较差的修补术后则表现为持续的括约肌缺损（图 19.13）。因为肛门内括约肌修补并不值得尝试，因此只能进行肛门外括约肌修补。在良好的外括约肌修补的前提下，若残留内括约肌缺损，可能会造成持续的临床症状，尤其是对于被动性失禁的患者。

　　AES 是识别女性有无产后相关肛门括约肌损伤的一项革命性的检查方法，但一些学者对 AES 判断外括约肌撕裂的确切发病率存有异议。例如，虽然 Sultan 等[25] 具有里程碑意义的研究发现，初产妇肛门外括约肌撕裂的发生率为 35%，Varma 等[50] 则报道了真实的发生率接近 9%，其他的研究者报道为 17%[51]。为解决发生率的不确定性，一项包含了 717 例初产女性的 meta 分析显示，括约肌缺损在初产女性中的发生率为 27%，其中 30% 具有临床症状。研究者认为括约肌断裂导致产后肛门失禁发生的概率为 80%[52]。

特发性的肛门内括约肌变性及外括约肌萎缩

　　并非所有的肛门失禁都是括约肌撕裂造成的。很多失禁患者具有完整的括约肌结构，但是括约肌肌肉的功能由于神经肌肉的变性而受损。Vaizey 等[53] 报道了 52 例肛门失禁患者，超声内镜下患者的肛门内、外括约肌结构完整，但内括约肌很薄，且具有高反射性。反映肛门内括约肌功能的残余压力明显降低，但收缩压及阴部神经的反应时间都是

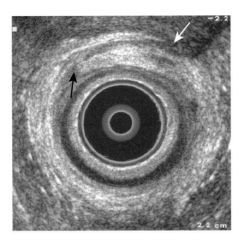

● 图 19.12　前折叠式括约肌修补术后的良好超声表现。外括约肌末端被很好折叠（箭头之间），并且没有残余缺损

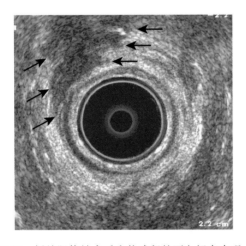

● 图 19.13　括约肌修补术后症状残留的不良超声表现。一处较大的连续缺损显而易见（箭头所指）

正常的。研究者推测这些患者肛门失禁的病因可能是不连续的、独立的内括约肌原发性变性。用 AES 很容易诊断肛门内括约肌是否变薄，而肛门内括约肌通常随着年龄的增长而增厚[7]，因此对于内括约肌厚度测量在 1 mm 或小于 1 mm 的年龄较大的患者应该考虑上述诊断（图 19.14）。还应考虑到肛门内括约肌变薄的另一个少见原因是系统性硬化病（硬皮病）[54]。

　　肛门外括约肌同样可能变性，将这个过程称为萎缩。这种现象是通过肛门内的 MRI 检查首先被发现，由于肛门外括约肌横纹肌可与坐骨肛管脂肪组织明显区别开，因此 MRI 检查比 AES 检查更容易识别肌肉组织[55]。虽然机制不明，但长期的阴部神经病变可能病因之一，肛门外括约肌的萎缩在临

床上很关键，因为它会对括约肌的修复产生不利影响。Briel 等[55]发现在此类患者中，对伴随肛门外括约肌缺损的患者进行外科手术治疗往往是不成功的，因为肛门外括约肌的功能和质量将会因萎缩而大打折扣。联合应用肛门内 MRI 及 AES 检查，Williams 等[56]明确了肛门外括约肌萎缩的超声特征，并发现在这些患者中，肛门外括约肌回声不均匀、边界不清。特别是肛门外括约肌的侧边缘不清晰，肌层比正常要薄[56]。内括约肌变性和外括约肌萎缩在同一患者中可能同时存在，这可能是长期以来被称为神经性排便失禁的超声特征（图 19.15）。确实，内外括约肌萎缩及括约肌撕裂可同时存在。

　　虽然肛门内 MRI 在诊断肛门外括约肌萎缩方面优于 AES，但研究者发现两种检查方法在诊断括约肌撕裂方面水平相当。肛门内括约肌变性的患者

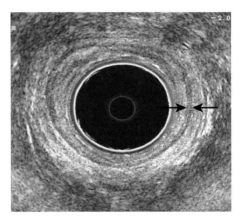

● 图 19.14　患者女，69 岁，被动性肛门失禁，AES 显示内括约肌（箭头之间）虽完整但几乎不可见，厚度测量为 0.7 mm。这提示原发性的肛门内括约肌变性

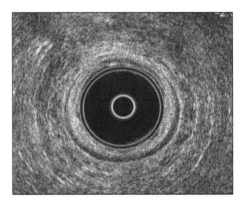

● 图 19.15　患者女，50 岁，肛门失禁，AES 显示内、外括约肌结构都很完整，但是显示不清晰。外括约肌侧边缘模糊提示萎缩，内括约肌很薄则提示变性

的病变肌层在超声内镜上很容易观察，因此 AES 特别适用于诊断该疾病，超声下表现为肌层变薄，而对于老年人，肛门内括约肌通常会随年龄增长而增厚，应仔细观察以区分正常与非正常的肛门内括约肌[57]。但用 AES 来确诊肛门外括约肌萎缩很困难，原因是首先较难界定外括约肌，其次随着年龄增长，正常的肛门外括约肌趋于变薄[7]。

医源性括约肌损伤及肛门创伤

医源性损伤是肛门失禁相对常见的病因。一项包含有 50 例患者的研究报道，在经历各种各样的肛门外科操作术后，46% 的患者发现有括约肌缺损[58]。虽然一些操作是刻意探查并分离括约肌，典型的是内括约肌切开术，而其他的一些操作通常不会引起括约肌损伤。目前已经认识到偶然的括约肌切开与痔切除术相关联（图 19.16）。一项包含 16 例患者的研究发现，在进行痔切除术后，50% 的患者存在括约肌缺损[59]。象限式切开肛门内括约肌在有症状的患者中的应用相当普遍，但是偶尔切开过深就会损伤纵行肌肉以及肛门外括约肌。

在需要行肛门扩张的患者中，也有可能损伤肛门内括约肌。在这些病例中，主要特征是环周的广泛肛门内括约肌断裂（图 19.17）。治疗肛裂的肛门拉伸术（Lord 术式）可能是这种撕裂的常见原因，如果操作不仔细，对难治性便秘患者的手动排空操作也会造成撕裂[60]。用于肛管低前位切除术的经肛吻合器可能在无意中与内括约肌吻合在一起，结果造成内括约肌缺损以及随后的被动失禁[61-62]。而侧切中有目的地分离肛门内括约肌，通常是为了仅仅分离尾部长度的 1/3。然而，一项前瞻性研究使用超声检查术后内括约肌的形态，提示所分离的肌肉的范围通常比实际预期更广泛，尤其是女性，可能是因为肛管的解剖长度短于男性[63]。这些研究已经提高了医生对过度分离肛门内括约肌的认识，因此目前许多术者都非常谨慎。一些超声研究显示，一些患者在行括约肌切开后发生过持续肛裂，但在术中并没有进行任何的肌肉分离[64]。

目前 AES 在治疗肛门失禁方面也正在发挥作用，尽管这项工作还处于初级阶段。例如，AES 可以用于监测在肛门括约肌内注射硅树脂等填充剂，以确保正确放置植入物[65-67]。更多的近期研究借助 AES 将自体成肌细胞运送至外括约肌缺损处，预想这些基因工程细胞能融入周围环境，并修复受损的

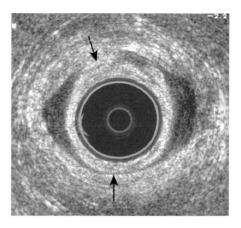

● **图 19.16**　男性患者，痔切除术后肛门失禁，超声显示广泛的内括约肌分裂及前后部较大的缺损（箭头处）

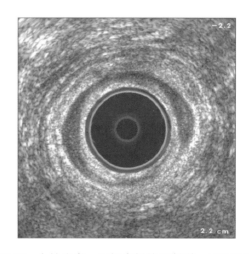

● **图 19.17**　女性患者，肛门内括约肌断裂。AES 显示肛门扩张后的内括约肌断裂，患者目前患有肛门失禁

横纹肌功能[68-69]。

其他肛门疾病的超声表现

虽然 AES 在肛门失禁患者中发挥了主要作用，但它还有其他的应用价值。其中最突出的应用是用于描述肛管直肠瘘的超声图像。外科医生为患者实施手术，他们需要知道瘘管与肛门括约肌之间的关系，因为治疗上通常涉及切开肛瘘并将它打开，以便感染部位能被引流并愈合。这就需要掌握分离括约肌的程度，其程度可借助 AES 来指导。

初期应用 AES 对肛管直肠瘘进行术前评估，效果不尽如人意，评估的效果还不及一位经验丰富的结直肠外科医生的肛门指诊[70]。然而，近期应用高

频探针的研究却得到了乐观的结果。一项纳入 104 例患者、108 处肛瘘的研究发现，AES 能准确辨别 81% 的患者的主瘘管，而经验丰富的外科医生肛门指诊的识别率只有 61%[71]。超声内镜判断肛管及肠道内开口的位置非常准确，判断的准确性可达 91%[71]。原因在于肠道开口必然靠近于换能器界面，因此能够在高空间分辨率下被看到。然而，AES 在许多领域也存在一些缺点，如超声穿透力不够，特别是高频换能器，限制了扫查远处瘘管和脓肿的能力。不幸的是，这些病灶通常提示疾病复发[72]。另外，AES 不能可靠地区别感染与纤维化，这两者在超声上都呈低回声改变。该缺点使得判断疾病复发十分困难，因为活动性炎症与纤维化瘢痕经常同时存在。目前已经开展将过氧化氢或超声造影剂注入外部开口以明确较大瘘管的病因[73-74]。

AES 的另外一个缺点是不能在冠状面上显示瘘管，而这对外科手术很重要，因此鉴别上、下肛提肌可能非常困难。一些研究者试图采用三维成像技术来克服这一缺点[75-76]，（图 19.18）但这项技术目前还处于实验阶段。但是总的来说，毫无疑问 MRI 是一项更高级的技术，而对于肛瘘疾病，AES 的主要作用是评估肛瘘修补术后肛门失禁患者括约肌破损的程度。AES 也可在内括约肌微小脓肿的患者中发挥特殊作用，这种微小脓肿在标准体部 MRI 或肛内 MRI 检查中很难发现（图 19.19）。在 MRI 不可

用的情况下 AES 也起着关键作用。

内镜超声可显示严重便秘患者括约肌的异常，但这些异常改变的意义仍不明确。例如，孤立性直肠溃疡综合征的患者具有异常增厚的肛门内括约肌（图 19.20）[77]，而这与直肠黏膜重度脱垂有关[78]。AES 也显示出顽固性便秘儿童存在肥大的肛门内括约肌[79]。一项包含 144 例便秘儿童的研究发现，括约肌的肥大与症状的持续时间、严重程度、巨直肠的直径及直肠收缩力的增强都有关[80]。研究者们发现，肛门内括约肌增厚是由于直肠内粪便的长期刺激所导致的括约肌肥大[80]。在肛门闭锁患儿中，当需要判断新肛门相对于残留肌肉组织的准确解剖位置时，超声内镜可能非常有价值，与 MRI 不同，在围术期行 AES 检查非常简单[81-83]。

内镜超声也可用来对肛门原位肿瘤进行分期，因

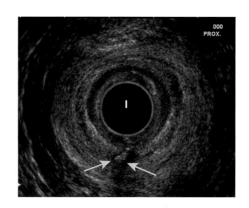

● **图 19.19** 内镜超声清楚显示这位肛门疼痛的患者前括约肌肌间的脓肿（箭头所示）。肛门指诊检查正常

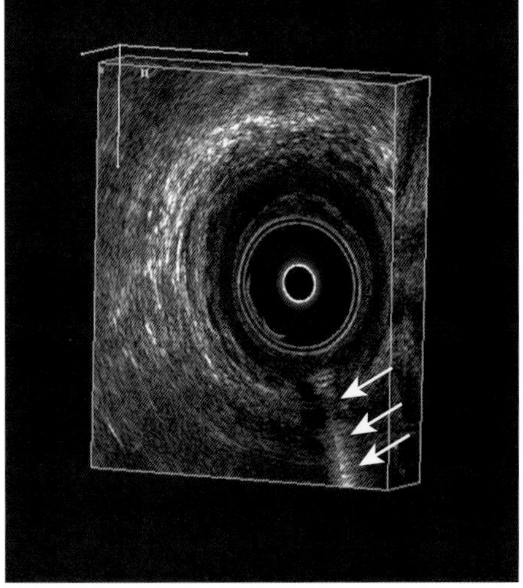

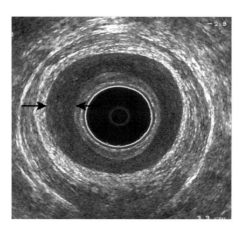

● **图 19.18** 通过肛瘘的外瘘口注射过氧化氢后的三维 AES 图像。在括约肌肌间瘘管中存在有回声气体

● **图 19.20** 男性患者的孤立性直肠溃疡综合征。AES 显示测得内括约肌（箭头间）厚度为 7.5 mm，远大于正常值

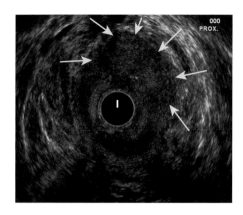

• **图 19.21**　男性患者的原发性肛门鳞癌。AES 显示，在左前象限的一处巨大肿块（箭头所指）已突破肛门括约肌复合层，侵及周围组织

为它可判断肿瘤侵犯周围组织的深度（图 19.21）[84]。但是一些学者发现，此检查方法对于监测局部复发帮助甚微，在该研究中，82 例患者中的所有 14 例复发患者仅仅是依靠目测及肛门指诊发现的[85]。

最新进展

近年来有许多文献描述了三维超声图像的研究结果，例如，描述肛裂患者行括约肌切开术后，内括约肌撕裂的纵向范围[86]。虽然三维超声是一个非常有用的科研工具，但作者认为在临床工作中，对于有经验的专业医师来说，三维超声图像并不比标准的二维图像更具有优势。作者本人在临床上仅用二维超声就足以诊断相关疾病，三维超声图像最大的优势其实就在于它能获得涵盖整个肛管的大量数据信息，完整检查后得到的数据可用于接下来的检索和回顾，而在标准检查中，二维图像只能选择性地得到一些二维切面图像信息。

经会阴超声最近也受到了极大关注，可能是因为不需要购买专用的肛门超声探头；将标准的线性换能器应用于会阴，用于括约肌复合体和盆底的成像。虽然经会阴超声被认为是"微创"[87]，但作者认为，将超声探头放在会阴与将细径探头插入患者肛门数厘米部位进行扫查，两者之间并没有实质性的差别。如果该技术是准确的，那么能够熟练使用标准超声探头的能力代表着明显的优势，虽然有一些证据表明它并不像 AES 那么精确[88]。显然，肛肠

内成像所获得图像上的解剖结构并不相同。虽然可能不如 AES 准确，经阴道超声也是一项可供选择的检查方法，用来显示"未受干扰"的肛门括约肌的超声图像。目前已逐步认识到，遭受产后肛门括约肌损伤的妇女还可能遭受更深的创伤，尤其是肛提肌撕脱伤，一些研究人员已经在使用经会阴超声研究这一问题[89]。MRI 也可用于该疾病，但在撰写本文时，还不清楚这些损伤的具体含义。

主要参考文献

2. Snooks SJ, Setchell M, Swash M, Henry MM. Injury to the innervation of the pelvic floor sphincter musculature in childbirth. *Lancet.* 1984;2:546–550.
7. Frudinger A, Halligan S, Bartram CI, et al. Female anal sphincter: age-related differences in asymptomatic volunteers with high-frequency endoanal US. *Radiology.* 2002;224:417–423.
10. Gold DM, Halligan S, Kmiot WA, Bartram CI. Intraobserver and interobserver agreement in anal endosonography. *Br J Surg.* 1999;86:371–375.
25. Sultan AH, Kamm MA, Hudson CN, et al. Anal sphincter disruption during vaginal delivery. *N Engl J Med.* 1993;329:1905–1911.
88. Ros C, Martínez-Franco E, Wozniak MM, et al. Postpartum 2D and 3D ultrasound evaluation of the anal sphincter complex in women with obstetric anal sphincter injuries. *Ultrasound Obstet Gynecol.* 2017;49:508–514.

参考文献

1. Law PJ, Bartram CI. Anal endosonography: technique and normal anatomy. *Gastrointest Radiol.* 1989;14:349–353.
2. Snooks SJ, Setchell M, Swash M, Henry MM. Injury to the innervation of the pelvic floor sphincter musculature in childbirth. *Lancet.* 1984;2:546–550.
3. Frudinger A, Bartram CI, Halligan S, Kamm M. Examination techniques for endosonography of the anal canal. *Abdom Imaging.* 1998;23:301–303.
4. Lunniss PJ, Phillips RK. Anatomy and function of the anal longitudinal muscle. *Br J Surg.* 1992;79:882–884.
5. Stoker J, Rociu E, Zwamborn AW, et al. Endoluminal MR imaging of the rectum and anus: technique, applications, and pitfalls. *Radiographics.* 1999;19:383–398.
6. Williams AB, Bartram CI, Halligan S, et al. Endosonographic anatomy of the normal anal canal compared with endocoil magnetic resonance imaging. *Dis Colon Rectum.* 2002;45:176–183.
7. Frudinger A, Halligan S, Bartram CI, et al. Female anal sphincter: age-related differences in asymptomatic volunteers with high-frequency endoanal US. *Radiology.* 2002;224:417–423.
8. Williams AB, Bartram CI, Halligan S, et al. Multiplanar anal endosonography: normal anal canal anatomy. *Colorectal Dis.* 2001;3:169–174.
9. Sultan AH, Nicholls RJ, Kamm MA, et al. Anal endosonography and correlation with in vitro and in vivo anatomy. *Br J Surg.* 1993;80:508–511.
10. Gold DM, Halligan S, Kmiot WA, Bartram CI. Intraobserver and interobserver agreement in anal endosonography. *Br J Surg.* 1999;86:371–375.
11. Lane RH, Parks AG. Function of the anal sphincters following colo-anal anastomosis. *Br J Surg.* 1977;64:596–599.

12. Engel AG, Kamm MA. Relationship of symptoms in faecal incontinence to specific sphincter abnormalities. *Int J Colorectal Dis.* 1995;10:152–155.

13. Rogers J, Henry MM, Misiewicz JJ. Disposable pudendal nerve stimulator: evaluation of the standard instrument and new device. *Gut.* 1988;29:1131–1133.

14. Kiff ES, Swash M. Slowed conduction in the pudendal nerves in idiopathic (neurogenic) faecal incontinence. *Br J Surg.* 1984;71:614–616.

15. Parks AG, Porter NH, Hardcastle JD. The syndrome of the descending perineum. *Proc R Soc Med.* 1966;59:477–482.

16. Jorge JMN, Wexner SD, Ehrenpreis ED, et al. Does perineal descent correlate with pudendal neuropathy? *Dis Colon Rectum.* 1993;36:475–483.

17. Gilliand R, Altomare DF, Moreira H, et al. Pudendal neuropathy is predictive of failure following anterior overlapping sphincteroplasty. *Dis Colon Rectum.* 1998;41:1516–1522.

18. Sultan AH, Kamm MA, Talbot IC, et al. Anal endosonography for identifying external sphincter defects confirmed histologically. *Br J Surg.* 1994;81:463–465.

19. Denis P, Bercoff E, Bizien MF. Etude de la prevalence di l'incontinence anale chez l'adulte. *Gastroenterol Clin Biol.* 1992;16:344–350.

20. Talley NJ, O'Keefe EA, Zinsmeister AR, Melton JL. Prevalence of gastrointestinal symptoms in the elderly: a population based study. *Gastroenterology.* 1992;102:895–901.

21. Lahr CJ. Evaluation and treatment of incontinence. *Pract Gastroenterol.* 1988;12:27–35.

22. Sultan AH, Kamm MA, Hudson CN, Bartram CI. Third degree obstetric tears: risk factors and outcome of primary repair. *BMJ.* 1994;308:887–891.

23. Law PJ, Kamm MA, Bartram CI. Anal endosonography in the investigation of faecal incontinence. *Br J Surg.* 1991;78:312–314.

24. Burnett SJD, Spence-Jones C, Speakman CTM, et al. Unsuspected sphincter damage following childbirth revealed by anal endosonography. *Br J Radiol.* 1991;64:225–227.

25. Sultan AH, Kamm MA, Hudson CN, et al. Anal sphincter disruption during vaginal delivery. *N Engl J Med.* 1993;329:1905–1911.

26. Deen KI, Kumar D, Williams JG, et al. Anal sphincter defects: correlation between endoanal ultrasound and surgery. *Ann Surg.* 1993;218:201–205.

27. Sentovich SM, Wong WD, Blatchford GJ. Accuracy and reliability of transanal ultrasound for anterior anal sphincter injury. *Dis Colon Rectum.* 1998;41:1000–1004.

28. Voyvodic F, Rieger NA, Skinner S, et al. Endosonographic imaging of anal sphincter injury: does the size of the tear correlate with the degree of dysfunction? *Dis Colon Rectum.* 2003;46:735–741.

29. Frudinger A, Halligan S, Bartram CI, et al. Assessment of the predictive value of a bowel symptom questionnaire in identifying perianal and anal sphincter trauma after vaginal delivery. *Dis Colon Rectum.* 2003;46:742–747.

30. Oberwalder M, Dinnewitzer A, Baig MK, et al. The association between late-onset fecal incontinence and obstetric anal sphincter defects. *Arch Surg.* 2004;139:429–432.

31. Williams AB, Bartram CI, Halligan S, et al. Anal sphincter damage after vaginal delivery using three-dimensional endosonography. *Obstet Gynaecol.* 2001;97:770–775.

32. Frudinger A, Halligan S, Bartram CI, et al. Changes in anal anatomy following vaginal delivery revealed by anal endosonography. *Br J Obstet Gynaecol.* 1999;106:233–237.

33. Williams AB, Bartram CI, Halligan S, et al. Alteration of anal sphincter morphology following vaginal delivery revealed by multiplanar anal endosonography. *BJOG.* 2002;109:942–946.

34. Poen AC, Felt-Bersma RJ, Strijers RL, et al. Third-degree obstetric perineal tear: long-term clinical and functional results after primary repair. *Br J Surg.* 1998;85:1433–1438.

35. Davis K, Kumar D, Stanton SL, et al. Symptoms and anal sphincter morphology following primary repair of third-degree tears. *Br J Surg.* 2003;90:1573–1579.

36. Savoye-Collet C, Savoye G, Koning E, et al. Endosonography in the evaluation of anal function after primary repair of a third-degree obstetric tear. *Scand J Gastroenterol.* 2003;38:1149–1153.

37. Starck M, Bohe M, Valentin L. Results of endosonographic imaging of the anal sphincter 2-7 days after primary repair of third- or fourth-degree obstetric sphincter tears. *Ultrasound Obstet Gynecol.* 2003;22:609–615.

38. Sioutis D, Thakar R, Sultan AH. Overdiagnosis and rising rates of Obstetric Anal Sphincter Injuries (OASIS). Time for reappraisal. *Ultrasound Obstet Gynecol.* 2017;50:642–647.

39. Walsh KA, Grivell RM. Use of endoanal ultrasound for reducing the risk of complications related to anal sphincter injury after vaginal birth. *Cochrane Database Syst Rev.* 2015;(10):CD010826.

40. Faltin DL, Boulvain M, Irion O, et al. Diagnosis of anal sphincter tears by postpartum endosonography to predict fecal incontinence. *Obstet Gynecol.* 2000;95:643–647.

41. Fines M, Donnelly V, Behan M, et al. Effect of second vaginal delivery on anorectal physiology and faecal continence: a prospective study. *Lancet.* 1999;354:983–986.

42. Faltin DL, Sangalli MR, Roche B, et al. Does a second delivery increase the risk of anal incontinence? *BJOG.* 2001;108:684–688.

43. Varma A, Gunn J, Lindow SW, Duthie GS. Do routinely measured delivery variables predict anal sphincter outcome? *Dis Colon Rectum.* 1999;42:1261–1264.

44. Donnelly V, Fynes M, Campbell D, et al. Obstetric events leading to anal sphincter damage. *Obstet Gynecol.* 1998;92:955–961.

45. Malouf AJ, Norton CS, Engel AF, et al. Long-term results of overlapping anterior anal-sphincter repair for obstetric trauma. *Lancet.* 2000;355:260–265.

46. Pinedo G, Vaizey CJ, Nicholls RJ, et al. Results of repeat anal sphincter repair. *Br J Surg.* 1999;86:66–69.

47. Giordano P, Renzi A, Efron J, et al. Previous sphincter repair does not affect the outcome of repeat repair. *Dis Colon Rectum.* 2002;45:635–640.

48. Fernando RJ, Sultan AH, Kettle C, Thakar R. Methods of repair for obstetric anal sphincter injury. *Cochrane Database Syst Rev.* 2013:CD002866. https://doi.org/10.1002/14651858. CD002866.

49. Felt-Bersma RJ, Cuesta MA, Koorevaar M. Anal sphincter repair improves anorectal function and endosonographic image: a prospective clinical study. *Dis Colon Rectum.* 1996;39:878–885.

50. Varma A, Gunn J, Gardiner A, et al. Obstetric anal sphincter injury: prospective evaluation of incidence. *Dis Colon Rectum.* 1999;42:1537–1543.

51. Abramowitz L, Sobhani I, Ganansia R, et al. Are sphincter defects the cause of anal incontinence after vaginal delivery? Results of a prospective study. *Dis Colon Rectum.* 2000;43:590–596; discussion 596–598.

52. Oberwalder M, Connor J, Wexner SD. Meta-analysis to determine the incidence of obstetric anal sphincter damage. *Br J Surg.* 2003;90:1333–1337.

53. Vaizey CJ, Kamm MA, Bartram CI. Primary degeneration of the internal anal sphincter as a cause of passive faecal incontinence. *Lancet.* 1997;349:612–615.

54. Engel AF, Kamm MA, Talbot IC. Progressive systemic sclerosis of the internal anal sphincter leading to passive faecal incontinence. *Gut.* 1994;35:857–859.

55. Briel JW, Stoker J, Rociu E, et al. External anal sphincter atrophy on endoanal magnetic resonance imaging adversely affects continence after sphincteroplasty. *Br J Surg.* 1999;86:1322–1327.

56. Williams AB, Bartram CI, Modhwadia D, et al. Endocoil magnetic resonance imaging quantification of external anal sphincter atrophy. *Br J Surg.* 2001;88:853–859.

57. Malouf AJ, Williams AB, Halligan S, et al. Prospective assessment of accuracy of endoanal MR imaging and endosonography in patients with fecal incontinence. *AJR Am J Roentgenol.* 2000;175:741–745.

58. Felt-Bersma RJ, van Baren R, Koorevaar M, et al. Unsuspected sphincter defects shown by anal endosonography after anorectal surgery: a prospective study. *Dis Colon Rectum*. 1995;38:249–253.

59. Abbasakoor F, Nelson M, Beynon J, et al. Anal endosonography in patients with anorectal symptoms after haemorrhoidectomy. *Br J Surg*. 1998;85:1522–1524.

60. Gattuso JM, Kamm MA, Halligan SM, Bartram CI. The anal sphincter in idiopathic megarectum: effects of manual disimpaction under general anesthetic. *Dis Colon Rectum*. 1996;39:435–439.

61. Ho YH, Tsang C, Tang CL, et al. Anal sphincter injuries from stapling instruments introduced transanally: randomized, controlled study with endoanal ultrasound and anorectal manometry. *Dis Colon Rectum*. 2000;43:169–173.

62. Farouk R, Duthie GS, Lee PW, Monson JR. Endosonographic evidence of injury to the internal anal sphincter after low anterior resection: long-term follow-up. *Dis Colon Rectum*. 1998;41:888–891.

63. Sultan AH, Kamm MA, Nicholls RJ, Bartram CI. Prospective study of the extent of internal anal sphincter division during lateral sphincterotomy. *Dis Colon Rectum*. 1994;37:1031–1033.

64. Garcia-Granero E, Sanahuja A, Garcia-Armengol J, et al. Anal endosonographic evaluation after closed lateral subcutaneous sphincterotomy. *Dis Colon Rectum*. 1998;41:598–601.

65. Tjandra JJ, Lim JF, Hiscock R, Rajendra P. Injectable silicone biomaterial for fecal incontinence caused by internal anal sphincter dysfunction is effective. *Dis Colon Rectum*. 2004;47:2138–2146.

66. Maeda Y, Vaizey CJ, Kamm MA. Long-term results of perianal silicone injection for faecal incontinence. *Colorectal Dis*. 2007;9:357–361.

67. Guerra F, La Torre M, Giuliani G, et al. Long term evaluation of bulking agents for the treatment of fecal incontinence: clinical outcomes and ultrasound evidence. *Tech Coloproct*. 2015;19:23–27.

68. Frudinger A, Kölle D, Schwaiger W, et al. Muscle-derived cell injection to treat anal incontinence due to obstetric trauma: pilot study with 1 year follow-up. *Gut*. 2010;59:55–61.

69. Frudinger A, Pfeifer J, Paede J, et al. Autologous skeletal muscle-derived cell injection for anal incontinence due to obstetric trauma: a five-year follow-up of an initial study of ten patients. *Colorect Dis*. 2015;17:794–801.

70. Choen S, Burnett S, Bartram CI, Nicholls RJ. Comparison between anal endosonography and digital examination in the evaluation of anal fistulae. *Br J Surg*. 1991;78:445–447.

71. Buchanan GN, Halligan S, Bartram CI, et al. Clinical examination, endosonography, and magnetic resonance imaging for preoperative assessment of fistula-in-ano: comparison to an outcome based reference standard. *Radiology*. 2004;233:674–681.

72. Buchanan G, Halligan S, Williams A, et al. Effect of MRI on clinical outcome of recurrent fistula-in-ano. *Lancet*. 2002;360:1661–1662.

73. Kruskal JB, Kane RA, Morrin MM. Peroxide-enhanced anal endosonography: technique, image interpretation, and clinical applications. *Radiographics*. 2001;21:173–189.

74. Buchanan GN, Bartram CI, Williams AB, et al. Value of hydrogen peroxide enhancement of three-dimensional endoanal ultrasound in fistula-in-ano. *Dis Colon Rectum*. 2005;48:141–147.

75. West RL, Zimmerman DD, Dwarkasing S, et al. Prospective comparison of hydrogen peroxide-enhanced three-dimensional endoanal ultrasonography and endoanal magnetic resonance imaging of perianal fistulas. *Dis Colon Rectum*. 2003;46:1407–1415.

76. Ding JH, Bi LX, Zhao K, et al. Impact of three-dimensional endoanal ultrasound on the outcome of anal fistula surgery: a prospective cohort study. *Colorectal Dis*. 2015;17:1104–1112.

77. Halligan S, Sultan A, Rottenberg G, Bartram CI. Endosonography of the anal sphincters in solitary rectal ulcer syndrome. *Int J Colorectal Dis*. 1995;10:79–82.

78. Marshall M, Halligan S, Fotheringham T, et al. Predictive value of internal anal sphincter thickness for diagnosis of rectal intussusception in patients with solitary rectal ulcer syndrome. *Br J Surg*. 2002;89:1281–1285.

79. Hosie GP, Spitz L. Idiopathic constipation in childhood is associated with thickening of the internal anal sphincter. *J Pediatr Surg*. 1997;32:1041–1043; discussion 1043–1044.

80. Keshtgar AS, Ward HC, Clayden GS, Sanei A. Thickening of the internal anal sphincter in idiopathic constipation in children. *Pediatr Surg Int*. 2004;20:817–823.

81. Jones NM, Humphreys MS, Goodman TR, et al. The value of anal endosonography compared with magnetic resonance imaging following the repair of anorectal malformations. *Pediatr Radiol*. 2003;33:183–185.

82. Yamataka A, Yoshida R, Kobayashi H, et al. Intraoperative endosonography enhances laparoscopy-assisted colon pull-through for high imperforate anus. *J Pediatr Surg*. 2002;37:1657–1660.

83. Stensrud KJ, Emblem R, Bjørnland K. Anal endosonography and bowel function in patients undergoing different types of endorectal pull-through procedures for Hirschsprung disease. *J Pediatr Surg*. 2015;50:1341–1346.

84. Tarantino D, Bernstein MA. Endoanal ultrasound in the staging and management of squamous-cell carcinoma of the anal canal: potential implications of a new ultrasound staging system. *Dis Colon Rectum*. 2002;45:16–22.

85. Lund JA, Sundstrom SH, Haaverstad R, et al. Endoanal ultrasound is of little value in follow-up of anal carcinomas. *Dis Colon Rectum*. 2004;47:839–842.

86. Murad-Regadas SM, Fernandes GO, Regadas FS, et al. How much of the internal sphincter may be divided during lateral sphincterotomy for chronic anal fissure in women? Morphologic and functional evaluation after sphincterotomy. *Dis Colon Rectum*. 2013;56:645–651.

87. Alberquerque A, Pereira E. Current applications of transperineal ultrasound in gastroenterology. *World J Radiol*. 2016;8:370–377.

88. Ros C, Martínez-Franco E, Wozniak MM, et al. Postpartum 2D and 3D ultrasound evaluation of the anal sphincter complex in women with obstetric anal sphincter injuries. *Ultrasound Obstet Gynecol*. 2017;49:508–514.

89. Valsky DV, Cohen SM, Lipschuetz M, et al. Third- or fourth-degree intrapartum anal sphincter tears are associated with levator ani avulsion in primiparas. *J Ultrasound Med*. 2016;35:709–715.

第六部分

内镜超声引导下的组织采集

第 20 章

内镜超声引导下细针穿刺抽吸术

SARTO C. PAQUIN, ANAND V. SAHAI

（赵元顺　邹家琪　王树森译　李　文审校）

内 容 要 点

- 穿刺针始终都在可视平面内。
- 通过弯曲角度较大的内镜头端时，进针不能过于用力。
- 穿刺针芯的使用不会使内镜超声引导下细针穿刺抽吸的组织量增加，且使用起来更加繁琐。
- 与 22 G 穿刺针相比，25 G 穿刺针在胰腺病变取样时诊断率更高。
- 当抽吸囊肿时，应抽出全部液体并向囊内注入抗生素，而不是尝试穿刺囊肿壁进行细胞学检查。

引言

随着内镜超声（endoscopic ultrasonography，EUS）的应用，细针穿刺抽吸（fine-needle aspiration，FNA）技术为临床提供了一些极具价值的信息，可通过病理结果确诊恶性肿瘤（或排除）和（或）转移至继发部位（"组织学分期"）。正如很多技术一样，熟练掌握需要很多操作经验，在某些情况下 EUS FNA 比其他操作技术性更高，但掌握此技术并不是十分困难。对一个深埋在钩突下方 5 mm 大小的胰腺结节进行采样当然要比一个在隆突下 4 cm 大的淋巴结采样更具有挑战性。有趣的是，虽然只是一个简单的操作，但对患者的治疗方案将产生巨大的影响（例如，通过证实纵隔淋巴结的转移，避免了应用外科手术的方法治疗非小细胞肺癌患者）。

可将 EUS FNA 分解为一系列的步骤，正确地执行每个步骤可以提高对恶性病变的检出率。对于如何更好地操作 EUS FNA，专家们都有自己的意见，然而客观数据表明这些意见对于结果的改善没有重要影响。

本章详细描述了常见的 EUS FNA 技术，基本上可以应用于大部分病变的取样，以获得细胞学或具有特殊要求细胞团的采样分析。针对一些具有挑战性的争议和问题也将有专门讨论。

在大多数情况下，用于细胞学诊断的样本是足够的。这些样本通过免疫组化染色可以确定或排除上皮恶性肿瘤（例如，诊断神经内分泌肿瘤和小细胞肺癌，寻找特异性的肿瘤受体等），还可以通过流式技术诊断或排除淋巴单克隆过程。细胞学样本用来确诊肉芽肿是足够的，并且可以协助诊断结节病。然而，在一些情况下，应使用更大规格或特殊的穿刺针获取组织学和核心样本。用于组织学分析的"核心"活检样本采集技术将在其他章节详细讲解。

适应证与禁忌证

通过 EUS FNA 技术获取组织的适应证目前已经拓宽。对组织进行采样常用于确诊疑似恶性肿瘤中 [1]，对诊断良性病变如结节病和感染也是非常有用的（如肺结核和真菌感染）。表 20.1 总结了 EUS FNA 操作的大致步骤。

EUS FNA 的禁忌证是有限的。在进行 EUS

表 20.1　**EUS FNA 常见的操作部位**

胰腺
胆管
消化道管壁病变 [a]
　疑似性管壁增厚
　上皮下病变
肾上腺
肝
腹膜后肿块
淋巴结
后纵隔
　疑似淋巴结
　肺部肿物 [b]

[a]：消化壁病变包括食管、胃、十二指肠和直肠
[b]：在超声内镜下观察肺部肿物必须邻近后纵隔

FNA 手术之前,超声内镜医师必须明确组织样本采集对临床是有用的。

作为一项基本原则,FNA 禁止应用于严重凝血障碍的患者 [国际标准化比值(international normalized ratio,INR)> 1.5,血小板数 < 100 000,目前正使用噻吩并吡啶类等药物,例如氯吡格雷等] [2]。但使用阿司匹林或者非甾体类抗炎药不在禁忌证范围。接受抗凝治疗如使用华法林或新型口服抗凝药达比加群的患者,应停药一段时间后再进行 EUS FNA 手术(使用华法林者需停药 3 ～ 5 天,使用达比加群者需停药 48 小时)。如果患者处于血栓栓塞疾病的高危期,可考虑低分子量肝素的搭桥治疗。正在接受抗血小板治疗(如氯吡格雷)的患者,如果他们有低血栓栓塞风险,也应该先停药 7 ～ 10 天再进行 EUS FNA 手术。

停用治疗药物对一些高危期患者来说不是很安全。在这些情况下,停用抗凝药所带来的潜在风险要比 FNA 诱导的出血风险大许多(例如,大面积肺栓塞接受抗凝治疗的患者,因大的纵隔淋巴结需要 FNA),当使用小规格(25 G)穿刺针并减少穿刺次数(如进行现场细胞学检测)时,不停止抗凝治疗的 EUS FNA 也许是可行的。

最后,EUS FNA 也存在一些解剖学禁忌证,例如:一根大血管或管道阻挡在目标病灶和超声探头之间。当对淋巴结取样时,原发肿瘤的阻挡使超声探头不能接近淋巴结,穿刺会出现假阳性的风险。表 20.2 对 EUS FNA 的禁忌证进行了概述。

表 20.2　EUS FNA 的禁忌证

内镜检查禁忌证
  心脏或呼吸系统不稳定
  疑似内脏穿孔
  未禁食或上消化道胃肠道梗阻未减压的患者
凝血功能障碍
  服用抗凝药物
  抗血小板治疗 a
病灶不易接近
  病灶不可视
  大血管或管道阻挡
  原始肿物阻挡的转移瘤病灶
EUS FNA 结果不会影响后续治疗方案的患者

a:阿司匹林或非甾体类抗炎药的应用不在禁忌证范围
EUS FNA:内镜超声引导下细针穿刺抽吸术;GI:胃肠道的

EUS FNA 的操作步骤

1. 明确指征。
2. 确定病变部位并在超声内镜下定位。
3. 选择合适的穿刺针。
4. 将 EUS FNA 穿刺针插入超声内镜中。
5. 在穿刺针上进行病变定位路径。
6. 穿刺病灶并且在病灶内移动穿刺针。
7. 撤回穿刺针和处理抽出的组织样本。
8. 为后续操作准备穿刺针。
9. EUS FNA 的发展趋势
   a. 针芯的应用
   b. 抽吸技术的应用
   c. 样本采集技术
10. 不同部位的细针穿刺抽吸
   a. 食管
   b. 胃
   c. 十二指肠球部
   d. 十二指肠降段(D2)

明确指征

在行 EUS FNA 手术之前应明确适应证,对所需的内镜设备和人员安排做好充分的准备。和其他的检查一样,EUS FNA 不一定对"改变治疗方案"是有益的。但在开始 EUS FNA 之前,应让患者了解此手术对其临床诊治和患者本身都是有益的。如果内镜操作者不负责管理患者的治疗方案,存在极其明显的证据表明实施该检查的风险远远大于可能带来的益处时,操作者可以决定是否对患者实施 EUS FNA。如果存在任何疑问,应该在实施此项检查之前(甚至在检查中)参考内科医师的意见。

如果操作存在可能影响预后、存在肿瘤扩散的风险,或者患者属于穿刺并发症(例如出血、感染、周围组织损伤)的高危人群,且是否行 EUS FNA 并不影响治疗方案时,应避免行 EUS FNA。

在面临多点位 FNA 手术时,应该首先考虑能够提供最明确信息的病灶部位。如在确诊伴随疑似肝结节的胰头占位病变时,肝结节的 FNA 可以提供一个阳性的细胞学诊断结果证实该患者不具备手术指征。

确定病变部位及内镜位置

应该尽量保持 EUS 是垂直的。这样就可以使穿刺针在 EUS 内移动的更加灵活并降低穿刺针插入时通道损伤的风险。

按照我们的经验，大多数胰腺病灶（包括胰头、胰腺钩突病灶）能够在 EUS 观察下伸直位取样。若这样操作，应该将 EUS 转移至十二指肠降部，然后在"短"位退出。通过将 EUS 回拉并朝向十二指肠球，能够接近并穿刺大多数的胰头病灶。但当过度回拉 EUS 时，这个位置将变得不稳定并且探头可能滑落至胃内。应用这种回拉技术，通常很难对胰颈部附近的病灶进行活检，因为它们只是瞬间可见并且位置不固定。

对于这些病灶（任何其他伸直位不能应用内镜取样的病灶），采取一个"长"镜身位置是必要的，使内镜视野在十二指肠球部或胃幽门前区。当尝试穿刺胰头部位硬结病变时，这个位置具有一种机械优势。

选择合适的穿刺针

到撰写本书为止，共有三种尺寸的穿刺针用于 EUS FNA 细胞学检查获取样本，型号分别为 19 G，22 G 和 25 G。这些针的型号比较适合配置带有斜切口或有多个插脚的针头，这样的针头可以收集更多的样本进入针内 [3-4]。

越来越多的证据显示，与大孔径穿刺针相比，小孔径穿刺针诊断结果相似并且更容易操作 [5-10]。大孔径穿刺针往往难以操作（特别是 19 G 穿刺针）、损伤更大并且可能导致标本被血液污染。与小孔径穿刺针相比，大孔径穿刺针可能会降低穿刺效果。常规使用 22 G 穿刺针穿刺实性病变，主要也是因为它是第一个上市型号。后来 25 G 穿刺针也进入市场，一些研究者推测，25 G 的穿刺针会更好（更容易穿透质地较硬病变，容易操作，更少吸出血性标本），特别是对有难度的胰头病变穿刺时 [9,11-14]。

首次有关 22 G 穿刺针和 25 G 穿刺针的回顾研究显示，25 G 穿刺针比 22 G 穿刺针更适合胰腺肿物的穿刺，25 G 穿刺针对胰腺癌的敏感性高 [11-12]。但接下来的回顾性研究表明其并无显著的统计学优势 [9,13]。然而，最近的一项 meta 分析研究表明，在胰腺肿瘤穿刺中，22 G 穿刺针的敏感性明显低于 25 G 穿刺针 [85%（95% 可信区间 82% ~ 88%）对 93%（95% 可信区间 91% ~ 96%），P = 0.0003] [10]。根据已有研究得出结论，25 G 穿刺针更软且更易操作，对于所有实性病变，行 EUS FNA 时，使用 25

G 穿刺获得细胞学样本更常见。表 20.3 总结了不同型号穿刺针的随机试验数据。

将 EUS FNA 穿刺针插入 EUS 中

是否在 EUS 到达指定穿刺位置之前将 FNA 穿刺针插入 EUS 中是根据个人习惯来决定的。然而，值得注意的是，一旦 EUS 到达了指定位置，很可能出现穿刺针很难到位或者几乎不能到达指定位置的问题，因为 EUS 可能不是完全伸直的。在这种情况下，针鞘可能卡在头端弯曲的部分。这时不应该过度用力推针鞘通过极度弯曲的 EUS 头端，因为针鞘可能会因用力过猛而穿透活检通道管壁。相反地，若想完全插入穿刺针则应该适当退出 EUS 使之形成直线的形态。

在十二指肠降部取样时，应确保 EUS 固定在十二指肠降部后将穿刺针插入 EUS。也就是在对十二指肠降段扫查时，穿刺针和（或）针鞘不应同时从活检通道穿出，因为这样做存在十二指肠撕裂的风险。EUS 在插针前应被调到"短缩"模式下。

在插入穿刺针之前应将手术通道的橡胶帽取下。一旦穿刺针完全插入 EUS，针底部与操作通道被 Luer 锁固定（图 20.1）。

在某些情况下，一些穿刺之前清晰可见的病变部位在一次穿刺后变得很难分辨。穿刺针/针鞘可能会产生伪影，或略微减少超声探头和肠壁之间耦

表 20.3	对于胰腺和非胰腺病变，比较 22 G 与 25 G 穿刺针的随机试验		
作者，年份	患者数	病变位置	准确性（%）（22 G）	准确性（%）（25 G）
Siddiqui UD, 2009	131	胰腺	88	96
Camellini L, 2011	127	胰腺和非胰腺	78	78
Fabbri C, 2011	50	胰腺	86	94
Lee JK, 2013	188	胰腺	89	88
Vilmann P, 2013	135	胰腺和非胰腺	89	90
Carrara S, 2016	144	胰腺和非胰腺	68	81

合而产生空气伪影。微调 EUS 的位置、抽吸或者是重新插入穿刺针组件也许可以纠正这类问题。

在穿刺针路径上进行病变定位

在 EUS 下寻找病变的最佳定位，可以使 EUS FNA 更加容易、安全和有效。调整针鞘位置使其恰好超过抬钳器。大多数穿刺针配有针鞘长度调节器。

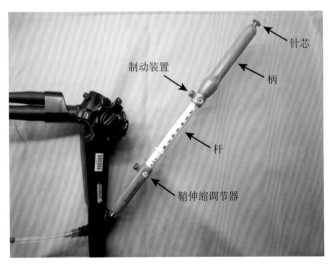

● **图 20.1** 穿刺针系统被 Luer 锁固定在 EUS 操作通道中

这个装置位于针柄底部附近，它可以使 EUS 操作者选择合适的在肠腔内的针鞘长度（见图 20.1）。为了减少内镜轴导致的超声伪影和增强抬钳器的偏转功能，针鞘应位于与操作通道出口较近的地方。但是，为了避免穿刺针移动过程中手术通道内壁受损，必须确保针鞘停留在操作通道外部（图 20.2）。

使用针鞘调节器调节完毕后，应将螺丝拧紧，避免在推动穿刺针时不小心使针鞘向前移动，这样会损伤胃壁。针鞘调节器一般都是在穿刺针首次使用时调节好，在随后的过程一般很少需要调动。

当确定病变部位后，EUS 放置的位置应尽可能地向内贴近穿刺针进入时的自然路径（例如，不使用抬钳器的穿刺针路径，图 20.3）。位置的变化取决于器械的使用。如果没有合适的进入路径，则需要通过移动 EUS 抬钳器，使穿刺针能在 EUS 所在位置上偏转至病灶位置（图 20.4）。EUS 抬钳器可以增加 EUS 轴与穿刺针之间的角度，但不能减小这个角度（图 20.5）。如果需要抬钳器调节，最好将上 / 下旋钮锁住，如果需要时，可以将拇指移动至抬钳器。

制动装置锁住了针鞘内的穿刺针，以免在穿刺针插入 EUS 及在操作 EUS 时发生意外损伤或 EUS

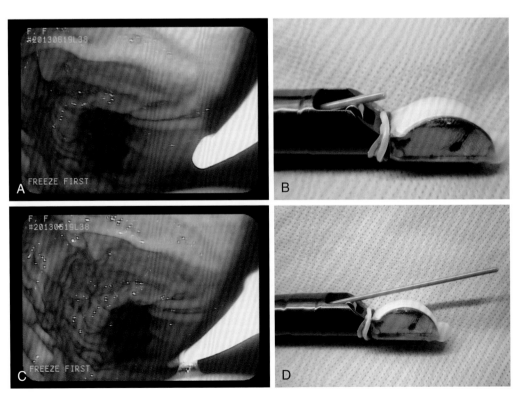

● **图 20.2** 调节针鞘长度。A 和 B 距离适中；C 和 D 距离过长

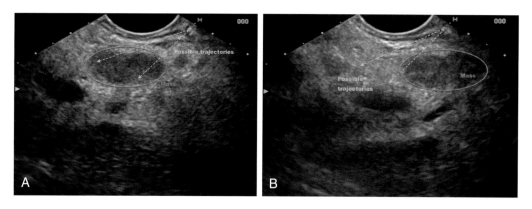

● 图 20.3　FNA 前隆突下淋巴结的正确定位。A. 病变组织在穿刺针的自然路径和抬钳器的路径；B. 错误的定位

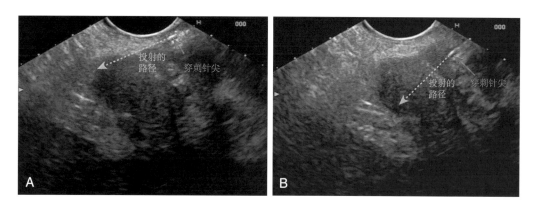

● 图 20.4　使用抬钳器提供足够的穿刺针轨迹。A. 使用抬钳器使穿刺针在中间位置处于自然状态；B. 使用抬钳器纠正穿刺针轨迹使其进入正确的路径

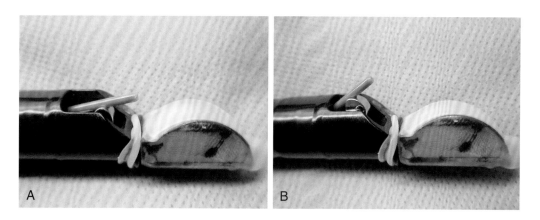

● 图 20.5　抬钳器移动范围。A. 没有使用抬钳器；B. 抬钳器最大角度

受损。在穿刺病灶前，必须松开制动装置以确保可以调整穿刺针。制动装置能够限制穿刺针运动的最大距离（图 20.6）。此项技术对于防止穿刺针插入超过目标病变的范围是很有帮助的，一旦超出将是危险的（例如，病变部位紧靠着血管）。为了确保穿刺针在可控范围运动，可以用右手的手掌和最后的两个或三个手指抓住穿刺针柄的固定部分。拇指和食指可以抓住移动的部分，这个姿势可以精细和有效地掌控穿刺针的运动。任何不能较好控制穿刺针运动的方式都不应使用（图 20.7）。

如前所述，当拉直穿刺针时，EUS FNA 通常比较容易进行。任何过度抬起或者扭转 EUS 或过度摁

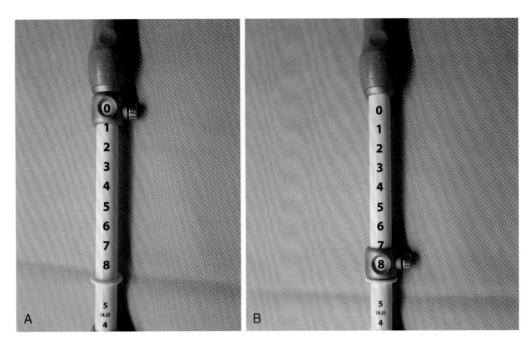

● **图 20.6** 制动装置。A. 无制动；B. 开启制动

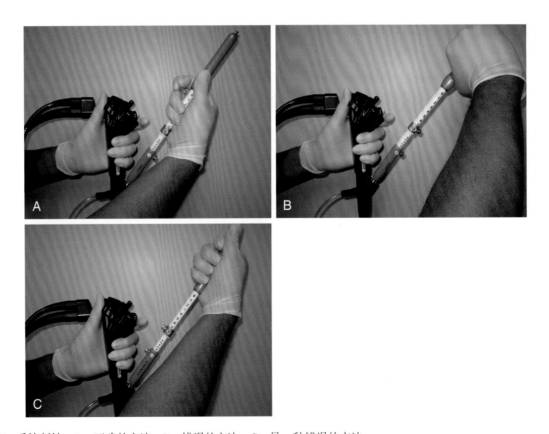

● **图 20.7** 手持刺针。A. 正确的方法；B. 错误的方法；C. 另一种错误的方法

压抬钳器导致的穿刺针弯曲都会增加穿刺针操作时的阻力，并且可能导致穿刺针与 EUS 轴不在一条直线上，从而引起穿刺针从 EUS 的视野中消失。这种情况通常发生在将 EUS 探头放置在十二指肠球部或十二指肠降部时。

为了减小穿刺到其他重要组织中的风险，我们应尝试严格限制穿刺针到目标组织之间的距离。不应对未引流的、梗阻的管道进行穿刺，因为这样容易诱发胆管炎或胰腺炎。

我们可以想象穿刺一个血管或胆管样的结构时，相对于在切线方向造成的裂伤而言，垂直于管壁进针所引起渗漏的风险会小很多。因此应避免穿刺针接触所有的血管，特别是横向穿过某条血管。在进针之前，借助多普勒功能可以扫描穿刺路径，避免接触到穿刺路径上一些未知的重要血管。

病变的穿刺和在病变中穿刺针的移动

一旦穿刺针调配完毕并且病灶处于合适的位置，即开始组织取样。为了避免损伤其他组织，应在持续的实时 EUS 引导下将穿刺针插入组织，通过重复地抽插穿刺针分离细胞，并用针腔收集。此项技术要求穿刺针保持在超声影像的平面，而且针刺要慎重，保持视线一直在针尖末端。应谨慎确保穿刺针不离开病变样本的范围，避免周围不需要的组织污染样本。

一旦穿刺病灶准备就绪，应通过多普勒功能来查找血管以清扫穿刺路径中的障碍。开始进针之前，应用上 / 下旋钮将 EUS 镜头向上偏转，这样使得病变更接近 EUS，减小因穿刺针推动使超声探头和肠壁的距离扩大造成探头和肠壁间存有空气，从而降低超声图像的质量。当尝试刺入一个硬结病变时，固定向上旋转的探头具有技术优势，可增加对胃肠壁的压力，利于刺入活动的及较厚的壁，如胃体。

首先将穿刺针推进到针鞘外约 1 cm 处，将针头定位于超声范围内。针头定位后，根据需要应用抬钳器调整穿刺针轨迹。穿刺针在超声引导下刺入病变组织。

由于某些原因，如果穿刺针已经刺入病变，但无法看到穿刺针尖，应停止穿刺针所有的向前动作。继续向前进针以期望看到针尖是错误的，这将导致病变深层或周围组织不可逆转地被刺破。相反，首要动作是缓慢地撤回针尖，这个动作将帮助定位针尖的位置，避免发生刺伤病变深层组织的危险。如果这个方法无效，缓慢地左右晃动镜身能将穿刺针调整回到超声图像平面。

如果这两种方法都失败了，应使穿刺针完全撤出病变，回到针鞘。如果因为内镜位置导致穿刺针变弯曲，应从 EUS 中移除穿刺针系统，需要将穿刺针校直（详见本章后续内容），再次尝试刺入。旋转 EUS 时经常会遇到这个问题，尤其是在十二指肠球部或球后部。

当穿刺针位于病变部位并且可以很清楚地看到针尖，将穿刺针在病变组织内抽插几次，要有足够的刺入力度来剪切细胞。用力推动穿刺针使肠壁和超声传感器分离，降低了肠壁和传感器之间的能见度，这时应增加 EUS 轴向内的压力将探头背面顶向肠壁。当穿刺时，通过 EUS 持续吸引也能减少穿刺针和肠壁之间出现空气的风险。

如果用抬钳器来调整穿刺针角度，穿刺针正好位于病变组织内，抬钳器置于松弛的位置可能是有帮助的，这能使穿刺针更自由地移动。

撤出穿刺针和处理抽出的组织样本

获取到标本后，要将穿刺针完全地撤回到鞘内。锁定装置应恢复至最初的最高位置，拧紧螺丝以确保安全。只有在锁定装置中清晰地看见数字"0"，才能确保穿刺针完全退出（图 20.6A）。

为了避免穿刺针内凝血，需将抽出物尽可能快地从穿刺针中排出。我们用 10 ml 充气的注射器将标本迅速转移到玻片上，然后使用另一个玻片将组织铺平，每次需用到两个玻片。如果需要细胞块，应使用充气的注射器将不同的样本分装到含有 20 ml 50% 乙醇的容器中。

如果穿刺针堵塞，可以插入针芯将其疏通，标本迅速转移到玻片上或容器内后，用注射器快速地移除穿刺针内残留的组织。

为后续操作准备穿刺针

一个穿刺针可多次穿刺而不用更换，除非发生了故障或针尖变钝。如果上一次抽出物是含有血液的，则需要在下一次穿刺前常规用生理盐水冲洗针腔。

如果穿刺针弯了，必须将其校直，否则会在接下来的穿刺中出现超声束偏转。为了校直穿刺针，应将穿刺针完全地自针鞘推出，用手指校直（图 20.8），然后用酒精棉签清洁穿刺针的表面。

如果有细胞学家在场，应反复穿刺以确定获得的样本是足够的或得到明确诊断为止。如果没有细胞学专家在场，现有的数据表明大约需要 3 ～ 5 次穿刺才能获得诊断（如果确实存在癌症）[15-19]。对同一穿刺针的穿刺次数没有限制，但是，如果穿刺针出现故障或针芯再次插入时变得很困难时，应更换穿刺针。

EUS FNA 的发展趋势

针芯的应用

所有市场上可以购买到的 EUS FNA 系统都包括一个可拆卸的针芯。针芯可防止肠壁组织堵塞穿刺针，这可能限制对病变部位细胞的抽吸能力。虽然这种想法是合乎逻辑的，但是没有数据证实针芯的使用能增加 EUS FNA 的样本量。针芯的操作增加了 EUS FNA 技术实施的时间和耗能，增加了穿刺针刺伤组织的危险，也增加了 EUS FNA 穿刺针系统的成本。某种情况下，针芯实际上也使得 EUS FNA 无法实施。例如，刺穿病变组织会导致无法推进或移除针芯。这个问题只是发生在 EUS 是弯曲的时候（尤其是十二指肠球部和降部取样）或应用大穿刺针（19 G）时。

目前，针对 EUS FNA 是否应用针芯，已有研究者进行了五组随机对照试验[20-24]和多组回顾性研究[25-26]。对于 EUS FNA 系统来说，针芯不会增加穿刺样本量[27]。一些研究表明，针芯的使用与样本中血液的增加呈正相关[21-22]。表 20.4 总结了一些随机对照试验来比较使用和不使用针芯的 EUS FNA 的效果。

由于没有插入和撤出针芯的动作，没有针芯的 EUS FNA 在技术上更简单和快捷。因此，可以明确地建议 EUS FNA 不应使用针芯。但是，必要时针芯可以用来排出抽吸物或疏通穿刺针。在明确适应证的情况下，针芯也可以是有用的，比如，抽吸囊肿液时防止黏膜堵塞，或在穿刺实性病变时提供基准的标志物。

抽吸技术的应用

文献中关于使用抽吸可获得更多标本的证据不断出现，有些专家推荐使用抽吸，而另一些专家则认为抽出物中混有血液会使穿刺液被稀释，不利于进行细胞学分析。据我们所知，有三项已发表的随机试验研究分析了抽吸技术在淋巴结和胰腺肿物实施 FNA 时的应用（表 20.5）[17,28-29]。研究表明对实性胰腺肿瘤穿刺时，可以获得更好的组织样本。然而对淋巴结取样时，抽吸技术不会增加灵敏度，而且会吸出血液。因此，对于胰腺病变，超声内镜操作者可考虑每次穿刺时施加 5 ～ 10 ml 的吸力几秒钟。如果第一次穿刺（在没有抽吸的情况下进

行）的样本不多，可以在第二次穿刺时施加连续抽吸。目前欧洲胃肠内镜学会（European Society of Gastrointestinal Endoscopy，ESGE）技术指南建议，对于固体肿块，EUS FNA 应连续抽吸，但对淋巴结穿刺时不建议使用抽吸[30]。传统上，使用空注射器进行抽吸。最近，缓慢抽出针芯（"慢拉"或"毛细管"技术）或水填充注射器（"湿法"技术）抽吸的方法已经获得了一定认可。

毛细管（"慢拉"）技术　这项技术要求在刺入病变后慢慢移除针芯，在针芯撤退期间在病灶内来回移动针头（视频 20.1）。这是否会改善细胞学诊断[31-33]或者它是否提供实际的抽吸作用[34]，目前还有争议，而且目前还没有随机试验评估这种技术在 FNA 中有没有抽吸作用。此外，该技术要求用穿刺针中的针芯刺入病变，这比不使用针芯更加麻烦。

湿法技术　这项技术要在病变取样之前取出针芯并用生理盐水冲洗穿刺针。带有部分生理盐水的注射器锁定在针装置的近端部分上。针头进入病灶后即在整个 FNA 期间施加最大吸力（视频 20.2）。然后通过用针芯或注射器排出标本[35-36]。

最近一项随机对照试验显示，使用 22 G 针头的标准干法与湿法技术比较，湿法技术能获取更多的标本细胞块（86% vs. 75%，$P < 0.35$）[35]。仍需要进一步的研究来更好地评估这种技术。

样本采集技术

相同病变的不同区域的样本："扇面"与"多通路"技术　为了收集尽可能多的样本，在制作切片之前，病灶的几个区域都应取样[37]。

在同一路径中，可以应用"扇面"技术对相同病变的不同区域取样，前提是病变组织足够软（视频 20.3）。通过抬钳器或镜头上 / 下旋钮的操作来引导穿刺针进入病变的不同区域，或者确定进针的方向是卵圆形或椭圆形病变组织的长轴并保证穿刺针不从病变部位中撤出，这就是扇面技术[38]。

但是如果病变组织质地过于坚硬，应用"扇面"技术是不可行的。这时可应用"多通路"技术（视频 20.4）。这个技术为穿刺针从 EUS 移出之前，在病灶多次、大范围的穿刺取样。穿刺针在病灶的整个直径范围内移动 5 ～ 10 次，然后穿刺针从病灶退出（但不要从肠壁抽出）并且移进病灶的另一个不同的区域。在处理样本之前，每个病灶大约有五个区域可以取样。"多通路"技术与"扇面"技术的区

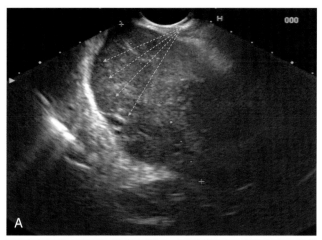

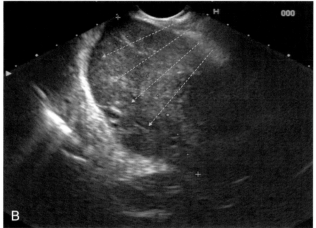

• 图 20.8 FNA 多个取样。A. 扇面技术；B. 多通路技术

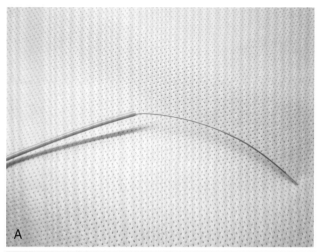

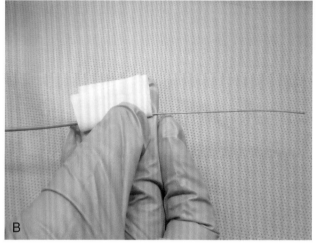

• 图 20.9 拉直穿刺针。A. 弯曲的穿刺针；B. 拉直的穿刺针

别在于，后者在病灶不同区域取样时，没有完全移出病灶[39]（图 20.9）。

一些作者喜欢使用"敲门"技术。将制动钮设置在适当的距离，然后手柄快速前后移动，使其"敲击"制动钮。然而，没有证据表明这种技术可以改善结果[40]。

不同部位的细针穿刺抽吸

在不同部位实施 EUS FNA 难度可能也有所不同。以下将叙述在不同的部位实施 EUS FNA 所常见的一些困难及解决方法。

食管

食管是 EUS FNA 最容易操作的部位。通过食管可以接触到的病灶大多是纵隔淋巴结或肿块，EUS 总是处于直线位置，而且食管的管道状解剖结构也可避免 EUS 的弯曲。

胃

在进行 EUS FNA 的常见部位中，胃可能是壁最厚的器官。而且胃的顺应性非常好，这意味着在进针过程中，胃可能会回缩。这一特点会使穿过胃壁变得困难，并使定位胃周病变组织成为一个难题，特别是当病灶很小或可以移动的时候（例如：肝胃韧带淋巴结）。当遇到这些问题时，将 EUS FNA 分为两个步骤进行可能会有所帮助。首先，将注意力集中在穿过胃壁上。吸出胃内空气可以便于胃壁穿刺。与将 EUS 从胃食管连接处推到所要进行穿刺的位置相比，将 EUS（从胃窦）回撤到穿刺位置可以使胃壁更加稳固。用力使 EUS 头端上翘也有助于内镜头端紧贴胃壁。成功的胃部穿刺需要比一般情况更快速地用力，但仍需注意力度控制。如果有安全制动装置，则可以用其来防止进针过远。一旦穿刺针成功穿过胃壁进入胃周，则将注意力集中于第二步——目标病灶的穿刺上。

十二指肠球部

当 EUS 位于十二指肠球部时，我们通常假设这是一个"长镜身"的位置。尽管在这个位置可能有利于对硬结病变更为有力的穿刺，但 EUS 的弯曲可能会导致穿刺针难以进入 EUS。为避免这种情况发生，当 EUS 在胃腔时就应将针插入。将穿刺针置入 EUS 后，将 EUS 穿过幽门，并在球部调整 EUS 的位置。

要从球部刺入肝门部病变组织常需要逆时针旋转镜身，但是过度旋转也会折弯穿刺针。因为穿刺针处于针鞘外，处于超声平面外可能无法看到。此时应将穿刺针从 EUS 中移出并将弯曲的部分拉直。如果这个问题再次出现，应将穿刺针置于鞘外几毫米的地方进入器官壁内，同时使探头面对病灶。慢慢逆时针旋转通常会使针头出现。当确定向左旋转可以看到穿刺针后，将穿刺针抽回鞘内，同时调整 EUS 探头的位置与病灶的水平一致，顺时针旋转镜身使探头转离病灶。穿刺针伸出几毫米并反时针旋转。如果额外旋转的量足够，则穿刺针应位于病灶前方。理想状态下，在 FNA 全过程中，一直可以看到穿刺针。切记从胃部可能更容易进入幽门病灶，因为 EUS 处于伸直状态，并且很少需要弯曲。

十二指肠降段（D2）

在此处进行 FNA 也会遇到与球部相同的困难，将穿刺针插入 EUS 可能成为问题。为避免这一情况出现，EUS 应完全回抽为"短镜身"位置但仍位于降部。这一操作应保证 EUS 没有任何弯曲从而使进针变得容易。有时，在穿刺针进入鲁尔锁接口前几厘米时可能会遇到阻力。此时，操作者应解除 EUS 所有旋钮的锁定并应用上 / 下旋钮来将 EUS 头端尽量向下偏转。这一技术应可消除将穿刺针插入 EUS 时的阻力。当穿刺针在 EUS 轴内固定好后，EUS 轴可以再依需要改变位置进入十二指肠降段。专家们发现这一技术允许任何管径的穿刺针插入，包括 19 G 穿刺针。

此处也会发生穿刺针弯曲的问题，当然这取决于穿刺时需要将 EUS 旋转的程度。在十二指肠球部中描述的技术也可以在这里应用。

特殊问题

多发性病变的标本采集

当有潜在的活检部位或病变部位存在（例如，胰腺肿块、腹腔淋巴结、肝病变、纵隔淋巴结）时，标本采集应从病变部开始，如果是阳性病变，这样将确认出最准确的分期。如果第一次病变部位活检是阴性的，则应该在该病变分期最高处再次取活检。如果转移病灶被确认，则原发病灶不一定需要活检，除非有充分的理由需要这样做。如果应用上述顺序进行活检（即从远端病灶向原发病灶），则几个病变可以使用同一个 EUS FNA 穿刺针采取样本；如果不是按照这样的顺序，则每一个病灶都需要一个新的穿刺针，以避免假阳性和（或）肿瘤种植的风险。

囊肿性病变的 EUS FNA

囊肿性病变可能需要穿刺囊液来分析，进行囊肿壁活检或者进行治疗。操作的主要风险是感染和出血。出血是值得警惕的，但是通常不会很严重，因为囊腔的容积可以限制出血的量。但感染却可以导致严重的发病率和死亡率。因此与其他病变相比，除非清楚地获得此操作对患者很有帮助的证据，否则不应对囊肿进行穿刺。如有明确迹象，可以在穿刺囊肿前应用抗生素[26]。

除非有明显的证据，否则依作者们的观点很少对囊肿壁进行取样。这样不仅增加了出血的危险，且囊液的细胞学检查结果通常都是阴性的。因此，如果不是特殊组织构成的囊肿，首要目标应该是抽取囊肿液体做肿瘤标志物检测。相反，如果囊性病变具有显著的特殊组织成分，那么对特殊组织单独实施 EUS FNA 是合理的，但要避免囊肿穿刺的风险。应咨询病理实验室的工作人员来确定分析需要囊液的最小量。

对于较大直径的病变（> 1 ~ 2 cm），19 G 的穿刺针更适合，常作为优先选择，以便更迅速和完整地抽吸出囊液（尤其当液体较为黏稠时）。如之前指出的，应用针芯可以避免阻碍抽吸的黏液栓堵塞穿刺针。一旦穿刺针在囊肿腔里，可以退出针芯，开始进行抽吸。每次都应该换一个新的穿刺针来穿刺囊肿，如果可能，一次性完成操作。如果不能一次完成，那么就必须换一个新的穿刺针。

许多专家认为，囊液完全排空后发生感染的风险是很低的，这可能是合理的。然而，在多房囊肿的情况下，更安全的做法是抽吸一个单一的、位置表浅的囊肿，当然也需抽吸足够量的囊液以够所需。

一旦囊肿被刺破，应在抽吸前将针尖置于囊肿的中心。随着抽吸的进行和囊肿壁的塌陷，应重新定位穿刺针，需要远离囊肿壁或者任何可能堵塞穿刺针内腔的组织碎片。如果穿刺针在囊液完全抽吸干净之前发生了堵塞，通常应该停止抽吸并重新定位穿刺针，而不是去移动囊肿壁。当囊肿壁完全瘪陷时应停止抽吸，这时往往很难定位针尖的位置，避免尝试重新定位后吸尽最后一滴囊液，因为这样可能会导致出血。一旦获得足够分析的囊液，剩下的液体可以通过注射器反复抽取或者通过连接吸引器来引流。完成囊肿抽吸后应进行短期观察，观察早期可能出现的出血和复发。

非固定的病变

非固定部位的病变，如腹膜后淋巴结，因在穿刺时容易从穿刺针尖部移开而难以进行穿刺。如果病变过小，或是不直接与肠壁毗邻，或是呼吸运动度过大，这个情况会变得更加复杂。首先穿刺针穿过消化道管壁有助于进行有效的病变部位穿刺，一旦穿刺针尖进入腔外间隙就可以对准病变进行穿刺。

穿刺病变部位时，推进针尖使针尖靠近病变外壁。并需要与呼吸运动协调。穿入病变时，一次快速的刺入可增加对病变部位的穿刺效果。使穿刺针完全穿过病变部位是有必要的。如果完全刺入，病变部位就变为相对固定，这时就可以缓慢回退穿刺针至病变的部位。

硬化病变

有些情况下，因为病变部位较硬，使穿刺变得困难。如果穿刺困难，必须首先确认穿刺针功能正常。例如，针头经过多次穿刺，或穿刺针没有有效地离开针鞘都会使穿刺针变钝。

如果穿刺针功能完好，可以增加穿刺力度。然而，这只能作为最后的手段，因为在用力穿刺的同时，不能很好地控制穿刺深度。也可以上翘针尖，针尖顶住病变前缘并固定，逐渐增大推针的压力。如果尝试失败，也可以借助 EUS 进镜的力量（如果 EUS 的位置可以确保进镜力量的轴向与穿刺针一致）。

肿瘤种植

尽管非常罕见，EUS 穿刺活检的过程中可能会发生细胞种植[42-48]。在潜在可切除的恶性病变中，如果活检路径不在手术切除范围内，应重新考虑 EUS FNA（如穿过胃壁的胰体病变 FNA）。如果可行，可以尝试对经手术切除的部分的肠壁进行活检（如胰腺颈部的肿物可经十二指肠壁穿刺）。

为了防止腔外种植，如淋巴结，绝对不能在病变累及全层的肠壁中进行 EUS FNA。

总结

EUS FNA 是重要的临床工具。具有较高的技术挑战，但若病变局限并足够大，且可以在 EUS 相当直的位置引入穿刺路径，常常可以进行直接穿刺。已经介绍 EUS FNA 的基本技术的许多新增内容，除了：①有效地移动穿刺针；②从病灶的多个不同区域取样；③使用较小的穿刺针（25 G）之外，似乎还没有一种方法显著提高样本量。不应该使用针芯，因为所有数据显示，除了增加步骤的繁琐性，针芯不能够改善效果。抽吸可能在获得更好的胰腺样本中起作用，但对于较软的病变（例如淋巴结）无效。本章介绍了基本的 FNA 技术，但仍需进行更多的质量比较试验才能够使此技术有所改进和发展。

主要参考文献

10. Madhoun MF, Wani SB, Rastogi A, et al. The diagnostic accuracy of 22-gauge and 25-gauge needles in endoscopic ultrasound-guided fine needle aspiration of solid pancreatic lesions: a meta-analysis. *Endoscopy*. 2013;45:86–92.
27. Kim JH, Park SW, Kim MK, et al. Meta-analysis for cyto-pathological outcomes in endoscopic ultrasonography-guided fine-needle aspiration with and without the stylet. *Dig Dis Sci*. 2016;61(8):2175–2184.
28. Puri R, Vilmann P, Săftoiu A, et al. Randomized controlled trial of endoscopic ultrasound-guided fine-needle sampling with or without suction for better cytological diagnosis. *Scand J Gastroenterol*. 2009;44(4):499–504.
35. Attam R, Arain MA, Bloechl SJ, et al. "Wet suction technique (WEST)": a novel way to enhance the quality of EUS-FNA aspirate. Results of a prospective, single-blind, randomized, controlled trial using a 22-gauge needle for EUS-FNA of solid lesions. *Gastrointest Endosc*. 2015;81(6):1401–1407.
38. Bang JY, Magee SH, Ramesh J, et al. Randomized trial comparing fanning with standard technique for endoscopic ultrasound-guided fine-needle aspiration of solid pancreatic mass lesions. *Endoscopy*. 2013;45(6):445–450.

参考文献

1. Dumonceau JM, Polkowski M, Larghi A, et al. Indications, results, and clinical impact of endoscopic ultrasound (EUS)-guided sampling in gastroenterology: European Society of Gastrointestinal Endoscopy (ESGE) clinical guideline. *Endoscopy*. 2011;43:1–16.

2. ASGE Standards of Practice Committee Anderson MA, Ben-Menachem T, Gan SI, et al. Management of antithrombotic agents for endoscopic procedures. *Gastrointest Endosc*. 2009;70(6):1060–1070.

3. Sterlacci W, Sioulas AD, Veits L, et al. 22-gauge core vs 22-gauge aspiration needle for endoscopic ultrasound-guided sampling of abdominal masses. *World J Gastroenterol*. 2016;22(39):8820–8830.

4. Schulman AR, Thompson CC, Odze R, et al. Optimizing EUS-guided liver biopsy sampling: comprehensive assessment of needle types and tissue acquisition techniques. *Gastrointest Endosc*. 2017;85(2):419–426.

5. Lee JK, Lee KT, Choi ER, et al. A prospective, randomized trial comparing 25-gauge and 22-gauge needles for endoscopic ultrasound-guided fine needle aspiration of pancreatic masses. *Scand J Gastroenterol*. 2013;48(6):752–757.

6. Affolter KE, Schmidt RL, Matynia AP, et al. Needle size has only a limited effect on outcomes in EUS-guided fine needle aspiration: a systematic review and meta-analysis. *Dig Dis Sci*. 2013;58(4):1026–1034.

7. Camellini L, Carlinfante G, Azzolini F, et al. A randomized clinical trial comparing 22G and 25G needles in endoscopic ultrasound-guided fine-needle aspiration of solid lesions. *Endoscopy*. 2011;43:709–715.

8. Fabbri C, Polifemo AM, Luigiano C, et al. Endoscopic ultrasound-guided fine needle aspiration with 22- and 25-gauge needles in solid pancreatic masses: a prospective comparative study with randomisation of needle sequence. *Dig. Liver Dis*. 2011;43:647–652.

9. Siddiqui UD, Rossi F, Rosenthal LS, et al. EUS-guided FNA of solid pancreatic masses: a prospective, randomized trial comparing 22-gauge and 25-gauge needles. *Gastrointest Endosc*. 2009;70:1093–1097.

10. Madhoun MF, Wani SB, Rastogi A, et al. The diagnostic accuracy of 22-gauge and 25-gauge needles in endoscopic ultrasound-guided fine needle aspiration of solid pancreatic lesions: a meta-analysis. *Endoscopy*. 2013;45:86–92.

11. Yusuf TE, Ho S, Pavey DA, et al. Retrospective analysis of the utility of endoscopic ultrasound-guided fine-needle aspiration (EUS-FNA) in pancreatic masses, using a 22-gauge or 25-gauge needle system: a multicenter experience. *Endoscopy*. 2009;41(5):445–448.

12. Nguyen TT, Lee CE, Whang CS, et al. A Comparison of the diagnostic yield and specimen adequacy between 22 and 25 gauge needles for Endoscopic Ultrasound Guided Fine-Needle Aspiration (EUS-FNA) of Solid Pancreatic Lesions (SPL): is bigger better? *Gastrointest Endosc*. 2008;67(5):AB100.

13. Lee JH, Stewart J, Ross WA, et al. Blinded prospective comparison of the performance of 22-gauge and 25-gauge needles in endoscopic ultrasound-guided fine needle aspiration of the pancreas and peri-pancreatic lesions. *Dig Dis Sci*. 2009;54(10):2274–2281.

14. Paquin SC, Gariepy G, Sahai AV. A prospective, randomized, controlled trial of EUS-FNA with and without a stylet: no stylet is better. *Gastrointest Endosc*. 2007;65(5):AB198.

15. Rong L, Kida M, Yamauchi H, et al. Factors affecting the diagnostic accuracy of endoscopic ultrasonography-guided fine-needle aspiration (EUS-FNA) for upper gastrointestinal submucosal or extraluminal solid mass lesions. *Dig Endosc*. 2012;24(5):358–363.

16. Suzuki R, Irisawa A, Bhutani MS, et al. Prospective evaluation of the optimal number of 25-gauge needle passes for endoscopic ultrasound-guided fine-needle aspiration biopsy of solid pancreatic lesions in the absence of an onsite cytopathologist. *Dig Endosc*. 2012;24(6):452–456.

17. Wallace MB, Kennedy T, Durkalski V, et al. Randomized controlled trial of EUS-guided fine needle aspiration techniques for the detection of malignant lymphadenopathy. *Gastrointest Endosc*. 2001;54(4):441–447.

18. LeBlanc JK, Ciaccia D, Al-Assi MT, et al. Optimal number of EUS-guided fine needle passes needed to obtain a correct diagnosis. *Gastrointest Endosc*. 2004;59(4):475–481.

19. Savides TJ. Tricks for improving EUS-FNA accuracy and maximizing cellular yield. *Gastrointest Endosc*. 2009;69(suppl 2): S130–S133.

20. Abe Y, Kawakami H, Oba K, et al. Effect of a stylet on a histological specimen in EUS-guided fine-needle tissue acquisition by using 22-gauge needles: a multicenter, prospective, randomized, controlled trial. *Gastrointest Endosc*. 2015;82:837–844.

21. Rastogi A, Wani S, Gupta N, et al. A prospective, single-blind, randomized, controlled trial of EUS-guided FNA with and without a stylet. *Gastrointest Endosc*. 2011;74:58–64.

22. Sahai AV, Paquin SC, Gariépy G. A prospective comparison of endoscopic ultrasound-guided fine needle aspiration results obtained in the same lesion, with and without the needle stylet. *Endoscopy*. 2010;42:900–903.

23. Nijhawan S, Singh B, Kumar A, et al. Randomized controlled trial of comparison of the adequacy, and diagnostic yield of endoscopic ultrasound guided fine needle aspiration with and without a stylet in Indian patients: a prospective single blind study. *J Dig Endosc*. 2014;5:149–153.

24. Wani S, Early D, Kunkel J, et al. Diagnostic yield of malignancy during EUS-guided FNA of solid lesions with and without a stylet: a prospective, single blind, randomized, controlled trial. *Gastrointest Endosc*. 2012;76(2):328–335.

25. Wani S, Gupta N, Gaddam S, et al. A comparative study of endoscopic ultrasound guided fine needle aspiration with and without a stylet. *Dig Dis Sci*. 2011;56:2409–2414.

26. Gimeno-Garcia AZ, Paquin SC, Gariepy G, et al. Comparison of endoscopic ultrasonography-guided fine-needle aspiration cytology results with and without the stylet in 3364 cases. *Dig Endosc*. 2013;25:303–307.

27. Kim JH, Park SW, Kim MK, et al. Meta-analysis for cytopathological outcomes in endoscopic ultrasonography-guided fine-needle aspiration with and without the stylet. *Dig Dis Sci*. 2016;61(8):2175–2184.

28. Puri R, Vilmann P, Săftoiu A, et al. Randomized controlled trial of endoscopic ultrasound-guided fine-needle sampling with or without suction for better cytological diagnosis. *Scand J Gastroenterol*. 2009;44(4):499–504.

29. Lee JK, Choi JH, Lee KH, et al. A prospective, comparative trial to optimize sampling techniques in EUS-guided FNA of solid pancreatic masses. *Gastrointest Endosc*. 2013;77(5):745–751.

30. Polkowski M, Larghi A, Weynand B, et al. Learning, techniques, and complications of endoscopic ultrasound (EUS)-guided sampling in gastroenterology: European Society of Gastrointestinal Endoscopy (ESGE) technical guideline. *Endoscopy*. 2012;44: 190–206.

31. Kin T, Katanuma A, Yane K, et al. Diagnostic ability of EUS-FNA for pancreatic solid lesions with conventional 22-gauge needle using the slow pull technique: a prospective study. *Scand J Gastroenterol*. 2015;50(7):900–907.

32. Chen JY, Ding QY, Lv Y, et al. Slow-pull and different conventional suction techniques in endoscopic ultrasound-guided fine-needle aspiration of pancreatic solid lesions using 22-gauge needles. *World J Gastroenterol*. 2016;22(39):8790–8797.

33. Nakai Y, Isayama H, Chang KJ, et al. Slow pull versus suction in endoscopic ultrasound-guided fine-needle aspiration of pancreatic solid masses. *Dig Dis Sci.* 2014;59(7):1578–1585.

34. Katanuma A, Itoi T, Baron TH, et al. Bench-top testing of suction forces generated through endoscopic ultrasound-guided aspiration needles. *J Hepatobiliary Pancreat Sci.* 2015;22(5):379–385.

35. Attam R, Arain MA, Bloechl SJ, et al. "Wet suction technique (WEST)": a novel way to enhance the quality of EUS-FNA aspirate. Results of a prospective, single-blind, randomized, controlled trial using a 22-gauge needle for EUS-FNA of solid lesions. *Gastrointest Endosc.* 2015;81(6):1401–1407.

36. Villa NA, Berzosa M, Wallace MB, et al. Endoscopic ultrasound-guided fine needle aspiration: the wet suction technique. *Endosc Ultrasound.* 2016;5(1):17–20.

37. Varadarajulu S, Fockens P, Hawes RH. Best practices in endoscopic ultrasound-guided fine-needle aspiration. *Clin Gastroenterol Hepatol.* 2012;10(7):697–703.

38. Bang JY, Magee SH, Ramesh J, et al. Randomized trial comparing fanning with standard technique for endoscopic ultrasound-guided fine-needle aspiration of solid pancreatic mass lesions. *Endoscopy.* 2013;45(6):445–450.

39. Wyse JM, Paquin SC, Joseph L, et al. EUS-FNA without the stylet: the yield is comparable to that with the stylet and sampling of multiple sites during the same pass may improve sample quality and yield. *Gastrointest Endosc.* 2009;69(5):AB330–AB331.

40. Mukai S, Itoi T, Ashida R, et al. Multicenter, prospective, crossover trial comparing the door-knocking method with the conventional method for EUS-FNA of solid pancreatic masses (with videos). *Gastrointest Endosc.* 2016;83(6):1210–1217.

41. ASGE Guideline: Antibiotic Prophylaxis for GI Endoscopy. *Gastrointest Endosc.* 2008;67:791–798.

42. Hirooka Y, Goto H, Itoh A, et al. Case of intraductal papillary mucinous tumor in which endosonography-guided fine-needle aspiration biopsy caused dissemination [letter]. *J Gastroenterol Hepatol.* 2003;18:1323–1324.

43. Shah JN, Fraker D, Guerry D, et al. Melanoma seeding of an EUS-guided fine needle track. *Gastrointest Endosc.* 2004;59:923–924.

44. Paquin SC, Gariépy G, Lepanto L, et al. A first report of tumor seeding because of EUS-guided FNA of a pancreatic adenocarcinoma. *Gastrointest Endosc.* 2005;61(4):610–611.

45. Doi S, Yasuda I, Iwashita T, et al. Needle tract implantation on the esophageal wall after EUS-guided FNA of metastatic mediastinal lymphadenopathy. *Gastrointest Endosc.* 2008;67(6):988–990.

46. Chong A, Venugopal K, Segarajasingam D, et al. Tumor seeding after EUS-guided FNA of pancreatic tail neoplasia. *Gastrointest Endosc.* 2011;74(4):933–935.

47. Katanuma A, Maguchi H, Hashigo S, et al. Tumor seeding after endoscopic ultrasound-guided fine-needle aspiration of cancer in the body of the pancreas. *Endoscopy.* 2012;44 suppl 2 UCTN: E160–E161.

48. Tomonari A, Katanuma A, Matsumori T, et al. Resected tumor seeding in stomach wall due to endoscopic ultrasonography-guided fine needle aspiration of pancreatic adenocarcinoma. *World J Gastroenterol.* 2015;21(27):8458–8461.

第 21 章

内镜超声引导下的细针活检术

MIHAI RIMBAS, ALBERTO LARGHI

（王雨薇 朱 海 王树森译 李 文 审校）

内 容 要 点

- 尽管内镜超声引导下的细针穿刺抽吸术（EUS FNA）非常精确，但它不能完全描述肿瘤组织特性，加上细胞学专业技术的限制，可能导致 EUS 的应用价值有限。

- 已证实标准 19 G 和 22 G 穿刺针（有或无负压）能从各种组织中获得高质量标本的可靠性。

- 新型的 19 G 和 22 G ProCore 穿刺针能获得足量的组织标本，但 25 G 的 ProCore 穿刺针似乎不适用于组织学标本的采集。

- 关于最新研发的 20 G ProCore、SharkCore 以及 Acquire 穿刺针的研究数据有限，但前景广阔。

- 长远来看，超声内镜引导下的细针活检术（EUS FNB）有望改善各种诊断技术，促进 EUS 的广泛应用，为靶向治疗以及治疗效果的监测奠定基础。

引言

在过去的十年里，为了获取组织以进行组织学评价，各种不同的技术和专门设计的穿刺针在不断发展[1]。为了克服内镜超声引导下细针穿刺抽吸术（ultrasound-guided fine-needle aspiration，EUS FNA）的一些局限，特别是需要对采集的标本进行快速现场评估（rapid on-site evaluation，ROSE）以达到90%以上的诊断准确率，研究者们做了很多努力[2-5]。然而在世界范围内，除了大容量的三级诊疗中心[6]，细胞学专业技术的缺失使得 ROSE 应用有限，导致 EUS 的应用也受到限制，这也阻碍了其在许多国家和地区的推广[7]。

近期在无法开展 ROSE 的中心，推荐内镜超声引导下细针活检（ultrasound-guided fine-needle biopsy，EUS FNB）用于获取组织来进行组织学评价[8]。这种方法的诊断结果可能更加准确，一是病理学家更容易解读，二是有提供组织样本进行辅助试验的额外优势。后者尤其重要，因为现在越来越多的人对于评估核心组织来获取分子标记有浓厚的兴趣，这些分子标记可作为癌症患者个体化化疗的预后预测指标和药物靶点[9-10]。如果这种想法得以实现，那么 EUS 将由诊断操作向治疗性操作转化，不仅用于提供诊断，而且能为患者提供可能的最佳个体化治疗[11-12]。

用于 EUS FNB 的穿刺切割（Tru-Cut）活检针，即 Quick-Core（Cook Medical，Bloomington，Indiana）活检针，相对于 EUS FNA 没有明显的优势[13-16]。在专为 FNB 而设计的新型穿刺针中，25 G 的 ProCore（Cook Medical）只能在大约 40% 的病例中收集组织核心样本[17-18]。此外，22 G 的 ProCore 穿刺针对比标准 25 G ProCore 穿刺针没有明显优势[19]。最后，关于 19 G 的 ProCore 穿刺针在最初有一些非常有前景的研究结果，但没有后续的额外报道[20-21]。另一方面，许多研究已经证实了在获取各种适应证的组织核心活检样本方面，标准 19 G 穿刺针具有高精度[22-30]。但是在十二指肠中使用 19 G 穿刺针并不容易，为了防止并发症，非专家级别的内镜医师一般会避免使用。除了上述穿刺针，还有其他一些用于 EUS FNB 的穿刺针，如 20 G ProCore 穿刺针（Cook Medical）、22 G 和 25 G SharkCore 穿刺针（Medtronic PLC，Dub-lin，Ireland）、22 G 和 25 G Acquire 穿刺针（Boston Scientiic Corp.，Marlborough，Massachusetts）。这些更小的穿刺针治疗胰腺和非胰腺病变的初步数据都非常令人鼓舞[31-35]。

本章将回顾 EUS FNB 的技术发展、临床结果、局限性以及未来展望。

EUS 引导下穿刺切割活检术

第一个专门用于 EUS FNB 的穿刺针是 Quick-Core 穿刺针（Cook Medical），这种 19 G 的穿刺切割活检针可以获取 18mm 的组织学标本用于组织学检查[36]。这种 EUS 引导下的穿刺切割活检（endoscopic ultrasound-guided Tru-Cut biopsy，EUS TCB）装置包括外部导管鞘、内层 19 G 切割鞘、18 mm 的标本槽和 5 mm 的针尖（图 21.1），再加上一个弹簧加载结构，能够自动采取活检标本。然而各种研究已经证明，它与 EUS FNA 相比没有明显优势[13-16]，目前已基本弃用。

采用标准 22 G 穿刺针在 EUS 引导下进行细针活检术

背景

2000 年，Voss 等[37] 采用了一种能克服 EUS FNA 局限性的方法，使用标准 22 G 穿刺针通过 30 ml 的注射器高负压吸取胰腺肿块以获得组织标本。这种方法能在 81% 的患者中得到组织核心标本，其诊断准确率为 74%。之后，其他团队也报道了采用这

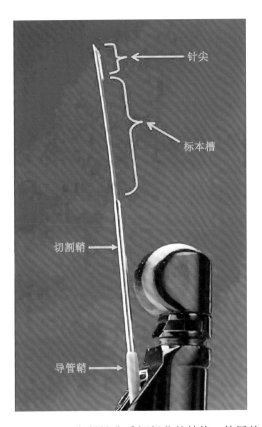

● **图 21.1**　Tru-Cut 穿刺针非手柄部分的结构：外层的导管鞘，内层的 19 G 切割鞘用于切割组织；18mm 的标本槽保护核心标本；5mm 的针尖（Adapted with permission from Levy MJ，Wiersema MJ. EUS-guided Trucut biopsy. Gastrointest Endosc 2005；62；417-26.）

种 22 G 穿刺针通过有或无高负压吸引的方法，能得到组织学检查所需的标本[38-45]。特别是 Larghi 等[38] 采用 Alliance Ⅱ 系统稳定、持续地负压吸引，并将其命名为 EUS 引导下的细针组织采集术（EUS-guided fine-needle tissue acquisition，EUS FNTA）以区别标准的 EUS FNA。

设计与操作

Larghi 等[38] 开发的高负压 EUS FNTA 技术使用的是 Alliance Ⅱ 自动化系统（Boston Scientific Corp.）。在实时 EUS 成像技术监视下，一旦穿刺针到达目标病变位置，即抽出针芯，在标准 22 G FNA 穿刺针的末端接上 Alliance Ⅱ 负压吸引系统。然后将 Alliance Ⅱ 系统调成吸引模式，产生相当于 35 ml 或 60 ml 注射器的持续高负压。接着开放锁定的注射器，在持续稳定的高负压下在病变区域前后移动穿刺针。

结果

研究结果评估了采用标准 22 G 穿刺针为组织学检查获得组织活检标本的可能性（表 21.1）。不同的研究得到的标本量和诊断准确性都不一样，可能是由于采用了不同的技术和标本处理方法。最近，大多数研究都是将标准 22 G 穿刺针与 22 G ProCore 穿刺针（Cook Medical）进行对比来评估获得组织标本以行组织学检查并诊断的能力，其结果将在下文中介绍。总体来说，标准 FNA 穿刺针诊断的充分性为 75%，准确度为 86%，组织核心标本采集率为 78%[19]。

采用标准 19 G 穿刺针在 EUS 引导下的细针活检术

背景

2005 到 2006 年，两位日本研究者首次报道了采用标准 19 G 穿刺针对胰腺实性占位、不明来源的纵隔和（或）腹腔淋巴结病采取核心标本来进行组织学检查[22-23]。他们报道的总体诊断准确率分别为 69% 及 98%，总准确率的差异主要是因为获取胰头和钩突部位的组织需通过十二指肠，该部位采样操作的失败率较高（8 例患者中有 5 例操作失败，失败率达 62.5%）[22]。

表 21.1 采用标准 22 G 穿刺针进行组织学检查获取组织活检标本的可能性评估研究

作者（年）	病例数	患者类型	核心组织采集率（%）	诊断准确率（%）
Voss（2000）[37]a	99	胰腺肿块	81	68
Larghi（2005）[38] b,c	27	实性肿块	96	76.9
Iglesias-Garcia（2007）[39]	62	胰腺肿块	83.9	88.7
Möller（2009）[40]	192	胰腺肿块	86.5	71.4
Gerker（2010）[41]c	120	实性肿块和淋巴瘤	27.8	77.8d
Noda（2010）[42]	32	实性肿块和淋巴瘤	不适用	93.9
Imai（2011）[43]	21	自身免疫性胰腺炎	100	0
Imai（2011）[43]	64	胰腺癌	不适用	92
Kanno（2012）[44]	25	自身免疫性胰腺炎	80	84
Seicean（2016）[45]	118	胰腺肿块	94	89

a 使用 30 ml 注射器进行高负压抽吸
b 采用 Alliance II 系统进行高负压抽吸
c 标准单针采样 FNA 操作后的结果
d 基于组织学和细胞学诊断的准确性评估

受到这些非常有希望的结果的启发，为了克服使用标准 19 G 穿刺针经十二指肠穿刺的局限性，Itoi 等 [22] 和 Yasuda 等 [23] 改良了穿刺技术，在穿刺针插入 EUS 活检通道之前先拔出针芯，以增加穿刺针的灵活性，改善它的性能 [25]。对于改良后的技术，作者仍然命名为 EUS FNTA 以与 EUS FNA 做区别，这项技术被应用于不同的患者群体及一些特殊病例中，在这些病例中组织学标本更易得到明确诊断 [26,46-48]。

EUS 引导下的细针活检术

EUS FNTA 技术采用的是一次性标准 19 G 穿刺针。在穿刺针插入 EUS 的活检通道之前抽出针芯，在其近端接上一个预加有 10 ml 负压的 10 ml 注射器（视频 21.1）。然后在 EUS 引导下向病变组织进针数毫米，接着开放注射器锁定产生负压，用扇形穿刺技术 [49] 将穿刺针在病变部位前后移动 2～3 次，所有这些算为穿刺针通过一次。在停止使用注射器产出负压后，将穿刺针移除，用生理盐水将穿刺针中的组织冲到福尔马林中，送检做组织学检查。

结果

表 21.2 总结了使用标准 19 G 穿刺针为组织学分析采集标本的研究结果 [22-30,46-48,50-52]，图 21.2 介绍了使用标准 19 G FNA 穿刺针采集组织学样本的典型病例。表 21.2 显示，除去 Itoi 等 [22] 的研究（经十二指肠穿刺失败率较高）以及 Eckardt 等 [50] 的研究（纳入了胃肠道黏膜下病变），其他发表的研究结果总体成功率和标本获取率都在 90% 以上。此外，总诊断准确性也高于 90%，唯一例外的是 Iwashita 等 [27] 的研究，该研究仅对怀疑为自身免疫性胰腺炎（autoimmune pancreatitis，AIP）的胰腺肿块患者进行评估。在随后的研究中，尽管对 93% 的患者都采集了标本进行组织学检查，但只有 43% 的 AIP 能根据胰导管附近淋巴结内浆细胞的浸润、闭塞性静脉炎和（或）IgG4 阳性来进行组织学诊断。这种低诊断率，是 AIP 斑片状分布的特异性组织学改变造成的 [53]，这使得超声内镜引导下活检获得的组织数量不足以明确诊断。但在另一方面，对采集了标本的患者而言，可以排除恶性病变，这对安全地使用激素进行 AIP 经验性治疗是非常重要的 [27]。

在另一项纳入可疑非功能性神经内分泌肿瘤患者的研究中，对比活检标本和手术标本的 ki-67 指数测定结果，当用分界大于 5% 来定义 G2 期肿瘤时，所有患者的结果一致 [26]。此外，在胃肠道间质瘤患者中，Ricci 等 [54] 进行基因分析以明确诊断、评估预后，从而为无法早期切除的病例提供最佳化疗方案，其中新辅助治疗可能是一种选择 [55,56]。

采用 ProCore 穿刺针在 EUS 的引导下进行细针活检术

背景

尽管 Quick-Core 穿刺针因其使用的困难性和相对于标准 FNA 穿刺针没有优势而未能得到广泛应用，该制造商开发了一种新的穿刺针—ProCore 穿刺针 [20]。为了满足 EUS 引导下 FNB 的各种需求，最初设计了三种尺寸的 ProCore 穿刺针：19 G、22 G

表 21.2　使用标准 19 G 穿刺针获得活检标本的可能性评估研究

作者（年）	病例数	患者类型	技术成功率（%）	产率（%）	诊断准确性（%）
Itoi（2005）[22] a	16	胰腺肿块	81	68.8	68.8
Yasuda（2006）[23]	104	纵隔和（或）腹部淋巴结病变	100	100	98.1；对淋巴瘤亚型诊断准确性达 88
Iwashita（2008）[24]	41	纵隔淋巴结病可疑结节病	100	95.1	95.1
Larghi（2011）[25] b,c	120	异质性患者人群	99.2	96.7	93.2
Larghi（2012）[26]c	30	胰腺肿块，可疑非功能性神经内分泌瘤	100	93.3	93.3
Iwashita（2012）[27]	44	胰腺肿块提示自身免疫性胰腺炎	100	93	43.2
Yasuda（2012）[28]	152	纵隔和（或）腹部病变疑似淋巴瘤	97	97	93.4；对淋巴瘤亚型诊断准确性达 95（142 例患者）
Varadarajulu（2012）[30]	38	胰腺肿块 / 上皮下病变	100	94.7	94.7
Stavropoulos（2012）[29]d	22	肝检测异常患者通过 EUS 排除胆道梗阻	100	91	91
Eckardt（2012）[50]	46	胃上皮下病变	不适用	59	52
Larghi（2014）[46]e,c	121	胃肠上皮下病变	99.2	93.4	93.4
Diehl（2015）[51]	110	肝检测异常或肝疾病	100	98	98
Iwashita（2015）[52]	111	实质性病变患者	99	79f	95g

a 所有的失败都发生在经十二指肠采样中
b 实验连续纳入上皮下病变、食管胃壁增厚、纵隔和腹部肿块、未知原发灶的淋巴瘤、胰体和胰尾病变的患者，且 FNA 结果阴性
c 采用 EUS-FNTA
d 在病变部位采集至少 6 管 15 mm 长的组织确保采样充足
e 所有的操作都应用前视超声内镜
f 报道所有病例的产率
g 只报道恶性肿瘤诊断准确率

和 25 G（图 21.3）。此外，最近还有另一种设计的 20 G 穿刺针问世（图 21.4）。

设计与操作

所有的 ProCore 穿刺针长 1.705 m，由不锈钢制成，并具有一个镍钛合金制成的针芯。针芯与套管相匹配，针尖长度因穿刺针的大小而不同，针尖的反向切割刃因穿刺针的大小不同长度也不同（表 21.3，图 21.3），反向切割刃用于钩住并切割穿刺的组织，将其留在针内。EchoTip ProCore 20 G 穿刺针采用了 Menghini 斜面和侧面核心抓取技术，用于将组织收到针中（图 21.4）。卷曲的鞘可以提高穿刺针的弹性，而反弹针芯系统有助于控制针芯，将污染的风险降到最低。

在第一次发表的研究中[20]，有五个欧洲的中心参与其中，每个中心使用不同的采样技术。在多因素分析中，与获取组织学分析的最佳样本以最终正确诊断相关的唯一变量，是否能有一位经验丰富的病理专家的评估[20]。这个欧洲团队在随后的研究中[57]，采用了一个标准化的采样操作：①穿刺针在 EUS 引导下对病变部位进行穿刺；②一旦穿刺成功，取出针芯，用 10 ml 的注射器进行负压吸引，持续 30 s；③在病变内前后移动 3 ~ 4 次；④通过关闭注射器锁解除负压；⑤最后取下穿刺针，用生理盐水将穿刺针内的组织标本冲到福尔马林或细胞溶液中[57]。

另一种采样技术——慢拉技术，是使用 25 G ProCore 穿刺针进行组织标本采取操作[17]。采用这种

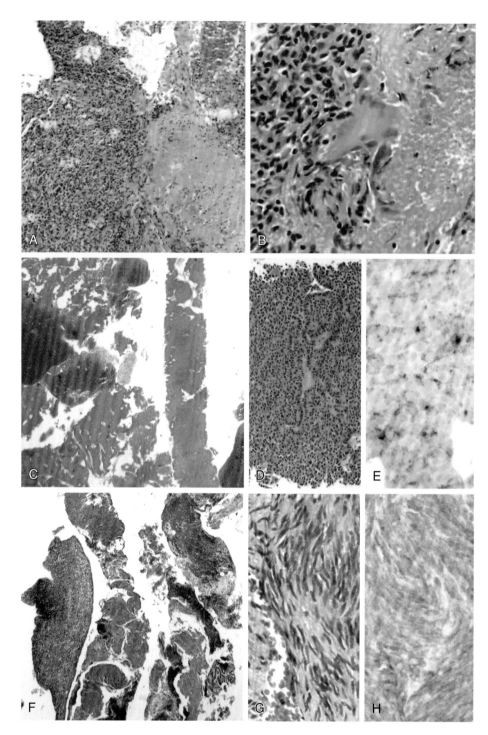

● **图 21.2** 采用 EUS FNTA 得到的典型病例标本。(A，B) 纵隔淋巴结：(A) 大量的组织碎片 (B) 高倍镜下的干酪性死物质和与结核肉芽肿一致的多核巨噬细胞，通过聚合酶连锁反应 (PCR) 和 H&E 检测确认。(C-E) 胰体 - 尾：(C，D) 大部分组织切片分化良好，无功能的神经内分泌瘤的组织碎片，具有典型的小梁结构，低级的坏死组织学空隙和有丝分裂相 (D)，免疫组织化学检测到嗜铬粒蛋白 A (E)；(C，D) H&E；(E) 免疫过氧化物酶。(F-H) 胃周病变：(F)，大量肿瘤组织碎片，没有坏死，结构正常，少量异型细胞浸润 (G) c-Kit 阳性 (H)，与胃肠道间质瘤相符；(F，G) H&E，(H) 免疫过氧化物酶 (From Larghi A，Verna EC，Ricci R，et al. EUS-guided ine-needle tissue acquisition by using a 19-gauge needle in a selected patient population：a prospective study. Gastrointest Endosc 2011；74；504-10.)

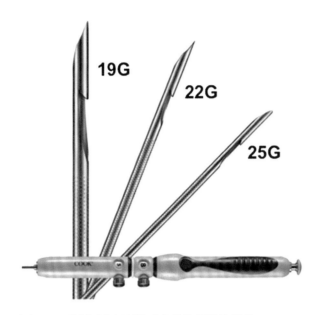

● 图 21.3　采用反向切割技术来获取组织的新型 19 G、22 G 和 25 G ProCore 穿刺针（Permisson for use granted by Cook Medical，Bloomington，Indiana.）

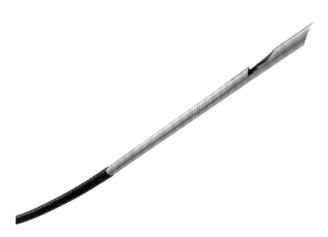

● 图 21.4　20 G ProCore 穿刺针的尖端具有 Menghini 斜面和侧面核心抓取技术用来接收组织（Permission for use granted by Cook Medical，Bloomington，Indiana.）

技术时，一旦穿刺针进入病变，即将针芯从针鞘中连续缓慢地拉出，如此进行 10 ~ 20 次往复运动，产生负压吸引标本（视频 21.2）。初步结果显示[58]，使用这种技术采取的标本量明显高于之前欧洲 ProCore 研究采用的抽吸方法[20,57]。

结果

Iglesias-Garcia 等的一项多中心研究[20]和一项单中心研究[21]评估了采用 19 G ProCore 穿刺针诊断肠内、外病变的性能，分别得到了 89.5% 和 95.4%

的诊断准确率。有趣的是，在前一项研究中，唯一与显著提高组织学诊断准确性正相关的因素是一位专业病理学家的参与[20]。

一项研究评估了来自五个中心的五位有经验的病理学专家对使用 19 G ProCore 穿刺针获取标本质量分级的一致性[59]。总的来说，参与的病理学专家对组织标本评估的一致性高（91.2%），Fleiss κ 为 0.73（95% 可信区间 0.61 ~ 0.81）[59]。

随后，这个团队纳入 61 例胰腺肿块的患者，评估 22 G ProCore 穿刺针的性能，57% 的病变位于胰头或钩突部位，需要经十二指肠采样[57]。根据上述的操作方法，只进行了一次穿刺操作。结果 55 例（90%）患者获取组织标本并进行了组织学检查，总体准确率为 88.5%。

这项研究之后，有不同的研究对比评估了 22 G ProCore 穿刺针与标准 22 G 穿刺针的性能（表 21.4）。这方面有一篇纳入了 9 项研究（总共 576 例病例）的 meta 分析发表[19]。在诊断充分性 [75.2% 对 89.0%，比值比（odds ratio，OR）0.39，$P = 0.23$]、诊断准确性（85.8% vs. 86.2%，OR：0.88，$P = 0.53$）和核心组织获取率（77.7% vs. 76.5%，OR：0.94，$P = 0.85$）方面两者没有显著区别。但是当使用 ProCore 穿刺针时，诊断所需的平均穿刺针通过次数显著降低（标准差 1.2，$P < 0.001$）。

最后，Iwashita 等[17]报道了第一次使用 25 G ProCore 穿刺针对 50 位胰腺实性占位的患者进行诊断的经验，他们采用上文提到的针芯慢拉技术，将针芯插回获得的标本涂于载玻片上，将可见的组织核心标本挑出放入福尔马林溶液中，同时剩余的标本涂片做现场细胞学检查。作者发现第一次穿刺标本的细胞学诊断灵敏度较高（83%），第二次和第三次穿刺敏感性分别提升到 91% 和 96%。有趣的是，他们发现组织学核心出现在第一次穿刺的概率只有 12%，在第二到第四次出现的概率为 32%。后者与作者在 40.5% 的患者中发现组织学核心的经验相似[18]。作者认为，这个结果表明 25 G ProCore 穿刺针能准确收集细胞学诊断的标本，可能比使用标准 25 G FNA 穿刺更有效，但不能用于需要获得组织核心活检标本的细胞学诊断。

最后，关于 20 G ProCore 穿刺针，一项多中心前瞻性随机研究，即 ASPRO 研究，对比 20 G EUS FNB 穿刺针和标准的 25 G EUS FNA 穿刺针，该研究正在进行中（临床试验注册号：NCT02167074）。

表 21.3	不同 EchoTip ProCore 穿刺针的主要特点			
	ECHO-HD-25-C	ECHO-HD-22-C	ECHO-HD-3-20-C	ECHO-HD-19-C
穿刺针外径（mm）	0.56	0.71	0.91	1.07
穿刺针内径（mm）	0.37	0.51	0.76	0.94
穿刺针长度（m）	1.705	1.705	1.705	1.705
穿刺针斜面	Lancet	Lancet	Menghini	Lancet
针芯针尖设计	隐藏式球	隐藏式球	隐藏式球	隐藏式球
反向斜面长度（mm）	2	2	2.9	4
从反向斜面到针尖的距离（mm）	3	3.9	3.8	5
针鞘尺寸（Fr）	5.2	5.2	7.95	4.8
穿刺针材料	不锈钢	不锈钢	不锈钢	不锈钢
针芯材料	镍钛诺	镍钛诺	镍钛诺	镍钛诺

表 21.4	对比 22 G ProCore 穿刺针和标准 22 G FNA 穿刺针性能的评估研究									
作者（年）	实验设计	病例数	靶器官	穿刺次数（标准差）		组织学组织样本		总诊断准确率		
				ProCore	FNA	ProCore	FNA	ProCore	FNA	
Bang（2012）[60]	随机	56	胰腺	1.28 (0.54)	1.61 (0.88)	14/18 (77.8)	8/12 (66.7)	NR	NR	
Hucl（2013）[61]	前瞻性	145	胰腺 /LFN	1.23 (0.47)	2.47 (0.93)	125/145 (86.2)	127/145 (87.6)	75.9	77.2	
Witt（2013）[62]	回顾性	36	胰腺 /LFN，（纵隔的、胃的、盆腔的）	2.11	2.94	8/11 (72.7)	10/13 (76.9)	94.4	99.4	
Vanbiervliet（2014）[63]	随机	80	胰腺	NR	NR	56/80 (70)	70/80 (87.6)	90	92.5	
Kim（2014）[64]	随机	22	黏膜下病变	1.28 (0.54)	1.61 (0.88)	NR	NR	77.8	66.7	
Lee（2014）[65]	随机	116	胰腺	NR	NR	48/58 (82.8)	45/58 (77.6)	68.3	94.8	
Strand（2014）[66]	前瞻性	32	胰腺	1.4 (0.7)	2.1 (1.6)	19/27 (70.4)	7/9 (77.8)	NR	NR	
Berzosa（2015）[67]	回顾性	61	胰腺	1.7	3.5	NR	NR	68.9	75.4	
Mavrogenis（2015）[68]	前瞻性	28	胰腺 /LFN	NR	NR	22/28 (78.6)	24/28 (85.7%)	85.7	85.7	
Aadam（2016）[69]	随机	140	胰腺 /LFN（胃的、盆腔的）	2.8 (1.0)	3.0 (1.0)	NR	NR	90.1	67.1a	
Sterlacci（2016）[70]	前瞻性	56	胰腺 /LFN（胃的、盆腔的）	1.5 (0.6)	1.6 (1.0)	NR	NR	96.1	88.9	

a：$P = 0.002$
LFN：淋巴结；NR：未报道

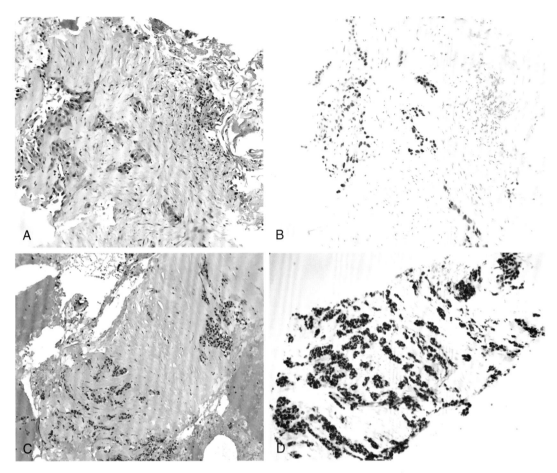

● **图 21.5** 采用 20 G ProCore 穿刺针获取的组织学样本的典型病例。胰体肿块：（A）纤维组织的核心由不规则的聚集物和小的上皮细胞巢浸润，具有中度核异型性、细胞间桥和玻璃样嗜酸性细胞质，呈弥漫的 p63 阳性（B），代表鳞状分化。胰尾部肿块：（C）纤维组织的核心表明有小到中型细胞束和条索侵犯，伴有中度核性多核性，（D）GATA 3 抗体阳性诊断为乳腺癌转移

图 21.5 为用 20 G ProCore 穿刺针获取组织学标本的典型病例。

采用 Sharkcore 和 Acquire 穿刺针在 EUS 的引导下进行细针活检术

设计与操作

SharkCore 22 G 和 25 G 穿刺针都是由不锈钢制成，具有一个镍钛合金制成的针芯。这种穿刺针的特点是具有新设计的多重相对针尖——具有两个突出的尖（叉尖）和 6 个切割面，这种设计是为了维持其结构来提升组织获取性能（图 21.6；视频 21.3）。活检通常采用慢拉技术。

Acquire 穿刺针外径 0.72 mm，可调工作长度 137.5 ~ 141.5 cm。针尖设计为冠尖，三个对称的表面代表三个切割刃（图 21.7；视频 21.4）。活检通常使用"湿吸"技术——去除针芯后，针的内部通道充满生理盐水，10 ml 或 20 ml 的注射器与穿刺针的 Luer 锁相连，一旦穿入病灶就可以施加负压[71]。

结果

关于 SharkCore 针，一项小型的前瞻性研究[31]和少量的回顾性研究[32-34,72]的初步数据表明，它在胰腺和非胰腺病变中都是有效的。一项回顾性病例对照研究[32]，纳入了 39 名采用 SharkCore 针进行取样的患者，使用 SharkCore 针获得的标本中有 95%的标本足以进行组织学评估，而 EUS FNA 的这一比例为 59%（P = 0.01）。此外，与 EUS FNA 组相比，SharkCore 组获得诊断样本所需的中位穿刺针通过数显著低于 EUS FNA 组（2 次 vs. 4 次，P = 0.001）。在 DiMaio 等的一项包含 224 例患者的多中心回顾性

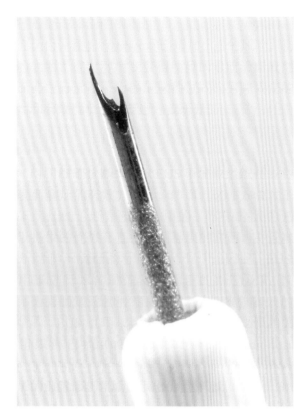

● 图 21.6 新开发的 SharkCore 穿刺针针尖设计，多重相对针尖合并 6 个切割面，从而改善组织的获取性能（）

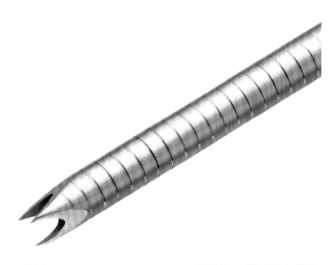

● 图 21.7 22 G Acquire EUS FNB 穿刺针，其冠状尖端有 3 个面用于获取组织（Reproduced with the permission from Boston Scientiic Corp.）

研究中 [33]，使用 22 G 或 25 G 的 SharkCore 针活检了 33 250 个病灶。病理诊断 130/147 例（88%），中位穿刺数为 2 次。10 例患者（10/226，4%）发生不良反应：4 例急性胰腺炎，5 例疼痛，1 例胆管炎。在一项单中心研究中，将 22 G 或 25 G 的 SharkCore 针与 ProCore 20 G、22 G 和 25 G 针的性能进行了比较 [34]。SharkCore 穿刺针在胰腺实质肿块的鉴别中有较高的敏感度（71.1% vs. 90.1%；$P = 0.0006$）和总体准确率（74% vs. 92%；$P = 0.0006$）。此外，在适合用于组织学分析的样本中，ProCore 穿刺针的比例是 87%，而 SharkCore 穿刺针是 99%。

到目前为止，只有一项纳入 30 例胃肠道实性肿瘤患者的研究对 Acquire 穿刺针的性能进行了评估 [35]。ROSE 的诊断充分性为 96.6%，96.7% 的患者组织学诊断成立。中位组织面积 2.9 mm^2（IQR = 0.68 ～ 8.71 mm^2），获取的组织中肿瘤细胞占 73.9%（IQR = 44 ～ 97.6）。技术成功率为 96.7%，不良事件发生率为 3.3%。

采用 SharkCore 穿刺针和 Acquire 穿刺针获取的组织样本的典型病例见图 21.8 和图 21.9。

结论及展望

过去的十年，为了克服 EUS FNA 的一些局限性，EUS 引导下用于病理检查的多种取样技术和获取组织活检样本的专用穿刺针已都有所改进和发展。这些努力促使 EUS FNA 技术从细胞学向组织学转变，而后者更易解读，这可能有助于 EUS 在细胞学技术发展困难的国家和地区大范围推广和应用。更重要的是，在个体化医学时代，这种转变将会为靶向治疗奠定基础，同时有助于获得更好的治疗大多数胃肠道恶性肿瘤的方法，因为用于病理学检查的组织样本更适合表达预测分子标记，或进行化学敏感性测试的细胞培养，以指导个体化治疗。这将 EUS 从诊断手段转变为更倾向于治疗的操作，这样不仅能够提供一个诊断结果，而且还能够为每个患者提供最适合的个体化治疗。在此基础上，各大企业纷纷开发了自己的 EUS FNB 针，以满足不断增长的患者和医生的需求。这些新开发的穿刺针在初步研究中取得出了良好的效果。无论穿刺针的类型如何，要想取得成功，内镜医师和病理医师之间的密切合作仍然是至关重要的，应该大力鼓励互相合作。

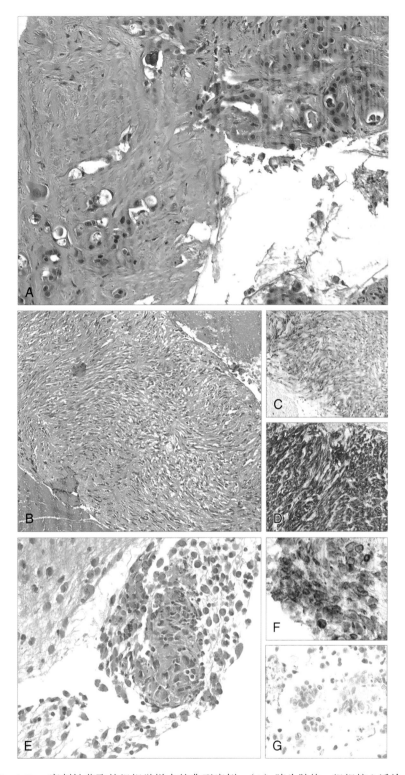

● **图 21.8** 采用 22 G SharkCore 穿刺针获取的组织学样本的典型病例。（A）胰头肿块：组织核心活检，特征为促纤维增生的基质伴不典型腺体、单细胞浸润及黏蛋白生成，诊断为导管腺癌。（B～D）胃底黏膜下病变；（B）以单形梭形细胞增殖为特征的大型活检标本，CD117（C）和 DOG1（D）免疫组化阳性，诊断为胃肠道间质瘤。（E～G）。胰尾部病变组织碎片丰富，高倍镜下可见大量非典型大细胞聚集（E），白细胞共同抗原（LCA）阳性（F）以及 CK CAM 5.2 阴性（G），诊断为非霍奇金间变性大细胞淋巴瘤

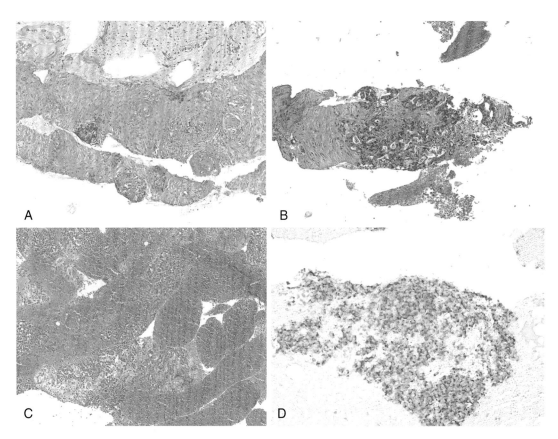

● **图 21.9** 采用 22 G Acquire 穿刺针获取的组织学样本的典型病例。（A）大量组织碎片显示大面积纤维化，局部残留胰岛提示慢性胰腺炎；（B）导管腺癌浸润，特征是腺体不规则，呈筛状结构，核多形性明显；（C）免疫组化嗜铬粒蛋白 A 阳性的单形上皮细胞群；（D）诊断为分化良好的神经内分泌肿瘤

主要参考文献

20. Iglesias-Garcia J, Poley JW, Larghi A, et al. Feasibility and yield of a new EUS histology needle: results from a multicenter, pooled, cohort study. *Gastrointest Endosc.* 2011;73:1189–1196.
22. Itoi T, Itokawa F, Sofuni A, et al. Puncture of solid pancreatic tumors guided by endoscopic ultrasonography: a pilot study series comparing Trucut and 19-gauge and 22-gauge aspiration needles. *Endoscopy.* 2005;37:362–366.
23. Yasuda I, Tsurumi H, Omar S, et al. Endoscopic ultrasound-guided fine needle aspiration biopsy for lymphadenopathy of unknown origin. *Endoscopy.* 2006;38:919–924.
26. Larghi A, Capurso G, Carnuccio A, et al. Ki-67 grading of nonfunctioning pancreatic neuroendocrine tumors on histologic samples obtained by EUS-guided fine-needle tissue acquisition: a prospective study. *Gastrointest Endosc.* 2012;76:570–577.
57. Larghi A, Iglesias-Garcia J, Poley JW, et al. Feasibility and yield of a novel 22-gauge histology EUS needle in patients with pancreatic masses: a multicenter prospective cohort study. *Surg Endosc.* 2013;27:3733–3738.

参考文献

1. Wani S, Muthusamy VR, Komanduri S. EUS-guided tissue acquisition: an evidence-based approach (with videos). *Gastrointest Endosc.* 2014;80:939–959.
2. Eloubeidi MA, Tamhane A, Jhala N, et al. Agreement between rapid onsite and final cytologic interpretations of EUS-guided FNA specimens: implications for the endosonographer and patient management. *Am J Gastroenterol.* 2006;101:2841–2847.
3. Iglesias-Garcia J, Dominguez-Munoz JE, Abdulkader I, et al. Influence of on-site cytopathology evaluation on the diagnostic accuracy of endoscopic ultrasound-guided fine needle aspiration (EUS-FNA) of solid pancreatic masses. *Am J Gastroenterol.* 2011;106:1705–1710.
4. Hébert-Magee S, Bae S, Varadarajulu S, et al. The presence of a cytopathologist increases the diagnostic accuracy of endoscopic ultrasound-guided fine needle aspiration cytology for pancreatic adenocarcinoma: a meta-analysis. *Cytopathology.* 2013;24:159–171.
5. Matynia AP, Schmidt RL, Barraza G, et al. Impact of rapid onsite evaluation on the adequacy of endoscopic-ultrasound guided fine-needle aspiration of solid pancreatic lesions: a systematic review and meta-analysis. *J Gastroenterol Hepatol.* 2014;29:697–705.
6. Jhala NC, Jhala DN, Chhieng DC, et al. Endoscopic ultrasound-guided fine-needle aspiration. A cytopathologist's perspective. *Am J Clin Pathol.* 2003;120:351–367.
7. Kalaitzakis E, Panos M, Sadik R, et al. Clinicians' attitudes towards endoscopic ultrasound: a survey of four European countries. *Scand J Gastroenterol.* 2009;44:100–107.

8. Varadarajulu S, Hawes RH. The changing paradigm in EUS-guided tissue acquisition. *Gastrointest Endosc Clin N Am.* 2014;24:1–7.

9. Braat H, Bruno M, Kuipers EJ, et al. Pancreatic cancer: promise for personalised medicine? *Cancer Lett.* 2012;318:1–8.

10. Brais RJ, Davies SE, O'Donovan M, et al. Direct histological processing of EUS biopsies enables rapid molecular biomarker analysis for interventional pancreatic cancer trials. *Pancreatology.* 2012;12:8–15.

11. Kim EY. Fine-needle biopsy: should this be the first choice in endoscopic ultrasound-guided tissue acquisition? *Clin Endosc.* 2014;47(5):425–428.

12. Panic N, Larghi A. Techniques for endoscopic ultrasound-guided fine-needle biopsy. *Gastrointest Endosc Clin N Am.* 2014;24:83–107.

13. Varadarajulu S, Fraig M, Schmulewitz N, et al. Comparison of EUS guided 19-gauge Trucut needle biopsy with EUS-guided fine-needle aspiration. *Endoscopy.* 2004;36:397–401.

14. Shah SM, Ribeiro A, Levi J, et al. EUS-guided fine needle aspiration with and without trucut biopsy of pancreatic masses. *JOP.* 2008;9:422–430.

15. Thomas T, Kaye PV, Ragunath K, et al. Efficacy, safety, and predictive factors for a positive yield of EUS-guided trucut biopsy: a large tertiary referral center experience. *Am J Gastroenterol.* 2009;104:584–591.

16. DeWitt J, Cho CM, Lin J, et al. Comparison of EUS-guided tissue acquisition using two different 19-gauge core biopsy needles: a multicenter, prospective, randomized, and blinded study. *Endosc Int Open.* 2015;3:E471–E478.

17. Iwashita T, Nakai Y, Samarasena JB, et al. High single-pass diagnostic yield of a new 25-gauge core biopsy needle for EUS-guided FNA biopsy in solid pancreatic lesions. *Gastrointest Endosc.* 2013;77:909–915.

18. Attili F, Petrone G, Abdulkader I, et al. Accuracy and inter-observer agreement of the Procore™ 25 gauge needle for endoscopic ultrasound-guided tissue core biopsy. *Dig Liver Dis.* 2015;47:943–949.

19. Bang JY, Hawes R, Varadarajulu S. A meta-analysis comparing ProCore and standard fine-needle aspiration needles for endoscopic ultrasound-guided tissue acquisition. *Endoscopy.* 2016;48:339–349.

20. Iglesias-Garcia J, Poley JW, Larghi A, et al. Feasibility and yield of a new EUS histology needle: results from a multicenter, pooled, cohort study. *Gastrointest Endosc.* 2011;73:1189–1196.

21. Iglesias-García J, Abdulkader I, Lariño-Noia J, Domínguez-Muñoz JE. Evaluation of the adequacy and diagnostic accuracy of the histology samples obtained with a newly designed 19-gauge EUS histology needle. *Rev Esp Enferm Dig.* 2014;106:6–14.

22. Itoi T, Itokawa F, Sofuni A, et al. Puncture of solid pancreatic tumors guided by endoscopic ultrasonography: a pilot study series comparing Trucut and 19-gauge and 22-gauge aspiration needles. *Endoscopy.* 2005;37:362–366.

23. Yasuda I, Tsurumi H, Omar S, et al. Endoscopic ultrasound-guided fine needle aspiration biopsy for lymphadenopathy of unknown origin. *Endoscopy.* 2006;38:919–924.

24. Iwashita T, Yasuda I, Doi S, et al. The yield of endoscopic ultrasound-guided fine needle aspiration for histological diagnosis in patients suspected of stage I sarcoidosis. *Endoscopy.* 2008;40:400–405.

25. Larghi A, Verna EC, Ricci R, et al. EUS-guided fine-needle tissue acquisition by using a 19-gauge needle in a selected patient population: a prospective study. *Gastrointest Endosc.* 2011;74:504–510.

26. Larghi A, Capurso G, Carnuccio A, et al. Ki-67 grading of nonfunctioning pancreatic neuroendocrine tumors on histologic samples obtained by EUS-guided fine-needle tissue acquisition: a prospective study. *Gastrointest Endosc.* 2012;76:570–577.

27. Iwashita T, Yasuda I, Doi S, et al. Use of samples from endoscopic ultrasound-guided 19-gauge fine-needle aspiration in diagnosis of autoimmune pancreatitis. *Clin Gastroenterol Hepatol.* 2012;10:316–322.

28. Yasuda I, Goto N, Tsurumi H, et al. Endoscopic ultrasound-guided fine needle aspiration biopsy for diagnosis of lymphoproliferative disorders: feasibility of immunohistological, flow cytometric, and cytogenetic assessments. *Am J Gastroenterol.* 2012;107:397–404.

29. Stavropoulos SN, Im GY, Jlayer Z, et al. High yield of same-session EUS-guided liver biopsy by 19-gauge FNA needle in patients undergoing EUS to exclude biliary obstruction. *Gastrointest Endosc.* 2012;75:310–318.

30. Varadarajulu S, Bang JY, Hebert-Magee S. Assessment of the technical performance of the flexible 19-gauge EUS-FNA needle. *Gastrointest Endosc.* 2012;76:336–343.

31. Adler DG, Witt B, Chadwick B, et al. Pathologic evaluation of a new endoscopic ultrasound needle designed to obtain core tissue samples: a pilot study. *Endosc Ultrasound.* 2016;5:178–183.

32. Kandel P, Tranesh G, Nassar A, et al. EUS-guided fine needle biopsy sampling using a novel fork-tip needle: a case-control study. *Gastrointest Endosc.* 84:1034–1039.

33. DiMaio CJ, Kolb JM, Benias PC, et al. Initial experience with a novel EUS-guided core biopsy needle (SharkCore): results of a large North American multicenter study. *Endosc Int Open.* 2016;4:E974–E979.

34. Nayar MK, Paranandi B, Dawwas MF, et al. Comparison of the diagnostic performance of 2 core biopsy needles for EUS-guided tissue acquisition from solid pancreatic lesions. *Gastrointest Endosc.* 2016. pii: S0016–5107(16)30554-5. https://doi.org/10.1016/j.gie.2016.08.048. [Epub ahead of print] PubMed PMID: 27633157.

35. Bang JY, Hebert-Magee S, Hasan MK, et al. Endoscopic ultrasonography-guided biopsy using a Franseen needle design: initial assessment. *Dig Endosc.* 2017;29:338–346.

36. Levy MJ, Wiersema MJ. EUS-guided Trucut biopsy. *Gastrointest Endosc.* 2005;62:417–426.

37. Voss M, Hammel P, Molas G, et al. Value of endoscopic ultrasound guided fine needle aspiration biopsy in the diagnosis of solid pancreatic masses. *Gut.* 2000;46:244–249.

38. Larghi A, Noffsinger A, Dye CE, et al. EUS-guided fine needle tissue acquisition by using high negative pressure suction for the evaluation of solid masses: a pilot study. *Gastrointest Endosc.* 2005;62:768–774.

39. Iglesias-Garcia J, Dominguez-Munoz E, Lozano-Leon A, et al. Impact of endoscopic ultrasound-guided fine needle biopsy for diagnosis of pancreatic masses. *World J Gastroenterol.* 2007;13:289–293.

40. Möller K, Papanikolaou IS, Toermer T, et al. EUS-guided FNA of solid pancreatic masses: high yield of 2 passes with combined histologic-cytologic analysis. *Gastrointest Endosc.* 2009;70:60–69.

41. Gerke H, Rizk MK, Vanderheyden AD, et al. Randomized study comparing endoscopic ultrasound-guided Trucut biopsy and fine needle aspiration with high suction. *Cytopathology.* 2010;21:44–51.

42. Noda Y, Fujita N, Kobayashi G, et al. Diagnostic efficacy of the cellblock method in comparison with smear cytology of tissue samples obtained by endoscopic ultrasound-guided fine-needle aspiration. *J Gastroenterol.* 2010;45:868–875.

43. Imai K, Matsubayashi H, Fukutomi A, et al. Endoscopic ultrasonography-guided fine needle aspiration biopsy using 22-gauge needle in diagnosis of autoimmune pancreatitis. *Dig Liver Dis.* 2011;43:869–874.

44. Kanno A, Ishida K, Hamada S, et al. Diagnosis of autoimmune pancreatitis by EUS-FNA by using a 22-gauge needle based on the International Consensus Diagnostic Criteria. *Gastrointest Endosc.* 2012;76:594–602.

45. Seicean A, Gheorghiu M, Zaharia T, et al. Performance of the standard 22G needle for endoscopic ultrasound-guided tis-

sue core biopsy in pancreatic cancer. *J Gastrointestin Liver Dis.* 2016;25:213–218.

46. Larghi A, Fuccio L, Chiarello G, et al. Fine-needle tissue acquisition from subepithelial lesions using a forward-viewing linear echoendoscope. *Endoscopy.* 2014;46:39–45.

47. Larghi A, Lococo F, Ricci R, et al. Pleural tuberculosis diagnosed by EUS-guided fine-needle tissue acquisition. *Gastrointest Endosc.* 2010;72:1307–1309.

48. Larghi A, Lugli F, Sharma V, et al. Pancreatic metastases from a bronchopulmonary carcinoid diagnosed by endoscopic ultrasonography-guided fine-needle tissue acquisition. *Pancreas.* 2012;41:502–504.

49. Bang JY, Magee SH, Ramesh J, et al. Randomized trial comparing fanning with standard technique for endoscopic ultrasound-guided fine-needle aspiration of solid pancreatic mass lesions. *Endoscopy.* 2013;45:445–450.

50. Eckardt AJ, Adler A, Gomes EM, et al. Endosonographic large-bore biopsy of gastric subepithelial tumors: a prospective multicenter study. *Eur J Gastroenterol Hepatol.* 2012;24:1135–1144.

51. Diehl DL, Johal AS, Khara HS, et al. Endoscopic ultrasound-guided liver biopsy: a multicenter experience. *Endosc Int Open.* 2015;3:E210–E215.

52. Iwashita T, Yasuda I, Mukai T, et al. Macroscopic on-site quality evaluation of biopsy specimens to improve the diagnostic accuracy during EUS-guided FNA using a 19-gauge needle for solid lesions: a single-center prospective pilot study (MOSE study). *Gastrointest Endosc.* 2015;81:177–185.

53. Zamboni G, Lüttges J, Capelli P, et al. Histopathological features of diagnostic and clinical relevance in autoimmune pancreatitis: a study on 53 resection specimens and 9 biopsy specimens. *Virchows Arch.* 2004;445:552–563.

54. Ricci R, Chiarello G, Attili F, et al. Endoscopic ultrasound-guided fine needle tissue acquisition biopsy samples do not allow a reliable proliferation assessment of gastrointestinal stromal tumours. *Dig Liver Dis.* 2015;47:291–295.

55. Corless CL, Barnett CM, Heinrich MC. Gastrointestinal stromal tumours: origin and molecular oncology. *Nat Rev Cancer.* 2011;11:865–878.

56. Eisenberg BL, Smith KD. Adjuvant and neoadjuvant therapy for primary GIST. *Cancer Chemother Pharmacol.* 2011;67(Suppl 1): S3–S8.

57. Larghi A, Iglesias-Garcia J, Poley JW, et al. Feasibility and yield of a novel 22-gauge histology EUS needle in patients with pancreatic masses: a multicenter prospective cohort study. *Surg Endosc.* 2013;27:3733–3738.

58. Iwashita T, Nakai Y, Samarasena JB, et al. Endoscopic ultrasound-guided fine needle aspiration and biopsy (EUS-FNAB) using a novel 25-gauge core biopsy needle: optimizing the yield of both cytology and histology. *Gastrointest Endosc.* 2012;75:AB183.

59. Petrone MC, Poley JW, Bonzini M, et al. Interobserver agreement among pathologists regarding core tissue specimens obtained with a new endoscopic ultrasound histology needle; a prospective multicentre study in 50 cases. *Histopathology.* 2013;62:602–608.

60. Bang JY, Hebert-Magee S, Trevino J, et al. Randomized trial comparing the 22-gauge aspiration and 22-gauge biopsy needles for EUS-guided sampling of solid pancreatic mass lesions. *Gastrointest Endosc.* 2012;76:321–327.

61. Hucl T, Wee E, Anuradha S, et al. Feasibility and efficiency of a new 22G core needle: a prospective comparison study. *Endoscopy.* 2013;45:792–798.

62. Witt BL, Adler DG, Hilden K, et al. A comparative needle study: EUS-FNA procedures using the HD ProCore and EchoTip 22-gauge needle types. *Diagn Cytopathol.* 2013;41:1069–1074.

63. Vanbiervliet G, Napoléon B, Paul MCS, et al. Core needle versus standard needle for endoscopic ultrasound-guided biopsy of solid pancreatic masses: a randomized crossover study. *Endoscopy.* 2014;46:1063–1070.

64. Kim GH, Cho YK, Kim EY, et al. Comparison of 22-gauge aspiration needle with 22-gauge biopsy needle in endoscopic ultrasonography-guided subepithelial tumor sampling. *Scand J Gastroenterol.* 2014;49:347–354.

65. Lee YN, Moon JH, Kim HK, et al. Core biopsy needle versus standard aspiration needle for endoscopic ultrasound-guided sampling of solid pancreatic masses: a randomized parallel-group study. *Endoscopy.* 2014;46:1056–1062.

66. Strand DS, Jeffus SK, Sauer BG, et al. EUS-guided 22-gauge fine-needle aspiration versus core biopsy needle in the evaluation of solid pancreatic neoplasms. *Diagn Cytopathol.* 2014;42:751–758.

67. Berzosa M, Villa N, El-Serag HB, et al. Comparison of endoscopic ultrasound guided 22-gauge core needle with standard 25-gauge fine-needle aspiration for diagnosing solid pancreatic lesions. *Endosc Ultrasound.* 2015;4:28–33.

68. Mavrogenis G, Weynand B, Sibille A, et al. 25-gauge histology needle versus 22-gauge cytology needle in endoscopic ultrasonography-guided sampling of pancreatic lesions and lymphadenopathy. *Endosc Int Open.* 2015;3:E63–E68.

69. Aadam AA, Wani S, Amick A, et al. A randomized controlled cross-over trial and cost analysis comparing endoscopic ultrasound fine needle aspiration and fine needle biopsy. *Endosc Int Open.* 2016;04:E497–E505.

70. Sterlacci W, Sioulas AD, Veits L, et al. 22-gauge core vs 22-gauge aspiration needle for endoscopic ultrasound-guided sampling of abdominal masses. *World J Gastroenterol.* 2016;22:8820–8830.

71. Attam R, Arain MA, Bloechl SJ, et al. "Wet suction technique (WEST)": a novel way to enhance the quality of EUS-FNA aspirate. Results of a prospective, single-blind, randomized, controlled trial using a 22-gauge needle for EUS-FNA of solid lesions. *Gastrointest Endosc.* 2015;81(6):1401–1407.

72. Rodrigues-Pinto E, Jalaj S, Grimm IS, Baron TH. Impact of EUS-guided fine-needle biopsy sampling with a new core needle on the need for onsite cytopathologic assessment: a preliminary study. *Gastrointest Endosc.* 2016;84:1040–1046.

第 22 章

内镜超声医生的细胞学入门

DARSHANA JHALA, NIRAG JHALA

（潘　雪 译　金震东　张敏敏 审校）

内 容 要 点

- 内镜超声专家和细胞病理学家之间的沟通是内镜超声引导下细针穿刺抽吸术（EUS FNA）成功的关键。
- 行 EUS FNA 操作初期应有细胞病理学的参与。
- 对患者诊断过程的规范化有助于诊断结果的准确性。

科学上的发现和成熟的理论是获得概念突破的源泉。对这些概念的突破性进展是值得称赞的。生物技术领域的进步是卓越的创造性想象的标志，这些创造性想象超越了抽象的概念思维并通过技术得以表达。尽管在概念上的推进是细微的，但是多数临床医师认为在生物医学科学方面的进步显著拓宽了我们的视野并使我们重新定义了"疾病管理"的概念。

内镜超声引导下细针穿刺抽吸术（endoscopic ultrasonography-guided fine-needle aspiration，EUS FNA）领域亦是如此。20 世纪 50 年代后期提出了软式内镜概念，并在此基础上生产出可应用于人体的软式内镜，成为近代 EUS 发展史上的里程碑[1]。20 世纪 80 年代，内镜搭载超声探头，并将多普勒技术应用于内镜检查，这些突破性进展使得病变部位可视化效果更佳，并且可清晰地扫查到血管结构。上述技术的进步使得 EUS 不仅能扫查胃肠道腔内病变，也能显示胃肠道管壁的病变及管壁周围淋巴结（胸腔和腹腔内）、胰腺、肝（主要是左肝）、左肾、脾和肾上腺等部位的病变，且可扫查范围仍在扩大[2-6]。然而，仅依靠 EUS 图像是不足以区分肿瘤或非肿瘤以及病变的良恶性[7]。20 世纪 90 年代初，随着技术进步，EUS FNA 技术得以实现[8,9]。该技术能够实现在实时监控下安全获取细胞学组织，及时而准确地进行定性诊断和分期。

EUS FNA 诊断结果的准确性有赖于细胞病理医师和 EUS 医师的高效合作。那些最佳诊断得益于 EUS 医师和细胞病理学专家的充分信任和密切配合。因此，EUS 专家和细胞病理学家对细胞学标本获取和解读等相关问题有所了解可以提高诊断质量[3,10]。当他们的观点取得一致时，EUS FNA 的诊断效果将远远超过预期[11]。正如早先预期的那样[2]，EUS FNA 技术已经在多个机构成为规范化诊疗项目，且将逐渐取代其他诊断手段，来作为组织诊断、分期诊断和患者管理的依据。

这一章旨在帮助 EUS 医师和细胞病理学家学习细胞学（获取）过程方面的技术，并且帮助他们理解有关解读细胞病理学诊断的基本原则。因此，本章回顾了相关技术，这些技术可能影响到细胞学解读和诊断结果。同时本章也将讨论良恶性病变在 EUS FNA 常规取样中的诊断方法和各自细胞学的突出特点。

提高 EUS 诊断率的技术方法

EUS FNA 成功的基础是获得足够的细胞数量，从而做出最有效的诊断和进一步的治疗。因此，需要仔细地计划和考虑那些可能会影响到靶病灶细胞结构方面的因素。

早期计划

最理想的是在制订 EUS FNA 操作计划的初期，就邀请一名有经验的病理学专家参与操作的各阶段。操作计划会涉及许多决定性因素，比如，EUS 套件的位置、所选用的配件和穿刺针的类型、人员部署、FNA 步骤、制剂类型、转运介质、术中即时细胞学检查（冰冻切片）（immediate cytologic evaluation，ICE）或现场快速细胞学诊断（rapid onsite specimen evalution，ROSE）所需的准备、进行辅助研究所需的准备，以及操作过程中进行患者的管理（表 22.1）。进一步的计划应当包括定制供应、储备 FNA

用品的小车或者柜子，或者在 EUS 隔间区域设立一个永久的用来贮备物资的地方。

组织标本制备的类型（包括直接涂片、液基细胞学检测、细胞块、针芯活检或联合技术）除了取决于各自的相对敏感性、特异性和诊断准确性外，还取决于长期实践、人员因素、病理室和 EUS 室之间的距离等。基于物理距离和个人经验的依赖，强烈建议 ICE 或 ROSE 的实时远程病理应用。培养足以准确诊断 EUS 标本的技能不仅有赖于经验丰富的细胞病理学家，还需要有正确理解这些标本的其他特殊经验。经验表明，那些对胃肠疾病专长的细胞病理学专家往往能够提供更准确的诊断[12]。

病理学专家和实验室工作人员如果能全面理解他们在 EUS 操作和患者管理过程中的直接作用，就能确保他们对 EUS 提供适当的支持。诊断策略取决于此操作是否是筛选试验，即该患者是否无需做进一步检查或者是否获取组织为患者进一步治疗提供依据。

下一步是考虑获得细胞学基础数据及诊断数据，结合病灶部位的 EUS 特征与其他临床信息，可以提供包括诊断的准确率、操作者的个人能力、冰冻切片的有效性和其他质量保证措施等有价值的信息反馈。

表 22.1	在手术计划时需要考虑到的细胞学因素
因素	**细节**
活检类型	空针芯组织学或者细针穿刺细胞学
细针型号	25 G、22 G、19 G 或者其他
固定或核芯组织处理	福尔马林或者其他
FNA 穿刺细胞的制备类型	直接涂片，负责转运的媒介（专用培养基或者细胞培养基 [RPMI-1640]、福尔马林以及其他）
涂片类型	空气干燥、酒精固定或者同时使用这两种方法
人员	培训过的 GI 相关员工，实验室人员
术中即时细胞学评估	细胞病理学家、细胞学技师、高年资的受训者、没有实施
细胞学信息数据库	诊断，取材次数，病理学家名称，准备涂片的类型，可用的细胞块大小，专项研究名称

FNA：细针穿刺；GI：胃肠道

专业工作人员应该接受适当的培训，并应了解他们的专业知识和技术的局限性。在美国，细胞实验相关的技术和解释服务均由州和联邦层面、通过 1988 年临床试验促进增补条款（Clinical Laboratory Improvement Amendments，CLIA 1988）和美国病理学家（College of American Pathologists，CAP）学院实验室授权程序和其他相关条款进行管理，这种强制性及自愿性标准确保高品质的实验室质量。

以下各节讨论可能提高 EUS 活检术诊断水平的技术因素，包括穿刺针的类型和大小、负压吸引或"毛细管现象"吸引、穿刺的次数、穿刺途径的方向，这些因素见表 22.2。

细针穿刺抽吸活检术

细针穿刺抽吸活检术应用广泛，不仅可用于可触及肿块的经皮活检术，还可用于 EUS、计算机断层扫描（computed tomography，CT）或其他影像学引导下的穿刺活检技术。细针内的取材通常涂在载玻片上，由此形成的单层细胞被固定、干燥、染色。从细针穿刺获得的材料一般是单个或一小群细胞分散体，而不是完整的组织核心。因为制备过程中不需要切片，所以涂片上的细胞都是完整的。它们呈聚拢或摊开状态，这要看如何进一步处理它们。从细针活检中获得的单层细胞涂片可以分辨微细结构，可以看到细胞核和细胞质，这些细节要优于许多其他的方法。

穿刺针的选择

细针活检定义为使用 22 G 或更细的针进行活检。现有各种大小的 EUS 商品配件和穿刺针，穿刺针的选择也可能影响细胞学结果。在获取样本时穿刺针的刃口发挥重要作用，例如，斜面与圆形边缘比较，需要的穿刺力度较小。同样，穿刺针的规格对组织样本的采集方式也有一定影响。EUS 穿刺针介于 19 G ~ 25 G[13-15]。与主观意识上认为大口径穿刺针在施行 FNA 时能取得更好的样本相反，有时细口径的穿刺针取得的样本反而更好。

一些前瞻性研究以及 meta 分析也试图研究各种类型的 EUS FNA 穿刺针所获取的细胞量与诊断性能之间的关系[14-18]。一些研究者认为，使用 25 G 穿刺针抽吸出来的组织与使用 22 G 穿刺针相比，前者出现细胞量少、无细胞或出现血性标本的概率较少，因此诊断结果更好，而且可能被破坏的组织更

表 22.2	影响诊断率的相关技术	
技术特点	优点	缺点
术前计划	优化的实验室支持	无
EUS 医师水平	更有可能获得充足的组织	无
病理学家水平	几乎没有假阳性或者非典型诊断	无
空针芯组织学	组织学诊断 组织特殊染色 样品不需要实验室人员现场处理或评估	尽可能多的组织 无法现场评估
针吸活组织检查	更多的细胞	几乎没有缺点 某些损伤或者部位难以获取充足细胞
型号较小的穿刺针抽吸	较少的组织损伤 获取更多的细胞	相对少的细胞 增加组织内出血风险 可能损失某些细胞特征
多次取材	更多的细胞	组织损伤
细胞病理专家现场指导	指导获取足以建立诊断的取材	时间和花费多
空气干燥酒精固定的涂片	互补的染色技术突显细胞核和细胞结构	需要不断地技术改进
细胞块	可以完成特殊染色	不是一个独立的准备，最好结合涂片

少 [14-15,19]。然而，其他研究人员并未单独指出这一发现，也没有提及 22 G 和 25 G 穿刺针在这一诊断能力上的细微差别 [13,17,20]。

FNA 采样也被越来越多地用于辅助研究。为了选择出最合适的穿刺针及穿刺次数来获得 RNA 定量测试所需的样本，对从各种型号的穿刺针中获得的细胞数量进行了比较研究。用 25 G 穿刺针对肿瘤进行了 10 次穿刺后，获得的细胞数是 32 000 个 [21]。虽然大量的细胞对于某些试验，例如 RNA 提取来说是重要的，但是我们往往认为在少于 100 个细胞的细胞涂片上获得的诊断结果也是可以接受的。研究者认为较大的穿刺针（如 22 G 穿刺针）可用于穿刺并发症风险较小的病变，或是那些需要大量细胞才能做出分级诊断的病变。阐明潜在的分子靶点可能会影响诊断、预后或者治疗。这导致在分子诊断中小样本量组织的使用量增多，如荧光原位杂交（fluorescence in situ hybridization，FISH）分析、焦磷酸测序以及利用下代基因测序等技术生成基因图谱的新平台 [22-24]。作为一种独特的技术，作者对 Diff-Quik 染色涂片脱色并进行 FISH 分析以检测淋巴瘤中特殊的染色体易位从而提高了诊断能力 [25]。该方法对进行形态学测定有显著优势，然后使用相同的细胞检测特殊的染色体易位以完成诊断。

使用大号穿刺针可取得更多的细胞，但也可造成更多的并发症，两方面权衡决策，穿刺针大小的

选择应当取决于取材的部位和病变的类型。适合使用细穿刺针（如 25 G）的情况包括患有凝血疾病、脏器中有漏出的液体或气体、组织损伤可能增加并发症风险的器官（胰腺）以及富含血管的脏器或者病灶。细穿刺针可减少潜在的并发症风险，比如出血导致血液进入组织或者血液稀释、混淆细胞学标本。较小的穿刺针导致的组织损伤也小，因此可能减少术后胰腺炎风险。

针芯穿刺活检术和细针穿刺抽吸术的比较

基于很多原因，一些临床医生和病理学家认为，毫无疑问于组织核芯采样能更好地提供诊断所需的组织样本。这个理念可能来源于某种概念，这种概念认为针芯穿刺活检技术用较少的进针次数就能获得足够的标本，这种技术不涉及标本现场评估，可以提供组织结构，并且使用这些标本可完成辅助研究 [11,26-28]。同时，穿刺活检术（14 G ～ 19 G）作为获取组织标本的方式已经使用了很长时间。这些穿刺取材制备而成的切片非常薄，3 ～ 5 μm，当染色并且通过显微镜观察之后，可以看到完整的组织基质内细胞或者细胞组分。许多组织病理学专家非常熟悉这种基于组织评估的病理学方式。

反之，也应该注意对组织芯的分析并非总能提供足够的诊断线索。弹射切割（Tru-Cut）活检术也比细针穿刺抽吸活检造成的组织损伤更重，更具侵

入性。基于这种考虑，我们应当阻止医生常规使用大孔径的核芯活检针。事实上，在诊断分化良好的胰腺癌方面弹射切割活检术较 FNA 所取得的样本具有更大的挑战性。初步分析，EUS FNA 技术的成功导致经皮切割活检术和 CT 引导下 FNA 术的数量急剧下降。这种变化极大地改变了对胰腺肿瘤患者的管理决策。

使用弹射切割活检术技术对病灶部位取样的失败，可能归咎于病变本身的特性，因为较大的穿刺针可能会从一个比较坚硬或者有弹性的组织表面滑脱移位。此外，弹射切割活检术是一种单次进入组织取材的方式，不能多次进入组织就意味着不能较多地获取组织样本。使用较粗的穿刺针还会增加出血和并发症的风险，尽管这些风险存在概率较低。此外，当前应用于 EUS 引导下弹射切割活检术的设备限制了对某些解剖部位的探查，使得不能在这些部位成功地取材。

虽然关于胰腺的研究显示了相互矛盾的结果，但是在一项对肿大淋巴结的回顾性分析中，EUS 引导下的弹射切割活检术技术还是具有相当的优势。弹射切割活检术不仅用于确诊淋巴瘤，同时也能显示特征化细胞的结构，特别是在滤泡中心细胞淋巴瘤上这一点格外重要。在流式细胞仪检测结果可能为假阴性的病例中（例如大 B 淋巴瘤），弹射切割活检术更有用处[25]。EUS 引导的弹射切割活检术也可能对诊断困难的霍奇金淋巴瘤有所帮助，这种淋巴瘤的细胞形态是多种多样的，而且常常难以识别。针芯活检术对间质丰富的胃肠道间质瘤也十分有用，而上皮细胞丰富的大多数肿瘤是很合适细针穿刺抽吸术的。

最新的穿刺针获得的组织碎片少，且能保留结构形态。从组织学角度讲，理想组织是没有被破坏的结构、形态，而细胞团仍能维持和细胞外基质或间质的界面，结构对明确诊断和分期是十分关键的。目前经常使用的穿刺针有三种，包括带倒刺的穿刺针（Procore，Cook Endoscopy，Winston Salem，North Carolina）、带叉尖的穿刺针（Shark Core，Medtronic Corp.，Boston，Massachusetts）和抽吸式活检针（Acquire，Boston Scientiic，Marlborough，Massachusetts）。初步评测 Procore 穿刺针，25 G、22 G、19 G 叉尖穿刺针和 22 G 的抽吸式穿刺针在组织获取方面是有保证的。然而从病理学家的角度还没有明确评价

是应用针芯穿刺活检术技术，还是应用细针穿刺抽吸活检技术，要在两者中做出选择取决于以下因素：可选用的设备和人员、病理学专家和工作人员的经验和专业知识、EUS 操作者的偏好等。每种类型的活检都有优点和缺点，必须考虑病灶或患者的个体情况。总体而言，FNA 被认为是更敏感的诊断方法，可作为组织芯活检和细胞块活检的补充手段。

是否应用抽吸技术

对于许多细针活检来说，施加负压抽吸是为了试图增加获取细胞的数量。这也是细针抽吸这一术语的由来，它常常更普遍地用于细针活检中。抽吸的目的不是将组织吸入穿刺针，而是要在靠近针尖的组织挖一个洞，应该在撤针前停止抽吸。

另有一种技术不用通过抽吸来获得细胞。针尖直接穿过组织进行直接穿刺或毛细管现象，针芯管腔内就可以充满细胞。一项研究[29]对 670 例患者进行了表面或者深层病灶的细针活检采样，采样过程不使用抽吸方式，研究表明在超过 90% 的情况下不采用抽吸是可以得到诊断材料的。特别是 EUS FNA，Wallace 等[30] 的一项研究发现，对淋巴结取样是否采用抽吸取材在总体诊断率方面无差异，但这些研究者指出，使用抽吸方法将会吸入多余的血液标本。另一项研究表明，在 EUS FNA 采样中对使用抽吸和不使用抽吸进行比较，前者大大增加了需要准备的涂片的数量（使用抽吸需要 17.8 ±7.1 张）（$P < 0.0001$）[31]。

一般情况下，对穿刺针进行加压抽吸可以增加获得的细胞量，但也会潜在地增加人为污染因素和血液量，在血管丰富的器官及病变中尤甚。但是抽吸方法还是常用的，因为权衡利弊之后认为增加细胞数量的标本还是更好一些。一些医师尝试三次没有抽吸的穿刺获取标本，如果获得的细胞数量过少就再进行进一步的有抽吸的穿刺以获取更多的标本[32]。

若抽吸到大量血液污染的组织时，标本凝块虽然不理想但是仍然可以使用，这种情况下就需要用小的手术刀刀尖或针尖去轻轻地捞取血凝块或者碎片以做补救。从载玻片上捞取组织碎片并放到福尔马林固定液里为接下来的细胞固定做准备。为了分散细胞而用力涂抹凝块可能会引起严重的人为破碎，可出现着色的细胞不间断。

穿刺次数

只要针尖定位于病灶部位，一次穿刺通常包括 10 次或以上的往复运动。获得足够用于诊断的组织标本所需的穿刺次数取决于多种因素，包括 EUS 医师的经验、病变部位、病变类型、病变的细胞结构及并发症风险等。许多研究者认为，经过一定数量的穿刺，更多地操作会造成组织细胞量获取呈现递减状态。

我们在一项超过 204 例病例的早期调查分析中发现，90% 以上的病例在五次穿刺后即可获得诊断所需的细胞量。在这项研究中还发现，在淋巴结穿刺中细胞数递减情况较胰腺穿刺早。对于病灶 ≤ 25 mm 的胰腺实性病变，较少的穿刺次数即可获得足以确立诊断的细胞量[33]；这项研究还表明，淋巴结经过五次穿刺后，获取更多的样本量对于诊断并无更多益处。研究证实，对于淋巴结，平均只需 3 次穿刺即可获得确诊所需的细胞量。LeBlanc 等[34] 研究表明，对胰腺病灶需至少 7 次穿刺，获得诊断的敏感性及特异性分别为 83% 和 100%；而对淋巴结进行 5 次穿刺抽吸即诊断的敏感性可达 77%，诊断的特异性达 100%。近年来，随着穿刺技术及对其理解度的不断提高，减少穿刺次数即可获得足够用于确诊的细胞量。

实时成像引导下穿刺活检，特别是 EUS 引导下的组织活检术有一个众所周知的优势，就是能直接将针尖指向靶向病灶进行穿刺。对活检部的准确定位直接影响获取的细胞量。对肿瘤中心坏死部进行活检是无法得到阳性结果的，而对肿瘤边缘进行穿刺可能获取活性的肿瘤细胞。相反，对胰腺癌边缘进行穿刺活检，其病理结果可能只显示慢性胰腺炎，这是胰腺周围组织中常见的活性改变。

因此，视解剖部位的情况选择穿刺的靶点至关重要。对于肿瘤淋巴转移患者，其淋巴结被膜下淋巴窦内的组织学特异性表达更明显，但是从 EUS FNA 对淋巴结穿刺的评估来看，在淋巴结边缘进行穿刺抽吸并不能提高诊断的准确率。尽管如此，由于 EUS 能够直视病灶部位，可以避免对坏死区域的穿刺，同时，正如我们之后讨论的，如果第一次穿刺所取是坏死组织，对该标本的现场评估可以为下一个部位的继续穿刺提供指导意见。

FNA 技术的主要优点是可以通过在不同方向上操纵穿刺针进行往复运动对病变进行多点采样。小角度的移动针头可以形成一个扇形采样区域，这样就可以使得每次操作都能在新病灶区域采到标本。正如第 21 章所介绍过的，相较于标准多通路穿刺技术，扇面穿刺技术能够有效减低穿刺次数且提高诊断率[35]。在同一个方向沿同一个进针通道进行重复进针穿刺，可能导致穿刺到更多的血液及随血液充盈到这一局域的液体污染组织标本。

实时细胞学评估

能够从 FNA 中确保获取足够样本量的方法之一是进行 ICE（视频 22.1）。ICE 的目的是对样本量及涂片质量提供一个实时反馈，减少非确诊或不典型活检量，并最大限度地提高操作效率。我们以及其他研究人员已研究证实，ICE 会得到高度可靠的初步诊断且有助于为辅助检查进行样本分类[36]。其他调查研究证实发现，当细胞病理学家在 EUS 室做 ICE 指导时，标本样本量合格率超过 90%[33]。当细胞病理学家不在 EUS 室做 ICE 指导时，标本合格率就会下降[37]。在两个机构由同一 EUS 医师进行 EUS FNA 操作，对在操作过程中有病理学家指导和没有病理学家指导进行直接比较，研究表明 ICE 更能明确诊断且更能保证标本质量[37]。大多数 EUS 假阴性结果都是由于标本采样不足所致的，这可能需要第二次再操作。事实证明，最有效的减少抽样误差的方法就是 ICE。

一项回顾性研究解释了对胰腺取样时由 CT 引导下 FNA 发展至 EUS 引导下 FNA 所发生的变化。细胞病理学家现在可以在内镜操作室提供 ICE，而 CT 引导下获得的取样则不能提供此服务。结果表明，EUS FNA 能够提供更明确的诊断，减少了不满意或模棱两可的诊断。研究者还能够采集到更多的样本量进行辅助研究。其他研究机构也有相似的研究结果，超过 90% 的 EUS FNA 能够提供更充足的样本量且减少了模棱两可的诊断。当进行 ICE 操作时，晾干的切片在 EUS 操作间或旁边的房间进行染色，并立刻由病理学家进行检验，这样可以反馈给 EUS 医师关于穿刺所取是否充足的信息。如果已经取得诊断所需的样本量，则不需要继续穿刺，操作就可以终止。如果根据涂片不能做出病理诊断，那么就需要继续进行穿刺。如果涂片上没有细胞或者只有坏死组织，就需要对穿刺针进行重新定位，重复这一流程，直到获取足够用于诊断的样本量为止。

除了最大化地减少了为获得足够用于诊断的样

本量所需的穿刺次数外，ICE 的另一个优点就是可以为专门的研究进行样本选择。这样做可以为辅助检查采集样本，例如淋巴瘤检查或当初始涂片检查显示为肿瘤时可能需要免疫组化检查、原位杂交进行分类需要的细胞块，或其他对患者更好治疗的研究。因此，进行额外的直接穿刺，可以帮助获得足够的细胞块。

虽然 ICE 能明显提高诊断率，但其具体做法在世界各地也多有不同。使用 ICE 受实验室和消化病房的位置、人员和成本等问题的影响。阻碍病理学家参与 EUS FNA 的原因可能是他们缺乏时间以及对所花费时间给予的报酬感到不足。

遗憾的是缺少进行此项检查的意愿并没有使得美国政府改变关于报销的传统立场，将报销率的提高变为禁止更多的花销。各个国家的区域和医疗机构都不相同，需要各自找到具有成本效率的策略来为自己的患者提供最优的卫生保健。

为了将缺乏 ICE 的影响降到最低，不同的研究者调查了其他的替代措施，其成功率不尽相同。这些替代措施包括通过目测评估细胞量、由 EUS 医师进行涂片并初步评估、使用跟随高级病理医生的高年资细胞学技师或高级学员[38-39]。在这种情况下，为了充分评估，远程可视细胞学会诊也在调查之列[40-42]。

无论是否应用 ICE，充足的样本量是诊断的基础。针尖必须定位于病灶部位，取材技术应当以足以获得评估所需的样本量为目的进行不断改进，涂片必须是没有破碎、不干燥、无污染，或者没有其他人为干扰或混入血液，无炎症及无坏死组织。

与改进细胞标本制备相关的因素

对 EUS 引导下的活检取材进行标本制备的方法多样，且各有其优缺点。一些制备工作是相辅相成的，同一活检样本往往使用两到三种方法进行标本制备。下面将分别讲述空气干燥并酒精固定的涂片制备、细胞块制备和为了强调各种细胞特征所使用的染色方法。

细胞涂片与细胞块

对细针穿刺活检获取的细胞进行细胞涂片是病理标本制备的一种标准方法。正如制备血涂片那样，将活检取材分散或者涂抹到载玻片上，染色，然后

就可以看到单个的细胞，对于 EUS FNA 来说，当穿刺针从 EUS 中拔出后，将针尖放在被标记的载玻片靠近磨砂的一端，缓慢地将针芯推入针管内，将单一小滴的团块涂抹在载玻片上。如果组织滴落距离过远、喷洒或者喷溅到载玻片的一端可能会引起标本干燥或者带来不必要的人为误差。第二张玻片，将组织滴进行涂片，是为了将组织变成单层的。这个技术需要练习。涂片过厚时，细胞就会相互覆盖或被背景细胞覆盖。如果涂片过程施压过大，则会发生细胞微体系结构被破坏或细胞自身裂解，不完美的涂片制备会降低诊断质量。另一项技术称为"蝴蝶技术"。即将一滴团块滴在载玻片的中央，两张载玻片垂直相接触，这样取材将以毛细运动在两张载玻片中展开。然后将一张玻片放置干燥，另一张立即置入酒精固定以便后继染色。无需向西张玻片施加压力。这一技术无须过多的训练，对诊断质量也不会产生影响。

如果穿刺获得了组织块，那么应该将组织条按压在载玻片上以将细胞转移上。紧紧地对组织条加压可能会将组织压碎，这可能会也可能不会提供最佳信息。

与涂片不同，细胞块是另一种制备方法，这种方法是将细胞放置到液体介质或固定剂中，运送到实验室，制成团块，福尔马林固定，石蜡包埋，并选择标准的苏木素 - 伊红（hematoxylin and eosin，HE）染色。这种常规的福尔马林固定和石蜡包埋的方式不能最有效地维护正常细胞学的详细结构。细胞块通常是用从穿刺针冲洗出的残留物制作而成。如果在操作临近结束时，进行一次额外的定向穿刺，那么细胞块作为诊断类似物的价值就可以得到提高。强烈推荐这种技术，特别是对于可能需要特殊染色的病变。

空气干燥或者酒精固定的涂片

通常，FNA 取材获得的涂片既可以用空气干燥也可以用酒精固定。空气干燥的涂片要迅速染色（用改良的 Romanowsky，如快速染色液），典型案例便是 ICE 对这种方法的使用。一些机构使用 H&E 染色或者快速的巴氏（Papanicolaou，Pap）染色来进行 ICE。

快速染色、空气干燥涂片的制备凸显细胞内物质和细胞间质。酒精固定导致细胞萎缩、聚拢，但保留了核的功能特征，后续将会进行巴氏染色或 H

& E 染色。巴氏染色突出强调细胞核细节和核染质，并能够清晰显示鳞状细胞的角质化。在巴氏染色切片中细胞质显得更加透明。做巴氏染色的切片可以通过浸泡或喷涂酒精固定。巴氏染色和快速染色液对显示细胞形态是互补的，当同时用酒精和空气干燥涂片制备来自 FNA 的组织标本时，可以呈现最优化的细胞细节。

转移培养基和液基的准备

为了后续的准备，通常将标本收集到转移培养基中。有许多媒介可供选择，但 Hank 平衡盐溶液最佳。这种介质可以制备细胞离心涂片和细胞块，如果后面需要观察淋巴结情况，这种介质也可以用于流式细胞仪分析。如果考虑到对淋巴瘤的全面评估，许多机构也把样本保存在 RPMI1640 里。这种媒介不仅用于细胞遗传学分析，还用于基因重排研究。

液基细胞学正在成为研究热点。常常地，当 ICE/ROSE 不能实行时，可以将这些标本放在转移培养液中行细胞学检查，有研究认为这样也可以

避免对 ICE/ROSE 的需求。对于胰腺囊肿，这种方法更有益，越来越多的研究也证明了这一点。目前，有两种方法已通过美国食品和药物管理局批准：ThinPrep（Cytyc Co，Marlborough，Massachusetts）和 SurePath（TriPath Inc.，Burlington，North Carolina）。这两种方法之间有着细微的差别，但是都具有可以提供单层分散细胞的优势，可以清除黏液和血液，符合没有任何人为干扰的细胞制备，正如涂片准备中提到的。

但是，这些技术增加了制备的成本，也不能用于 ICE。而且这种制备可能导致细胞分解（使细胞缺失骨架），并改变一些细胞学的细节，这些都增加了阅片难度。有些固定剂里含有甲醇，甲醇是一种促凝固的固定剂（并非导致蛋白质交联的固定剂，如福尔马林），对要进行免疫组化分析的标本可作为次选方案。液基细胞学的费用高于直接涂片。然而，当不考虑做 ICE 时，液基细胞学不失为一种可选方式。从胰腺获取的样本用液基培养基进行细胞学制备后可显示更小的细胞簇，与空气干燥涂片检查相

表 22.3	最优化的 EUS 引导下 FNA 的规范技术
阶段	**描述**
准备	在手术计划时，要安排细胞学技术人员和病理专家在场。在操作开始时，应和病理专家讨论临床发现、术前其他影像学检查所发现的病灶部位或其他细节。采用静脉注射哌替啶和咪达唑仑的方式保持患者清醒镇痛
针头准备	将针芯从 22G 的 EUS FNA 穿刺针中完全拔出，针头用肝素冲洗。之后注入空气排出额外的肝素。重新放置针芯，穿刺针就准备完毕。如果必要，在每次穿刺之间手工校直针头
环扫 EUS	首先使用环扫超声内镜检查以明确解剖位置，标注病灶部位。
线阵 EUS FNA	线阵超声内镜替代环扫超声内镜进行检查。该内镜能更明确地显示已经被环扫内镜识别的病灶的深度。如果病灶可视，并且如果中间有血管结构，则考虑使用彩色多普勒。EUS FNA 穿刺针插入活检孔道，并稍稍超出镜头至胃肠腔内，在此基础上，针芯可以回撤将近 1 cm。针芯留置在穿刺针内以防止正常组织被吸入穿刺针内，当到达所需穿刺组织后完全撤出针芯，接入负压吸引的注射器，并开始抽吸取材。在病灶区域，穿刺针刺入靶组织的不同部位（"扇形"区域）以提高取材质量。穿刺并往复活动 20 次之后，停止抽吸，将针头退回到导管内，再拔出全套装置
制作取材涂片	细胞学技师仔细地手持导管末端将其放到贴好标签的载玻片上。内镜技师将针头从导管内退出将近 1 cm。然后将针芯缓慢插回针头，使取材样本从针尖释放出来。细胞学技师可以将取材放到载玻片或者培养基内。最后，用几毫升的生理盐水冲洗穿刺针，注入空气，将其余的取材物注入液态基质中。
细胞学材料的制备和染色	根据取材的数量来制备载玻片。用清洁的玻片尽可能快地将在载玻片上的取材推开。一半的载玻片使用空气干燥，其余的立即用 95% 乙醇浸泡以备之后的巴氏染色。空气干燥的涂片用快速染色剂进行形态学染色后立即交给病理学专家评估。然后，还需再将其插入到培养介质中（比如 Hank 平衡盐溶液），送到实验室，完成了细胞团块的制备。细胞悬浮状态的材料经离心制成颗粒，并添加凝血酶。使颗粒再次悬浮，清除产生的血凝块，用擦镜纸包起来，放到组织盒内，用福尔马林固定，然后常规石蜡包埋，H&E 染色或者免疫组化染色。如果有指示，需要流式细胞免疫或其他研究，可以自培养基中取出取材用来制备细胞块。酒精固定的载玻片则用标准巴氏染色法染色
即刻细胞学评估	病理学家、高年资学员或有经验的细胞学技师在现场进行涂片、空气干燥和快速染色剂染色，并即刻评价样本量是否足够。根据这份报告，内镜医师可能选择继续使用原位置或者改变针头位置以便取得更多的组织。即刻细胞学评估也能帮助分拣标本或者指导为了特殊研究进行更多的穿刺

EUS：内镜超声；FNA：细针穿刺活检术；H&E：苏木精伊红染色

比可显示更小的细胞、更好的细胞核特性，更利于减少和清除黏液。此外，这些样本不能在稍后的时间用来进行流式细胞仪分析。在转移培养基的选择和准备中应考虑到这些因素。优化的 EUS FNA 流程细节见表 22.3。

细胞学诠释

将取材从针尖涂至载玻片或者滴入固定液开始，对活检的评估就开始了。吸出组织并涂片后即可分辨出明显颗粒状物质的才是适合诊断的取材，否则应放弃该材料。相反，细胞过少或者仅是血涂片，观察到的材料稀疏且光泽柔和。当材料放置在固定液中时，常常呈现可辨识的颗粒状物质或者云雾状物质。也可从外观上初步分辨黏液、脓液和坏死物质。

取材充足

在显微镜下观察时，应首先评价涂片的细胞数量是否充足。对于抽吸物来说，必须排除人为技术干扰并且应当包含足够的细胞量。通常靠细胞结构整体评价来判断细胞数量是否充足，但是应用于FNA 方面可能会产生误导效果，因为细胞数量和损伤部位相关。比如，抽吸神经内分泌腺瘤常常表现出质量比较好的细胞学涂片，然而胃肠道间质瘤（gastrointestinal stromal tumor，GIST）的抽吸物可能含有的细胞数非常少，但是对这两者都能够确立诊断。

对于有诊断意义的非妇科的细胞学标本，用来解释临床情况或者靶点病灶时，一个样本足矣。穿刺抽吸针必须确定取材部位是靶病灶，并且病理学家必须有能力解读这个涂片。"三重测试"概念也同样适用于 EUS FNA，即临床、影像和 FNA 在对病灶良恶性判断上应当三者相符。一些病灶部位有特征性的形态学表现，因此对于这种肿瘤不需要进行细胞数目的评估。

涂片的诊断性评价

细胞学技师或病理学家无论在现场还是在实验室内开始进行涂片评价，都要先评估涂片上的细胞类型、细胞排列和细胞特征。细胞学诊断的核心是单个细胞的细胞核和细胞质的外观特点；这些显然和取材的靶病灶相关。无法单凭某个特征就确立恶性肿瘤的诊断，而是需要将细胞类型、细胞微架构、细胞核和细胞质的特点相结合才能确定诊断。了解

表 22.4　一些特殊部位的常见 EUS 细胞学诊断	
位置	**细胞学诊断**
肺	腺癌
	鳞状细胞癌
	小细胞癌
	肉芽肿或感染
食管	鳞状细胞癌
	腺癌
	颗粒细胞瘤
	平滑肌瘤或其他梭形细胞肿瘤
	（GIST 或神经纤维瘤）
胃	癌
	类癌
	GIST
	MALT 淋巴瘤
胰腺	导管腺癌
	慢性胰腺炎
	自身免疫性胰腺炎
	胰腺内分泌肿瘤
	转移癌
	导管内乳头状黏液瘤
	黏液囊腺瘤
	实性假乳头肿瘤
直肠及其周围淋巴结	转移性腺癌或鳞癌
	GIST
肝	转移癌，黑色素瘤，肉瘤
	淋巴瘤
	原发性肝癌

GIST：胃肠道间质瘤；MALT：黏膜相关淋巴组织

常见的病理诊断和取样区域内正常组织特征是有很有用的（表 22.4 和图 22.1）。

正如组织切片中所显示的，良性组织的细胞学涂片是有序美观的。良性抽吸物的外观和组成在正常组织内的多种细胞群体都有呈现。上皮细胞是圆形或椭圆形，胞浆丰富，有黏合性。良性上皮性的细胞有分化的证据。成熟的鳞状细胞会有角蛋白，细胞核逐渐变小和深染（固缩）。从食管脱落的良性浅表性鳞状细胞是一个大的、多面体形的，并且有一个小的均匀深染，描述为"墨点"的细胞核（图22.2）。依据角质堆积的程度细胞质呈现橙色、粉红色、蓝色。良性的成熟鳞状上皮细胞一般单独出现，除非它们来自较深的上皮细胞层，在这种情况下，它们可能会表现为胞质角质含量较少的一大群细胞成簇出现。来自胃（图22.3）、肠、胰腺的良性腺泡

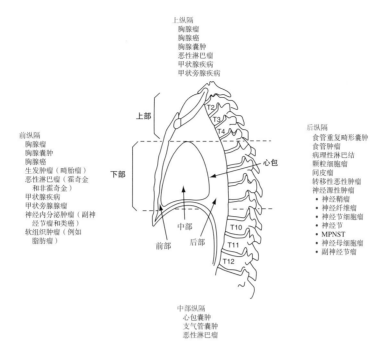

● **图 22.1**　常见的纵隔病变。MPNST：恶性外周神经鞘瘤

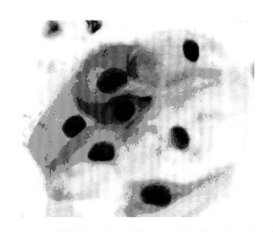

● **图 22.2**　食管鳞状黏膜层取样显示多角形细胞，有丰富的胞质和浓染细胞核。从角化情况可以判断为成熟鳞状细胞

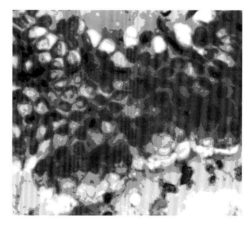

● **图 22.3**　胃黏膜涂片显示紧密连接在一起或有少量重叠的小凹细胞团块。胞核排列在基底部的柱状细胞。部分细胞可看到圆形规则的核膜和不太清晰的细胞核（快速染色剂染色，放大 20 倍）

上皮也根据器官不同的特点呈现出分化好的细胞有序排列。在涂片上，十二指肠上皮细胞的组成是一层层叠的或者围绕成柱状的细胞，在细胞的空白区域内出现散在的杯状吸收细胞（图 22.4）。腺细胞极化，在每个上皮层细胞内的细胞核出现在细胞的一端。细胞质中充满黏蛋白液滴（杯状细胞），更小、更细碎的液泡；或其他诸如酶原颗粒的分泌物。典型的良性柱状上皮是呈蜂窝状排列的，改变显微镜的聚焦水平可以看到细胞质顶点的六边形边界和蜂窝层基底部位极化有序的细胞核。相比之下，良性

间质细胞或间质细胞常有一个拉长核，通常含有丰富的胞浆。在良性组织的涂片上，偶尔可以看到小血管结构。

　　来自正常组织的抽吸物中的细胞和它们在器官中的混合情况是相符的。例如，良性的胰腺组织多数是由腺泡组成的，伴有相对较少的导管结构（图 22.5），并且在 FNA 涂片上常常呈现小岛样结构。良性的应激性淋巴结（图 22.6）包含多种形态

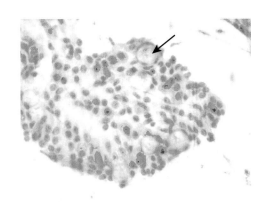

● 图 22.4 涂片显示一个紧密连接的二维上皮细胞团块，呈现蜂窝状排列。可见散在的杯状细胞（箭头所示），与十二指肠表面黏膜细胞形态一致（巴氏染色，放大 40 倍）

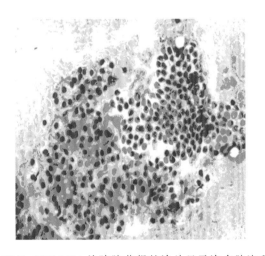

● 图 22.5 EUS FNA 从胰腺获得的涂片显示许多腺泡和导管细胞。腺泡细胞呈现中等颗粒状双染的细胞质，细胞核居中，并且有一个圆形规则的核膜。涂片也显示了导管上皮细胞。显示为一组平面聚集的蜂窝状导管上皮细胞。这些细胞呈现出清楚的、定界清晰的细胞质（Diff-Quik 染色，放大 20 倍）

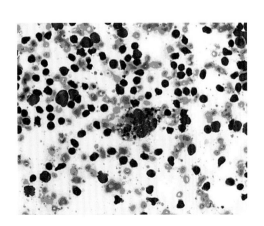

● 图 22.6 EUS FNA 取自一反应性纵隔淋巴结标本，显示了多个大小不等等的淋巴结。还可以观察到可染色的巨噬细胞（Diff-Quik 染色，放大 20 倍）

的细胞类型，有大大小小的淋巴细胞、巨噬细胞，并且有时可辨认出生发中心；相反，恶性淋巴结常常是单一形态。良性组织内在细胞排列表现为有序性，而恶性细胞往往不同于正常组织形态，并且在结构排列上表现为无序性。

正常的表皮细胞呈现凝聚特性，相反，恶性表皮细胞呈现松散聚集或独个细胞状态。细胞黏着障碍的分级是相对而言的，可作为一条反映恶性程度的重要评价标准。与上皮细胞不同，一些组织类型的正常状态即表现为黏着障碍。我们注意到从非肿瘤组织和黑色素瘤中获取的 FNA 标本常常是独个细胞，而实体瘤表现为黏着的细胞集群和许多独个细胞。如果涂片技术不佳，可能因人为因素出现分散的上皮细胞，并因此过度估计细胞黏着障碍。

恶性细胞的排列丧失了正常的极性，表现为混乱状态。在柱状上皮病灶内极性的丧失是一个特殊的诊断要点。一个重要的例子是 EUS FNA 对黏液性肿瘤的异型性和恶性程度的诊断。对需要涂片使用低倍显微镜进行评估的方面包括细胞类型、整体组织结构、黏附性、细胞核和细胞质的细节，通过以上方面判断细胞是良性还是恶性。特殊的细胞核特征可提示为恶性，但是细胞的分化程度是由细胞质特征和胞质内微结构决定的。

特殊部位 EUS FNA

以下部分我们将讨论 EUS FNA 在各种器官系统中的应用以及在诊断解释方面的相关误区。

胰腺

在扫查胰腺肿瘤、确定分级、判定浸润深度方面，EUS 本身就是很好的诊断工具。据报道，对于可切除的和不可切除的胰腺肿瘤来说，FNA 和冰冻切片的诊断一样准确，并且侵入性更小、更快捷、性价比更高。调查也显示 EUS FNA 在获得准确的术前诊断方面比经皮穿刺活检要优越。对胰腺病灶进行 EUS FNA，目的是为了对临床可疑的恶性肿瘤作出最初的诊断，从而避免为了获得诊断而进行外科手术取材，并在施行外科根治切除术或辅助化疗前确定组织学诊断。因此，这种方法作为获得组织诊断的首选技术，其应用价值已得到美国国家综合癌症网的认可。

全球性诊断方法

以 FNA 取材为基础的形态学诊断，可作为胰腺疾病诊断流程中的关键步骤，根据这项检查所得到的结果来判断是否进行附加的辅助性研究来满足诊断需要（图 22.7）。参与治疗的临床医生最想从细胞学专家那里知道病灶是良性的还是恶性的。这种诊断和相关的鉴别诊断常常取决于病灶的影像学特征（胰腺病灶是实性还是囊性）。

表 22.5 展示了胰腺实性病灶鉴别诊断的相关内容。对高龄患者中发现的实性胰腺肿块，最主要的鉴别诊断仍然是胰腺癌和慢性胰腺炎。

胰腺癌和慢性胰腺炎

当细胞学特征明显时比较容易区分慢性胰腺炎和胰腺癌。对分化良好的胰腺腺癌进行穿刺活检，让病理学家将二者区分开才具有挑战性。胰腺癌的

表 22.5	常见的实质性胰腺病灶的鉴别诊断
良性	**恶性**
慢性胰腺	胰腺癌
自身免疫性胰腺炎	腺泡细胞癌
胰腺内分泌肿瘤	胰腺内分泌肿瘤（分化良好的内分泌癌）
急性胰腺炎	转移癌
感染	非霍奇金淋巴瘤

诊断标准包括以下内容：细胞增多，单一类型的细胞占优势，三维结构的细胞团（重叠细胞），蜂窝样外观（图 22.8）；单个细胞多形性表现（图 22.9），大细胞核的高细胞（墓碑样细胞），核浆比例（N/C）增大的细胞，核膜不规则，粗大成簇的染色质，巨大的核仁以及异常的有丝分裂。在肿瘤相关坏死

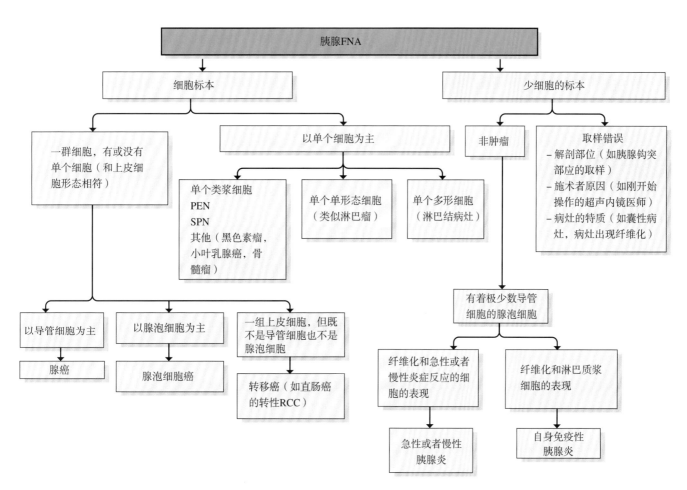

● 图 22.7　基于形态学的胰腺细针穿刺（FNA）实用策略。PEN：胰腺内分泌肿瘤；RCC：肾细胞癌；SPN：实性假乳头状肿瘤

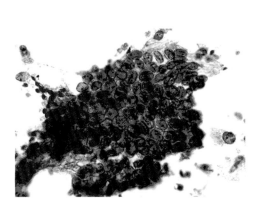

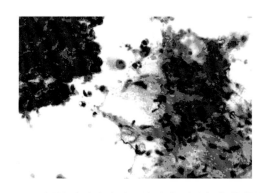

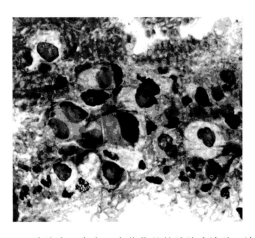

● 图 22.8 从分化良好的胰腺腺癌上取得的涂片显示一个紧凑的上皮细胞群体。细胞显示出轻度重叠，并且伴有细胞极性的缺失。核染色质粗大结块，核膜不规则，清晰的核仁（巴氏染色，放大 20 倍）

● 图 22.10 慢性胰腺炎涂片。涂片中可见紧密黏附的反应性导管细胞，少量炎症细胞，密集的纤维结缔组织（巴氏染色，放大 40 倍）

的纤维结缔组织和一些慢性炎症细胞（图 22.10）。

误区 当评估胰腺恶性腺瘤标本时，相比于单种细胞为主的细胞群，多种形态细胞要引起重视。EUS FNA 取材时可以通过胃肠道途径接近胰腺占位。使用 EUS 接近胰腺病灶的方法根据局部解剖的部位不同而不同。另外，像经皮 FNA 一样，EUS FNA 穿刺针在到达靶病灶之前要刺穿以慢性胰腺炎为背景的组织。这样在涂片上存在额外的细胞，并且可能对多形态细胞产生错误印象。内镜医师采用的穿刺胰腺不同部位的方法以及由细胞病理学家观察到的细胞表现见表 22.6。细胞病理学家非常熟悉通常的胃肠道上皮细胞形态，其中一个主要的误区就是布氏腺，有些细胞病理学家不能认出。我们近期对这些不常见的上皮进行了形态学的描述。

细胞结构增多是鉴别分化良好的腺癌和慢性胰腺炎的一个标准。取材的细胞构成受多种因素影响，包括操作者的技术和肿瘤的解剖部位。训练有素的操作者常常能通过 EUS FNA 获得优质的细胞学标

● 图 22.9 胰腺癌。来自一个分化差的胰腺癌涂片，涂片显示许多单个的明显不典型增生的细胞，不典型增生包括增大的细胞核、显著不规则的核膜和背景中所显示的细胞凋亡（巴氏染色，放大 40 倍）

区域背景下发育不良的腺体是另一个原位癌诊断特征而不是反应性导管上皮增生的特征[43]。癌还有以下肿瘤特性：分泌黏蛋白、偶见印戒细胞、伴随黏蛋白空泡、异型细胞和鳞状细胞。胰腺癌的细胞学特征还包括不同的病理亚型，包括腺鳞癌中的角化蛋白和巨细胞肿瘤中的巨细胞。相反，反应性导管上皮增生显示出许多紧迫的聚集在一个平面的导管细胞，如果细胞重叠，也是很小的重叠。反应性细胞显示为中等量细胞质，边界清楚，细胞核伴有圆形规则的核膜，核仁不明显。然而在某些情况下，可能有显著的细胞核增大，可能有更多的单个细胞和偶见的细胞学异常。慢性胰腺炎也可能具有致密

表 22.6	经消化道腔内获取胰腺或胃肠道黏膜细胞	
EUS 方法	**胰腺病灶**	**污染样本的胃肠道黏膜细胞**
经胃	胰腺体尾部，极少情况下可以扫查到胰腺钩突	小凹细胞，壁细胞，主细胞，平滑肌细胞
经十二指肠	胰头和钩突部	绒毛，Bruner 腺体[a] 和平滑肌

[a]: Lastra R，Jhala D，Ahmad N，et al. Brunner gland：a major pitfall in assessing endoscopic ultrasound guided ine needle aspiration of the pancreas. *Path Case Rev.* 2015；20；182-185.

本。一些通过 EUS FNA 获得优质标本的技巧包括探头靠近病灶，使病灶扫查更清晰可视。在鉴别慢性胰腺炎和分化良好的腺癌时，如果将细胞结构作为诊断标准，特别是当标本是通过 EUS FNA 取材时，判断要慎重。

假阴性诊断的原因 假阴性诊断可能由技术困难、取材误差或阅片错误造成。对于一名细胞病理学家来说，在较少细胞标本的基础上完成诊断是假性诊断的常见原因。取材误差可能是由于从技术上来讲穿刺到肿瘤部位有困难所致，如肿瘤位于胰腺钩突位置；也可能是胰腺腺癌导致周围组织黏连，造成取材不充分或者得出非结论性的诊断（不典型或者诊断为可疑恶性）。无论上述哪种情况，都需要进一步的研究或者重复的 FNA。

阅片方面造成假阴性诊断的原因包括肿瘤混有其他细胞形态，少数肿瘤细胞同时出现的慢性胰腺炎的细胞。作出胰腺高分化腺癌的诊断同样具有挑战性，因为其形态学变化是很微妙的。

有助于胰腺癌诊断的辅助检查（表 22.7） 在这种情况下，使用生物标志物可进一步帮助鉴别反应性导管上皮细胞和癌细胞。这种标记列表在不断增加。调查证明，在可疑细胞中缺乏 SMAD4 和凝聚素支持癌症的诊断。此外，间皮素、p53 和 MUC4 在可疑细胞的表达也可进一步帮助确定癌的诊断[44]。在这不断扩大的领域里，也同样在研究其他指标，例如 S1OOP、XIAP、成束蛋白及多探针 FISH[45-47]。在作者的分析中，当使用 4 个 FISH 探头时，常常可以发现异常。这个发现作为辅助样本有限的胰腺癌的形态学诊断前景广阔。

假阳性诊断的原因 将慢性胰腺炎和自身免疫性胰腺炎诊断为恶性肿瘤是假阳性诊断的常见原因。慢性胰腺炎的细胞可能和恶性肿瘤细胞学特征类似，这些细胞是一些偶见的非典型细胞，包括细胞增大、伴随退行性空泡的核扩大、单个细胞、偶见有丝分裂。慢性胰腺炎可能也有坏死区域的特征，特别是在那些有早期假囊泡发生者。

自身免疫性胰腺炎的抽吸物常显示出明显的间质反应，伴随浸入其中的小的上皮细胞族群。这些细胞可能表现为反应性非典型病变的特征。然而，如果患者有自身免疫性疾病、有特征性 EUS 影像和相关的淋巴细胞浆细胞浸润，就应当考虑自身免疫性胰腺炎。有疑问时，血清或者组织免疫球蛋白 G4（Ig G4）的检测可能在诊断中有进一步的帮助。当比较总 IgG 水平时，如果发现 IgG4 水平升高，其价值则更有建设性。

许多早期胰腺癌细胞学特征和许多其他可以转移到胰腺的腺癌细胞学特征是相似的。因此，向超声内镜专家提供既往是否有恶性肿瘤疾病史的临床信息是非常重要的。在获得 EUS FNA 标本之后，也可能发现既往就有恶性肿瘤的病史。在某些病例，找到原发病灶是很重要的，一些免疫组化染色能可靠地提供原发肿瘤的部位，因此，一些调查者认为应在必要情况下再做一个细致的穿刺来获取细胞块，以便进行免疫组化染色。

胰腺神经内分泌肿瘤

胰腺神经内分泌肿瘤（pancreatic neuroendocrine tumors，PNETs）出现在胰体或尾部比较多见。通常表现为边界清楚的实性病变，而很少表现为囊性病变。这些肿瘤的细胞学特征包括涂片上细胞数量中

表 22.7 辅助检查应用支持胰腺癌的诊断

指标	应用	发现	检测的意义
SMAD4	支持诊断 选择治疗	免疫组化缺少染色	可疑的细胞学病例支持癌症的诊断
间皮素	支持诊断	肿瘤细胞阳性染色	间皮素的表达支持癌症的诊断 已用于疫苗治疗
多探针 FISH	支持腺癌的诊断	CEP3，CEP7，CEP17 异常和（或）9p21 的基因特异探针异常	与细胞学结合帮助确诊癌症
K-ras	支持癌症的诊断	和腺癌相关的热点区域突变	支持癌症的诊断
基因热点分析——高通量测序	有助于确定靶向突变	选择基因框架	有助于选择靶向突变的治疗
Micro RNAs	支持癌症的诊断	miR-21 和 155 的 microRNA 检测	支持癌症的诊断——仍需更多研究

FISH：荧光原位杂交

高度增多[48]。这些涂片主要为单个细胞伴随偶尔出现的结构松散的细胞群，同时也能看到玫瑰花结形成（图22.11A）[49]。肿瘤细胞类似于没有核周huff小体的浆细胞，胞质内常可看到神经内分泌颗粒（见图22.11B）[50]。胞核有圆形、规则的核膜，虽然表现异常，但是通常不会看到明显的核仁。细胞液可表现出异常的核增生。细胞学特征常常不能帮助区分良恶性肿瘤。然而，如果有越来越明显的增殖行为和细胞凋亡，就要考虑到恶性病灶的可能。

主要鉴别诊断

胰腺实性假乳头状瘤 此肿瘤常在年轻女性的胰体胰尾部发生。一项多中心调查显示，EUS FNA取材更易于将胰腺实性乳头状瘤（solid pseudopapillary neoplasms，SPN）诊断为胰腺神经内分泌肿瘤（pancreatic neuroendocrine neoplasms，PEN）[51]。在最近的研究中，Hooper等指出，当超声内镜医师取得的样本足够时，医师会犯的一个重要错误就是对肿瘤的错误分类，其中最多的就是SPN[52]。一些可能导致错误分类的因素是由于PNET与SPN有着相同的形态学特点，包括中等量细胞、较低的核浆比和类浆细胞。如果有以下特征则建议诊断为SPN而非PEN，这些特征包括假的乳头样细胞群、胞质透明小球、着色矩阵物质以及咖啡豆样表现的细胞核（图22.12）。研究者指出，SPN经常表现有大的胞浆液泡。这些大型胞浆液泡可作为鉴别SPN和PEN的一个有价值的线索[50]。现在，这一观点已被其他研究员证实。

然而细胞特征并不总是那么可靠。在某些病例中，常常需要用免疫组化染色来鉴别PEN和SPN。嗜铬粒蛋白、突触素和CD56染色在PEN中比较明显[53]。所有的这三种染色在SPN中也可以比较明显。调查认为，当FNA取材在质量上特别受限时，慎重使用免疫组化对于鉴别SPN和PEN是有用的。据此，细胞膜表达E钙黏连蛋白和β黏连蛋白的要考虑PEN。反之，缺少细胞膜表达和细胞核黏连蛋白表达的要考虑SPN诊断[54]。

其他类似PNET的肿瘤如腺泡细胞瘤和胰胚细胞瘤不在本章的讨论范围。

胰腺囊性病变

有关对囊性病变施行FNA以及相关形态学发现的指南一直在修改变化中，因此，并不是对所有的囊性病变都应该进行穿刺活检。细胞病理学家的作用也在不断地变化中。

囊性病变的诊断需要多专业团队的密切协作。病理学家主要针对的是胰腺五大主要囊性病灶的评估，这些囊性病变有特征性的人口统计学、EUS表现和细胞特征。然而个别情况下，临床特征、EUS表现和细胞学特征也不能提供足够敏感的诊断结果。

众所周知，由黏液上皮内衬的囊肿（导管内乳头状黏液瘤和黏液囊性瘤）可进展为胰腺腺癌。因此，早期发现及确诊囊肿内异常结构的出现并早期进行干预治疗是十分重要的（图22.13）。

导管内乳头状黏液瘤（intraductal papillary mucinous neoplasia，IPMN） 我们对此病的理解已经有了大幅度的提升，因为这是第一个被认为是单独实体的

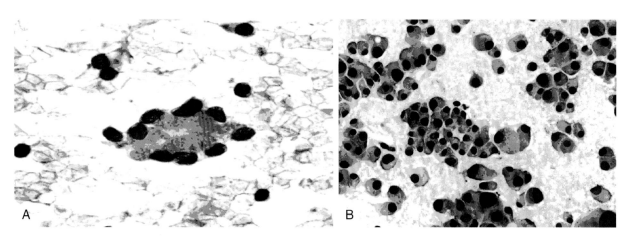

● **图22.11** 胰腺内分泌肿瘤。A.从胰腺内分泌肿瘤中取得的涂片，细胞结构中度松散，常见玫瑰花结形成和许多细胞核偏心分布的单个细胞（巴氏染色，放大40倍）。B.细胞核内染色质弥散，核仁不明显，含有粗大的神经内分泌颗粒（Diff-Quik染色，放大20倍）

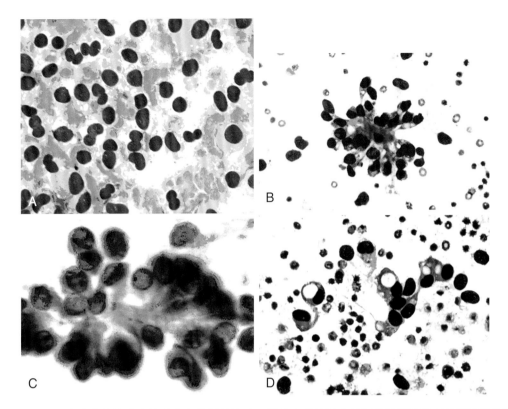

● **图 22.12**　A ~ D. 显示从胰腺实性乳头状肿瘤中获得的涂片，图片中可见极少的细胞质以及远离基质排列的细胞核。这些细胞也显示：（A）原来的核浆比，浆细胞样细胞和嗜酸性粒细胞颗粒（Diff-Quik 染色，放大 20 倍）；（B）特异性染色体（Diff-Quik 染色，放大 20 倍）；（C）"咖啡豆"外观的细胞核（巴氏染色，放大 40 倍）；（D）大型胞浆液泡（Diff-Quik 染色，放大 40 倍）

肿瘤。此肿瘤可存在于主胰管内（主胰管 IPMN）或在胰管较小的分支（侧分支或分支 IPMN）。本质上这两种形式的 IPMN 都会形成囊肿，内衬分泌黏蛋白的上皮细胞，并与胰管相交联。两种 IPMN 的形成都是由黏蛋白分泌的上皮细胞的囊肿内衬并且与胰管交汇。主胰管 IPMN 在男性患者更多见并多

数在胰头旁。在这种情况下，胰管一般是扩张的，且十二指肠壶腹经常会渗出黏蛋白；相比之下，分支 IPMN 与主胰管相通，但是不会导致主胰管扩张。这些病变经常是多发性的，进展成为癌症的风险较主胰管 IPMN 低。IPMN，无论是主胰管型还是分支型，都内衬以不同类型的黏液分泌的上皮细胞（肠、胰胆管、小凹、嗜酸细胞），且其进展为癌症的风险也不同。已经有国际共识指南指导治疗 IPMN 患者[55]。

　　当出现病变时，患者出现典型的大乳头状上皮细胞群，伴随一个位于黏蛋白池的纤维血管核心（图 22.14）。肿瘤细胞是柱状细胞并且缺失细胞极性。可看到少数单个细胞，单个细胞可以表现为广泛的形态学改变。细胞学鉴别胰腺黏液性与非黏液性囊肿的灵敏度较低是公认的。然而，细胞学特征确实有助于确定肿瘤性囊肿的不典型性增生和恶性转化程度[56-57]。

　　误诊的原因　这些肿瘤细胞往往伴随各种类型的细胞，包括胃小凹上皮细胞、结肠上皮细胞、胰

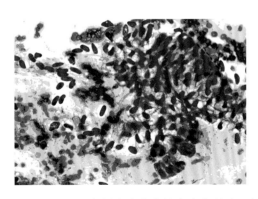

● **图 22.13**　EUS 细针穿刺胰腺黏液性囊腺瘤所示立方形肿瘤上皮细胞。这些细胞类似卵巢间质的梭形细胞（巴氏染色，放大 40 倍）

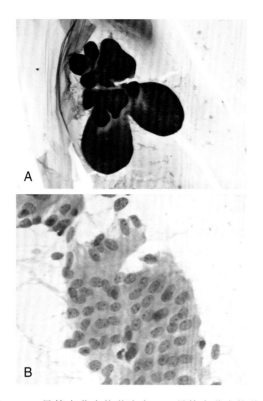

A

B

● 图 22.14 导管内乳头状黏液瘤。A. 导管内乳头状黏液瘤涂片显示，黏液池中可见较大的乳头状上皮细胞群（巴氏染色，放大 10 倍）。B. 更高放大倍数可以看到柱状细胞，有固定的核浆比。细胞核为圆形，核膜规则，核仁不明显（巴氏染色，放大 40 倍）

胆管上皮细胞、含有嗜酸颗粒的嗜酸细胞。这对当针穿过胃或十二指肠时何时样品中有污染的解释提出质疑。当针穿过十二指肠时将很难分辨肠型 IPMN。同样，当针穿过胃时也很难区分肿瘤小凹细胞。EUS 检查专家和细胞病理学专家之间的密切合作对准确确定病变部位以及使用哪条路线从胰腺获取细胞十分重要（经十二指肠和胃）。

注意黏蛋白类型同样很重要。相比于胃黏膜吸气时的黏蛋白，厚的黏蛋白在空气干燥条件下发展成蕨类形状是肿瘤黏蛋白的重要线索。

黏液性囊腺瘤 这类肿瘤几乎只出现在女性患者中，大多数是年轻患者，病变主要位于胰尾。这些肿瘤不与主胰管相通。从囊肿的中心获取活检时，镜下显示的只有囊肿的内容物，正如之前提示的有细胞碎片、巨噬细胞和晶体。于囊肿壁进行处抽吸活检时，这些肿瘤可能会显示为立方形或柱状黏液上皮细胞，且该上皮细胞有固定的核浆比。这些肿瘤细胞的涂片显示了松散的间质细胞，这些间质细胞近似于柔和的立方形或者柱状上皮细胞（图

22.14）。这些间质细胞大多数像卵巢间质。当囊肿有不典型增生或恶性成分时，细胞表现出异型性。异型性细胞的特点包括有许多单个细胞和伴有细胞多形性的深染和扩大的细胞核。细胞核最初看起来是皱缩的，也可能显示出明显的核仁。

误诊的原因

抽吸的细胞量较少 对囊泡内进行抽吸细胞量通常较少。在这种操作之下，就不能明确诊断黏液性囊腺瘤。黏液性囊腺瘤也经常显示黏膜脱落。在这样的情况下进行抽吸活检只能看到无细胞碎片或者伴有炎症细胞的坏死碎片，常误诊为胰腺假性囊肿。

内衬细胞 当抽吸物中可看到杯状细胞时，将这些细胞和十二指肠的细胞区分开来是困难的。了解这一点，对于在阅片时避免做出假阴性结论是非常重要的。

辅助研究可以帮助区分肿瘤性黏液囊肿与非黏液性胰腺囊肿（表 22.8）

生化检验 临床上面对的主要挑战之一是区分肿瘤性黏液囊肿与非黏液性胰腺囊肿（例如假性囊肿）。确定流体黏度是鉴别两种类型囊肿的一个简单方法。流体黏度超过 1.6 通常与肿瘤性黏液囊肿有关[58]。这段时间，癌胚抗原（carcinoembryonic antigen，CEA）生化化验结合淀粉酶水平化验已经作为区分肿瘤性黏液囊肿与非黏液性胰腺囊肿强有力的辅助检查。包括 Brugge 等在内的胰腺囊肿合作性研究组经过充分的研究，提出并普及了这一概念[7]。在最初的研究中，CEA 水平超过 192 ng/dl 即提示肿瘤性黏液囊肿。后来，基于多项研究分析显示，当 CEA 水平高于 800 ng/dl 时，黏液性囊肿的特异性为 98%[59]。最近一项超过 800 例患者的随访研究显示，CEA 囊液水平达到 110 ng/dl 及以上也

表 22.8 辅助研究区分黏液性和非黏液性囊肿

	IPMN	MCN	SCA
黏稠度	高	高	低
CEA	高	高	低
淀粉酶	可变	可变	低
k-ras 突变	存在	存在	未见
GNAS 突变密码 201	存在	阴性	阴性
VHL 基因	阴性	阴性	存在

CEA：癌胚抗原；IPMN：导管内乳头状黏液瘤；MCN：黏液性囊腺瘤；SCA：浆液性囊腺瘤

提供相似的灵敏度和特异度[60]。根据我们自己大样本的数据，我们注意到 75 ng/dl 这一较低的截止值可提供类似的结果。这为内镜医师带来了一个非常重要的观点，即在评估胰腺囊肿的囊液时，要根据自身的探作设定使用由此产生的 CEA 的截止值。CEA 的水平与淀粉酶水平一样会根据样本的类型、准备的不周以及用于评估该分析物的平分不同而发生变化。需要注意的是，以千记的囊液淀粉酶水平要与 CEA 水平联合观察。较低 CEA 水平联合以千记的囊液淀粉酶水平支持假性囊肿的诊断。相比之下，高 CEA 水平联合高淀粉酶水平提示肿瘤性黏液囊肿。淋巴上皮囊肿以及假性囊肿偶尔会出现囊液 CEA 水平假性增高。

囊液的分子学检测　图 22.15 所示的规则对于区分普通胰腺囊性病变是有价值的。一些研究也讨论了如何对囊肿进行分子学检测可以提高囊性病变的诊断效果。这种检测使用 DNA 定性及定量分析，测定杂合性 K-ras 基因突变及扩增以及其他七个位点的突变[61-62]。基于设定的准则，囊肿分为肿瘤性与非肿瘤性。更多资料证明替代进行广泛评估的多囊杂合子丢失，用这种方式确定 DNA 的品质和确认 K-ras 的突变十分有效。

新的标志物　应用高流量技术已经有了新的与 IPMN 特异性相关的发现。最近的研究表明，IPMN 特异性地存在 GNAS 基因的密码子 201 突变，而其他类型的囊肿包括黏液性囊腺瘤则不存在。这些研究人员也指出 66% 的 IPMN 存在 GNAS 突变，而其

他类型的囊肿包括黏液性囊腺瘤则不存在。这些研究人员也指出 66% 的 IPMN 存在 GNAS 突变，96% 的病例中确认有 K-ras 或 GNAS 的突变[63]。肠型 IPMN 中 GNAS 突变更加频繁。然而，这种突变不能准确区分肿瘤性囊肿不典型增生的程度[64]。通过这些研究表明，GNAS 基因密码子 201 联合 K-ras 的突变能够可靠区分 IPMN 与其他胰腺囊肿。

淋巴结

如同辨别原发的或继发的血液系统恶性肿瘤一样，已广泛使用 EUS FNA 对纵隔和腹腔淋巴结肿大，进行快捷、高性价比和有效的恶性肿瘤分期[25,65-69]。通过 EUS FNA 结果确定淋巴结转移会改变对患者疾病的术前分期，以避免不必要的外科手术，及改变肺、胃肠道及胰腺的原发性恶性肿瘤患者的治疗计划。对深部的淋巴结肿大也可以用 EUS FNA 进行检测，可用于鉴别肉芽肿、感染、淋巴瘤（非霍奇金淋巴瘤、霍奇金淋巴瘤）的原发病灶的鉴别诊断。

标本的收集

如果临床信息或即时现场细胞学检查提示是恶性非霍奇金淋巴瘤，内镜医师应该为流式细胞仪、基因重排、细胞遗传学的检查提供一个额外的标本。一般来说，应在 RPMI1640 溶液中收集这些细胞以便做流式细胞分析或分子遗传分析。经验表明，单纯的 Hank 平衡盐溶液也可以作为进行流式细胞仪评估的一种转移培养基。如果采集的标本没有被收集做流式细胞分析，可以做成细胞块，这些团块用来做免疫组化染色以获取表型情况。了解转运媒介对于后续管理的影响同样重要。高盐介质会影响 DNA 的提取并可能导致假阴性诊断结果。影响肺癌分期的关键因素就是优化标本采集。这些标本也可以用来做基因重排研究。

解释淋巴结抽吸物的推导方法

使用一种有序的方法对淋巴结抽吸物进行分析可以提高诊断准确性[66]（图 22.16）。此前有报道认为 FNA 在诊断恶性非霍奇金淋巴瘤方面未必是有用的，然而许多研究者证明这一观点是错误的。在 EUS 引导下进行组织取样的能力毫无意外提高中，同时使用抽吸和弹射切割活检可以提高对诸如霍奇金淋巴瘤这类困难诊断病灶的诊断率。

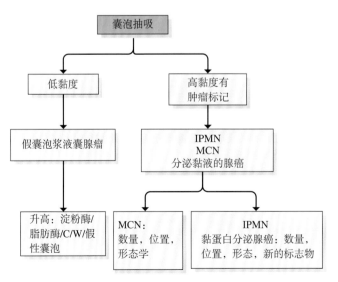

● 图 22.15　推导胰腺囊性病变的诊断方法。C/W：伴有；IPMN：导管内乳头状黏液瘤；MCN：黏液性囊性肿瘤

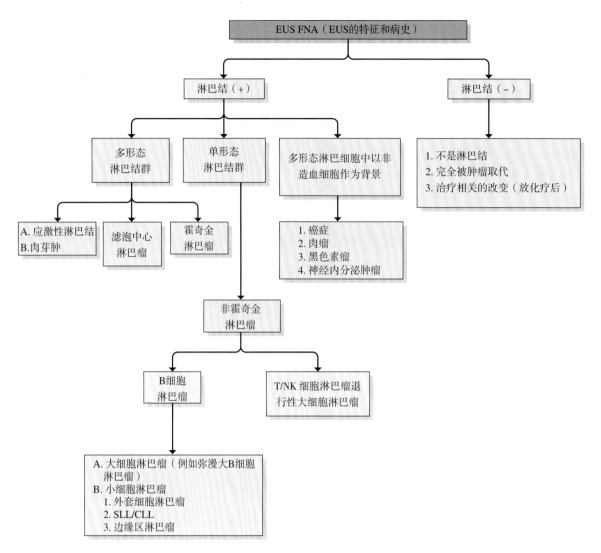

EUS FNA（EUS的特征和病史）

淋巴结（+）　　　　　　　　　　　　淋巴结（－）

多形态
淋巴结群

单形态
淋巴结群

多形态淋巴细胞中以非
造血细胞作为背景

1. 不是淋巴结
2. 完全被肿瘤取代
3. 治疗相关的改变（放化疗后）

A.应激性淋巴结
B.肉芽肿

滤泡中心
淋巴瘤

霍奇金
淋巴瘤

1. 癌症
2. 肉瘤
3. 黑色素瘤
4. 神经内分泌肿瘤

非霍奇金
淋巴瘤

B细胞
淋巴瘤

T/NK 细胞淋巴瘤退
行性大细胞淋巴瘤

A. 大细胞淋巴瘤（例如弥漫大B细胞
　淋巴瘤）
B. 小细胞淋巴瘤
　1. 外套细胞淋巴瘤
　2. SLL/CLL
　3. 边缘区淋巴瘤

● **图 22.16**　对淋巴结抽吸物分析的方法。LN：淋巴结；SLL/CLL：小淋巴细胞瘤 / 慢性淋巴细胞淋巴瘤

如何确定一个淋巴结

在淋巴结的抽吸活检中可以看到许多单个的非黏附细胞，这些细胞由各种大小的多形细胞组成。这些细胞可能有包含巨噬细胞碎片（着色体）的生发中心。Diff-Quik 染色也能凸显诸如淋巴腺体的细胞质碎片（图 22.6）。

鉴别诊断

当一名老年患者发生不明原因的淋巴结肿大时，在淋巴结抽吸活检中会看到一系列小的、大的、中等大小的淋巴结细胞，这种情况下应当注意有没有诸如生发中心淋巴结和其他小的淋巴性淋巴瘤的可能。出现多形细胞类型，类似于浆细胞和嗜酸细胞，应高度考虑诊断霍奇金淋巴瘤。在这种情况下，应获取更多的样本进行流式细胞仪、细胞遗传学、细

● **图 22.17**　纵隔淋巴结 EUS FNA。涂片表现为以肉芽肿为特征的上皮组织的聚集（Diff-Quik 染色，放大 40 倍）

胞块的分析。细胞块分析是比较有用的，特别是对于霍奇金淋巴瘤的诊断，其中额外的免疫组化染色比流式细胞技术更能提供一个明确诊断结果。

同样，如果淋巴结抽吸显示多个多边形细胞，并有肾形细胞核、核仁不明显，应该考虑肉芽肿的诊断。肉芽肿显示聚集的上皮组织细胞（图 22.17），偶见多核巨细胞。在这种情况下，应该进行更进一步的研究，以确定可能的原因。

单形性淋巴群

当一个淋巴结穿刺显示很多的单形性淋巴细胞群（小、中或大）时，淋巴瘤诊断的可能性较大，应予以考虑，为了获得进一步辅助研究应当再次取样。

误诊 弥漫性大 B 细胞非霍奇金淋巴瘤有碎片样胞质，因此常常可以看到大的胞质剥脱的细胞核。这些细胞也可以显示明显的细胞核，这些支持对黑色素瘤的鉴别诊断。被 B 细胞标记的细胞质在通过流式细胞仪狭窄的毛细管时可能会被挤碎。因此，流式细胞仪可能会出现假阴性的结果，这种情况并不少见 [25]。对细胞块进行免疫组化染色或基因重排的研究可能对确立这个困难的诊断有所帮助。

小淋巴细胞淋巴瘤是另外一种类型。涂片可能只显示小的、成熟的淋巴细胞。这些病灶和成熟淋巴细胞、淋巴细胞为主型霍奇金淋巴瘤或其他小淋巴细胞形态的淋巴瘤（例如套细胞或边缘区淋巴瘤）不易区分。因此，在多组淋巴结肿大的患者中，最好是获得一个额外取样以便进行辅助研究。

淋巴细胞背景中的非造血细胞

在淋巴结抽吸活检中出现非造血细胞，除非另有证明，否则应当诊断为转移性恶性肿瘤。这些转移可能来自癌、黑色素瘤、神经内分泌肿瘤。各种病灶都有着特征性的多形性特点，可以鉴别这些肿瘤。

误区 尽管通常意义上来讲区别转移性恶性肿瘤不是一件难事，但是小细胞癌的诊断可能仍然是诊断的挑战。小细胞癌的肿瘤细胞例核浆比是增加的，细胞核浓染，并且细胞核也可能是核成型的。这些细胞是易碎的，并且可以看到拉伸的 DNA。常常可以看到核凋亡、固缩、溶解。尽管这些特征很好识别，但如果取自淋巴结的材料所做的涂片准备不佳，也可能看到过度弥散的涂片。它们可能表现为松动聚集的细胞，说明低 N/C 比，核深染，核仁不明显。在这种情况下，染色质结构的特点可能有助于鉴别这两种情况。在小细胞癌中可以看到细小、分布均匀的染色质，而淋巴细胞可能有边集的染色质部分。

注意，对于淋巴结抽吸活检中出现的良性胃肠道上皮细胞不应过度诊断为转移性恶性病变的诊断。仔细评估这些抽吸物，超过 60% 的情况可能会显示一定程度上的胃肠道污染物。

不以淋巴样细胞为背景的非造血细胞

极少数情况下，在 EUS 图像上看起来像淋巴结的病灶结果证明为肿瘤结节。当多次穿刺活检只看到一些肿瘤细胞而没有找到淋巴细胞成分时，应当考虑这种可能性。肿瘤细胞常被分为 4 类：①癌症：细胞以紧密黏附连接的单形态细胞群体的形式存在。②黑色素瘤：细胞大多是单个的，有少量到中等量的细胞质，可能有或无色素，细胞核中也能看到包涵体和明显的核仁，一般不含有双镜像细胞核像。③类癌：是分化良好的神经内分泌瘤，可看到包含异型细胞增多的单浆细胞；胞质中可能会看到神经内分泌颗粒；有时这些肿瘤可能呈梭形形态，并逐渐演变成双向细胞结构；有时也可能形成花环样结构。④肉瘤：在少数情况下，接受化疗或者放疗的患者体内可以看到淋巴结的转变性改变，在这些病例中，它们可能只是表现出黏液性或者伴有少量炎症细胞的黏液性改变 [2]。

近年来，EUS FNA 样本细胞分子特性检测开始用于指导疾病治疗。越来越多的肿瘤学团队要求进行这种化验，包括分析 EGFr、KRAS、BRAF、EMALK44、ROS1 突变等以提升小样本的效率 [70]。这些分子标记物越来越受到认可，使得我们可以超越形态学的视角来诊疗疾病。很多平台可以用来检测这种分子学改变，肺癌诊断新指南提出现在需要高产量及高灵敏度的科技产品，例如各种平台，包括对下一代细胞测序以确定那些标准技术无法轻易确定的突变。

脾

研究证实，对脾行 FNA 术在恶性非霍奇金淋巴瘤、转移癌、肉瘤样变、感染和髓外造血诊断中是有用的 [71-73]。经皮脾 FNA 具有高度特异性（100%），且其总准确率达 84.9% ~ 88%。Eloubeidi 等认为，脾的 FNA 样本应用于流式细胞仪检测，可以显著提高诊断的准确性[71]。然而，在美国的一些研究认为，在脾行 FNA 术会增加出血的风险。初步经验表明，或对脾病变获得明确的术前诊断或两者兼而有之。然而，为确定这种方式检测脾病变的安全性和有效性，还需要进一步研究。

胃肠道

对于细胞诊断来说，EUS 下刷取组织是一种检测表面病灶的有效方法[1]。然而，这种方法对于黏膜下病灶的诊断是没有作用的。伴有 FNA 的 EUS 可以提供的优势有直接看到黏膜的表面，并且准确判断黏膜下病灶的程度和大小[74]。因此，EUS 可以用于进行术前肿瘤浸润深度的判定及 T、N 分级，为胃肠道恶性肿瘤的 TNM 分级提供有效的信息[18,74]。EUS 也用来判定浸润程度和胃黏膜相关淋巴组织淋巴瘤（mucosa-associated lymphoid tissue，MALT）对于治疗的反应。特别的是，EUS FNA 在以下的细胞诊断领域显示出价值。

检测前肠囊肿

对于病灶位于后纵隔的患者（主要症状是吞咽困难），其中一个重要的鉴别诊断就是前肠重复性囊肿[75]，这个类别包括食管重复畸形和支气管源性囊肿[76]。可根据完整的肌层外观、内衬上皮细胞的类型和影像研究的结果对这些囊肿进行分类。食管重叠囊肿是一种罕见的发育异常性疾病，在临床上和影像学上都可以与肿瘤类似。

囊肿的细胞学特征包括退化的细胞碎片和含铁血黄素的巨噬细胞（图 22.18）。此外，这些吸出物也可含有脱落纤毛细胞碎片，可以在光学显微镜和电子显微镜下看到。如果能看到许多鳞状细胞，就支持食管重复囊肿这一诊断。如果有许多杯状细胞但是缺乏鳞状细胞则支持支气管囊肿的诊断。只有细胞学特征一个条件尚不足以对前肠囊肿进行特异性诊断，但可以用来排除恶性肿瘤，当联合使用细胞学检查和包括 EUS 发现在内的影像学检查时，可以支持对前肠囊肿的诊断[76]。

胃肠道间质瘤

胃肠道间质瘤通常为黏膜下肿物，无法通过刷检或活检钳进行活检。EUS 及其相关技术，如多普勒及 FNA 技术，有助于对病灶的位置、大小及病变范围进行诊断。进行基础分子分型以检测肿瘤

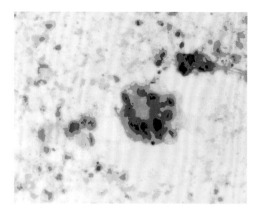

● 图 22.18　食管重复畸形囊肿的 EUS 下细针穿刺。抽吸物中可以看到巨噬细胞、巨细胞和与囊肿内容物一致的细胞碎片（巴氏染色，放大 40 倍）

特征性分子改变，可以用来对疾病进行预测[77-80]。GIST 的 FNA 取样显示细胞群中梭形细胞增多（图 22.19A），几乎看不到上皮细胞。梭型细胞上可以看到钝圆末端的细胞核，而且这个细胞核可能有核倾角。使用 EUS FNA 探查 GIST 的主要缺点就是对来自胃肠道壁或者平滑肌肿瘤的肌细胞的抽吸。为避免影响后续治疗，要将 GIST 的梭型细胞和来自其他病灶的梭型性细胞进行鉴别，因此应当尝试各种方法来鉴别这些病灶。一组包括抗 c-kit 初级抗体（CD117；图 22.19B）、CD34、平滑肌抗原、肌特异性肌动蛋白、S-100 的免疫组化染色被用来鉴别来源于肌细胞的 GIST、平滑肌肿瘤、胃肠道孤立性纤维瘤及其他少见肿瘤。另外，c-kit 突变分析作为 GIST 肿瘤治疗的一个预测性工具，用来研究判断 EUS FNA 的使用价值。

肝胆系统

肝

用超声和 CT 扫描探查或在其引导下对肝肿物行 FNA 穿刺活检。一些研究探索了 EUS 在肝病灶诊断中的意义及 EUS 介入早期干预的能力[81-83]。研究发现，EUS 能够识别 CT 扫描无法确定的病灶。FNA 一般用于确立转移或原发性肿瘤的诊断，如肝细胞癌、胆管癌等。对肝细胞癌进行穿刺通常会得到充足的细胞量。肝细胞肿瘤可以成组或单细胞形式出现。有两种特征性形态学特点：①重叠的成组肝细胞周围排列有肝血窦（"网篮结构"）（图

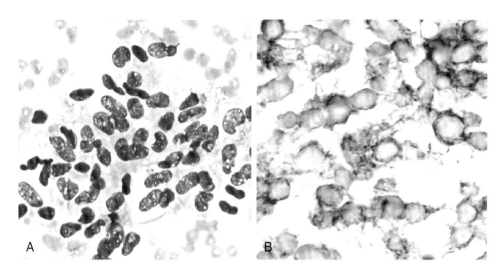

● 图 22.19　A 和 B．胃黏膜下肿物 EUS FNA 活检涂片显示许多梭形细胞，提示胃肠道间质瘤。经 CD117（c-kit）染色，证实了 GIST 的诊断（A．Diff-Quik 染色，放大 40 倍；B．免疫组织化学染色，放大 40 倍）

22.20A）；②重叠的细胞团块，伴随血管穿过这些肿瘤细胞。肝肿瘤细胞可能有一系列的基于细胞分化和病理亚型的形态学特征。将分化良好的肝细胞癌和肝细胞腺瘤、局灶性结节性增生或巨大的再生结节分辨出来是很困难的。在这种情况下，通过改变构造强调模式增强网状蛋白染色凸显细胞团块的方法可能是一种有意义的辅助方式 [84]。中分化或较低分化的肿瘤可能会显示许多单一、非典型肝细胞结构，伴胆汁，或单核从细胞质中剥离。这些细胞也可能清晰地显示象征脂肪变性的胞浆空泡。恶性细胞可以看到 N/C 比增大，核膜不规则，有丝分裂异常，核仁明显（图 22.20B）。同样，EUS FNA 也同样应用于胆道及胆囊癌的诊断中 [85,86]。对这种乐观的观点应该权衡可能的针穿刺种植转移的注意事项及胆管癌患者的移植对未来的影响。同样应该强调种植转移的潜在可能及其后果，因此需要额外的研究以进一步描述这项操作的风险和条件 [87]。

肾上腺

EUS 可以检测肾上腺病变，并能有效地从左、右病灶中进行 EUS FNA 穿刺活检采样 [88]。这个方法可用于检测转移性肾上腺恶性肿瘤，尤其适用于从肺转移过来的恶性肿瘤 [89-90]。从正常肾上腺取得的标本可以看到单个细胞或稍有聚集的细胞群。细胞通常是均匀的，但有时红细胞大小不均。胞核一般含有有规则的核膜。有些细胞可以看到清晰

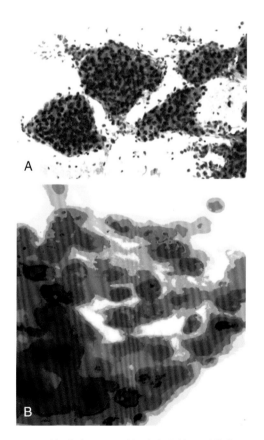

● 图 22.20　肝细胞癌。A．肝细胞癌的抽吸活检中可见细胞结构的增多及癌巢周有丰富的肝血窦（"网篮结构"）（巴氏染色，放大 20 倍）。B．单个肿瘤细胞显示没有或仅有很少细胞质，核质比增加。细胞核表现为不规则核膜和明显的核仁（巴氏染色，放大 40 倍）

的核仁。胞浆可能是嗜酸性的，泡沫状，或含有丰富的脂类结构。由于细胞质频繁被破坏，在背景中常常可以看到清晰的裸核细胞并伴明显的脂质空泡。

总结

EUS 是一种有力的检测手段，它改变了对深层恶性肿瘤的检测方式。在未来的几年里，随着技术的不断进步及分子生物学技术的快速发展和对其理解的进一步加深，EUS 将继续挑战传统技术观念。然而，要想有效地将这种技术应用于患者的疾病管理中，病理学专家加入到患者管理团队中是不可或缺的。虽然大多数病灶的诊断标准并没有受到影响，但是超声内镜医师和细胞病理学专家都应当了解评估 EUS FNA 采样的优缺点和局限性。

主要参考文献

2. Jhala NC, Jhala DN, Chhieng DC, et al. Endoscopic ultrasound-guided fine-needle aspiration. A cytopathologist's perspective. *Am J Clin Pathol.* 2003;120(3):351–367.
3. Varadarajulu S, Hasan MK, Bang JY, et al. Endoscopic ultrasound-guided tissue acquisition. *Dig Endosc.* 2014;26(suppl 1):62–69.
14. Sakamoto H, Kitano M, Komaki T, et al. Prospective comparative study of the EUS guided 25-gauge FNA needle with the 19-gauge Trucut needle and 22-gauge FNA needle in patients with solid pancreatic masses. *J Gastroenterol Hepatol.* 2009;24(3):384–390.
15. Siddiqui UD, Rossi F, Rosenthal LS, et al. EUS-guided FNA of solid pancreatic masses: a prospective, randomized trial comparing 22-gauge and 25-gauge needles. *Gastrointest Endosc.* 2009;70(6):1093–1097.
25. Nunez AL, Jhala NC, Carroll AJ, et al. Endoscopic ultrasound and endobronchial ultrasound-guided fine-needle aspiration of deep-seated lymphadenopathy: analysis of 1338 cases. *Cytojournal.* 2012;9:14.

参考文献

1. Jhala N, Jhala D. Gastrointestinal tract cytology: advancing horizons. *Adv Anat Pathol.* 2003;10(5):261–277.
2. Jhala NC, Jhala DN, Chhieng DC, et al. Endoscopic ultrasound-guided fine-needle aspiration. A cytopathologist's perspective. *Am J Clin Pathol.* 2003;120(3):351–367.
3. Varadarajulu S, Hasan MK, Bang JY, et al. Endoscopic ultrasound-guided tissue acquisition. *Dig Endosc.* 2014;26(suppl 1):62–69.
4. Eltoum IA, Alston EA, Roberson J. Trends in pancreatic pathology practice before and after implementation of endoscopic ultrasound-guided fine-needle aspiration: an example of disruptive innovation effect? *Arch Pathol Lab Med.* 2012;136(4):447–453.
5. Yamao K, Sawaki A, Mizuno N, et al. Endoscopic ultrasound-guided fine-needle aspiration biopsy (EUS-FNAB): past, present, and future. *J Gastroenterol.* 2005;40(11):1013–1023.
6. Vazquez-Sequeiros E, Levy MJ, Van Domselaar M, et al. Diagnostic yield and safety of endoscopic ultrasound guided fine needle aspiration of central mediastinal lung masses. *Diagn Ther*

Endosc. 2013;2013:150492.
7. Brugge WR, Lewandrowski K, Lee-Lewandrowski E, et al. Diagnosis of pancreatic cystic neoplasms: a report of the cooperative pancreatic cyst study. *Gastroenterology.* 2004;126(5):1330–1336.
8. Vilmann P, Jacobsen GK, Henriksen FW, Hancke S. Endoscopic ultrasonography with guided fine needle aspiration biopsy in pancreatic disease. *Gastrointest Endosc.* 1992;38(2):172–173.
9. Wiersema MJ, Hawes RH, Tao LC, et al. Endoscopic ultrasonography as an adjunct to fine needle aspiration cytology of the upper and lower gastrointestinal tract. *Gastrointest Endosc.* 1992;38(1):35–39.
10. Varadarajulu S, Jhala NC. Cytopathology: a dying art or something that a gastroenterologist should know? *Gastrointest Endosc.* 2012;76(2):397–399.
11. Varadarajulu S, Fockens P, Hawes RH. Best practices in endoscopic ultrasound-guided fine-needle aspiration. *Clin Gastroenterol Hepatol.* 2012;10(7):697–703.
12. Eltoum IA, Chhieng DC, Jhala D, et al. Cumulative sum procedure in evaluation of EUS-guided FNA cytology: the learning curve and diagnostic performance beyond sensitivity and specificity. *Cytopathology.* 2007;18(3):143–150.
13. Kida M, Araki M, Miyazawa S, et al. Comparison of diagnostic accuracy of endoscopic ultrasound-guided fine-needle aspiration with 22- and 25-gauge needles in the same patients. *J Interv Gastroenterol.* 2011;1(3):102–107.
14. Sakamoto H, Kitano M, Komaki T, et al. Prospective comparative study of the EUS guided 25-gauge FNA needle with the 19-gauge Trucut needle and 22-gauge FNA needle in patients with solid pancreatic masses. *J Gastroenterol Hepatol.* 2009;24(3):384–390.
15. Siddiqui UD, Rossi F, Rosenthal LS, et al. EUS-guided FNA of solid pancreatic masses: a prospective, randomized trial comparing 22-gauge and 25-gauge needles. *Gastrointest Endosc.* 2009;70(6):1093–1097.
16. Bang JY, Hebert-Magee S, Trevino J, et al. Randomized trial comparing the 22-gauge aspiration and 22-gauge biopsy needles for EUS-guided sampling of solid pancreatic mass lesions. *Gastrointest Endosc.* 2012;76(2):321–327.
17. Affolter KE, Schmidt RL, Matynia AP, et al. Needle size has only a limited effect on outcomes in EUS-guided fine needle aspiration: a systematic review and meta-analysis. *Dig Dis Sci.* 2013;58(4):1026–1034.
18. Knight CS, Eloubeidi MA, Crowe R, et al. Utility of endoscopic ultrasound-guided fine-needle aspiration in the diagnosis and staging of colorectal carcinoma. *Diagn Cytopathol.* 2011;41(12):1031–1037.
19. Madhoun MF, Wani SB, Rastogi A, et al. The diagnostic accuracy of 22-gauge and 25-gauge needles in endoscopic ultrasound-guided fine needle aspiration of solid pancreatic lesions: a meta-analysis. *Endoscopy.* 2013;45(2):86–92.
20. Lee JH, Stewart J, Ross WA, et al. Blinded prospective comparison of the performance of 22-gauge and 25-gauge needles in endoscopic ultrasound-guided fine needle aspiration of the pancreas and peri-pancreatic lesions. *Dig Dis Sci.* 2009;54(10):2274–2281.
21. Layfield LJ, Ehya H, Filie AC, et al. Papanicolaou Society of Cytopathology. Utilization of ancillary studies in the cytologic diagnosis of biliary and pancreatic lesions: the Papanicolaou Society of Cytopathology guidelines for pancreatobiliary cytology. *Diagn Cytopathol.* 2014;42(4):351–362.
22. Stigt JA, 'tHart NA, Knol AJ, et al. Pyrosequencing analysis of EGFR and KRAS mutations in EUS and EBUS-derived cytologic samples of adenocarcinomas of the lung. *J Thorac Oncol.* 2013;8(8):1012–1018.
23. Kanagal-Shamanna R, Portier BP, Singh RR, et al. Next-generation sequencing-based multi-gene mutation profiling of solid tumors using fine needle aspiration samples: promises and challenges for routine clinical diagnostics. *Modern Pathol.* 2013;27(2):314–327.
24. Deftereos G, Finkelstein SD, Jackson SA, et al. The value of mutational profiling of the cytocentrifugation supernatant fluid

from fine-needle aspiration of pancreatic solid mass lesions. *Modern Pathol*. 2014;27:594–601.

25. Nunez AL, Jhala NC, Carroll AJ, et al. Endoscopic ultrasound and endobronchial ultrasound-guided fine-needle aspiration of deep-seated lymphadenopathy: analysis of 1338 cases. *Cytojournal*. 2012;9:14.

26. Storch I, Jorda M, Thurer R, et al. Advantage of EUS Trucut biopsy combined with fine-needle aspiration without immediate on-site cytopathologic examination. *Gastrointest Endosc*. 2006;64(4):505–511.

27. Varadarajulu S, Bang JY, Hebert-Magee S. Assessment of the technical performance of the flexible 19-gauge EUS-FNA needle. *Gastrointest Endosc*. 2012;76(2):336–343.

28. Bang JY, Ramesh J, Trevino J, et al. Objective assessment of an algorithmic approach to EUS-guided FNA and interventions. *Gastrointest Endosc*. 2013;77(5):739–744.

29. Kate MS, Kamal MM, Bobhate SK, Kher AV. Evaluation of fine needle capillary sampling in superficial and deep-seated lesions. An analysis of 670 cases. *Acta Cytol*. 1998;42(3):679–684.

30. Wallace MB, Kennedy T, Durkalski V, et al. Randomized controlled trial of EUS-guided fine needle aspiration techniques for the detection of malignant lymphadenopathy. *Gastrointest Endosc*. 2001;54(4):441–447.

31. Puri R, Vilmann P, Saftoiu A, et al. Randomized controlled trial of endoscopic ultrasound-guided fine-needle sampling with or without suction for better cytological diagnosis. *Scand J Gastroenterol*. 2009;44(4):499–504.

32. Weston BR, Bhutani MS. Optimizing diagnostic yield for EUS-guided sampling of solid pancreatic lesions: a technical review. *Gastroenterol Hepatol*. 2013;9(6):352–363.

33. Jhala NC, Jhala D, Eltoum I, et al. Endoscopic ultrasound-guided fine-needle aspiration biopsy: a powerful tool to obtain samples from small lesions. *Cancer*. 2004;102(4):239–246.

34. LeBlanc JK, Ciaccia D, Al-Assi MT, et al. Optimal number of EUS-guided fine needle passes needed to obtain a correct diagnosis. *Gastrointest Endosc*. 2004;59(4):475–481.

35. Bang JY, Magee SH, Ramesh J, et al. Randomized trial comparing fanning with standard technique for endoscopic ultrasound-guided fine-needle aspiration of solid pancreatic mass lesions. *Endoscopy*. 2013;45(6):445–450.

36. Jhala NC, Eltoum IA, Eloubeidi MA, et al. Providing on-site diagnosis of malignancy on endoscopic-ultrasound-guided fine-needle aspirates: should it be done? *Ann Diagn Pathol*. 2007;11(3):176–181.

37. Klapman JB, Logrono R, Dye CE, Waxman I. Clinical impact of on-site cytopathology interpretation on endoscopic ultrasound-guided fine needle aspiration. *Am J Gastroenterol*. 2003;98(6):1289–1294.

38. Petrone MC, Arcidiacono PG, Carrara S, et al. Does cytotechnician training influence the accuracy of EUS-guided fine-needle aspiration of pancreatic masses? *Dig Liv Dis*. 2012;44(4):311–314.

39. Burlingame OO, Kesse KO, Silverman SG, Cibas ES. On-site adequacy evaluations performed by cytotechnologists: correlation with final interpretations of 5241 image-guided fine-needle aspiration biopsies. *Cancer Cytopathol*. 2012;120(3):177–184.

40. Collins BT. Telepathology in cytopathology: challenges and opportunities. *Acta Cytol*. 2013;57(3):221–232.

41. Marotti JD, Johncox V, Ng D, et al. Implementation of telecytology for immediate assessment of endoscopic ultrasound-guided fine-needle aspirations compared to conventional on-site evaluation: analysis of 240 consecutive cases. *Acta Cytol*. 2012;56(5):548–553.

42. Goyal A, Jhala N, Gupta P. TeleCyP (Telecytopathology): real-time fine-needle aspiration interpretation. *Acta Cytol*. 2012;56(6):669–677.

43. Eloubeidi MA, Jhala D, Chhieng DC, et al. Yield of endoscopic ultrasound-guided fine-needle aspiration biopsy in patients with suspected pancreatic carcinoma. *Cancer*. 2003;99(2):285–292.

44. Jhala N, Jhala D, Vickers SM, et al. Biomarkers in diagnosis of pancreatic carcinoma in fine-needle aspirates. *Am J Clin Pathol*. 2006;126(4):572–579.

45. Kosarac O, Takei H, Zhai QJ, et al. S100P and XIAP expression in pancreatic ductal adenocarcinoma: potential novel biomarkers as a diagnostic adjunct to fine needle aspiration cytology. *Acta Cytol*. 2011;55(2):142–148.

46. Dim DC, Jiang F, Qiu Q, et al. The usefulness of S100P, mesothelin, fascin, prostate stem cell antigen, and 14-3-3 sigma in diagnosing pancreatic adenocarcinoma in cytological specimens obtained by endoscopic ultrasound guided fine-needle aspiration. *Diagn Cytopathol*. 2014;42:193–199.

47. Reicher S, Boyar FZ, Albitar M, et al. Fluorescence in situ hybridization and K-ras analyses improve diagnostic yield of endoscopic ultrasound-guided fine-needle aspiration of solid pancreatic masses. *Pancreas*. 2011;40(7):1057–1062.

48. Gu M, Ghafari S, Lin F, Ramzy I. Cytological diagnosis of endocrine tumors of the pancreas by endoscopic ultrasound-guided fine-needle aspiration biopsy. *Diagn Cytopathol*. 2005;32(4):204–210.

49. Jhala D, Eloubeidi M, Chhieng DC, et al. Fine needle aspiration biopsy of the islet cell tumor of the pancreas: a comparison between computerized axial tomography and endoscopic ultrasound guided fine needle aspiration biopsy. *Ann Diagn Pathol*. 2002;2:106–112.

50. Jhala N, Siegal GP, Jhala D. Large, clear cytoplasmic vacuolation: an under-recognized cytologic clue to distinguish solid pseudopapillary neoplasms of the pancreas from pancreatic endocrine neoplasms on fine-needle aspiration. *Cancer*. 2008;114(4):249–254.

51. Bardales RH, Centeno B, Mallery JS, et al. Endoscopic ultrasound-guided fine-needle aspiration cytology diagnosis of solid-pseudopapillary tumor of the pancreas: a rare neoplasm of elusive origin but characteristic cytomorphologic features. *Am J Clin Pathol*. 2004;121(5):654–662.

52. Hooper K, Mukhtar F, Li S, Eltoum IA. Diagnostic error assessment and associated harm of endoscopic ultrasound-guided fine-needle aspiration of neuroendocrine neoplasms of the pancreas. *Cancer Cytopathol*. 2013;121:653–660.

53. Liu X, Rauch TM, Siegal GP, Jhala N. Solid-pseudopapillary neoplasm of the pancreas: three cases with a literature review. *Appl Immunohistochem Mol Morphol*. 2006;14(4):445–453.

54. Burford H, Baloch Z, Liu X, et al. E-cadherin/beta-catenin and CD10: a limited immunohistochemical panel to distinguish pancreatic endocrine neoplasm from solid pseudopapillary neoplasm of the pancreas on endoscopic ultrasound-guided fine-needle aspirates of the pancreas. *Am J Clin Pathol*. 2009;132(6):831–839.

55. Tanaka M, Fernandez-del Castillo C, Adsay V, et al. International Consensus Guidelines 2012 for the management of IPMN and MCN of the pancreas. *Pancreatology*. 2012;12(3):183–197.

56. Pitman MB, Centeno BA, Daglilar ES, et al. Cytological criteria of high-grade epithelial atypia in the cyst fluid of pancreatic intraductal papillary mucinous neoplasms. *Cancer Cytopathol*. 2014;122(1):40–47.

57. Genevay M, Mino-Kenudson M, Yaeger K, et al. Cytology adds value to imaging studies for risk assessment of malignancy in pancreatic mucinous cysts. *Ann Surg*. 2011;254(6):977–983.

58. Bhutani MS, Gupta V, Guha S, et al. Pancreatic cyst fluid analysis—a review. *J Gastrointestin Liver Dis*. 2011;20(2):175–180.

59. van der Waaij LA, van Dullemen HM, Porte RJ. Cyst fluid analysis in the differential diagnosis of pancreatic cystic lesions: a pooled analysis. *Gastrointest Endosc*. 2005;62(3):383–389.

60. Cizginer S, Turner BG, Bilge AR, et al. Cyst fluid carcinoembryonic antigen is an accurate diagnostic marker of pancreatic mucinous cysts. *Pancreas*. 2011;40(7):1024–1028.

61. Sreenarasimhaiah J, Lara LF, Jazrawi SF, et al. A comparative analysis of pancreas cyst fluid CEA and histology with DNA mutational analysis in the detection of mucin producing or malignant cysts. *JOP*. 2009;10(2):163–168.

62. Sawhney MS, Devarajan S, O'Farrel P, et al. Comparison of car-

cinoembryonic antigen and molecular analysis in pancreatic cyst fluid. *Gastrointest Endosc.* 2009;69(6):1106–1110.

63. Wu J, Matthaei H, Maitra A, et al. Recurrent GNAS mutations define an unexpected pathway for pancreatic cyst development. *Sci Transl Med.* 2011;3(92):92ra66.

64. Dal Molin M, Matthaei H, Wu J, et al. Clinicopathological correlates of activating GNAS mutations in intraductal papillary mucinous neoplasm (IPMN) of the pancreas. *Ann Surg Oncol.* 2013;20:3802–3808.

65. Pugh JL, Jhala NC, Eloubeidi MA, et al. Diagnosis of deep-seated lymphoma and leukemia by endoscopic ultrasound-guided fine-needle aspiration biopsy. *Am J Clin Pathol.* 2006;125(5):703–709.

66. Bakdounes K, Jhala N, Jhala D. Diagnostic usefulness and challenges in the diagnosis of mesothelioma by endoscopic ultrasound guided fine needle aspiration. *Diagn Cytopathol.* 2008;36(7):503–507.

67. Srinivasan R, Bhutani MS, Thosani N, et al. Clinical impact of EUS-FNA of mediastinal lymph nodes in patients with known or suspected lung cancer or mediastinal lymph nodes of unknown etiology. *J Gastrointestin Liver Dis.* 2012;21(2):145–152.

68. Coe A, Conway J, Evans J, et al. The yield of EUS-FNA in undiagnosed upper abdominal adenopathy is very high. *J Clin Ultrasound.* 2013;41(4):210–213.

69. Eloubeidi MA, Desmond R, Desai S, et al. Impact of staging transesophageal EUS on treatment and survival in patients with non–small-cell lung cancer. *Gastrointest Endosc.* 2008;67(2):193–198.

70. Fischer AH, Benedict CC, Amrikachi M. Five top stories in cytopathology. *Arch Pathol Lab Med.* 2013;137(7):894–906.

71. Eloubeidi MA, Varadarajulu S, Eltoum I, et al. Transgastric endoscopic ultrasound-guided fine-needle aspiration biopsy and flow cytometry of suspected lymphoma of the spleen. *Endoscopy.* 2006;38(6):617–620.

72. Handa U, Tiwari A, Singhal N, et al. Utility of ultrasound-guided fine-needle aspiration in splenic lesions. *Diagn Cytopathol.* 2013;41(12):1038–1042.

73. Iwashita T, Yasuda I, Tsurumi H, et al. Endoscopic ultrasound-guided fine needle aspiration biopsy for splenic tumor: a case series. *Endoscopy.* 2009;41(2):179–182.

74. Bhutani MS. Endoscopic ultrasound in the diagnosis, staging and management of colorectal tumors. *Gastroenterol Clin North Am.* 2008;37(1):215–227, viii.

75. Faigel DO, Burke A, Ginsberg GG, et al. The role of endoscopic ultrasound in the evaluation and management of foregut duplications. *Gastrointest Endosc.* 1997;45(1):99–103.

76. Napolitano V, Pezzullo AM, Zeppa P, et al. Foregut duplication of the stomach diagnosed by endoscopic ultrasound guided fine-needle aspiration cytology: case report and literature review. *World J Surg Oncol.* 2013;11:33.

77. Ito H, Inoue H, Ryozawa S, et al. Fine-needle aspiration biopsy and endoscopic ultrasound for pretreatment pathological diagnosis of gastric gastrointestinal stromal tumors. *Gastroenterol Res and Pract.* 2012;2012:139083.

78. Gomes AL, Bardales RH, Milanezi F, et al. Molecular analysis of c-Kit and PDGFRA in GISTs diagnosed by EUS. *Am J Clin Pathol.* 2007;127(1):89–96.

79. Gu M, Ghafari S, Nguyen PT, Lin F. Cytologic diagnosis of gastrointestinal stromal tumors of the stomach by endoscopic ultrasound-guided fine-needle aspiration biopsy: cytomorphologic and immunohistochemical study of 12 cases. *Diagn Cytopathol.* 2001;25(6):343–350.

80. Saftoiu A. Endoscopic ultrasound-guided fine needle aspiration biopsy for the molecular diagnosis of gastrointestinal stromal tumors: shifting treatment options. *J Gastrointestin Liver Dis.* 2008;17(2):131–133.

81. Crowe DR, Eloubeidi MA, Chhieng DC, et al. Fine-needle aspiration biopsy of hepatic lesions: computerized tomographic-guided versus endoscopic ultrasound-guided FNA. *Cancer.* 2006;108(3):180–185.

82. Crowe A, Knight CS, Jhala D, et al. Diagnosis of metastatic fibrolamellar hepatocellular carcinoma by endoscopic ultrasound-guided fine needle aspiration. *Cytojournal.* 2011;8:2.

83. tenBerge J, Hoffman BJ, Hawes RH, et al. EUS-guided fine needle aspiration of the liver: indications, yield, and safety based on an international survey of 167 cases. *Gastrointest Endosc.* 2002;55(7):859–862.

84. Wee A, Sampatanukul P, Jhala N. Focal liver lesions suspicious for hepatocellular carcinoma. In Geisinger K, Pitman M, eds. *Cytohistology of Focal Liver Lesions.* Cambridge University Press. 2014;100–139.

85. Meara RS, Jhala D, Eloubeidi MA, et al. Endoscopic ultrasound-guided FNA biopsy of bile duct and gallbladder: analysis of 53 cases. *Cytopathology.* 2006;17(1):42–49.

86. Ohshima Y, Yasuda I, Kawakami H, et al. EUS-FNA for suspected malignant biliary strictures after negative endoscopic transpapillary brush cytology and forceps biopsy. *J Gastroenterol.* 2011;46(7):921–928.

87. Levy MJ, Heimbach JK, Gores GJ. Endoscopic ultrasound staging of cholangiocarcinoma. *Curr Opin Gastroenterol.* 2012;28(3):244–252.

88. Jhala NC, Jhala D, Eloubeidi MA, et al. Endoscopic ultrasound-guided fine-needle aspiration biopsy of the adrenal glands: analysis of 24 patients. *Cancer.* 2004;102(5):308–314.

89. Uemura S, Yasuda I, Kato T, et al. Preoperative routine evaluation of bilateral adrenal glands by endoscopic ultrasound and fine-needle aspiration in patients with potentially resectable lung cancer. *Endoscopy.* 2013;45(3):195–201.

90. Bodtger U, Vilmann P, Clementsen P, et al. Clinical impact of endoscopic ultrasound-fine needle aspiration of left adrenal masses in established or suspected lung cancer. *J Thorac Oncol.* 2009;4(12):1485–1489.

第 23 章

内镜超声引导下胰周积液引流术

JI YOUNG BANG, SHYAM VARADARAJULU

（张轶群　孙　波　陈天音 译　金震东　张敏敏 审校）

内 容 要 点

- 区分不同类型的胰周积液对如何正确干预至关重要。

- 在胰腺假性囊肿的治疗中，内镜超声（EUS）引导下进行引流的临床效果与行外科囊肿胃造瘘术相当。

- 胰腺包裹性坏死（WON）的内镜干预较为复杂，治疗方式因液体积聚的大小和部位而异。为达到良好的临床疗效，可能需制订一个包括建立多个腔内瘘管、经皮置管引流、内镜下坏死组织清创术的递进式治疗路径。

- 对于合并包裹性坏死的患者，须确定有无胰管断裂综合征（DPDS），DPDS 患者需要长期保留塑料支架在位以降低复发风险。

定　义

胰腺液体积聚（pancreatic fluid collections，PFC）可根据有无成熟囊壁、固体坏死碎片的数量大致分为四种类型：①急性胰周液体积聚；②胰腺假性囊肿；③急性坏死性积聚；④包裹性坏死[1]。

急性胰周液体积聚及胰腺假性囊肿均因急性间质水肿性胰腺炎所致，因此其内不包含坏死物。急性胰周液体积聚通常在急性胰腺炎起病后 4 周内形成，根据有无成熟囊壁可与胰腺假性囊肿相鉴别。反之，胰腺假性囊肿的特征在于出现成熟囊壁，囊壁常需在起病后 3 ～ 4 周才能形成（图 23.1A 和 B）。

急性坏死性积聚与包裹性坏死则由急性坏死性胰腺炎导致，因此可见不等量的固体坏死碎片。与急性胰周液体积聚和胰腺假性囊肿相似，急性坏死性积聚在急性坏死性胰腺炎早期出现（图 23.2A 和 B），而包裹性坏死则需在坏死性积聚周围经过足够的时间（通常在急性胰腺炎起病 4 周后）才能形成

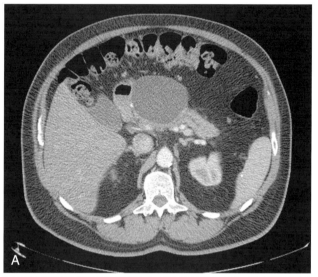

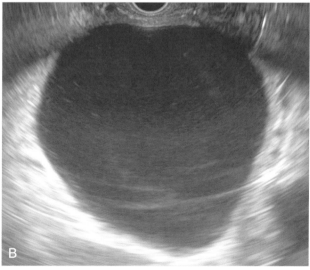

● **图 23.1** A．假性囊肿 CT 横断面成像。在积液周围可见一明确的囊壁，其内没有固体碎片。B．内镜超声下假性囊肿表现：有明确囊壁的无回声积液区

成熟的囊壁（图 23.3A 和 B；表 23.1）[2]。

增强计算机断层扫描（computed tomography，CT）是诊断胰腺液体积聚最常用的影像学检查。然而，有研究显示磁共振成像（magnetic resonance imaging，MRI）检查在量化坏死碎片时较 CT 更有优势 [3-4]。坏死性和非坏死性胰腺液体积聚的临床预后差异较大，因此对二者的鉴别至关重要，经内镜

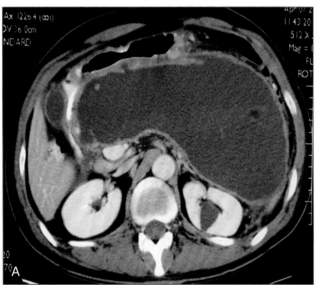

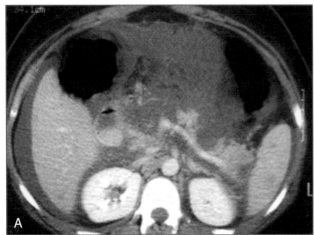

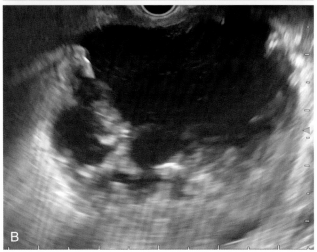

● 图 23.3　A．胰腺包裹性坏死 CT 横断面成像：积液内含有固体碎片，周围可见囊壁包裹。B．内镜超声下包裹性坏死表现：包裹性坏死中的固体碎片呈高回声结构

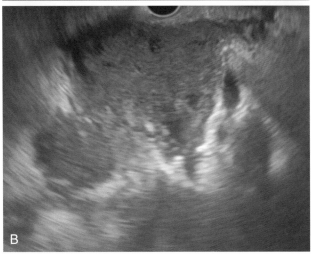

● 图 23.2　A．急性坏死性积聚 CT 横断面成像。B．内镜超声下急性坏死性积聚表现：在积液区周围没有明确囊壁结构，边界不清

表 23.1　胰腺液体积聚的分类

胰腺液体积聚的分类	病因	形成时间（周）	有无成熟囊壁	坏死碎片
急性胰周液体积聚	间质性胰腺炎	< 4	无	无
假性囊肿	间质性胰腺炎	≥ 4	有	无
急性坏死性积聚	坏死性胰腺炎	< 4	无	有
包裹性坏死	坏死性胰腺炎	≥ 4	有	有

Adapted from Holt BA，Varadarajulu S. The endoscopic management of pancreatic pseudocysts（with videos）. Gastrointest Endosc 2015；81：804-12.

引流后，假性囊肿的治疗成功率较包裹性坏死更高，不良事件发生率和后续干预治疗更少，住院天数也较短 [5]。所以，应当将假性囊肿和包裹性坏死作为两种独立疾病区别对待，所选用的治疗策略也不同。另一方面，胰腺液体积聚起源于胰腺周围区域，可向后腹膜区域延伸，如结肠旁沟，这会为治疗带来额外的挑战。在本章我们会对各种可采用的内镜超声（endoscopic ultrasonography，EUS）介入治疗策略进行概述，以期在最大程度上提高治疗成功率。

治疗适应证

一般认为，对急性胰腺液体积聚或坏死性积聚

应避免进行干预，尽可能等待液体积聚周围形成成熟囊壁后再行处理[6-7]。而且，无论液体积聚大小，对无症状胰腺液体积聚的患者无需进行引流。但是，有症状或感染性胰腺液体积聚可能导致腹痛、营养不良，甚至在最佳支持治疗下依然出现顽固性器官衰竭、败血症、胃肠道出口梗阻、胆道梗阻，因此对这部分患者应当积极干预。

干预措施分类

外科引流

假性囊肿

胰腺假性囊肿的外科干预主要包括开腹或腹腔镜囊肿胃造瘘术或囊肿肠造瘘术。不过，由于假性囊肿绝大部分是液体，不同于包裹性坏死，囊肿内坏死碎片很少，因此不需要通过外科囊肿胃造瘘术来形成较大的腔内瘘管。一项在胰腺假性囊肿引流患者中比较外科囊肿胃造瘘术和 EUS 引导下囊肿胃造瘘术的随机对照试验中，两种治疗方式都有很高的成功率（内镜下治疗组 95%，外科手术组 100%）；然而，内镜下引流组的住院天数显著减少，身心健康恢复得更好，所花费用也更低[8]。所以，EUS 引导下引流是非复杂假性囊肿的首选治疗。

包裹性坏死

近年来，对于包裹性坏死的外科治疗模式从创伤较大的侵入性手术向微创外科技术转变。开腹坏死物切除术因其高并发症发生率（40% ~ 55%）及高致死率（15% ~ 20%），现已不再推荐[9,10]。微创外科引流的选择目前包括囊肿胃造瘘术联合腹腔镜经腹坏死组织清创术以及视频辅助的后腹膜清创术（videoscopic-assisted retroperitoneal debridement，VARD）[11]。在一项名为 PANTER 的随机对照试验中，研究者比较了微创递进式治疗（包括经皮置管引流后进一步行微创外科引流）和开腹坏死组织清创术，发现后者主要不良事件的发生率显著增高[10]。另外，近期另一项简称 TESION 的随机对照试验结果显示，与递进式内镜治疗相比（经腔内瘘管引流后行内镜下坏死组织清创术），微创外科递进式治疗（经皮置管引流后行微创坏死组织清创术）主要不良事件的发生率大致相当。但是，内镜治疗住院天数更短，治疗费用更少，胰瘘的发生率也更低[12]。因此，只要有一定的治疗经验和技术，应将内镜下引流（无论是否包括坏死组织清创术）作为包裹性坏死干预的一线治疗。

经皮引流术

影像学引导下经皮置管引流在包裹性坏死的递进式外科干预中越来越多地被作为首次治疗的选择，并且作为不适合内镜引流的患者的辅助治疗[13]。该治疗模式的一个主要优势在于通过经皮引流，多达 55% 的包裹性坏死患者可能无需再行进一步坏死组织清创术[14]，而在需要进一步干预的患者中，经皮窦道也可以在扩张后为经窦道坏死组织清创术或 VARD 提供通道。但是，至今为止，对于引流的时机、引流的管径或是引流置管的最佳保留时长尚无明确的指南，也没有单独比较内镜引流和经皮引流的研究。另外，经皮引流相关不良事件的发生率为 22% ~ 50%，包括出血、结肠穿孔、胰腺皮肤瘘或胰腺肠道瘘[14-16]。在我们的实践中，我们要求对于直径大于 12 cm 的较大包裹性坏死置入大口径经皮引流管（16 Fr），并深达结肠旁沟，这样可以和 EUS 引导下经腔内引流一起使用，形成"双引流模式"技术的一部分（见双引流模式部分）。

EUS 引导下引流术

自 1998 年第一次出现一步法技术后，EUS 引导下引流术现已成为胰腺液体积聚内镜引流的标准治疗技术[17-18]。胰腺假性囊肿的 EUS 引导下引流术成功率高达 73% ~ 100%，而在包裹性坏死中观察到的次优治疗成功率为 60% ~ 70%[19]。在下一节中，我们将对各种 EUS 引导下引流术进行阐述，最终目的在于优化临床结局并尽可能减少不良事件。

术前核对表

在开始胰腺液体积聚的 EUS 引导下引流之前，应先进行以下步骤：

● 询问详细病史并进行体格检查，测量生命体征，回顾实验室检查，判断有无引流适应证，是否有全身炎症反应综合征（systemic inflammatory response syndrome，SIRS）、败血症及器官衰竭。

● 回顾最近一次横断面影像学检查，评估有无成形固体坏死碎片，并确认是否形成成熟囊壁。

● 确认凝血功能是否理想 [国际化标准比值

（international normalized ratio，INR）≤ 1.5，血小板计数 > 50 000/mm³]。

- 如患者进食不足，可通过鼻肠管或经皮胃空肠管进行肠内营养，改善营养状态。
- 术前静脉应用广谱抗生素。首选静脉用环丙沙星或哌拉西林 / 他唑巴坦，在引流术后应继续使用 5 天。
- 与胰腺外科医生和介入放射科医生进行多学科会诊。

EUS 引导下胰腺液体积聚引流术术前注意事项

在对任何胰腺液体积聚进行引流之前，都应进行仔细的 EUS 检查。对于计划行内镜引流的患者，在行 EUS 检查之后，由于多种原因，有高达 37.5% 的患者改变了治疗计划[20]。第一，液体积聚周围是否有成熟囊壁是能否行内镜下引流的决定因素，尤其是起病后不足 3 ~ 4 周的患者，可在 EUS 下确认是否有紧贴胃壁或十二指肠壁的成熟囊壁。如果囊壁尚未成熟，未与消化道壁紧贴，应当延期行内镜引流（视频 23.1）。第二，EUS 检查中应除外恶性病变所致胰腺液体积聚，在内镜引流的患者中有 1.25% 发现合并存在恶性肿瘤（视频 23.2）[21]。第三，其他类型的囊肿可与液体积聚表现相似，如双层囊肿和黏液性囊肿（黏液性囊性肿瘤和导管内乳头状黏液肿瘤）。在一项研究中，5% 的患者在 CT 检查中诊断为胰腺假性囊肿，但在 EUS 检查中证实为黏液性囊性肿瘤（视频 23.3）[22]。

操作步骤

EUS 引导下胰腺液体积聚引流术应根据积液的种类、大小、位置以及引流效果，谨慎选择不同的内镜治疗方式和后续的进一步干预措施。在包裹性坏死的治疗中，由于治疗次优率仅有 60% ~ 70%，因此与胰腺外科医生和介入放射科医师的紧密合作尤为重要[23]。

单瘘管技术 该技术通过建立单个腔内瘘管置入塑料或金属支架进行胰腺液体积聚的引流。塑料支架的置入是个多步骤过程（视频 23.4），但使用带电切装置的释放系统（Hot AXIOS，Boston Scientific Corporation，Marlborough，Massachusetts）可一步法置入双蘑菇头金属支架（lumen-apposing metal stents，LAMS）（视频 23.5）。

塑料支架置入术
附件
- 治疗型口径为 3.7 mm 活检管道的线阵式超声内镜
- X 线透视检查
- 19 G 穿刺针
- 抽吸胰腺液体积聚内容物送革兰染色和细菌培养的注射器
- 0.025 英寸或 0.035 英寸导丝
- 两类扩张器：① 4.5Fr 锥形尖端 ERCP 插管导管，或针状切开刀导管，或囊肿切开刀导管；②扩张球囊
- 两个或多个直径 7 Fr、长 4 cm 双猪尾塑料支架

步骤
1. 胰腺液体积聚穿刺，导丝置入

彩色多普勒超声检查穿刺路径无血管结构后，在 EUS 引导下将 19 G 穿刺针刺入积液内（图 23.4）。如果临床怀疑合并感染，此时应抽取积液标本，送革兰染色和细菌培养。对于包裹性坏死的患者，如将来可能需进一步行内镜下坏死组织清创术，则应避免在贲门和胃底建立窦道，在这些部位几乎无法经窦道进入坏死腔行进一步清理（图 23.5；视频 23.6）。

穿刺完成后，经穿刺针置入 0.025 英寸或 0.035 英寸的导丝，在透视下观察导丝位置，使导丝在积液腔内盘曲数圈（图 23.6）。

2. 腔内瘘管建立及扩张

随后，在 EUS 和透视引导下扩张腔内瘘管。

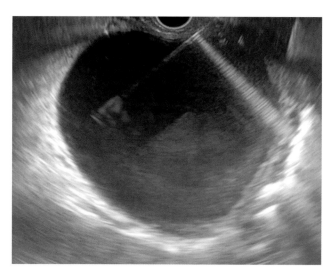

● 图 23.4 EUS 显示穿刺针刺入积液中

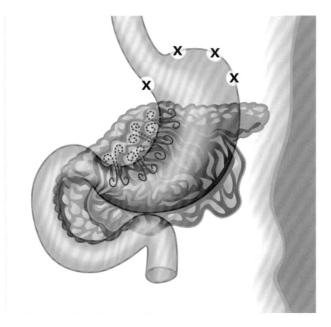

● 图 23.5　图示 EUS 引导下包裹性坏死引流需要避免的穿刺部位（贲门及胃底）

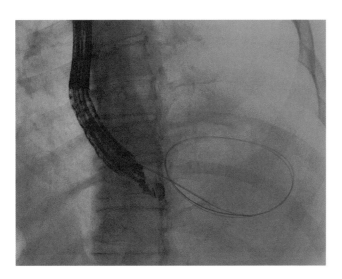

● 图 23.6　头端较软的导丝经穿刺针置入积液腔内，并在内盘曲数圈

在初次扩张中，有多种附件可供选择，包括 4.5 Fr 的内镜下逆行胰胆管造影（endoscopic retrograde cholangio pancreatography，ERCP）插管导管，针状切开刀导管或囊肿切开刀。为减少出血和穿孔的风险，扩张导管需要经导丝垂直插入胰腺液体积聚的腔内，不过当使用针状切开刀时，由于头端可能不会顺着导丝方向插入囊壁内，难度较大（视频 23.7）。一旦进入积液腔内，扩张导管应退回到 EUS 管道内，然后反复多次重新插入积液腔内，为下一

步球囊扩张瘘管做好准备。

在 EUS 和透视引导下使用 8 ～ 15 mm 经导丝胆道球囊扩张器进行二次扩张。在我们的临床实践中，对 < 6 cm 的胰腺液体积聚或经十二指肠通道的瘘管进行轻度扩张。同样，应始终在超声内镜下监视扩张球囊，保证积液腔足够贴近胃肠道管壁，减少术后瘘和穿孔的风险（图 23.7A、B）。

3. 塑料支架

一般使用直径 7 Fr、长 3 ～ 5 cm 的塑料支架，支架中部有定位标记，防止在置入过程中将近端意外放入积液腔内。治疗型 EUS 活检管道较小，因此 7 Fr 支架较 10 Fr 更易置入。支架在推送器辅助下置入积液内，远端猪尾留置于积液腔中，近端猪尾

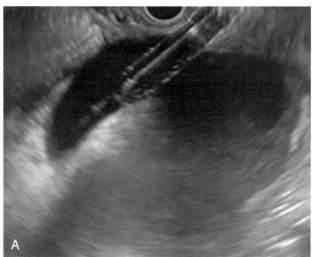

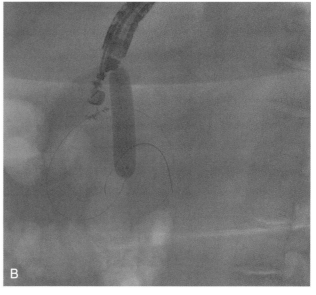

● 图 23.7　在 EUS（A）和透视下（B）可以看到球囊扩张瘘管

保留在消化道管腔内。对采用单瘘管引流的包裹性坏死患者，通常留置 2 个或 3 个塑料支架，这样可以形成直径更大的瘘管，使坏死物的引流更为通畅（图 23.8A、B）。当第一个支架置入完成后，可以使用常规插管导管和导丝将后续支架置入积液腔内。

双导丝法　双导丝法即在瘘管内插入两根而非一根导丝，随后行球囊扩张。这种方法应用在贲门或胃底建立瘘管的患者中，在这些部位，留置第一个塑料支架后再插入导管留置第二根导丝极其困难。

按照标准方法进行操作并完成瘘管的球囊扩张后，经已经在位的第一根导丝将 10 Fr 塑料导管置入积液腔内。然后沿着 10 Fr 导管置入第二根导丝。随后移除导管，将两个塑料支架分别沿两根导丝依次

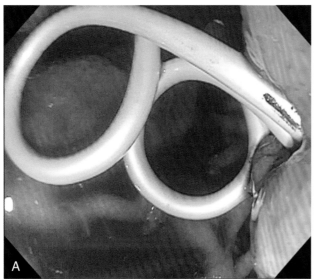

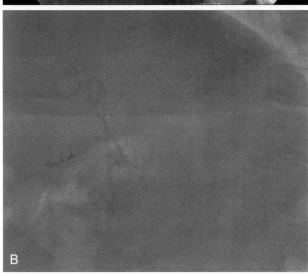

● **图 23.8**　两根双猪尾支架经跨壁通道置入后的内镜（A）和 X 线（B）影像

置入腔内通道中。需要注意的重点是，由于 EUS 的活检管道较小（3.7 mm），10 Fr 塑料支架无法在两根导丝在位的情况下通过管道（图 23.9A-C；视频 23.8）。

金属支架置入术　尽管缺乏相关的临床数据，金属支架依然被广泛应用于胰腺液体积聚引流。在最近的一项系统综述中，无论是哪种液体积聚类型，金属支架和塑料支架在治疗成功率、不良事件或复发中都没有明显差异[19]。

针对胰腺液体积聚引流设计的新型双蘑菇头金属支架近期已研发成功（AXIOS，Boston Scientific Corporation；NAGI 和 SPAXUS, Taewoong Medical, 高阳市，京畿道，韩国）。这些支架均为全覆膜支架，内径较宽（直径 8 ~ 16 mm），可以加快积液内容物的引流，同时双蘑菇头设计可以尽可能减少支架移位。在一项包含 60 位假性囊肿和包裹性坏死患者的病例对照研究中，塑料支架组和 LAMS 支架（Hot AXIOS，Boston Scientific Corporation）组的临床结局没有明显差异；不过，LAMS 支架置入术在手术时间上明显缩短（8.5 分钟对 25 分钟；$P <$ 0.001），但同时花费也更高（图 23.10A-C）[24]。另一项在包裹性坏死患者中比较两种支架的随机对照试验目前正在进行中（NCT 02685865）。

辅助器械
- 工作钳道 ≥ 3.7 mm 的治疗性线阵 EUS
- X 线透视
- 19 G FNA 穿刺针
- 用于抽吸 PFC 内容物行革兰染色与培养的注射器
- 0.025 英寸或 0.035 英寸的导丝
- 两种类型的扩张工具：（1）先端 4.5 Fr 的 ERCP 导管或针状刀或囊肿切开刀；（2）可逐级扩张的柱状气囊
- 具备或不具备电凝 - 增强支架传递系统的 LAMS

操作技术　LAMS 可安装或不安装在电凝 - 增强支架传递系统上。下面部分将描述采用两种转递系统 LAMS 的操作步骤。

不具备电凝 - 增强支架传递系统的 LAMS（视频 23.9）：

1. 超声引导下使用 19G 的 FNA 穿刺针穿刺 PFC，然后经穿刺针置入一根 0.025 英寸或 0.035 英寸导丝，使其盘绕于 PFC 内数圈。

2. 经导丝对穿刺路径行逐级扩张，首先采用 ERCP

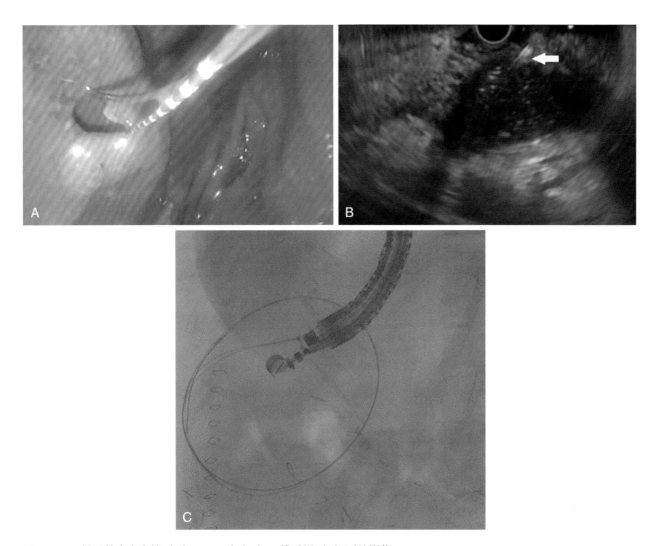

● **图 23.9**　双导丝技术在内镜（A）、EUS（B）和 X 线透视（C）下的影像

导管 / 针状刀 / 囊肿切开刀，然后采用 4 ~ 6 mm 直径的柱状气囊扩张。

3. 经导丝，将安装在支架传递系统上的 LAMS 置入 PFC 内。首先在超声引导下释放其远端蕈伞，继而在 EUS 或内镜直视下释放其近端蕈伞。

4. 退出支架传递系统及导丝。

具备电凝 - 增强支架传递系统的 LAMS（视频 23.5）：

1. 在 EUS 引导下，不采用导丝而直接以支架传递系统的先端部电凝穿刺 PFC。

2. 将一体化的支架 - 支架传递系统置入 PFC 内部。

3. 首先在超声引导下释放支架的远端蕈伞，继而在 EUS 或内镜直视下释放其近端蕈伞。

4. 退出支架传递系统及导丝。

多通道技术　将多通道技术定义为建立一条以上 PFC 的跨壁引流通道，因在 95% 以上的病例中建立单一引流通道已足够获得治疗的成功，故这一方法很少用于假性囊肿的引流[25]。然而，多通道技术在直径 ≥ 12 cm 的胰腺包裹性坏死（walled-off necrosis，WON）或 ≤ 12 cm、单通道引流失败的 WON 中是必要的[23]。多通道技术可采用置入多根塑料支架（图 23.11A 和 B；视频 23.10）或多根金属支架（图 23.12；视频 23.11）或联合采用塑料和金属支架（见胰管断裂综合征部分）成功实施。当建立多个跨壁引流通道时，我们推荐先从胃远端或十二指肠，再从胃近端建立引流通道以免建立多通道过程中发生支架意外移位。同样，重要的是当建立了初步的引流通道后应避免积极地吸引，这样不会造成 PFC 囊腔完全塌陷而阻碍后续再次进入 PFC。

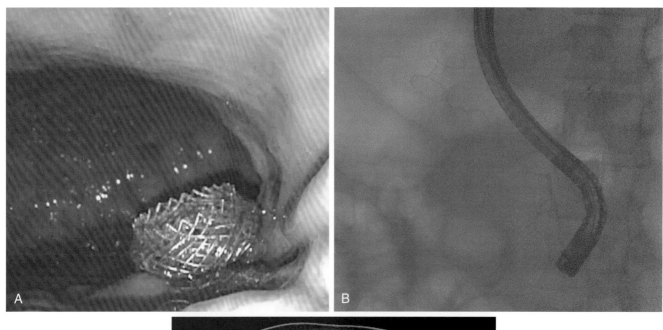

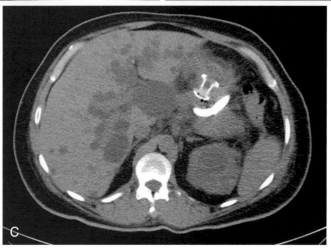

● **图 23.10** 经跨壁途径置入的单根 AXIOS 支架内镜下（A）、X 线透视（B）和计算机断层扫描（C）下的影像

胰腺包裹性坏死腔的灌洗 在 WON 患者中，在支架置入后随之以无菌注射用水混合 120 mg 庆大霉素对 PFC 囊腔进行积极灌洗，目的是加快囊液和坏死物质的引流。灌洗可采用 5.5 Fr 的 ERCP 导管经跨壁引流通道或经皮引流（如存在）进行。持续进行灌洗直至经跨壁引流通道流出的液体变清而仅有少量的固体残渣（视频 23.12）。在行经皮引流的患者中，术后用 150 ～ 250 ml 无菌注射用水混合 120 mg 庆大霉素对 WON 囊腔进行持续灌洗，每 6 小时一次，至少 48 小时直至从经皮引流通道中无液体吸出。

双重引流技术 双重引流技术是指联合应用内镜下跨壁引流和经皮置管引流[26]。这一技术应用于巨大包裹性坏死或当内镜下跨壁引流无法够到时（例如，延伸至结肠旁沟）。正如先前所述，通过经皮引流途径对包裹性坏死的灌洗需要持续至少 48 小时，直至灌洗后未再见到坏死物排出。尤其重要的是，应确保置入大直径引流管（> 15 Fr）以对坏死腔进行更好的灌洗（视频 23.13）。

内镜下坏死清创术

在对 35% ～ 49% 的患者的 WON 行引流后不需要行坏死清创术[10,12]。因此，内镜下坏死清创术应用于那些经 EUS 引导下多通道引流或双重引流技术无效、表现为症状持续、SIRS、败血症和（或）器官衰竭的患者。WON 可经跨壁途径（直接内镜下坏

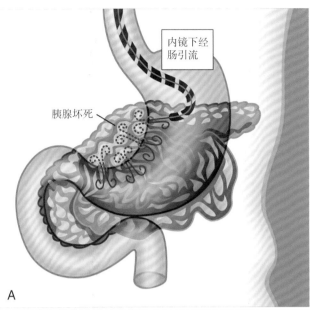

死清创术）或经皮途径（经窦道坏死清创术）进行引流，主要取决于哪一种途径离 WON 更近。尽管没有专门设计用于内镜下坏死清创的工具，但经常会联合应用活检钳、圈套器、网篮和五抓钳（视频 23.14）。坏死清创应持续至所有固体坏死残渣被移除，即见到 WON 囊腔内壁红色的肉芽组织 [27]。每阶段坏死清创后，我们先用无菌注射用水 / 庆大霉素溶液继以过氧化氢溶液对囊腔进行灌洗。过氧化氢溶液灌洗可产生一层薄薄的泡沫覆盖包裹性坏死的囊腔而显著遮挡视野，故而应放在坏死清创术的最后一步进行。PFC 的处理流程见图 23.13。

不良事件

　　文献报道的 PFC 内镜下引流后不良事件发生率跨度较大（0 ~ 44%），包括感染、出血、穿孔和支架移位 [19]。在一项来自于第三方转诊中心的研究中，148 例假性囊肿或 WON 患者经 EUS 引导下的引流后发生的不良事件包括感染（2.7%）、出血（0.67%）、穿孔（1.3%）和支架移位（0.67%）[28]。确认囊壁已成熟，即贴于胃壁或十二指肠壁上，可使 PFC 引流中穿孔的风险最小化。经胃途径对胰腺钩突部位的 PFC 进行引流时，对穿刺路径行扩张后 PFC 因囊腔出现塌陷而使其远离胃壁，故穿孔的风险显著增大。因此，对位于胰腺钩突部的 PFC 应经十二指肠引流（视频 23.15）。

　　引流前纠正凝血异常、穿刺前采用血流多普勒仔细探查 PFC 并检查有无穿通或存在于 PFC 表面的血管结构可使出血的风险最小化（视频 23.16）。PFC 引流过程中出血通常可采用内镜技术处理（视频 23.17）；然而，严重的出血需要放射介入或外科干预。

　　支架移位可表现为向 PFC 腔内或腔外移位，但后者极少导致肠腔梗阻 [28-29]。一项正在进行的、对比塑料支架和 LAMS 的随机试验（NCT02685865）的初步结果显示，LAMS 组支架相关不良事件发生率显著高于塑料支架组（50% vs. 0；$P = 0.019$），最常见的是出血 [30]。我们假设当 PFC 经跨壁引流得到缓解后，LAMS 的远端蕈伞头仍然位于 PFC 内而损伤局部血管结构，导致出血。因此，LAMS 应在置入第 3 到第 4 周时拔除以使不良事件发生的风险最小化。

随访

　　胰腺假性囊肿患者应在塑料支架置入后第 6 周

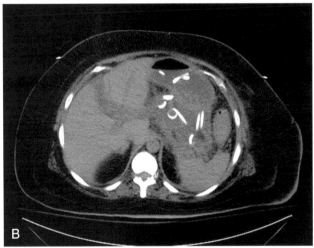

● **图 23.11**　A. 建立多处跨壁引流通路的多通道技术示意图。B. 采用多根塑料支架的多通道技术的计算机断层成像

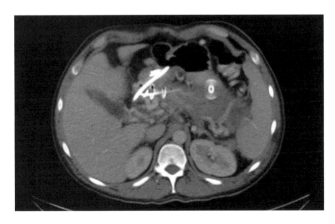

● **图 23.12**　使用了管腔并置型金属支架的多通道技术在计算机断层扫描上的影像

或 LAMS 置入后第 3 到第 4 周行 CT 随访。若假性囊肿已缓解（大小 < 2 cm）且患者无症状，应取出所有的支架（除 DPDS 患者以外——见下一节段）。

在合并 WON 的患者中，初次引流后 72 小时应行首次 CT 随访以评估疗效。对疗效不满意者，如治疗流程中所述（见图 23.13），需追加跨壁引流或行 EUS 下坏死清创术。与假性囊肿相同，WON 患者达到完全的临床和影像学缓解后应在第 6 周时取出塑料支架或第 3 到第 4 周时取出 LAMS。

胰管断裂综合征

坏死性胰腺炎患者中胰管断裂综合征（disconnected pancreatic duct syndrome，DPDS）的发生率高达 50%，其上定义为主胰管完全断裂导致上游存活的远端胰腺腺体和下游的主胰管断开 [31]。DPDS 在临床上和处理上极为重要，因其可导致 WON 不愈合、胰源性腹腔积液和胰腺 - 皮肤瘘 [32-33]。在最近的一项纳入 361 例 PFC 患者的研究中，当与无 DPDS 患者进行比较时，DPDS 患者中需要多通道或双重引流技术、内镜坏死清创术、补救性外科干预和住院时间更长者的百分比显著高于前者 [31]。因此，采用磁共振胆胰管成像（magnetic resonance cholangiopancreatography，MRCP）结合促胰液素、

EUS 和（或）ERCP 识别这一病变至关重要，可使 WON 患者得到恰当的处理（图 23.14 A-C）。DPDS 在 EUS 上的特征是沿着主胰管走行的、有明显界限的液体积聚，上游胰腺实质和胰管终止于液体积聚 [34]。在近期的一项研究中，结合 CT、胰管造影和（或）外科手术病理，EUS 可 100% 准确地诊断 DPDS（视频 23.18）[34]。

与胰管破裂（而不是完全断裂）不同的是，完全断开的胰管无法通过内镜下进行桥接，而胰管破裂可在 ERCP 术中通过置入胰管支架进行桥接。因此，伴有 WON 和 DPDS 的患者需要放置永久性跨壁塑料支架，以便对断离的上游胰腺组织提供持续的引流。数项研究已经显示，这可显著降低 WON 的复发率且可消除外科切除断离的上游胰腺组织的需要 [31,35]。最近，我们开发了"改良的多通道技术"，即经一处跨壁引流通道置入 LAMS 以快速引流 WON 内容物，而在疑诊为 DPDS 的患者中单独建立另外一处跨壁引流通道并置入多根塑料支架。在后续随访中，仅取出 LAMS 而将塑料支架留在原位以持续引流断裂的胰腺（视频 23.19）。

总结

EUS 引导的 PFC 引流在处理胰腺假性囊肿中是

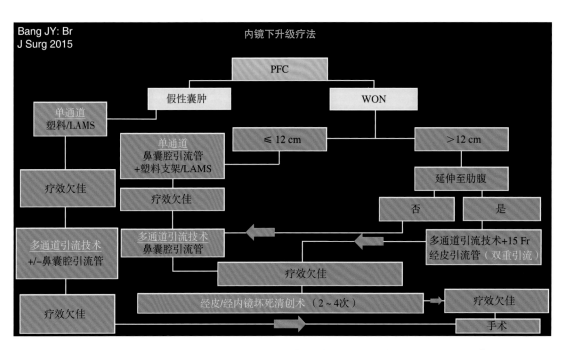

● **图 23.13** 假性囊肿和胰腺包裹性坏死的处理流程图。LAMS：管腔并置型金属支架；PFC：胰腺液体积聚；WON：胰腺包裹性坏死

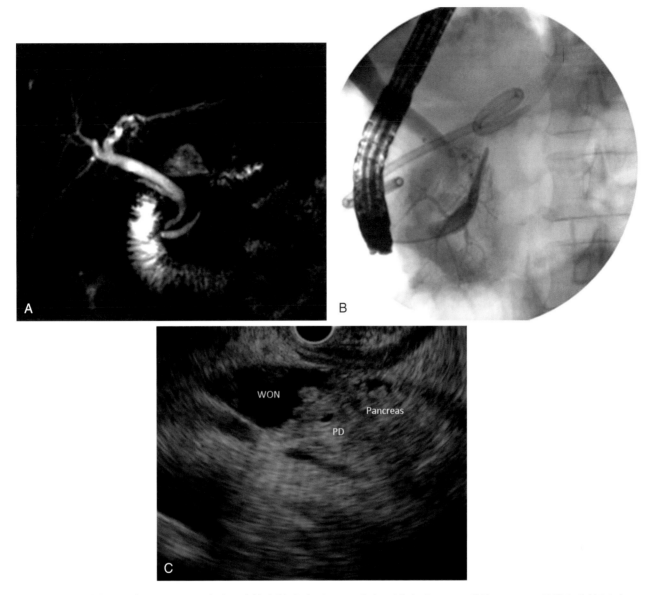

● **图 23.14**　胰管断裂综合征在 MRCP（A），胰管造影（B）和 EUS（C）下的表现。PD，胰管；WON，胰腺包裹性坏死

极为有效的，因而是目前标准的治疗方法。然而，WON 的处理需要多学科联合，需要与胰腺外科医生和放射介入医生合作以实现满意的结果。在治疗 WON 患者时应采用升级疗法，从 EUS 引导的引流和（或）经皮引流开始，如需要则再行坏死清创术。最后，确定 DPDS 的存在对决定是否需要行永久性跨壁支架引流以最大程度地减少病变复发至关重要。

主要参考文献

10. van Santvoort HC, Besselink MG, Bakker OJ, et al. A step-up approach or open necrosectomy for necrotizing pancreatitis. *N Engl J Med.* 2010;362:1491–1502.

12. van Brunshot S, van Grinsven J, van Santvoort HC, et al. Endoscopic or surgical step-up approach for infected necrotising pancreatitis: a multicentre randomised trial. *Lancet.* 2018;391:51–58.

19. Bang JY, Hawes R, Bartolucci A, et al. Efficacy of metal and plastic stents for transmural drainage of pancreatic fluid collections: a systematic review. *Dig Endosc.* 2015;27:486–498.

31. Bang JY, Wilcox CM, Navaneethan U, et al. Impact of disconnected pancreatic duct syndrome on the endoscopic management of pancreatic fluid collections. *Ann Surg.* 2018;267:561–568.

34. Bang JY, Navaneethan U, Hasan MK, et al. EUS correlates of disconnected pancreatic duct syndrome in walled-off necrosis. *Endosc Int Open.* 2016;4:E883–E889.

参考文献

1. Banks PA, Bollen TL, Dervenis C, et al. Classification of acute pancreatitis—2012: revision of the Atlanta classification and definitions by international consensus. *Gut.* 2013;62:102–111.

2. Holt BA, Varadarajulu S. The endoscopic management of pancreatic pseudocysts (with videos). *Gastrointest Endosc.* 2015;81:804–812.

3. Hirota M, Kimura Y, Ishiko T, et al. Visualization of the heterogeneous internal structure of so-called "pancreatic necrosis" by magnetic resonance imaging in acute necrotizing pancreatitis. *Pancreas.* 2002;25:63–67.

4. Morgan DE, Baron TH, Smith JK, et al. Pancreatic fluid collections prior to intervention: evaluation with MR imaging compared with CT and US. *Radiology.* 1997;203:773–778.

5. Varadarajulu S, Bang JY, Phadnis MA, et al. Endoscopic transmural drainage of peripancreatic fluid collections: outcomes and predictors of treatment success in 211 consecutive patients. *J Gastrointest Surg.* 2011;15:2080–2088.

6. IAP/APA evidence-based guidelines for the management of acute pancreatitis. *Pancreatology.* 2013;13:e1–e15.

7. Tenner S, Baillie J, DeWitt J, et al. American college of gastroenterology guideline: management of acute pancreatitis. *Am J Gastroenterol.* 2013;108:1400–1415, 1416.

8. Varadarajulu S, Bang JY, Sutton BS, et al. Equal efficacy of endoscopic and surgical cystogastrostomy for pancreatic pseudocyst drainage in a randomized trial. *Gastroenterology.* 2013;145:583–590. e1.

9. Harrison S, Kakade M, Varadarajula S, et al. Characteristics and outcomes of patients undergoing debridement of pancreatic necrosis. *J Gastrointest Surg.* 2010;14:245–251.

10. van Santvoort HC, Besselink MG, Bakker OJ, et al. A step-up approach or open necrosectomy for necrotizing pancreatitis. *N Engl J Med.* 2010;362:1491–1502.

11. van Brunschot S, Bakker OJ, Besselink MG, et al. Treatment of necrotizing pancreatitis. *Clin Gastroenterol Hepatol.* 2012;10:1190–1201.

12. van Brunshot S, van Grinsven J, van Santvoort HC, et al. Endoscopic or surgical step-up approach for infected necrotising pancreatitis: a multicentre randomised trial. *Lancet.* 2018;391:51–58.

13. van Grinsven J, van Santvoort HC, Boermeester MA, et al. Timing of catheter drainage in infected necrotizing pancreatitis. *Nat Rev Gastroenterol Hepatol.* 2016;13:306–312.

14. van Baal MC, van Santvoort HC, Bollen TL, et al. Systematic review of percutaneous catheter drainage as primary treatment for necrotizing pancreatitis. *Br J Surg.* 2011;98:18–27.

15. Adams DB, Anderson MC. Percutaneous catheter drainage compared with internal drainage in the management of pancreatic pseudocyst. *Ann Surg.* 1992;215:571–576. discussion 576–578.

16. Bradley 3rd EL, Howard TJ, van Sonnenberg E, et al. Intervention in necrotizing pancreatitis: an evidence-based review of surgical and percutaneous alternatives. *J Gastrointest Surg.* 2008;12:634–639.

17. Giovannini M, Bernardini D, Seitz JF. Cystogastrotomy entirely performed under endosonography guidance for pancreatic pseudocyst: results in six patients. *Gastrointest Endosc.* 1998;48:200–203.

18. Vilmann P, Hancke S, Pless T, et al. One-step endosonography-guided drainage of a pancreatic pseudocyst: a new technique of stent delivery through the echo endoscope. *Endoscopy.* 1998;30:730–733.

19. Bang JY, Hawes R, Bartolucci A, et al. Efficacy of metal and plastic stents for transmural drainage of pancreatic fluid collections: a systematic review. *Dig Endosc.* 2015;27:486–498.

20. Fockens P, Johnson TG, van Dullemen HM, et al. Endosonographic imaging of pancreatic pseudocysts before endoscopic transmural drainage. *Gastrointest Endosc.* 1997;46:412–416.

21. Holt BA, Varadarajulu S. EUS-guided drainage: beware of the pancreatic fluid collection (with videos). *Gastrointest Endosc.* 2014;80:1199–1202.

22. Varadarajulu S, Wilcox CM, Tamhane A, et al. Role of EUS in drainage of peripancreatic fluid collections not amenable for endoscopic transmural drainage. *Gastrointest Endosc.* 2007;66:1107–1119.

23. Bang JY, Holt BA, Hawes RH, et al. Outcomes after implementing a tailored endoscopic step-up approach to walled-off necrosis in acute pancreatitis. *Br J Surg.* 2014;101:1729–1738.

24. Bang JY, Hasan MK, Navaneethan U, et al. Lumen-apposing metal stents for drainage of pancreatic fluid collections: when and for whom? *Dig Endosc.* 2017;29:83–90.

25. Bang JY, Wilcox CM, Trevino JM, et al. Relationship between stent characteristics and treatment outcomes in endoscopic transmural drainage of uncomplicated pancreatic pseudocysts. *Surg Endosc.* 2014;28:2877–2883.

26. Gluck M, Ross A, Irani S, et al. Dual modality drainage for symptomatic walled-off pancreatic necrosis reduces length of hospitalization, radiological procedures, and number of endoscopies compared to standard percutaneous drainage. *J Gastrointest Surg.* 2012;16:248–256. discussion 256–257.

27. Rana SS, Bhasin DK, Sharma RK, et al. Do the morphological features of walled off pancreatic necrosis on endoscopic ultrasound determine the outcome of endoscopic transmural drainage? *Endosc Ultrasound.* 2014;3:118–122.

28. Varadarajulu S, Christein JD, Wilcox CM. Frequency of complications during EUS-guided drainage of pancreatic fluid collections in 148 consecutive patients. *J Gastroenterol Hepatol.* 2011;26:1504–1508.

29. Varadarajulu S, Wilcox CM. Endoscopic placement of permanent indwelling transmural stents in disconnected pancreatic duct syndrome: does benefit outweigh the risks? *Gastrointest Endosc.* 2011;74:1408–1412.

30. Bang JY, Hasan M, Navaneethan U, et al. Lumen-apposing metal stents (LAMS) for pancreatic fluid collection (PFC) drainage: may not be business as usual. *Gut.* 2017;66:2054–2056.

31. Bang JY, Wilcox CM, Navaneethan U, et al. Impact of disconnected pancreatic duct syndrome on the endoscopic management of pancreatic fluid collections. *Ann Surg.* 2018;267:561–568.

32. Nadkarni NA, Kotwal V, Sarr MG, et al. Disconnected pancreatic duct syndrome: endoscopic stent or surgeon's knife? *Pancreas.* 2015;44:16–22.

33. Tann M, Maglinte D, Howard TJ, et al. Disconnected pancreatic duct syndrome: imaging findings and therapeutic implications in 26 surgically corrected patients. *J Comput Assist Tomogr.* 2003;27:577–582.

34. Bang JY, Navaneethan U, Hasan MK, et al. EUS correlates of disconnected pancreatic duct syndrome in walled-off necrosis. *Endosc Int Open.* 2016;4:E883–E889.

35. Arvanitakis M, Delhaye M, Bali MA, et al. Pancreatic-fluid collections: a randomized controlled trial regarding stent removal after endoscopic transmural drainage. *Gastrointest Endosc.* 2007;65:609–619.

第 24 章

内镜超声引导下胆胰管系统和胆囊引流术

ANTHONY YUEN BUN TEOH, KAZUO HARA, MOUEN KHASHAB, DONGWOOK OH, DO HYUN PARK

（钱晶瑶　张　浩　施　丹译　李　文审校）

内 容 要 点

- 内镜超声引导下胆管引流术（EUS-BD）作为经内镜逆行胰胆管造影术（ERCP）胆管插管失败患者的替代方案越来越受到欢迎。

- EUS-BD 中不同的方法有不同的结果，应根据患者的个体需求进行选择。

- EUS 引导下的胰管引流术是对有症状的胰管阻塞患者行胰管引流的一种安全可行的选择。

- EUS 引导的胆囊穿刺引流术正在成为不适合切除胆囊的急性胆囊炎患者行经皮胆囊引流术的另一选择。

- 上述操作需要先进的技术和专用设备，以实现卓越的性能和良好的安全性。

引言

内镜下逆行胰胆管造影术（endoscopic retrograde cholangiopancreatography，ERCP）是目前实现内镜下胆管和胰管引流必不可少的手术。经验丰富的内镜医师在 ERCP 中实现胆管深插管的成功率≥ 90%[1]。具有异常解剖结构或肿瘤阻塞，或者由于手术解剖结构改变导致乳头无法进入，可能导致插管失败。对于 ERCP 失败的患者，可以通过经皮或手术方式实现胆管引流，而胰管引流只能通过手术实现。经皮胆管引流术的成功率为 77% ～ 100%，不良事件发生率为 6% ～ 31%[2-3]。然而，由于外部引流管的不方便以及引流管的相关问题，患者通常不太喜欢这种方式。手术胆道引流与复发性胆道梗阻的发生率相关性较低，但手术的侵入性导致更多不良事件，如住院时间延长。

最近，内镜超声（endoscopic ultrasonography，EUS）引导胆胰管引流已成为实现胆管或胰管引流的替代方法。其可以实现内部胆胰管引流，ERCP 失败时可依据解剖和梗阻水平不同，选择不同的引流路径。本章将概述各种方法、技术和附件、优点和缺点、报告的结果以及这些技术的不良事件。

EUS 引导下胆道引流术

命名法

EUS 引导的胆管介入包括一些流程，其中 EUS 用于进入胆管通路、引流和取出结石[4,5]。其流程如图 24.1 所示。EUS-ERCP 胆道会师术（EUS-rendezvous ERCP，EUS-Rv）是一种进入手术，其中 EUS 的作用是提供胆管通路和插入导丝，以指导 ERCP 的后续插管。EUS 引导下胆管引流术（EUS-guided biliary drainage，EUS-BD）分为经腔和顺行，这取决于是否为引流（经腔）创建新的经腔瘘管，或者从肝内胆管以顺行方式引流到胆管系统（顺行）的远端胆管。经腔引流可以通过引流解剖部位进一步分为胆总管十二指肠吻合术（choledochoduodenostomy，CDS）和肝胃吻合术（hepatico-gastrostomy，HGS）。EUS-CDS 是在 EUS 引导下十二指肠球与肝外胆管间腔内置入支架。EUS-HGS 是在 EUS 引导下左肝内胆管与胃之间置入支架。顺行方式可以通过支架远端的位置进一步分为经吻合口、乳头上方和经乳头手术。它通过 EUS 引导的经肝穿刺肝内胆管，然后顺行放置支架。当无法进入乳头时，在 EUS 引导下顺行取出结石，通常用于胃旁路手术史。通过 EUS 引导下使用气囊导管穿过壶腹顺行推进结石。使用标准命名法很重要，因为个别流程在性质和风险方面显著不同，并且不应将它们的结果一起分析。

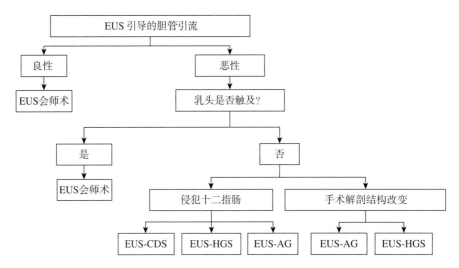

● **图 24.1** EUS 引导下胆道引流术的流程

EUS 引导下胆道引流的适应证

表 24.1 列出了目前 EUS-BD 的适应证。最常见的 EUS-BD 指征是胆管深部插管失败或难以进入十二指肠乳头 [6]。ERCP 失败时执行 EUS-BD 取决于医院胆管插管的成功率、ERCP 的先进技术程度和行 EUS-BD 检查的必要性。对于胆管插管，先进的 ERCP 技术插管成功率为 73.4% ~ 100%[6]。使用 EUS-BD 作为 ERCP 失败的补救措施并不常见 [7]。

表 24.1 EUS 引导下胆道、胰管和胆囊引流的适应证

EUS 引导下胆道引流的适应证
1. 深部胆管插管失败
   - 曲折的共同通道
   - 肿瘤阻塞
2. 无法进入十二指肠乳头
   - 胃肠道解剖结构改变
   - 十二指肠恶性梗阻
   - 之前置入十二指肠金属支架
3. 不适合或拒绝经皮引流 / 外科手术

EUS 引导下胰管引流的适应证
表现为疼痛的阻塞性胰腺炎的患者
- 内镜逆行胰管造影无法进入 / 插入乳头
- 手术解剖结构改变，内镜不能深入
- 胰管中断综合征

EUS 引导下胆囊引流的适应证
1. 患有急性胆囊炎的高危人群
2. 长期胆囊吻合术脱离失败

EUS：内镜超声；GI：胃肠道

EUS 引导下胆道引流术的结果

EUS 与 ERCP 会师术（胆道）

许多内镜医师支持 EUS 会师术，认为其超过了经腔技术，因为它避免了永久性胆道 - 肠瘘的形成以及需要扩张瘘管，这可能导致不良事件发生的风险增加。但是当导管严重扩张、成角或胆道 / 吻合口狭窄时，导丝不能通过阻塞和乳头部位向前推进，此时不适合用 EUS-Rv。对接受 EUS-Rv 的 20 多名患者的研究结果见表 24.2[8-18]，这些研究具有局限性且患者例数少。一项回顾性研究比较 EUS-Rv 在良性和恶性条件下插管失败后的预切开括约肌切开术 [11]，预切开括约肌切开术后插管失败的患者在 72 小时后接受了第二次 ERCP。这两种方法在整体插管率方面相当，但 EUS-Rv 组的插管率更高。不良事件的发生率没有差异，但是这些患者存在危险因素，发生胰腺炎和预切出血的风险增加，EUS-Rv 组胆管造影剂外漏更多。在另一项研究中，分为两个 ERCP 组，每组包含 1 000 多名患者 [17]，在一组插管失败的情况下使用 EUS-BD 方法。当预切开和 EUS-BD 方法都可用时，失败率显著低于仅有 ERCP 的组（1% vs. 3.6%，P < 0.001）。EUS-BD 的成功率也明显高于预切开括约肌切开术（95.1% 对 75.3%，P < 0.001），主要是由于恶性梗阻患者较多（93.5% vs. 64%，P < 0.001）。Khashab 等比较了接受 EUS-BD 治疗（13 例患者）与经腔技术（20 例患者）[19]，在技术成功、临床成功、手术时间、住院

表 24.2　EUS 与 ERCP 会师术

作者	年	患者数	成功率	肝外	经肝	不良事件
Kahaleh 等 [8]	2006	23	65%	4/5	11/18	17%
Shah 等 [9]	2012	50	75%	–	–	12%
Iwashita 等 [10]	2012	40	73%	25/31	4/9	13%
Dhir 等 [11]	2012	58	98%	57/58	0	3%
Vila 等 [12]	2012	60	68%	–	–	22%
Park 等 [13]	2013	20	80%	3/6	13/14	0
Dhir 等 [14]	2013	35	97%	18/18	16/17	23%
Iwashita 等 [15]	2016	20	80%	13/15	3/4	15%
Tang 等 [16]	2016	25	80%	20/24	1/1	–
Lee 等 [17]	2017	50	94%	5/5	42/45	–
Bill 等 [18]	2016	20	76%	–	–	28%

时间和不良事件方面没有差异。一项研究比较 EUS-Rv 与经皮胆道引流术治疗恶性远端胆管梗阻的疗效 [18]。观察到 EUS-Rv 组胆汁引流的成功率较低（76% vs. 100%，P = 0.002），但 EUS-Rv 组的住院时间较短（P = 0.02），并且很少需要再次干预胆道（P = 0.001）。

EUS 引导下顺行支架置入术

EUS 引导的顺行支架置入术（EUS-guided antegrade stenting，EUS-AG）的结果报告不如其他 EUS-BD。对无法接触到乳头并且导丝成功穿过狭窄的患者选择 EUS-AG。EUS-AG 的研究疗效见表 24.3 [13,20-22]。总之，EUS-AG 与技术成功率和可接受的不良事件风险相关。然而，EUS-AG 像 EUS-RV 一样，也可能出现导丝操作困难，因此一些内镜医师可能更喜欢经腔技术而不是 EUS-AG。

EUS 引导下胆总管十二指肠吻合术和肝胃吻合术

EUS-CDS 和 EUS-HGS 都是实现胆汁引流的透壁技术。但是，这二者之间有几个重要的区别。CDS 是在胆总管和十二指肠之间形成瘘管。胆总管直接位于十二指肠的壶腹部后面，相对而言受呼吸的影响最小。创建瘘管后器官分离的风险很低，并且支架移位的风险不常见。EUS-HGS 需要穿刺针通过较厚的胃壁和几厘米具有较大组织抗性的肝实质，这使穿刺和支架置入更具挑战性。此外，胃经常蠕动，肝在呼吸过程中移动，因此放置的支架更容易发生迁移，导致胆汁瘤或游离穿孔。这些并发症可

表 24.3　EUS 引导下顺行支架置入术的疗效

作者	年	患者数	成功率	不良事件
Park 等 [13]	2013	14	60%	14%
Ogura 等 [20]	2014	12	100%	8.3%
Dhir 等 [22]	2014	25	92%	32%
Iwashita 等 [21]	2017	20	95%	20%

能是致命的，因此对技术细节的关注至关重要 [12]。如果置入错误，可能无法取出置入支架。此外，由于 HGS 涉及胆管的经肝穿刺，因此该过程易受到类似于在经皮穿刺胆管期间所见的风险影响。这些特征是这二者中结果有差异的原因。

超过 20 名患者的研究结果见表 24.4 [12,22-36]。两种方法的总体临床成功率为 63.2% ~ 100%。

不良事件发生率为 4.3% ~ 26.9%。支架通畅的平均时间为 37 ~ 329 天。支架阻塞的主要原因是结石或胆泥 [37-38]。在比较 EUS-CDS 和 EUS-HGS 时，得到一些研究结果。

在一项随机试验中，49 例无法切除的远端恶性胆道梗阻和 ERCP 失败的患者接受了 EUS-CDS 或 EUS-HGS [39]，二者的手术成功率相当（91% vs. 96%，P = 0.61）。EUS-CDS 组的临床成功率较低，但无统计学意义（77% vs. 91%，P = 0.23）。HGS 有较高的不良事件风险，但无统计学意义（12.5% vs. 20%，P = 0.729）。

在另一项研究中，共有 121 名患者接受了 EUS-

表 24.4　比较 EUS 引导下胆总管十二指肠吻合术和肝胃吻合术的疗效

作者	年	患者数	类型	临床成功率（%）	30 天不良事件（%）	支架通畅的平均持续时间（天）
Park 等 [23]	2011	57	CDS 26 HGS 31	96.5	20	152 132
Villa 等 [12]	2012	65	CDS 26 HGS 34	63.2	22.6	–
Dhir 等 [22]	2014	45	–	93.7	22.9	–
Kawakubo 等 [24]	2014	64	CDS 44 HGS 20	95	19	–
Song 等 [26]	2014	27	CDS 17 HGS 10	96.3	18.5	–
Dhir 等 [27]	2015	104	CDS 68	98.3	8.65	–
Poincloux 等 [28]	2015	92	CDS 26 HGS 66	92.1	11.9	174
Ogura 等 [20]a	2014	51	全部 HGS	100	–	202
Umeda 等 [30]	2015	23	全部 HGS	100	4.3	120
Cho 等 [32]	2016	54	CDS 33 HGS 21	100	16.6	329
Kunda 等 [33]	2016	57	全部 CDS	94.7	7	–
Khashab 等 [19]	2013	20	CDS 15 HGS 5	97	12	–
Khashab 等 [31]	2016	121	CDS 60 HGS 61	85.5 82.1	19.7 13	–
Kawakubo 等 [35]	2016	26	全部 CDS	96.2	26.9	–
Ogura 等 [36]	2016	39	CDS 13 HGS 26	100	0 0	37 133

a：该研究包括十二指肠梗阻患者

CDS：胆总管十二指肠吻合术；HGS：肝胃吻合术

BD（CDS 60，HGS 61）[31]。两种手术的技术和临床成功率相当（分别为 $P = 0.75$，$P = 0.64$）。EUS-HGS 组的不良事件更常见（19.67% vs. 13.3%；$P = 0.37$）。两种塑料支架置入术 [比值比（odds ratio，OR）：4.95；95% 置信区间（confidence interral CI）：1.41 ~ 17.38；$P = 0.01$] 和使用非同轴电凝刀术（OR：3.95；95%CI：1.16 ~ 13.40；$P = 0.03$）与不良事件独立相关。CDS 组的住院时间明显缩短（分别为 5.6 天，12.7 天；$P < 0.001$）。EUS-CDS 组的 1 年支架通畅概率更高（OR：0.98；95%CI：0.76 ~ 0.96 对 OR：0.60；95%CI：0.35 ~ 0.78），但总体通畅率没有明显差异。Park 等还研究了 57 例接受 EUS-CDS 或 HGS 治疗的患者的不良事件预测因

子 [23]。与上述研究相似，Park 的研究显示两组间技术成功率、临床成功率或不良事件发生率无差异。然而，非同轴电凝刀术（针刀）与不良事件的发生独立相关（OR：12.4；$P = 0.01$）。

Ogura 等在随机研究中对十二指肠和胆道梗阻的患者进行 EUS-CDS 和 EUS-HGS[36]，发现两者的技术成功、临床成功和不良事件发生率无明显差异。然而，EUS-CDS 与十二指肠梗阻中支架通畅期明显缩短相关（43 天 vs. 133 天；$P = 0.05$）。

Khan 等对 EUS-BD[40] 结果进行了系统评价和 meta 分析。在纳入的 7 项研究发现 EUS-CDS 与 EUS-HGS 在技术成功率上没有明显差异（OR：1.32；$P = 0.56$）。有 6 项研究描述基于引流方法的

术后不良事件。EUS-CDS 似乎比 HGS 显著更安全，合并 OR 为 0.40 （P = 0.02）。

鉴于上述结果，可以得出结论：EUS-CDS 和 EUS-HGS 都是 ERCP 失败后治疗远端胆管梗阻的有效且安全的技术。然而，EUS-CDS 与缩短住院时间、改善支架通畅和减少不良事件有关。此外，应尽可能放置金属支架，并应尽可能避免使用非同轴电凝刀术。在存在十二指肠梗阻的情况下，EUS-HGS 可能是更合适的手术，因为它可以保持较长时间的支架通畅，而 EUS-CDS 可能由于肿瘤向内生长或过度生长而容易再狭窄。

EUS 引导下胆道引流与经皮经肝胆管引流术

3 项随机研究 （1 项仅提供摘要）比较 EUS-BD 和经皮经肝胆管引流术 （percutaneous transhepatic biliary drain-age，PTBD）的疗效 （表 24.5）[41-43]。所有患者均表现出相同的成功率。两项研究中，EUS-BD 组的不良事件发生率和再次介入治疗明显较低。一项 meta 分析比较 9 项研究和 483 名患者 [44]，发现两种手术的技术成功率无差异（OR=1.78；95%CI：0.69 ～ 4.59），但 EUS-BD 具有更高的临床成功率（OR=0.45；95%CI：0.23 ～ 0.89），术后不良事件较少（OR = 0.23；95%CI：0.12 ～ 0.47），再次介入率较低（OR=0.13；95%CI：0.07 ～ 0.24）。术后住院时间没有差异。如果 ERCP 失败，EUS-BD 应优先于 PTBD。

每个操作的优缺点

各操作的优缺点见表 24.6。关于规划合理操作的考虑因素包括细针穿刺困难、导丝操作、胆管扩张和支架置入。EUS-Rv 主要是一种进入手术，通常不涉及瘘管扩张。该操作的风险主要是 ERCP 难

以实现，并且 EUS 干预增加风险。该操作存在几个潜在的缺点。首先，在大多数病例中，65% ～ 80% 会完成会合，并且需要一个可接近的乳头，这对做过上消化道手术致解剖结构改变或胃输出道梗阻的患者几乎是不可能的 [9]。第二个缺点是需要将内镜更换为十二指肠镜，在此期间导丝可能会在无意中移位。第三，由于导丝通过梗阻和壶腹部位较困难，导致手术时间延长，需要将内镜更换为十二指肠镜，以及随后的逆行胆道干预。EUS-Rv 的另一个缺点是由于经乳头操作，引起急性胰腺炎。

EUS-AG 需要扩张的肝内管道用于针头穿刺。然后需要导丝通过阻塞部位以便放置支架。因此，在 EUS-Rv 手术中，它易受导丝操作问题的影响。然而，如果导丝成功穿过狭窄，则支架的放置相对简单，且发生不良事件的风险较低。进入部位有可能发生胆漏，但如果支架引流足够，则风险很低。

EUS-CDS 和 EUS-HGS 都是透壁技术，有几个优点。由于没有通过乳头操作，胰腺炎的风险很低。肿瘤向支架内生长的风险也很低，因为放置的支架不会侵袭肿瘤。在存在扩张的管道中，导管穿刺和进入通常是容易的。然而，瘘管的创建需要多次交换器械，在手术过程中可能会发生胆汁泄漏。此外，吻合的完整性完全取决于放置的支架，所以选择合适的支架是至关重要的。透壁手术的潜在不良事件较多，包括气腹、出血、胆管炎、支架脱位、游离穿孔、胆漏和胆汁性腹膜炎。更严重的并发症包括胆道出血、急性胆囊炎、十二指肠双穿刺、纵隔炎和死亡。

引流法与操作的选择

有关 EUS-BD 的最佳操作仍在发展中。目前尚

表 24.5　EUS-BD 和 PTBD 的疗效比较

作者	年	患者数	技术成功率（%）	临床成功率（%）	不良事件（%）	再次干预（%）
Artifon 等 [41]	2012	EUS 13	100	100	15.3　P = NS	
		PTBD 12	100	100	25	
Lee 等 [42]	2016	EUS 34	94.1	87.5	8.8　P = 0.022	25　P = 0.022
		PTBD 32	96.9	87.1	31.2	54.8
Giovannini 等 [43]	2015	EUS 20	95	95	35　NA	–
		PTBD 20	85	85	60	

EUS：内镜超声；NA：不适用；NS：无意义；PTBD：经皮经肝胆管引流术

表 24.6   各种 EUS 引导下胆道引流术的优缺点

	细针穿刺	导丝操作	胆管扩张	易于插入支架	支架通畅
EUS-Rv	有几种选择取决于梗阻部位和导管扩张	需要操纵整个结构和乳头	通常不要求	与 ERCP 类似	与 ERCP 类似
EUS-AG	需要扩张肝内管道	需要操纵整个结构和乳头	要求	相对比较直	与 ERCP 类似
EUS-CDS	不适合十二指肠受侵犯的患者	需要深插入肝内导管	要求	与 ERCP 类似	6 ～ 12 个月
EUS-HGS	要求肝内胆管扩张	需要深插入肝内导管	要求	技术要求高	3 ～ 4 个月

EUS-AG：EUS 引导下顺行支架置入术；EUS-CDS：EUS 引导下胆总管十二指肠吻合术；EUS-HGS：EUS 引导下肝胃吻合术；EUS-Rv：EUS 会师术

不清楚 EUS-BD 手术是否适用于特定适应证。选择手术需要权衡手术技术和临床成功率、支架通畅率和风险程度。基于目前的技术专业知识，针对每个机构应个性化。我们目前的方法如图 24.2 所示。需检查 ERCP 失败的原因。对于良性原因，首先尝试 EUS-Rv ERCP。透壁引流只能用于十分有把握的判断。对于无法切除的恶性肿瘤，考虑到疾病和解剖学因素，首先尝试经皮或顺行手术。当导丝不能通过狭窄时，采用经腔方法。在专家手中，透壁和经腔手术具有相似的特征和风险。因此，可以更频繁地使用经腔手术。Park 等提出一种基于 ERCP 失败患者可触及乳头的步骤 [13]，如果可触及乳头，则首先进行会师术；如果经乳头无法插入，则进行顺行手术；如果十二指肠中存在肿瘤浸润，则进行经腔手术。Tyberg 等 [45] 基于横断面成像对他们的患者进行分析，如果肝内管道扩张，顺行手术是第一选择；如果管道没有扩张，则进行会师手术；当这些手术失败时，则进行经腔引流。

EUS 引导下胰管引流术

经内镜逆行胰腺造影（Endoscopic retrograde pancreatography，ERP）是治疗由狭窄、结石或先天性异常引起的胰腺导管阻塞的常规方法。由于手术改变了解剖结构、严重的狭窄以及导管阻塞或管道受损，因此在 3% ～ 10% 的患者中，该手术可能不可行 [46]。ERP 失败后可能需要手术干预 [47]。最近，EUS 引导胰管引流术（EUS-guided pancreatic duct drainage，EUS-PD）被认为是一种补救方法，用于治疗 ERP 不成功的患者 [46]。然而，EUS-PD 是技术要求最高的 EUS 指导的干预措施之一，相关的不良

事件风险高达 43%[48-50]。只有在治疗性 ERP 和 EUS 手术方面拥有丰富经验的高技术的内镜医师才能执行操作。

EUS 引导下胰管引流术的适应证

关于何时考虑 EUS-PD 目前没有指导方针。根据以前的文献和我们的经验，在表 24.1 中总结了 EUS-PD 的适应证。应考虑患者的情况、内镜医师的经验和可用设施谨慎决定适应证。只有经过 EUS 和 ERP 培训的有经验的内镜医师才能尝试这一操作。

命名法

EUS-PD 可分为 EUS-Rv 和 EUS 引导的透壁引流（图 24.3）[51]。在 EUS-Rv 中，EUS 用于进行胰管导管和导丝插入以便于随后的 ERCP 插管和支架置入。当乳头或相接不能进入或无法用导丝穿过时，可以进行 EUS 引导的透壁引流。EUS 引导的透壁胰管引流可分为 EUS 引导顺行胰管引流（EUS-antegrade pancreatic duct drainage，EUS-AG PD）或 EUS 引导的胰腺-胃吻合术（EUS-guided pancreatico-gastrostomy，EUS-PG）。这两者都涉及创建透壁支架和支架置入。在 EUS-AG PD 中，支架的顺行放置横穿乳头或手术相接。在 EUS-PG 中，通过支架置入产生胰胃吻合而不穿过乳头或相接。

EUS 引导下胰管引流术的结果

EUS-PD 是一个具有挑战性的过程。关于 EUS-Rv 技术结果的报道很少 [52-62]。其技术成功率为 25% ～ 100%。20 名以上患者行 EUS 引导透壁胰管引流的结果见表 24.7。在最近对 EUS 引导透壁

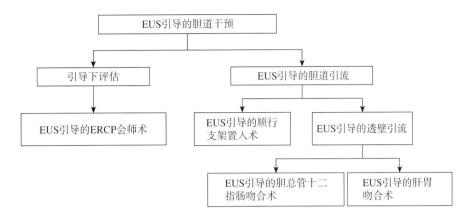

- **图 24.2**　EUS 引导下胆道引流的步骤。ERCP：经内镜逆行胰胆管造影术

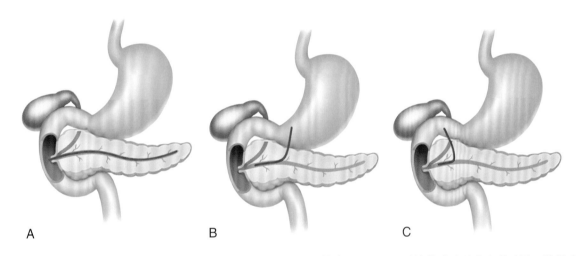

- **图 24.3**　EUS 引导下胰管引流术的示意图。A．EUS 引导的会师技术；B．EUS 引导的透壁引流，通过胃，胰胃吻合术；C．EUS 引导的透壁引流，通过十二指肠、胰十二指肠吻合术（Modiied from Tyberg A，Sharaiha RZ，Kedia P，et al. EUS-guided pancreatic drainage for pancreatic strictures after failed ERCP：a multicenter international collaborative study. Gastrointest Endosc 2017；85；164-169.）

胰管引流的系统评价中，总体技术成功率为70% ～ 100%[63-66]。技术成功率低的可能原因为（1）胰管直径小；（2）硬化性胰腺实质；（3）在曲折的主胰管中操纵导丝；（4）缺乏专用设备[5]。

总体而言，在两种类型的 EUS-PD 中，疼痛的完全消退率为69.6% ～ 100%。然而，20% ～ 25%的患者在内镜治疗后出现症状复发，需要多次干预或手术[68]。在 EUS-Rv 技术中，不良事件发生率为0 ～ 25%，包括胰腺炎、胰周脓肿和胰腺渗漏[63]。而 EUS 引导透壁胰管引流，不良事件发生率为0 ～ 67%，包括腹痛、胰腺炎、出血、穿孔、导丝涂层脱落、胰周脓肿、假性囊肿和支架移位[65-66]。EUS 引导的透壁引流不良事件发生率较高，可能是由于需要瘘管扩张和有胰脏渗漏的风险。据报道，25%

～ 55% 的患者存在支架功能障碍，包括支架闭塞和移位[47,67,69]。EUS-PD 支架闭塞率较高，可能是由于塑料支架的口径较小[67]。支架移位与支架的长度和在胃内部的位置有关，因为支架可能会受到胃强烈的扩张性收缩而移位[46]。

EUS 引导下胰管引流术的流程

与 EUS-BD 类似，有关 EUS-PD 的操作正在发展中。手术的选择需要在技术和临床成功率、支架通畅率和手术的风险项目上进行权衡。一般而言，应在透壁胰管引流之前尝试 EUS-Rv PD。原因主要包括两点，首先，会师技术可以从壶腹或胰腺消化道吻合术中实现理想的引流，用于随后的胰管或吻合口狭窄的治疗；其次，EUS 透壁胰管引流需要扩

表 24.7			EUS 引导下透壁引流术的疗效						
作者	年	患者	穿刺路径	支架类型	技术成功率（%）	临床成功率（%）	早期不良事件（%）	晚期不良事件（%）	再次干预率（%）
Tessier 等 [69]	2007	36	TG/TB	PS	92	70	5%	无	55
Oh 等 [119]	2016	25	TG/TB/TE	SEMS	100	100	5%	无	48
Tyberg 等 [121]	2017	80	TG/TB	PS	81[a]	81	20%	11%	N/A
Chen 等 [122]	2017	40	N/A	PS	92.5[b]	87.5	35%	无	N/A

a：80 例中有 20 例行交会技术

b：40 例中有 3 例行交会技术

N/A：不适用；PS：塑料支架；SEMS：自膨式金属支架；TB：经球；TE：经肠；TG：径胃

张针刺管道，这可能带来严重不良事件。当导丝无法穿过乳头或狭窄时，应将其作为补救措施。

EUS 引导下胆囊引流术

急性胆囊炎治疗的金标准是腹腔镜胆囊切除术[70-74]。然而，术后并发症的风险为 13% ~ 20%，转为开腹手术率为 17% ~ 25%。对于不适合进行胆囊切除术的患者，建议采用经皮胆囊吻合术（percutaneous cholecystostomy，PTC）进行胆囊引流[75-76]。但是在老年患者中，该手术的死亡率为 16%，发病率为 47%[77]。此外，对于这些老年患者而言，外管的护理很频繁。为了避免与外管相关的问题，研究报道了内镜下经乳头胆囊引流术（endoscopic transpapillary gallbladder drainage，ETGBD）[78-82]。为了成功地经乳头胆囊引流，胆囊管需要插管，任何阻塞结石都应该取出。临床成功率为 62% ~ 89%。此外，需要定期更换支架，这不影响胆囊中的胆结石，不会对复发性胆囊炎构成风险。

最近，对 EUS 引导的透壁胆囊引流术（EUS-guided transmural gallbladder drainage，EGBD）[83-99]正在不断地研究中。使用 EUS 引导的胆囊 - 胃或十二指肠瘘管和放置支架用于胆囊引流。它是 PTC 或内镜经乳头胆囊引流（endoscopic transpapillary gallbladder drainge，ETGBD）的替代方案，因为避免了插入结石阻塞的胆囊管和定期更换支架，并且不需要外管。此外，大直径支架可以进入胆囊以完全清除结石，这可能会降低复发性胆囊炎的风险[100]。

EUS 引导下透壁胆囊引流术的适应证

如前所述，腹腔镜胆囊切除术可能与患者的死亡率和发病率高有关，因此对这些患者可以考虑 PTC。对于胆囊切除术风险高的患者，EGBD 可替代经皮引流（见表 24.1）。此外，EGBD 适用于长期胆囊吻合术引流需要转为内引流术的患者[90]。值得注意的是，对于行腹腔镜胆囊切除术的患者，不应进行 EGBD，因为存在胆囊 - 胃或十二指肠瘘管，可能使未来的手术复杂化，并增加转为开腹胆囊切除术的概率。

EUS 引导下透壁胆囊引流术的结果

报道的采用 EGBD 治疗 20 余名急性胆囊炎患者的研究结果见表 24.8。比较研究将在下面的部分中讨论。在大多数研究中，是通过具有抗迁移特性的 EUS 型支架引流胆囊。据报道，技术成功率为 90% ~ 98.7%，临床成功率为 89% ~ 98.4%。不良事件发生率为 4.8% ~ 22%，包括出血、复发性胆囊炎、支架移位和闭塞。在一项研究中，88% 的患者胆囊结石得到清除，平均需要 1.25 次经口胆囊镜检查[100]。

EUS 引导下透壁胆囊引流术与经皮胆囊吻合术的比较

许多研究比较 EGBD 和 PTC 的疗效。三项研究对手术风险高的急性胆囊炎患者行 EGBD 和 DTC，对其效果进行比较[94-96]，均提示其技术成功率和临床成功率无明显差异。Teoh 等报道 EGBD 组的 1 年不良事件发生率（$P < 0.001$）和再入院率（$P < 0.001$）显著降低，其中大部分是由于 PTC 组外管的相关问题。急性胆囊炎复发也较低，但无统计学意义（$P = 0.12$），另外两项研究报告了类似的 30 天不

表 24.8		EUS 引导下透壁胆囊引流术治疗急性胆囊炎的疗效					
作者	年	患者数	技术成功率（%）	临床成功率	不良事件（%）	再次干预（%）	随访（天数）
Choi 等 [89]	2014	63	98.4	98.4	4.8	3.6	275
Walter 等 [91]	2016	30	90	96	13	–	298
Kahaleh 等 [93]	2016	35	91.4	89	22		91.5
Dollhopf 等 [99]	2017	75	98.7	95.9	10.7		201

良事件发生率，EGBD 组的再次发生率较低。Irani 等还报告了 EGBD 组术后疼痛评分较低 [96]。

相比之下，一项研究将继发恶性胆囊管梗阻的急性胆囊炎患者的 EGBD 与 PTC 进行了比较 [97]。二者的成功率和不良事件无明显差异，但 EGBD 组住院时间较短。

EUS 引导下引流术的流程

考虑因素和设备

引流的常规步骤包括靶器官的针刺、导丝插入、瘘管扩张和支架插入。以下列出该流程所需的患者和设备的标准准备。表 24.9 列出了常用仪器和附件的工具箱。

患者准备

应检查患者的血型，并纠正凝血功能障碍的患者。患者应在手术前暂时停用抗凝血剂和抗血小板药物。术前禁食 4 ~ 6 小时。给予预防性抗生素。患者取仰卧位或俯卧位进行手术。采用二氧化碳降

低气腹的风险 [101]。可在清醒镇静下进行，但首选监测麻醉或全身麻醉。

EUS

EUS 引导的引流应使用线阵式治疗型 EUS 和 3.8 mm 工作通道进行。如果计划 EUS-Rv 或 CDS 的十二指肠穿刺，则可以使用直视治疗型 EUS。这种 EUS 在针刺和导丝操作时角度更大，可以降低十二指肠黏膜双重穿孔的风险 [37,102]。

穿刺针和导丝

应使用 19 G 针头进行穿刺。使用镍钛诺制成的针头可以改善十二指肠内 EUS 的可操作性 [103-104]。也可以使用去除管芯针后带钝头的针头 [105]。这是为了减少操作时被针刺穿的可能性。然而，在十二指肠中操纵这些针头是很困难的。此外，在去除管芯针之后重新调整针的位置是困难的。应使用 0.025 英寸或 0.035 英寸的导丝来协调胆管。弯曲的尖端亲水导丝可以改善导丝的可操纵性。对于具有锐角处管道或较小管道的患者，可以使用 22G 针，

表 24.9	用于 EUS 引导下引流的器械和附件工具箱
种类	**工具**
穿刺针	主针：19 G 细针抽吸针（镍钛合金） 很少：22 G 细针抽吸针
导丝	0.025 英寸或 0.035 英寸弯曲尖端导丝 0.035 英寸弯曲尖端亲水导丝 0.018 英寸或 0.021 英寸导丝（与 22 G 针头配合使用））
扩张	锥形扩张导管 螺钉式支架取出器 线针刀 6 Fr 或 8.5 Fr 截囊刀 4mm 静压球囊
支架	塑料支架或全覆膜自膨式金属支架

但只有 0.018 英寸或 0.021 英寸的导丝能穿过针道。这些导丝很软，难以操作，需要小心处理。

扩张

使用机械或烧灼装置进行扩张。通过锥形扩张导管、静压球囊或偶尔使用螺旋形支架取出器来实现管道的机械扩张[106-107]。烧灼装置包括针刀括约肌切开或 6 Fr 或 8.5 Fr 同轴截囊刀。机械扩张可以降低损坏周围结构的风险。然而，有时难以将这些器械插入管道进行扩张，因此经常需要使用烧灼。当使用烧灼时，同轴截囊刀是首选器械，因为已证明使用针刀是发生不良事件的一个风险因素[23]，这可能是因为针在括约肌切开上插入导丝的不同路径的结果。到目前为止，还没有比较试验来说明设备的相对价值。设备的选择取决于个人经验和可用性。通常连续使用多个装置来扩张。

支架

当进行 EUS-Rv 或 EUS-AG 时，支架的选择通常与 ERCP 相似；对于经腔引流术，由于吻合的完整性取决于支架的性质，因此支架的选择十分重要。首次 EUS 引导胆管引流时，通常使用塑料支架。然而，与金属支架相比，塑料支架放置后胆汁或胰漏的风险可能更高[108]。在 EUS-BD 和 EGBD 中，我们一般使用完全或部分覆盖的金属支架［自膨式金属支架（self-expandable metallic stents，SEMS）］。对于 EUS-PD，通常使用塑料支架，因为 PD 的直径太小而不能容纳胆道 SEMS。在 EUS 引流中插入金属支架时，有几个注意事项。全覆膜 SEMS（fully covered SEMS，FCSEMS）易于迁移，当用于透壁引流术时，可能是灾难性的，因为支架的移位将导致吻合开裂和穿孔或渗漏。通常使用非常长的 FCSEMS、部分覆盖的 SEMS 或具有抗移位设计的 SEMS 来克服问题，以获得更好的锚固。也可以将双尾纤支架插入 CSEMS 作为锚固。此外，在 EUS 引导引流后，靶器官会塌陷，支架可能会接触器官壁，导致糜烂、出血或支架阻塞。

鉴于这些考虑，已经开发了几种 EUS 特殊支架，分为腔内支架（lumen-apposing stents，LAS）或管状支架[32,86,109-112]。对于 LAS，有几种常见的设计特征（图 24.4）。这些支架的长度非常短，范围在 1～3 cm。改变支架的两端以产生一些内腔附着力，提高支架的抗移动性能[112]。然而，不同支架产生的

力明显不同，所以临床选择合适的支架很重要。关于管状支架，它们可以在一侧露出以提供锚固，在另一端完全覆盖，从而吻合从靶器官桥接至管腔。其他类型的管状支架具有抗移动性以降低移位风险。

也可以使用烧灼的支架输送系统[111]，鞘管尖端可以对靶器官进行单步穿刺和支架输送，从而避免在手术过程中多次更换器材（图 24.4）。因此，该系统可以减少胆汁泄漏或导丝移位的机会。该系统已用于 CDS 和 EGBD。有关每个流程的专用支架将在相应的章节中讨论。

EUS 会师术（胆道）

注意事项

EUS-Rv 的主要目的是通过乳头插入导丝越过狭窄，以引导 ERCP 插管。导丝的操作是此过程中最困难的部分。对于成功的导丝操作，与辅助控制的导线引导相比，内镜手术控制导线可能是有帮助的，类似于导线引导的胆管插管[113]。选择合适的穿刺部位对导丝的方向有很大的影响，可使导丝容易操作。此外，还描述了使用短线系统来改善导丝操作的便利性[114]。

针刺部位

对于 EUS-Rv，可以在十二指肠降部、十二指肠球部或左肝内管道中穿刺胆管（图 24.5）[15]。在十二指肠的降部，线阵 EUS 处于短范围位置。针刺的方向朝向乳头，导丝的路径与针的方向一致。在这个位置导丝操作最容易，但是范围不稳定。在十二指肠球部，胆总管直接位于十二指肠后面，并且针刺很容易。EUS 通常处于远程位置，并且针的方向朝向肝门。导丝会倾向于通过肝门而不是乳头。关于左肝内胆管，一个先决条件是必须扩张导管。作者喜欢在第 2 和第 3 段之间的接合点附近进行穿刺，因为可以提高导丝对乳头操作的便利性，并避免不必要地进入肝内侧支。

流程（图 24.6 和视频 24.1）

- 胆管从之前描述的其中一个位置刺入。
- 在注射造影剂前，将胆汁吸入胆管内，以防胆管穿刺胆汁泄漏。
- 注射造影剂进行完整的胆管造影。
- 导丝通过针头插入胆管，越过狭窄处并通过乳头。

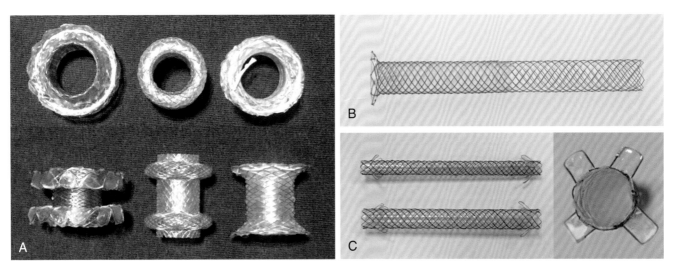

● **图 24.4** EUS 特殊支架。A. 双管腔支架；B. 半覆盖的自膨式金属支架；C. 全覆盖自膨式金属支架，带有抗移动皮瓣

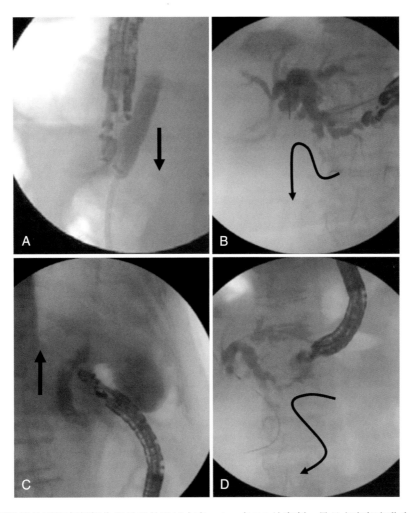

● **图 24.5** EUS 引导下胆管的可能穿刺部位和导丝的通过方向。A. 在 D2 处穿刺，导丝方向朝向乳头；B. 沿曲折路径在导丝方向上穿刺第 3 段胆管；C. 在 D1 处穿刺，导丝指向肝门；D. 用镜超沿朝向乳头的曲折路径穿刺第 2 段胆管

- 一旦导丝穿过乳头，继续插入导丝并使其进入十二指肠并成环。
- 然后将 EUS 改为十二指肠镜。用圈套器或钳子取回导丝。在取出期间可能发生导线的滑动，必须小心以避免意外地使导丝缩回到乳头中。
- 取回导丝，使用十二指肠镜，后续操作类似于 ERCP。

难点

EUS-Rv（胆管）最困难的部分是对导丝的操纵。使用弯曲的 0.025 英寸导丝或亲水导丝可以使操作变得容易。当从十二指肠球部穿刺时，使用 EUS 引导针的方向。有时，导丝可能卡在 EUS 细针抽吸活检术（fine-needle aspiration，FNA）中。在这种情况下，轻轻地将 EUS FNA 针头撤回到肝实质中可以更容易地操纵导丝 [115]。如果导丝断了，则可能需要移除针和导丝以避免将导丝的一部分留在患者体内。

EUS 引导下顺行胆道术

注意事项

在 EUS-AG 胆管中，通过乳头或手术吻合术将导丝插入并通过任何狭窄，以便直接用 EUS 放置支架。同样，主要的困难是操作导丝通过任何狭窄部位。

流程（图 24.7 和视频 24.2）

- 与 EUS-Rv 类似的基本原理，作者通常从左肝管在 2 段和 3 段之间的连接处穿刺，使导丝容易操作。
- 在注射造影剂前，将胆汁吸入胆管内，以防胆管穿刺胆汁泄漏。
- 注射造影剂进行完整的胆管造影。
- 导丝通过针头插入到肝内胆管。
- 导丝通过乳头或手术吻合术通过任何狭窄。
- 之后取出针头并用 6 Fr 截囊刀或 4 mm 胆管球

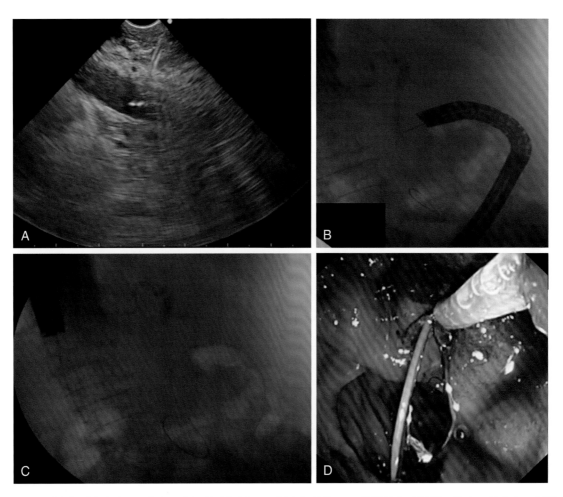

- **图 24.6** EUS 引导胆道会师术。A. 在十二指肠的球部用 EUS 刺穿胆总管；B. 使导丝穿过胆管、乳头，并在十二指肠中环绕；C. 将 EUS 换为十二指肠镜；D. 用十二指肠镜用圈套收回导丝

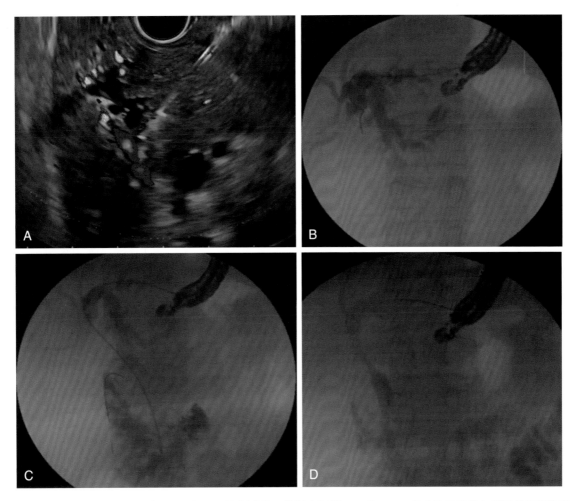

● 图 24.7　EUS 引导下顺行胆道手术。A. 用 19 G 针刺破第 2 段肝内胆管；B. 将 0.025 英寸的导丝朝向共同的肝管狭窄；C. 在 6 Fr 截囊切开术后，导丝越过狭窄并通过十二指肠以定位支架的放置部位；D. 展开金属支架

囊扩张针管。

● 之后使部分覆盖或未覆盖的 SEMS 穿过狭窄段。

● 不需要关闭胃中的穿刺部位（通常会自己密封）。如果顺行支架提供了足够的引流，则肝胆漏的风险也很低。如有疑问，可插入鼻胆管以连接针道和胃。几天后可以取出引流管。

难点

EUS-AG 中的病变类似于 EUS-Rv，涉及穿过乳头的导丝操作。

EUS 引导下胆总管十二指肠吻合术

注意事项

当肿瘤转移到十二指肠球部时，可能无法进行 EUS CDS。胆道梗阻部位必须位于远端胆总管。

流程（图 24.8 和视频 24.3）

● 在十二指肠球部扫查并刺入肝外胆总管。

● 针的方向应朝向肝门。

● 在注射造影剂前，将胆汁吸入胆管内，以防胆管穿刺胆汁泄漏。

● 注射造影剂以进行完整的胆管造影。

● 通过细针插入导丝至肝内胆管。

● 将针更换为扩张装置，在保持导管内导丝位置的同时扩张针道。

● 通过针道置入金属支架，放置在肝门下十二脂肠。

● 如果配有烧灼装置的支架输送装置，则可直接穿刺胆总管输送支架[33]。

难点

胆管相对固定在十二指肠第一段的正后方，支架移位的风险很低，因此，不常见。

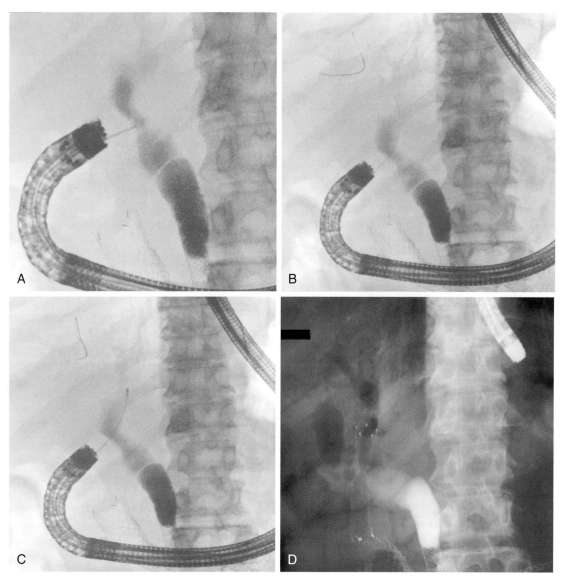

● **图 24.8** EUS 引导胆总管十二指肠吻合术。（A）使用 19 G 针从十二指肠球部刺入胆总管，并注射造影剂；（B）插入导丝至肝内胆管；（C）用针刀扩张针道；（D）完全释放金属支架

EUS 引导肝胃吻合术

注意事项

左肝内胆管即便最小程度扩张（3 ～ 4 mm），也很容易从胃进入。一般来说，笔者更喜欢穿刺第 3 段胆管，因为穿刺第 2 段胆管可能会使针穿过下纵隔而导致纵隔炎。此外，也可导致支架移位于食道下段。HBS 最令人担忧的并发症是支架向腹腔内移位。因此，支架在胃腔内保留的长度应大于 3 cm，以解决呼吸过程中金属支架缩短和胃远离肝的问题。

流程（图 24.9 和视频 24.4）

● EUS 确定穿刺部位，该过程中进入胆道系统的角度很重要，目的是以便导丝向肝汇合处进入。

● 在注射造影剂前，将胆汁吸入胆管内，以防胆管穿刺胆汁外溢。

● 注射造影剂进行完整的胆管造影。

● 将针更换为扩张装置，在保持导管内导丝位置的同时进行扩张。

● 置入全覆膜或半覆膜 SEMS，一定要注意保持胃侧支架的位置以防止在腹膜内展开。在肝侧支架展开后，笔者更喜欢将骨侧的支架放置在内镜的

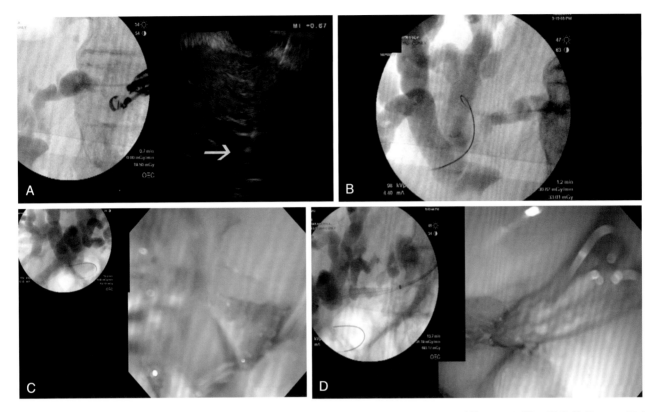

● 图 24.9　EUS 引导下肝胃吻合术。A．用 19 G 针穿刺第 3 段胆管；B．插入导丝至肝总管；C．用针刀扩张针道；D．置入半覆膜自膨式金属支架

钳道内，然后将支架从钳道中推出，同时回拉内镜。重复动作直到支架完全展开。

● 然后通过支架进行胆管造影以检查潜在的外溢部位，特别是在使用半覆膜支架时。

EUS 引导下胰管引流技术

注意事项

EUS-PD 技术的选择很大程度上取决于其目的。主胰管通路的最佳点取决于胆管阻塞部位和引流方法[66]。根据肠腔与主胰管之间的最短距离选择最佳进入部位，无需血管介入。经胃方法是最优选的接入点。较大的主胰管直径可能更容易穿刺，但是有报道专家在 3 mm 的主胰管成功进入和引流[47]。EUS-Rv PD 的最佳穿刺部位位于便于导丝操作的胰头。在 EUS 引导的透壁支架中，主胰管穿刺的最佳位置是在胰体或体尾连接处，可以在主胰管中放置适当长度的支架。此外，在插入导丝后需要扩张导管以便于其他附件的通过和（或）用于吻合口狭窄的扩张[64]。通过胰腺实质非常困难，并且经常需要使用烧灼扩张器。

选择合适的支架也很重要。目前，塑料支架通常用于 EUS-PD。直型、单尾瓣或双尾瓣塑料支架可用于引流。然而，有报道称有支架移位、支架置入失败、胰管漏气和支架闭塞等支架相关不良事件[47,67,69]。最近，新设计的 7 Fr 单尾瓣塑料支架被用来行 EUS-PD[116]。开发的支架具有锥形尖端、四个内部长度（两个在远端，两个在近端）以及一个外部凸缘。专用胰管支架的放置似乎是可行的（技术成功率为 100%），平均随访时间为 7.4 个月。

另一方面，FCSEMS 尚未用于透壁支架术的 EUS-PD。胆道 SEMS 的直径通常太大，支架易于移位，可能会阻塞 PD 的侧支。然而，在胆管良性和恶性狭窄中 FCSEMS 可以保持更长的支架通畅[117-118]。最近发现，FCSEMS 对 ERP 失败患者的 EUS-PD 是有效和安全的[119]，采用近端和远端锚定皮瓣对 EFCSEMS 进行改良以治疗 EUS-PD（图 24.2）。在支架置入期间没有与 FCSEMS 相关的不良事件，包括迁移。为 EUS-PD 设计的 FCSEMS 塑料支架的优势还有待观察。

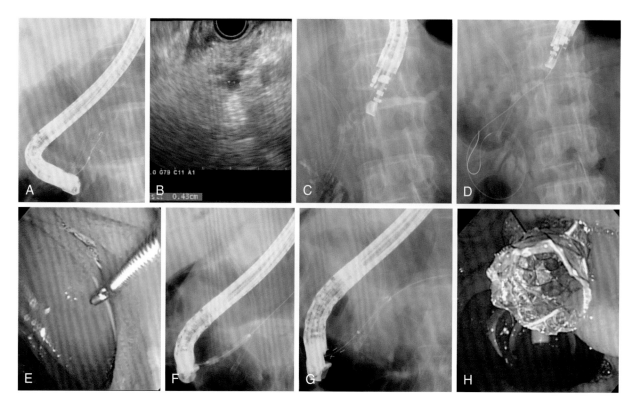

● **图 24.10** EUS 引导的交会胰腺技术，用于因主胰管（MPD）狭窄 ERCP 失败的患者。A. 图表显示由于严重的 MPD 狭窄引起的导丝推进失败；B. EUS 显示扩张的 MPD；C. EUS 定位以刺穿 MPD 并获得胰腺造影图；D. 将 0.025 英寸的导丝插入 MPD 并以顺行方式穿过主乳头；E. 将 EUS 换成侧视十二指肠镜，用活检钳捕获导丝；F. 用 4 mm 球囊导管扩张 MPD 狭窄；G. 将全覆膜自膨式金属支架放置在狭窄处；H. 内镜成像显示放置良好的支架

流程

EUS-Rv（图 24.10）

● 找到最佳的穿刺部位并用 19 G 针头穿刺胰管。

● 注射造影剂以获得胰腺造影。

● 推进并操纵 0.025 英寸的导丝通过乳头进入十二指肠或通过吻合部位进入空肠。

● 然后撤回 EUS，离开导丝所在之处。将十二指肠镜插入导丝的一侧。对手术改变解剖结构的患者，用小儿结肠镜或肠镜进行 ERP [52]。

● 首先在导丝的一侧从乳头或吻合口出来进行插管。如果不成功，则用导管或活检钳抓住导丝并将其抽回工作通道，以便在导线上重新引入导管 [120]。

● 然后以标准方式引入支架。EUS 引导的透壁 PD（图 24.11）。

● 与会师流程相比，仅使用 EUS 完成透壁引流。在这个过程中，从导管穿刺到将导丝推进到主胰管的步骤与会师技术的步骤相同。

● 导丝进入主胰管后，将针头更换为扩张器以进行导管扩张。由于针 - 导丝角度的不对齐和（或）慢性胰腺炎中胰腺实质的混浊性质，使它成为 EUS 引导的跨壁引流中最具挑战性的步骤之一 [58]。灼烧装置，包括针刀或 6 Fr 的截囊刀。

● 管道扩张后插入塑料支架。

难点

在 EUS-PD 期间遇到的最常见问题是导丝的操作和扩张管道的困难。采用上述方法可以克服技术问题。

EUS 引导下透壁胆囊引流技术

注意事项

与肝和胰腺相反，胆囊是一个可自由移动的器官。其位置是可变的，成功和安全的 EGBD 的先决条件是存在胆囊扩大。由 EUS 造成的吻合完整性依赖于放置的支架。因此，优先选择完全覆盖的具有较高管腔附着力的 LAS 或具有抗迁移性质的短管状

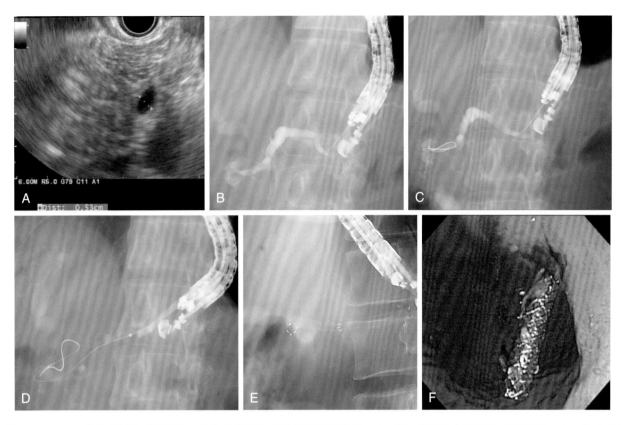

● **图 24.11**　EUS 引导的因手术解剖结构发生改变的患者的透壁胰管引流。A. 显示扩张的主胰管的 EUS 图像；B. 将 19 G 针刺入扩张的主胰管并获得胰腺图；C. 将 0.025 英寸的导丝插入主胰管中；D. 用针刀扩张瘘管，然后用 4 mm 球囊导管扩张；E. 将全覆膜自膨式金属支架置于穿过胰胃吻合术的线上；F. 通过内镜确认放置良好的支架

支架。作者喜欢从十二指肠中引流胆囊，因为这会降低食物嵌入胆囊的风险。在胃窦或十二指肠中进行引流，二者结果无差异[94]。

流程（图 24.12 和视频 24.5）

- 从十二指肠球部识别胆囊。
- 然后用 19 G 穿刺针、0.035 英寸或 0.025 英寸导丝插入并盘绕在胆囊内。
- 将针头换成用于管道扩张的烧灼扩张器，之后用 4 mm 气球交换。
- 扩张后，插入全覆膜金属支架。
- 如果有配备烧灼的支架输送装置，可单独使用，通过输送支架直接穿刺胆囊。

难点

胆囊是一种非黏附器官。如果在支架展开期间遇到问题，可能导致胆漏和十二指肠穿孔。如果没有充分扩张胆囊，可能会出现支架置入问题，特别是在已经插入 PTC 且胆囊收缩的患者中。有时 LAS 完全置入在胆囊中。在这种情况下，最重要的是将

胆囊的导丝留在原位以允许在支架上插入另外的支架。如果导丝完全丢失，则必须关闭十二指肠开口并放置 PTC 引流导管。当通过胃窦部置入支架时，有时可能发生食物嵌塞。在这些患者中可能需要早期移除支架，并且需要通过内镜闭合胃开口。

未来展望

有证据支持 EUS-BD 是 ERCP 失败患者的首选手段。在今后的研究中需要评估 EUS-BD 手术是否优于特定适应证。评估 EUS-BD 替代恶性胆道梗阻中 ERCP 的潜力的研究。此外，EUS-BD 的学习曲线需要更好地量化。对于 EUS-PD，缺乏与 EUS-PD 和 ERP 的疗效比较研究。此外，这项技术与透壁支架技术的比较尚不清楚。有证据表明，对于不适合手术的患者建议行 EGBD 而不是 PTC。目前正在进行一项随机试验，对不适合胆囊切除术的患者，比较 EGBD 与 PTC 患者的疗效，并可能为支持该手术提供更多证据。需要更多的研究来评估支架置入的最佳时间、支架置换的时间间隔以及 EUS 引导的透

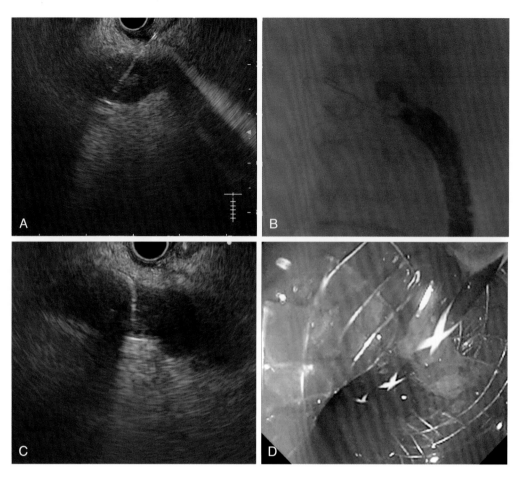

● **图 24.12** EUS 引导下透壁胆囊引流术。A．从十二指肠球部用 19 G 针穿刺胆囊；B．插入导丝并在胆囊中成环；C．管腔支架远端凸缘的开口；D．管腔支架近端凸缘的开口

壁引流中支架置入的总持续时间。此外，需要能允许一步导管穿刺和支架置入的新装置以降低手术的复杂性。反之，这些新设备可以提高技术成功率并减少不良事件发生的可能性。

主要参考文献

5. Dhir V, Isayama H, Itoi T, et al. Endoscopic ultrasonography-guided biliary and pancreatic duct interventions. *Dig Endosc.* 2017;29: 472–485.

42. Lee TH, Choi JH, Park do H, et al. Similar efficacies of endoscopic ultrasound-guided transmural and percutaneous drainage for malignant distal biliary obstruction. *Clin Gastroenterol Hepatol.* 2016;14:1011–1019. e3.

94. Teoh AY, Serna C, Penas I, et al. Endoscopic ultrasound-guided gallbladder drainage reduces adverse events compared with percutaneous cholecystostomy in patients who are unfit for cholecystectomy. *Endoscopy.* 2017;49:130–138.

121. Tyberg A, Sharaiha RZ, Kedia P, et al. EUS-guided pancreatic drainage for pancreatic strictures after failed ERCP: a multicenter international collaborative study. *Gastrointest Endosc.* 2017;85:164–169.

122. Chen YI, Levy MJ, Moreels TG, et al. An international multicenter study comparing EUS-guided pancreatic duct drainage with enteroscopy-assisted endoscopic retrograde pancreatography after Whipple surgery. *Gastrointest Endosc.* 2017;85:170–177.

参考文献

1. Baron TH, Petersen BT, Mergener K, et al. Quality indicators for endoscopic retrograde cholangiopancreatography. *Am J Gastroenterol.* 2006;101:892–897.

2. van Delden OM, Lameris JS. Percutaneous drainage and stenting for palliation of malignant bile duct obstruction. *Eur Radiol.* 2008;18:448–456.

3. Zhao XQ, Dong JH, Jiang K, et al. Comparison of percutaneous transhepatic biliary drainage and endoscopic biliary drainage in the management of malignant biliary tract obstruction: a meta-analysis. *Dig Endosc.* 2015;27:137–145.

4. Itoi T, Sofuni A, Itokawa F, et al. Endoscopic ultrasonography-guided biliary drainage. *J Hepatobiliary Pancreat Sci.* 2010;17:611–616.

5. Dhir V, Isayama H, Itoi T, et al. Endoscopic ultrasonography-guided biliary and pancreatic duct interventions. *Dig Endosc.* 2017;29:472–485.

6. Liao WC, Angsuwatcharakon P, Isayama H, et al. International consensus recommendations for difficult biliary access. *Gastrointest Endosc.* 2017;85:295–304.

7. Holt BA, Hawes R, Hasan M, et al. Biliary drainage: role of EUS guidance. *Gastrointest Endosc.* 2016;83:160–165.

8. Kahaleh M, Hernandez AJ, Tokar J, et al. Interventional EUS-guided cholangiography: evaluation of a technique in evolution. *Gastrointest Endosc.* 2006;64:52–59.

9. Shah JN, Marson F, Weilert F, et al. Single-operator, single-session EUS-guided anterograde cholangiopancreatography

in failed ERCP or inaccessible papilla. *Gastrointest Endosc.* 2012;75:56–64.

10. Iwashita T, Lee JG, Shinoura S, et al. Endoscopic ultrasound-guided rendezvous for biliary access after failed cannulation. *Endoscopy.* 2012;44:60–65.

11. Dhir V, Bhandari S, Bapat M, et al. Comparison of EUS-guided rendezvous and precut papillotomy techniques for biliary access (with videos). *Gastrointest Endosc.* 2012;75:354–349.

12. Villa JJ, Perez-Miranda M, Vazquez-Sequeiros E, et al. Initial experience with EUS-guided cholangiopancreatography for biliary and pancreatic duct drainage: a Spanish national survey. *Gastrointest Endosc.* 2012;76:1133–1141.

13. Park DH, Jeong SU, Lee BU, et al. Prospective evaluation of a treatment algorithm with enhanced guidewire manipulation protocol for EUS-guided biliary drainage after failed ERCP (with video). *Gastrointest Endosc.* 2013;78:91–101.

14. Dhir V, Bhandari S, Bapat M, et al. Comparison of transhepatic and extrahepatic routes for EUS-guided rendezvous procedure for distal CBD obstruction. *United European Gastroenterol J.* 2013;1:103–108.

15. Iwashita T, Yasuda I, Mukai T, et al. EUS-guided rendezvous for difficult biliary cannulation using a standardized algorithm: a multicenter prospective pilot study (with videos). *Gastrointest Endosc.* 2016;83:394–400.

16. Tang Z, Igbinomwanhia E, Elhanafi S, et al. Endoscopic ultrasound guided rendezvous drainage of biliary obstruction using a new flexible 19-gauge fine needle aspiration needle. *Diagn Ther Endosc.* 2016;2016:3125962.

17. Lee A, Aditi A, Bhat YM, et al. Endoscopic ultrasound-guided biliary access versus precut papillotomy in patients with failed biliary cannulation: a retrospective study. *Endoscopy.* 2017;49:146–153.

18. Bill JG, Darcy M, Fujii-Lau LL, et al. A comparison between endoscopic ultrasound-guided rendezvous and percutaneous biliary drainage after failed ERCP for malignant distal biliary obstruction. *Endosc Int Open.* 2016;4:E980–E985.

19. Khashab MA, Valeshabad AK, Modayil R, et al. EUS-guided biliary drainage by using a standardized approach for malignant biliary obstruction: rendezvous versus direct transluminal techniques (with videos). *Gastrointest Endosc.* 2013;78:734–741.

20. Ogura T, Masuda D, Imoto A, et al. EUS-guided hepaticogastrostomy combined with fine-gauge antegrade stenting: a pilot study. *Endoscopy.* 2014;46:416–421.

21. Iwashita T, Yasuda I, Mukai T, et al. Endoscopic ultrasound-guided antegrade biliary stenting for unresectable malignant biliary obstruction in patients with surgically altered anatomy: Single-center prospective pilot study. *Dig Endosc.* 2017;29:362–368.

22. Dhir V, Artifon EL, Gupta K, et al. Multicenter study on endoscopic ultrasound-guided expandable biliary metal stent placement: choice of access route, direction of stent insertion, and drainage route. *Dig Endosc.* 2014;26:430–435.

23. Park DH, Jang JW, Lee SS, et al. EUS-guided biliary drainage with transluminal stenting after failed ERCP: predictors of adverse events and long-term results. *Gastrointest Endosc.* 2011;74:1276–1284.

24. Kawakubo K, Isayama H, Kato H, et al. Multicenter retrospective study of endoscopic ultrasound-guided biliary drainage for malignant biliary obstruction in Japan. *J Hepatobiliary Pancreat Sci.* 2014;21:328–334.

25. Gupta K, Perez-Miranda M, Kahaleh M, et al. Endoscopic ultrasound-assisted bile duct access and drainage: multicenter, long-term analysis of approach, outcomes, and complications of a technique in evolution. *J Clin Gastroenterol.* 2014;48:80–87.

26. Song TJ, Lee SS, Park DH, et al. Preliminary report on a new hybrid metal stent for EUS-guided biliary drainage (with videos). *Gastrointest Endosc.* 2014;80:707–711.

27. Dhir V, Itoi T, Khashab MA, et al. Multicenter comparative evaluation of endoscopic placement of expandable metal stents for malignant distal common bile duct obstruction by ERCP or EUS-guided approach. *Gastrointest Endosc.* 2015;81:913–923.

28. Poincloux L, Rouquette O, Buc E, et al. Endoscopic ultrasound-guided biliary drainage after failed ERCP: cumulative experience of 101 procedures at a single center. *Endoscopy.* 2015;47:794–801.

29. Ogura T, Yamamoto K, Sano T, et al. Stent length is impact factor associated with stent patency in endoscopic ultrasound-guided hepaticogastrostomy. *J Gastroenterol Hepatol.* 2015;30:1748–1752.

30. Umeda J, Itoi T, Tsuchiya T, et al. A newly designed plastic stent for EUS-guided hepaticogastrostomy: a prospective preliminary feasibility study (with videos). *Gastrointest Endosc.* 2015;82:390–396. e2.

31. Khashab MA, Messallam AA, Penas I, et al. International multicenter comparative trial of transluminal EUS-guided biliary drainage via hepatogastrostomy vs. choledochoduodenostomy approaches. *Endosc Int Open.* 2016;4:E175–181.

32. Cho DH, Lee SS, Oh D, et al. Long-term outcomes of a newly developed hybrid metal stent for EUS-guided biliary drainage (with videos). *Gastrointest Endosc.* 2017;85:1067–1075.

33. Kunda R, Perez-Miranda M, Will U, et al. EUS-guided choledochoduodenostomy for malignant distal biliary obstruction using a lumen-apposing fully covered metal stent after failed ERCP. *Surg Endosc.* 2016;30:5002–5008.

34. Khashab MA, Van der Merwe S, Kunda R, et al. Prospective international multicenter study on endoscopic ultrasound-guided biliary drainage for patients with malignant distal biliary obstruction after failed endoscopic retrograde cholangiopancreatography. *Endosc Int Open.* 2016;4:E487–E496.

35. Kawakubo K, Kawakami H, Kuwatani M, et al. Endoscopic ultrasound-guided choledochoduodenostomy vs. transpapillary stenting for distal biliary obstruction. *Endoscopy.* 2016;48:164–169.

36. Ogura T, Chiba Y, Masuda D, et al. Comparison of the clinical impact of endoscopic ultrasound-guided choledochoduodenostomy and hepaticogastrostomy for bile duct obstruction with duodenal obstruction. *Endoscopy.* 2016;48:156–163.

37. Hara K, Yamao K, Hijioka S, et al. Prospective clinical study of endoscopic ultrasound-guided choledochoduodenostomy with direct metallic stent placement using a forward-viewing echoendoscope. *Endoscopy.* 2013;45:392–396.

38. Hara K, Yamao K, Niwa Y, et al. Prospective clinical study of EUS-guided choledochoduodenostomy for malignant lower biliary tract obstruction. *Am J Gastroenterol.* 2011;106:1239–1245.

39. Artifon EL, Marson FP, Gaidhane M, et al. Hepaticogastrostomy or choledochoduodenostomy for distal malignant biliary obstruction after failed ERCP: is there any difference? *Gastrointest Endosc.* 2015;81:950–959.

40. Khan MA, Akbar A, Baron TH, et al. Endoscopic ultrasound-guided biliary drainage: a systematic review and meta-analysis. *Dig Dis Sci.* 2016;61:684–703.

41. Artifon EL, Aparicio D, Paione JB, et al. Biliary drainage in patients with unresectable, malignant obstruction where ERCP fails: endoscopic ultrasonography-guided choledochoduodenostomy versus percutaneous drainage. *J Clin Gastroenterol.* 2012;46:768–774.

42. Lee TH, Choi JH, Park do H, et al. Similar efficacies of endoscopic ultrasound-guided transmural and percutaneous drainage for malignant distal biliary obstruction. *Clin Gastroenterol Hepatol.* 2016;14:1011–1019. e3.

43. Giovannini M, Bories B, Bertrand N, et al. Multicenter randomized phase II study: percutaneous biliary drainage vs EUS guided biliary drainage: results of the intermediate analysis [abstract]. *Gastrointest Endosc.* 2015;81:AB174.

44. Sharaiha RZ, Khan MA, Kamal F, et al. Efficacy and safety of EUS-guided biliary drainage in comparison with percutaneous biliary drainage when ERCP fails: a systematic review and meta-analysis. *Gastrointest Endosc.* 2017;85:904–914.

45. Tyberg A, Desai AP, Kumta NA, et al. EUS-guided biliary drainage after failed ERCP: a novel algorithm individualized based on patient anatomy. *Gastrointest Endosc.* 2016;84:941–946.

46. Widmer J, Sharaiha RZ, Kahaleh M. Endoscopic ultrasonogra-

phy-guided drainage of the pancreatic duct. *Gastrointest Endosc Clin N Am.* 2013;23:847–861.

47. Fujii LL, Topazian MD, Abu Dayyeh BK, et al. EUS-guided pancreatic duct intervention: outcomes of a single tertiary-care referral center experience. *Gastrointest Endosc.* 2013;78:854–864. e1.

48. Giovannini M. EUS-guided pancreatic duct drainage: ready for prime time? *Gastrointest Endosc.* 2013;78:865–867.

49. Itoi T, Yasuda I, Kurihara T, et al. Technique of endoscopic ultrasonography-guided pancreatic duct intervention (with videos). *J Hepatobiliary Pancreat Sci.* 2014;21:E4–E9.

50. Prachayakul V, Aswakul P. Endoscopic ultrasound-guided interventions in special situations. *World J Gastrointest Endosc.* 2016;8:104–112.

51. Kahaleh M, Hernandez AJ, Tokar J, et al. EUS-guided pancreaticogastrostomy: analysis of its efficacy to drain inaccessible pancreatic ducts. *Gastrointest Endosc.* 2007;65:224–230.

52. Mallery S, Matlock J, Freeman ML. EUS-guided rendezvous drainage of obstructed biliary and pancreatic ducts: Report of 6 cases. *Gastrointest Endosc.* 2004;59:100–107.

53. Barkay O, Sherman S, McHenry L, et al. Therapeutic EUS-assisted endoscopic retrograde pancreatography after failed pancreatic duct cannulation at ERCP. *Gastrointest Endosc.* 2010;71:1166–1173.

54. Will U, Meyer F, Manger T, et al. Endoscopic ultrasound-assisted rendezvous maneuver to achieve pancreatic duct drainage in obstructive chronic pancreatitis. *Endoscopy.* 2005;37:171–173.

55. Papachristou GI, Gleeson FC, Petersen BT, et al. Pancreatic endoscopic ultrasound-assisted rendezvous procedure to facilitate drainage of nondilated pancreatic ducts. *Endoscopy.* 2007;39(Suppl 1):E324–E325.

56. Itoi T, Kikuyama M, Ishii K, et al. EUS-guided rendezvous with single-balloon enteroscopy for treatment of stenotic pancreaticojejunal anastomosis in post-Whipple patients (with video). *Gastrointest Endosc.* 2011;73:398–401.

57. Kikuyama M, Itoi T, Ota Y, et al. Therapeutic endoscopy for stenotic pancreatodigestive tract anastomosis after pancreatoduodenectomy (with videos). *Gastrointest Endosc.* 2011;73:376–382.

58. Kurihara T, Itoi T, Sofuni A, et al. Endoscopic ultrasonography-guided pancreatic duct drainage after failed endoscopic retrograde cholangiopancreatography in patients with malignant and benign pancreatic duct obstructions. *Dig Endosc.* 2013;25(Suppl 2):109–116.

59. Bataille L, Deprez P. A new application for therapeutic EUS: main pancreatic duct drainage with a "pancreatic rendezvous technique". *Gastrointest Endosc.* 2002;55:740–743.

60. Keenan J, Mallery S, Freeman ML. EUS rendezvous for pancreatic stent placement during endoscopic snare ampullectomy. *Gastrointest Endosc.* 2007;66:850–853.

61. Saftoiu A, Dumitrescu D, Stoica M, et al. EUS-assisted rendezvous stenting of the pancreatic duct for chronic calcifying pancreatitis with multiple pseudocysts. *Pancreatology.* 2007;7:74–79.

62. Cooper ST, Malick J, McGrath K, et al. EUS-guided rendezvous for the treatment of pancreaticopleural fistula in a patient with chronic pancreatitis and pancreas pseudodivisum. *Gastrointest Endosc.* 2010;71:652–654.

63. Itoi T, Kasuya K, Sofuni A, et al. Endoscopic ultrasonography-guided pancreatic duct access: techniques and literature review of pancreatography, transmural drainage and rendezvous techniques. *Dig Endosc.* 2013;25:241–252.

64. Chapman CG, Waxman I, Siddiqui UD. Endoscopic ultrasound (EUS)-guided pancreatic duct drainage: the basics of when and how to perform EUS-guided pancreatic duct interventions. *Clin Endosc.* 2016;49:161–167.

65. Jirapinyo P, Lee LS. Endoscopic ultrasound-guided pancreatobiliary endoscopy in surgically altered anatomy. *Clin Endosc.* 2016;49:515–529.

66. Fujii-Lau LL, Levy MJ. Endoscopic ultrasound-guided pancreatic duct drainage. *J Hepatobiliary Pancreat Sci.* 2015;22:51–57.

67. Ergun M, Aouattah T, Gillain C, et al. Endoscopic ultrasound-guided transluminal drainage of pancreatic duct obstruction: long-term outcome. *Endoscopy.* 2011;43:518–525.

68. Gines A, Varadarajulu S, Napoleon B, et al. EUS 2008 Working Group document: evaluation of EUS-guided pancreatic-duct drainage (with video). *Gastrointest Endosc.* 2009;69:S43–S48.

69. Tessier G, Bories E, Arvanitakis M, et al. EUS-guided pancreatogastrostomy and pancreatobulbostomy for the treatment of pain in patients with pancreatic ductal dilatation inaccessible for transpapillary endoscopic therapy. *Gastrointest Endosc.* 2007;65:233–241.

70. Kolla SB, Aggarwal S, Kumar A, et al. Early versus delayed laparoscopic cholecystectomy for acute cholecystitis: a prospective randomized trial. *Surg Endosc.* 2004;18:1323–1327.

71. Lai PB, Kwong KH, Leung KL, et al. Randomized trial of early versus delayed laparoscopic cholecystectomy for acute cholecystitis. *Br J Surg.* 1998;85:764–767.

72. Lo CM, Liu CL, Fan ST, et al. Prospective randomized study of early versus delayed laparoscopic cholecystectomy for acute cholecystitis. *Ann Surg.* 1998;227:461–467.

73. Johansson M, Thune A, Nelvin L, et al. Randomized clinical trial of open versus laparoscopic cholecystectomy in the treatment of acute cholecystitis. *Br J Surg.* 2005;92:44–49.

74. Teoh AY, Chong CN, Wong J, et al. Routine early laparoscopic cholecystectomy for acute cholecystitis after conclusion of a randomized controlled trial. *Br J Surg.* 2007;94:1128–1132.

75. Tsuyuguchi T, Itoi T, Takada T, et al. TG13 indications and techniques for gallbladder drainage in acute cholecystitis (with videos). *J Hepatobiliary Pancreat Sci.* 2013;20:81–88.

76. McKay A, Abulfaraj M, Lipschitz J. Short- and long-term outcomes following percutaneous cholecystostomy for acute cholecystitis in high-risk patients. *Surg Endosc.* 2012;26:1343–1351.

77. Melloul E, Denys A, Demartines N, et al. Percutaneous drainage versus emergency cholecystectomy for the treatment of acute cholecystitis in critically ill patients: does it matter? *World J Surg.* 2011;35:826–833.

78. Toyota N, Takada T, Amano H, et al. Endoscopic naso-gallbladder drainage in the treatment of acute cholecystitis: alleviates inflammation and fixes operator's aim during early laparoscopic cholecystectomy. *J Hepatobiliary Pancreat Surg.* 2006;13:80–85.

79. Kjaer DW, Kruse A, Funch-Jensen P. Endoscopic gallbladder drainage of patients with acute cholecystitis. *Endoscopy.* 2007;39:304–308.

80. Itoi T, Sofuni A, Itokawa F, et al. Endoscopic transpapillary gallbladder drainage in patients with acute cholecystitis in whom percutaneous transhepatic approach is contraindicated or anatomically impossible (with video). *Gastrointest Endosc.* 2008;68:455–460.

81. Itoi T, Kawakami H, Katanuma A, et al. Endoscopic nasogallbladder tube or stent placement in acute cholecystitis: a preliminary prospective randomized trial in Japan (with videos). *Gastrointest Endosc.* 2015;81:111–118.

82. Itoi T, Takada T, Hwang TL, et al. Percutaneous and endoscopic gallbladder drainage for the acute cholecystitis: International multicenter comparative study by a propensity score-matched analysis. *J Hepatobiliary Pancreat Sci.* 2017;24:362–368.

83. Lee SS, Park DH, Hwang CY, et al. EUS-guided transmural cholecystostomy as rescue management for acute cholecystitis in elderly or high-risk patients: a prospective feasibility study. *Gastrointest Endosc.* 2007;66:1008–1012.

84. Jang JW, Lee SS, Park DH, et al. Feasibility and safety of EUS-guided transgastric/transduodenal gallbladder drainage with single-step placement of a modified covered self-expandable metal stent in patients unsuitable for cholecystectomy. *Gastrointest Endosc.* 2011;74:176–181.

85. Jang JW, Lee SS, Song TJ, et al. Endoscopic ultrasound-guided transmural and percutaneous transhepatic gallbladder drain-

age are comparable for acute cholecystitis. *Gastroenterology.* 2012;142:805–811.

86. Itoi T, Binmoeller KF, Shah J, et al. Clinical evaluation of a novel lumen-apposing metal stent for endosonography-guided pancreatic pseudocyst and gallbladder drainage (with videos). *Gastrointest Endosc.* 2012;75:870–876.

87. de la Serna-Higuera C, Perez-Miranda M, Gil-Simon P, et al. EUS-guided transenteric gallbladder drainage with a new fistula-forming, lumen-apposing metal stent. *Gastrointest Endosc.* 2013;77:303–308.

88. Moon JH, Choi HJ, Kim DC, et al. A newly designed fully covered metal stent for lumen apposition in EUS-guided drainage and access: a feasibility study (with videos). *Gastrointest Endosc.* 2014;79:990–995.

89. Choi JH, Lee SS, Choi JH, et al. Long-term outcomes after endoscopic ultrasonography-guided gallbladder drainage for acute cholecystitis. *Endoscopy.* 2014;46:656–661.

90. Law R, Grimm IS, Stavas JM, et al. Conversion of Percutaneous Cholecystostomy to Internal Transmural Gallbladder Drainage Using an Endoscopic Ultrasound-Guided, Lumen-Apposing Metal Stent. *Clin Gastroenterol Hepatol.* 2016;14:476–480.

91. Walter D, Teoh AY, Itoi T, et al. EUS-guided gall bladder drainage with a lumen-apposing metal stent: a prospective long-term evaluation. *Gut.* 2016;65:6–8.

92. Ge N, Sun S, Sun S, et al. Endoscopic ultrasound-assisted transmural cholecystoduodenostomy or cholecystogastrostomy as a bridge for per-oral cholecystoscopy therapy using double-flanged fully covered metal stent. *BMC Gastroenterol.* 2016;16:9.

93. Kahaleh M, Perez-Miranda M, Artifon EL, et al. International collaborative study on EUS-guided gallbladder drainage: Are we ready for prime time? *Dig Liver Dis.* 2016;48:1054–1057.

94. Teoh AY, Serna C, Penas I, et al. Endoscopic ultrasound-guided gallbladder drainage reduces adverse events compared with percutaneous cholecystostomy in patients who are unfit for cholecystectomy. *Endoscopy.* 2017;49:130–138.

95. Tyberg A, Saumoy M, Sequeiros EV, et al. EUS-guided Versus Percutaneous Gallbladder Drainage: Isn't It Time to Convert? *J Clin Gastroenterol.* 2018;52:79–84.

96. Irani S, Ngamruengphong S, Teoh A, et al. Similar Efficacies of Endoscopic Ultrasound Gallbladder Drainage With a Lumen-Apposing Metal Stent Versus Percutaneous Transhepatic Gallbladder Drainage for Acute Cholecystitis. *Clin Gastroenterol Hepatol.* 2017;15:738–745.

97. Choi JH, Kim HW, Lee JC, et al. Percutaneous transhepatic versus EUS-guided gallbladder drainage for malignant cystic duct obstruction. *Gastrointest Endosc.* 2017;85:357–364.

98. Kamata K, Takenaka M, Kitano M, et al. Endoscopic ultrasound-guided gallbladder drainage for acute cholecystitis: Long-term outcomes after removal of a self-expandable metal stent. *World J Gastroenterol.* 2017;23:661–667.

99. Dollhopf M, Larghi A, Will U, et al. Eus-Guided Gallbladder Drainage in Patients with Acute Cholecystitis and High Surgical Risk Using an Electrocautery-Enhanced Lumen-Apposing Metal Stent Device. *Gastrointest Endosc.* 2017;86:636–643.

100. Chan SM, Teoh AY, Yip HC, et al. Feasibility of per-oral cholecystoscopy and advanced gallbladder interventions after EUS-guided gallbladder stenting (with video). *Gastrointest Endosc.* 2017;85:1225–1232.

101. Dellon ES, Hawk JS, Grimm IS, et al. The use of carbon dioxide for insufflation during GI endoscopy: a systematic review. *Gastrointest Endosc.* 2009;69:843–849.

102. Kida M, Araki M, Miyazawa S, et al. Fine needle aspiration using forward-viewing endoscopic ultrasonography. *Endoscopy.* 2011;43:796–801.

103. Varadarajulu S, Bang JY, Hebert-Magee S. Assessment of the technical performance of the flexible 19-gauge EUS-FNA needle. *Gastrointest Endosc.* 2012;76:336–343.

104. Kumbhari V, Penas I, Tieu AH, et al. Interventional EUS Using a Flexible 19-Gauge Needle: An International Multicenter Experience in 162 Patients. *Dig Dis Sci.* 2016;61:3552–3559.

105. Romagnuolo J. Endoscopic choledochoenterostomy using a new blunt-ended endoscopic ultrasound-guided access device. *Endoscopy.* 2011;43(Suppl 2). UCTN: E356–7.

106. Ogura T, Sano T, Onda S, et al. Endoscopic ultrasound-guided biliary drainage with a novel fine-gauge balloon catheter: one-step placement technique. *Endoscopy.* 2015;47(Suppl 1). UCTN: E245–6.

107. Prachayakul V, Aswakul P. Feasibility and safety of using Soehendra stent retriever as a new technique for biliary access in endoscopic ultrasound-guided biliary drainage. *World J Gastroenterol.* 2015;21:2725–2730.

108. Hanada K, Iiboshi T, Ishii Y. Endoscopic ultrasound-guided choledochoduodenostomy for palliative biliary drainage in cases with inoperable pancreas head carcinoma. *Dig Endosc.* 2009;21(Suppl 1):S75–S78.

109. Lee TH, Choi JH, Lee SS, et al. A pilot proof-of-concept study of a modified device for one-step endoscopic ultrasound-guided biliary drainage in a new experimental biliary dilatation animal model. *World J Gastroenterol.* 2014;20:5859–5866.

110. Park do H, Lee TH, Paik WH, et al. Feasibility and safety of a novel dedicated device for one-step EUS-guided biliary drainage: A randomized trial. *J Gastroenterol Hepatol.* 2015;30:1461–1466.

111. Teoh AY, Binmoeller KF, Lau JY. Single-step EUS-guided puncture and delivery of a lumen-apposing stent for gallbladder drainage using a novel cautery-tipped stent delivery system. *Gastrointest Endosc.* 2014;80:1171.

112. Teoh AY, Ng EK, Chan SM, et al. Ex vivo comparison of the lumen-apposing properties of EUS-specific stents (with video). *Gastrointest Endosc.* 2016;84:62–68.

113. Buxbaum J, Leonor P, Tung J, et al. Randomized Trial of Endoscopist-Controlled vs. Assistant-Controlled Wire-Guided Cannulation of the Bile Duct. *Am J Gastroenterol.* 2016;111:1841–1847.

114. Dhir V, Kwek BE, Bhandari S, et al. EUS-guided biliary rendezvous using a short hydrophilic guidewire. *J Interv Gastroenterol.* 2011;1:153–159.

115. Ogura T, Masuda D, Takeuchi T, et al. Liver impaction technique to prevent shearing of the guidewire during endoscopic ultrasound-guided hepaticogastrostomy. *Endoscopy.* 2015;47:E583–e584.

116. Itoi T, Sofuni A, Tsuchiya T, et al. Initial evaluation of a new plastic pancreatic duct stent for endoscopic ultrasonography-guided placement. *Endoscopy.* 2015;47:462–465.

117. Park DH, Kim MH, Choi JS, et al. Covered versus uncovered wallstent for malignant extrahepatic biliary obstruction: a cohort comparative analysis. *Clin Gastroenterol Hepatol.* 2006;4:790–796.

118. Park DH, Lee SS, Lee TH, et al. Anchoring flap versus flared end, fully covered self-expandable metal stents to prevent migration in patients with benign biliary strictures: a multicenter, prospective, comparative pilot study (with videos). *Gastrointest Endosc.* 2011;73:64–70.

119. Oh D, Park do H, Cho MK, et al. Feasibility and safety of a fully covered self-expandable metal stent with antimigration properties for EUS-guided pancreatic duct drainage: early and midterm outcomes (with video). *Gastrointest Endosc.* 2016;83:366–373. e2.

120. Brauer BC, Chen YK, Fukami N, et al. Single-operator EUS-guided cholangiopancreatography for difficult pancreaticobiliary access (with video). *Gastrointest Endosc.* 2009;70:471–479.

121. Tyberg A, Sharaiha RZ, Kedia P, et al. EUS-guided pancreatic drainage for pancreatic strictures after failed ERCP: a multicenter international collaborative study. *Gastrointest Endosc.* 2017;85:164–169.

122. Chen YI, Levy MJ, Moreels TG, et al. An international multicenter study comparing EUS-guided pancreatic duct drainage with enteroscopy-assisted endoscopic retrograde pancreatography after Whipple surgery. *Gastrointest Endosc.* 2017;85:170–177.

第 25 章

内镜超声引导下消融治疗和腹腔神经丛阻滞术

ABDURRAHMAN KADAYIFCI, OMER BASAR, WILLIAM R. BRUGGE

（孙嘉艺　钱晶瑶　田正刚 译　李　文 审校）

内 容 要 点

- 内镜超声（EUS）引导下的消融治疗包括向囊腔或神经节内注射细胞毒性药物以治疗癌前病变或进行神经阻滞。

- 目前，腹腔神经丛阻断术和神经阻滞术是 EUS 引导下介入性治疗的最常见术式。将乙醇注入胰腺癌部位能明显缓解疼痛，在慢性胰腺炎导致的腹痛中也有较为明显的效果。

- 此外，还有一些特殊手术或针对局灶晚期癌症的姑息治疗，如近距离放射治疗、射频消融术等许多先进技术。虽然初步的数据支持这些技术的价值，但这些术式大多还处于试验阶段。

- 虽然许多基于 EUS 的技术其设计初衷是缓解或控制胰腺恶性肿瘤，但治疗所产生的放射暴露，也可能导致肿瘤的发生。

现阶段，内镜超声（endoscopic ultrasonography，EUS）已不仅仅作为是胃肠疾病的诊断工具，更是作为胃肠疾病治疗的重要手段。介入性 EUS，是以细针穿刺（fine-needle aspiration，FNA）为基础，实现的细针注射术（fine-needle injection，FNI）。随着介入性 EUS 的发展，又逐渐出现了像组织消融、肿瘤治疗等 FNI 之外的治疗技术。本章回顾性介绍了介入性 EUS 中消融治疗和腹腔神经丛阻滞术的临床应用，并对其技术细节进行了详细阐述。

EUS 引导下放射治疗（表 25.1）

射频消融术

射频消融术（radiofrequency ablation，RFA）的原理是通过电磁能量的感应产生热损伤破坏靶组织。在单极 RFA 中，患者、射频发生器、电极针以及一个大的分散电极（接地电极）会形成一个回路。在

细胞遭受热损伤后的数天里，逐渐出现凝固性坏死。

RFA 的应用，需要在 EUS 的引导下将穿刺针导入目标病灶。在肝和胰腺疾病中使用 RFA 时，穿刺针会通过胃或十二指肠壁进行穿刺进入病灶。穿刺针一旦成功进入组织，即可实施射频。在热凝固组织过程中，超声会探测到在穿刺针头端显示出一个高回声的"云雾状"影像。随着商业化设备的逐渐完善，令消融产生的能量在 EUS 引导下直接传递到恶性肿瘤局部变得越来越有可能。近期的临床研究显示，可将 Habib EUS-RFA 探针（Habib catheter，Emcision Ltd，London）用于胰腺的 EUS-RFA 治疗中。Habib 导管是一种单极 RFA 探针，工作长度 190 cm，直径 3.6 Fr（1.2 mm），可通过 1 Fr（0.33 mm）导丝，与 19 G 和 22 G FNA 穿刺针（图 25.1 和 图 25.2）兼容。与其他 RFA 设备相比，它的设计旨在对组织实现更为针对性的损伤。

操作流程（视频 25.1）

通过食管将 EUS 插入胃或十二指肠腔内，对胰腺病灶完成定位后，首先通过 EUS 钳道将一根 19 G 或 22 G FNA 穿刺针刺入靶组织；拔出 FNA 穿刺针针芯，将 Habib 单极导管轻柔地送入 FNA 穿刺针内腔，将射频消融探头连接到射频发生器上。目前功率和消融时间尚未标准化。在初步研究中，使用 Habib 导管的射频能量为 5 ~ 25 W，施加 90 ~ 120 s。在之前的临床研究中，每次消融治疗一般重复 2 ~ 6 次[1-2]。

临床效果

最近有 2 个不同的研究首次提到了在人体中使用 Habib EUS RFA 导管治疗胰腺囊性肿瘤（pancreatic cystic neoplasms，PCN）、神经内分泌瘤（neuroendocrine tumors，NET）和胰腺导管腺癌（pancreatic ductal adenocarcinomas，PDAC）[1-2]。PDAC 研究[1] 共包括 7 例病例，2 例胰头部病灶，

表 25.1	EUS 引导下肿瘤射频消融术			
	射频消融	冷凝法 （自冷却头端 RFA）	近距离放射治疗	基准点放置
配件使用	齿状针	专用导管	FNA 穿刺针	19 G 或 22 G EUS FNA 穿刺针
作用机制	热凝坏死	热凝坏死	DNA 损伤	为 RT 做标记
靶器官	胰腺癌，囊性病变，神经内分泌瘤，腹腔神经节	胰腺癌	胰腺癌	所有 EUS 可触及的胃肠道肿瘤
人体研究	有	有	有	有
有效性	临床试验	临床试验	临床试验	广泛

EUS：内镜超声；FNA：细针穿刺；RFA：射频消融；RT：放射治疗

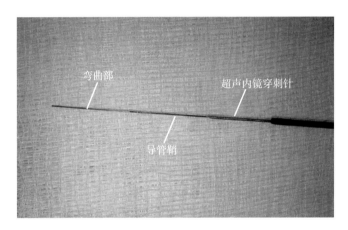

弯曲部　　超声内镜穿刺针

导管鞘

● 图 25.1　Habib EUS 射频消融导管头端

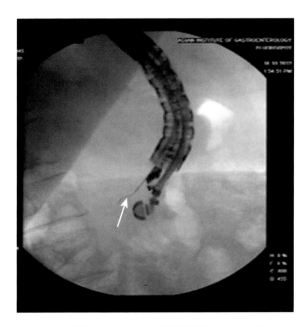

● 图 25.2　透视下 Habib EUS 射频消融导管头端（箭头）

5 例胰体部病灶。射频能量为 5 ～ 15 W，持续超过 90 s，对所有患者均完成手术。术后 3 ～ 6 个月影像随访显示其中 2 例病灶缩小，其余病例病灶均无明显变化。所有患者对手术耐受良好，除 1 例并发轻度胰腺炎外，无严重并发症发生。PCN-NET 研究[2] 共包括 8 例病例（6 例 PCN，2 例 NET），肿瘤位于胰头部。6 例 PCN 接受 EUS RFA 治疗，术后 3 ～ 6 个月影像学显示，其中 2 例囊肿几乎完全消失，3 例囊肿缩小 48.4%，只有 1 例患者需要接受二次射频治疗。横断面图像显示，2 例 NET 在 EUS-RFA 治疗后发生了血管的改变和中心坏死，无胰腺炎、穿孔及出血并发症发生，这表明该术式在技术上是简单且安全的。

最近一项研究显示，应用 18 G RFA 电极消融治疗 6 例胰腺癌患者，6 例均无法手术切除（4 例位于胰头部，2 例位于胰体部）[3]，射频能量 20 ～ 50 W，持续 10 s，重复操作以充分覆盖肿物，所有手术均成功完成，仅 2 例出现轻微腹痛。另一项研究显示，使用 19 G 内部冷却电极穿刺针消融治疗 3 例有症状的胰岛素瘤患者，射频能量 50 瓦[4]，所有患者症状迅速缓解，生化指标均有改善，随访 11 ～ 12 个月无继发症状，未出现手术相关不良事件的报道。

Jin 等[5] 将 EUS RFA 应用于腹腔神经节，用以控制胰腺癌患者的疼痛。在该过程中，用 19 G 穿刺针穿刺腹腔神经节（视频 25.2）。将 Habib RF DUO 13 探针通过针内腔伸入腹腔神经节的中心，将部分穿刺针抽出避免与探针活性部分接触。消融参数设定为 10 W 持续 120 s，以及 15 W 持续 120 s。随着 RFA 的进行，腹腔神经节的中心逐渐变为高回声。术后，患者视觉模拟评分（visual analog scale，

VAS）的疼痛值明显下降，且无需阿片类镇痛药止痛[5]。

　　一种自带冷却尖端（cool-tipped）的装置被设计应用于胰腺消融[6]（图 25.3）。该装置为可弯曲的双极射频探头，结合 RF 和冷沉淀技术，可以完全诱导消融靶点附近的胰腺病灶。可以同时使用同步低温二氧化碳（650 psi）以使高温的探头尖端降温。在第一次临床试验中，22 例晚期胰腺癌的患者中有 16 例（72.8%）在 EUS 引导下实现了可弯曲双极消融探针的治疗[7]。其中 6 例失败的原因是探针通过胃肠壁和肿瘤时阻力较大。消融术后中位生存期为 6 个月。

　　这些研究表明了 EUS-RFA 在技术上的可行性，且对于特定的胰腺癌前病变和恶性病灶也可能有益。虽然没有观察到严重的并发症，但在广泛应用于临床之前，仍需要更多的前瞻性研究来证实其安全性和总生存期。

近距离放射治疗

　　小放射粒子形式的近距离放射治疗技术可用于控制局部恶性疾病。胃肠道恶性实体肿瘤一般对放疗较为敏感，而且复发风险较低[8]。传统意义上来讲，放疗为辅助手术治疗，但难以精准定位。计算机断层扫描（computed tomography，CT）引导下将放射性粒子植入胃肠道肿瘤附近用来治疗肿瘤的方法安全且多少有效[9]。首次尝试 EUS 引导的近距离放射治疗是以 15 例不可切除的 Ⅲ 期和 Ⅳ 期胰腺癌患者为研究对象[10]。通过 18 G EUS 穿刺针，将多个小放射粒子植入胰腺组织，实现短程放疗。虽然

肿瘤组织对近距离放射治疗有适度的反应（33% 的肿瘤治疗反应稳定），但在 30% 患者，腹痛仅获暂时缓解。类似的结果在一项使用 ^{125}I 治疗的 22 例不可切除胰腺癌的试验中也得到了证实[11]。在另一项前瞻性研究中，纳入了 100 例不可切除的胰腺癌患者，研究证实了 EUS 引导下近距离放射治疗的有效性[12]。其中 85 例实施 EUS 引导下近距离放射治疗 1 周后，联合应用了吉西他滨化疗方案。平均随访期为（7.8 ± 6.1）个月，中位无进展生存期和总生存期分别是 4.5 个月和 7.0 个月。在接受放疗 1 周后 VAS 评分显著下降，并在 3 个月内保持较低水平。粒子放疗后联合化疗的患者中位生存期较长，为 7.8 个月，未接受化疗的为 4 个月。研究结果显示，EUS 引导下 ^{125}I 粒子植入联合化疗可有效延长胰腺癌患者的生存期。在研究 EUS 引导下 ^{125}I 粒子植入放疗用于治疗恶性左肝肿瘤的有效性和安全性时发现，很难通过图像引导干预接近肿瘤[13]。在使用线阵 EUS 定位肿瘤后，用 19 G 穿刺针经胃进行穿刺，并将碘粒子直接植入病变部位。6 个月内，13 例患者中有 12 例存在完全治疗反应，2 例患者因不完全治疗反应需要再次治疗。在同一项研究中，对 10 例恶性左肝肿瘤患者注射无水乙醇，3 例出现完全治疗反应。EUS 引导下 ^{125}I 粒子近距离放疗对于恶性肝肿瘤是安全、高效的，且优于 EUS 引导的乙醇注射治疗。对于左侧肝肿瘤，特别是位于接近胃小弯处的肝肿瘤，经胃 EUS 可以排除肠道气体的干扰，为所有 EUS 引导下肝介入治疗提供了安全通路[13]。

EUS 引导下基准点置入

　　随着放疗技术的进展，在不透射线的标记物引导下，通过三维映射的方式可以实现对放疗进行实时监测。呼吸运动导致目标区域的移动经常造成周边组织不应有的放射暴露。但仍可通过辐射的聚焦对局灶性恶性肿瘤进行精确定位。

　　虽然 CT 可以指导定位胰腺肿瘤内部及其邻近结构，但 EUS 引导可能更为精准[14]。将这些小的不透射线的标记物放置在恶性病灶周围，使得放疗能更好地进行靶组织定位。

操作流程

　　确定肿瘤位置，并确定穿刺径路上无血管存在后，在 EUS 引导下使用 19 G 或 22 G FNA 穿刺针进行基准点放置（视频 25.3，图 25.4）。将市售的消

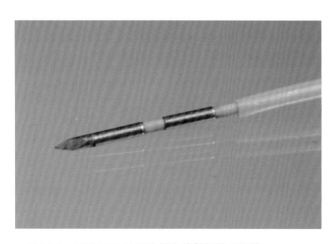

● **图 25.3**　用于 EUS 的自冷却头端射频消融导管

毒金色标记物预先装入穿刺针，可以手动将针芯抽回到针尖内。穿刺针的头端使用骨蜡密封以防止意外移位。确认目标病灶后，通过前推针芯或导丝对肿瘤进行穿刺并定位基准点。如果在基准点定位到靶器官的过程中遇到阻力，则意味着内镜位置不当。移动针芯或通过注射器抽满无菌水提供一个液体静压力可能会克服上述阻力，以便从基准点进入肿瘤组织。根据肿瘤大小，在肿瘤内选 3～6 个基准点，以便在距离、角度和平面等方面充分定位。透视和超声可以正确定位肿瘤内的基准点位置（图 25.4 和图 25.5）。专门的预装基准装置现已上市（见视频 25.4）。

EUS 引导下对胰腺恶性肿瘤的基准点置入，其安全性及有效性已被多项研究证实，包括大型研究中，也有较高的技术成功率及临床成功率（85%～90%）[14-16]。近期研究表明，基准点可能会被置入所有 EUS 可以接近的恶性肿瘤中[16-19]。此外，该技术已被用于小神经内分泌瘤摘除术以及其他切除手术的术中定位（图 25.6）[20]。在一项初步研究中，已经开始尝试在 EUS 引导下，用标记液对 6 例胰腺肿瘤进行行术前标记[21]。有 5 例术中很容易发现标记且局限在小范围内，亦没有不良反应发生。

腹腔神经节放射治疗

近期一项研究中，对 23 例不可切除的胰腺癌患者，采用 EUS 引导下腹腔神经节置入 ^{125}I 粒子进行放疗治疗，用以缓解疼痛[22]。在每位患者的腹腔神经节中平均置入 4 枚粒子。和术前相比，疼痛缓解和术前止痛药的使用剂量无明显变化，12 名患者中有 6 名（26%）报告疼痛加重。但 VAS 评分和平均止痛药使用剂量同术前相比在 2 周后有明显降低。无手术相关死亡或严重并发症的报告。该研究表明，可以在 EUS 引导下直接行腹腔神经节放疗，但还需要进一步的研究证实其有效性。

EUS 引导下注射治疗

乙醇或化疗注射用于实体肿瘤。首次使用 EUS 引导的乙醇注射是用于治疗胰岛素瘤[23]。有两篇报道了肿瘤和低血糖症状有所改善[24,25]。在一项单中心研究中，5 例胰岛素瘤患者接受了 EUS-FNI 治疗，没有任何明显的不良反应[24]。在中值为 13 个月的随访期间，患者未报道术后任何与低血糖相关的症

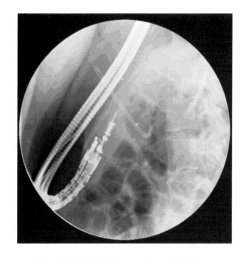

● 图 25.4　胰腺病灶内基准点置入的 X 线图像

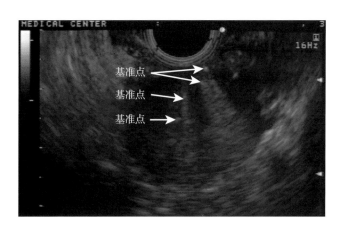

● 图 25.5　胰腺病灶内基准点置入的 EUS 图像

状。同样的结果亦见于近期的一项包含 4 例胰岛素瘤患者的研究中[25]。这些报告表明，对于无胰岛素瘤手术适应证的患者，使用乙醇进行 EUS-FNI 可能是另一种治疗选择。胃肠道间质细胞瘤、肺癌肾上腺转移、左肝转移癌、直肠癌合并两处盆腔淋巴结转移，以上患者在接受 EUS 引导的乙醇注射治疗后均无术后相关并发症发生[16]。

在一项包含 25 例结直肠癌和肝转移癌的随机试验中，将 EUS 引导的肝内动脉化疗（5-氟尿嘧啶或 5-氟脱氧尿苷）与介入放射引导的注射进行对比[26]。虽然两组的整体治疗反应和生存率相当，但在 EUS-FNI 组，住院时间中值和不良反应发生率明显更低。该研究表明，对于部分转移性肝癌患者，EUS 引导的动脉化疗是安全可行的。

在 36 例局灶晚期或转移性胰腺癌患者中，EUS-FNI 瘤内注射吉西他滨作为一次性诱导治疗方案，

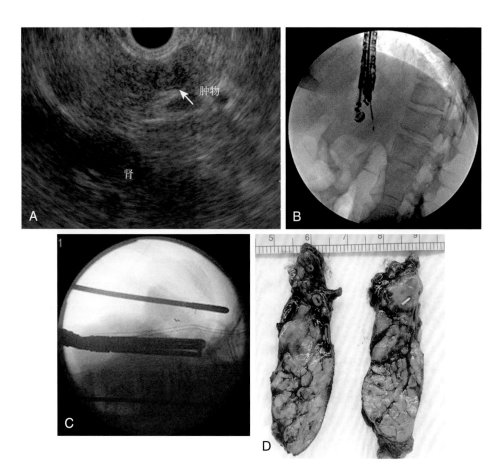

● 图 25.6　A．在 EUS 中找到胰腺内小神经内分泌瘤；B．透视和 EUS 引导下置入基准点；C．术中使用交叉透视辨别基准点；D. 切除的肿瘤标本内可看到标记

用于常规多疗程治疗之前[27]。该试验的主要终点是毒性。无手术相关并发症发生。4 例（20%）患有Ⅲ期不可切除肿瘤的患者接受了 R0 切除术。该研究证明了使用 EUS-FNI 瘤内注射吉西他滨治疗胰腺癌的安全性、可行性及有效性。

总之，虽然近年来 EUS 引导注射用于治疗腹部恶性肿瘤取得了重要进展（表 25.2），但想要作为常规临床治疗方案，还需要进行前瞻性试验来评估手术的适应证和并发症。

用于胰腺癌和食管癌的新型抗肿瘤药。想欲通过 EUS-FNI 注射各种生物制剂以控制胰腺癌的进展，目前还存在重大挑战。最初向胰腺癌注射治疗所用的药物是对淋巴细胞敏感的物质，且证实了其在临床Ⅰ期试验中的安全性和可行性[28]。8 名不可切除的胰腺癌患者接受了 EUS-FNI 淋巴细胞细胞移植物治疗，逐渐加量（30 亿、60 亿或 90 亿细胞）。中位生存期 13.2 个月，2 名患者有部分反应，1 名反应轻微。8 例患者中 7 例出现低热，并进行了对

症治疗。虽然该研究证明了治疗的安全性，但尚未进行大规模试验。

EUS 引导的 FNI 技术亦被用于抗肿瘤病毒治疗[29]。ONYX-015（dl 1520）是 E1B-55 kDa 基因缺失的选择性复制腺病毒，其优先在肿瘤细胞中复制，导致细胞死亡。21 例局灶晚期胰腺癌或转移性腺癌的患者，在 8 周内接受了 8 次 ONYX-015 的 EUS-FNI 注射。最后 4 次联合静脉注射吉西他滨（1 000 mg/m²）。联合治疗后，2 例患者肿瘤注射处有部分缩小，2 例反应轻微，6 例病情稳定，11 例病情加重。

树突细胞（dendritic cells，DC）是有其效的抗原递呈细胞，可以刺激 T 细胞介导的免疫应答。DS 作为抗多种癌症的疫苗治疗对其进行了临床研究。在一项初期研究中，7 名晚期胰腺癌和吉西他滨难治性胰腺癌的患者，接受了 EUS 引导下瘤体内注射幼稚 DC 的治疗[30]。在 28 天周期的第 1 天、8 天和 15 天，进行 DC 的注射。所有注射治疗均耐受良好且无临床毒性，但中位生存期仅 9.9 个月，与单接

受化疗的患者相似。有研究报道了 5 名晚期胰腺癌患者接受了 EUS-FNI 注射 DC 联合化疗的方案[31]。3 例治疗应答显著，1 例部分应答，2 例获得长期稳定的效果。中位生存期 15.9 个月。在研究期间未观察到与治疗相关的严重不良反应。这一研究表明，在胰腺癌的治疗中，免疫治疗和化疗相结合，可能起到协同作用。

TNFerade 是第二代复制 - 缺陷型腺病毒载体，表达人肿瘤坏死因子（tumor necrosis factor，TNF）α 基因，由化学放射诱导型启动子调节。它具有将局部抗肿瘤活性最大化和全身毒性最小化的潜力。在一项多中心研究中，对 50 例局灶晚期胰腺癌患者进行 EUS 引导下 TNFerade 注射治疗（$n = 27$）或经皮注射治疗（$n = 23$），逐渐增量，持续 5 周，同时联合应用 5- 氟尿嘧啶和放疗[32]。与低剂量组（$n = 30$）相比，高剂量组（$n = 11$）肿瘤局部控制率更高，无进展生存期更长，CA19-9 水平稳定或降低，肿瘤切除率更高（45%），中位生存期延长。在高剂量组，5 例患者中 4 例肿瘤组织缩小，可进行手术切除，病理学组织边界阴性，3 例生存期超过 24 个月。注射 TNFerade 的途径为 EUS 或经皮，都不影

响最终结果。长期结果显示，与 TNFerade 潜在相关的毒性轻微且具有较好的耐受性。然而，在一项涉及 187 例局灶晚期胰腺癌患者接受 TNFerade 治疗的 III 期试验中，与接受标准治疗的患者相比，生存率无明显差异[33]。在 I 期多中心研究中，24 例患有局灶晚期但可切除的食管癌患者，将 EUS-FNI 或者直接内镜注射 TNFerade 的治疗方法与术前标准化疗方案相结合[34]。联合治疗具有更长的生存期，但常见的不良反应包括疲劳、发热、恶心、呕吐、食管炎及寒战等。此外，8 名接受较高剂量 TNFerade（4×10^{11} 粒子单位）的患者，5 名出现血栓栓塞的不良事件。

尽管一些结果貌似乐观，但并没有随机对照试验来证实这些新型 EUS-FNI 治疗腹腔肿瘤的真实临床效果（表 25.2）。若给予更多剂量的 TNFerade，还要考虑其安全性。根据目前的数据，这些治疗方法仅应用于研究或不适合手术的特殊患者。

EUS 引导下胰腺囊肿消融术

胰腺囊性肿瘤（pancreatic cystic neoplasms，PCN）可表现为从良性肿瘤进展到轻度不典型增生或明显

表 25.2　EUS 引导下细针注射治疗胃肠道肿瘤

作者（年）	药物	患者数（n）	靶器官	结果	并发症
Levy 等[24]（2012）	乙醇	5	胰岛素瘤	症状完全缓解	无
Qin 等[25]（2014）	乙醇	4	胰岛素瘤	症状完全缓解	无
Artifon 等[26]（2013）	5- 氟尿嘧啶或 5- 氟脱氧尿苷	25	肝转移癌	比介入性放疗住院时间缩短且并发症更少	最小
Levy 等[27]（2016）	吉西他滨	36	胰腺癌	20% 的 III 期患者缓解并行 R0 切除术	无
Chang 等[28]（2000）	淋巴细胞移植	8	胰腺癌	2 例部分缓解，1 例反应轻微	低热
Hecht 等[29]（2003）	ONYX-015 + 吉西他滨	21	胰腺癌	2 例部分缓解，2 例反应轻微，6 例病情稳定，11 例病情进展	2 例脓毒血症
Irisawa 等[30]（2007）	树突细胞	7	胰腺癌	生存期无变化	无
Hirooka 等[31]（2009）	树突细胞 + 吉西他滨	5	胰腺癌	1 例部分缓解，2 例病情稳定，生存质量更好	无
Hecht 等[32]（2012）	TNFerade+ 放化疗	50	胰腺癌	局部缓解，高剂量组肿瘤分期降级	轻度毒性反应
Herman 等[33]（2013）	TNFerade+ 放化疗	187	胰腺癌	生存期未改善	最小
Chang 等[34]（2012）	TNFerade+ 放化疗	24	食管癌	生存期延长	不良反应频发，高剂量组出现血栓栓塞

的恶性肿瘤。因为大多数患者可能需要手术或长期随访，管理上会比较困难。需要安全有效的微创治疗作为手术的替代方案。EUS 引导下胰腺囊肿消融术是基于以下原理：向胰腺囊肿病灶内注射细胞毒性药物，导致囊肿上皮细胞消融。注射的药物和上皮细胞密切接触，导致组织即刻或延迟坏死。细胞毒性药物保留在囊肿腔内，不会渗入实质。

操作流程（视频 25.5）

EUS 引导下胰腺囊肿乙醇灌洗技术的基础为胰腺 FNA（图 25.7）。在预防性使用抗生素后，线阵超声内镜插入至十二指肠、胃体或胃底，以分别提供 FNA 到胰头、胰体或胰尾的穿刺通路。向囊肿内注射消融药物前，需要抽吸出全部或部分囊液。抽吸囊肿内富含黏蛋白的黏滞液体虽然非常困难，但必须为注射消融药物提供足够的空间。囊肿注射疗法的这一原则，加上穿刺针大约有 0.8 ml 的内部容积，导致所选进行治疗的囊肿直径要大于 10 mm。穿刺针一旦刺入囊腔内，就可以在超声监视下注射消融药物。在超声下能清晰地显示注射过程中的漩涡状液体，很容易明确液体分布。对直径 1 ~ 2 cm 的单腔囊肿的治疗非常容易完成，一般经过 1 ~ 2 次灌洗即可。囊腔大和更复杂的病变则需要多次治疗 [35]。乙醇灌洗治疗的终点是经横断面图像证实囊肿消融。

临床效果（表 25.3）

EUS 引导下胰腺囊肿内乙醇注射最初使用的是低浓度的乙醇 [36]。在最初的研究中，为确保囊肿注射疗法的安全性，首次选用生理盐水注射，随后是高度稀释乙醇。尚未发现使用浓度高达 80% 的乙醇注射发生胰腺炎的证据。少部分病例在进行了囊肿灌洗后，进行了手术切除，发现上皮消融的同时合并胰腺炎 [36]。一项多中心随机试验显示，与盐水灌洗相比，乙醇灌洗具有更高的完全消融率 [37]。经 CT 证实胰腺囊肿完全消融的总体发生率为 33.3%。4 例囊肿切除患者的组织学证明，上皮消融范围从 0（生理盐水）到 50% ~ 100%（1 或 2 次乙醇灌洗）。为评估长期疗效，对 12 例因胰腺囊肿接受乙醇灌洗治疗的患者进行了随访。术后中位随访期 26 个月（13 ~ 39 个月），未发现囊肿复发 [38]。一项研究对 13 例疑似胰腺分支导管内乳头状黏液瘤的患者，

进行 2 次 EUS 引导下乙醇灌洗治疗的疗效进行了评估 [35]。在第一次治疗的随访影像上，均未观察到完全消融的囊肿，但第二次治疗后，13 例中有 5 例（38%）达到囊肿完全消融。

一项大型研究纳入了多种胰腺囊肿病变，对其进行乙醇灌洗联合紫杉醇注射 [39]。CT 证实，乙醇灌洗联合紫杉醇注射可使 69%（29/47）的患者的囊肿得以消除，中位随访期为 21.7 个月（图 25.8）。在单变量分析中，EUS 的囊肿直径和囊肿本身的体积影响治疗效果。但紫杉醇的高黏滞性使其很难进行囊肿内注射。相反，很容易将乙醇向囊肿内注入或吸出，降低囊液的黏性，利于排空囊肿。最近一项研究报道，20 例采用相同联合方案的患者，在中位随访期为 27 个月时，50% 的囊肿完全消融，25% 部分消融 [40]。乙醇和紫杉醇联合还可以用于消融 EUS 注射疗法中很难定位的有分隔的囊肿病灶 [1]。10 例中有 6 例达到完全消融，2 例部分消融。据推测，有分隔的囊肿表面积非常大，注射进去的细胞毒性药物难以与全部囊肿上皮接触。

近期一项随机试验纳入了 10 名胰腺黏液性囊肿患者，在 EUS-FNI 紫杉醇和吉西他滨联合用药前，对比使用 80% 乙醇及生理盐水灌洗的效果 [42]。12 个月内生理盐水组的完全消融率为 67%，乙醇组为 75%。乙醇组 1 名患者发生急性胰腺炎。该作者指出，囊肿消融可能并不需要乙醇。

这些初步研究证明 EUS 引导下酒精和紫杉醇注射用于消融 PCN 的可行性及安全性。在某些情况下，这些药物或许会抑制或减缓囊肿的生长，甚至完全消融。短期随访（2 年）的结果虽然乐观，但长期效果尚不清楚。此外，大多数研究不包含对照组。鉴于这些局限性，囊肿消融术的应用需局限于特定的如手术风险高的患者，想要常规应用于临床，还需更多的数据支持。

EUS 引导下腹腔神经丛注射

腹腔注射疗法的原理是在 EUS 引导下将细胞毒性药物注射进胃后部腹腔神经节中（图 25.9）。所注射的药物，如乙醇，与神经节接触，破坏上行交感神经节，组织学上，神经内注射乙醇会导致神经元空泡化 [43]。由于胰腺的传出神经和交感干并行，中断腹腔神经节可减轻疼痛。在一组胰腺癌患者中，有证据表明存在感觉神经增生，经常观察到的慢性腹痛可能因此而来。

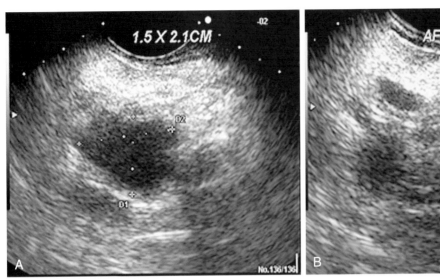

• **图 25.7**　A. 胰头部（1.5×2.1）cm 的囊性病变似胰腺分支导管内乳头状黏液瘤；B. 细针穿刺活检后用乙醇灌洗囊肿

表 25.3	EUS 引导下胰腺囊肿消融术			
作者（年）	药物	靶器官	结果	并发症
Gan 等[36]（2005）	5% ~ 80% 乙醇（用生理盐水稀释）	胰腺囊性病变	8/23 胰腺囊性病变消退；行切除术的患者中发现消融的上皮	无
DeWitt 等[37]（2009）	80% 乙醇和盐水对照	胰腺囊性病变	12/36 患者囊性病变消退	腹痛；胰腺炎罕见
Oh 等[41]（2009）	80% ~ 90% 乙醇和紫杉醇	单房胰腺囊性病变	6/10 患者囊性病变消退	1 例发生轻度胰腺炎
DiMaio 等[35]（2011）	80% 乙醇	分 2 次治疗 BD IPMN	38%（5/13）患者第二次治疗后病变消退	1 例出现轻度腹痛
Oh 等[39]（2011）	80% ~ 90% 乙醇和紫杉醇	胰腺囊性病变	29/52 患者囊性病变消退	1 例轻度胰腺炎，1 例脾静脉闭塞
Dewitt 等[40]（2014）	80% ~ 90% 乙醇和紫杉醇	胰腺囊性病变	20 例患者中，完全消退 10 例，部分消退 5 例，中位随访期 27 个月	4 例症状微重（3 例胰腺炎，1 例腹膜炎）
Moyer 等[42]（2016）	80% 乙醇或生理盐水灌洗，然后注射紫杉醇和吉西他滨	胰腺黏液性囊性病变	12 个月内完全消退：生理盐水组 67%，乙醇组 75%	乙醇组出现 1 例胰腺炎

BD IPMN：导管内乳头状黏液瘤

操作流程（视频 25.6）

　　EUS 引导下腹腔神经丛阻滞术（EUS-guided celiac plexus neurolysis，EUS CPN）与阻断术在技术上相同，但所注入的物质不同。使用线阵超声内镜，在胃小弯处沿大动脉找到腹主动脉起始处，即可找到腹腔神经丛（图 25.10）。采用轻微的旋转动作，仔细观察，有时甚至可以直接找到腹腔神经节（图 25.11）。

　　通常使用的 EUS FNA 穿刺针为 22 G 或 19 G，但在一些国家有专门的 20 G 多侧孔喷射针可选，这种针可以使溶液分散的范围更广。针尖的放置稍微朝前或向腹主动脉的头侧，如果发现是较松散组织结构，也可直接刺入神经节。穿刺后先回抽确认没有误入血管。首先注射丁哌卡因，然后注入乙醇（或阻断术用的曲安奈德）。以下 2 种方案可供选择：向腹腔干头侧注射全部药物，或者在腹腔动脉的左右两边分别注射。术后密切监测患者的脉搏、血压、

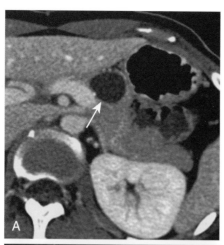

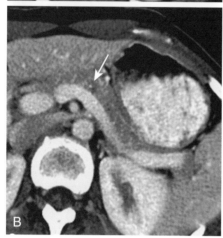

• **图 25.8** 胰腺囊肿灌洗。乙醇 - 紫杉醇（Taxol）灌洗前（A）后（B）CT 扫描对比（箭头所示）

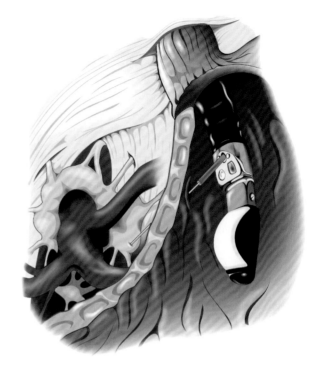

• **图 25.9** 图示 EUS 引导下腹腔神经节注射术

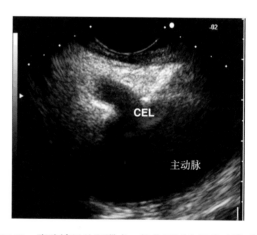

• **图 25.10** 腹腔神经丛阻滞术，操作区域在腹腔动脉（CEL）周围。注意在腹腔动脉底部的穿刺针

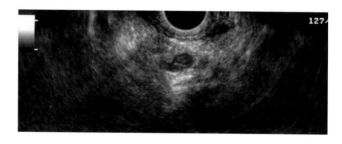

• **图 25.11** EUS 所示的圆形区域为低回声的腹腔神经节

体温和疼痛评分，观察 2 ～ 4 小时。

临床效果

多项大型前瞻性临床研究证实了，对于减轻胰腺癌引起的难治性疼痛 EUS CPN 治疗的安全性和有效性[16,44]。对 8 项研究的汇总分析显示，EUS CPN 的疼痛缓解率为 80.1%（74% ～ 85%）（表 25.4）[44]。

在一项随机双盲对照试验中，纳入 96 例初诊、无法手术且遭受疼痛的胰腺癌患者，研究 EUS CPN 早期干预治疗的有效性[45]。EUS 治疗组术后 1 个月内疼痛缓解，3 个月内明显缓解。3 个月内神经阻滞组的吗啡用量趋于减少。但各组之间生活质量或生存率无显著差异。与该研究相似，一些大型试验发现胰腺癌患者的症状虽然对注射治疗有很高的反应率，但不能证明生存期有显著改善。

一项大型回顾性研究证明，EUS CPN 在缓解疼痛方面双侧注射比中央注射更有效[46]。超过 70.4% 的患者报告术后 7 天内疼痛减轻，与之相比，接受

表 25.4　EUS 引导下腹腔注射治疗的临床试验

作者（年）	患者数（n）	临床诊断	术式	疼痛评分变化
Puli 等[44]（2009）（meta 分析）	283	胰腺癌	CPN	80% 改善（总数据）
Puli 等[44]（2009）（meta 分析）	376	慢性胰腺炎	CPN	59% 改善（总数据）
Wyse 等[45]（2011）	48	胰腺癌	早期 CPN	平均疼痛评分显著降低
Sahai 等[46]（2009）	160	胰腺癌	中间或两侧 CPN 或阻断	疼痛缓解：第一周双侧组 70%，中间组 45%
Tellez-Avila 等[47]（2013）	53	胰腺癌	中间或两侧 CPN	疼痛缓解：第四周双侧组 60%，中间组 50%
LeBlanc 等[48]（2009）	50	慢性胰腺炎	1 或 2 次注射，阻断术	1 次注射 65% 疼痛缓解，第四周 2 次注射 59% 缓解
Sakamoto 等[49]（2010）	77	胰腺癌	CPN 或 BPN	BPN 组疼痛缓解显著
Levy 等[51]（2008）	33	胰腺癌和慢性胰腺炎	直接神经节注射	94% 改善（癌）；50% 改善（慢性胰腺炎）
Ascunce 等[52]（2011）	64	胰腺癌	直接神经节注射或两侧神经阻滞术	第一周神经节组 65% 改善，两侧注射组 25% 改善
Doi 等[53]（2013）	68	胰腺癌	直接神经节注射或腹腔神经丛阻滞术	第一周神经节组 73% 改善，腹腔神经丛 45% 改善

BPN：广丛神经阻滞术；CPN：腹腔神经丛阻滞术

中央注射的则为 45.9%。然而，最近的另一项研究表明，双侧（60%）和中央（50%）注射所带来的 4 周疼痛缓解率的中位数差异无明显统计学意义[47]。

报道中对慢性胰腺炎患者应用注射治疗缓解疼痛，未取得类似控制胰腺癌性疼痛的疗效[44]。整体缓解率约为 60%，也仅是暂时缓解[44]。与永久性化学性神经阻滞术相比，通过局麻药阻断神经节以控制慢性胰腺炎的疼痛更为常用。LeBlanc 等[48] 在一项前瞻性研究中证实，神经节阻断效应平均持续时间为 1 个月，丁哌卡因和曲安西龙注射效果相同。许多研究者认为，在慢性胰腺炎患者的长期治疗方面，该疗法仅能短期缓解疼痛，没有显示其临床重要性。

为了增进 EUS CPN 的有效性，研究纳入了 67 例晚期腹部癌症的患者，对肠系膜上动脉（superior mesenteric artery，SMA）区域行 EUS 引导下广丛神经阻滞术（EUS-guided broad plexus neurolysis，EUS BPN），并与标准 EUS CPN 进行对比[49]。EUS BPN 患者在第 7 天和第 30 天疼痛明显缓解，且无严重并发症。该研究表明，扩展到 SMA 的广丛神经阻滞术或许可以产生更好的镇痛作用，但没有更多的数据支持目前这一理想结果。同一组研究报道，当可找到神经节时，EUS 腹腔神经节神经阻滞术（celiac ganglia neurolysis，CGN）与 EUS BPN 联合使用，疼痛在第 1 周及第 4 周有显著改善[50]。

直接神经节注射

现今的发展主要聚焦在 EUS 引导下直接向靶向腹腔神经节进行注射治疗（视频 25.7）。在一项回顾性研究中，对患有不可切除胰腺癌和慢性胰腺炎的 33 名患者进行直接腹腔神经节注射，使用丁哌卡因（0.25%）和乙醇（99%）进行神经阻滞术或甲泼尼龙（Depo-Medrol，80 mg/2 ml）进行神经阻断术[51]。几乎所有癌症患者（94%）均报告疼痛减轻。相比之下，慢性胰腺炎患者的疼痛缓解率较低（乙醇组为 80%，类固醇组为 38%）。一项大型试验报道了对胰腺癌患者在 EUS 引导下行直接腹腔神经节阻滞术[52]。该试验纳入 64 名患者，40 例（62.5%）可见到腹腔神经节（1 ~ 4 个），使用 98% 乙醇进行 EUS 引导下腹腔神经节阻滞术。24 例未找到明确神经节者，予腹腔干两侧注射。以 VAS 评分最少要降低 2 个点为有效，结果显示，第一周的反应率，直接注射组为 65%，神经节未明确组只有 25%。这一结果显示，可视性神经节阻滞相比于神经节不明确的病例，获益提高了 5 倍，因此，可视性神经节阻滞有更好的前景。近期的一项多中心随机对照试验[53]通过 68 例癌性疼痛的患者证实，直接 CGN 要优于 CPN。88% 的患者可以找到神经节，治疗反应率为 73.5%，术后第七天的反应率为 45.5%。虽然这些研究表明，直接神经节注射的方法可显著缓解短期疼痛，但尚缺乏长期疗效的数据，且手术技术尚未标准化。

总体 EUS CPN 在大多数临床研究中是安全的，也极少出现严重的不良反应如出血、脓肿、腹部缺血和肾上腺动脉损伤[16]。CPN 最常见的并发症是术后低血压，发生率为 3.2%[54]。有时患者术后会出现严重的腹痛和腹泻[54]。近期一项研究中，在进行 EUS CPN 期间，49%（25/51）的患者出现心率波动超过 15 次/分钟。与没有显著变化的患者相比，术中心率增加的患者术后疼痛和生活质量明显改善[55]。然而，术后阿片类的使用或存活率组间无显著差异。

总结

EUS 引导下的 FNI 治疗是建立在将消融剂或止血剂准确地注入各种胃肠道病变或组织的基础上的。几乎所有的研究都有很高的技术成功率，但却因病变和使用药物的不同而产生不同的临床结果。腹腔神经丛阻滞术是最常见的注射治疗，临床上表现一般。在病例报道中，也有通过注射乙醇、紫杉醇或各种生物制剂而实现实性或囊性胰腺病变的消融，且处于临床试验评估阶段。EUS 指导的 RFA 和其他新型疗法的作用仍在研究中。

主要参考文献

1. Pai M, Yang J, Zhang X, et al. PWE-055 endoscopic ultrasound guided radiofrequency ablation (EUS-RFA) for pancreatic ductal adenocarcinoma. *Gut.* 2013;62:A153.
2. Pai M, Habib N, Senturk H, et al. Endoscopic ultrasound guided radiofrequency ablation for pancreatic cystic neoplasms and neuro-endocrine tumors. *World J Gastrointest Surg.* 2015;7:52–59.
16. Fabbri C, Luigiano C, Lisotti A, et al. Endoscopic ultrasound-guided treatments. Are we getting evidence based-a systematic review. *World J Gastroenterol.* 2014;20:8424–8448.
25. Qin SY, Lu XP, Jiang HX. EUS-guided ethanol ablation of insulinomas: case series and literature review. *Medicine (Baltimore).* 2014;93:1–5.
44. Puli SR, Reddy JB, Bechtold ML, et al. EUS-guided celiac plexus neurolysis for pain due to chronic pancreatitis or pancreatic cancer pain: a meta-analysis and systematic review. *Dig Dis Sci.* 2009;54:2330–2337.

参考文献

1. Pai M, Yang J, Zhang X, et al. PWE-055 endoscopic ultrasound guided radiofrequency ablation (EUS-RFA) for pancreatic ductal adenocarcinoma. *Gut.* 2013;62:A153.
2. Pai M, Habib N, Senturk H, et al. Endoscopic ultrasound guided radiofrequency ablation for pancreatic cystic neoplasms and neuroendocrine tumors. *World J Gastrointest Surg.* 2015;7:52–59.
3. Song TJ, Seo DW, Lakhtakia S, et al. Initial experience of EUS-guided radiofrequency ablation of unresectable pancreatic cancer. *Gastrointest Endosc.* 2016;83:440–443.
4. Lakhtakia S, Ramchandani M, Galasso D, et al. EUS-guided radiofrequency ablation for management of pancreatic insulinoma by using a novel needle electrode. *Gastrointest Endosc.* 2016;83:234–239.
5. Jin ZD, Wang L, Li Z. Endoscopic ultrasound-guided celiac ganglion radiofrequency ablation for pain control in pancreatic carcinoma. *Dig Endosc.* 2015;27:163–164.
6. Carrara S, Arcidiacono PG, Albarello L, et al. Endoscopic ultrasound-guided application of a new hybrid cryotherm probe in porcine pancreas: a preliminary study. *Endoscopy.* 2008;40:321–326.
7. Arcidiacono PG, Carrara S, Reni M, et al. Feasibility and safety of EUS-guided cryothermal ablation in patients with locally advanced pancreatic cancer. *Gastrointest Endosc.* 2012;76:1142–1151.
8. Skandarajah AR, Lynch AC, Mackay JR, et al. The role of intraoperative radiotherapy in solid tumors. *Ann Surg Oncol.* 2009;16:735–744.
9. Calvo FA, Meirino RM, Orecchia R. Intraoperative radiation therapy part 2. Clinical results. *Crit Rev Oncol Hematol.* 2006;59:116–127.
10. Sun S, Xu H, Xin J, et al. Endoscopic ultrasound-guided interstitial brachytherapy of unresectable pancreatic cancer: results of a pilot trial. *Endoscopy.* 2006;38:399–403.
11. Jin Z, Du Y, Li Z, et al. Endoscopic ultrasonography-guided interstitial implantation of iodine 125-seeds combined with chemotherapy in the treatment of unresectable pancreatic carcinoma: a prospective pilot study. *Endoscopy.* 2008;40:314–320.
12. Jin Z, Du Y, Li Z. Su1575 long-term effect of gemcitabine-combined endoscopic ultrasonography-guided brachytherapy in pancreatic cancer. *Gastrointest Endosc.* 2013;77:AB373.
13. Jiang TA, Deng Z, Tian G, et al. Efficacy and safety of endoscopic ultrasonography-guided interventional treatment for refractory malignant left-side liver tumors: a case series of 26 patients. *Sci Rep.* 2016;6:36098.
14. Pishvaian AC, Collins B, Gagnon G, et al. EUS-guided fiducial placement for CyberKnife radiotherapy of mediastinal and abdominal malignancies. *Gastrointest Endosc.* 2006;64:412–417.
15. Park WG, Yan BM, Schellenberg D, et al. EUS-guided gold fiducial insertion for image-guided radiation therapy of pancreatic cancer: 50 successful cases without fluoroscopy. *Gastrointest Endosc.* 2010;71:513–518.
16. Fabbri C, Luigiano C, Lisotti A, et al. Endoscopic ultrasound-guided treatments. Are we getting evidence based-a systematic review. *World J Gastroenterol.* 2014;20:8424–8448.
17. Yang J, Abdel-Wahab M, Ribeiro A. EUS-guided fiducial placement after radical prostatectomy before targeted radiation therapy for prostate cancer recurrence. *Gastrointest Endosc.* 2011;73:1302–1305.
18. Chandran S, Vaughan R, Efthymiou M, et al. A pilot study of EUS-guided fiducial insertion for the multidisciplinary management of gastric cancer. *Endosc Int Open.* 2014;2:153–159.
19. Machiels M, van Hooft J, Jin P, et al. Endoscopy/EUS-guided fiducial marker placement in patients with esophageal cancer: a comparative analysis of 3 types of markers. *Gastrointest Endosc.* 2015;82(4):641–649.

20. Law JK, Singh VK, Khashab MA, et al. Endoscopic ultrasound (EUS)-guided fiducial placement allows localization of small neuroendocrine tumors during parenchymal-sparing pancreatic surgery. *Surg Endosc*. 2013;27:3921–3926.

21. Okuzono T, Kanno Y, Nakahori M, et al. Preoperative endoscopic ultrasonography-guided tattooing of the pancreas with a minuscule amount of marking solution using a newly designed injector. *Dig Endosc*. 2016;28:744–748.

22. Wang KX, Jin ZD, Du YQ, et al. EUS-guided celiac ganglion irradiation with iodine-125 seeds for pain control in pancreatic carcinoma: a prospective pilot study. *Gastrointest Endosc*. 2012;76:945–952.

23. Jurgensen C, Schuppan D, Neser F, et al. EUS-guided alcohol ablation of an insulinoma. *Gastrointest Endosc*. 2006;63:1059–1062.

24. Levy MJ, Thompson GB, Topazian MD, et al. EUS-guided ethanol ablation of insulinomas: a new treatment option. *Gastrointest Endosc*. 2012;75:200–206.

25. Qin SY, Lu XP, Jiang HX. EUS-guided ethanol ablation of insulinomas: case series and literature review. *Medicine (Baltimore)*. 2014;93:1–5.

26. Artifon EL, Cunha MAB, Da Silveira EB, et al. 349 EUS-guided or interventional radiology to hepatic intra-arterial chemotherapy: a prospective trial. *Gastrointest Endosc*. 2013;77:AB142–AB143.

27. Levy MJ, Alberts SR, Bamlet WR, et al. EUS guided fine-needle injection of gemcitabine for locally advanced and metastatic pancreatic cancer. *Gastrointest Endosc*. 2017;86:161–169.

28. Chang KJ, Nguyen PT, Thompson JA, et al. Phase I clinical trial of allogeneic mixed lymphocyte culture (cytoimplant) delivered by endoscopic ultrasound-guided fine-needle injection in patients with advanced pancreatic carcinoma. *Cancer*. 2000;88:1325–1335.

29. Hecht JR, Bedford R, Abbruzzese JL, et al. A phase I/II trial of intratumoral endoscopic ultrasound injection of ONYX-015 with intravenous gemcitabine in unresectable pancreatic carcinoma. *Clin Cancer Res*. 2003;9:555–561.

30. Irisawa A, Takagi T, Kanazawa M, et al. Endoscopic ultrasound-guided fine-needle injection of immature dendritic cells into advanced pancreatic cancer refractory to gemcitabine: a pilot study. *Pancreas*. 2007;35:189–190.

31. Hirooka Y, Itoh A, Kawashima H, et al. A combination therapy of gemcitabine with immunotherapy for patients with inoperable locally advanced pancreatic cancer. *Pancreas*. 2009;38:e69–e74.

32. Hecht JR, Farrell JJ, Senzer N, et al. EUS or percutaneously guided intratumoral TNFerade biologic with 5-fluorouracil and radiotherapy for first-line treatment of locally advanced pancreatic cancer: a phase I/II study. *Gastrointest Endosc*. 2012;75:332–338.

33. Herman JM, Wild AT, Wang H, et al. Randomized phase III multi-institutional study of TNFerade biologic with fluorouracil and radiotherapy for locally advanced pancreatic cancer: final results. *J Clin Oncol*. 2013;31:886–894.

34. Chang KJ, Reid T, Senzer N, et al. Phase I evaluation of TNFerade biologic plus chemoradiotherapy before esophagectomy for locally advanced resectable esophageal cancer. *Gastrointest Endosc*. 2012;75:1139–1146.

35. DiMaio CJ, DeWitt JM, Brugge WR. Ablation of pancreatic cystic lesions: the use of multiple endoscopic ultrasound-guided ethanol lavage sessions. *Pancreas*. 2011;40:664–668.

36. Gan SI, Thompson CC, Lauwers GY, et al. Ethanol lavage of pancreatic cystic lesions: initial pilot study. *Gastrointest Endosc*. 2005;61:746–752.

37. DeWitt J, McGreevy K, Schmidt CM, Brugge WR. EUS-guided ethanol versus saline solution lavage for pancreatic cysts: a randomized, double-blind study. *Gastrointest Endosc*. 2009;70:710–723.

38. DeWitt J, DiMaio CJ, Brugge WR. Long-term follow-up of pancreatic cysts that resolve radiologically after EUS-guided ethanol ablation. *Gastrointest Endosc*. 2010;72:862–866.

39. Oh HC, Seo DW, Song TJ, et al. Endoscopic ultrasonography-guided ethanol lavage with paclitaxel injection treats patients with pancreatic cysts. *Gastroenterology*. 2011;140:172–179.

40. DeWitt JM, Al-Haddad M, Sherman S, et al. Alterations in cyst fluid genetics following endoscopic ultrasound-guided pancreatic cyst ablation with ethanol and paclitaxel. *Endoscopy*. 2014;46:457–464.

41. Oh HC, Seo DW, Kim SC, et al. Septated cystic tumors of the pancreas: is it possible to treat them by endoscopic ultrasonography-guided intervention? *Scand J Gastroenterol*. 2009;44:242–247.

42. Moyer MT, Dye CE, Sharzehi S, et al. Is alcohol required for effective pancreatic cyst ablation? The prospective randomized CHARM trial pilot study. *Endosc Int Open*. 2016;4:603–607.

43. Vranken JH, Zuurmond WW, Van Kemenade FJ, Dzoljic M. Neurohistopathologic findings after a neurolytic celiac plexus block with alcohol in patients with pancreatic cancer pain. *Acta Anaesthesiol Scand*. 2002;46:827–830.

44. Puli SR, Reddy JB, Bechtold ML, et al. EUS-guided celiac plexus neurolysis for pain due to chronic pancreatitis or pancreatic cancer pain: a meta-analysis and systematic review. *Dig Dis Sci*. 2009;54:2330–2337.

45. Wyse JM, Carone M, Paquin SC, et al. Randomized, double-blind, controlled trial of early endoscopic ultrasound-guided celiac plexus neurolysis to prevent pain progression in patients with newly diagnosed, painful, inoperable pancreatic cancer. *J Clin Oncol*. 2011;29:3541–3546.

46. Sahai AV, Lemelin V, Lam E, Paquin SC. Central versus bilateral endoscopic ultrasound-guided celiac plexus block or neurolysis: a comparative study of short-term effectiveness. *Am J Gastroenterol*. 2009;104:326–329.

47. Tellez-Avila FI, Romano-Munive AF, Herrera-Esquivel Jde J, Ramirez-Luna MA. Central is as effective as bilateral endoscopic ultrasound-guided celiac plexus neurolysis in patients with unresectable pancreatic cancer. *Endoscopic Ultrasound*. 2013;2:153–156.

48. LeBlanc JK, DeWitt J, Johnson C, et al. A prospective randomized trial of 1 versus 2 injections during EUS-guided celiac plexus block for chronic pancreatitis pain. *Gastrointest Endosc*. 2009;69:835–842.

49. Sakamoto H, Kitano M, Kamata K, et al. EUS-guided broad plexus neurolysis over the superior mesenteric artery using a 25-gauge needle. *Am J Gastroenterol*. 2010;105:2599–2606.

50. Minaga K, Kitano M, Sakamoto H, et al. Predictors of pain response in patients undergoing endoscopic ultrasound-guided neurolysis for abdominal pain caused by pancreatic cancer. *Therap Adv Gastroenterol*. 2016;9:483–494.

51. Levy MJ, Topazian MD, Wiersema MJ, et al. Initial evaluation of the efficacy and safety of endoscopic ultrasound-guided direct ganglia neurolysis and block. *Am J Gastroenterol*. 2008;103:98–103.

52. Ascunce G, Ribeiro A, Reis I, et al. EUS visualization and direct celiac ganglia neurolysis predicts better pain relief in patients with pancreatic malignancy (with video). *Gastrointest Endosc*. 2011;73:267–274.

53. Doi S, Yasuda I, Kawakami H, et al. Endoscopic ultrasound-guided celiac ganglia neurolysis vs. celiac plexus neurolysis: a randomized multicenter trial. *Endoscopy*. 2013;45:362–369.

54. O'Toole TM, Schmulewitz N. Complication rates of EUS-guided celiac plexus blockade and neurolysis: results of a large case series. *Endoscopy*. 2009;41:593–597.

55. Bang JY, Hasan MK, Sutton B, et al. Intraprocedural increase in heart rate during EUS-guided celiac plexus neurolysis: clinically relevant or just a physiologic change? *Gastrointest Endosc*. 2016;84:773–779.

第 26 章

内镜超声引导下吻合术、腹盆腔积液引流术及血管介入治疗

TAKAO ITOI, SHYAM VARADARAJULU

（孙嘉艺　钱晶瑶　田正刚 译　李　文 审校）

内 容 要 点

- 对于胃输出道梗阻的患者，可在内镜超声（EUS）引导下行胃 - 空肠吻合。既可以选择直接释放双蘑菇头金属支架（LAMS），也可在透视和超声引导的球囊辅助下释放 LAMS。试验虽然有限，但初步呈现的数据似乎较为理想。

- 对于 EUS 能达到的、临近胃、十二指肠、直肠或结肠腔的术后腹盆腔积液，EUS 有助于积液的透壁引流。该手术不仅安全，且治疗成功率超过 90%。不良反应轻微，大多数经保守治疗即可控制。

- 手术的必要条件包括放射影像工作站、治疗性超声内镜、附件（包括 19 G 穿刺针、经内镜逆行胰胆管造影术（ERCP）造影管或针刀导管、导丝、球囊扩张器、LAMS、双猪尾塑料支架、胆道引流管）。

- EUS 引导下胃静脉曲张的止血，可通过弹簧圈栓塞术和（或）组织胶注射术实现。该技术治疗效果理想，似乎对临床有益。

　　线阵内镜超声（endoscopic ultrasonography，EUS）的应用扩大了 EUS 介入治疗的领域，包括梗阻性胆管系统的引流、胰周积液和盆腔脓肿的引流；置入弹簧圈或注射硬化剂治疗静脉曲张；以及最近研究的通过建立胃 - 小肠吻合缓解胃输出道梗阻（gastric outlet obstruction，GOO）。本章对 EUS 引导下的吻合术、腹部积液及盆腔脓肿引流术以及胃底静脉曲张闭塞治疗的技术和效果进行回顾和总结。

EUS 引导下吻合术

　　临床上治疗 GOO 一般选择开腹或腹腔镜胃空肠造口术，以及经内镜自膨式金属支架（self-expanding metal stents，SEMS）置入术，跨过梗阻部位。最近有报道显示 [1-3]，在 EUS 引导下成功完成了胃空肠吻合术。该手术可以长期保持管腔通畅，不存在瘤组织生长致支架阻塞的风险，且避免了中转外科治疗的发生率。

操作流程

　　EUS 引导下胃空肠吻合术（EUS-guided gastroenterostomy，EUS-GE）可采用以下三种技术：直接 EUS-GE、辅助 EUS-GE 及 EUS 引导下球囊封堵式胃空肠旁路术（EUS-guided balloon-occluded gastrojejunostomy bypass，EPASS）。

EUS 引导下直接胃肠吻合术

1. 在 EUS 引导下，将 19 G 穿刺针经胃刺入小肠中，灌注生理盐水使十二指肠和空肠扩张。

2. 注射造影剂观察肠管走向，将 0.025/0.035 英寸的导丝通过 19 G 穿刺针送进小肠。

3. 使用直径 4 mm、长 40 mm 的过导丝扩张球囊扩张胃肠道，然后置入（15×10）mm LAMS（图 26.1A～F；视频 26.1）。必要时可在球囊扩张前使用针刀导管，或者使用电烧推送系统直接穿刺小肠，置入 LAMS。

4. 若需较大腔隙通路置入 LAMS，可使用径向扩张球囊将开口扩宽。

EUS 引导下辅助胃肠吻合术

　　辅助 EUS-GE 技术，需要让回缩 / 扩张球囊或超细内镜通过十二指肠 - 空肠弯曲，协助 LAMS 释放 [4-5]。将球囊作为吻合术成型的解剖标记（视频 26.2）。

1. 回缩 / 扩张球囊导管通过导丝进入小肠，到十二

指肠或空肠时注入水 - 造影剂混合液。

2．EUS 沿球囊导管进入胃中，球囊充满后通过超声定位其位置。

3．用 19 G 穿刺针刺破球囊，若球囊刺破表明穿刺针针尖在小肠腔内的位置正确。

4．导丝沿着穿刺针进入，随即释放 LAMS。如果是非电灼型 LAMS，必要时需扩张透壁通路。

当进行超细内镜辅助 EUS-GE 时，小口径内镜可经口或通过已有的胃造口进入胃内，并越过狭窄部。通过超细内镜注射生理盐水可扩张管腔。随后，EUS（经口条件下沿着超细内镜）进入胃内。导丝沿着穿刺针进入，逐渐在肠腔内盘绕。通过超细内镜使用活检钳抓住导丝，在内部起到牵拉的交互作用。用于置入 LAMS 的瘘管由此产生。有报道称，用鼻胆引流管向十二指肠 - 空肠注射生理盐水和造影剂有助于透视和超声下观察 [3]。

EUS 引导下球囊封堵式胃空肠旁路术

1．使用标准上消化道内镜进入十二指肠第三段，将导丝尽可能快地送入空肠中（图 26.2A 和 B，视频 26.3）。

2．导丝不动，撤出内镜。外套管有助于预充球囊导管通过，避免在通过幽门 - 十二指肠狭窄时在胃底穹窿部盘圈。

3．将双球囊管（Tokyo Medical University type, Create Medic Co., Ltd., Yokohama, Japan）经口套在导丝上，将两个球囊置于十二指肠和胃附近的空肠中。

4．两个球囊充满水和造影剂，将小肠固定在适当位置。向两球囊之间的空间内注射足够的混有造影剂的盐水，扩张小肠腔。

5．EUS 进入胃内，识别扩张的十二指肠或空肠。

6．EPASS 可通过两种术式完成，即"自由式"和"标准式"。如前所述，前者使用直接电烧的推送系统插入，不用针穿刺，而后者通过导丝行 LAMS 置入。

技术和治疗效果

三个病例报道发现，不管采用哪种术式，总体技术成功率约 90%（表 26.1）。在 EPASS 手术中，自由式技术成功率高于标准式（100% vs. 82%）[2]。从 LAMS 成功置入考虑，几乎所有病例均治疗成功。虽然无死亡病例，但有几例患者出现了并发症，

如腹膜炎或出血，但没有生命危险。1 例辅助 EUS-GE 治疗失败，需转为腹腔镜胃空肠吻合术。EPASS 手术中，2 例支架置入不当，对保守治疗措施反应良好。

技术局限性

EUS 引导下胃肠吻合术的局限性包括：①如果最近的肠腔距离胃比较远，除非替换蘑菇头装置（比如改用 T 型），否则并不适合行 EUS 引导下胃肠吻合术。②如果胃和肠管间不贴合，不能用 LAMS，则手术不能安全完成。

EUS 引导下腹盆积液引流

在胰腺、肝和减肥手术后，或患有 Crohn 病、憩室炎、缺血性肠炎、性传播疾病或心内膜源性菌栓者，均可出现腹部和（或）盆腔脓肿。术后积液（postoperative fluid collections，POFC）及盆腔脓肿常围绕多个重要脏器，如骨盆、肠襻、膀胱、女性生殖系统、男性前列腺、直肠和其他神经血管结构，因此在治疗上极具技术难度。不引流 POFC 会导致高发病率及死亡率。以往，需要通过外科开腹手术、超声引导下经直肠或经阴道介入或计算机断层扫描（computed tornography，CT）引导下经皮介入治疗。EUS 在介入治疗领域的发展，为 POFC [4-10] 及盆腔脓肿 [11-18] 的治疗开辟了一条新思路。

操作流程

在行腹盆脓肿引流前，所有患者必须完善腹盆 CT 或磁共振成像（magnotic resonance imaging，MRI），明确积液 / 脓肿的解剖结构和位置关系。不适合行 EUS 治疗的条件包括多房脓肿、尺寸小于 4cm、腔壁不明确（没有清晰的边界）、位于齿状线水平或与 EUS 探头距离大于 2 cm。通常建议术前预防性应用抗生素。对于 POFC 引流，操作技术大致类似于传统的 EUS 引导下胰周积液引流术。对于盆腔脓肿引流，患者需要灌肠进行肠道准备，以增加图像可视性、最大限度减少污染。术前检查需确保患者无凝血障碍或血小板减少。须注意的是，此手术必须在 X 线透视下进行，以便指导支架在脓肿腔内留置。此外，术前应排空膀胱或留置 Foley 导尿管，确保膀胱空虚，以免影响手术视野或被误认为脓肿。

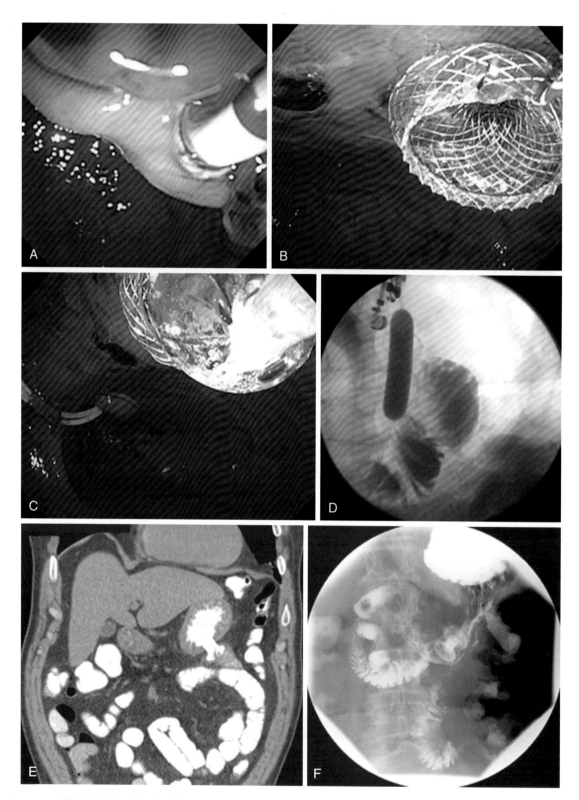

● **图 26.1** EUS 引导下胃空肠吻合术中放置 LAMS。A. 使用 4 mm 球囊进行瘘管扩张的内镜图；B. 支架释放后近端在胃内的内镜图；C. 支架内球囊扩张的内镜图；D. 支架内球囊扩张的透视图；E. 造影剂通过支架流入远端小肠的 CT 图；F. 小肠造影显示造影剂通过支架流入远端小肠的图像（Courtesy of Dr. Mouen Khashab.）

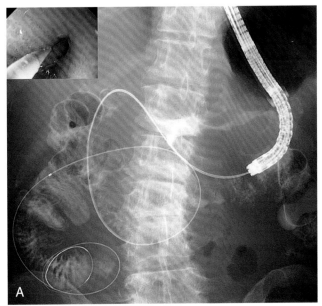

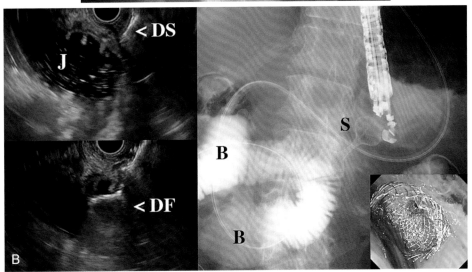

● 图 26.2 A. 透视图像：使用标准上消化道内镜进入十二指肠第三段，将导丝尽可能快地送入空肠中（左上角：导管和导丝的内镜图）。B. 透视图像：两个球囊充满水和造影剂，将小肠固定在适当位置。向两球囊之间的空间内注射足够的混有造影剂的盐水，扩张小肠腔。EUS 图像显示扩张的空肠（左上）和远端支架（左下）。透视图像显示 EUS 引导下近端支架释放。B：球囊；DF：远端支架；DS：释放装置；J：远端空肠；S：支架

表 26.1 纳入至少 10 例患者接受 EUS 引导下 LAMS 胃肠吻合术治疗 GOO 的研究结果

作者 （年）	病例数 （n）	技术	球囊 型号	试验 设计	单 / 多 中心	技术成功	临床 成功[a]	并发症	转外科 手术
Khashab 等[1] （2015）	10	D，1/B，9	RB， 4/DB，5	R	多中心	90%	90%	无	1b
Itoi 等[2] （2016）	20	EPASS 1-step，9； 2-step，11	双球囊 肠管	P	单中心	1-step，100%； 2-step，82%	90%	气腹 1 例	无
Tyberg 等[3] （2016）	26	D，3/NOTES，2/B， 13/USS，5/NBD，2	NA	R	多中心	92%	85%	腹膜炎 1 例；出血 1 例；疼痛 1 例	1b

[a]：意向治疗分析
[b]：情况类似
B：EUS 引导下球囊辅助的胃肠吻合术；D：EUS 引导下直接胃肠吻合术；DB：扩张球囊；EPASS：EUS 引导下球囊封堵式胃空肠旁路术；EUS：内镜超声；LAMS：双蘑菇头金属支架；NA：不适用；NBD：鼻胆管引流；NOTES：经自然腔道内镜手术；P：前瞻性研究；R：回顾性研究；RB：回缩球囊；USS：超细内镜

手术步骤如下：

1. 首先，使用线阵 EUS 定位 POFC 或脓肿。然后用彩色多普勒技术避开血管。在 EUS 引导下，使用 19 G FNA 穿刺 POFC 或脓肿（图 26.3A-E；视频 26.4 和视频 26.5）。拔除针芯，生理盐水冲洗、抽吸尽可能多的脓液。留取标本送检行革兰染色和细菌培养。然后将标准的 0.035 英寸导丝或直头 0.025 英寸导丝通过穿刺针置入积液腔内。顺着导丝拔除穿刺针，更换 5 Fr 的经内镜逆行胰胆管造影术（endoscopic retrograde chdangiopancreatography，ERCP）造影管、针刀导管或囊肿切开刀，扩张胃肠道与积液间的通路。然后使用 8 mm 的过导丝胆管球囊扩张器进一步扩张。

2. 扩张完成后，放置 1 枚或 2 枚 4 cm 长的 7 Fr/10 Fr 双猪尾透壁支架。放置支架数量取决于脓肿内容物的黏度：如果流动性大则放置 1 枚，如果黏稠则放置多枚。

3. 对于 POFC/ 脓肿大于 8 cm 者，以及放置透壁支架后仍不能充分引流者，可额外放置一个透壁引流管。在 POFC/ 脓肿腔内，通过 5 Fr ERCP 导管放置另一根 0.035 英寸或 0.025 英寸导丝。通过导丝置入一个 10 Fr 单猪尾引流管。对于单发 POFC 的引流，盆腔脓肿最终经鼻或经肛排出。然后每隔 4 小时，用 30 ～ 50 ml 生理盐水冲洗引流管直至引流液澄清。或者留置带有鼻囊引流管的 LAMS 引流，灌洗囊腔[19]。

4. 术后 48 小时复查 CT，评估治疗效果。如果积液体积缩小超过 50%，可拔除引流管（如果还保留），患者出院（图 26.4A 和 B）。

5. 留下的支架可继续协助引流，如果 2 周后复查 CT 显示积液完全清除，可行内镜检查将支架拔除。

技术和治疗效果

POFC 引流　7 项研究[4-10]（表 26.2）对 EUS 治疗 POFC 的有效性进行了评估。研究者首次报道远端胰腺切除术后 EUS 引导下经胃 POFC 引流术[4]。所有手术患者均获得技术上的成功，且在 30 个月内的有效率为 90%。一位患有难治性积液的患者症状持续，需二次手术。大多数 POFC 发生在胰腺手术之后，大部分可在 EUS 引导的引流术后消退，且术后相关并发症发生率较低。在一项回顾性研究中，

将 EUS 引流（n = 13）与经皮穿刺引流（n = 32）对比发现，在技术成功率（100% vs. 91%）、治疗成功率（100% vs. 84%）、复发（31% vs. 25%）、不良反应（0 vs. 6%）或死亡率（8% vs. 6%）方面，两组间没有显著的统计学差异。

盆腔脓肿引流　8 项研究[11-18]（表 26.3）对 EUS 治疗盆腔脓肿的效果进行了评估。整体治疗成功率为 75% ～ 100%，不良反应发生率较低。Giovannini 及其同事报道了第一项 EUS 盆腔脓肿，在该研究中，经直肠置入一个 8.5 Fr 或 10 Fr 支架，保留 3 ～ 6 个月，75%（8/12）的患者获得临床成功。治疗失败常见于超过 8 cm 的较大脓肿。经直肠支架置入术的局限性在于支架较易堵塞，尤其是被粪便或脓液堵塞；长期留置支架可能会导致直肠周围疼痛或支架自行移位。在第二项研究中，4 名患者采用了经直肠引流管留置术，上述局限性得以解决[12]。虽然技术和治疗效果是成功的，但引流管也有潜在移位的可能。此外，对大多数患者而言，引流管需要定期冲洗和抽吸，因此会延长住院天数（中位数 4 天）。因此，治疗上将 EUS 引导的经直肠引流管置入术与盆腔脓肿引流支架置入术相结合[13]。短期（36 ～ 48 小时）内通过引流管实现脓肿的持续排空，同时支架在中期（2 周）维持脓肿引流，最终消除脓肿。这一联合治疗证明，所有患者脓肿消除的效果良好，术后平均住院天数缩短，中值为 2 天。

一项前瞻性研究[14]通过对 25 例患者长期随访，对上述联合治疗的有效性进行验证。68% 的脓肿源于术后，20% 源于憩室炎或阑尾炎穿孔，其余 12% 是缺血性肠炎、感染性心内膜炎或创伤所导致。25 例患者中有 2 例在之前使用过经皮放置导管的术式，但引流失败。脓肿的平均大小为 68.5 mm（范围 40 ～ 96 mm）。研究者对所有患者采用经直肠支架置入术，对 10 例脓肿超过 8cm 的患者联合进行引流管置入术。所有患者均获得技术成功，治疗成功率为 96%，没有并发症。76% 的脓肿通过直肠排出，其他通过左半结肠排出。该研究中，2 名患者病情危重，在重症监护病房（intensive care unit，ICU）接受床旁 EUS 引导下引流术。平均手术时间为 23 分钟，中位手术时间为 14 分钟。中位术后住院天数仅为 2 天。

两项研究[16-17]比较了经结肠和经直肠引流的效果，两组在技术成功率、治疗成功率、并发症发生率上均无显著差异。但是，其中一项研究[16]观

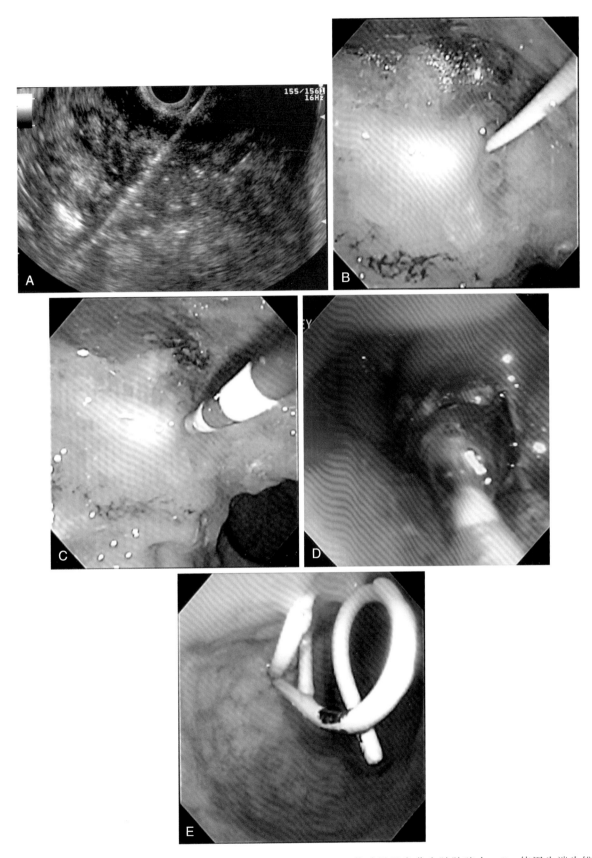

● **图 26.3**　A．在 EUS 引导下将 19 G 穿刺针刺入盆腔脓肿；B．0.035 英寸导丝盘曲在脓肿腔内；C．使用头端为锥形的 ERCP 导管扩张透壁通路；D．使用 8 mm 扩张球囊继续扩张透壁通路；E．2 枚双猪尾架置入脓肿腔内

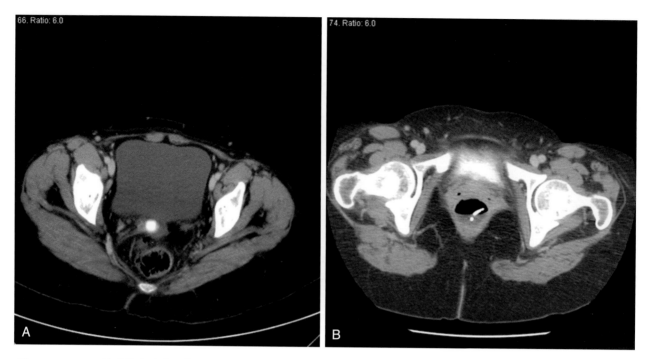

• 图 26.4　A．CT 显示盆腔脓肿，大小 80 mm×60 mm；B．EUS 引导下引流术后 36 小时，CT 示脓肿几乎完全消除

| | 表 26.2 | 纳入至少 7 例患者接受 EUS 引导下术后积液引流术的研究结果 | | | | | | | |

作者（年）	POFC 数（*n*）	位置	脓肿平均/中值大小（mm）	引流方式	技术成功（%）	治疗成功（%）	并发症	复发	转外科手术
Varadarajulu 等[4]（2007）	10	胃周 10	91.4	支架（7 Fr/10 Fr PS）	100	90	10%（支架移位 1 例）	无	1
Varadarajulu 等[5]（2011）	20	食管周围 3 胃周 17	78.5×56.5	支架（7 Fr PS）	100	100	无	3	无
Ulla-Rocha 等[6]（2012）	7	胃周 4 直肠周围 3	60.6×49.9	支架（8 Fr PS）	100	100	无	NA	无
Gupta 等[7]（2012）	49	胃周 42 十二指肠周围 3 空肠周围 3 食管 1	80±4	支架（7 Fr/8 Fr PS）和（或）鼻囊引流	96	80	14.6%（出血 4 例，支架移位 2 例，肺栓塞 1 例）	18	7%
Kwon 等[8]（2013）	12	胃周 12	89	支架（8 Fr/10 Fr PS）	100	100	无	无	无
Tilara 等[9]（2014）	31	胃周 30 十二指肠周围 1	85×60	支架（7 Fr/10 Fr PS）	100	93	6%（出血 1 例，吸入性肺炎 1 例）	NA	无
Téllez-Ávila 等[10]（2015）	16	胃周 14 十二指肠周围 2	65	抽吸/扩张/支架置入	100	100	无	4	3

NA：不适用；POFC：术后积液；PS：塑料支架

表 26.3　纳入至少 4 例患者接受 EUS 引导下盆腔脓肿引流术的研究结果

作者（年）	POFC 数（n）	位置	脓肿平均/中值大小（mm）	引流方式	技术成功（%）	治疗成功（%）	并发症	转外科手术
Giovannini 等[11]（2003）	12	乙状结肠周围 12	48.9×43.4	抽吸或支架（8.5 Fr/10 Fr PS）	100	75	25%（腹痛 1 例，发热 2 例）	无
Varadarajulu 和 Drelichman[12]（2007）	4	盆腔	68×72	引流管	100	75	无	无
Trevino 等[13]（2008）	4	盆腔	93×61	引流管/支架	100	100	无	无
Varadarajulu 和 Drelichman[14]（2009）	25	盆腔	68.5×52.4	引流管/支架	100	96	无	无
Puri 等[15]（2010）	14	盆腔	73×66	抽吸/扩张/支架置入	100	93	无	1
Ramesh 等[16]（2013）	38	经结肠引流 11 经直肠引流 27	65（TC）/70（TR）	扩张和支架置入（1 或 2 枚 7-FR PS）	100	70/96（TC/TR）	无	4
Puri 等[17]（2014）	30	前列腺 4 乙状结肠周围 7 直肠周围 19	25（P）/47（TR）/54（TC）	抽吸/扩张/支架置入	100	71/88（TC/TR）	无	2
Hadithi 和 Bruno[18]（2014）	8	乙状结肠周围 2 直肠周围 6	73×43	扩张和支架置入（1 或 2 枚 7 Fr PS）	100	100	无	无

PS：塑料支架；TC：经结肠引流；TR：经直肠引流

察到，当进行病因评估时，憩室脓肿的治疗成功率显著低于其他原因导致的脓肿（25% vs. 97%，$P = 0.002$）。

技术局限性

EUS 引导下引流技术的局限性包括：①如果脓肿距离胃肠腔壁超过 2 cm，则可能无法实现透壁支架置入术；②鉴于目前线阵 EUS 操作性有限，无法靠近位于近端结肠附近的脓肿。

EUS 引导下的血管介入术

EUS 引导下的血管治疗已经成为治疗胃底静脉曲张的新型技术，用于择期或急诊止血[20-26]。传统治疗使用氰基丙烯酸酯胶（cyanoacrylate，CYA）。近期在注射组织胶前，还会静脉置入不锈钢圈，据悉该方法可将组织胶栓塞的风险降到最低。除用于胃底静脉曲张外，弹簧圈和（或）组织胶也已经成功应用于异位静脉曲张和直肠静脉曲张的治疗[25,27]。

操作流程

手术步骤如下（视频 26.6）：

1. 首先，如果需要，要向胃底注满水，方便观察曲张静脉。
2. 将 EUS 顺行置于远端食管（经食管路径）或胃底（经胃路径）。

3. 根据曲张静脉的短轴直径选择弹簧圈的规格。

4. 通过 19 G 或 22 G FNA 穿刺针（规格取决于弹簧圈的尺寸）将生理盐水注入静脉。通过回抽血液或注射生理盐水所产生的气泡可定位静脉的位置。

5. 将弹簧圈装入穿刺针中，用针芯或导丝的较硬一端向前推进。

6. 在曲张静脉内释放弹簧圈，EUS 下图像呈曲线样回声（图 26.5）。

7. 弹簧圈释放后立即注射 1 ml 未稀释的丙烯酸酯胶，持续 45 ～ 60 秒。当组织胶充满曲张静脉腔时，超声下显示为伴声影的强回声。

8. 推注 1 ml 盐水清除针道"死腔"内的组织胶，然后将针退回外鞘管内。在注射完组织胶后外鞘管会前移，超出超声探头 2 ～ 3 cm，取出内镜，避免 CYA 与超声内镜工作管道的接触。

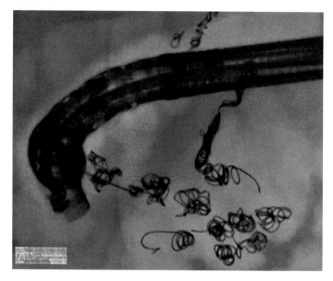

● **图 26.5** EUS 下曲张静脉内的弹簧圈和组织胶如图所示

表 26.4	纳入至少 3 例患者接受 EUS 引导下胃底静脉曲张治疗的研究结果									
作者（年）	病例数（n）	术式	EUS	途径	穿刺针规格	组织胶/弹簧圈规格	单/多中心研究	技术成功率（%）	再出血	并发症
Romero-Castro 等[20]（2007）	5	CYA 注射	OVCLA	TG	22 G	N- 氰基丙烯酸正丁酯	单中心	90	无	无
Romero-Castro 等[21]（2010）	4	弹簧圈栓塞	OVCLA	TG	19 G	直径 8 ～ 15 mm，长度 50 ～ 150 mm	单中心	75	无	无
Binmoeller 等[22]（2011）	30	CYA 注射 + 弹簧圈栓塞	FVCLA/ OVCLA	TE	19 G	2- 辛基氰基丙烯酸酯 / 直径 12 ～ 20 mm	单中心	100	16.6%	无
Gonzalez 等[23]（2012）	3	CYA/PD 注射	OVCLA	TG	19 G	N- 氰基丙烯酸正丁酯	单中心	100	无	无
Romero-Castro 等[24]（2013）	30	CYA 注射（19）对弹簧圈栓塞（11）	OVCLA	TG	注射 22 G；弹簧圈 19 G	N- 氰基丙烯酸正丁酯 / 直径 8 ～ 20 mm，长度 50 ～ 150 mm	多中心	97.4% vs. 90.9	不适用	无
Fujii Lau 等[25]（2016）	6	CYA 注射 + 弹簧圈栓塞（3）弹簧圈栓塞（3）	OVCLA	不适用	注射 22 G；弹簧圈 22 G	2- 辛基氰基丙烯酸酯 / 直径 6 ～ 10 mm，长度 70 ～ 140 mm	单中心	100	无 /33%（食管静脉曲张）	无
Bhat 等[26]（2016）	152	CYA 注射和弹簧圈栓塞	FVCLA/ OVCLA	TG/ TE	19 G 或 22 G	2- 辛基氰基丙烯酸酯 / 直径 10 ～ 20 mm，长度 70 ～ 140 mm	单中心	99	16%（早期 / 延期：12/8）	疼痛 4 例，PE 1 例，出血 1 例

CYA：氰基丙烯酸酯；FVCLA：直视型线阵内镜；G：规格；OVCLA：侧视型线阵内镜；PD：聚多卡醇；PE：肺栓塞；TE：经食管途径；TG：经胃途径

9. 注射组织胶后，需要几分钟等待组织胶聚合，使用彩色多普勒确认曲张静脉闭塞的效果。或者可以在内镜引导下使用闭合的止血钳直接轻触治疗后的曲张静脉，闭塞的曲张静脉触之发硬。

技术和治疗效果

已经有 7 项研究对 EUS 引导下血管治疗的技术和效果进行了评估（表 26.4）[20-26]。包括单独使用组织胶或弹簧圈以及组织胶注射联合弹簧圈栓塞。2 项研究使用直视型 EUS[22,26]，其余均为侧视型线阵 EUS。手术可使用 19 G 或 20 G 的穿刺针。组织胶选用 N- 丁基 -2-CYA 或 2- 辛基 -CYA，两者效果相似，均可达到止血和预防再出血的目的。治疗路径既可经食管，也可经胃，但前者能够在镜身摆正的位置上进行注射，从而不受胃内容物的影响。此外，较大的曲张静脉会使胃黏膜变薄，不经胃途径穿刺可以避免穿刺针移除后出现胃内的术后出血。无论采用哪种路径穿刺，技术成功率达 100%。一项对照研究显示，组织胶注射和弹簧圈栓塞两种方法的治疗成功率差异无统计学意义（分别为 97.4% 和 90.9%）[24]。大型病例报道术后相关并发症的发生率为 7%，包括 1 例肺栓塞，16% 的患者出现早期或延期的术后出血[26]。

技术局限性

EUS 引导下血管治疗技术的局限性包括：①超声内镜的位置或患者的解剖因素导致难以接近曲张静脉。②注射治疗导致局部并发症的发生，如出血或栓塞。

主要参考文献

16. Ramesh J, Bang JY, Trevino JM, et al. Comparison of outcomes between endoscopic ultrasound-guided transcolonic and transrectal drainage of abdominopelvic abscesses. *J Gastroenterol Hepatol.* 2013;28:620–625.
17. Puri R, Choudhary NS, Kotecha H, et al. Endoscopic ultrasound-guided pelvic and prostatic abscess drainage: experience in 30 patients. *Indian J Gastroenterol.* 2014;33:410–413.
24. Romero-Castro R, Ellrichmann M, Ortiz-Moyano C, et al. EUS-guided coil versus cyanoacrylate therapy for the treatment of gastric varices: a multicenter study (with videos). *Gastrointest Endosc.* 2013;78:711–721.
25. Fujii-Lau LL, Law R, Wong Kee Song LM, et al. Endoscopic ultrasound (EUS)-guided coil injection therapy of esophagogastric and ectopic varices. *Surg Endosc.* 2016;30:1396–1404.
26. Bhat YM, Weilert F, Fredrick RT, et al. EUS-guided treatment of gastric fundal varices with combined injection of coils and cyanoacrylate glue: a large U.S. experience over 6 years (with video). *Gastrointest Endosc.* 2016;83:1164–1172.

参考文献

1. Khashab MA, Kumbhari V, Grimm IS, et al. EUS-guided gastroenterostomy: the first U.S. clinical experience (with video). *Gastrointest Endosc.* 2015;82:932–938.
2. Itoi T, Ishii K, Ikeuchi N, et al. Prospective evaluation of endoscopic ultrasonography-guided double-balloon-occluded gastrojejunostomy bypass (EPASS) for malignant gastric outlet obstruction. *Gut.* 2016;65:193–195.
3. Tyberg A, Perez-Miranda M, Sanchez-Ocaña R, et al. Endoscopic ultrasound-guided gastrojejunostomy with a lumen-apposing metal stent: a multicenter, international experience. *Endosc Int Open.* 2016;4:E276–E281.
4. Varadarajulu S, Trevino JM, Christein JD. EUS for the management of peripancreatic fluid collections after distal pancreatectomy. *Gastrointest Endosc.* 2009;70:1260–1265.
5. Varadarajulu S, Wilcox CM, Christein JD. EUS-guided therapy for management of peripancreatic fluid collections after distal pancreatectomy in 20 consecutive patients. *Gastrointest Endosc.* 2011;74:418–423.
6. Ulla-Rocha JL, Vilar-Cao Z, Sardina-Ferreiro R. EUS-guided drainage and stent placement for postoperative intra-abdominal and pelvic fluid collections in oncological surgery. *Therap Adv Gastroenterol.* 2012;5:95–102.
7. Gupta T, Lemmers A, Tan D, et al. EUS-guided transmural drainage of postoperative collections. *Gastrointest Endosc.* 2012;76:1259–1265.
8. Kwon YM, Gerdes H, Schattner MA, et al. Management of peripancreatic fluid collections following partial pancreatectomy: a comparison of percutaneous versus EUS-guided drainage. *Surg Endosc.* 2013;7:2422–2427.
9. Tilara A, Gerdes H, Allen P, et al. Endoscopic ultrasound-guided transmural drainage of postoperative pancreatic collections. *J Am Coll Surg.* 2014;218:33–40.
10. Téllez-Ávila F, Carmona-Aguilera GJ, Valdovinos-Andraca F, et al. Postoperative abdominal collections drainage: Percutaneous versus guided by endoscopic ultrasound. *Dig Endosc.* 2015;27:762–726.
11. Giovannini M, Bories E, Moutardier V, et al. Drainage of deep pelvic abscesses using therapeutic echo endoscopy. *Endoscopy.* 2003;35:511–514.
12. Varadarajulu S, Drelichman ER. EUS-guided drainage of pelvic abscess. *Gastrointest Endosc.* 2007;66:372–376.
13. Trevino J, Drelichman ER, Varadarajulu S. Modified technique for EUS-guided drainage of pelvic abscess. *Gastrointest Endosc.* 2008;68:1215–1219.
14. Varadarajulu S, Drelichman ER. Effectiveness of EUS in drainage of pelvic abscesses in 25 consecutive patients. *Gastrointest Endosc.* 2009;70:1121–1127.
15. Puri R, Eloubeidi MA, Sud R, et al. Endoscopic ultrasound-guided drainage of pelvic abscess without fluoroscopy guidance. *J Gastroenterol Hepatol.* 2010;25:1416–1419.
16. Ramesh J, Bang JY, Trevino JM, et al. Comparison of outcomes between endoscopic ultrasound-guided transcolonic and transrectal drainage of abdominopelvic abscesses. *J Gastroenterol Hepatol.* 2013;28:620–625.
17. Puri R, Choudhary NS, Kotecha H, et al. Endoscopic ultrasound-guided pelvic and prostatic abscess drainage: experience in 30 patients. *Indian J Gastroenterol.* 2014;33:410–413.
18. Hadithi M, Bruno MJ. Endoscopic ultrasound-guided drainage of pelvic abscess: a case series of 8 patients. *World J Gastrointest Endosc.* 2014;6:373–378.
19. Itoi T, Binmoeller, Shah J, et al. Clinical evaluation of a novel lumen-apposing metal stent for endosonography-guided pancreatic pseudocyst and gallbladder drainage (with video). *Gastrointest Endosc.* 2012;75:870–876.

20. Romero-Castro R, Pellicer-Bautista FJ, Jimenez-Saenz M, et al. EUS-guided injection of cyanoacrylate in perforating feeding veins in gastric varices: results in 5 cases. *Gastrointes Endosc.* 2007;66:402–407.

21. Romero-Castro R, Pellicer-Bautista FJ, Giovannini M, et al. Endoscopic ultrasound (EUS)-guided coil embolization therapy in gastric varices. *Endoscopy.* 2010;42:E35–E36.

22. Binmoeller KF, Weilert F, Shah JN, et al. EUS-guided trans-esophageal treatment of gastric fundal varices with combined coiling and cyanoacrylate glue injection (with videos). *Gastrointest Endosc.* 2011;74:1019–1025.

23. Gonzalez JM, Giacino C, Pioche M, et al. Endoscopic ultrasound-guided vascular therapy: is it safe and effective? *Endoscopy.* 2012;44:539–542.

24. Romero-Castro R, Ellrichmann M, Ortiz-Moyano C, et al. EUS-guided coil versus cyanoacrylate therapy for the treatment of gastric varices: a multicenter study (with videos). *Gastrointest Endosc.* 2013;78:711–721.

25. Fujii-Lau LL, Law R, Wong Kee Song LM, et al. Endoscopic ultrasound (EUS)-guided coil injection therapy of esophagogastric and ectopic varices. *Surg Endosc.* 2016;30:1396–1404.

26. Bhat YM, Weilert F, Fredrick RT, et al. EUS-guided treatment of gastric fundal varices with combined injection of coils and cyanoacrylate glue: a large U.S. experience over 6 years (with video). *Gastrointest Endosc.* 2016;83:1164–1172.

27. Weilert F, Shah JN, Marson FP, et al. EUS-guided coil and glue for bleeding rectal varix. *Gastrointest Endosc.* 2012;76:915–916.